# Microbiologia e Imunologia Oral

# Microbiologia e Imunologia Oral


## Antonio Olavo Cardoso Jorge

*Graduado pela Faculdade de Odontologia, Campus de São José dos Campos, Universidade Estadual Paulista (UNESP)*

*Especialista em Biologia*

*Especialista em Endodontia*

*Mestre em Fisiopatologia Celular pela Universidade de Taubaté (UNITAU)*

*Mestre em Biologia e Patologia Bucodental pela Faculdade de Odontologia de Piracicaba da Universidade Estadual de Campinas (UNICAMP)*

*Doutor em Biologia e Patologia Bucodental pela Faculdade de Odontologia de Piracicaba da Universidade Estadual de Campinas (UNICAMP)*

*Livre-docente em Microbiologia e Imunologia pela Faculdade de Odontologia, Campus de São José dos Campos, Universidade Estadual Paulista (UNESP)*

*Professor Titular de Microbiologia e Imunologia do Departamento de Biociências e Diagnóstico Bucal da Faculdade de Odontologia, Campus de São José dos Campos, Universidade Estadual Paulista (UNESP)*

*Professor do Programa de Pós-graduação em Biopatologia Bucal da Faculdade de Odontologia, Campus de São José dos Campos, Universidade Estadual Paulista (UNESP)*



gen | GUANABARA KOOGAN

- **Atendimento ao cliente: (11) 5080-0751 | faleconosco@grupogen.com.br**

- Capa: Mello & Mayer Design
- Editoração eletrônica: Arte e Ideia



- Ficha catalográfica

CIP-BRASIL. CATALOGAÇÃO-NA-FONTE
SINDICATO NACIONAL DOS EDITORES DE LIVROS, RJ

J71m

Jorge, Antonio Olavo Cardoso
Microbiologia e imunologia oral / Antonio Olavo Cardoso Jorge. [Reimpr.] - Rio de janeiro : GEN | Grupo Editorial Nacional. Publicado pelo selo Editora Guanabara Koogan Ltda., 2021.
384p. : il. ; 28 cm

Apêndice
Inclui bibliografia e índice
ISBN 978-85-352-5944-5

1. Boca Microbiologia. 2. Imunologia. 3. Odontologia. I. Título.

12-2347. CDD: 617.522
CDU: 616.31

## ANNA CAROLINA BORGES PEREIRA DA COSTA

Graduada em Ciências Biológicas pela Universidade do Vale do Paraíba (UNIVAP)
Mestre em Biopatologia Bucal, área de Microbiologia e Imunologia, pela Faculdade de Odontologia, Campus de São José dos Campos, Universidade Estadual Paulista (UNESP)

## CÉLIA REGINA GONÇALVES E SILVA

Graduada em Ciências Biológicas, Modalidade Médica, pela Fundação Hermínio Ometto (UNIARARAS)
Mestre em Biopatologia Bucal pela Faculdade de Odontologia, Campus de São José dos Campos, Universidade Estadual Paulista (UNESP)
Doutora em Biopatologia Bucal pela Faculdade de Odontologia, Campus de São José dos Campos, Universidade Estadual Paulista (UNESP)
Professora Assistente Doutora de Microbiologia e Imunologia dos Departamentos de Biologia, Enfermagem, Fisioterapia e Medicina da Universidade de Taubaté (UNITAU)

## CLÁUDIO ANTONIO TALGE CARVALHO

Graduado em Odontologia pela Universidade Federal do Maranhão (UFMA)
Mestre em Odontologia Restauradora pela Faculdade de Odontologia, Campus de São José dos Campos, Universidade Estadual Paulista (UNESP)
Doutor em Odontologia Restauradora pela Faculdade de Odontologia, Campus de São José dos Campos, Universidade Estadual Paulista (UNESP)
Professor Assistente Doutor de Endodontia da Faculdade de Odontologia, Campus de São José dos Campos, Universidade Estadual Paulista (UNESP)

## CRISTIANE APARECIDA PEREIRA

Graduada em Ciências Biológicas pela Universidade do Vale do Paraíba (UNIVAP)
Mestre em Biopatologia Bucal pela Faculdade de Odontologia, Campus de São José dos Campos, Universidade Estadual Paulista (UNESP)
Doutoranda do Programa de Pós-graduação em Biopatologia Bucal, área de Microbiologia e Imunologia, pela Faculdade de Odontologia, Campus de São José dos Campos, Universidade Estadual Paulista (UNESP)

## GRAZIELLA NUERBERG BACK BRITO

Graduada em Odontologia pela Universidade do Vale do Paraíba (UNIVAP)
Mestre em Biopatologia Bucal pela Faculdade de Odontologia, Campus de São José dos Campos, Universidade Estadual Paulista (UNESP)
Doutora pelo Programa de Pós-graduação em Biopatologia Bucal, área Microbiologia e Imunologia, pela Faculdade de Odontologia, Campus de São José dos Campos, Universidade Estadual Paulista (UNESP)

## JULIANA CAMPOS JUNQUEIRA

Graduada em Odontologia pela Faculdade de Odontologia, Campus de São José dos Campos, Universidade Estadual Paulista (UNESP)
Mestre em Biopatologia Bucal pela Faculdade de Odontologia, Campus de São José dos Campos, Universidade Estadual Paulista (UNESP)
Doutora em Biopatologia Bucal pela Faculdade de Odontologia, Campus de São José dos Campos, Universidade Estadual Paulista (UNESP)
Professora Assistente Doutora de Microbiologia e Imunologia da Faculdade de Odontologia, Campus de São José dos Campos, Universidade Estadual Paulista (UNESP)

## LUCIANE DIAS DE OLIVEIRA

Graduada em Odontologia pela Faculdade de Odontologia, Campus de São José dos Campos, Universidade Estadual Paulista (UNESP)
Mestre em Biopatologia Bucal pela Faculdade de Odontologia, Campus de São José dos Campos, Universidade Estadual Paulista (UNESP)
Doutora em Biopatologia Bucal pela Faculdade de Odontologia, Campus de São José dos Campos, Universidade Estadual Paulista (UNESP)
Professora Assistente Doutora de Farmacologia e Terapêutica Clínica da Faculdade de Odontologia, Campus de São José dos Campos, Universidade Estadual Paulista (UNESP)

## MARCOS AUGUSTO DO REGO

Graduado em Odontologia pela Faculdade de Odontologia, Campus de São José dos Campos, Universidade Estadual Paulista (UNESP)
Especialista em Odontopediatria
Especialista em Dentística Restauradora
Mestre em Odontologia Restauradora pela Faculdade de Odontologia, Campus de São José dos Campos, Universidade Estadual Paulista (UNESP)
Doutor em Odontologia Restauradora pela Faculdade de Odontologia, Campus de São José dos Campos, Universidade Estadual Paulista (UNESP)
Professor de Odontopediatria da Universidade do Vale do Paraíba (UNIVAP)
Professor de Dentística da Universidade de Taubaté (UNITAU)
Professor do Programa de Pós-graduação em Odontologia (UNITAU)

## MARIELLA VIEIRA PEREIRA LEÃO

Graduada em Ciências Biológicas, Modalidade Médica, pela Universidade Federal de São Paulo (UNIFESP)
Mestre em Biopatologia Bucal pela Faculdade de Odontologia, Campus de São José dos Campos, Universidade Estadual Paulista (UNESP)
Doutora em Biopatologia Bucal pela Faculdade de Odontologia, Campus de São José dos Campos, Universidade Estadual Paulista (UNESP)
Pós-doutoranda em Imunologia pela Faculdade de Odontologia, Campus de São José dos Campos, Universidade Estadual Paulista (UNESP)
Professora Assistente Doutora de Microbiologia e Imunologia dos Departamentos de Enfermagem, Fisioterapia e Medicina da Universidade de Taubaté (UNITAU)

## PATRÍCIA MONTEIRO RIBEIRO

Graduada em Odontologia pela Faculdade de Odontologia, Campus de São José dos Campos, Universidade Estadual Paulista (UNESP)
Especialista em Pacientes Especiais pelo Conselho Federal de Odontologia
Mestre em Biopatologia Bucal pela Faculdade de Odontologia, Campus de São José dos Campos, Universidade Estadual Paulista (UNESP)
Doutora em Biopatologia Bucal pela Faculdade de Odontologia, Campus de São José dos Campos, Universidade Estadual Paulista (UNESP)

## ROSILENE FERNANDES DA ROCHA

Graduada em Biomedicina pela Faculdade de Ciências e Letras Barão de Mauá, Ribeirão Preto
Mestre em Farmacologia pelo Departamento de Farmacologia, Escola Paulista de Medicina, Universidade Federal de São Paulo (UNIFESP)
Doutor em Farmacologia pela Faculdade de Odontologia de Piracicaba, Universidade Estadual de Campinas (UNICAMP)
Livre-docente em Farmacologia pela Faculdade de Odontologia, Campus de São José dos Campos, Universidade Estadual Paulista (UNESP)
Professora Adjunta de Patologia Geral e de Farmacologia da Faculdade de Odontologia, Campus de São José dos Campos, Universidade Estadual Paulista (UNESP)
Professora do Programa de Pós-graduação em Biopatologia Bucal da Faculdade de Odontologia, Campus de São José dos Campos, Universidade Estadual Paulista (UNESP)

## SILVANA SOLÉO FERREIRA DOS SANTOS

Graduada em Educação Física pela Universidade de Taubaté (UNITAU)
Graduada em Odontologia pela Universidade de Taubaté (UNITAU)
Mestre em Periodontia pelo Programa de Pós-graduação em Odontologia da Universidade de Taubaté (UNITAU)
Doutora em Biopatologia Bucal pela Faculdade de Odontologia, Campus de São José dos Campos, Universidade Estadual Paulista (UNESP)
Professora Assistente Doutora de Microbiologia e Imunologia dos Departamentos de Enfermagem, Fisioterapia e Odontologia da Universidade de Taubaté (UNITAU)
Professor do Programa de Pós-graduação em Odontologia (UNITAU)

# Material Suplementar

Este livro conta com o seguinte material suplementar:

- Banco de imagens
- Atividades práticas
- Perguntas e respostas.

O acesso ao material suplementar é gratuito. Basta que o leitor se cadastre e faça seu *login* em nosso *site* (www.grupogen.com.br), clique no *menu* superior do lado direito e, após, em GEN-IO. Em seguida, clique no menu retrátil ☰ e insira o código (PIN) de acesso localizado na primeira orelha deste livro.

*O acesso ao material suplementar online fica disponível até seis meses após a edição do livro ser retirada do mercado.*

Caso haja alguma mudança no sistema ou dificuldade de acesso, entre em contato conosco (gendigital@grupogen.com.br).

genio
GEN | Informação Online

GEN-IO (GEN | Informação Online) é o ambiente virtual de aprendizagem do GEN | Grupo Editorial Nacional

# DEDICATÓRIA

O *livro* Microbiologia e Imunologia Oral *é dedicado a todos meus alunos de graduação e pós-graduação que sempre me incentivaram na elaboração deste livro, com suas dúvidas e sugestões.*

# AGRADECIMENTOS

A todas as pessoas que de maneira direta ou indireta contribuíram para a elaboração deste livro. Em especial aos Professores Doutores Cláudio Antonio Talge Carvalho, Juliana Campos Junqueira, Luciane Dias de Oliveira, Marcos Augusto do Rego, Mariella Vieira Pereira Leão, Rosilene Fernandes da Rocha e Silvana Soléo Ferreira dos Santos pela colaboração nos respectivos capítulos. Agradeço também a colaboração dos alunos de pós-graduação (Doutorado) Anna Carolina Borges Pereira da Costa, Cristiane Aparecida Pereira, Graziella Nuerberg Back Brito e Patrícia Monteiro Ribeiro.

À Faculdade de Odontologia de São José dos Campos da Universidade Estadual Paulista (UNESP), onde trilhei toda a carreira docente. Também expresso minha gratidão à Professora Doutora Neide Querido de Almeida que acreditou em mim no início de minha carreira profissional e ao Professor Doutor Oslei Paes de Almeida da Faculdade de Odontologia da Universidade Estadual de Campinas (FOP/UNICAMP), meu orientador de Mestrado e Doutorado, a quem devo minha formação científica.

Finalmente gostaria de agradecer à Editora Elsevier e sua equipe, que organizaram as atividades relacionadas com a publicação desta obra, em especial a Karina Fernandes Balhes e Leandro dos Santos Ferreira da Silva.

# PREFÁCIO

O conhecimento sobre a Microbiologia e a Imunologia é essencial para todos que atuam na área da saúde. As características gerais dos diversos tipos de micro-organismos e sua interação com o hospedeiro são importantes para a boa prática clínica e, o que é fundamental, fornecem subsídios para a prevenção de doenças infecciosas.

Na Odontologia, as doenças mais prevalentes têm cunho infeccioso, o que ressalta a importância do estudo da Microbiologia e da Imunologia. O estudante e o profissional da Odontologia não devem perder de vista o fato de que sua área de atuação específica insere-se no contexto global do indivíduo. Sendo assim, é importante que eles conheçam os mecanismos pelos quais os micro-organismos atuam no indivíduo e como este reage, compreendendo a etiopatogenia das doenças infecciosas. Além disso, os antimicrobianos e o controle de micro-organismos são essenciais para o tratamento dessas doenças. Também é de crucial importância a prevenção de infecção cruzada na prática clínica.

Os agentes infecciosos de importância para a Odontologia são vários, atuando muitas vezes em conjunto para desencadear os diversos processos infecciosos. Neste livro, *Microbiologia e Imunologia Oral*, são abordadas as características do ecossistema bucal, da microbiota residente, da formação do biofilme dentário, com a microbiota cariogênica e periodontopatogênica. E, ainda, as respostas do indivíduo aos processos de cárie, infecção pulpar e periapical estão enfocadas de forma a capacitar o futuro profissional na atuação preventiva e curativa. Uma das mais importantes doenças fúngicas nos tecidos bucais, a candidose, recebeu, também, atenção especial.

Outros aspectos abordados incluem normas, métodos e técnicas que subsidiam a prática laboratorial em microbiologia, e que são úteis para o estudante na área da saúde.

Uma das premissas para este livro partiu da escassez de textos específicos sobre Microbiologia e Imunologia voltados a Odontologia. Anos de experiência em docência e pesquisa foram fundamentais para que o autor pudesse selecionar os temas mais importantes para o conhecimento na área. Uma equipe multidisciplinar colaborou para que o livro alcançasse uma abordagem abrangente, reunindo no texto aspectos fundamentais para o estudante e para a atuação clínica do profissional da Odontologia.

**Yasmin Rodarte Carvalho**
*Professora Titular de Patologia Bucal*
*Faculdade de Odontologia de São José dos Campos*
*Universidade Estadual Paulista (UNESP)*

# APRESENTAÇÃO

A cárie e as diversas formas de doença periodontal são os principais motivos de perda de elementos dentários pelo ser humano. Com o desenvolvimento técnico-científico da odontologia, diversos recursos e materiais foram, e estão sendo desenvolvidos para prevenir, controlar e tratar essas duas doenças multifatoriais, cujo envolvimento microbiano e a resposta do hospedeiro são fatores de grande importância. A maioria das atuações dos cirurgiões-dentistas na clínica é realizada com intuito de prevenir e tratar a cárie e a doença periodontal e suas consequências. Assim, o estudo da Microbiologia e da Imunologia é fundamental para a boa formação do aluno de odontologia. A finalidade deste livro é abordar assuntos básicos de Microbiologia e Imunologia, possibilitando o entendimento das complexas relações que ocorrem entre a microbiota bucal e o hospedeiro. Doenças infecciosas sistêmicas e localizadas de interesse para o dentista também são discutidas.

O livro está dividido em cinco partes, com sequenciamento lógico para possibilitar ao estudante o entendimento da relação parasita/hospedeiro. Nos primeiros capítulos, na Parte I são estudadas as características gerais de bactérias, fungos e vírus, assim como métodos de isolamento e cultivo de micro-organismos. A seguir, na Parte II, conceitos e componentes do sistema imune são discutidos como causa de doenças imunológicas e na manutenção da defesa. Na Parte III do livro, são abordadas doenças infecciosas de importância para a odontologia.

Outro tópico de grande importância para a odontologia é apresentado na Parte IV, na qual são abordados os antimicrobianos, controle de micro-organismos por métodos físicos e químicos e biossegurança. Para finalizar, os assuntos de Microbiologia e Imunologia discutidos anteriormente são diretamente aplicados para a odontologia na Parte V, explanando-se características e natureza da microbiota bucal, aspectos microbiológicos e imunológicos da cárie, doença periodontal, infecção pulpar e periapical. Aspectos importantes da candidose e resposta imune do hospedeiro a esta doença também são discutidos.

Expressamos nossa gratidão aos professores colaboradores e alunos de pós-graduação que nos auxiliaram em diversos capítulos e também por suas sugestões, sempre no intuito de melhorar o ensino da Microbiologia e Imunologia Oral. E, ainda, aos alunos de graduação em odontologia, principal enfoque deste livro, que com suas dúvidas e solicitações no decorrer de mais de 30 anos de ensino, continuam a nos nortear e incentivar no estudo e aplicação da Microbiologia e da Imunologia Oral.

**Antonio Olavo Cardoso Jorge**

# SUMÁRIO

PARTE I

# Fundamentos da Microbiologia

CAPÍTULO

# 1

# Conceitos Básicos e Introdução ao Estudo da Microbiologia

*Antonio Olavo Cardoso Jorge*

## CONCEITUAÇÃO E BREVE HISTÓRIA DA MICROBIOLOGIA

Microbiologia é a ciência que estuda os micro-organismos, seres vivos microscópicos, geralmente muito pequenos para serem observados a olho nu. O termo *microbiologia* deriva de três palavras gregas: *mikros*, pequeno; *bios*, vida; e *logus*, ciência. Estuda-se na microbiologia as bactérias (bacteriologia), os fungos (micologia), os vírus (virologia), algas microscópicas e protozoários (parasitologia ou protozoologia).

Os micro-organismos não podem ser vistos a olho nu, assim, apesar de alguns tipos de bactérias, algas e fungos terem sido observados por Leeuwenhoek (1675), foi somente com o desenvolvimento de modernos microscópios ópticos compostos, do microscópio eletrônico e de técnicas especializadas que os pesquisadores tomaram conhecimento do grande número e da variedade de micro-organismos.

Os micro-organismos representam o grupo de seres vivos mais amplamente distribuídos na natureza. O meio ambiente no qual vivemos está repleto de micro-organismos. As bactérias e os fungos degradam resíduos orgânicos como plantas e animais mortos, despejos de esgoto e restos de alimentos. Calcula-se que, em cada indivíduo, existem 100 trilhões de micro-organismos que estão distribuídos na pele e mucosas, cabelos, cavidade bucal, superfícies dos dentes e ao longo do intestino. Cada grama de fezes humanas contém cerca de 10 milhões de bactérias.

A princípio, os micro-organismos foram considerados apenas como objetos de especulação, com pouco significado. Entretanto, com a contribuição de vários pesquisadores, conforme pode ser observado na Tabela 1.1, a visão e importância dos micro-organismos mudou rapidamente.

### Antony van Leeuwenhoek

Leeuwenhoek (1632-1723) foi o primeiro homem a observar e a descrever micro-organismos, utilizando-se de microscópios rudimentares com aumentos calculados entre 50 a 300 vezes. Em Delft, na Holanda, Leeuwenhoek realizou observações e descrições das formas microscópicas de vida. Entre suas observações podem ser encontradas descrições de protozoários, formas básicas de bactérias, fungos e algas, os quais foram chamados por Leeuwenhoek de "pequenos animais". Em 17 de setembro de 1683, Leeuwenhoek relatou observações de micro-organismos encontrados em sua cavidade bucal, com precisão de detalhes, descrevendo formas e movimentos aceitos até os dias atuais. Novas observações de micro-organismos bucais (superfície de dentes e língua) foram relatadas em cartas redigidas em 1697 e 1708. Observações de muitas outras descobertas do mundo microbiano foram relatadas e enviadas à *Royal Society of London*, considerada a principal instituição científica da época, em mais de 300 cartas. Leeuwenhoek descreveu em 1684 a ação do vinagre de vinho sobre os pequenos animais (micro-organismos), relatando a morte deles em presença do vinagre.

### Louis Pasteur

Pasteur (1822-1896) nasceu em Dôle, na França, e foi o primeiro cientista a atribuir uma função biológica para os micro-organismos. As contribuições de Pasteur foram responsáveis por medidas mais eficazes na prevenção de doenças infecciosas e na compreensão dos aspectos básicos da vida dos micro-organismos.

Pasteur relatou importantes descobertas nas fermentações microbianas, pasteurização de produtos e alimentos, e desenvolvimento de importantes vacinas efetivas frente a doenças como carbúnculo e raiva. O pesquisador contribuiu para a queda da teoria da geração espontânea, para o desenvolvimento de métodos de controle de micro-organismos, e também para a relação entre esses micro-organismos e doenças humanas e de animais.

### Robert Kock

Kock (1843-1910), médico alemão, demonstrou o significado etiológico das bactérias como agentes de doença infecciosa, o que foi confirmado posteriormente por Pasteur e outros cientistas.

Kock estabeleceu uma sequência definida de etapas experimentais para demonstrar e comprovar que determinado micro-organismo era, de fato, agente etiológico de deter-

**Tabela 1.1 Principais descobertas iniciais da microbiologia e da imunologia, em ordem cronológica**

| Ano | Autor | Conceito, Micro-organismo ou Descoberta |
|---|---|---|
| 1546 | Fracastorius | Possibilidade de contágio nas doenças (*contagium vivum*) |
| 1675 | Leeuwenhoek | Observação microscópica de micro-organismos |
| 1680 | Leeuwenhoek | Aspecto globular de leveduras |
| 1762 | Plenciz | Atribui aos micro-organismos a causa específica das doenças |
| 1796 | Jenner | Atribui a vacinação da varíola |
| 1798 | Jenner | Vacinação com a varíola bovina |
| 1835 | Bassi | Conceito de plantas microscópicas patogênicas |
| 1836-1937 | Cagniard/Schwann/Kutzing | Fermentações eram produzidas por leveduras, com reprodução por brotamento |
| 1837 | Schwann | Putrefação como processo de natureza microbiana |
| 1847 | Semmelweis | Antissepsia de mãos (febre puerperal) |
| 1850 | Pollender e Davaine | *Bacillus anthracis* (carbúnculo) |
| 1854 | Pasteur | Comprovação da não existência da geração espontânea |
| 1867 | Lister | Cirurgia antisséptica |
| 1862 | Lucke | Isolamento de *Psedomonas aeruginosa* |
| 1874 | Hansen | *Mycobacterium leprae* (hanseníase) |
| 1877 | Tyndall e Cohn | Esporos bacterianos |
| 1878 | Pasteur *et al.* | Teoria microbiana das doenças infecciosas |
| 1879 | Neisser | *Neisseria gonorrhoeae* (gonorreia) |
| 1880 | Pasteur | *Staphylococcus aureus, Streptococcus pyogenes*<br>*Streptococcus pneumonia* |
| 1880 | Pasteur *et al.* | Vacina para a cólera aviária e o carbúnculo |
| 1880 | Eberth | *Salmonella typhi* |
| 1881 | Miller | Correlação entre cárie dentária e bactérias |
| 1882 | Kock | *Mycobacterium tuberculosis* (tuberculose) |
| 1883 | Klebs | *Corynebacterim diphtheriae* (difteria) |
| 1883 | Kock | *Vibrio cholerae* (cólera) |
| 1884 | Nicolaier | *Clostridium tetani* (tétano) |
| 1885 | Pasteur | Vacinação antirrábica |
| 1885 | Metchnikoff | Células fagocitárias humanas e teoria da defesa celular |
| 1886 | Escherich | *Escherichia coli* |
| 1886 | Black | Correlacionou cárie dentária com estreptococos |
| 1887 | Weichselbaum | *Neisseria meningitidis* |
| 1889 | Ducrey | *Haemophilus ducreyi* (cancro mole) |
| 1889 | Roux e Yersin | Toxina diftérica |
| 1889 | Kitasato | Toxina tetânica |
| 1890 | Behring | Descoberta das antitoxinas |
| 1890 | Miller | Descreveu bactérias em cárie dentária humana |
| 1892 | Pfeiffer | *Haemophilus influenzae* (gripe) |
| 1892 | Welch e Nutal | *Clostridium perfringens* (gangrena gasosa) |
| 1892 | Ivanowisk | Mosaico do tabaco transmitido por extratos filtráveis (vírus) |
| 1894 | Yersin e Kitasato | *Yersinia pestis* |
| 1894 | Roux e Martin | Soro antidiftérico |

*(continua)*

**Tabela 1.1 Principais descobertas iniciais da microbiologia e da imunologia, em ordem cronológica *(continuação)***

| Ano | Autor | Conceito, Micro-organismo ou Descoberta |
|---|---|---|
| 1895 | Bordet | Fenômeno de Pfeiffer *in vitro* |
| 1896 | Van Ermengem | *Clostridium botulinum* (botulismo) |
| 1896 | Durham e Gruber | Aglutinação específica |
| 1896 | Widal | Sorodiagnóstico da febre tifoide |
| 1897 | Ehrlich | Estandartização do soro antidiftérico |
| 1898 | Shiga | *Shigella dysenteriae* (disenteria bacilar) |
| 1898 | Bordet, Ehrlich *et al.* | Estudos sobre complemento (hemólise específica) |
| 1898 | Beijerinick | Contágio com solução isenta de bactérias. Conceito de vírus |
| 1898 | Loeffler e Frosch | Transmissão da febre aftosa por filtrado livre de células |
| 1900 | Ladsteiner | Grupos sanguíneos A, B e O |
| 1900 | Bordet e Gengou | *Bordetella pertussis* (coqueluche) |
| 1900 | Reed | Febre amarela causada por vírus transmitido por mosquitos |
| 1901 | Bordet e Gengou | Reação de fixação do complemento |
| 1902 | Richet e Portier | Descoberta da anafilaxia |
| 1903 | Arthus | Lesões necróticas específicas: fenômeno de Arthus |
| 1905 | Pirquet e Schick | Doença do soro. Conceito de alergia |
| 1905 | Schaudinn e Hoffmann | *Treponema pallidum* (sífilis) |
| 1906 | Pirquet | Introdução do termo alergia |
| 1909 | Landsteiner e Popper | Poliomielite era causada por um "agente filtrável" |
| 1911 | Rous | Transmissão de sarcoma em aves por "agente filtrável" |
| 1915-1917 | Twort d'Herelle | Bacteriófagos |
| 1916 | Rocha Lima | *Rickettsia prowazekii* (tifo exantemático) |
| 1921 | Calmette e Guérin | Vacinação BCG em massa |
| 1924 | Clark | Identificou coco em lesão de cárie e denominou como *Streptococcus mutans* |
| 1928 | Rivers | Descreveu vírus como entidades reprodutivas |
| 1928 | Fleming | Descobrimento da penicilina |
| 1930 | Woodruff e Goodpasture | Cultivo de vírus em ovos embrionados |
| 1932 | Domack | Sulfas e derivados |
| 1933 | Schlesinger | Demonstrou que bacteriófagos continham apenas DNA |
| 1935 | Besreddka | Imunidade local: imunizações orais |
| 1938 | Tiselius e Kabat | Demonstração que os anticorpos eram gamaglobulinas |
| 1940 | Chain *et al.* | Purificação da penicilina |
| 1941 | Beadle e Tatum | Descoberta de mutantes no fungo *Neurospora* |
| 1942 | Freund | Adjuvantes |
| 1948 | Fragraeus | Formação dos anticorpos pelos plasmócitos |
| 1949 | Kabat *et al.* | Estrutura dos antígenos dos grupos sanguíneos ABO |
| 1949 | Enders *et al.* | Replicação de poliovírus em cultura primária de células |
| 1952 | Riley e West | Presença de histamina nos mastócitos |
| 1953 | Grabar e Willians | Heterogeneidade das imunoglobulinas: imunoeletroforese |
| 1955 | Schafer e Schwerdt | Cristalização do vírus da poliomielite |
| 1955 | Jerne e Burnet | Teoria da seleção clonal |
| 1956 | Matteern e DuBuy | Cristalização de vírus coxsackie e adenovírus |
| 1958 | Dausset e Rapaport | Antígenos da histocompatibilidade nos leucócitos |
| 1959 | Porter *et al.* | Estrutura e formação das moléculas de anticorpo |
| 1960 | Keys | Comprovou ser cárie dentária produzida por bactérias específicas |

minada doença. A base teórica dessas etapas foram na verdade propostas por Jacob Henle em 1840, entretanto, com os experimentos de Kock comprovando correlação entre *Bacillus anthracis* e o carbúnculo, a teoria microbiana de doenças foi confirmada.

As etapas do Postulado de Koch são as seguintes: a) o agente etiológico deve ser encontrado em todos os casos da doença; b) o micro-organismo deve ser isolado do hospedeiro e deve crescer em cultura pura; c) a cultura pura do micro-organismo suspeito deve reproduzir a doença específica após sua inoculação em animal suscetível; d) o mesmo micro-organismos deve ser novamente isolado do hospedeiro infectado.

## ANTISSEPSIA

Oliver Wendell Holmes (1809-1894), médico americano bem-sucedido na época, relatou em 1943 que a febre puerperal era contagiosa e era transmitida de uma mulher para outra, pelas mãos de médicos e enfermeiros. Ignaz Philipp Semmelweis (1818-1865), médico húngaro, demonstrou que a lavagem de mãos e o uso de soluções contendo cloro fizeram com que a transmissão da febre puerperal diminuísse.

Joseph Lister (1827-1912), médico inglês, impressionado com os trabalhos de Pasteur sobre micro-organismos, concluiu que a infecção cirúrgica, muito comum na época, deveria ser de origem microbiana. Lister estabeleceu uma série de procedimentos visando à prevenção de acesso de micro-organismos aos ferimentos após atos cirúrgicos, como esterilização de instrumentais e aplicação de antissépticos nos ferimentos. Os processos de Lister foram inicialmente recebidos com críticas pela medicina da época, mas posteriormente provaram ser um meio eficaz para prevenir infecção cirúrgica, estabelecendo-se assim a assepsia em atos cirúrgicos, utilizada atualmente.

## MICROBIOLOGIA BUCAL

Em 1890, Willoughby D. Miller publicou, simultaneamente, na Alemanha e nos Estados Unidos da América o livro *Microorganisms of the Human Health*, relatando seus estudos prévios que visaram a estabelecer associações entre micro-organismos da cavidade bucal e cárie dentária, doença periodontal e infecção pulpar. Greene V. Black, em 1899, publicou relatos clínicos e epidemiológicos sobre cárie como doença infecciosa. Em 1924, Clarke, na Inglaterra, relatou pela primeira vez a associação de um micro-organismo específico com a cárie dentária, que foi denominado *Streptococcus mutans*. Paul Keys, em 1960, descreveu a cárie dentária como doença infecciosa multifatorial, dependente do hospedeiro, da dieta e da microbiota.

## CLASSIFICAÇÃO DOS MICRO-ORGANISMOS

A unidade fundamental dos seres vivos é a célula. Considerando-se a estrutura celular, os micro-organismos podem ser divididos em procarióticos e eucarióticos. O termo procariótico é derivado do grego, *pro*, antes e *karyon* (núcleo), ou eucarióticas, de *eu*, verdadeiro e *karyon*, núcleo. Células procarióticas não apresentam membrana nuclear separando citoplasma e núcleo e não apresentam organelas celulares delimitadas por membranas. As células eucarióticas diferenciam-se pelo seu tamanho maior, presença de núcleo definido e organelas celulares envolvidas por membrana. A Tabela 1.2 apresenta as principais diferenças entre uma célula bacteriana (procariótica) e uma célula eucariótica.

Os procariotos são representados pelas bactérias, pertencem ao reino Monera, normalmente obtêm nutrientes somente por absorção e não podem ingerir alimentos ou realizar fotossíntese. Os micro-organismos eucarióticos, incluídos no reino Protista, compreendem protozoários, algas e fungos (incluídos no reino Fungi). Os eucariotos e os procariotos são considerados organismos porque contêm todas as enzimas indispensáveis à sua reprodução, bem como mecanismos necessários para produção de energia metabólica. Os vírus, outro grupo de micro-organismos, dependem de células hospedeiras para o desempenho de suas funções vitais. A Tabela 1.3 apresenta comparação entre os principais tipos de micro-organismos.

Existem três maneiras dos seres vivos realizarem sua nutrição: a) fotossíntese, processo no qual ocorre conversão de $CO_2$ e água em carboidratos, com a utilização da energia da luz; b) absorção, captação de nutrientes químicos dissolvidos em água; e c) ingestão, entrada na célula de partículas não dissolvidas em água. Em 1969, Robert H. Whitaker classificou os seres vivos de acordo com a estrutura celular e a maneira como realizavam a nutrição em cinco reinos.

**Reino Monera:** bactérias, incluindo actinomicetos e algas cianofíceas. Organismos procarióticos contendo DNA que se reproduzem por fissão binária.

**Reino Protista:** protozoários e fitoflagelados. Células são eucarióticas e dividem-se por mitose.

**Reino Vegetalia ou Plantae:** vegetais superiores altamente organizados e algas com clorofila. São organismos autotróficos fotossintetizantes.

**Reino Fungi:** fungos, liquens e algas do gênero *Prototheca*. São células eucarióticas que não formam tecidos verdadeiros. São heterotróficos.

**Reino Animalia:** seres heterotróficos, multicelulares, incluindo todos os animais que passam pela fase de gástrula (Figura 1.1).

Carl Woese sugeriu, em 1990, uma nova categoria taxonômica acima dos reinos, denominada domínio. Essa classificação foi baseada em estudos comparativos das células procarióticas e eucarióticas no nível molecular e em sua provável relação evolutiva (Tabela 1.4). Em 1998, Woese propôs teorias de como os três domínios podem ter surgido. A ideia inicial propõe que a partir de um ancestral comum universal se dividiu primeiro em Bacteria e Archae, e então Eukarya se ramificou a partir de Archae. Uma segunda hipótese sustenta que todos os três domínios surgiram simultaneamente a partir de um grupo de ancestrais comuns, capazes de trocar genes entre si. Uma terceira hipótese postula a existência de um quarto domínio que contribuiu para a grande quantidade de genes nos Eukarya, e então tornou-se extinto.

**Tabela 1.2 Características comparativas das células procarióticas e eucarióticas**

| Características | Procarióticas | Eucarióticas |
|---|---|---|
| Seres vivos | Bactérias e algumas algas | Fungos, protozoários, algas, animais e vegetais |
| Forma | Variada, em geral arredondada ou em bastão. Geométricas | Muito variável |
| Membrana nuclear | Não possuem | Estrutura trilaminar com muitas invaginações |
| Membrana citoplasmática | Sem carboidratos e geralmente não possuem esteróis | Esteróis e carboidratos que servem como receptores estão presentes |
| Parede rígida | Presente | Ausente |
| Citoplasma | Sem citoesqueleto | Citoesqueleto presente |
| Cápsula | Presente | Ausente |
| Sistema de membranas internas | Ausente | Presentes |
| Organelas membranosas | Ausentes | Presentes |
| Mitocôndria, aparelho de Golgi, retículo endoplasmático | Ausentes | Presentes |
| Ribossomos | 70 S (coeficiente de sedimentação) | 80 S |
| Núcleo | Ausente. Cromossomo único que não é envolvido por membranas. DNA não possui histonas | Mais de um cromossomo, envolvido pela membrana nuclear. DNA apresenta histonas |
| DNA | Não está associado a proteínas, síntese contínua | Associado a proteínas, síntese durante fases |
| Reprodução celular | Cissiparidade. Não há meiose | Mitose e meiose |
| Formação de tecidos | Não formam | Formam |
| Tamanho | 0,1a 10 μm (média: 0,2 a 2 μm) | 10 a 100 μm |

Baseado em Levinson e Jawetz, 1998.

**Tabela 1.3 Características dos principais grupos de micro-organismos estudados em microbiologia**

| Características | Vírus | Bactérias | Fungos | Protozoários e Helmintos | Prions |
|---|---|---|---|---|---|
| Células | Não | Sim | Sim | Sim | Não |
| Diâmetro aproximado (μm)[1] | 0,02-0,2 | 1-5 | 3-10 (leveduras) | 15-25 (uni celular) | nm |
| Ácido Nucleico | DNA ou RNA | DNA e RNA | DNA e RNA | DNA e RNA | Não |
| Tipo de núcleo | Nenhum | Procariótico | Eucariótico | Eucariótico | Nenhum |
| Ribossomos | Ausente | 70S | 80S | 80S | Ausente |
| Mitocôndria | Ausente | Ausente | Presente | Presente | Ausente |
| Natureza da superfície Externa | Capsídio proteico e envelope de lipoproteína | Parede rígida contendo peptidioglicano | Parede rígida contendo quitina | Membrana flexível | Proteína |
| Mobilidade | Nenhuma | Algumas | Nenhuma | Vários | Nenhuma |
| Método de Replicação | Fissão Binária Ausente | Fissão Binária | Brotamento ou Mitose | Mitose[2] | Incerto |

1. Para comparação, a célula vermelha do sangue tem o diâmetro de 7 μm.
2. As células dos helmintos dividem-se por mitose, entretanto, alguns organismos dividem-se por ciclos sexuais complexos. Baseado em Levinson e Jawetz, 1998.

Domínio Eukarya – contém todos os reinos dos organismos eucariontes; os animais, as plantas, os fungos e os protistas. Eukarya significa célula com núcleo verdadeiro.

Domínio Bacteria – são as bactérias verdadeiras (eubactérias). Incluem as bactérias Gram-negativas, Gram-positivas, espiroquetas, richettsias, clamídias e micoplasmas.

Domínio Archae – são procariontes primitivos adaptados a ambientes extremos (arqueobactérias). As metanogênicas reduzem compostos de carbono em gás metano. Os halófilos sobrevivem em ambientes extremamente salgados, e os termoacidófilos vivem em ambientes ácidos e quentes. As arqueobactérias diferem das eubactérias em diversas características, como estrutura de parede celular e na RNA polimerase.

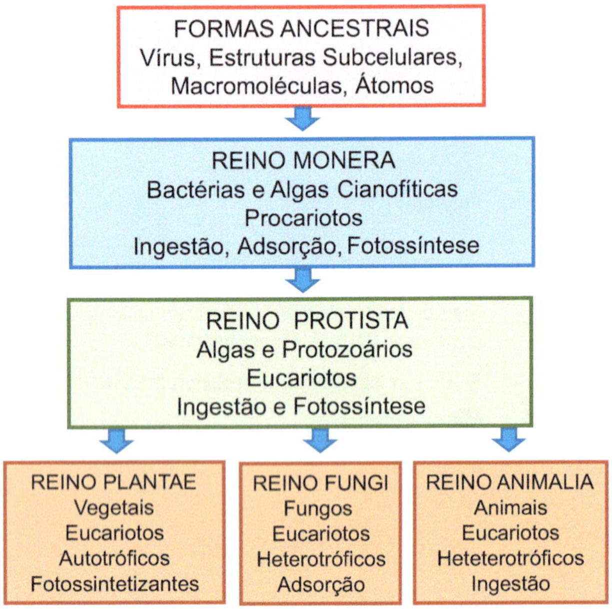


**FIGURA 1.1** Classificação e organização dos seres vivos, considerando-se nutrição e célula eucariótica/procariótica. São considerados cinco reinos de acordo com Whitaker, 1969.

## Bactérias

São células procarióticas de tamanho relativamente pequeno, em geral de 1 μm de diâmetro que não apresentam membrana nuclear. O material genético das bactérias constitui-se de DNA circular (cromossomo único), com aproximadamente 1 mm de extensão.

Existem dois tipos diferentes de procariotos: as eubactérias e as arqueobactérias. As eubactérias são bactérias mais comuns, incluindo as Gram-positivas e Gram-negativas e algumas que carecem de parede celular. As arqueobactérias não produzem peptideoglicano, vivem em condições adversas e efetuam reações metabólicas pouco comuns, como formação de metano.

Eubactérias Gram-negativas: possuem envoltório celular complexo, tipo Gram-negativo, constituído de membrana externa, uma camada interna de peptideoglicano e membrana citoplasmática.

Eubactérias Gram-positivas: possuem parede celular do tipo Gram-positivo. Estão incluídas bactérias formadoras e não de esporos e actinomicetos.

Eubactérias sem parede celular: carecem de parede celular e não sintetizam os precursores do peptideoglicano. Incluem os micoplasmas.

Arqueobactérias: vivem em condições adversas (elevado teor de sal, altas temperaturas). Diferem das eubactérias pela ausência de parede celular com peptideoglicano, presença de lipídeo diéter isoprenoide ou tertraéter diglicerol e sequências características de RNA ribossômico. Muitas espécies produzem metano. São consideradas as bactérias mais primitivas.

**Tabela 1.4 Comparação entre Bacteria, Archae e Eukaria**

| Característica | Bacteria | Archae | Eukarya |
|---|---|---|---|
| Tipo de célula | Procariótica | Procariótica | Eucariótica |
| Tamanho típico | 0,5 a 4 μm | 0,5 a 4 μm | < 5 μm |
| Parede celular | Normalmente presente, contém peptideoglicano | Presente, desprovida de peptideoglicano | Ausente ou constituída de outros materiais |
| Lipídeos na membrana | Presença de ácidos graxos unidos por ligações éster | Presença de isoprenos unidos por ligações éster | Presença de ácidos graxos unidos por ligações éster |
| Material genético | Cromossomos pequenos, circulares e plasmídios. Ausência de histonas | Cromossomos pequenos, circulares e plasmídios. Presença de proteínas semelhantes a histonas | Núcleo complexo, com mais de um cromossomo linear. Presença de histonas |
| RNA polimerase | Simples | Complexa | Complexa |
| Locomoção | Flagelos simples | Flagelos simples | Flagelos complexos, cílios, pernas, nadadeiras, asas |
| Hábitat | Grande número de ambientes | Normalmente em ambientes extremos | Grande número de ambientes |

Baseado em Black, 2002.

## Protozoários

São protistas unicelulares eucarióticos incapazes de fotossíntese. São heterotróficos, não apresentam clorofila e não têm parede celular rígida. A maioria apresenta mobilidade através de cílios e flagelos. Outros se movimentam pela emissão de pseudópodes (amebas). Estão amplamente distribuídos na natureza, sobretudo em ambientes aquáticos (água doce e marinha) e no solo. Alguns causam doenças no ser humano (malária, por exemplo) e em animais.

## Algas

Apresentam parede celular rígida e a maioria é autotrófica fotossintetizante. São principalmente eucarióticas, porém, algumas são procarióticas. Podem ser unicelulares e microscópicas ou multicelulares apresentando grande variedade de formas e tamanhos. Crescem em muitos ambientes diferentes, sendo a maioria aquáticas; são fonte de alimentos para animais.

As algas procarióticas são representadas pelas algas azuis da divisão *Cyanophyta*. Sua importância em microbiologia médica restringe-se à toxicidade quando da ingestão de água contaminada. Dentro das algas eucarióticas, algumas são aclorofiladas, dentre as quais incluem o gênero *Prototheca*, capazes de causar infecções sistêmicas ou localizadas em humanos, chamadas prototecoses.

As algas do gênero *Prototheca* têm distribuição universal e são isoladas do solo e água (doce e salgada). São encontradas em animais e no homem (pele e trato gastrointestinal). A infecção ocorre pela inoculação do agente por meio de traumas, laceração de tecidos moles, cirurgias e exposição profissional. As formas sistêmicas estão associadas à imunodeficiência do hospedeiro. Em infecções humanas foram isoladas as espécies *Prototheca zopffi* e *P. wickerhammi*.

## Fungos

Apresentam células eucarióticas com parede celular rígida e podem ser unicelulares ou multicelulares. Alguns são microscópicos enquanto outros são muito maiores, como os cogumelos e fungos que crescem em madeira úmida ou solo. São desprovidos de clorofila, não realizando consequentemente fotossíntese. Alimentam-se por absorção do ambiente. Entre os fungos classificados como micro-organismos, estão aqueles multicelulares que produzem estruturas filamentosas (hifas) e são chamados de bolores, enquanto as leveduras são fungos unicelulares.

Os bolores são usados na produção de antibióticos, molho de soja, queijos e muitos outros produtos. São também responsáveis pela deterioração de materiais como tecidos e madeiras. Podem causar doenças em seres humanos, animais e plantas. As leveduras unicelulares podem apresentar-se de variadas formas e são amplamente utilizadas em indústrias de pães, álcool e outros produtos. Causam deterioração de alimentos e algumas doenças humanas (candidose, por exemplo).

## Vírus

Vírus são parasitas intracelulares obrigatórios, cujo genoma é constituído por um só tipo de ácido nucleico (DNA ou RNA) e que utiliza os sistemas enzimáticos celulares para síntese de elementos que fazem parte da sua estrutura.

Os vírus apresentam a capacidade de a partir de uma unidade originarem outras (mesmo que dentro de células). Eles diferem dos demais seres vivos nas seguintes características: a) não apresentam a célula como unidade estrutural básica, como os demais seres vivos; b) apresentam em sua maioria apenas um tipo de ácido nucleico: DNA ou RNA; c) apresentam como constituintes orgânicos básicos ácido nucleico e proteínas; d) podem conter uma ou mais enzimas, entretanto, seu conteúdo enzimático não é suficiente para reproduzir outro vírus; e) são inertes no ambiente extracelular; f) replicam-se em células vivas, sendo parasitas ao nível genético.

As viroses representam a principal causa de doenças em seres humanos, sendo responsáveis por várias enfermidades, desde resfriados comuns até hepatites, encefalites fatais e síndrome da imunodeficiência adquirida (AIDS).

## Príons

Príons são agentes proteicos infecciosos com capacidade de propagação em hospedeiro suscetível, sem auxílio de ácidos nucleicos. A descoberta dos príons ocorreu em encefalites humanas e de animais. A sigla Príons deriva da denominação *proteinaceous infectious particle* (partícula infecciosa proteináceae).

# TAXONOMIA DE MICRO-ORGANISMOS

Taxonomia de micro-organismos é a ciência que tem por objetivo ordenar a grande diversidade biológica desses seres vivos. Qualquer estudo taxonômico é sistemático e depende de dados acurados que caracterizam os micro-organismos sob investigação. A taxonomia abrange três áreas inter-relacionadas: a classificação, a nomenclatura e a identificação.

## Classificação

Consiste no arranjo ordenado dos micro-organismos com características semelhantes, separando-os daqueles com características divergentes, em grupos denominados *taxa* (singular táxon). A classificação dos micro-organismos é feita pele observação de dados morfológicos, bioquímicos, fisiológicos, genéticos e ecológicos.

O sistema de classificação biológica está baseado na hierarquia taxonômica, que permite ordenar os grupos de micro-organismos em categorias ou posições: a) Espécie: abrange um grupo de micro-organismos afins; b) Gênero: agrupa as espécies similares; c) Família: constituída de gêneros relacionados; d) Ordem: conjunto de famílias com características comuns; e) Classe: conjunto de ordens relacionadas; f) Divisão: reunião de classes relacionadas; g) Reino: reúne todos os organismos em uma determinada hierarquia; h) Domínios: mais amplos que a categoria de reino. Incluem Bacteria, Archae e Eukarya. Na Tabela 1.5,

**Tabela 1.5 Exemplo de categorias taxonômicas de duas bactérias e do ser humano**

| Categoria Formal | *Escherichia coli* | *Treponema pallidum* | *Homo sapiens* |
|---|---|---|---|
| Domínio | Bacteria | Bacteria | Eukaria |
| Reino | Procariotas | Procariotas | Animalia |
| Divisão | Gracilicutes | Gracilicutes | Chordata |
| Classe | Scotobacteria | Scotobacteria | Mammalia |
| Ordem | Eubacteriales | Spirochaetales | Primatas |
| Família | Enterobacteriaceae | Spirochaetaceae | Hominideos |
| Gênero | *Escherichia* | *Treponema* | *Homo* |
| Espécie | *E. coli* | *T. palidum* | *H. sapiens* |
| Subespécie | – | *T. pallidum* subspécie *pallidum* | – |

exemplos de classificação de duas bactérias comparando-se com o ser humano.

Apesar de a espécie ser a unidade taxonômica básica, a grande variabilidade dos micro-organismos permite divisões em subespécie ou tipos que descrevem clones específicos de células. As subespécies ou tipos podem diferir fisiologicamente (biótipo), morfologicamente (morfotipo) ou antigenicamente (sorotipo). A observação de perfis de virulência distintas entre cepas de mesma espécie é denominada patovar. Em determinadas situações, pode ser importante diferenciar a subespécie, o tipo ou o patovar do micro-organismo. Por exemplo, uma cepa bacteriana de uma determinada espécie pode produzir uma toxina e atuar como importante patógeno, enquanto outra cepa da mesma espécie pode ser não patogênica. Uma cepa é uma população de células descendentes de uma única célula. Culturas puras obtidas em um laboratório de microbiologia são consideradas cepas de uma espécie. Após um micro-organismo ser definido como uma nova espécie, a cultura geralmente é depositada em coleções de culturas apropriadas como uma espécie tipo.

## Nomenclatura

Designa nomes aos grupos taxonômicos de acordo com preceitos estabelecidos em normas internacionais. A nomenclatura dos micro-organismos, com exceção dos vírus, utiliza o sistema binomial estabelecido por Linnaeus, comum a todos os seres vivos.

O nome do micro-organismo consiste de duas palavras; a primeira determina o gênero e a segunda a espécie. O nome do gênero deve ser escrito com a primeira letra em maiúsculo e da espécie em minúsculo. As duas palavras devem ser diferenciadas do texto, em itálico ou grifadas.

Exemplo: Staphylococcus aureus (gênero) (espécie) — *Staphylococcus aureus* (gênero) (espécie)

Aceita-se que o nome do gênero seja abreviado, com a primeira letra grafada em maiúsculo, seguido de ponto, espaço e a palavra que designa a espécie. A primeira vez que o nome do micro-organimo aparecer em um texto deve-se escrever o nome do gênero por extenso.

Exemplo: S. aureus ou *S. aureus*.

Quando o gênero é seguido pela palavra "species" ou "spp.", a palavra que designa o gênero é italizada ou sublinhada. Para a palavra species ou spp. é mais usual que não seja grifada ou italizada.

Exemplos: *Staphylococcus* species ou Staphylococcus spp.

*Staphylococcus* species ou *Staphylococcus* spp.

O nome de subespécie consiste em uma palavra em itálico ou grifada, após o nome da espécie seguida da abreviatura ss.

Exemplo: *Salmonella entérica* ss. *enterica*.

Quando o nome do micro-organismo for referido como grupo, não se escreve com maiúsculo, itálico ou grifado. Palavras que designam grupos sorológicos ou nomes de grupos também não são italizadas ou grifadas.

Exemplos: Os estafilococos são micro-organimos Gram-positivos.

A cepa isolada constituiu-se de *Streptococcus pyogenes* beta hemolítico do grupo A.

Bactérias com características similares são agrupadas em famílias. Apesar de usualmente em taxonomia o nome de família ser italizado, a norma clássica de nomenclatura recomenda que não deve ser grifada ou italizada. A primeira letra da palavra que designa família deve ser em letra maiúscula.

Exemplo: A bactéria *Escherichia coli* pertence à família Enterobacteriaceae.

## BIBLIOGRAFIA

Barbosa HR, Torres BB. Microbiologia básica. São Paulo: Atheneu; 1998:196p.

Bier O. Microbiologia e imunologia. 30 ed. São Paulo: Melhoramentos; 1990:1.234.

Black GV. Dr. Black's conclusions reviewed again. Dent Cosmos, 1898; 40:440.
Black GV. Gelatine-forming micro-organisms. Independent Practioner 1886; 7:546.
Black JG. Microbiologia: fundamentos e perspectivas. 4 ed. Rio de Janeiro: Guanabara-Koogan; 2002:829p.
Brooks GF. Jawetz, Melnick, e Adelberg: Microbiologia Médica. 24 ed. Rio de Janeiro: Editora McGraw-Hill Interamericana di Brasil; 2009.
Burnett GW et al. Microbiologia oral e doenças infecciosas. 4 ed. Rio de Janeiro: Guanabara-Koogan; 1978. p. 765.
Burton GRW, Engelkirk PG. Microbiologia para as ciências da saúde. 5 ed. Rio de Janeiro: Guanabara Koogan; 1998. p. 289.
Dahm R. Friedich Miescher and the discovery of DNA. Dev Biol, v. 278; 2005. p. 274-88.
Frobisher M et al. Microbiologia. 5 ed. Barcelona: Salvat; 1978. p. 836.
Jawetz E, Melnick JL, Adelberg EA. Microbiologia médica. 20 ed. Rio de Janeiro: Guanabara Koogan; 1998. p. 524.
Jorge AOC. Princípios de Microbiologia e Imunologia. 1 ed. São Paulo: Editora Santos; 2006.
Kruif, P. Caçadores de micróbios. 2 ed. Rio de Janeiro: José Olympio; 1941. p. 351.
Leeuwenhoek AV (1683) apud: Burnett GW et al. Microbiologia oral e doenças infecciosas. 4 ed. Rio de Janeiro: Guanabara-Koogan; 1978.
Lerman S. Historia de la odontologia y su ejercicio legal. 2 ed. Buenos Aires: Mundi; 1964.
Levinson W, Jawetz E. Medical microbiology & immunology. 5 ed. Stamford: Appleton & Lange; 1998. p. 547.
Lim D. Microbiology. 2 ed. Boston: McGraw-Hill; 1998. p. 720.
Linden R. Doenças por prions. Ciência Hoje, v.33, n.194; 2003. p.18-25.
Madigan MT, Martinko JM, Parker J. Microbiologia de Brock. São Paulo: Pearson; 2004. p. 608 .
Martin JJ, Schatz V, Schatz A. Contribution to the microbiology of the mouth by Antony van Leeuwenhoek (24 october 1632 – 26 august 1723). J Nihon Univ Sch Dent, v.14, n.2; 1972. p.106-112.
Mims C, Dockrell HM, Goering RV, Roitt I, Wakelin D, Zucherman M. Microbiologia Médica. 3 ed. Rio de Janeiro: Editora Elsevier; 2005.
Montagnier L. Vírus e homens AIDS: seus mecanismos e tratamentos. Rio de Janeiro: Jorge Zahar Editor; 1995. p. 2240.
Pelkzar-JR MJ et al. Microbiologia: conceitos e aplicações. 2 ed. vols. 1 e 2, São Paulo: Makron; 1997.
Roitmam I, Travassos LR, Azevedo JL. Tratado de microbiologia. São Paulo: Manole, v. 2; 1990. 126p.
Soares JB, Casimiro ARS, Aguiar LMBA. Microbiologia básica. Fortaleza: Edições UFC; 1987. p. 174.
Sounis ELM. Curso prático de microbiologia. 2 ed. Rio de Janeiro: Atheneu; 1989. p. 267.
Stanier RY, Doudoroff M, Adelberg EA. Mundo dos micróbios. São Paulo: Edgard Blücher/EDUSP; 1969. p. 741.
Strohl WA, Rouse H, Fisher MD. Microbiologia ilustrada. São Paulo: Artmed; 2004. p. 531.
Tilton RC. Microbiologia: "pré-teste" – autoavaliação e revisão. São Paulo: McGraw-Hill; 1981. p. 208.
Tortora GJ, Funke BP, Case CL. Microbiologia. 8 ed. São Paulo: Artmed; 2005. p. 894.
Trabulsi LR, Alterthum F. Microbiologia. 5 ed. São Paulo: Atheneu; 2008.
Virella, G. Microbiology, immunology and infectious diseases. Philadelphia: Lippincott Williams & Wilkins; 1999. p. 116.
Walker TS. Microbiologia. Rio de Janeiro: Revinter; 2002. p. 500.
Watson JD, Crick FH. Molecular structure of nucleic acids. Nature, n. 4356; 1953.

CAPÍTULO

# 2

# As Bactérias

*Antonio Olavo Cardoso Jorge*

As bactérias são os menores micro-organismos unicelulares existentes, medindo geralmente de 1 a 1,5 μm de largura por 2 a 6 μm de comprimento. A mais estudada das bactérias, *Escherichia coli*, apresenta aproximadamente 1 μm de diâmetro. As menores bactérias são os micoplasmas, formas que não apresentam parede celular e têm diâmetro de aproximadamente 0,1 μm. Por outro lado, bactérias assimiladoras de enxofre do gênero *Beggiatoa*, como *B. gigantea*, apresentam comprimento de 26 a 60 μm.

## ASPECTOS MORFOLÓGICOS DAS BACTÉRIAS

As bactérias apresentam três tipos morfológicos principais: os cocos, os bacilos e as formas espiraladas (Figura 2.1). Existem, entretanto, outras variações, com formas pleomórficas, quadradas ou estrelas. A seguir, descrição das formas principais:

### Cocos

Os cocos (do grego *kokkos*, núcleo) são bactérias esféricas ou de secção elíptica. Dependendo do plano e do número de divisões a partir das quais as bactérias continuam unidas, formam grupamentos típicos:

- Diplococos: cocos dispostos aos pares, que se dividem apenas em um plano. Exemplos: *Streptococcus pneumoniae* (pneumococo) e *Neisseria meningitides* (meningococo).
- Tétrades: células agrupadas em tétrades, já que se dividem em 2 planos. Exemplo: *Deinococcus radiodurans.*
- Cubos: células que se dividem em 3 planos, formando cubos. Exemplo: *Sarcina ventriculi.*
- Estreptococos: cocos dispostos em cadeias, apresentando geralmente células alongadas de secção elíptica, que se dividem em apenas um plano. Exemplo: *Streptococcus pyogenes.*
- Estafilococos: cocos dispostos em cachos, que se dividem sem planos definidos. Exemplo: *Staphylococcus epidermides.*

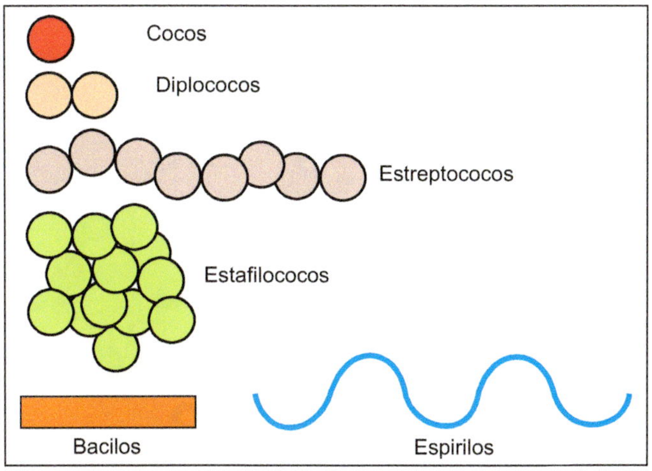


FIGURA 2.1 Esquema demonstrando as principais morfologias das células bacterianas.

Os cocos geralmente apresentam diâmetro entre 0,5 a 2,0 μm, podendo se apresentar também em formas isoladas como, por exemplo, em *Micrococcus.* Em alguns cocos a célula apresenta-se em formas características como no pneumococo (diplococos em forma de chama de vela), meningococo e gonococo (diplococos em forma de rim).

### Bacilos

Os bacilos (do latim *bacillu,* pequeno bastão) são bactérias de formas cilíndricas. A morfologia dos bacilos é bastante variada:

- Cocobacilos: são bastonetes pequenos, com comprimento pouco maior que a largura. Exemplo: *Brucella abortus.*
- Fusiformes: bastonetes com extremidades afiladas. Exemplo: *Fusobacterium nucleatum.*
- Bastonetes curtos com extremidades retas. Exemplo: *Bacillus atrophaeus.*
- Formas filamentosas: bastonetes de formas longas e delgadas. Exemplo: *Streptomyces griseus.*

- Bastonetes pleomórficos: alguns bastonetes apresentam formas irregulares como, por exemplo, *Corynebacterium diphtheriae*. Alguns se apresentam pleomórficos com ramificações como *Actinomyces viscosus*.

Os bacilos podem formar cadeias de células, sendo chamados de estreptobacilos. Os bacilos patogênicos raramente apresentam diâmetro maior que 1 μm. Alguns dos maiores bastonetes patogênicos, como o do carbúnculo (*Bacillus anthracis)*, podem atingir 10 μm de comprimento. Bactérias de vida livre, por outro lado, podem atingir 40 μm de largura e até 100 μm de comprimento.

### Formas espiraladas

Apresentam-se em forma de hélice ou saca-rolhas, sendo considerados como bastonetes torcidos sobre si mesmos. Apresentam três formas principais:

- Vibriões: apresentam forma de vírgula, pois se apresentam como espiras parciais. Exemplo: *Vibrio cholerae*.
- Espirilos: formas espiraladas rígidas, geralmente apresentando mobilidade por flagelos. Exemplo: *Spirillum minor*.
- Espiroquetas: apresentam espira flexível e mobilidade através de filamento axial. Exemplos: *Treponema pallidum* e *Borrelia recurrentis*. Espiroquetas que apresentam extremidades afiladas e encurvadas caracterizam o gênero *Leptospira*. As formas espiraladas geralmente apresentam comprimento bem maior em relação à largura, a qual geralmente é menor que o poder de resolução do microscópio óptico comum.

## CITOLOGIA BACTERIANA

A estrutura celular das bactérias, com suas características definidas, foi observada em microscopia eletrônica, que revelou certas estruturas definidas, localizadas interna e externamente à parede celular (Figura 2.2). Algumas estruturas estão presentes em certas espécies bacterianas; outras estão presentes mais comumente em uma espécie que nas demais. Parede celular, membrana citoplasmática e citoplasma estão presentes em todas as bactérias, pois são estruturas fundamentais.

As células procarióticas não possuem núcleo verdadeiro e o seu DNA está enovelado em uma estrutura conhecida como cromossomo bacteriano ou nucleoide. As micrografias eletrônicas das células procarióticas revelaram ausência de membrana nuclear e aparato para mitose. Na maioria das bactérias o cromossomo é formado por uma única molécula circular contínua, entretanto, existem exceções pois algumas (poucas) bactérias podem exibir de 2 a 4 cromossomos (*Vibrio cholerae* e *Brucella melitensis* possuem dois cromossomos) e outras podem exibir cromossomo linear (*Borrelia burgdorferi* e *Streptomyces coelicolor*).

## PAREDE CELULAR BACTERIANA

A parede celular bacteriana apresenta-se como uma estrutura rígida que recobre a membrana citoplasmática, conferindo forma às bactérias. A parede celular está presente em todas as bactérias, exceção ao grupo dos micoplasmas, sendo constituídas basicamente de uma macromolécula complexa denominada peptideoglicano (também chamada de mucopeptídeo ou mureína). O peptideoglicano é uma molécula constituída por dois açúcares aminados: N-acetil-glicosamina e ácido N-acetil-murâmico, os quais estão ligados um ao outro, intercaladamente. Nas moléculas do ácido N-acetil-murâmico estão ligados peptídeos constituídos de 4 aminoácidos (L-alanina, ácido glutâmico, L-lisina e D-alanina), os quais, por meio de ligações peptídicas propiciam ligações cruzadas entre as cadeias de açúcares (Figura 2.3).

A síntese da parede celular é realizada por meio de 4 estágios distintos: a) inicialmente, os precursores da parede celular (aminoaçúcares e peptídeos) são sintetizados e agrupados no citoplasma; b) os fragmentos do peptideoglicano são transportados pela membrana citoplasmática, por intermédio de moléculas de natureza lipídica; c) no exterior da célula, os precursores são unidos formando cadeias line-

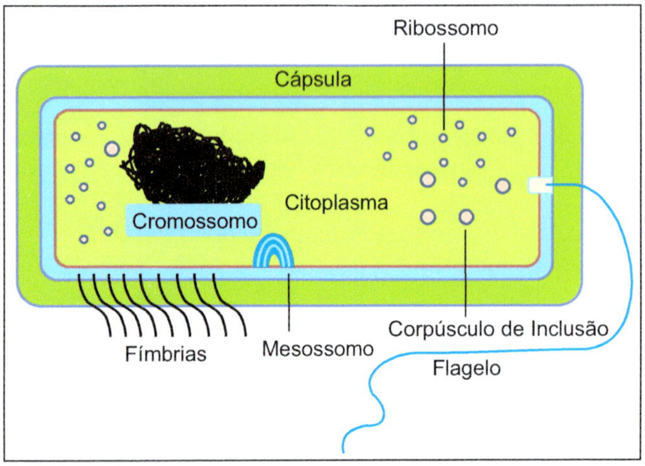


FIGURA 2.2 Esquema da citologia bacteriana, com as principais estruturas celulares.

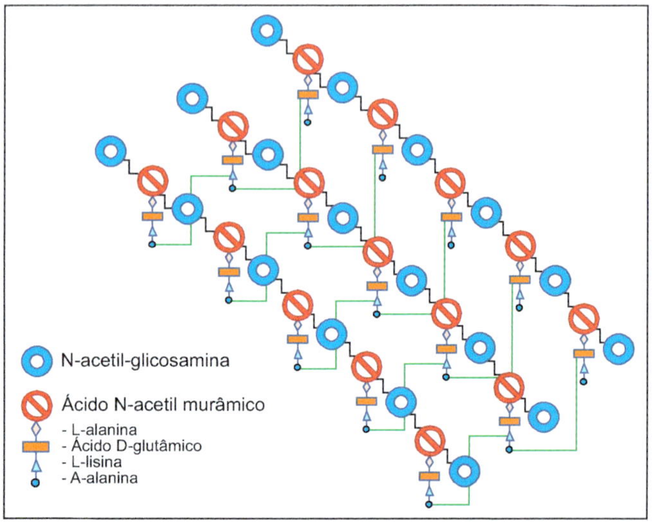


FIGURA 2.3 Esquema representando a estrutura da molécula de peptideoglicano.

ares através de polimerização; d) a seguir, ocorre união das cadeias lineares por ligações cruzadas (transpeptidização), formando a estrutura final.

A parede celular constitui 25% do peso seco da bactéria, protege a célula, mantém a pressão osmótica no interior das bactérias e representa suporte de antígenos somáticos bacterianos. A estrutura da parede celular pode sofrer variações na composição química e em sua estrutura, de acordo com a espécie e o gênero bacteriano. As principais diferenças estruturais e das características químicas ocorrem, principalmente, entre bactérias Gram-positivas, Gram-negativas, micobactérias e espiroquetas.

A coloração de Gram consiste basicamente em tratar bactérias sucessivamente com cristal violeta, lugol, álcool e fucsina. O cristal violeta e o lugol penetram tanto nas bactérias Gram-positivas quanto nas Gram-negativas, formando um complexo de cor roxa. O tratamento com álcool é a etapa diferencial; nas Gram-positivas, o álcool não retira o complexo cristal violeta+lugol, pois a sua ação desidratante faz com que a espessa camada de peptideoglicano se torne menos permeável, retendo o corante. Nas Gram-negativas, devido à pequena espessura da camada de peptideoglicano, o complexo corado é extraído pelo álcool, deixando as células descoradas. O tratamento com fucsina não altera a cor roxa das Gram-positivas, ao passo que as Gram-negativas, descoradas pelo álcool, tornam-se avermelhadas (Figura 2.4).

A diferença de comportamento das bactérias ante a coloração de Gram significa a existência de diferenças marcantes e fundamentais entre as bactérias Gram-positivas e negativas: a) na permeabilidade da parede celular; b) na composição química e na estrutura bacteriana; c) no metabolismo. Diferenças que por certo refletem na patogenicidade. Uma comparação entre esses dois grupos de bactérias encontra-se na Tabela 2.1.

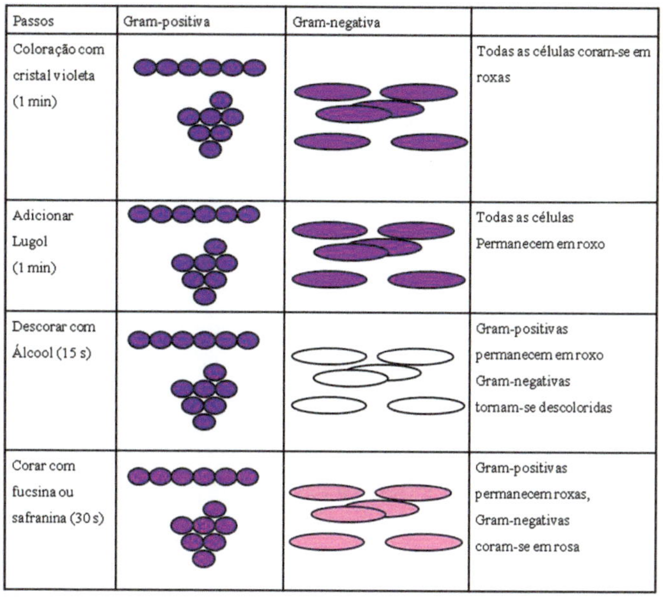


FIGURA 2.4 Esquema da coloração de Gram.

## Bactérias Gram-positivas

Apresentam maior quantidade de peptideoglicano e são mais espessas (aproximadamente 80 nm de espessura) que as bactérias Gram-negativas. Apresentam 15 a 50 camadas de peptideoglicano, o que representa de 40 a 80% do peso seco da parede, o que torna a parede muito espessa. Muitas bactérias Gram-positivas podem apresentar molé-

**TABELA 2.1 Diferenças entre bactérias Gram-positivas e Gram-negativas**

| Propriedade | Gram-positiva | Gram-negativa |
|---|---|---|
| Ação bactericida da saliva | Resistente | Suscetível |
| Digestão pelo suco gástrico e pancreático | Resistente | Suscetível |
| Digestão pela tripsina e pepsina | Resistente | Suscetível |
| Digestão pela lisozima | Algumas espécies são suscetíveis | Resistente |
| Inibição por: | | |
| Sulfonamidas/Penicilina | Geralmente suscetível | Geralmente resistente |
| Estreptomicina | Geralmente resistente | Geralmente suscetível |
| Corantes básicos | Muito suscetível | Muito resistente |
| Germicidas orgânicos | Muito suscetível | Muito resistente |
| Detergentes | Muito suscetível | Muito resistente |
| Autólise | Rara | Comum |
| Resistência à álcalis (KOH 1%) | Não dissolve | Dissolve |
| Síntese de aminoácidos essenciais | Limitada | Ampla |
| Resistência à ruptura mecânica | Resistente | Suscetíveis |
| pH para crescimento | Neutro ou alcalino | Neutro ou ácido |
| Permeabilidade das células vivas a corantes | Muito permeável | Impermeável |

culas de ácidos teicoicos, que se constituem em polímeros de glicerol (3 carbonos) e ribitol (5 carbonos) unidos por meio de ligações fosfodiéster. O ácido lipoteicoico ribitol encontra-se ligado ao peptideoglicano, e o glicerol à lipídeos da membrana citoplasmática, formando ácidos lipoteicoicos.

### Bactérias Gram-negativas

A parede celular geralmente é mais fina (10 a 15 nm), pois a camada de peptideoglicano é mais estreita (uma ou poucas camadas). Apresenta membrana externa de natureza fosfolipídica que pode conter lipopolissacarídeo, lipoproteínas e porinas. O espaço compreendido entre a membrana citoplasmática e a membrana externa chama-se espaço periplasmático, no qual se encontra a camada de peptideoglicano e algumas enzimas bacterianas (Figura 2.5).

### Micobactérias

Caracteriza-se por apresentar modificação na estrutura da parede Gram-positiva, possuindo grande quantidade de lipídeos, constituída de ácidos micólicos. Essa camada interfere na resposta à coloração de Gram.

### Espiroquetas

Sobre a camada de peptideoglicano encontra-se camada contendo os filamentos axiais (endoflagelos) que são recobertos por membrana externa semelhante a das Gram-negativas.

### Arqueobactérias

As arqueobactérias não possuem parede celular como as bactérias. Algumas possuem uma simples camada S (ver a seguir) geralmente formada por glicoproteínas. Algumas arqueobactérias apresentam parede celular rígida compostas por polissacarídeos denominados pseudomureína. As arqueobactérias que possuem pseudomureína na parede celular são Gram-positivas.

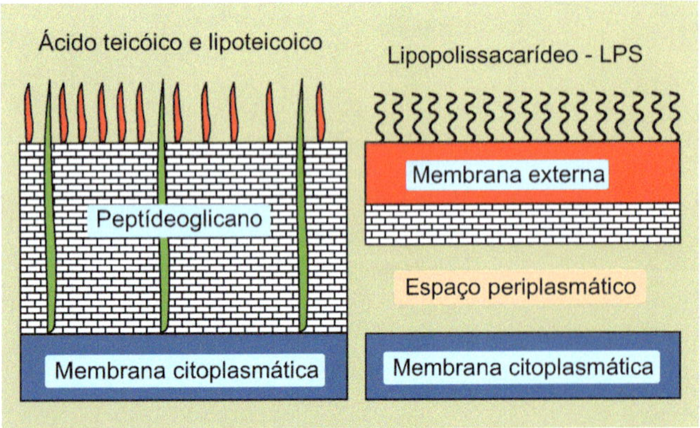


FIGURA 2.5 Comparação entre parede celular de bactérias Gram-positivas e Gram-negativas. Nas Gram-positivas observa-se espessa camada de peptideoglicano. Nas Gram-negativas observa-se estreita camada de peptideoglicano e membrana externa.

### Camada cristalina de superfície (camada S)

Algumas bactérias possuem uma camada bidimensional, cristalina, constituída de moléculas de proteínas e glicoproteínas formando o componente mais externo do envelope celular. Presente nas bactérias Gram-positivas e Gram-negativas e nas arqueobactérias. As camadas S geralmente são compostas de um único tipo de molécula, algumas vezes associadas a carboidratos. Sua função é provavelmente de proteção ante a enzimas de degradação de parede celular. Nas arqueobactérias, a camada cristalina desempenha papel na manutenção da forma celular e na aderência às células epiteliais.

## MEMBRANA CITOPLASMÁTICA

A membrana citoplasmática das bactérias apresenta estrutura molecular (unidade de membrana) semelhante a da membrana citoplasmática das células eucarióticas, sendo constituída de fosfolipídeos e mais de 200 tipos de proteínas. Sua espessura é de aproximadamente 10 nm. Nas bactérias, as proteínas respondem por aproximadamente 70% do peso seco da parede celular, proporção consideravelmente elevada quando comparada às membranas das células de mamíferos.

As principais funções da membrana citoplasmática das bactérias são: a) transporte ativo de moléculas para dentro da célula; b) permeabilidade seletiva e transporte de solutos (transporte ativo, transporte passivo e translocação de grupos); c) sede de enzimas da fosforilação oxidativa em espécies aeróbias; d) sede de precursores da parede celular, das enzimas e moléculas transportadoras que atuam na síntese de DNA e na síntese dos lipídeos da membrana; e) secreção de enzimas e toxinas; e f) localização de receptores e outras proteínas do sistema quimiotático e de outros sistemas de transdução sensorial.

A membrana citoplasmática das bactérias difere das células eucarióticas por: a) ausência de esteroides na sua composição, exceção para os micoplasmas que incorporam colesterol quando cultivados em meios contendo esterol; b) ser a sede de numerosas enzimas do metabolismo respiratório bacteriano (função semelhante à das cristas mitocondriais); c) controlar a divisão bacteriana por meio dos mesossomos.

## CITOPLASMA

O citoplasma bacteriano é delimitado pela membrana citoplasmática e apresenta em sua constituição: a) grupos de ribossomos (polissomos); b) inclusões citoplasmáticas que são reservas de substâncias; c) mesossomos, complexos membranosos que segundo alguns autores, têm valor funcional das mitocôndrias. São invaginações mais ou menos complexas da membrana que por vezes penetram profundamente no citoplasma bacteriano, ligando-se ao cromossomo bacteriano; d) cromossomo bacteriano (ou nucleoide): constituídos por um conjunto de filamentos de DNA não delimitados por membrana nuclear.

## GLICOCÁLICE

Envoltório viscoso que recobre a parede celular em algumas bactérias, constituída de natureza química variável (polipeptídeos, polissacarídeos, ou ambos). Sua composição química varia amplamente entre as espécies. Quando o glicocálice é organizado e está firmemente aderido à parede celular é descrito como cápsula. Em certas espécies bacterianas a cápsula está envolvida com a virulência, pois interfere com a fagocitose. Quando a estrutura do glicocálice não é organizada e está fracamente aderida à parede celular, a estrutura é descrita como camada viscosa ou limosa.

A cápsula bacteriana apresenta as seguintes funções: a) especificidade imunológica: *Streptococcus pneumoniae,* por exemplo, apresenta 15 tipos distintos imunologicamente, de acordo com a constituição de sua cápsula; b) ação de fator de virulência para algumas bactérias; c) ação de barreira osmótica para a célula bacteriana, já que se constituem em aproximadamente 95% de água, prevenindo dessa maneira fluxo muito rápido de água tanto para dentro quanto para fora da célula.

## APÊNDICES BACTERIANOS

### Fímbrias

Fímbrias (do latim, pelos) ou *pili* (do latim, franjas) são organelas filamentosas mais curtas e delicadas que os flagelos, apresentando entre 5 a 11 nm de largura e comprimento de 20nm ou mais. Originam-se de corpúsculos basais na membrana citoplasmática e são constituídas por proteína pilina, associada a pequenas quantidades de carboidratos. Dois tipos principais podem ser observados: a) fímbrias sexuais ou pili F. São responsáveis pela ligação entre células doadoras e receptoras durante a conjugação bacteriana. Atuam também como receptores para vírus bacteriófagos. Estão presentes em número de um a no máximo 10 por célula; b) fímbrias comuns: são numerosas (100 a 200 por bactéria) e participam na aderência (adesinas) de determinadas bactérias simbióticas sobre a superfície de células do hospedeiro. Essas fímbrias estão também envolvidas na aglutinação de células e eritrócitos de algumas aves e mamíferos.

A patogenicidade de muitas bactérias Gram-negativas é dependente da presença ou não de fímbrias. *Neisseria gonorrhoeae,* por exemplo, não apresenta fímbrias quando cultivada em meios de cultura com ágar, perdendo sua capacidade de aderência às células humanas, tornando-se avirulentas. A aderência de *Pseudomonas aeruginosa* aos tecidos alveolares e de *Escherichia coli* a mucosa intestinal são mediadas por fímbrias tipo-específicas.

Estrutura semelhante às fímbrias pode ser observada em algumas bactérias Gram-positivas. *Corynebacterium renale* e componentes da microbiota bucal como *Streptococcus sanguis* e *Actinomyces naeslundii* parecem ter sua aderência mediada por fímbrias. O *Streptococcus pyogenes* apresenta estruturas compostas por proteína M em sua superfície, relacionadas com sua aderência às células epiteliais da garganta, também consideradas como fímbrias. Foi demonstrada a presença de ácido lipoteicoico nessas estruturas, as quais são chamadas de fibrilas por alguns autores.

### Flagelos

São estruturas responsáveis pela mobilidade bacteriana, representadas por longos filamentos delgados e ondulados, constituídos de uma proteína contrátil fibrosa semelhante a miosina; a flagelina. Apresentam 12 a 15 nm de diâmetro e comprimento equivalente a várias vezes o tamanho da bactéria (7 a 15 μm). Os flagelos constituem-se em 3 regiões distintas: a) corpúsculo basal: porção que encontra-se imersa na membrana citoplasmática e parte da parede celular bacteriana. Caracteriza-se por uma série de discos que conectam a porção proximal do flagelo, por meio de uma estrutura denominada gancho, à membrana citoplasmática e à parede celular. O número de discos é variável de acordo com o grupo bacteriano; células Gram-negativas possuem 4 anéis e Gram-positivas, dois (Figura 2.6). O corpúsculo basal é responsável pela rotação do flagelo; b) região do gancho: estrutura curva e rígida que conecta o corpúsculo basal à porção distal do flagelo; c) filamento externo: porção distal do flagelo localizado externamente à parede celular. É constituído de subunidades de flagelina dispostas de maneira a formar uma estrutura cilíndrica oca.

De acordo com a distribuição dos flagelos, as bactérias são classificadas em: a) atríquias: não apresentam flagelos, como por exemplo *Bacillus anthracis*; b) monotríqueas: apresentam apenas um flagelo em uma das extremidades, como por exemplo *Pseudomonas aeroginosa* e *Vibrio cholerae*; c) anfitríqueas: apresentam dois flagelos, um em cada extremidade; d) lofotríqueas: apresentam tufo de flagelos em uma ou ambas extremidades, como por exemplo *Spirillum serpens*; e) peritríqueas: apresentam flagelos em toda a superfície bacteriana, como *Proteus vulgaris,* por exemplo.

A estrutura da flagelina em cada espécie bacteriana é diferente o suficiente para conferir especificidade antigênica, sendo denominado antígeno H, o qual pode ser usado para caracterização das bactérias.

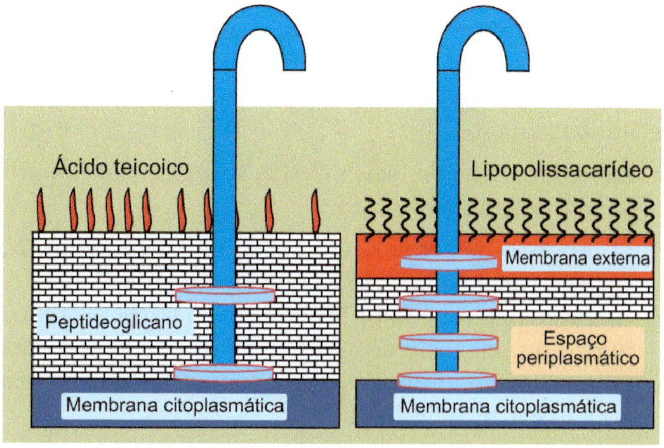


FIGURA 2.6 Representação esquemática da fixação dos flagelos bacterianos à célula. Na figura da direita parede celular de bactéria Gram-negativa, à esquerda Gram-positiva.

## Esporos

São células de repouso, altamente resistentes, produzidas por algumas bactérias. Quando as condições nutricionais tornam-se desfavoráveis, como pela falta de fontes de carbono ou nitrogênio (ou de ambos), a bactéria inicia a esporulação. Cada bactéria forma um único esporo interno, que é liberado quando a célula-mãe sofre autólise. Os esporos são células em repouso, altamente resistentes aos agentes físicos (calor e dessecação) e químicos (antissépticos), representando uma forma de sobrevivência e não de reprodução. Quando o esporo reencontra condições nutricionais favoráveis e é ativado, o esporo germina produzindo uma única forma vegetativa. Nas bactérias patogênicas ocorrem principalmente nos gêneros *Bacillus* e *Clostridium*.

A esporulação começa com a formação de um filamento axial, prosseguindo com invaginação da membrana, de maneira a formar uma estrutura de membrana dupla, cujas superfícies correspondem à superfície de síntese da parede celular. As duas membranas do esporo passam a atuar na síntese ativa de camadas especiais que formarão o envoltório celular: a parede do esporo e o córtex. No cerne ocorre a degradação de muitas enzimas da célula vegetativa que são substituídas por um conjunto de constituintes próprios do esporo. Quando completo, o esporo apresenta:

- Cerne: representa o protoplasto do esporo. Contém um cromossomo completo, os componentes para síntese proteica e um sistema para gerar energia baseado na glicólise. Diversas enzimas da forma vegetativa apresentam-se em maiores quantidades. A resistência do esporo ao calor ocorre devido ao seu estado desidratado e também devido à presença de grandes quantidades de dipicolinato de cálcio, o qual parece estabilizar as enzimas do esporo, conferindo-lhes maior resistência ao calor.
- Parede do esporo: representa a camada mais interna, recobrindo a membrana interna. Contém peptideoglicano e transforma-se na parede celular da célula vegetativa em germinação.
- Córtex: camada mais espessa do esporo, formada por um tipo específico de peptideoglicano, contendo menor quantidade de ligações cruzadas.
- Capa: envolve o córtex e é formada por proteína semelhante à queratina. Por ser bastante impermeável, a capa confere ao esporo resistência aos agentes químicos antibacterianos.
- Exosporo: camada mais externa, formada por lipoproteína e algum carboidrato.

O processo de germinação dos esporos ocorre em três estágios: ativação, iniciação e crescimento.

- Ativação: ocorre pela presença de meio nutricionalmente rico ou por meio de agentes capazes de lesar a capa do esporo, como calor, acidez e compostos que contêm grupamentos sulfidrilas livres.
- Iniciação: após ativação o esporo inicia o processo de germinação se as condições ambientais forem favoráveis. Diferentes espécies desenvolveram receptores que reconhecem efetores distintos como sinalização de um meio propício. A ligação do efetor ativa uma autolisina que degrada rapidamente o peptideoglicano do córtex. Ocorre captação de água, o dipicolinato de cálcio é liberado e ocorre degradação de vários componentes do esporo por enzimas hidrolíticas.
- Crescimento: resulta no aparecimento de uma nova célula vegetativa, constituída pelo protoplasma do esporo com sua parede circundante.

## CRESCIMENTO BACTERIANO E DIVISÃO CELULAR

O crescimento microbiano reflete a operação de todas as estruturas de um micro-organismo de uma maneira coordenada, de modo que a vida seja possível. O estudo do processo do crescimento celular permite a compreensão dos fatores críticos envolvidos no crescimento e metabolismo das células e o espectro de respostas que as células podem exibir face às alterações ambientais.

Crescimento é o aumento do conteúdo do protoplasma bacteriano pela síntese de ácidos nucleicos, proteínas, polissacarídeos, lipídeos e a adsorção de água e eletrólitos que termina na divisão celular. A pressão de crescimento leva à divisão celular, caracterizando a multiplicação bacteriana.

As bactérias dividem-se por fissão binária, através da formação de um septo equatorial na região do mesossomo e divisão da célula-mãe em duas células filhas de tamanho aproximadamente iguais. Os cocos totalmente esféricos dividem-se em qualquer direção, bacilos e espirilos sempre no sentido transversal.

As funções vitais das bactérias constituem-se essencialmente na construção do protoplasma, divisão celular e transporte de substâncias pela membrana citoplasmática. A motilidade também é uma função celular de algumas bactérias, porém pode ser considerada uma função mecânica dispensável, já que tais bactérias vivem sem essa característica. Algumas bactérias também podem produzir calor, mas também não é uma função biológica essencial, visto que as bactérias não possuem mecanismos de regulação de temperatura.

As atividades bacterianas, tanto as benéficas quanto as prejudiciais, dependem obrigatoriamente das habilidades do micro-organismo em sobreviver no meio ambiente em que se encontra e se multiplicar. O crescimento, tanto em meios de cultura no laboratório quanto em habitats naturais, somente pode ocorrer quando todos os nutrientes exigidos para obtenção de energia e para síntese de novos componentes celulares estão disponíveis.

Os nutrientes requeridos pelos micro-organismos refletem diretamente sua capacidade fisiológica. De maneira geral, quanto mais simples seu requerimento nutricional, maior a extensão da complexidade fisiológica. O estudo das diferenças fisiológicas entre micro-organismos com exigências nutricionais diferentes nos leva a compreender as diferenças tanto das propriedades fisiológicas quanto no modo pelos quais eles respondem às alterações ambientais.

O crescimento bacteriano consiste essencialmente do equilíbrio na síntese dos componentes do citoplasma, inclusões e parede celular, a partir de materiais disponíveis em seu ambiente. O crescimento bacteriano exige a presença de nutrientes essenciais, em concentrações ideais para as células e em ambiente propício. Assim, as bactérias necessitam de uma série de fatores de natureza física, inorgânica e orgânica para seu crescimento.

## FATORES DE NATUREZA FÍSICA E INORGÂNICA

### Temperatura

Diferentes bactérias possuem capacidade de se desenvolver em várias faixas de temperatura. A velocidade das reações bioquímicas é diretamente proporcional à temperatura. Com base nas temperaturas mínimas, máximas e ótimas de crescimento, as bactérias são classificadas em:

- Psicrófilas: desenvolvem-se em faixa de temperatura de 0 a 30°C. Algumas espécies sobrevivem até em temperaturas abaixo de 0°C. Os micro-organimos usualmente não são mortos por temperaturas baixas. Refrigeração e congelamento são técnicas usadas frequentemente para preservar culturas bacterianas em laboratório. Temperaturas extremamente baixas, -70°C a -75°C, são usadas para preservar viabilidade de muitos tipos de micro-organismos, preservando suas diversas características, durante muitos anos. A temperatura ótima de crescimento das bactérias desse grupo situa-se entre 15 a 20°C.
- Mesófilas: crescem na faixa de temperatura de 5 até 45°C. As bactérias da microbiota normal e as patogênicas para o ser humano e demais animais homeotérmicos são mesófilas, apresentando temperatura ótima em torno de 37°C.
- Termófilas: crescem usualmente na faixa de 25 a 75°C. Algumas bactérias termófilas são capazes entretanto de crescer em temperaturas de 90°C ou até superiores. Bactérias termófilas são encontradas em águas termais e solo de regiões vulcânicas; *Sulfolobus acidocalcarius* isolados de nascentes de águas termais, por exemplo, crescem em temperaturas entre 65°C e 95°C, com crescimento ótimo a 75°C. Certas arqueobactérias são capazes de crescer em temperaturas acima do ponto de ebulição da água. Por exemplo, *Pyrodictium occultum, Pirococcus woesei* e *Thermococcus celer* crescem em temperaturas de 110°C, 104°C e 103°C, respectivamente. A capacidade de determinadas bactérias crescerem em temperaturas elevadas são o resultado de alterações evolucionárias que possibilitaram que suas enzimas, proteínas e demais constituintes celulares continuem ativos em temperaturas elevadas.

Altas temperaturas são consideradas mais injuriosas aos micro-organismos que baixas temperaturas. Foi demonstrado, por exemplo, que *Bacillus anthracis* perde sua capacidade de produzir endosporos e sua patogenicidade, quando cultivado a 40°C. Quando um micro-organismo é exposto, durante período de tempo suficiente, a uma temperatura superior a sua temperatura máxima de crescimento, ocorrerá sua morte. As temperaturas mínimas e máximas de crescimento de cada espécie de micro-organismo podem ser utilizadas para finalidades de identificação e taxonomia deles (Figura 2.7).

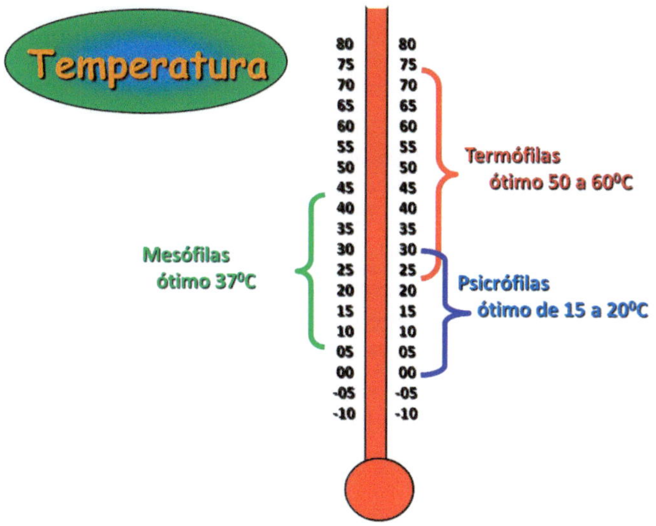


FIGURA 2.7 Esquema da classificação das bactérias considerando-se as temperaturas de crescimento bacteriano.

### Concentração hidrogênio-iônica (pH)

Os micro-organismos necessitam de pH ótimo para crescimento em determinados meios de cultura. A maioria dos micro-organismos que fazem parte da microbiota humana residente, assim como os patogênicos, apresenta pH ótimo em torno de 7,0, sobrevivendo em faixa de 4 a 8 para crescimento. Entretanto, bactérias como *Lactobacillus* desenvolvem-se em pH 3 ou menos, o que possibilita seu isolamento de outros micro-organismos da microbiota bucal, com utilização de meio de cultura ácido. Pelo mesmo princípio, como *Vibrio cholerae* desenvolve-se em faixa de pH entre 8,5 e 9.5, torna-se possível isolar a bactéria da cólera de material contendo outras bactérias entéricas, utilizando-se meio de cultura com pH alcalino.

### Concentração de cloreto de sódio (NaCl)

Diferentes espécies bacterianas exibem graus variados de tolerância ou exigência quanto à concentração salina do meio. As bactérias podem ser separadas em categorias de acordo com a salinidade:

- Não halofílicas: vivem em concentrações salinas habituais de rios e lagos, em geral menor que 0,05%.
- Halofílicas: vivem em concentrações salinas maiores que 0,5%. Bactérias marinhas geralmente estão adaptadas a concentrações de 3,5% de sal.
- Halotolerantes: crescem em concentrações em torno de 6%.
- Halofílicas extremas: concentrações acima de 6%, podendo atingir salinidade de até 30%.

### Oxigênio ($O_2$)

A utilização do oxigênio como aceptor de hidrogênio pelas bactérias é variável, permitindo classificá-las nos grupos abaixo relacionados:

- Aeróbios obrigatórios: desenvolvem-se apenas em presença do oxigênio. Necessitam do $O_2$ para seu metabolismo. Exemplo: *Mycobacterium tuberculosis* e espécies do gênero *Segionella*.
- Microaerófilos: requerem oxigênio, porém em quantidades menores que as concentrações normais. Exemplo: *Campylobacter jejuni* e alguns *Streptococcus*.
- Anaeróbios facultativos: crescem na ausência ou na presença de oxigênio, podendo utilizá-lo ou não. Crescem melhor, porém na sua presença. Exemplo: *Corynebacterium*.
- Anaeróbios: são micro-organismos que não utilizam o oxigênio como aceptor de hidrogênio. De acordo com a tolerância que esses micro-organismos apresentam em relação ao oxigênio, podem ser subdivididos:
- Anaeróbios aerotolerantes: são capazes de crescer em ambiente contendo ar ou em incubadores de $CO_2$, mas crescem melhor em anaerobiose. Exemplo: *Clostridium tertium*.
- Anaeróbios moderados: só crescem em presença de no máximo 2 a 8% de oxigênio livre.
- Anaeróbios estritos: não se desenvolvem em presença de mais de 0,5% de oxigênio livre. Esses micro-organismos morrem pela exposição ao oxigênio em poucos minutos.

A ação letal do oxigênio sobre as bactérias anaeróbias estritas parece ocorrer devido à formação de produtos tóxicos quando o $O_2$ combina-se com componentes do micro-organismo (flavoproteínas, por exemplo) ou do meio de cultura onde o mesmo se encontra. A reação do $O_2$ com algumas enzimas bacterianas resulta na produção de peróxido de hidrogênio ($H_2O_2$) e de radical superóxido ($O_2^-$). Os micro-organismos aeróbios e aerotolerantes produzem enzimas que destroem essas substâncias tóxicas. O peróxido de hidrogênio é tóxico porque provoca lesão no DNA bacteriano, porém é inativado em presença de catalases e peroxidases produzidas por bactérias aerotolerantes. Por outro lado, os íons superóxido são destruídos pela enzima superóxido-dismutase.

Outra explicação para a ação letal do oxigênio sobre algumas bactérias anaeróbias seria a necessidade que esses micro-organismos têm de manter o potencial de oxidorredução baixo para que suas enzimas metabólicas permaneçam ativas, possibilitando crescimento das células. Assim a presença do $O_2$, que apresenta tendência de ganhar elétrons, aumenta o potencial de oxidorredução, inativando o crescimento bacteriano.

### Dióxido de carbono ($CO_2$)

Todas as bactérias necessitam de certa concentração de $CO_2$. É utilizado para esse fim incubação pelo método da vela ou pelo uso de tabletes que liberam $CO_2$. Alguns micro-organismos necessitam de teor de $CO_2$ livre superior a 5% para o seu crescimento, sendo chamados de bactérias capnofílicos. Muitos patógenos humanos, por exemplo, *Neisseria gonorrhoeae*, crescem melhor se incubadas em atmosfera de $CO_2$.

### Íons inorgânicos

Fornecidos pela água ou pelos constituintes do meio de cultura. As bactérias necessitam íons ferro ($Fe^+$), potássio ($K^+$), magnésio ($Mg^+$), enxofre ($S^+$), zinco ($Zn^{++}$), cobre ($Cu^{++}$), fosfatos, carbonatos etc.

## FATORES ORGÂNICOS DE CRESCIMENTO

### Fontes de carbono

O carbono é um elemento essencial para que as bactérias sintetizem os componentes celulares, e deve ser fornecido a elas na forma de compostos orgânicos (glicose, por exemplo) ou inorgânico na forma de $CO_2$. De acordo com a forma de utilização das fontes de carbono (Tabela 2.2), as bactérias são consideradas:

**TABELA 2.2 Tipos de metabolismo que captam energia**

| Micro-organismos | | | |
|---|---|---|---|
| **Autotróficos**<br>Fonte de carbono: $CO_2$ inorgânico<br>Produção do próprio alimento | | **Heterotróficos**<br>Fonte de carbono: compostos orgânicos<br>Utilizam moléculas orgânicas como fonte de alimento | |
| **Fotoautotróficas** | **Quimioautotróficas** | **Foto-heterotróficas** | **Quimio-heterotróficas** |
| Fonte de energia: luz<br>Bactérias fotossintéticas | Fonte de energia: compostos orgânicos<br>Bactérias nitrificantes<br>Algumas arqueobactérias | Fonte de energia: luz<br>Bactérias não sulfurosas verdes e púrpuras | Fonte de energia: compostos orgânicos<br>Maioria das bactérias<br>Todos os fungos<br>Todos os animais |

- Autotróficas ou litotróficas: micro-organismos capazes de utilizar o $CO_2$ como única forma de carbono. Podem ser fotossintéticas, quando possuem pigmento semelhante à clorofila, obtendo energia dos raios luminosos ou quimiossintéticas, quando obtém energia a partir de reações químicas simples (oxidação do enxofre, ferro, nitrito e amônia).
- Heterotróficas ou organotróficas: bactérias que requerem além do $CO_2$, outra forma orgânica de carbono para obtenção de energia. As bactérias patogênicas para o ser humano e animais superiores são geralmente heterotróficas.

Várias são as fontes de carbono que podem ser utilizadas pelas bactérias: a) carboidratos: monossacarídeos (glicose, galactose, frutose), dissacarídeos (sacarose, lactose) e polissacarídeos (amido, dextrano, frutano); b) aminoácidos: obtidos principalmente a partir das proteínas; c) celulose: utilizados por bactérias do trato intestinal de herbívoros.

### Fontes de nitrogênio

As bactérias podem utilizar como fontes de nitrogênio os aminoácidos, peptonas e peptídeos, extrato de tecidos (carne, cérebro e outros tecidos), sangue e/ou soro, extratos de leveduras (contêm peptonas e vitaminas), entre outros.

### Fatores de crescimento

Fatores de crescimento são substâncias que determinadas bactérias são incapazes de sintetizar, mas que são necessárias à síntese e ao metabolismo celular. Exemplos: aminoácidos para síntese de proteínas, purinas e pirimidinas para a síntese de ácidos nucleicos, algumas vitaminas (principalmente complexos B e A).

## FASES DE CRESCIMENTO BACTERIANO

Uma cultura de bactérias, ao se desenvolver em um meio de cultura adequado, apresenta quatro fases de crescimento características (Figura 2.8):

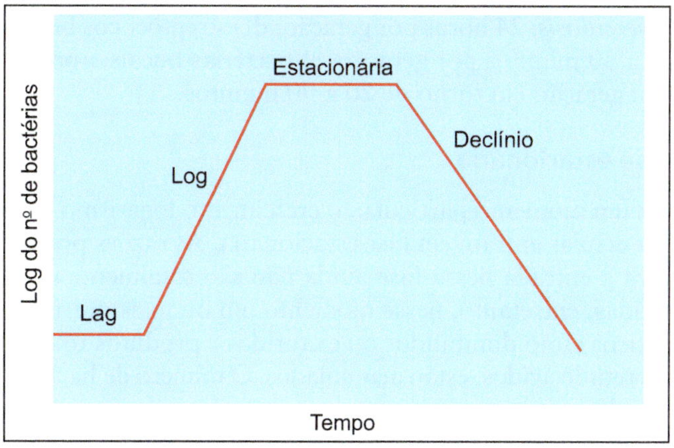


FIGURA 2.8 Gráfico de crescimento bacteriano.

### Fase de latência (fase lag)

Tempo requerido para que as bactérias do inóculo possam restaurar as enzimas e os intermediários metabólicos necessários ao crescimento; nessa fase, as células estão sintetizando DNA, transcrevendo RNA, produzindo proteínas e enzimas, que são um pré-requisito para a divisão. O número de micro-organismos permanece constante, praticamente igual ao inoculado. Se mantivermos as bactérias em fase exponencial, realizando repiques com intervalos de poucas horas nas mesmas condições de cultura, as bactérias passam a crescer imediatamente, sem a fase de latência.

### Fase logarítmica ou fase de crescimento exponencial (fase log) (Tabela 2.3)

O micro-organismo é suprido com abundância de nutrientes e o acúmulo de substâncias inibitórias é de pouca importância fisiológica.

O número de células aumenta em progressão geométrica; à medida que o tempo cresce em progressão aritmética. A variação do logaritmo do número de bactérias (log B) *versus* tempo (t) é expressa numa linha reta.

O tempo de geração é variável de acordo com os grupos ou espécies bacterianas: a) *E.coli*: 15-20 minutos; b) lactobacilos: 60 a 90 minutos por geração; c) *Mycobacterium*

**TABELA 2.3 Crescimento exponencial de uma bactéria que apresenta tempo de geração de 30 minutos**

| Minutos após a fase de latência | Número de bactérias (n) | Número de bactérias $B = B0 . 2^n$ |
|---|---|---|
| 0 | 0 | 50 ($50.2^0$) |
| 30 | 1 | 100 ($50.2^1$) |
| 60 | 2 | 200 ($50.2^2$) |
| 90 | 3 | 400 ($50.2^3$) |
| 120 | 4 | 800 ($50.2^4$) |
| 150 | 5 | 1600($50.2^5$) |

n = número de divisões; t = tempo; B = número de bactérias; B0 = número de bactérias inoculadas.

*tuberculosis*: 24 horas por geração; d) estreptococos bucais: 20 a 30 minutos por geração; e) bactérias bucais: apresentam geração em torno de 20 a 90 minutos.

### Fase estacionária

Em um momento particular, o crescimento logaritmo cessa e as células entram em fase estacionária. As razões precisas para a entrada nessa fase ainda não são totalmente esclarecidas, entretanto, nesse momento um ou mais nutrientes críticos estão diminuídos ou exauridos e produtos tóxicos, sobretudo ácidos, estão acumulados. O número de bactérias viáveis permanece constante em seu valor máximo, pois o número de novas células é igual ao número daquelas que estão morrendo. Nessa fase as bactérias dividem-se em ritmo mais lento (células em repouso).

### Fase de declínio ou morte

Uma combinação de diferentes fatores determina o final da fase estacionária e o início da fase de declínio. Em algumas situações a morte é logarítmica. Morte das bactérias ocorre principalmente por acúmulo excessivo de produtos tóxicos e escassez de nutrientes. Acredita-se que o acúmulo de determinadas substâncias possa inibir determinadas rotas metabólicas essenciais aos micro-organismos.

### Cultura contínua

As diferentes fases de crescimento descritas ocorrem na chamada cultura em batelada, isto é, o meio ambiente ao qual as células estão expostas está em contínua mudança. Nos primeiros estágios os nutrientes são abundantes e o acúmulo de produtos tóxicos é mínimo. À medida que o tempo passa, o número de células aumenta, o suprimento nutricional diminui e o acúmulo de produtos finais torna-se significativo. Em função das mudanças ambientais e da presença de diferentes componentes o crescimento não é balanceado.

A cultura contínua é uma forma de remover os produtos de escória e adicionar novos nutrientes ao sistema de maneira controlada. É uma forma de manter os micro-organismos continuamente em fase logarítmica. Um exemplo de cultura contínua é a microbiota intestinal.

## *Metabolismo bacteriano*

Metabolismo é a soma de todas as reações químicas realizadas pelos organismos vivos. Essas reações estão conectadas de forma que, de um lado, ocorre a formação de grandes moléculas a partir de moléculas pequenas. Esse tipo de reação é chamado de biossíntese ou anabolismo. Para que ocorram as reações de síntese é necessário que a energia esteja disponível. A energia pode ser proveniente de energia radiante ou de oxidação química. No catabolismo, moléculas grandes são quebradas em moléculas pequenas com liberação de energia, parte dessa energia é armazenada na forma de adenosina trifosfato (ATP). O anabolismo é necessário para o crescimento, a reprodução e o reparo das estruturas celulares. O catabolismo fornece ao organismo a energia necessária para seus processos vitais, como movimento, transporte e síntese de moléculas complexas (Figura 2.9).

As reações catabólicas envolvem a transferência de elétrons, que permite a captura de energia em ligações altamente energéticas no ATP e em moléculas similares. A transferência de elétrons resulta nas reações de oxidação e redução. Oxidação é a perda ou remoção de elétrons. Redução pode ser definida como ganho de elétrons. Quando uma substância perde elétrons ou é oxidada, é liberada energia, mas ao mesmo tempo outra substância é reduzida, ou seja ganha elétrons (Tabela 2.4).

As bactérias são, sem dúvida, as formas de vida mais versáteis na sua habilidade de obter energia a partir de oxidações químicas ou de processos fototróficos e de usar essa energia nos processos essenciais à vida.

### Glicólise (via Embden-Meyerhof)

A glicose é um carboidrato universal e a energia contida nessa molécula pode ser liberada pela glicólise, uma sequência de reações na qual uma molécula de seis carbonos é

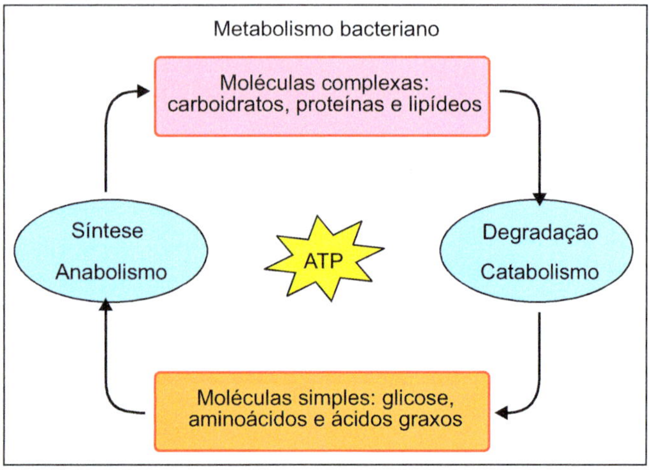


**FIGURA 2.9** Esquema do metabolismo bacteriano.

**TABELA 2.4 Comparação entre reações de oxidação e redução**
***Transferência de elétrons***

| Oxidação | Redução |
|---|---|
| Perda de elétrons | Ganho de elétrons |
| Perda de hidrogênio | Ganho de hidrogênio |
| Perda de energia | Ganho de energia |
| Exotérmica: libera energia como calor | Endotérmica: necessita energia (calor) |

quebrada em duas moléculas de ácido pirúvico, cada uma contendo três carbonos. A quebra da glicose é acompanhada de produção de ATP e NADH.

## Fermentação

Metabolismo no qual os compostos orgânicos servem como doadores e receptores de hidrogênios (elétrons). A fermentação conduz geralmente à cisão parcial de moléculas orgânicas. O conceito clássico define fermentação como a decomposição microbiana de carboidratos independente do oxigênio.

Na maioria dos casos não ocorre formação adicional de moléculas de ATP nas reações de fermentação, entretanto, tais rotas metabólicas servem para a regeneração de NADH em $NAD^+$ para reutilização na glicólise. Além disso, muitos produtos da fermentação são de interesse comercial. Por exemplo, durante a fermentação alcoólica por *Saccharomyces cerevisiae* o ácido pirúvico, produto final da glicólise, é convertido em $CO_2$ e acetaldeído, este é posteriormente convertido a álcool etílico.

Muitos compostos orgânicos da fermentação da glicose ainda contêm energia nas suas ligações. Muitas bactérias são capazes de fermentar essas moléculas, produtos da fermentação de outros micro-organismos. Bactérias do gênero *Acetobacter* podem fermentar o álcool etílico produzindo ácido acético. De acordo com os produtos finais formados, as fermentações recebem diferentes denominações, conforme pode ser observado na Tabela 2.5.

## Respiração

A oxidação incompleta da glicólise é um processo relativamente ineficiente. Ao final das dez reações que compõe essa rota de degradação, aproximadamente 95% do total da energia contida na molécula de glicose estão retidas nas ligações do ácido pirúvico. A respiração, também chamada de ciclo de Krebs ou ciclo dos ácidos carboxílicos, é um processo oxidativo que transfere eficientemente muito da energia do ácido pirúvico para formar NADH e $FADH_2$. A energia contida nesses carregadores de elétrons é utilizada na formação de ATP na cadeia de transporte de elétrons (Figura 2.10).

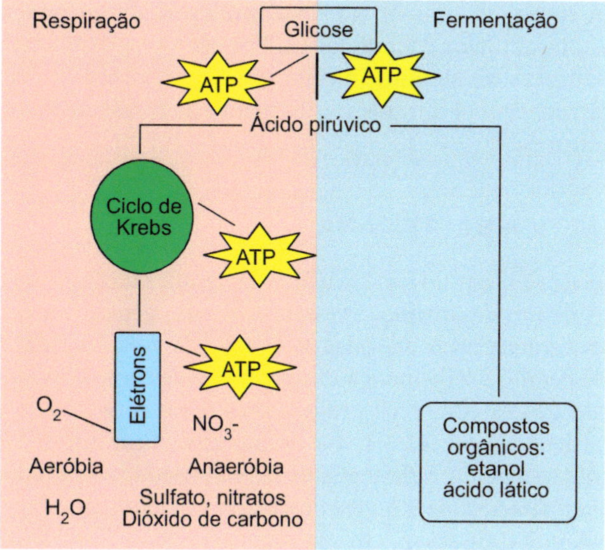


FIGURA 2.10 Esquema demonstrando as vias de metabolismo bacteriano: fermentação e ou respiração.

### *Cadeia de transporte de elétrons*

O par de elétrons carregados pelo NADH contém considerável energia. Os elétrons podem ser transferidos a outros carregadores, o chamado sistema de transporte de elétrons. A energia liberada durante esse processo é utilizada para a formação de três moléculas de ATP quando esses elétrons chegam ao último aceptor que, no caso da respiração aeróbica, é o oxigênio. A produção de ATP associada ao transporte de elétrons é chamada de fosforilação oxidativa.

### *Respiração anaeróbia*

Alguns micro-organismos anaeróbios possuem cadeia respiratória que converte a energia dos elétrons em ATP na ausência de oxigênio. O último aceptor de elétrons na respiração anaeróbia são moléculas como sulfato, nitrato ou dióxido de carbono.

**TABELA 2.5 Tipos de fermentação a partir de ácido piruvido originado da glicose por meio da glicólise**
*Glicose ou outro açúcar*

| Glicólise | |
|---|---|
| **Ácido Pirúvico** | |
| ***Tipo de fermentação*** | ***Produto final*** |
| Alcoólica | Álcool |
| Homolática | Ácido lático |
| Acética | Ácido acético |
| Ácido-mista | Ácido acético, ácido succínico, álcool etílio, $CO_2$ e $H_2$ |
| Butileno-glicólica | Butileno glicol (produto não ácido) |
| Butírica-butírica | Ácido butírico, butanol, álcool isopropílico, acetona, $CO_2$ |

A respiração anaeróbia é realizada por alguns anaeróbios obrigatórios e facultativos. Por exemplo, as bactérias produtoras de metano (metanogênicas) realizam a respiração anaeróbia durante o tratamento de resíduos em biodigestores.

## GENÉTICA BACTERIANA

Genética é o estudo da variação e da herança das características de um organismo. Do ponto de vista genético a principal característica de todas as formas de vida é a estabilidade geral ou semelhança das propriedades dos indivíduos descendentes com seus progenitores. Essa preservação de propriedades estruturais e funcionais específicas durante gerações sucessivas é chamada de hereditariedade. A unidade da hereditariedade é o gene, formado por um segmento de DNA que transporta, em sua sequência de nucleotídeos, a informação sobre determinada propriedade bioquímica ou fisiológica.

A existência de um mecanismo preciso de herança entre os micro-organismos existe, pois os mesmos transmitem suas características aos descendentes. Se a distribuição do material genético durante a divisão celular nas bactérias não fosse uniforme, o aparecimento de descendência idêntica à célula de origem somente ocorreria ao acaso. Seria tão grande a incidência de variantes que a sistemática bacteriana seria impossível, e o controle das doenças infecciosas seria, no mínimo, muito complicado.

No entanto, se um determinado micro-organismo é investigado em diferentes etapas de seu ciclo de crescimento ou em uma diversidade de ambientes, podem ser identificadas certas mudanças ou *modificações* em sua morfologia ou em sua atividade metabólica. Usa-se o termo modificação com o significado de mudança fenotípica imposta pelo ambiente, sem alterações genéticas. É descrita também como variação fenotípica ou adaptação fisiológica. Essas são alterações reversíveis quando retornadas às condições fisiológicas do meio. Por outro lado, podem ocorrer alterações na estrutura do DNA e esta alteração pode passar para a geração seguinte. Tais alterações ou mutações podem acarretar muitas transformações nas células incluindo variações na nutrição, morfologia e susceptibilidade aos antimicrobianos. Essas alterações, porém, são geralmente irreversíveis e independem do meio, ocorrendo antes, sendo assim, selecionadas pelo meio ambiente.

O genótipo se refere ao conjunto completo de genes possuídos pela célula; o fenótipo é o conjunto de propriedades manifestadas pela célula em um dado momento. O genótipo de uma cultura deve permanecer relativamente constante durante o seu desenvolvimento; entretanto, havendo alterações, estas são relativamente estáveis e envolvem alguma modificação dos genes (mutação).

O genótipo de uma cultura determina a faixa das características de um organismo, mas estas podem não ser as mesmas sob todas as circunstâncias ambientais; isso que dizer que a característica controlada por um determinado gene está sujeita a *modificações* temporárias pelas condições do ambiente. O genótipo representa o total das potencialidades da célula e o fenótipo representa as características que são manifestadas.

## CROMOSSOMO BACTERIANO

Apresenta-se, geralmente, como uma molécula circular única de DNA, correspondendo aproximadamente a $5 \times 10^6$ pares de bases. Semelhante ao DNA da célula eucariótica, o DNA bacteriano é um polímero de desoxirribonucleotídeos de adenina, guanina, timina e citosina, apresentando forma de uma dupla hélice (modelo de Watson e Crick). Os pares de bases dos nucleotídeos estão ligados por pontes de hidrogênio. A sequência dos nucleotídeos específica do DNA proporciona informações para a síntese de um novo DNA e para a síntese de proteínas. O cromossomo bacteriano é circular, não possui cromossomo homólogo e genes alelos, não é associado a histonas, mas sim a poliaminas. Apresenta as seguintes funções:

**Replicação**: a partir de uma molécula de DNA é replicada nova molécula idêntica; é semiconservativa. Para a replicação é necessária a enzima DNA polimerase.

**Transcrição**: a partir da molécula de DNA é transcrita a molécula do RNA. Três tipos de RNA já foram isolados das bactérias. RNA mensageiro (RNAm), cuja sequência de bases codifica a sequência de aminoácidos nas proteínas; RNA transportador (RNAt), que se liga aos aminoácidos presentes no citoplasma levando-os ao local de síntese proteica; e o RNA ribossômico (RNAr), presente nos ribossomos e envolvido na síntese de proteínas. Na Tabela 2.6 estão resumidas as propriedades dos tipos diferentes de RNA.

**Tradução**: representa o conjunto de mecanismos que apresenta a finalidade de realizar a leitura da mensagem enviada pelo DNA, resultando na síntese proteica.

## MATERIAL GENÉTICO EXTRACROMOSSÔMICO

### Plasmídeos

São moléculas extracromossomiais circulares, fechadas, constituídas de DNA de dupla fita, que se replicam de maneira autônoma (replicons), e são geralmente incapazes de integração ao DNA do cromossomo bacteriano. Possuem genes que regulam sua própria replicação, independentemente da replicação do cromossomo. Muitas, mas nem todas as bactérias possuem plasmídeos, e algumas podem conter mais de um tipo de plasmídeo. São responsáveis por características como: a) fatores sexuais: também chamados de fatores de fertilidade ou fator F. Conferem à bactéria possibilidade de realizar conjugação; b) fator *col*: produção de colicinas, substâncias letais para bactérias coliformes; c) fatores de resistência (fator R) por exemplo a antibióticos; d) lactamases (penicilinases) de estafilococos resistência à penicilina.

Alguns plasmídeos possuem a capacidade de se integrar aos genes do cromossomo bacteriano, sendo chamados de epissomos por alguns autores.

**TABELA 2.6 Propriedades dos tipos de RNA**

| Tipo de RNA | Propriedades |
|---|---|
| Ribossômico | Combina-se com proteínas específicas, formando os ribossomos<br>Constitui-se no sítio para a síntese proteica<br>Associa-se a enzimas específicas para controle da síntese proteica |
| Mensageiro | Transfere informações do DNA para a síntese de proteínas<br>Apresentam os códons que constituem o código genético<br>Liga-se a um ou mais ribossomos |
| Transportador | Liga-se aos aminoácidos no citoplasma e os transferem para o RNAm<br>Apresenta um sítio de ligação específico para determinado aminoácido<br>Apresenta um anti-códon complementar ao códon correspondente no RNAm |

### Elementos transponíveis

São sequências lineares de DNA de dupla fita, capazes de promover sua própria replicação. Estão localizadas em determinados sítios do cromossomo bacteriano. Tipos principais:

- Sequência de inserção: são os menores até agora conhecidos, codificam apenas determinantes genéticos que regulam e promovem sua transposição.
- Transposons: são elementos genéticos aleatórios (pequenas sequências de DNA) que se translocam no cromossomo, sem homologia aparente. Ou seja, *pulam* de um local ao outro. Podem também se deslocar de um plasmídeo para cromossomo. Codificam para transposição e apresentam marcas genéticas adicionais como, por exemplo, a resistência aos antimicrobianos e produção de toxinas.

## MUTAÇÃO

Qualquer gene é passível de alteração para uma forma diferente, determinando uma propriedade modificada. O ato da alteração é chamado mutação e às vezes se diz que a mutação é a própria alteração: qualquer organismo que sofreu uma mutação representa um mutante.

Em nível molecular, a mutação é definida como uma alteração na sequência de nucleotídeos do DNA, que codificam a informação contida na molécula, e resulta na formação de uma proteína alterada (com sequência alterada de aminoácidos). Em consequência, a proteína pode apresentar uma função prejudicada ou totalmente ausente. A mutação pode ocorrer por substituição, inserção ou deleção (perda) de um nucleotídeo na sequência do DNA. A recuperação de uma atividade perdida em consequência de mutação é denominada reversão genotípica, a qual pode ocorrer por supressão ou complementação.

### Supressão

A perda de atividade de uma proteína (por mutação) pode ser restabelecida em parte, ou totalmente, por uma segunda mutação em local diferente. Essa segunda mutação é denominada mutação supressora. A supressão pode ser: a) supressão intragênica: ocorre no mesmo gene. Ex.: substituição de um aminoácido que compensa a primeira alteração, ou ainda se a primeira mutação determinou um desvio de leitura da sequência de bases, a segunda mutação acarreta o retorno da sequência original; b) supressão extragênica: ocorre em genes diferentes, envolvendo a supressão de mutações que alteram a porção do anticódon da molécula de RNA transportador.

Outro mecanismo passível de supressão envolve a abertura de uma via alternativa para elaboração do produto, ou de formação de um produto que substitua aquele do gene que sofreu mutação.

### Complementação

Material genético que sofreu mutação é complementado por DNA de outra célula presente no meio, que complementa a função dos genes mutantes.

## VARIAÇÕES FENOTÍPICAS EM BACTÉRIAS

Se determinada espécie de bactéria é investigada em diferentes etapas de seu ciclo de crescimento, ou em uma diversidade de ambientes, podem ser identificadas certas variações fenotípicas ou modificações em sua morfologia e em sua atividade metabólica.

As alterações fenotípicas resultam da adaptação fisiológica dos micro-organismos às condições ambientais (composição química do meio de cultura, variações de pH, temperatura, etc.). Caracterizam-se pela reversibilidade.

### Modificações morfológicas

- Modificações durante as diversas fases do crescimento bacteriano. A fase de latência (lag), geralmente apresenta células grandes; fase logarítmica, geralmente as células são menores e de dimensões mais uniformes.
- Modificações na esporulação. *Bacillus sphaericus*, quando cultivado em meio com 2% de peptona, apresenta todas as células na forma vegetativa; quando cultivado em meio com 0,1% de peptona, todas as células esporulam em apenas 2 horas.

- Modificações nos apêndices. As bactérias podem apresentar ou não apêndices como cápsulas, flagelos e fímbrias de acordo com o meio de cultura ou condições ambientais em que estão crescendo.

### Modificações culturais

Existe grande variedade fenotípica das bactérias de acordo com a composição química do meio de cultura. Exemplos:
- *Serratia marcescens* elabora pigmento vermelho quando incubada a temperatura ambiente, ao passo que a pigmentação apresenta-se quase totalmente ausente a 37°C.;
- diferenças de colônias mucoides e lisas de acordo com a produção de cápsula polissacarídica que geralmente só ocorre em meios contendo sacarose;
- gênero *Proteus*: colônias crescem em forma de véu (bafo) em meio sólido, em meio adicionado de fenol, as colônias crescem em formas isoladas (perda de flagelo).

### Modificações de características fisiológicas e bioquímicas

- Maior ou menor sensibilidade a agentes químicos de acordo com a fase de crescimento.
- Produção de determinadas enzimas necessárias ao metabolismo de diferentes substratos do meio de cultura. *E. coli,* por exemplo, produz enzimas para metabolismo de galactose e glicose, porém quando em presença apenas da glicose, os genes que codificam a síntese de enzimas para o metabolismo da galactose acham-se reprimidos e vice-versa.

## VARIAÇÕES GENOTÍPICAS

As variações genotípicas decorrem de uma modificação do DNA (mutação) e são consequentemente irreversíveis. Ao contrário do que ocorre na variação fenotípica, a mutação geralmente atinge uma pequena porcentagem dos indivíduos da população microbiana, de maneira que técnicas seletivas tem que ser empregadas para detecção das mutantes.

### Mutação relacionada com morfologia colonial

#### *Enterobactérias*

Arkwhigth observou mutação em enterobactérias. Culturas novas apresentavam colônias circulares, convexas e lisas (*smooth:* S). Culturas envelhecidas passaram a apresentar colônias rugosas, de contorno irregular e espraiadas (*rough:* R). A transformação de S para R, acompanha-se de alteração na superfície bacteriana associada à perda dos componentes essenciais à patogenicidade e à capacidade imunizante.

#### *Estreptococos B-hemolíticos*

Podem sofrer mutação, alterando na forma de colônias de foscas (tipo Matt) para brilhantes (tipo Glossy) acompanhado por perda de virulência, conforme pode ser observado na Tabela 2.7.

**TABELA 2.7 Mutação alterando as formas das colônias de estreptococos beta-hemolíticos**

| Colônias foscas | Colônias brilhantes |
|---|---|
| Virulentas | Perderam a virulência |
| Providas de cápsula de ácido hialurônico | Acapsuladas |
| Ação antifagocítica | Facilmente fagocitadas |

### Mutação relacionada com características bioquímicas

Neisser e Massini observaram que *E. coli* produz B galactosidase, que hidrolisa lactose. Amostras que sofreram mutação, chamadas de *E. coli mutabile* não produzem a enzima, não hidrolisando a lactose.

### Mutação relacionada com resistência bacteriana

- Estafilococos resistentes à penicilina devido à produção de penicilinase.
- Mutação com produção de enzima inativadoras.
- Alterações metabólicas que tornam irrelevantes a reação bloqueada pelo agente inibidor.

### Mutação relacionada com virulência

Pasteur demonstrou que *Bacillus anthracis* recém-isolado de animais mortos pelo carbúnculo era patogênico para camundongo, cobaio e coelho. Após 15 dias em cultura a 42°C, o micro-organismo perde a patogenicidade para o coelho e após 30 dias em cultura a 42°C, perde a patogenicidade para o coelho e cobaio.

Atualmente já foram observados mutantes bacterianos que demonstraram as seguintes características:
- maior tolerância a agentes inibidores, particularmente antibióticos (mutantes antibióticos ou a resistentes a drogas);
- capacidade aumentada ou diminuída de produzir algum produto final;
- serem nutritivamente deficientes, isto é, requerem meio mais complexo para seu crescimento, comparado com o meio que permite o desenvolvimento das células originais;
- demonstram alterações da morfologia colonial ou da capacidade de elaborar pigmentos;
- demonstram alteração na composição química da célula (mutantes antigênicos);
- resistência à ação de bacteriófagos;
- alterações morfológicas, como a perda de capacidade de produzir esporos, cápsulas ou flagelos.

## TRANFERÊNCIA DE GENES EM BACTÉRIAS

### Transformação

Penetração de DNA solúvel, liberado para o meio por bactéria doadora, em bactéria receptora competente, e incorporação em seu genoma. Demonstrado inicialmente com o experimento de Grifhitt, esse fenômeno pode ser reproduzido em estreptococos, *Neisserias, Haemophilus, Bacillus subtilis*. A transformação pode conferir resistência a determinado antibiótico ou independência nutritiva de determinado substrato.

### Transdução

Transferência de material genético entre bactérias, por intermédio de fagos temperados (pouco virulentos). Descoberta por Zinder e Lendeberg (1952).

Bacteriófagos temperados, ao lisar uma bactéria sensível, liberam ao lado de partículas normais do fago, outras ditas partículas transdutoras, nas quais o ácido nucleico do bacteriófago incorpora um pequeno segmento cromossômico da bactéria que o originou (bactéria doadora). Tais partículas transdutoras, ao penetrarem numa bactéria receptora, transmitem a esta o gene originário da bactéria doadora.

### Conjugação

Transferência de informação genética entre bactérias por contato direto. O caráter doador (macho) é assegurado pela presença de um fator, incluído na categoria dos plasmídeos, ditos agentes de *fertilidade*, provavelmente um segmento de DNA extracromossômico que se transmite do macho (F+) para a fêmea (F-) por ocasião da conjugação. Certos machos são superférteis, exibindo capacidade de conjugação cerca de 1.000 vezes maior que os machos F+, sendo denominados de Hfr (*hight frequency of recombination*). Em tais mutantes, o fator Hfr se integra ao cromossomo bacteriano, ao passo que em F+ ele se multiplica de maneira autônoma no citoplasma. A conjugação ocorre em vários gêneros bacterianos: *Escherichia, Salmonella, Pseudomonas, Serratia, Shigella* e *Streptococcus*.

### Conversão fágica

Certas propriedades da célula bacteriana são controladas unicamente pelo DNA fágico. Exemplo: *Corynebacterium diphtheriae* (agente etiológico da difteria), só produz toxina se estiver infectado por certa linhagem de fagos. Não é, portanto, uma transferência de genes entre bactérias.

## BIBLIOGRAFIA


Actor JK. Imunologia e microbiologia. Rio de Janeiro: Elsevier; 2007:15-127.

Alberts B, Bray D, Lewis J, et al. Biologia molecular da célula. 3 ed. Porto Alegre: Artes Médicas; 1997:1.294.

Arber W. Biological specificities of desoxyribonucleic acid. Pathol Microbiol 1962; 25:668-681.

Atlas RM. Principles of microbiology. 2 ed. Dubuque: Wm. C. Brown Publishers; 1997:1.298p.

Barbosa HR, Torres BB. Microbiologia básica. São Paulo: Atheneu; 1998:196p.

Barret, J.T. Microbiology and immunology casebook. Boston: Litle Brown and Company; 1995:262p.

Bier O. Microbiologia e imunologia. 30 ed. São Paulo: Melhoramentos; 1990:1.234.

Black JG. Microbiologia: fundamentos e perspectivas. 4 ed. Rio de Janeiro: Guanabara Koogan; 2002:829p.

Boyd RF. Basic medical microbiology. 5 ed. Boston: Little Brown Company; 1995:642.

Brooks GF. Jawetz, Melnick, e Adelberg: Microbiologia Médica. 24 ed. Rio de Janeiro: Editora McGraw-Hill Interamericana di Brasil; 2009.

Burton GRW, Engelkirk PG. Microbiologia para as ciências da saúde. 5 ed. Rio de Janeiro: Guanabara Koogan; 1998. p. 289.

Dahm R. Friedich Miescher and the discovery of DNA. Dev Biol, v. 278; 2005. p. 274-88.

Davis BD, Dulbeco R. Fisiologia e genética bacteriana. In: DAVIS B et al. Microbiologia. 2 ed. São Paulo: Harper Row do Brasil, v. 1; 1979. p. 2-421.

Davis BD, Dulbecco R. Microbiologia de Davis: fisiologia e genética bacteriana. 2 ed. São Paulo: Harper & Row, v. 1; 1979. p. 1-421.

Frobisher M et al. Microbiologia. 5 ed. Barcelona: Salvat; 1978. p. 836.

Jawetz E, Melnick JL, Adelberg EA. Microbiologia médica. 20 ed. Rio de Janeiro: Guanabara Koogan; 1998. p. 524.

Jorge AOC. Princípios de Microbiologia e Imunologia. 1 ed. São Paulo: Editora Santos; 2006.

Larpent JP, Larpent-Gougaud M. Microbiologia prática. São Paulo: Editora Blücher e Editora Universidade São Paulo; 1975. p. 162.

Levinson W, Jawetz E. Medical microbiology & immunology. 5 ed. Stamford: Appleton & Lange; 1998. p. 547.

Lim D. Microbiology. 2 ed. Boston: McGraw-Hill; 1998. p. 720.

Lodish H, Berk A, Zipursky SL, Matsudaira P et al. Biologia celular e molecular. Rio de Janeiro: Revinter. 4 ed; 2002. p. 1084.

Madigan MT, Martinko JM, Parker J. Microbiologia de Brock. São Paulo: Pearson; 2004. p. 608.

Marshall, JR. Manual de laboratório clínico: microbiologia. São Paulo: Santos; 1995. p. 161.

Mims C et al. Microbiologia Médica. 3 ed. Rio de Janeiro: Editora Elsevier; 2005.

Pelkzar-JR MJ et al. Microbiologia: conceitos e aplicações. 2 ed. vols. 1 e 2, São Paulo: Makron; 1997.

Ribeiro MC, Soares MMSR. Microbiologia prática roteiro e manual: bactérias e fungos. São Paulo: Atheneu; 1998. p. 112.

Roitmam I, Travassos LR, Azevedo JL. Tratado de microbiologia. São Paulo: Manole, v. 2; 1990. 126p.

Ryan KJ. Sherris medical microbiology: an introduction to infectious diseases. 3 ed. Samford: Appleton & Lange; 1994. 890p..

Siqueira RS. Manual de Microbiologia de alimentos. São Paulo: Textnovo; 1995. p. 160.

Soares JB, Casimiro ARS, Aguiar LMBA. Microbiologia básica. Fortaleza: Edições UFC; 1987. p. 174.

Sounis ELM. Curso prático de microbiologia. 2 ed. Rio de Janeiro: Atheneu; 1989. p. 267.

Spicer WJ Bacteriologia, micologia e parasitologia clínicas. Rio de Janeiro: Guanabara Koogan; 2002. p. 224.

Strohl WA, Rouse H, Fisher MD. Lippincott´s illustrated microbiology. Baltimore: Lippincott Willians Wilkins; 2001.

Strohl WA, Rouse H, Fisher MD. Microbiologia ilustrada. São Paulo: Artmed; 2004. p. 531.

Tilton RC. Microbiologia: "pré-teste" – autoavaliação e revisão. São Paulo: McGraw-Hill; 1981. p. 208.

Tortora GJ, Funke BP, Case CL. Microbiologia. 8 ed. São Paulo: Artmed; 2005. p. 894.

Trabulsi LR, Alterthum F. Microbiologia. 5 ed. São Paulo: Atheneu; 2008.

Vandepitte J et al. Procedimentos laboratoriais em bacteriologia clínica. 2 ed. Genebra: Organização Mundial da Saúde. São Paulo: Editora Santos; 1997.

Virella, G. Microbiology, immunology and infectious diseases. Philadelphia: Lippincott Williams & Wilkins; 1999. p. 116.

Walker TS. Microbiologia. Rio de Janeiro: Revinter; 2002. p. 500.

Watson JD, Crick FH. Molecular structure of nucleic acids. Nature, n. 4356; 1953.

CAPÍTULO

# 3

# Os Fungos

*Anna Carolina Borges Pereira da Costa*
*Cristiane Aparecida Pereira*
*Antonio Olavo Cardoso Jorge*

Os fungos estão amplamente distribuídos na natureza, seja em ambientes aquáticos ou terrestres, e constituem uma forma antiga de vida na Terra, com cerca de 400 milhões de anos. Crescem em ambientes com temperaturas variadas, sobrevivendo em temperaturas elevadas, assim como em regiões com temperaturas muito baixas. A maioria das espécies cresce por extensão contínua e ramificações de estruturas filiformes denominadas hifas. Os fungos constituem um grupo de organismos com cerca de 200.000 espécies, agrupados no Reino Fungi, das quais aproximadamente 100 são patogênicas para o ser humano. O termo fungo provém do latim *fungus* e significa cogumelo. O estudo dos fungos é chamado de micologia.

Os fungos são considerados os principais responsáveis pela manutenção da estabilidade geoquímica da biosfera, juntamente com as bactérias. Alguns fungos possuem grande valor comercial graças ao seu importante papel na fermentação de bebidas, alimentos e produção industrial de antibióticos. Por outro lado, alguns fungos estão relacionados com doenças em vegetais, animais e em seres humanos.

Até 1969 os fungos eram incluídos no Reino Vegetalia, a partir desta data Whittaker os classificou em um reino à parte denomidado Fungi, pois os fungos apresentam características importantes que os diferem das plantas como falta de pigmento clorofila ou qualquer outro pigmento fotossintético, não apresentam plastos de qualquer natureza, não formam tecidos verdadeiros, não apresentam celulose em sua parede celular, a não ser alguns fungos aquáticos, e armazenam glicogênio como substância de reserva em vez de amido.

Os fungos apresentam semelhanças com organismos do Reino Animal tais como presença de quitina em sua parede celular e o armazenamento de glicogênio. Do mesmo modo, compartilham com as bactérias a função de manutenção da estabilidade geoquímica da biosfera, assim como a capacidade de causar doenças infecciosas e métodos semelhantes de isolamento e culturas. Apresentam em comparação com as bactérias as seguintes diferenças: a) processos de reprodução diversificado; b) características de crescimento em brotamento e hifas; c) maior tamanho das células; d) atividades metabólicas menos diversificadas; e) composição e ultraestrutura da parede celular; f) dimorfismo; e g) agentes quimioterápicos a que são sensíveis.

A formação de hifas e a dicariose são características únicas dos fungos, que não ocorrem em outros seres vivos. Dicariose é uma característica dos fungos na qual a fase dicariótica é prolongada, com presença de dois núcleos haploides sexualmente opostos, em citoplasma comum.

Os fungos podem se apresentar como organismos com morfologias distintas, uni ou multicelulares, e podem ser classificados em: a) leveduras: fungos unicelulares microscópicos, em forma de blastóporos, que, eventualmente, podem ser patogênicos; b) bolores: também denominados fungos filamentosos, são multicelulares, constituídos de células microscópicas cilíndricas ligadas nas extremidades formando um filamento denominado hifa. Quando grande quantidade de hifas estão agrupadas são denominadas de micélio, que quando muito desenvolvido pode ser visível a olho nu. Podem ser patogênicos; c) cogumelos: organismos macroscópicos, não patogênicos.

Os fungos apresentam efeitos benéficos de importância econômica. São utilizados como alimentos e participam no processamento de diversos alimentos, bebidas e drogas. Os fungos utilizados como alimentos são os cogumelos que apresentam alto teor de proteínas e sais minerais, tais como ferro e fósforo e vitaminas como a niacina, riboflavina e tiamina. Os fungos são mundialmente utilizados na fabricação de pães, queijos, cervejas e vinhos. Estão também envolvidos na produção industrial de antibióticos, vitaminas e enzimas, principalmente com o desenvolvimento cada vez maior da área de biotecnologia.

Por outro lado, os fungos podem causar perdas econômicas significativas, pois são responsáveis pela deterioração de alimentos assim como de materiais, tais como matéria têxtil e madeira. Além disso, causam doenças em plantas que implicam grandes perdas na agricultura. Muitas doenças no homem e em animais também são causadas por fungos.

Outro efeito maléfico dos fungos é a produção de micotoxinas. Dentre elas, a aflatoxina produzida pelo *Aspergillus flavus* pode estar presente no amendoim e feijão, e pode causar danos ao homem por toxicidade direta e efeitos carcinogênicos. Muitos países, inclusive o Brasil, enfrentam dificuldades para exportação de produtos, como grãos e sementes, por estarem contaminados pela aflatoxina, o que causa grandes perdas econômicas.

## MORFOLOGIA

Os fungos podem ser classificados segundo a sua morfologia em: unicelulares (leveduras), multicelulares (bolores) e dimórficos.

### Leveduras

Quando na forma de leveduras, os fungos apresentam-se como células isoladas, esféricas ou ovais, medindo de 2 a 5 μm de diâmetro, por 5 a 30 μm de comprimento (Figuras 3.1 a 3.3). Podem formar cadeias pela união de células individuais. A esse agrupamento de leveduras denomina-se pseudomicélio que se forma devido a modificação de polissacarídeos da parede celular que permite o alongamento da célula. Dividem-se por brotamento ou cissiparidade. As leveduras produzem em ágar Sabouraud, colônias circulares, cremosas, opacas ou brilhantes (Figura 3.4).

### Bolores

Os bolores, também denominados fungos filamentosos ou miceliais, são fungos multicelulares. A principal forma vegetativa é representada pelas hifas (grego, *hyphe*: teia). As hifas são tubos ramificados medindo de 2 a 10 μm de diâmetro, cujo crescimento se dá pela produção de ramificações laterais ou por prolongamento. Não apresentam regiões de constrição como as pseudo-hifas. À medida que as hifas crescem formam uma rede entrelaçada que recebe o nome de micélio ou talo, cujo crescimento permite a formação de colônias. As estruturas do fungo, morfologia dos esporos e aparência da colônia em meio de cultura, além da atividade bioquímica, são dados importantes para a identificação dos fungos filamentosos.

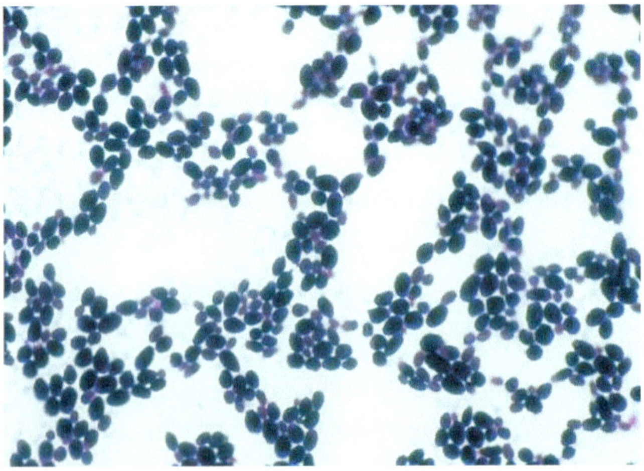

FIGURA 3.1 Leveduras em microscopia de luz. Coloração de Gram.

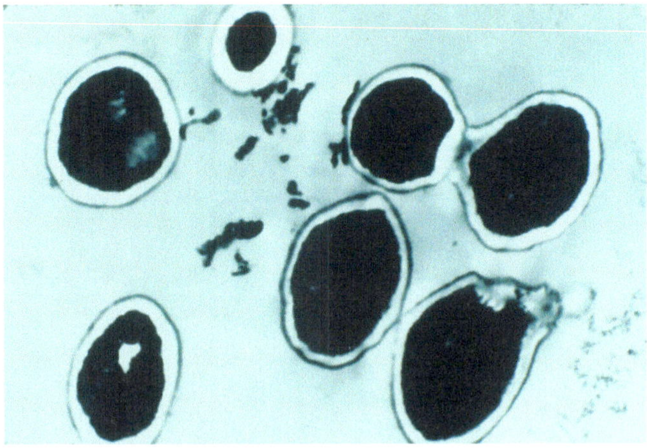

FIGURA 3.2 Leveduras em microscopia eletrônica de transmissão (MET).

O micélio pode ser classificado em: a) micélio vegetativo: hifas que penetram no meio de cultura que conferem sustentação e absorção de nutrientes; b) micélio aéreo: hifas se desenvolvem para cima do meio de cultura; c) micélio reprodutivo: micélio aéreo que dá origem a células reprodutivas; d) haustórios: ramos especiais de hifas que penetram no hospedeiro a fim de conseguir alimento.

As hifas podem ser: a) septadas ou coenocíticas: hifas que possuem numerosas paredes cruzadas, ou septos, que separam as células individuais, porém tais paredes não são barreiras absolutas, pelo contrário, cada septo possui orifícios que permitem o trânsito livre de constituintes celulares e núcleos (Figura 3.5); e b) não septadas ou cenocíticas: hifas com a forma de uma célula tubular única com muitos núcleos (Figura 3.6).

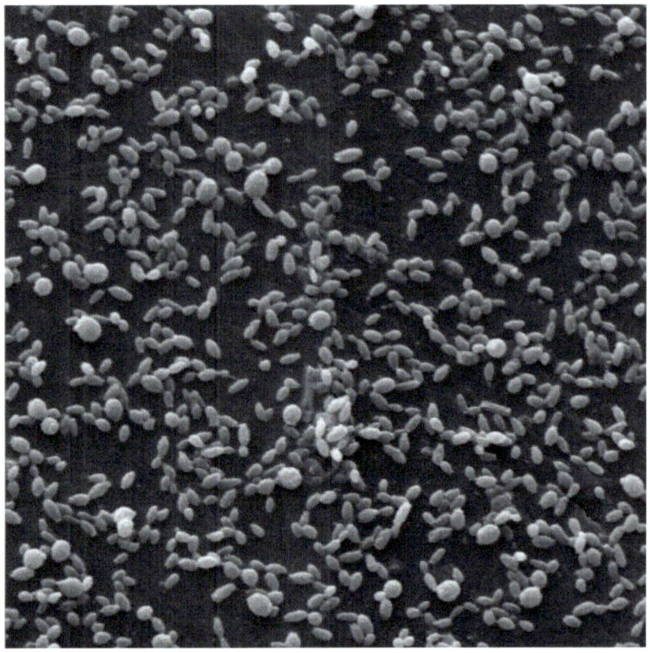

FIGURA 3.3 Leveduras em biofilme formado *in vitro* observado em microscopia eletrônica de varredura (MEV).

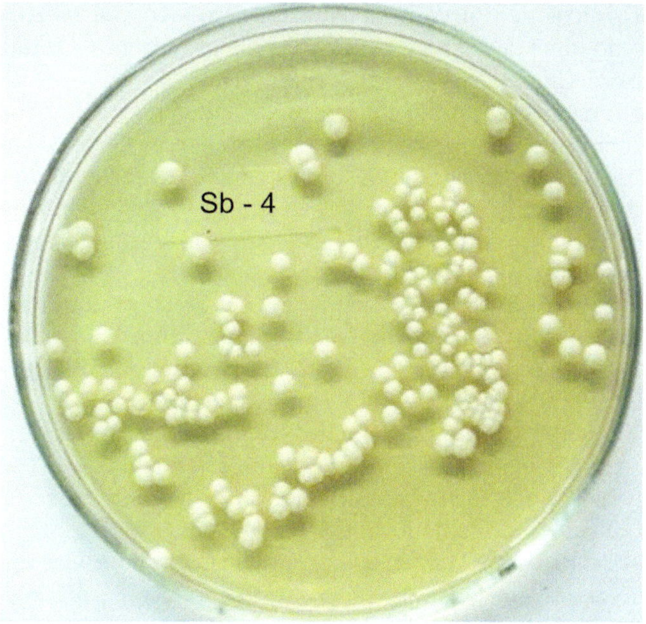


FIGURA 3.4 Crescimento de leveduras da espécie *Candida albicans* em ágar Sabouraud dextrose. Observam-se colônias circulares, cremosas e brilhantes.

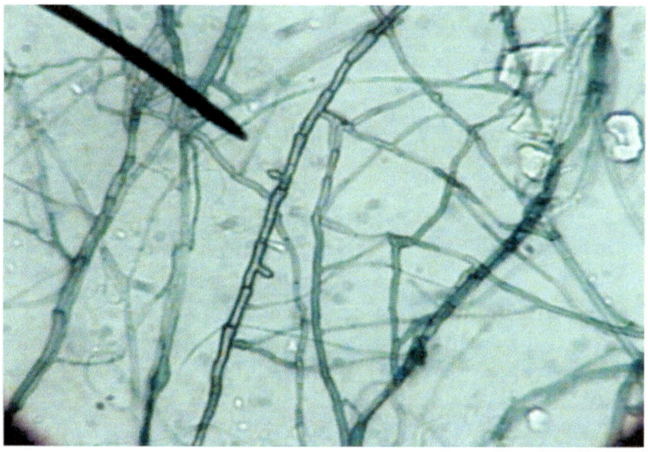

FIGURA 3.5 Hifas septadas. Microcultivo observado em microscopia de luz.

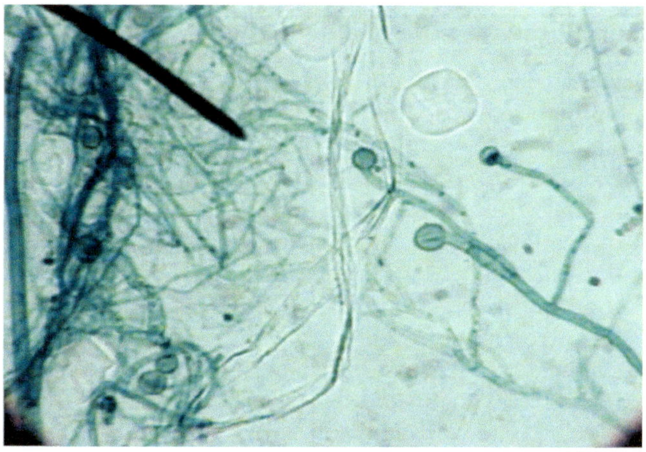

FIGURA 3.6 Hifas não septadas ou cenocíticas. Microcultivo observado em microscopia de luz.

## Fungos dimórficos

Muitos fungos são dimórficos, ou seja, apresentam-se sob duas formas diferentes em condições ambientais e nutricionais diversas (Figura 3.7). Geralmente apresentam-se sob a forma de leveduras nos tecidos vivos e quando cultivados em profundidade em meios de cultura líquidos a 35-37°C, constituindo a forma parasitária. A temperatura ambiente (25-30°C) e na superfície de meios de cultura sólidos aparecem geralmente na forma micelial, ou seja, apresentando micélio como forma infectante. Numa preparação histológica de infecção por *Candida* em cavidade bucal de ratos, podemos observar tanto a forma de levedura quanto de hifas no interior do epitélio (Figura 3.8).

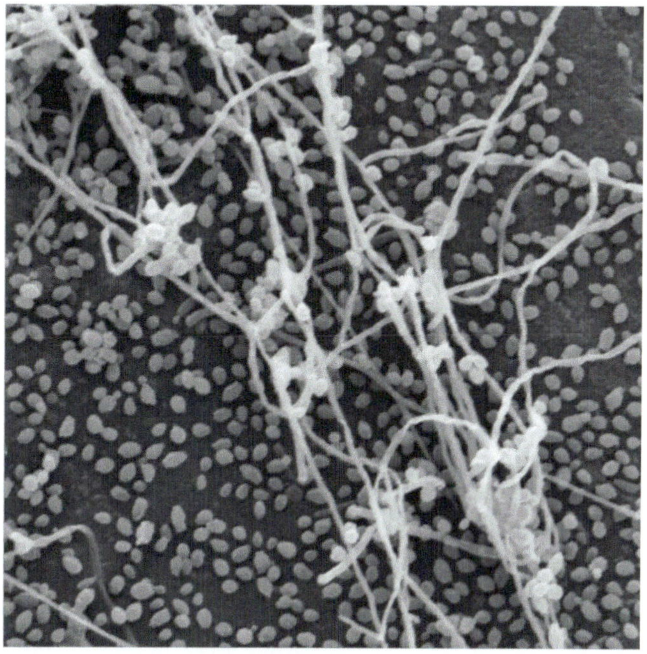

FIGURA 3.7 Biofilme de *Candida albicans* formado *in vitro* observado em microscopia eletrônica de varredura (MEV). Observa-se presença do fungo em forma de leveduras e hifas.

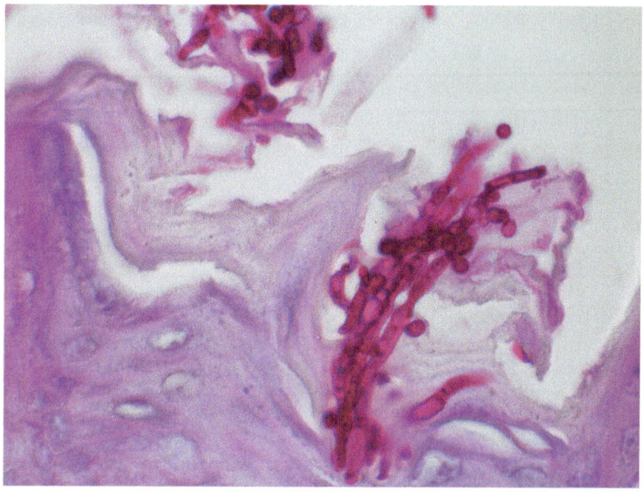

FIGURA 3.8 Candidose experimental em dorso da língua de camundongo. Observa-se presença de leveduras e hifas no interior do epitélio. Coloração PAS. Corte histológico observado em microscopia de luz.

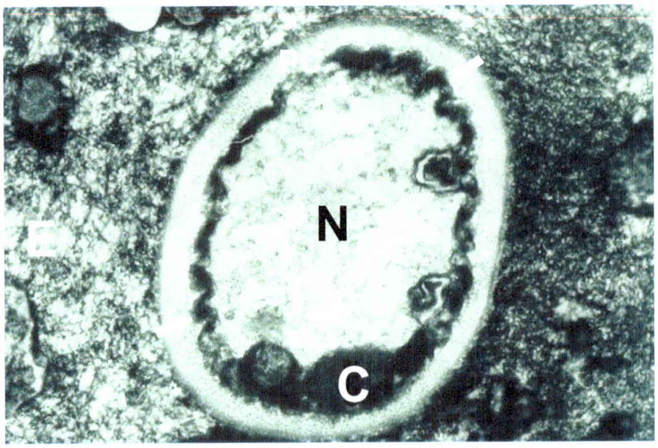


FIGURA 3.9 Microscopia eletrônica de transmissão (MET), demonstrando levedura de *Candida albicans* com suas estruturas. E = Célula epitelial; PC = Parede celular; N = Núcleo; C = Citoplasma.

## CITOLOGIA DOS FUNGOS

As células fúngicas assemelham-se às células de plantas superiores e de animais na sua complexidade anatômica, pois são eucarióticas e possuem vários cromossomos. Os principais constituintes dessas células, além dos constituintes essenciais de uma célula eucariótica (Figura 3.9), são:

**Parede celular:** constituída de duas ou até 8 camadas de material fibrilar com organização característica: 90% é constituído de hexoses e hexosaminas, e 10% de proteínas, carboidratos e lipídeos. Em muitos fungos a molécula estrutural é a quitina, constituída de resíduos de N-acetil-glicosamina. Por ser uma estrutura rígida, a parede celular protege a célula fúngica de choques osmóticos.

**Lomassomos:** são agregados de membrana citoplasmática localizados entre a parede celular e a membrana. Participam do processo de secreção, formação de parede e síntese de glicogênio.

**Núcleo:** de forma irregular e tamanho reduzido. Durante a divisão ocorre a presença do fuso mitótico ou meiótico no interior do núcleo, sem desorganização da carioteca.

**Capa nuclear:** estrutura conspícua envolvendo parcialmente o núcleo. Constitui um intenso aglomerado de ribossomos revestidos por um duplo sistema de membranas.

**Corpúsculo de Woronin e Doliporo:** são estruturas presentes no citoplasma que impedem a perda de constituintes citoplasmáticos através do poro do septo quando a hifa é rompida.

**Cápsula:** algumas leveduras possuem cápsula polissacarídica que as protege contra a fagocitose.

**Organelas:** apresentam as organelas de uma célula eucariótica como mitocôndrias, complexo de Golgi, retículos (granular e liso), entre outras. Os fungos patogênicos geralmente não apresentam flagelos ou outros orgãos de locomoção.

## FISIOLOGIA E METABOLISMO DOS FUNGOS

Os fungos não apresentam clorofila ou qualquer outro pigmento fotossintético dependendo, desse modo, de produtos orgânicos de outros organismos, sejam vivos ou mortos, como fonte de energia; são portanto heterotróficos. Os fungos são imóveis em sua maioria.

A maioria é aeróbio. Alguns são anaeróbicos facultativos, porém nenhum é anaeróbico. Os processos empregados na obtenção de energia são respiração e fermentação, sendo o último mais característico das leveduras. Apresentam existência saprofítica ou parasitária. Todos são Gram-positivos, corando-se intensamente também pelo PAS.

Os fungos crescem bem em temperatura ambiente (25-30°C). Aqueles patogênicos para o homem se desenvolvem à temperatura de 37°C. Existem fungos que crescem à temperatura de 50°C e outros, ao redor de 42°C. A faixa de pH ótimo para o cultivo de fungos é 5,6, embora os fungos filamentosos cresçam em pH entre 1,5 e 11. As leveduras não toleram pH alcalino.

A nutrição, na maioria dos fungos, dá-se por absorção, processo no qual enzimas hidrolisam macromoléculas que são assimiladas. Alguns fungos apresentam capacidade de hidrolisar substâncias orgânicas complexas como quitina, osso, couro e, inclusive, materiais plásticos.

Para o seu cultivo os fungos necessitam de meios de cultura que contenham fonte de carbono e nitrogênio. O meio de cultura de escolha é o ágar Sabouraud, que é constituído basicamente de glicose e peptona. O ágar fubá, ágar arroz e ágar batata também são muito utilizados. Pode-se utilizar o ágar Sabouraud, adicionado de antibióticos como o cloranfenicol, que inibe bactérias ou a ciclo-heximida, que inibe fungos saprofíticos.

## CICLO DE VIDA E REPRODUÇÃO

Além de crescerem por extensão e por ramificações, os fungos reproduzem-se por meio de ciclos sexuais e assexuais. Em muitos fungos patogênicos a reprodução sexuada não ocorre ou não foi descoberta, reproduzindo-se assexuadamente, sendo classificados como fungos imperfeitos da subdivisão Deuteromycotina. Para algumas espécies do gênero, foi demonstrado o estado sexuado, chamado de teleomorfo, e esses fungos receberam, consequentemente, nova classificação.

### Reprodução assexuada ou vegetativa

Nesse tipo de reprodução, estão envolvidos estruturas assexuais e desta forma, uma célula-filha é idêntica à célula parental.

- Produção de conídeos: Durante a reprodução os fungos geram estruturas reprodutivas especializadas denominadas conídeos (do grego "*Konis*", poeira). Existem três tipos de conídeos que podem ser originados diretamente de micélio vegetativo: blastoconídeos, clamidoconídeos e artroconídeos. Anteriormente, esses conídeos eram chamados de esporos (blastosporos, clamidosporos e artrosporos). Atualmente, considera-se que o termo esporo deve ser usado apenas para elementos de reprodução originados por meiose (reprodução sexuada) ou por mitose (reprodução assexuada). Além disso, as estruturas dos

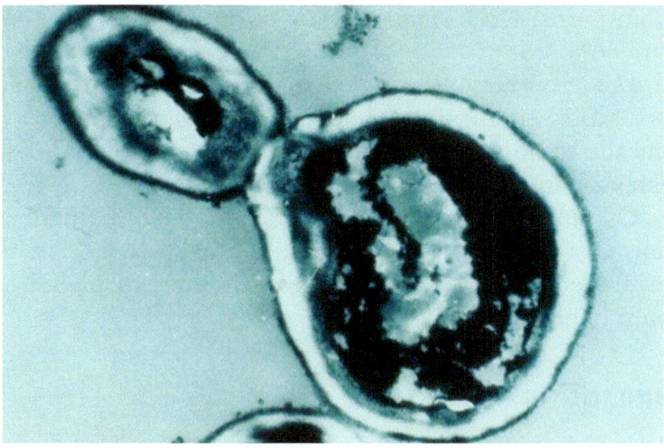

FIGURA 3.10 Leverura em processo de formação de blastoconídeo. Microscopia eletrônica de transmissão (MET).

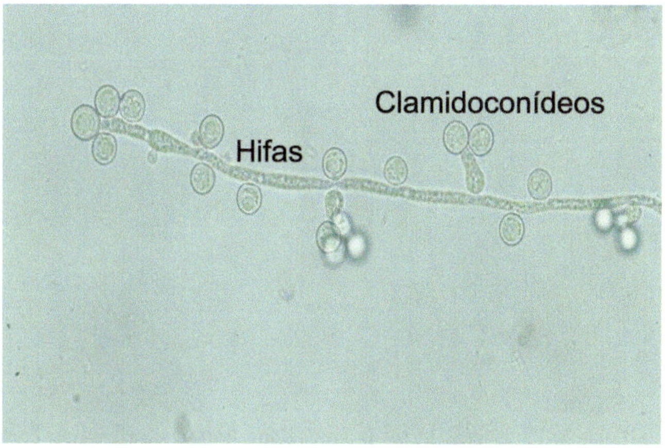


FIGURA 3.11 Microcultivo de *Candida albicans* em microscopia de luz. Observa-se presença de hifas e clamidoconídeos.

fungos são totipotentes, ou seja, qualquer fragmento do fungo pode dar origem a um novo indivíduo.

- Blastoconídeos: são formas brotantes características produzidas por leveduras. Ao processo de origem dos blastoconídeos denomina-se brotamento ou gemulação. Nesse processo a célula-filha (ou broto) brota da célula-mãe (Figura 3.10). À medida que a célula-filha brota da célula-mãe e cresce, o núcleo desta se divide e um deles passa para o broto. O material da parede celular se interpõe entre a célula-filha e a célula-mãe, e ocorre o desligamento. No local de desprendimento da célula-filha, permanece na célula-mãe uma cicatriz de brotamento. Na forma leveduriforme do fungo dimórfico *Paracoccidiodes brasiliensis*, ocorre um tipo modificado de brotamento no qual as células-filhas brotantes permanecem ligadas à célula-mãe, originando um aspecto característico conhecido como "roda de carroça".
- Clamidoconídeos: o termo clamidoconídeo deriva do grego "khlámys" e significa bainha. São formados a partir das hifas que sofrem espessamento e aumento de tamanho. São geralmente estruturas esféricas e são resistentes ao ressecamento e ao calor. São chamados de intercalares quando estão localizados no interior das hifas; sésseis, quando estão ao longo de suas laterais e terminais quando estão nas extremidades das hifas. Esse tipo de conídeo é característico da *Candida albicans* (Figura 3.11).
- Artroconídeos: as células preexistentes aumentam de tamanho e engrossam suas paredes e se destacam das hifas ou leveduras. A esses fragmentos denomina-se artroconídeo, que quando encontram ambiente adequado são capazes de se desenvolver e formar novas colônias. São observados, por exemplo, em *Coccidioides immitis*.

### Cissiparidade

Outro processo de reprodução assexuada apresentada pelos fungos é cissiparidade, processo semelhante ao observado para bactérias, no qual uma célula-mãe se divide originando duas células-filhas do mesmo tamanho.

### Produção de esporos assexuados

Os esporos assexuados são aqueles que se originam por mitose (reprodução assexuada). O tipo e como os esporos são formados são dados importantes na identificação e classificação dos fungos.

Os esporos assexuados podem ser:

- Esporangiosporos: são formados pela clivagem interna do citoplasma dentro de sacos denominados esporângios e que são localizados nas extremidades das hifas, chamadas esporangióforos. Os esporângios são estruturas arredondadas e são observadas, por exemplo, nos gêneros *Absidia*, *Mucor* e *Rhizopus*.
- Conidiosporos: formam-se nas porções terminais das hifas originando-se de células conidiogênicas por constrição em porções de hifas especializadas denominadas conidióforos.

Podem ser unicelulares com forma oval ou arredondada, de tamanho pequeno e formados diretamente nas laterais das hifas, sendo chamados de microconídeos. Observados nos gêneros *Aspergillus* (Figura 3.12) e *Penicillium* (Figura 3.13).

Os conídeos podem ainda ser multicelulares com forma variada e são denominados de macroconídeos, como

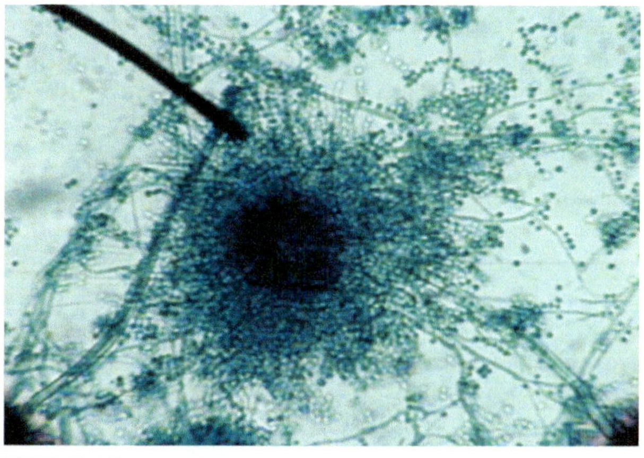

FIGURA 3.12 Microcultivo de *Aspergillus*. Podem-se observar conidiosporos.

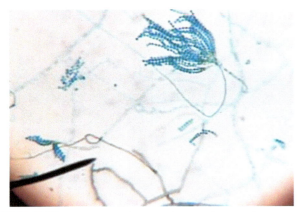

FIGURA 3.13 Microcultivo de *Penicilium*. Podem-se observar conidiosporos.

os observados nos gêneros *Microsporum*, *Trichophyton* e *Alternaria*.

### Reprodução sexuada

Na reprodução sexuada dos fungos ocorre a plasmogamia que é verificada pela fusão de citoplasma de duas células férteis especializadas sexualmente opostas. Para isso, deve existir a união de hifas, possivelmente por meio de *pili* ou fímbrias diferenciadas. Depois ocorre a fusão dos núcleos haploides em processo denominado cariogamia. Nos fungos superiores, o processo de cariogamia é realizado apenas em determinado momento em seu ciclo de vida, sendo as células denominadas dicarióticas. Após a plasmogamia, uma célula diploide com 2n (zigoto) resulta da fusão dos núcleos. Por fim, ocorre a meiose que reduz novamente o número de cromossomos para haploide. No reino Fungi, o estágio diploide, quando existe, apresenta curta duração, sendo imediatamento reduzido a haploide.

## TAXONOMIA

Os fungos patogênicos estão incluídos em três filos no reino Fungi: *Zygomicota*, *Ascomycota* e *Basidiomycota* e grupo dos *Deuteromycetos*.

*Zigomycota*: apresetam hifa cenocítica ou esparsamente septada. A reprodução assexuada ocorre pela formação de esporangiósporos contidos no interior de propágulos assexuados internos, esporângios. Na reprodução sexuada é formado zigosporo.

*Ascomycota*: formam hifas septadas. Reproduzem-se assexuadamente pela dispersão de conídios formados em propágulos assexuados externos, conidióforo. Na reprodução sexuada são formados ascos, que são estruturas em forma de saco ou bolsa, onde são produzidos os ascóporos, esporos sexuados, em número de 4 ou 8 ascósporos. Apresentam corpúsculo de Woronin.

*Basidiomycota*: compreendem os fungos superiores e cogumelos comestíveis. Produzem hifas septadas com ou sem grampos de conexão. A reprodução assexuada ocorre pela dispersão de conídeos. Os esporos sexuados, chamados basidiósporos, são formados no ápice do basídeo. Apresentam doliporo.

*Deuteromycetos*: formam hifas septadas. A reprodução sexuada é geralmente ausente, mas quando presente é classificado como *Ascomycota* ou *Basidiomycota*. Reproduz-se assexuadamente por dispersão dos conídeos.

Os fungos são nominados de acordo com as mesmas normas válidas para as bactérias, utilizando-se da classificação de Linneau, em gênero e espécie, escritos em itálico ou sublinhados.

## BIBLIOGRAFIA


Arber W. Biological specificities of desoxyribonucleic acid. Pathol Microbiol 1962; 25:668-681.

Bier O. Microbiologia e imunologia. 30 ed. São Paulo: Melhoramentos; 1990:1.234.

Black JG. Microbiologia: fundamentos e perspectivas. 4 ed. Rio de Janeiro: Guanabara Koogan; 2002:829p.

Boyd RF. Basic medical microbiology. 5 ed. Boston: Little Brown Company; 1995:642.

Brooks GF. Jawetz, Melnick, e Adelberg: Microbiologia Médica. 24 ed. Rio de Janeiro: Editora McGraw-Hill Interamericana di Brasil; 2009.

Budtz-Jörgensen E. Etiology, pathogenesis, therapy, and prophylaxis of oral yeast infections. Acta Odontol Scand 1990; 48:61-69.

Budtz-Jörgensen E. Histopathology, immunology, and serology of oral yeast infections. Acta Odontol.Scand., v.48; 1990. p.37-43.

Burton GRW, Engelkirk PG. Microbiologia para as ciências da saúde. 5 ed. Rio de Janeiro: Guanabara Koogan; 1998. p. 289.

Frobisher M et al. Microbiologia. 5 ed. Barcelona: Salvat; 1978. p. 836.

Jawetz E, Melnick JL, Adelberg EA. Microbiologia médica. 20 ed. Rio de Janeiro: Guanabara Koogan; 1998. p. 524.

Jorge AOC. Princípios de Microbiologia e Imunologia. 1 ed. São Paulo: Editora Santos; 2006.

Lacaz CS, Porto E, Martins JEC, Heins-Vaccari EM, Melo NT. Tratado de micologia médica Lacaz. São Paulo: Sarvier; 2002. p. 1104.

Lacaz CS, Porto E, Heins-Vaccari EM, Melo NT. Guia de identificação fungos actinomicetos algas de interesse médico. São Paulo: Sarvier; 1998. p. 445.

Lacaz CS, Porto E, Martins JEC, Heins-Vaccari EM, Melo NT. Tratado de micologia médica. São Paulo: Sarvier; 2002. p. 1104.

Larone DH. Medically important fungi: a guide to identification. 3 ed. Washington: ASM Press; 1995. p. 274.

Levinson W, Jawetz E. Medical microbiology & immunology. 5 ed. Stamford: Appleton & Lange; 1998. p. 547.

Lim D. Microbiology. 2 ed. Boston: McGraw-Hill; 1998. p. 720.

Madigan MT, Martinko JM, Parker J. Microbiologia de Brock. São Paulo: Pearson; 2004. p. 608 .

Midgley G, Clayton YM, Hay RJ. Diagnosis in color medical mycology. Chicago: Mosby-Wolfe; 1997. p. 155.

Mims C, Dockrell HM, Goering RV, Roitt I, Wakelin D, Zucherman M. Microbiologia Médica. 3 ed. Rio de Janeiro: Editora Elsevier; 2005.

Pelkzar-JR MJ et al. Microbiologia: conceitos e aplicações. 2 ed. vols. 1 e 2, São Paulo: Makron; 1997.

Reiss E, Tanaka K, Bruker G, Chazalet V et al. Molecular diagnosis and epidemiology of fungal infections. Med Mycol, v. 24; 1998. p. 249-57.

Ribeiro MC, Soares MMSR. Microbiologia prática roteiro e manual: bactérias e fungos. São Paulo: Atheneu; 1998. p. 112.

Roitmam I, Travassos LR, Azevedo JL. Tratado de microbiologia. São Paulo: Manole, v. 2; 1990. 126p.

Ryan KJ. Sherris medical microbiology: an introduction to infectious diseases. 3 ed. Samford: Appleton & Lange; 1994. 890p..

Sandvén P. Laboratory identification and sensitivity testing of yeast isolates. Acta Odontol Scand, v.48, n.1; 1990. p.27-36.

Sidrim JJC, Moreira JLB. Fundamentos clínicos e laboratoriais da micologia médica. Rio de Janeiro: Guanabara Koogan; 1999. p. 287.

Siqueira RS. Manual de Microbiologia de alimentos. São Paulo: Textnovo; 1995. p. 160.

Soares JB, Casimiro ARS, Aguiar LMBA. Microbiologia básica. Fortaleza: Edições UFC; 1987. p. 174.

Sounis ELM. Curso prático de microbiologia. 2 ed. Rio de Janeiro: Atheneu; 1989. p. 267.

Spicer WJ Bacteriologia, micologia e parasitologia clínicas. Rio de Janeiro: Guanabara Koogan; 2002. p. 224.

Stenderup A. Oral mycology. Acta Odontol Scand, v.48; 1990. p. 3-10.

Strohl WA, Rouse H, Fisher MD. Lippincott´s illustrated microbiology. Baltimore: Lippincott Willians Wilkins; 2001.

Strohl WA, Rouse H, Fisher MD. Microbiologia ilustrada. São Paulo: Artmed; 2004. p. 531.

Tortora GJ, Funke BP, Case CL. Microbiologia. 8 ed. São Paulo: Artmed; 2005. p. 894.

Trabulsi LR, Alterthum F. Microbiologia. 5 ed. São Paulo: Atheneu; 2008.

Virella, G. Microbiology, immunology and infectious diseases. Philadelphia: Lippincott Williams & Wilkins; 1999. p. 116.

Walker TS. Microbiologia. Rio de Janeiro: Revinter; 2002. p. 500.

Zaitz C, Canpbell I, Marques AS, Ruiz LRB, Souza VM. Compêndio de micologia médica. Rio de Janeiro: Medsi; 1998. p. 434.

CAPÍTULO

# 4

# Os Vírus

*Antonio Olavo Cardoso Jorge*

Vírus são agentes infecciosos muito pequenos (cerca de 20 a 300 nm de tamanho) e a maioria contêm apenas um tipo de ácido nucleico (DNA ou RNA) como genoma, o qual se encontra envolvido por um envoltório proteico, que pode ser recoberto por membrana contendo lipídeos. São parasitas intracelulares obrigatórios e utilizam os sistemas enzimáticos celulares para síntese de elementos que fazem parte da sua estrutura.

A palavra vírus, deriva do latim *virus*, e significa veneno ou fluido venenoso. O termo *vírus* foi utilizado, desde a antiguidade até o final do século passado, para designar vários tipos de agentes *nocivos* ou *venenosos*. A partir de 1850, cientistas observaram que algumas doenças apresentavam várias características de doenças infecciosas, porém sem o isolamento de microrganismos, o que os levou a pesquisar a existência de agentes infecciosos diferentes dos já conhecidos.

A raiva foi colocada entre os parâmetros da teoria microbiana das doenças, por Pasteur (1881), tornando possível seu estudo experimental e controle, através de inoculação em cérebro de cães e coelhos, entretanto, Pasteur não pode observar os vírus na época, devido ao seu tamanho muito reduzido. Em 1886 o químico holandês Adof Mayer demonstrou que a doença mosaico do tabaco era transmissível de uma planta doente para outra planta sadia.

Em 1892, o cientista russo Dmitrii Ivanowski relatou que o agente da doença vegetal mosaico do tabaco poderia passar livremente por filtros bacteriológicos e realizou a primeira descrição parcial de vírus. Loefler e Frosch (1898) comprovaram a filtrabilidade dos vírus, com experimentos com o agente etiológico da febre aftosa. Esses filtrados, apesar de reproduzirem a doença, não cresciam em meios artificiais como bactérias e fungos.

A caracterização biológica dos vírus passou a ser melhor definida, porém até 1930, o estudo dos vírus pode ser considerado como uma fase da patologia clínica. Elford em 1931, utilizando membranas filtrantes de poros conhecidos, calculou o tamanho de vários vírus, pela capacidade de atravessar ou não tais membranas. Em 1940, Stanley obteve a cristalização do vírus do mosaico do tabaco, demonstrando que tais cristais inanimados podiam reproduzir a doença em plantas sadias. A partir de 1950, com o advento do microscópio eletrônico, os vírus foram finalmente visualizados, descobrindo-se então suas características estruturais.

Os vírus apresentam capacidade de a partir de uma unidade originarem outras (mesmo que dentro de células). Eles diferem dos demais seres vivos nas seguintes características: a) diferentemente dos demais seres vivos, não apresentam estrutura celular como unidade básica; b) não apresentam os dois tipos de ácidos nucleicos (DNA e RNA), mas apenas um deles; c) apresentam como constituintes orgânicos básicos ácido nucleico e proteínas; d) podem conter uma ou mais enzimas, entretanto, seu conteúdo enzimático não é suficiente para reproduzir outro vírus; e) são inertes no ambiente extracelular; f) replicam-se somente no interior de células vivas, sendo parasitas intracelulares obrigatórios (parasitas genéticos).

Antes que fosse possível estudar a morfologia dos vírus no microscópio eletrônico, os pesquisadores tinham observado estruturas intracelulares associadas a infecções por vírus, as quais foram chamadas de corpúsculos de inclusão. São partículas arredondadas no citoplasma ou núcleo das células infectadas por alguns vírus. Atualmente foi demonstrado que representam agregados ou colônias de vírus, contendo subunidades virais incompletas e vírus inteiros. Como exemplos de corpúsculos de inclusão citoplasmáticas pode-se citar os da varíola (corpúsculo de Guarniere) e da raiva (corpúsculo de Negri). Na varicela e herpes, os corpúsculos de inclusão são nucleares. As viroses representam a principal causa de doenças em seres humanos, sendo responsáveis desde resfriados comuns, até hepatites, encefalites fatais e pela síndrome da imunodeficiência adquirida (AIDS).

Os vírus são insensíveis à ação de antibióticos, pois não possuem metabolismo próprio. Por essa razão, tem-se procurado atuar seletivamente sobre eles por meio de alguns compostos antivirais. Esses compostos apresentam sua ação principalmente por inibição da penetração nas células, pela ação na tradução e pela ação da replicação do ácido nucleico viral.

A terapia antiviral, apesar dos progressos atuais, ainda não é tão bem-sucedida no controle das viroses como medidas de saneamento e processos de imunização. Outro fator importante é que quando aparecem os sintomas na maioria das viroses, a replicação encontra-se, em geral, na sua fase final.

O tratamento prévio de uma célula por um vírus (vivo ou morto) torna-a resistente à infecção por outro ou pelo mesmo vírus. O mecanismo de interferência ocorre pela produção de interferon; designação coletiva para uma série de substâncias produzidas pelas células em consequência de uma infecção viral. O mecanismo de ação do interferon é através da desrepressão do DNA de certos cromossomos (5 e 21 no homem), de maneira a induzir a síntese de uma proteína inibidora da formação de RNAm viral. O interferon é altamente específico com relação à célula do hospedeiro, porém totalmente inespecífico com relação ao vírus infectante.

Os vírus quando passados em série no organismo de animais, ou após subculturas repetidas em tecidos, modificam pouco a pouco sua virulência até certo limite, que se mantém estável. Exemplos: a) vírus da raiva, isolado de cães (vírus das ruas), após sucessivas passagens em cérebro de coelho, apresenta virulência atenuada para o cão e homem (vírus fixo); b) vírus da varíola perdeu sua virulência após passagens sucessivas em pele de bezerros, tornando-se atenuado; mutantes atenuados do vírus da poliomielite foram obtidos por Sabin, por meio de passagens sucessivas em cultura de células.

## PRINCÍPIOS DE ESTRUTURA VIRAL

A microscopia eletrônica e outros métodos laboratoriais possibilitaram elucidar a forma, dimensões e estruturas internas dos vírus, demonstrando que cada vírus apresenta características próprias. A estrutura viral completa é denominada vírion. Os principais tipos morfológicos dos vírus são:

- Simetria cúbica: são icosaédricos, apresentando 20 faces triangulares constituídas por proteínas (protômeros) e 20 vértices (Figura 4.1). Cada triângulo equilátero do icosaedro é formado por 3 subunidades idênticas, tendo o conjunto 60 subunidades. Exemplos: vírus da poliomielite, adenovírus, herpesvírus.
- Simetria helicoidal: apresentam simetria tubular. As subunidades proteicas estão ligadas de forma periódica ao ácido nucleico viral, girando de modo a formar uma hélice. Exemplo: mosaico do tabaco, vírus vegetais (batata), influenza e caxumba.
- Complexos: apresentam estrutura mais complicada, possuem envelope e são geralmente pleomórficos, pois o envelope não é rígido (Figura 4.2). Exemplos: esféricos (arbovírus e arboencefalites), paralelepípedos (poxvírus e varíola) e bacteriófagos.

A estrutura dos vírus é constituída basicamente por:

- Capsídeo: envoltório proteico, que reveste o genoma de ácido nucleico, formado por aglomerados de polipeptídeos chamadas de capsômeros. Cada capsômero é formado por mais de uma subunidade proteica chamada protômero (unidade estrutural básica) e a organização dos capsômeros é característica de cada vírus. As formas geométricas apresentam construção molecular especial, formada a partir de um número definido de subunidades proteicas idênticas. O capsídeo é responsável pela especificidade antigênica. O conjunto de ácido nucleico (núcleo) com o capsídeo é chamado nucleocapsídeo. O capsídeo determina o tipo de hospedeiro e é responsável pelo início da infecção nos vírus que não possuem envelope. A estrutura do capsídeo é determinada pelo genoma viral e constitui a maior parte da massa viral.

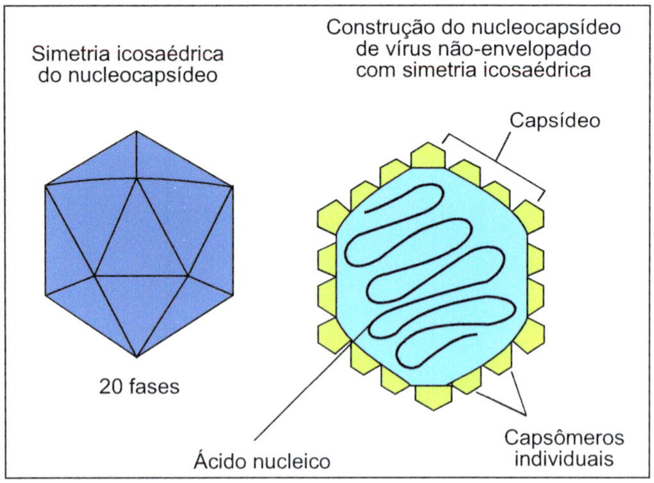


FIGURA 4.1 Simetria e construção do nucleocapsídeo viral. (Retirado de Mims et al. Microbiologia médica. 3ª ed, Elsevier; 2005, p. 33, com Permissão de Elsevier.)

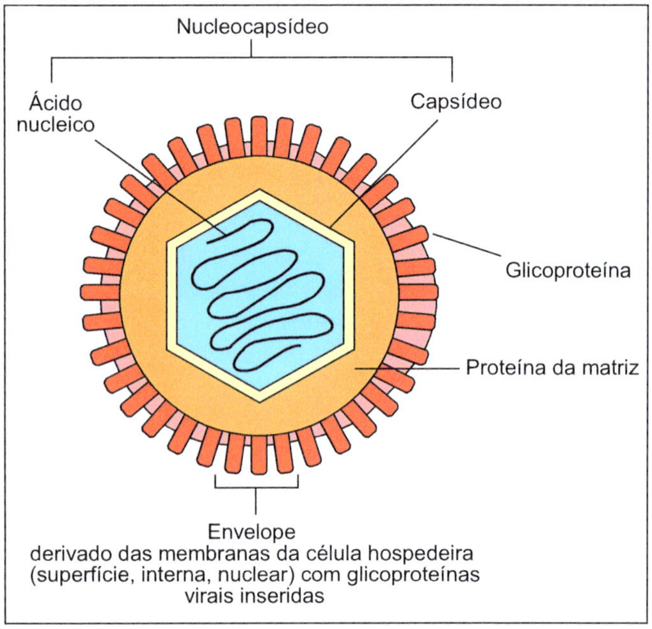


FIGURA 4.2 Construção de um vírus envelopado. (Retirado de Mims et al. Microbiologia médica. 3ª ed, Elsevier; 2005, p. 33, com Permissão de Elsevier.)

**TABELA 4.1 Tipos de ácidos nucleicos presentes nos vírus**

| Ácido Nucleico | Tipo | Filamento | Exemplo Família | Vírus Típico |
|---|---|---|---|---|
| DNA | Linear | Fita dupla | Herpesviridae | Herpes simples |
| | | Fita simples | Parvoviridae | Parvovírus |
| | Circular | Fita dupla | Hepadnaviridae | Hepatite B |
| RNA | Linear fragmentado | Fita dupla | Reoviridae | Rotavírus |
| | | Fita simples | Orthomyxoviridae | Influenza (gripe) |
| | Linear inteiro | Fita simples | Picornaviridae | Poliomielite |
| | Circular fragmentado | Fita simples | - | Vírus vegetais |

- Núcleocapsídeo: constituído de DNA ou RNA, porém nunca os dois juntos. O DNA e o RNA podem ser de fita simples ou dupla, associado às proteínas (Tabela 4.1).
- Enzimas: alguns vírus apresentam enzimas em sua constituição. Polimerases e transcriptases presentes em alguns vírus atuam nos mecanismos de infecciosidade. Quatro tipos diferentes de transcriptase já foram caracterizados nos vírus: a) RNA-polimerase DNA-dependente em poxvírus; b) RNA-polimerase RNA-dependente em vírus de RNA de fita negativa; c) Transcriptase RNA em vírus RNA de fita dupla; e, d) DNA-polimerase RNA-dependente ou transcriptase reversa.
- Envoltório, envelope ou invólucro: representado por uma estrutura derivada de membranas celulares (nuclear, do retículo endoplasmático, complexo de Golgi, plasmática ou vacuolar), com estrutura similar a elas; camada lipídica dupla, apresentando proteínas imersas nessas camadas. O envelope pode apresentar espículas em sua superfície formadas por glicoproteínas. O envoltório representa a barreira mais externa do vírus e contribui para resistência dele a vários agentes físicos e químicos. Determina o tipo de hospedeiro do vírus.

Os vírus mais simples apresentam ácido nucleico (DNA ou RNA) e proteínas. Os mais complexos lipídeos, carboidratos e glicoproteínas.

- Proteínas: as proteínas estruturais dos vírus apresentam função de facilitar a transferência de ácido nucleico viral de uma célula hospedeira para outra. Protege o genoma viral da ação de enzimas. Participam na fixação da partícula viral a uma célula suscetível e são responsáveis pela simetria estrutural dos vírus. As proteínas determinam também as características antigênicas dos vírus. Alguns vírus transportam enzimas, que são essenciais para a iniciação do ciclo de replicação viral nas células hospedeiras.
- Ácido Nucleico: os vírus contêm apenas um tipo de ácido nucleico, DNA ou RNA, que codifica a informação genética necessária para sua replicação. O genoma pode ser de filamento único ou duplo, circular ou linear e segmentado ou não (Tabela 13.1). O tipo do ácido nucleico, a natureza de suas fitas e o peso molecular são características utilizadas na classificação dos vírus. A sequência e composição dos genomas virais são distintas para cada vírus.
- Lipídeos: alguns vírus apresentam envelope lipídico como parte de sua estrutura. Os lipídeos são adquiridos através de membranas celulares durante o processo de maturação. Podem ser adquiridos da membrana citoplasmática, membrana nuclear e demais membranas celulares.
- Glicoproteínas: invólucros dos vírus podem conter glicoproteínas, que são codificadas pelo material genético do vírus. As glicoproteínas de superfície do invólucro viral interagem com receptores da célula-alvo, ligando a partícula viral à célula. São importantes antígenos virais.

Os vírus apresentam dimensões de 20 a 300 nm. Entre os maiores vírus conhecidos pode-se citar o da varíola e o da vacínia (200-300 nm); entre os menores o da febre aftosa (10 nm) e da poliomielite (28 nm) (Figura 4.3).

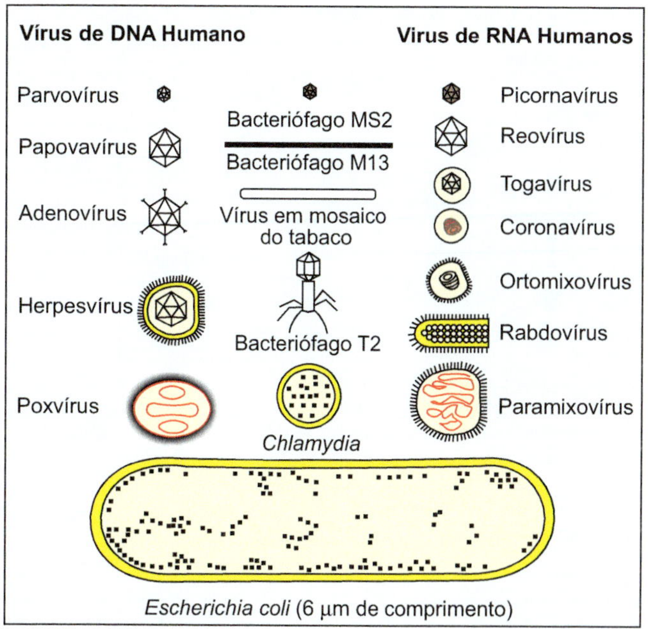


**FIGURA 4.3** Tamanho relativo dos vírus e bactérias. (Retirado de Murray et al. Microbiologia médica. 5ª ed. Elsevier, 2006 p. 50, com permissão de Elsevier.)

## REPLICAÇÃO DOS VÍRUS ANIMAIS

O espectro de hospedeiros de um vírus é caracterizado pela exigência viral de ligação específica à célula hospedeira e pela disponibilidade de fatores celulares do hospedeiro essenciais para a replicação viral. Os vírus podem infectar uma variedade de células hospedeiras. Existem vírus que parasitam células animais, vegetais, parasitas, fungos e bactérias, entretanto, a maioria dos vírus infecta tipos específicos de células de uma única espécie de hospedeiro (Figura 4.4).

## FIXAÇÃO OU ADERÊNCIA

A primeira fase da replicação viral consiste na fixação ou interação de moléculas na superfície do vírus com um receptor específico na superfície da célula. O processo parece ocorrer na superfície da célula hospedeira em duas fases: a primeira compreende adsorção preliminar por ligações iônicas e é facilmente reversível por alterações do pH ou da concentração salina do meio; a segunda fase parece ser mais firme e irreversível.

## PENETRAÇÃO

Após ocorrer a fixação do vírus na superfície da célula, sua penetração ou engolfamento pode ocorrer por invaginação da membrana celular (endocitose mediada pelo receptor), por fusão do invólucro viral com a membrana celular e por meio da penetração viral através da membrana.

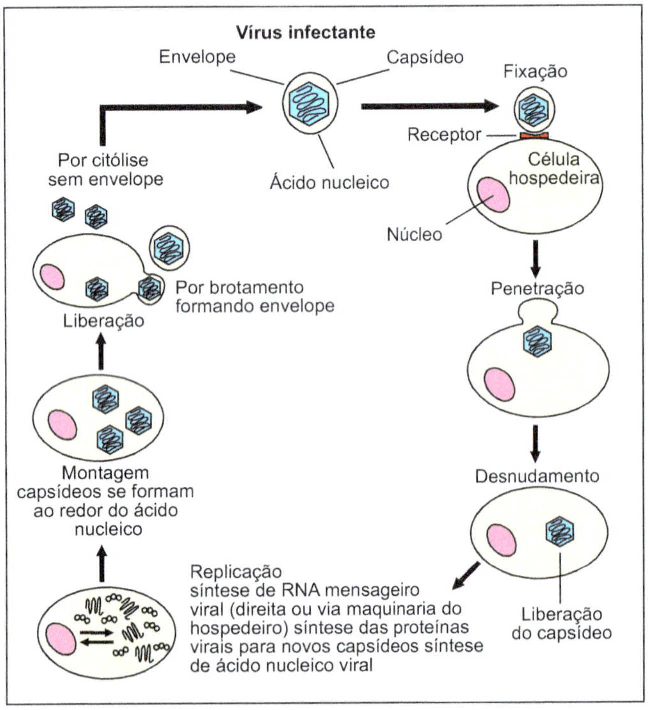


FIGURA 4.4 Fases de infecção de uma célula hospedeira e da replicação de um vírus. A partir de cada célula podem ser formadas muitas partículas virais. (Retirado de Mims et al. Microbiologia médica. 3ª ed, Elsevier; 2005, p. 34, com permissão de Elsevier.)

## DESNUDAMENTO

É a remoção do envoltório proteico do vírus pela ação de enzimas da célula parasitada. Após penetração, ocorre período durante o qual não há evidência de replicação (período de eclipse). Durante esse período, possivelmente ocorre desintegração do vírus, cujo ácido nucleico se torna então disponível e apto a transmitir informação genética.

## FORMAÇÃO DO GENOMA VIRAL E SÍNTESE DOS COMPONENTES VIRAIS

Ocorre de acordo com o vírus. Nas viroses animais, os vírus são classificados em classes de acordo com o tipo de ácido nucleico que o constitui (Tabela 4.2), assim como a forma de replicação do mesmo:

### Vírus DNA de fita dupla

O DNA do vírus transcreve RNAm que inicialmente produz enzimas para síntese do DNA que ocorre no citoplasma (Herpesvírus) ou no núcleo (Poxvírus). Posteriormente ocorre síntese das proteínas virais.

### Vírus DNA de fita simples

O DNA do vírus é duplicado no núcleo da célula, juntamente com o seu genoma, através dos mecanismos celulares. A partir da sequência do DNA do vírus é sintetizado RNAm que é traduzido em proteínas virais. São vírus DNA de fita simples os Parvovírus.

### Vírus DNA de fita parcialmente dupla e transcriptase reversa

Enzimas celulares transcrevem o DNA viral no núcleo. A transcriptase reversa comia o RNAm para sintetizar o DNA viral. Exemplo: vírus da hepatite B.

### Vírus RNA de fita dupla

O RNA viral é sintetizado no citoplasma, sendo copiada apenas uma fita do RNA, a qual a seguir é complementada, formando RNA de fita dupla. Como exemplo, os Reovírus.

### Vírus RNA de fita simples positiva

O RNA viral de fita dupla funciona como um molde para sintetizar a RNA polimerase, a qual copia a fita negativa de RNA para obtenção de RNAm no citoplasma. São vírus RNA de fita simples positiva, os Picornavírus e Togavírus.

### Vírus RNA de fita simples negativa e enzima polimerase-RNA-dependente

O RNA viral é copiado em fitas simples de RNA através da enzima polimerase-RNA-dependente de origem viral. A replicação se faz através destas fitas simples de RNA, que servem de molde para o genoma viral e para a síntese de RNAm. Os vírus que devem replicar seu RNA primeiro para

TABELA 4.2 iferentes classes de vírus agrupados de acordo com a estratégia de replicação (Classificação de Baltimore)

| Classe | Tipo de Genoma | Estratégia de Replicação | Exemplo de Gêneros que Infectam Células Humanas |
|---|---|---|---|
| I | DNA fita dupla | Método semiconservativo vom forquilha de replicação bidirecional a partir de uma única origem | Poxvírus<br>Herpesvírus<br>Adenovírus<br>Papovavírus |
| II | DNA fita simples | Forma replicativa a partir de um DNA fita dupla intermediário | Parvovírus |
| III | RNA fita dupla, replicação via RNA (+) | Mecanismo conservativo no qual o RNA é transcrito em mRNA | Reovírus |
| IV | RNA fita simples, polaridade (+) | Síntese de RNA polaridade (–) no molde polaridade (+) | Coronavírus<br>Flavivírus<br>Astrovírus<br>Picornavírus |
| V | RNA fita simples, polaridade (–) | Tem início com a transição pela RNA polimerase dependente de RNA associada ao vírion. | Arenavírus<br>Ortomixovírus<br>Paramixovírus<br>Rabdovírus |
| VI | RNA fita simples, diploide | Através de um DNA fita dupla, o genoma intermediário (provírus) é integrado de forma covalente ao DNA cromossomal da célula hospedeira | Retrovírus |
| VII | DNA fita dupla | Através de um DNA fita dupla circular incompleto que se replica por um RNA fita simples polaridade (+) intermediário (mRNA) | Hepadnavírus |

(+) fita senso; (–) fita antissenso.
Actor JK. Imunologia e microbiologia. Elsevier; 2007. p. 129, com permissão de Elsevier.

depois formar o RNAm são chamados de vírus de cadeia negativa (fita –). Exemplos: Paramixovírus e Rabdovírus.

### Vírus RNA de fita simples com presença de DNA complementar

São chamados retrovírus e possuem como parte de sua estrutura a enzima transcriptase reversa, a qual possui ação na síntese de DNA complementar intermediário ao RNA viral; ação de nuclease, digerindo o RNA das moléculas híbridas (RNA-DNA) e síntese de fitas duplas de DNA, o qual transcreve para o RNA viral e para o RNAm.

A síntese dos ácidos nucleicos virais ocorre tanto no núcleo quanto no citoplasma. Em geral, a replicação do DNA ocorre no núcleo (exceto para poxvírus) e a replicação do RNA no citoplasma.

## MORFOGÊNESE E LIBERAÇÃO VIRAL

A maturação representa o acoplamento das subunidades formando o vírus completo. O processo de liberação é diferente conforme o agente viral. Em alguns casos, a lise celular resulta na liberação concomitante das partículas virais. Em outros, a maturação e a liberação são relativamente lentas e os vírus são liberados sem a destruição da célula hospedeira (exocitose).

## BACTERIÓFAGOS

Os bacteriófagos são vírus que parasitam bactérias. O termo bacteriófago significa *comedores de bactérias*. Vírus que infectam bactérias foram observados, independentemente, por Twort (1915) na Inglaterra e por d'Herelle, no Intituto Pasteur de Paris em 1917. Cada um desses pesquisadores verificou que culturas jovens de bactérias entéricas podiam ser dissolvidas pela adição de filtrados assépticos de certas amostras de esgoto. O caldo claro, outra vez filtrado e acrescentado a culturas bacterianas suscetíveis, repetia o efeito. Este fato tornou-se conhecido com fenômeno de Twort-d'Herelle, sendo o fator lítico chamado de bacteriófago, por d'Herelle.

Os vírus das bactérias são amplamente distribuídos na natureza, existindo fagos para a maioria, senão a totalidade das bactérias. Estruturalmente assemelham-se aos demais vírus, sendo constituídos por ácido nucleico circundado por uma camada proteica.

## MORFOLOGIA DOS FAGOS

A forma do corpúsculo ou vírion fágico foi estudado ao microscópio eletrônico e consiste essencialmente em uma cabeça icosaédrica (isométrica ou alongada) e de uma cauda tubular. A cabeça é constituída de um cerne de ácido nu-

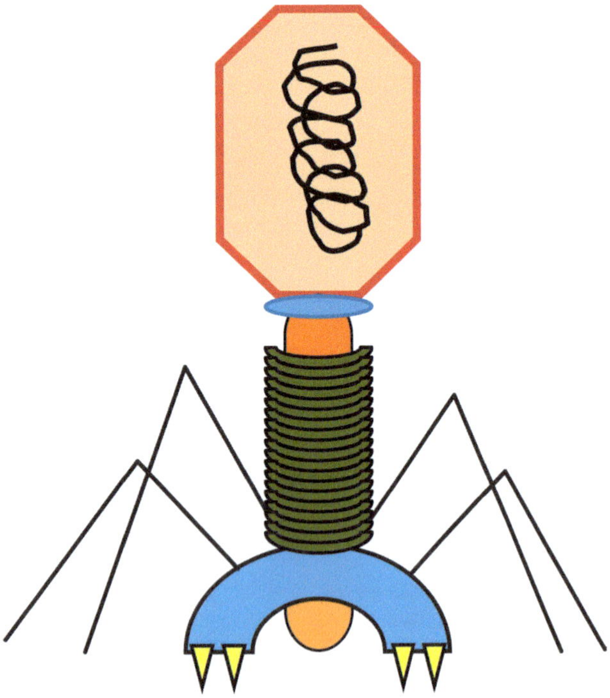

FIGURA 4.5 Esquema representando um bacteriófago.

cleico e de um capsídeo proteico formado de subunidades repetidas (capsômeros) (Figura 4.5). Seu diâmetro é variável, desde 25 nm para pequenos fagos até 80-100 nm para fagos grandes.

A cauda (fago de *E. coli*, por exemplo) compreende um tubo oco, uma bainha contrátil e uma placa basal a qual se ligam prolongamentos dentiformes e espículas, ou ambas as estruturas.

## MECANISMO DA INFECÇÃO FÁGICA

### Fixação

A fixação do fago ocorre pela união, por meio de forças não covalentes, de áreas complementares da base da cauda do vírus com a superfície da bactéria (fagorreceptores). Essa união é específica, depende da intervenção de certos cofatores ($Ca^{++}$, L-triptofano) e é neutralizada por anticorpos específicos para o fago.

### Penetração

Após a fixação, o receptor para o fago na bactéria sofre ação de uma enzima existente na extremidade distal da cauda do vírus (lisozima), a qual digere o peptídeoglicano da perede celular bacteriana, formando um orifício através do qual é introduzido o tubo caudal do fago. A injeção é determinada por uma retração da bainha pericaudal que impulsiona o tubo para dentro da parede celular. A capa proteica íntegra permanece normalmente ligada à superfície da bactéria durante as fases seguintes, mas pode-se destacar mecanicamente após injeção do ácido nucleico, sem o menor efeito no curso da infecção.

### Biossíntese

Assim que o DNA do fago alcançar o citoplasma bacteiano, inicia-se a síntese do ácido nucleico e das proteínas virais. A implantação intracelular do vírus no interior da bactéria comporta dois tipos de ciclos:

- Ciclo lítico (Bacteriófagos T pares): após a introdução do ácido nucleico no citoplasma bacteriano, o mesmo passa a comandar as atividades bacterianas enzimáticas, no sentido de sua própria replicação e da produção de proteínas fágicas. Após a multiplicação, a bactéria se rompe liberando novos vírus completos. Os vírus lípticos destroem as células hospedeiras bacterianas (Figura 4.6).
- Ciclo lisogênico (Bacteriófago Lambda): o ácido nucleico do fago lisogênico (ou fago temperado), incorpora-se num *locus* definido do cromossomo bacteriano, tornando-se um gene neste cromossomo na forma de prófago. Nessa situação a bactéria metaboliza e se reproduz normalmente, sendo o material genético viral transmitido às gerações sucessivas. Na condição de prófago, o vírus na verdade se torna indistinguível de uma região genética específica do cromossomo bacteriano. Algumas vezes, entretanto, o material genético do vírus é removido do cromossomo bacteriano e entra em ciclo lítico. Calcula-se que uma em cada 100.000 células bacterianas, entrem em ciclo lítico. A ativação do ciclo lítico pode ser feita através de raios ultravioleta ou uma variedade de tensões ambientais (Figura 4.7).

As linhagens lisogênicas tornam-se imunes à infecção por partículas de fago que transportam, mas não à infecção por outros fagos diferentes. Geralmente as células de uma população de bactérias não apresentam alterações em suas propriedades, entretanto, existem ocasiões, como por exemplo o *Corynebacterium diphtheriae*, cuja capacidade de produzir a toxina diftérica que causa a doença resulta na lisogenia por fago específico.

Em *Streptococcus mutans*, foi demonstrado que amostras cariogênicas contêm bacteriófagos lisogênicos que não são isolados de amostras não cariogênicas. *Streptococcus mutans* não cariogênicos não têm capacidade de aderência ao vidro e a formação de polissácarídeos extracelulares insolúveis está diminuída. Se esses mutantes são infectados com determinados fagos lisogênicos, eles se transformam, adquirindo habilidade para aderir-se e formar abundante quantidade de polissacarídeos insolúveis, importantes características na produção de cárie.

## ISOLAMENTO E CULTIVO DOS VÍRUS

Os vírus não se desenvolvem em meios de cultura artificiais, pois necessitam de células vivas para sua replicação.

### Vírus bacteriófagos

Os bacteriófagos podem se replicar em culturas bacterianas em meio líquido, na forma planctônica, ou em meios sólidos. O meio sólido possibilita o método da

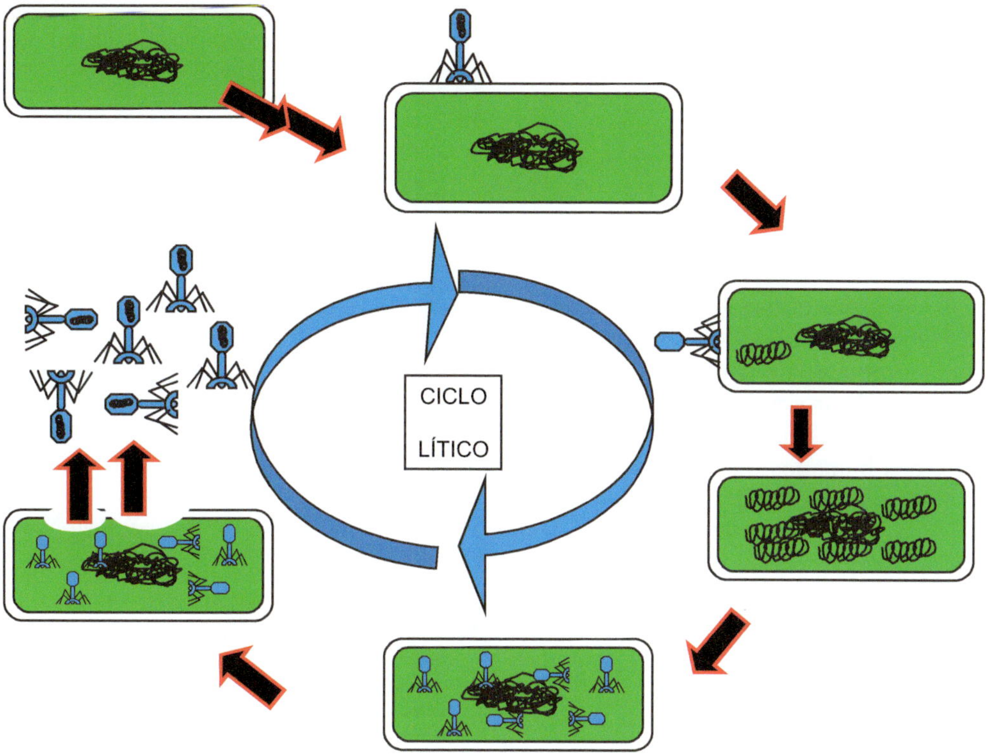


FIGURA 4.6 Esquema representando o ciclo lítico de bacteriófagos.

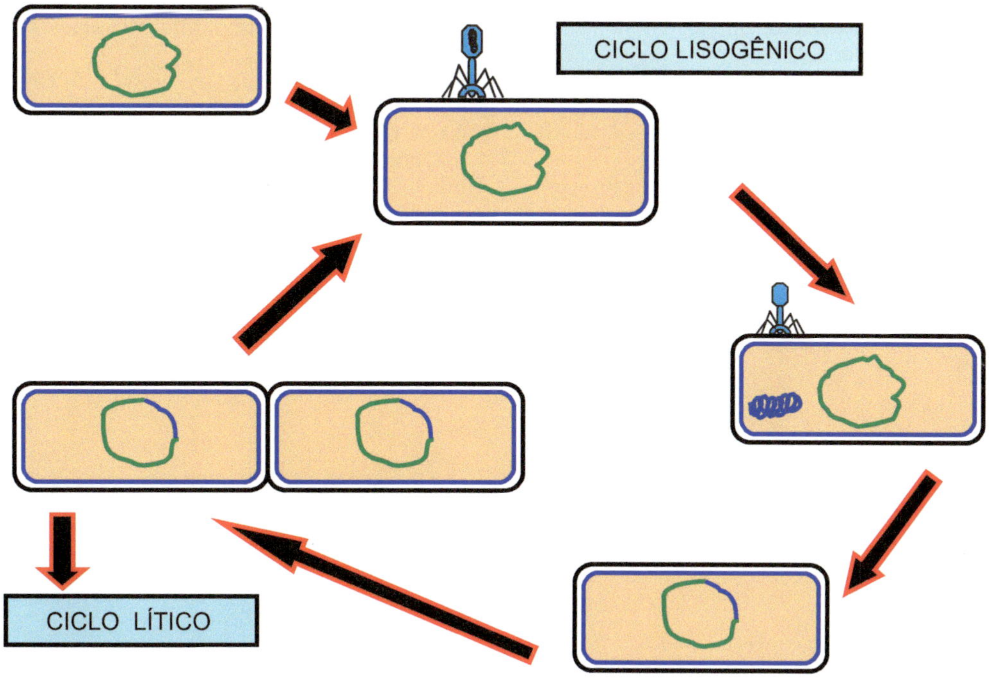


FIGURA 4.7 Esquema representando o ciclo lísogênico de bacteriófagos.

placa de lise, que é utilizado para contagem e detecção dos vírus, observando-se pontos de lise bacteriana (semeadora em profundidade) nos locais de desenvolvimento do vírus. Como os bacteriófagos proliferam facilmente nos cultivos bacterianos, grande parte do conhecimento sobre vírus e multiplicação viral foi obtido a partir deles.

### Cultivo de vírus em animais

Alguns vírus só são cultivados em animais vivos como coelhos, ratos e camundongos. A inoculação em animais pode ser usada como procedimento diagnóstico para isolamento e identificação dos vírus. O estudo da resposta imunológica ante a infecções virais também é estudada com inoculação dos vírus em animais.

### Cultivo em ovos embrionados

O ovo embrionado é utilizado como uma forma de hospedeiro conveniente e menos dispendiosa para o cultivo de vírus animais. O desenvolvimento dos vírus ocorre causando a morte do embrião ou pelo desenvolvimento de lesões típicas nas membranas.

### Cultura de células

Cultivos celulares *in vitro* são utilizados para desenvolvimento de vírus no laboratório. As células são mantidas em meios de cultura apropriados e dependendo do tipo de vírus, eles podem se replicar em diversas linhagens de células. As linhagens de células primárias são derivadas de fragmentos de tecidos humanos ou de animais e tendem a morrer após algumas gerações. Linhagens diploides são geralmente derivadas de embriões humanos e podem se manter por cerca de 100 gerações. Linhagens celulares permanentes são as mais utilizadas para cultivo de vírus. Essas células são transformadas e se mantêm por um número indefinido de gerações, sendo às vezes denominadas linhagens imortais.

## BIBLIOGRAFIA

Actor JK. Imunologia e microbiologia. Rio de Janeiro: Elsevier; 2007:15-127.

Atlas RM. Principles of microbiology. 2 ed. Dubuque: Wm. C. Brown Publishers; 1997:1.298p.

Barbosa HR, Torres BB. Microbiologia básica. São Paulo: Atheneu; 1998:196p.

Black JG. Microbiologia: fundamentos e perspectivas. 4 ed. Rio de Janeiro: Guanabara Koogan; 2002:829p.

Boyd RF. Basic medical microbiology. 5 ed. Boston: Little Brown Company; 1995:642.

Brooks GF. Jawetz, Melnick, e Adelberg: Microbiologia Médica. 24 ed. Rio de Janeiro: Editora McGraw-Hill Interamericana di Brasil; 2009.

Burton GRW, Engelkirk PG. Microbiologia para as ciências da saúde. 5 ed. Rio de Janeiro: Guanabara Koogan; 1998. p. 289.

Cann, A.J. Principles of molecular virology. 2 ed. San Diego: Academic Press; 1997. p. 310.

Dulbecco R, Ginsberg HS. Microbiologia de Davis: virologia. 2.ed. São Paulo: Harper & Row, v. 4; 1979. p. 1223-1753.

Frobisher M et al. Microbiologia. 5 ed. Barcelona: Salvat; 1978. p. 836.

Jawetz E, Melnick JL, Adelberg EA. Microbiologia médica. 20 ed. Rio de Janeiro: Guanabara Koogan; 1998. p. 524.

Jorge AOC. Princípios de Microbiologia e Imunologia. 1 ed. São Paulo: Editora Santos; 2006.

Levinson W, Jawetz E. Medical microbiology & immunology. 5 ed. Stamford: Appleton & Lange; 1998. p. 547.

Lim D. Microbiology. 2 ed. Boston: McGraw-Hill; 1998. p. 720.

Linden R. Doenças por prions. Ciência Hoje, v.33, n.194; 2003. p.18-25.

Madigan MT, Martinko JM, Parker J. Microbiologia de Brock. São Paulo: Pearson; 2004. p. 608.

Mims C, Dockrell HM, Goering RV, et al. Microbiologia Médica. 3 ed. Rio de Janeiro: Editora Elsevier; 2005.

Pelkzar-JR MJ et al. Microbiologia: conceitos e aplicações. 2 ed. vols. 1 e 2, São Paulo: Makron; 1997.

Roitmam I, Travassos LR, Azevedo JL. Tratado de microbiologia. São Paulo: Manole, V. 2; 1990. 126p.

Ryzan KJ. Sherris medical microbiology: an introduction to infectious diseases. 3 ed. Samford: Appleton & Lange; 1994. 890p.

Soares JB, Casimiro ARS, Aguiar LMBA. Microbiologia básica. Fortaleza: Edições UFC; 1987. p. 174.

Sounis ELM. Curso prático de microbiologia. 2 ed. Rio de Janeiro: Atheneu; 1989. p. 267.

Strohl WA, Rouse H, Fisher MD. Microbiologia ilustrada. São Paulo: Artmed; 2004. p. 531.

Tilton RC. Microbiologia: "pré-teste" – autoavaliação e revisão. São Paulo: McGraw-Hill; 1981. p. 208.

Tortora GJ, Funke BP, Case CL. Microbiologia. 8 ed. São Paulo: Artmed; 2005. p. 894.

Trabulsi LR, Alterthum F. Microbiologia. 5 ed. São Paulo: Atheneu; 2008.

Virella, G. Microbiology, immunology and infectious diseases. Philadelphia: Lippincott Williams & Wilkins; 1999. p. 116.

Walker TS. Microbiologia. Rio de Janeiro: Revinter; 2002. p. 500.

# 5

# Isolamento e Caracterização dos Micro-organismos

*Antonio Olavo Cardoso Jorge*

Os micro-organismos existem em culturas mistas no meio ambiente. Para se identificar espécies individuais de uma população microbiana mista presente na natureza, é necessário isolar os diferentes micro-organismos em cultura pura. A maioria dos materiais infecciosos, como pus, escarro, fezes e urina apresenta grande variedade de bactérias, da mesma forma que amostras de solo, água e alimentos.

Cultura pura é conceituada como a obtenção *in vitro* de uma população contendo $10^6$ a $10^9$ bactérias idênticas. A obtenção de uma cultura pura (ou clones de bactérias) de determinado micro-organismo possibilita o estudo de características microscópicas, coloniais, bioquímicas e sorológicas do referido micro-organismo.

O isolamento de um micro-organismo é a obtenção de sua cultura pura, separando-o de outros que se encontrem no mesmo local. Após obtenção da cultura pura, realiza-se uma série de observações e testes laboratoriais com a finalidade de proceder à identificação do micro-organismo, procurando enquadrá-lo em grupo, gênero e, se possível, espécie.

## OBTENÇÃO DE CULTURAS PURAS E MANUTENÇÃO DAS CULTURAS

Para o isolamento de uma bactéria que apresenta bom crescimento nos meios de cultura, o material coletado é semeado em meio sólido adequado, de maneira a obter colônias isoladas. Existem duas técnicas principais, a técnica de semeadura por esgotamento, com alça de platina e a semeadura em profundidade (*pour plate*). Após o desenvolvimento da cultura, "pesca-se" as colônias características de cada bactéria que se deseja isolar, transferindo-as para tubos contendo meio apropriado, onde desenvolverão culturas puras do micro-organismo em questão.

Quando, porém, o material contém poucas bactérias daquelas que se deseja isolar, e a contaminação é abundante, pode-se utilizar, de acordo com características próprias do micro-organismo desejado, os seguintes recursos: diluições da amostra, aquecimento do material; ação de álcalis ou ácidos fortes; meios enriquecidos e seletivos; e inoculação em animal sensível. Pode-se também utilizar meios de cultura enriquecidos para aumentar a população, quando os micro-organismos apresentarem-se em número muito pequeno.

Para micro-organismos aeróbios, após a semeadura, as placas e ou tubos com meio de cultura são mantidos em estufa a 37°C em presença de oxigênio do ar atmosférico. Quando se deseja obter teor de $CO_2$ de aproximadamente 10%, utiliza-se do método da vela; nesse método as placas semeadas são colocadas em um recipiente com tampa (por exemplo, uma lata), onde se acende uma vela; a tampa é então colocada e o recipiente vedado com fita crepe ou parafina. Quando a vela em seu interior se apagar, obtém-se um teor de $CO_2$ de aproximadamente 10%.

Para o isolamento de micro-organismos anaeróbios são utilizados os seguintes métodos:

- Jarras e câmaras de anaerobiose: são recipientes hermeticamente fechados, onde se consegue anaerobiose com uso de bomba de vácuo e ou misturas gasosas (nitrogênio, $CO_2$ e $H_2$). Uma alternativa a esse método é o uso de misturas químicas que absorvem $O_2$, colocadas dentro da jarra (sistema GAS-PAK, por exemplo).
- Meios redutores: meios de cultura com substâncias capazes de absorver o oxigênio ou gerar $H_2$ e $CO_2$. Por exemplo, o meio de tioglicolato.

Para a manutenção dos micro-organismos vivos e com suas características, em cultura pura de laboratório, os seguintes recursos podem ser utilizados:

- Repique frequente: é realizado pela transferência de um inóculo da bactéria para novo meio de cultura. Sua finalidade é renovar nutrientes e impedir acúmulo de produtos tóxicos decorrentes do metabolismo bacteriano no meio de cultura. A frequência de repique depende do micro-organismo que se deseja manter e do meio de cultura utilizado.
- Congelamento: uma suspensão espessa de células jovens da bactéria é misturada a um meio "protetor" (leite desnatado, sangue ou soro), e é rapidamente congelado em banho de dióxido de carbono sólido (gelo seco), nitrogênio líquido ou álcool (-78°C), sendo mantida a mesma

temperatura numa caixa de gelo seco, ou num refrigerador mecânico.

- Liofilização: consiste em desidratar a cultura congelada em alto vácuo para retirada de água. É realizada em equipamento especializado (liofilizador). Culturas liofilizadas podem ser armazenadas por longo tempo, à temperatura ambiente, ou preferivelmente em refrigerador comum.

## CONTAGEM DE BACTÉRIAS

A contagem de bactérias pode ser realizada quando se deseja calcular o número de micro-organismos em um determinado material ou local. É utilizado quando se deseja inocular em animais ou em meios de cultura, número conhecido de micro-organismos. Os principais métodos para realizar contagem de bactérias estão descritos a seguir:

- Contagem direta: realizada com auxílio do microscópio, utilizando-se câmaras especiais de contagens (semelhantes às câmaras para contagens de células sanguíneas). Calcula a quantidade de micro-organismos vivos e mortos. Pode-se nessa técnica, utilizarem-se corantes vitais (Azul de Toluidina), que irão corar as células mortas.
- Contagem de viáveis: calcula o número de células capazes de se multiplicar, para dar origem a uma colônia quando a suspensão é semeada na superfície de meio sólido, geralmente em placas de Petri, ou inoculada em profundidade (*pour-plate*). A suspensão que se deseja quantificar deve ser diluída, geralmente usando-se diluições seriadas à base de 10, tantas quantas necessárias, para se obter placas que contenham de 30 a 300 colônias. Esse método considera que cada colônia origina-se de uma única bactéria, o que nem sempre é o verdadeiro, uma vez que as bactérias podem crescer em cadeias ou grumos. Uma colônia, portanto, é resultado não de uma única bactéria, mas de uma cadeia ou grumo. Por esse motivo, as contagens em placa são denominadas unidades formadoras de colônias (UFC).
- Graus de turvação: o número aproximado de micro-organismos é calculado, de acordo com a quantidade de turvação que ele produz em meio líquido. O cálculo do número de micro-organismos pode ser comparado com uma escala-padrão (Escala de Mc Farlane), ou mais precisamente calculado por turbidimetria.

O espectrofotômetro (ou colorímetro) é o instrumento mais utilizado para determinar a turbidez de uma amostra. Nesse aparelho, um feixe de luz é transmitido através da suspensão de micro-organismos, atingindo um detector fotossensível. Quanto maior a quantidade de bactérias, menor quantidade de luz atingirá o detector. Os resultados são obtidos em absorbância (densidade óptica ou DO) e esses valores são utilizados para confecção de gráficos de crescimento bacteriano, para quantificações posteriores do número de micro-organismos em suspensões.

- Método da filtração: utilizada para locais que contenham número pequeno de micro-organismos, como lagos e fontes de água. Filtra-se um volume de água (geralmente 100 mL) em membrana de filtro que retenha as bactérias. A seguir o filtro é colocado na superfície de um meio de cultura adequado para que as colônias se desenvolvam na superfície do filtro.
- Método do número mais provável (NMP): para determinação NMP, observa-se crescimento em séries de cinco tubos contendo caldo lactosado, com as diluições $10^{-1}$, $10^{-2}$ e $10^{-3}$, observando-se crescimento e formação de gás. A seguir, considerando-se o número de tubos positivos nas três diluições, observar tabela de NMP (Figura 5.1 e Tabela 5.1).

## IDENTIFICAÇÃO DAS BACTÉRIAS – SISTEMÁTICA BACTERIANA

Para a identificação das bactérias, procura-se observar todas as características importantes possíveis para aquela determinada bactéria, para comparação e separação com as

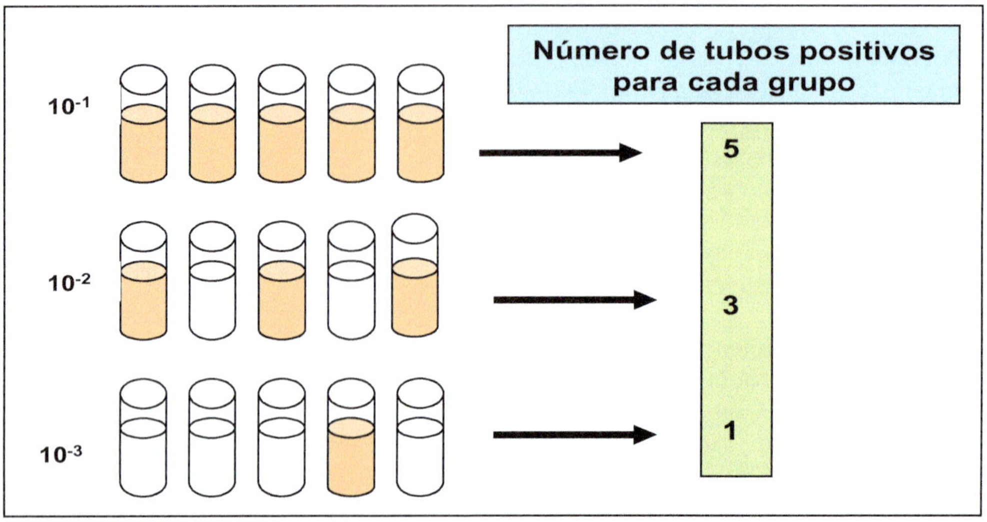


FIGURA 5.1 Exemplo de contagem de tubos positivos para calcular o número mais provável (NMP) de bactérias.

TABELA 5.1 **Cálculo do número mais provável (NMP) de bactérias. O número de tubos positivos é anotado para cada grupo de tubos. No exemplo (Figura 5.1), 5, 3 e 1 tubo para as diluições $10^{-1}$, $10^{-2}$ e $10^{-3}$, respectivamente. O número mais provável é 110 bactérias por 100 mL de amostra. Estatisticamente, significa que 95% das amostras examinadas que apresentam esse resultado contêm entre 40-300 bactérias, com 110 como o NMP.**

| Combinações de tubos positivos | Índice de NMP/100 mL | Limites com 95% confiabilidade | |
|---|---|---|---|
| | | Inferior | Superior |
| 4-2-0 | 22 | 9 | 56 |
| 4-2-1 | 26 | 12 | 65 |
| 4-3-0 | 27 | 12 | 67 |
| 4-3-1 | 33 | 15 | 77 |
| 4-4-0 | 34 | 16 | 80 |
| 5-0-0 | 23 | 9 | 86 |
| 5-0-1 | 30 | 10 | 110 |
| 5-0-2 | 40 | 20 | 140 |
| 5-1-0 | 30 | 10 | 120 |
| 5-1-1 | 50 | 20 | 150 |
| 5-1-2 | 60 | 30 | 180 |
| 5-2-0 | 50 | 20 | 170 |
| 5-2-1 | 70 | 30 | 210 |
| 5-2-2 | 90 | 40 | 250 |
| 5-3-0 | 80 | 30 | 250 |
| 5-3-1 | 110 | 40 | 300 |
| 5-3-2 | 140 | 60 | 360 |

Fonte: Tortora et al, 2005. p.177.

demais. Realiza-se observações sequenciais, utilizando métodos e provas laboratoriais que possibilitem a identificação do micro-organismo em questão.

### Características morfológicas

A observação das características morfológicas dos micro-organismos é realizada por meio de microscopia, observando-se sua forma, tamanho, presença de mobilidade e de apêndices (flagelos, cápsula, esporos). Diferentes técnicas de colorações que facilitem a visualização, como método sde Gram, de Ziehl-Neelsen, coloração de esporos e flagelos, podem ser utilizadas.

Os caracteres morfológicos das bactérias podem ser observados em microscopia de luz (de 1.000 a 1.200 aumentos, utilizando-se objetiva de imersão), geralmente em preparações fixadas e coradas. Os micro-organismos também podem ser observados em preparações a fresco (gota pendente, montagem em tubo capilar), principalmente quando se deseja observar mobilidade.

Uma melhor observação da estrutura bacteriana é obtida por meio do uso do microscópio eletrônico, o qual possibilita aumentos muito maiores (200 a 400.000 vezes). As técnicas de microscopia eletrônica mais utilizadas na microscopia eletrônica são: a) técnicas que utilizam colorações com metais pesados e cortam os micro-organismos em secções finas, utilizando-se microscópio eletrônico de transmissão (MET). Nessa técnica, feixes de elétrons atravessam o espécime, formando imagens que são transferidas para computador. É utilizado para observar a estrutura e componentes celulares dos micro-organismos; b) microscopia eletrônica de varredura (MEV), na qual se utiliza estreito feixe de elétrons que se movem para a frente e para trás rastreando a superfície, coberta anteriormente com fino filme de metal. Nessa técnica observa-se a superfície dos micro-organismos.

### Características culturais

São observações da maneira como os micro-organismos desenvolvem-se nos meios de cultura. Observa-se crescimento em meios líquidos e em meios sólidos. Cada micro-organismo, quando em colônia isolada, apresenta a mesma morfologia característica quando semeado no mesmo meio de cultura. Assim a morfologia colonial caracteriza-se por aspecto importante na identificação do micro-organismo. Quando semeado em ágar sangue, a formação de halos de hemólise ao redor das colônias também é uma característica importante. As necessidades nutricionais específicas e as condições físicas necessárias ao crescimento e reprodução do micro-organismo também são avaliadas.

### Meios de cultura

Meios de cultura destinam-se ao cultivo artificial das bactérias. Esses meios fornecem os princípios nutritivos, assim como outras condições necessárias ao crescimento bacteriano (pH, pressão osmótica e grau de umidade, entre outras). Os meios usuais de laboratório são simples, enriquecidos ou seletivos, podendo apresentar-se na forma líquida sólida ou semisólida. Os primeiros meios de cultura usados foram líquidos até que, em 1880, Kock introduziu os meios sólidos em bacteriologia, adicionando ágar a eles.

As bactérias exigem determinadas substâncias para que possam crescer e se multiplicar no meio de cultura. Para que possam fazer a síntese de sua própria matéria nutritiva devem dispor de fontes de carbono (carboidratos), fontes de nitrogênio (proteínas e peptonas) e fontes de energia. Exigem também um suprimento de sais inorgânicos, vitaminas e outros fatores acessórios de crescimento.

Os meios de cultura são classificados, de acordo com sua constituição em: a) caldo simples: constituído basicamente de extrato de carne e peptona; b) ágar simples: adiciona-se ágar à formula do caldo simples. O ágar é um polissacarídeo extraído de algas marinhas, que não é utilizado pelas bactérias, possuindo a finalidade de endurecer o meio de cultura.

De acordo com a consistência, os meios de cultura podem ser: a) líquidos: utilizados para crescimento de micro-organismos, em culturas puras, para realização de futuros testes para identificação ou outras finalidades; b) sólidos em tubo: quando na forma de ágar inclinado, geralmente objetiva o crescimento maciço de micro-organismos e a sua conservação. Em coluna alta geralmente é utilizado em *pour plate* ou semeadura em picada; c) sólidos em placas de Petri: o objetivo geralmente é a obtenção de colônias isoladas, o que possibilita o isolamento dos possíveis micro-organismos existentes em microbiotas mistas. Alguns testes de laboratório, como antibiograma, assimilação de açúcares e sensibilidade aos antimicrobianos, também são realizados em meios sólidos em placa; d) meios semisólidos em tubo: são utilizados geralmente para verificar a mobilidade e observar a fermentação de carboidratos por determinados micro-organismos.

Os meios de cultura podem ser classificados de acordo com sua função em: a) meios simples: possuem os componentes essenciais para o crescimento de micro-organismos pouco exigentes. Exemplo: caldo simples; b) meios enriquecidos: adicionam-se aos meios simples substâncias de enriquecimento, como sangue total de animais, soro, ovo, extrato de fígado, extrato de cérebro, açúcares, extrato de leveduras, extrato de soja etc. Exemplo: ágar sangue; c) meios seletivos: meios que favorecem o desenvolvimento de determinados micro-organismos, mas inibem a proliferação de outros, devido à adição de substâncias inibidoras, variação de nutrientes, pH, temperatura, tensão superficial, pressão osmótica, entre outros. Como exemplos de substâncias seletivas utilizadas em meios de cultura podemos citar a novobiocina que inibe *Proteus;* sais biliares: em altas concentrações (8,5%) que inibem bactérias Gram-positivas e esporuladas; azida sódica que inibe fungos; bacitracina que inibe estreptococos com exceção de *Streptococcus mutans*; e cristal violeta inibe bactérias Gram-positivas. Como exemplo de meio seletivo, podemos citar o Mitis-Salivarius Bacitracina Sacarose (MSBS). O meio Mitis-Salivarius é seletivo para o crescimento de *Streptococcus*. Para seletividade para estreptococos do grupo *mutans*, adiciona-se mais 10% de sacarose e após autoclavação, adiciona-se solução de bacitracina esterilizada por filtração; d) meios seletivos diferenciais: geralmente são meios sólidos, utilizados para isolamento e identificação presuntiva de bactérias. Permitem o desenvolvimento de grupos de micro-organismos com características relativamente definidas, ou seja, cada grupo de micro-organismos desenvolve-se apresentando características relativamente bem definidas que o diferencia dos demais. Essas características geralmente podem ser evidenciadas através de coloração ou formas das colônias ou coloração do meio ao redor delas. Como exemplo de meio seletivo diferencial, pode-se citar o ágar MacConkey. Nesse meio *Escherichia coli* e *Enterobacter aerogenes* que fermentam a lactose, produzem colônias de coloração rosa intenso para vermelho, enquanto *Proteus, Shigella* e *Salmonella* apresentam colônias incolores ou brancas.

## Características fisiológicas

Observação de características fisiológicas de crescimento, como presença de oxigênio, temperatura, pH, necessidade de fatores de crescimento e produção de pigmentos, entre outros.

As bactérias, especialmente as heterotróficas, podem tanto utilizar o oxigênio (aeróbias), quanto não requerer o mesmo (anaeróbias). Em um tubo de cultura contendo caldo nutritivo, as bactérias anaeróbias obrigatórias crescem próximo à superfície, onde ocorre difusão do oxigênio da atmosfera; as anaeróbias obrigatórias desenvolvem-se próximo ao fundo do tubo, onde pouco ou nenhum oxigênio livre as alcança (Figura 5.2).

A faixa de temperatura na qual um organismo se desenvolve é amplamente determinada pelas temperaturas nas quais suas enzimas atuam. Cada espécie bacteriana cresce a uma temperatura específica mínima, ótima e máxima. A temperatura mínima de crescimento é considerada a menor temperatura em que as células se dividem. A temperatura ótima de crescimento é aquela em que a espécie apresenta melhor crescimento. A temperatura máxima de crescimento é a temperatura mais alta em que as células ainda conseguem se dividir.

A acidez ou a alcalinidade de um meio de cultura é expressa em termos de pH. Os micro-organismos possuem um pH ótimo no qual crescem melhor. O pH ótimo para os micro-organismos está geralmente próximo da neutralidade (pH entre 6.5 e 7.5). A maioria dos micro-organismos não cresce em um pH com uma unidade acima ou abaixo de seu pH ótimo. Muitas bactérias produzem quantidades suficientes de ácidos como subprodutos de seu metabolismo, que eventualmente podem interferir no seu próprio cresci-

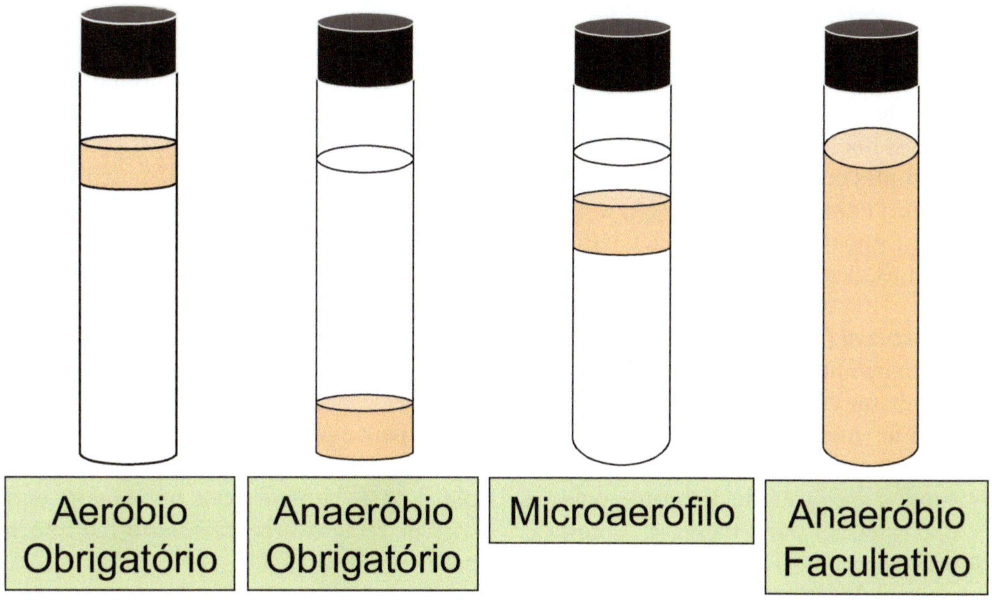


FIGURA 5.2 Crescimento de micro-organismos de acordo com presença de oxigênio. Diferentes micro-organismos após incubação em caldo nutriente crescem em regiões diferentes do tubo, de acordo com suas necessidades de oxigênio.

mento. Para evitar tal situação no cultivo de bactérias em laboratório, são incorporados tampões químicos ao meio de cultura, com a finalidade de manter níveis adequados de pH. As peptonas e os aminoácidos podem, em alguns meios, agir como tampões e grande parte dos meios de cultura contém sais de fosfato para manutenção do pH. Os sais de fosfato agem como tampões na faixa de pH do crescimento da maioria dos micro-organismos, não são tóxicos e fornecem fósforo para os micro-organismos, elemento essencial para o crescimento.

Fatores de crescimento são compostos orgânicos que uma célula necessita para crescer, mas que é incapaz de sintetizar. Diferentes espécies microbianas variam amplamente nas suas necessidades de fatores de crescimento. Algumas bactérias não necessitam de fatores de crescimento enquanto outras necessitam de diversos. Os lactobacilos, por exemplo, perderam durante a evolução, a capacidade de sintetizar até 40 compostos essenciais. Assim, a adição desses compostos nos meios de cultura é necessária.

### Características bioquímicas

Observa-se a utilização dos nutrientes e obtenção de energia pelos micro-organismos e como eles utilizam a energia para sintetizar seus componentes celulares. Observam-se metabolismo oxidativo, fermentativo e catabolismo proteico. São muito utilizadas as fermentações de carboidratos e utilização de substâncias como indol, aminoácidos e ureia.

### Características antigênicas

As características antigênicas dos micro-organismos são realizadas com a utilização de anticorpos específicos. Os micro-organismos apresentam muitas estruturas físicas em sua superfície, que podem agir como antígeno e induzir a produção de anticorpos em animais e seres humanos. Anticorpos produzidos em animais de laboratório ou anticorpos monoclonais podem ser utilizados para detectar a presença de antígenos únicos em culturas bacterianas ou vírus e são usados para caracterizar os micro-organismos.

### Patogenicidade experimental

Inoculação do micro-organismo em animal sensível de laboratório, com a finalidade de reproduzir a doença ou mesmo para manutenção de micro-organismos que não se desenvolvem em meios de cultura artificiais.

### Características genéticas

O desenvolvimento da biologia molecular possibilitou a aplicação de novas metodologias para caracterização das bactérias. A análise do ácido nucleico dos micro-organismos tem exercido profundas mudanças na taxonomia. Os critérios taxonômicos são baseados no princípio de que o material genético de um organismo, resultante dos processos evolucionários de mutação e seleção natural, reflete sua filogenia. O estudo dos micro-organismos por suas informações genéticas tem como vantagem a unificação do conceito de espécie e a estabilidade da classificação. Seguem adiante as técnicas importantes de classificação que utilizam os ácidos nucleicos.

#### *Composição das bases do DNA nuclear*

É expresso através das concentrações molares de adenina, timina, citosina e guanina encontrados no DNA de cada espécie. O parâmetro utilizado é o porcentual de guanina e citosina, representados pela fórmula:

$$\%\,GC = \frac{G + C}{A + T + C + G} \times 100$$

### *Comparação entre as sequências de nucleotídeos no genoma*

O princípio baseia-se na colocação de uma fita simples de DNA de uma espécie conhecida junto a uma fita de uma espécie não conhecida. Se os micro-organismos são de mesma espécie, as duas fitas simples combinam-se formando uma dupla hélice. É conhecido como sonda de DNA, a qual é marcada com elemento radioativo ou outro elemento que pode ser detectado com técnicas específicas.

### *Análise de RNA ribossomal ($RNA_R$)*

São realizados estudos comparativos sobre complementariedade das sequências de bases do DNA que codificam para RNA ribossomal nos diferentes micro-organismos. Outra forma de estudo é a análise da sequência do $RNA_R$ através de fragmentos obtidos após tratamento com nucleases específicas. O $RNA_R$ é essencial para a síntese proteica e, portanto, para a sobrevivência da célula. O $RNA_R$ de qualquer organismo em especial tem arranjo distinto de ribonucleotídeos, formando uma sequência nucleotídica específica. Dessa maneira, as semelhanças e diferenças no $RNA_R$ podem ser utilizadas para medir o grau de relacionamento entre os micro-organismos. Quando as sequências de ribonucleotídeos de dois tipos de organismos diferem em grande extensão, a relação entre eles é muito distante; isto é, os organismos divergiram há muito tempo de um ancestral comum. Quando as sequências mostram similaridade, os organismos estão intimamente relacionados e têm ancestral comum relativamente recente.

### Composição química estrutural

Realizada mediante estudo de proteínas (eletroforese), estudo dos constituintes da parede celular das bactérias e da composição de lipídeos na célula, realizada através de cromatografia gasosa.

## IDENTIFICAÇÃO DE FUNGOS

As técnicas de isolamento e identificação dos fungos e algas microscópicas dependem geralmente da observação de crescimento em meios de cultura ou nos tecidos pelo exame direto.

O cultivo é frequentemente indispensável para exame de fungos patogênicos, como para diagnóstico das doenças micóticas. As exigências nutritivas dos fungos patogênicos são relativamente simples em comparação às de muitas bactérias patogênicas. Os fungos geralmente não são suscetíveis aos antibióticos que agem sobre as bactérias. São, portanto, isoladas facilmente em meios seletivos específicos que não permitem o crescimento bacteriano em função da falta de nutrientes ou da presença de antibióticos.

O exame da sistemática dos fungos patogênicos requer, em geral, que tecidos e exsudatos das lesões sejam examinados para pesquisa da forma tecidual dos micro-organismos, como também exige o exame das características culturais. Geralmente a presença do micro-organismo nos tecidos com lesões, com suas formas características, é relativamente constante para cada espécie, sendo, portanto, um recurso diagnóstico das doenças causadas por fungos. Na cultura, a morfologia colonial, a pigmentação e as características coloniais são importantes. As características biológicas e bioquímicas, particularmente o metabolismo dos carboidratos, são também de muita relevância.

## CULTIVO DE PROTOZOÁRIOS

Os protozoários são heterotróficos aeróbios com exigências nutricionais complexas. Muitos não são cultivados *in vitro*, e aqueles que o são exigem variedade de aminoácidos, vitaminas e carboidratos. Requerem pH na faixa de 6 a 8 para crescimento ótimo.

Algumas amebas podem crescer em caldo peptonado simples; outros protozoários necessitam, entretanto, de emulsões de tecidos cerebrais, soro fetal ou infusão de fígado para crescimento.

## CULTIVO DE ALGAS

As algas são geralmente fotoautotrópicas, requerendo apenas $CO_2$, água e íons inorgânicos solúveis na presença de luz para seu crescimento. Meios complexos para algas contêm suplementos como extrato de soja ou outras fontes de nutrientes. Existem poucos meios padronizados, disponíveis comercialmente para crescimento de algas. Algas patogênicas, do gênero *Prototheca* afetam homens e animais, produzindo doenças com maior frequência em pele e subcutâneo, podendo haver disseminação sistêmica. São eucariotas, aclorofiladas e heterotróficas. São cultivadas em ágar Sabouraud dextrose (25 a 37°C/48 horas).

## CULTIVO DE VÍRUS

Os vírus são parasitas intracelulares obrigatórios, que exigem células vivas para crescimento e replicação. Para seu estudo utilizam-se os seguintes métodos:

### Microscopia óptica

Devido ao seu pequeno tamanho, os vírus não são visualizados em microscopia óptica. Esse método é utilizado no estudo dos vírus, para observações de corpúsculos elementares ou inclusões nas células que parasitam, ou para observações das alterações histopatológicas típicas que provocam nos tecidos.

### Microscopia eletrônica

Método de escolha para estudo das características estruturais dos vírus. É possível determinar, com o uso do microscópio eletrônico, características morfológicas, tamanho e estrutura dos vírus.

### Métodos de isolamento

O isolamento e identificação dos vírus, a partir de espécimes clínicos ou de materiais de pesquisa, podem ser desenvolvidos por meio de numerosos métodos, não havendo, contudo, uma técnica única que seja satisfatória para o estudo de todos os vírus. A primeira fase da identificação laboratorial de um vírus é a coleta e manutenção adequada dos espécimes, para posteriormente serem inoculados em animal sensível, culturas de células ou ovos embrionados.

### Inoculação em animal sensível

Tem por finalidade reproduzir sintomas da doença e também para manutenção de alguns tipos de vírus no laboratório. São utilizados diversos animais como macacos, ratos, camundongos, cobaios, hamster, de acordo com o tipo de vírus que se deseja estudar. Por exemplo, para o vírus da raiva utiliza-se o cão, para os da caxumba e da poliomielite o macaco.

### Cultivo em ovos embrionados

São utilizados ovos embrionados de galinha ou pata, de 5 a 12 dias, inoculando-se o vírus através de orifício na casca do ovo. Pode-se inocular, de acordo com o vírus, sobre a membrana cório-alantoide, na cavidade alantoide, na cavidade amniótica e no saco vitelino.

### Cultura de tecidos

Fragmentos tissulares são tratados com tripsina, separados por centrifugação e as células ressuspensas em meio nutritivo multiplicam-se e formam camadas monocelulares que aderem-se a frascos apropriados, propiciando renovação periódica do meio.

**Culturas primárias**: obtidas de tecidos normais, geralmente de animais. Exemplo: células renais de macacos.

**Culturas de células estáveis** (linhagem contínua): culturas de células que sobreviveram a mais de 50 passagens *in vitro*. Exemplos:

- Células HeLa: linhagem obtida inicialmente de carcinoma uterino humano, mantida em crescimento *in vitro*.
- Células Chang: obtidas de fígado humano.
- Células BHK: obtidas a partir de rim embrionário de hamster.
- Células Vero: obtidas de rim de macaco.

### Métodos antigênicos

Realizados por análise antigênica dos vírus e, consequentemente, sua caracterização e tipagem, bem como para a detecção de anticorpos no soro de indivíduos ou de animais infectados.

## BIBLIOGRAFIA


Actor JK. Imunologia e microbiologia. Rio de Janeiro: Elsevier; 2007:15-127.

Atlas RM. Handbook of microbiological media. 3 ed. Boca Raton: CRC Press 2000:2.051.

Atlas RM. Principles of microbiology. 2 ed. Dubuque: Wm. C. Brown Publishers; 1997:1.298p.

Barbosa HR, Torres BB. Microbiologia básica. São Paulo: Atheneu; 1998:196p.

Bier O. Microbiologia e imunologia. 30 ed. São Paulo: Melhoramentos; 1990:1.234.

Birren B, Lai E. Pulsed field gel electrophoresis: a practical guide. San Diego: Academic Press; 1993:253.

Black JG. Microbiologia: fundamentos e perspectivas. 4 ed. Rio de Janeiro: Guanabara Koogan; 2002:829p.

Brooks GF. Jawetz, Melnick, e Adelberg: Microbiologia Médica. 24 ed. Rio de Janeiro: Editora Mcgraw-Hill Interamericana di Brasil; 2009.

Burton GRW, Engelkirk PG. Microbiologia para as ciências da saúde. 5 ed. Rio de Janeiro: Guanabara Koogan; 1998. p. 289.

Difco Manual Dehydrated culture media and reagents for microbiology. Detroit: Difco Laboratories; 1984. p. 1155.

Finegold SM, Martin WJ. Diagnóstico microbiológico. 6 ed. Buenos Aires: Editora Médica Panamericana; 1983. p. 67p.

Frobisher M et al. Microbiologia. 5 ed. Barcelona: Salvat; 1978. p. 836.

Hart T, Shears P. Color atlas of medical microbiology. London: Mosby-Wolf; 1996. p. 314.

Janda JM, Abbott SL. The enterobacteria. Philadelphia: Lippincott-Raven; 1998. p. 387.

Jawetz E et al. Microbiologia médica. 20 ed. Rio de Janeiro: Guanabara Koogan; 1998. 519p.

Jawetz E, Melnick JL, Adelberg EA. Microbiologia médica. 20 ed. Rio de Janeiro: Guanabara Koogan; 1998. p. 524.

Jorge AOC. Microbiologia: atividades práticas. São Paulo: Livraria Editora Santos, 1997. 146 p.

Jorge AOC. Princípios de Microbiologia e Imunologia. 1 ed. São Paulo: Editora Santos; 2006.

Koneman EW, Allen SD, Janda WM, et al. Diagnóstico microbiológico: texto e atlas colorido. 5 ed. Rio de Janeiro: Medsi; 2001. p. 1365.

Larpent JP, Larpent-Gougaud M. Microbiologia prática. São Paulo: Editora Blücher e Editora Universidade São Paulo; 1975. p. 162.

Levinson W, Jawetz E. Medical microbiology & immunology. 5 ed. Stamford: Appleton & Lange; 1998. p. 547.

Lim D. Microbiology. 2 ed. Boston: McGraw-Hill; 1998. p. 720.

Lodish H, Berk A, Zipursky SL, Matsudaira P et al. Biologia celular e molecular. Rio de Janeiro: Revinter. 4 ed; 2002. p. 1084.

Madigan MT, Martinko JM, Parker J. Microbiologia de Brock. São Paulo: Pearson; 2004. p. 608 .

Marshall, J.R. Manual de laboratório clínico: microbiologia. São Paulo: Santos; 1995. p. 161.

Maza LM, Pesslo MT, Baron EJ. Color atlas of diagnostic microbiology. St. Louis: Mosby; 1997. p. 216.

Mims C, Dockrell HM, Goering RV, et al. Microbiologia Médica. 3 ed. Rio de Janeiro: Editora Elsevier; 2005.

Morello JA, Mizer HE, Wilson ME. Laboratory manual and workboob in microbiology: applications to patient care. Dubuque: Wm. C. Brown; 1994. p. 291.

Moura RA, Wada, CS, Purchio A, Almeida TV. Técnicas de laboratório. 3 ed. São Paulo: Atheneu; 1994. p. 511.

Murray PR et al. Manual of clinical microbiology. 6 ed. Washington: ASMPress; 1995. p. 1482.

Pelkzar-JR MJ et al. Microbiologia: conceitos e aplicações. 2 ed. vols. 1 e 2, São Paulo: Makron; 1997.

Roitmam I, Travassos LR, Azevedo JL. Tratado de microbiologia. São Paulo: Manole, v. 2; 1990. 126p.

Rowland SS, Walsh SR, Teel LD, Carnahan AM. Pathogenic and clinical microbiology: a laboratory manual. Boston: Little Brown; 1994. p. 389.

Sioux M. Diagnostic testing as a supportive measure of treatment strategies. Oral Diseases, v. 9; 2003. p. 54-62.

Soares JB, Casimiro ARS, Aguiar LMBA. Microbiologia básica. Fortaleza: Edições UFC; 1987. p. 174.

Sounis ELM. Curso prático de microbiologia. 2 ed. Rio de Janeiro: Atheneu; 1989. p. 267.
Strohl WA, Rouse H, Fisher MD. Microbiologia ilustrada. São Paulo: Artmed; 2004. p. 531.
Tilton RC. Microbiologia: "pré-teste" – autoavaliação e revisão. São Paulo: McGraw-Hill; 1981. p. 208.
Tortora GJ, Funke BP, Case CL. Microbiologia. 8 ed. São Paulo: Artmed; 2005. p. 894.
Trabulsi LR, Alterthum F. Microbiologia. 5 ed. São Paulo: Atheneu; 2008.
Virella, G. Microbiology, immunology and infectious diseases. Philadelphia: Lippincott Williams & Wilkins; 1999. p. 116.
Walker TS. Microbiologia. Rio de Janeiro: Revinter; 2002. p. 500.
Wallace J. Interpretação dos diagnósticos de laboratório. 3 ed. São Paulo: Manole; 1981. p. 934.

# PARTE II

# O Sistema Imune

# CAPÍTULO 6

# Conceitos e Componentes do Sistema Imune

*Antonio Olavo Cardoso Jorge*

Imunologia é o estudo da resposta imunológica, que envolve diversos mecanismos pelos quais o organismo é capaz de reconhecer, combater e eliminar substâncias estranhas à sua composição. O termo imunidade deriva da palavra latina *immunitas*, utilizada pelos senadores romanos para a proteção que possuíam contra processos legais. Historicamente, imunidade significa proteção contra doenças infecciosas, entretanto, diversas substâncias não infecciosas também podem desencadear resposta imunológica.

## CONCEITOS IMPORTANTES

**Imunidade:** estado específico de proteção que se desenvolve no organismo em consequência de um contato prévio de um agente infeccioso.

**Resistência:** conjunto de mecanismos de defesa do hospedeiro, com a finalidade de impedir a implantação de um agente infeccioso.

**Infecção:** implantação, crescimento e multiplicação de micro-organismos nos tecidos de hospedeiros altamente organizados, causando certo dano ao hospedeiro. Infecção é sinônimo de microparasitismo.

**Fatores de virulência:** propriedades intrínsecas do parasita que lhe conferem patogenicidade. São mecanismos próprios dos micro-organismos que possibilitam ou facilitam sua penetração e permanência no organismo. A capacidade de invasão e produção de substâncias (toxinas e enzimas) são os importantes fatores de virulência dos micro-organismos.

O poder de invasão de determinado micro-organismo representa sua capacidade de multiplicar-se *in vivo* e de invadir os tecidos do hospedeiro. A capacidade de invasão está condicionada ao metabolismo do micro-organismo em face às condições que lhe são oferecidas *in vivo*, e a produção de substâncias que facilitem a difusão dos micro-organismos nos tecidos. Atuam como fatores de virulência: a) substâncias que os micro-organismos utilizam do hospedeiro, e os produtos catabólitos liberados durante o metabolismo; b) produção de componentes capsulares de alguns micro-organismos, que dificultam a fagocitose; c) produção de enzimas pelas bactérias como hialuronidase, estafilocoagulase, colagenase, leucocidina, amilase, DNAse, entre outras.

Os micro-organismos podem produzir diferentes tipos de toxinas, que atuam como fatores de virulência. As exotoxinas são proteínas fortemente antigênicas, produzidas geralmente por alguns gêneros de micro-organismos como *Corynebacterium, Staphylococcus, Clostridium, Yersinia* e *Shigella*. As exotoxinas se difundem no meio de cultura e são relativamente termolábeis. Geralmente atuam por ação nos sistemas enzimáticos, por inibição de enzimas do sistema de respiração presente nas mitocôndrias e por inibição da síntese proteica. Algumas toxinas atuam como enzimas (lecitinase e hemolisinas), possuindo ação sobre membranas citoplasmáticas. Outro mecanismo de ação das toxinas é como neurotoxinas, que atuam sobre o sistema nervoso central.

Endotoxinas são lipopolissacarídeos-proteínas constituintes da parede celular das bactérias, sendo liberadas quando a integridade da parede for perturbada. Encontradas nas bactérias Gram-negativas, são relativamente termoestáveis e pouco imunogênicas.

## IMUNIDADE NATURAL

São mecanismos próprios da constituição do organismo, representados pelas barreiras que impedem a penetração dos micro-organismos, processo inflamatório, fagocitose e fatores humorais de resistência inespecífica. É também chamada de imunidade constitucional, nativa ou inespecífica.

A pele e as mucosas representam as primeiras barreiras à penetração de micro-organismos, conferindo proteção mecânica contra a entrada dos agentes infecciosos. A grossa camada queratinizada da pele a torna impermeável para a maioria dos micro-organismos. A pele apresenta mecanismos com certo poder bactericida representados pela acidez cutânea (pH 3 a 5), conteúdo de ácidos graxos das secreções sebáceas, lisozima, e influência combinada da luz solar com a vitamina D. As mucosas representam barreira mecânica, além da retenção pelo muco que recobre as mucosas das vias aéreas superiores, o fluxo das secreções e a ação bactericida das mesmas conferida por seus constituintes (lisozima por exemplo).

A pele e as mucosas são colonizadas por microbiota residente própria que realizam antagonismo bacteriano, atuando na competição por nutrientes essenciais e produção de catabólitos, ou produção de substâncias que suprimem as espécies competidoras (bacteriocinas).

Outro importante fator da imunidade natural é a inflamação, representada por uma série de reações vasculares e celulares. As reações vasculares ocorrem principalmente pela alteração de calibre e de permeabilidade dos vasos. Resumidamente, as reações sequenciais que ocorrem são: a) imediata: origem neurogênica ou adrenérgica; ocorre vasoconstrição com consequente isquemia (0-5 minutos após o estímulo); b) transitória precoce: liberação de histamina e serotonina que produzem vasodilatação, alteração na permeabilidade capilar com saída de proteínas, eletrólitos e água dos vasos. Início da saída (migração) de leucócitos (5-30 minutos); c) prolongada tardia: liberação de substâncias farmacologicamente ativas; formação de agregado de células leucocitárias no local.

As reações celulares são representadas principalmente por: a) transmigração de neutrófilos com marginação leucocitária e saída dos neutrófilos dos vasos para os tecidos. Os fatores quimiotáticos para essas células são, principalmente, os componentes solúveis dos micro-organismos, componentes do complemento, enzimas séricas e intracelulares e complexos antígeno-anticorpo; b) transmigração de monócitos, que é mais lenta (até 5 horas). Os monócitos multiplicam-se no local da inflamação. Os fatores quimiotáticos para os monócitos são representados por componentes solúveis dos micro-organismos e fatores derivados dos leucócitos lesados; c) transmigração de linfócitos. Os fatores quimiotáticos para linfócitos são representados por componentes do complemento e fatores liberados pelos linfócitos sensibilizados.

Os polimorfonucleares neutrófilos e os macrófagos são as principais células que realizam fagocitose. Os macrófagos recebem diferentes denominações, conforme pode ser observado na Tabela 6.1. A fagocitose envolve três fases principais: a) fase de aderência, que ocorre pela ligação de receptores de membrana dos fagócitos com os micro-organismos. Nesta fase, imunoglobulinas opsonizantes e componentes do complemento são importantes; b) fase de ingestão, quando ocorre a penetração do micro-organismo no citoplasma por invaginação da membrana citoplasmática, formando o fagossomo; c) pós-fagocitose: após formação do fagolissomo, ocorre a união com lisossomos, formando o fagolisossomo. A seguir pode ocorrer a morte intracelular dos micro-organismos, por alterações no pH pela produção de ácido lático, hipocloroso e nítrico, pela produção de peróxido de hidrogênio e pela presença de componentes antimicrobianos dos lisossomos; e digestão intracelular, por meio de enzima hidrolíticas (proteases, peptidases, nucleases, lipases, entre outras). Defensinas, que são peptídeos de baixo peso molecular são secretadas dentro do fagolisossomo, atuando na parede celular dos patógenos.

São também considerados fatores humorais de resistência natural a ativação do complemento pela via alternativa, a produção de interferon pelos linfócitos e a presença de anticorpos naturais.

## IMUNIDADE ADQUIRIDA

Os mecanismos da imunidade adquirida são fatores desencadeados frente a um estímulo imunogênico específico e podem conferir imunidade. A resposta imune ocorre de duas formas principais: a imunidade humoral e a imunidade celular. A imunidade humoral atua pela produção de anticorpos que atuam frente a toxinas e por ação direta sobre os micro-organismos, produzindo lise celular, aglutinação e opsonização dos micro-organismos. A imunidade celular é conferida por meio de linfócitos efetores. Nos vertebrados a resposta imunológica ocorre nos órgãos linfoides e é realizada por vários tipos de células que evoluíram para reconhecer precisa e especificamente antígenos não próprios ao organismo e para eliminá-los.

A imunidade adquirida apresenta três características importantes: a) especificidade: os mecanismos da resistência são específicos para espécie, para indivíduos e para órgãos; b) heterogeneidade: a resistência específica é dada por diferentes respostas a uma infinidade de antígenos; e c) memória: representada pelas células da memória.

Após o primeiro estímulo imunogênico, ocorre a resposta imunológica denominada de primária. Após a introdução do antígeno, ocorre período de latência (alguns dias a algumas semanas), que depende da espécie e idade do animal inocu-

**TABELA 6.1 Denominações do macrófago, considerando-se o local (tecido) em que se encontram**

| Denominação | Local |
|---|---|
| Monócito | Sangue |
| Histiócito | Pele, alvéolos, baço, ossos |
| Micróglia | Sistema Nervoso Central |
| Células Endoteliais | Nos sinusóides do fígado (Célula de Kupfer), baço, medula óssea e linfonodos |
| Macrófagos | Células infiltradas nos tecidos derivadas dos monócitos |

lado, da dose e via de inoculação, da natureza do antígeno e da metodologia utilizada para detecção da resposta imune. Por exemplo, o coelho elabora anticorpos frente a hemácias e bactérias em aproximadamente 5 dias; enquanto que demora 2-3 semanas para produção de antitoxina diftérica.

Os anticorpos se mantém em nível elevado no sangue dependendo do balanço entre a biossíntese e a destruição metabólica. A diminuição na quantidade de anticorpos no soro pode, conforme o caso, ocorrer em semanas ou anos, de acordo com a persistência do estímulo imunogênico e o índice de destruição metabólica.

Antígenos particulados produzem estímulos antigênicos mais prolongados que os solúveis. O mesmo ocorre com antígenos que não são atacados por enzimas do organismo, como pro exemplo polissacarídeos da cápsula do pneumococo, que produzem maior estímulo antigênico que proteínas.

No animal previamente sensibilizado por um estímulo primário, uma segunda dose do mesmo Ag, dita reativante (booster), produz uma resposta acelerada e em nível mais elevado que a primeira: é a resposta secundária, atribuída à "memória imunológica".

Tanto na resposta primária quanto na secundária, a fase de aumento no número de Acs é logarítimica em relação ao tempo, o que sugere fortemente uma multiplicação de células formadoras de Ac mais intensa no caso da resposta secundária, em virtude do acúmulo prévio de células da memória. De acordo com a maneira como o antígeno foi introduzido nos tecidos as imunizações recebem denominações, conforme a Tabela 6.2.

## ORGÃOS LINFOIDES

Os órgãos linfoides são constituídos por tecidos nos quais leucócitos de origem linfoide ou mieloide amadurecem, se diferenciam e proliferam. São agrupamentos especializados de células linfoides distribuídos pelo organismo (Figura 6.1). As diferenciações das células linfoides ocorrem nos órgãos linfoides primários e suas atividades específicas como o reconhecimento dos antígenos e interações com outras células ocorrem nos órgãos linfoides secundários. Nestes órgãos, estão presentes populações mistas de células, compostas por linfócitos B, linfócitos T, plasmócitos e macrófagos, localizados seletivamente em determinadas áreas.

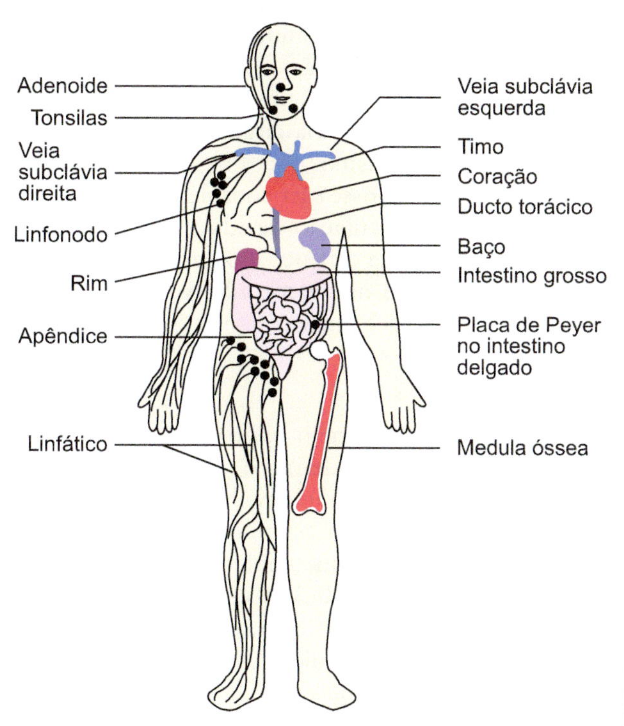


**FIGURA 6.1** Distribuição do tecido linfoide no organismo. (Adaptado de Actor JK. Imunologia e microbiologia. Elsevier; 2007. Fig. 2-2. p.13.)

Os primeiros órgãos a serem formados durante o desenvolvimento filogenético e embrionário são o timo e a bolsa de Fabricius (nas aves), junto com os quais aparecem também os primeiros linfócitos.

### Medula óssea

O compartimento hematopoiético da medula óssea, local onde as células sanguíneas são formadas, se constitui por uma rede contínua de cordões hematopoiéticos localizados entre os seios venosos. Os capilares arteriais na medula óssea continuam-se diretamente em vasos de paredes finas que se anastomosam, formando os seios venosos. Não existem vasos linfáticos na medula óssea. O compartimento hematopoiético é formado por um estroma de fibras e células reticulares, onde estão ancoradas as células em desenvol-

**TABELA 6.2 Formas de imunizações e as respectivas denominações**

| Formas | Denominação |
|---|---|
| Contato com o micro-organismo (doença) | Imunidade ativa naturalmente adquirida |
| Vacinação | Imunidade ativa artificialmente adquirida |
| Imunidade congênita | Imunidade passiva naturalmente adquirida |
| Soroterapia | Imunidade passiva artificialmente adquirida |
| Transferência de células linfoides | Imunidade adotiva |

vimento na medula óssea e macrófagos, formando ilhotas ou microrregiões, onde predominam células de determinadas linhagens. Após formação e diferenciação, as células imunológicas penetram nos seios cavernosos, atravessam o endotélio vascular, caem na circulação sanguínea e são distribuídas pelo organismo.

Apesar de a medula óssea ser considerada um órgão linfoide primário, a recirculação devido a intensa vascularização permite a entrada de leucócitos circulantes do tecido periférico, permitindo que a medula óssea atue também como órgão linfoide secundário.

### Timo

Apresenta-se como um órgão bilobado, cuja maior parte está localizada no tórax, abaixo da parte superior do externo. Os lobos do timo estão envolvidos por uma cápsula de tecido conjuntivo, que se estende para dentro dividindo os dois lobos em lóbulos incompletos, geralmente de 1 a 2 mm de largura. Cada lóbulo é constituído pelo córtex, localizado na parte mais externa, e a medula, parte mais central e mais pálida do lóbulo, que contém menor quantidade de linfócitos. As células epiteliais são organizadas em uma rede com espaços entre os processos das células (Figura 6.2). Os processos são ligados por desmossomos, e os interstícios entre as células epiteliais estão repletos de células da série linfocítica (linfoblasto e linfócitos). No timo ocorre a diferenciação dos linfócitos T, pela atuação de hormônios: a timosina e a timopoietina (I e II).

### Bursa (Bolsa de Fabricius)

É um órgão linfoide encontrado nas aves, localizado próximo à cloaca, estruturalmente semelhante ao timo, onde ocorre a diferenciação dos linfócitos B nas aves. Considera-se, atualmente, que nos mamíferos, os linfócitos B se diferenciam na medula óssea.

### Linfonodos

São estruturas ovais atravessadas pelos vasos linfáticos. Possuem área externa (córtex) e porção interna (medula), circundadas por cápsulas de tecido conjuntivo. Contêm células T e B. Os linfonodos formam parte da rede de vasos linfáticos e filtram antígenos e debris da linfa durante a passagem por eles (Figura 6.3).

### Nódulos linfáticos

Organizações celulares linfoides dispersas nas submucosas das vias respiratórias e nos tratos intestinal e genitouriná-

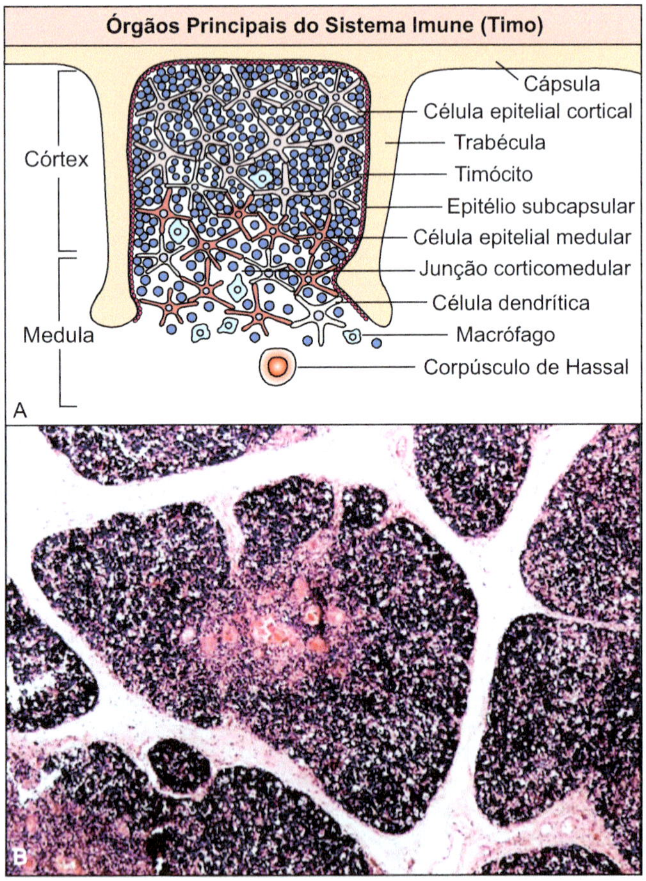


FIGURA 6.2 Timo. Observam-se os lóbulos com córtex colorido mais escuro e uma medula mais clara. Na medula, observa-se o corpúsculo de Hassal. (Reproduzido de Actor JK. Imunologia e microbiologia. Elsevier; 2007. Fig. 2-3. p.14. Com permissão de Elsevier.)

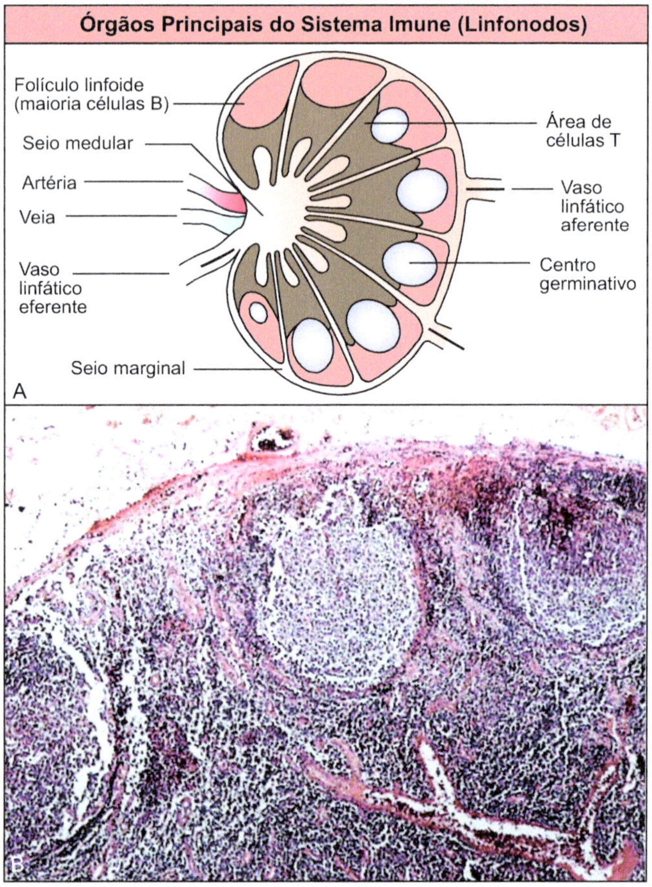


FIGURA 6.3 Linfonodo. Apresentam vasos linfáticos aferentes e eferentes, um paracórtex rico em células T e centros germinativos em ativação. (Reproduzido de Actor JK. Imunologia e microbiologia. Elsevier; 2007. Fig. 2-5. p.16.Com permissão de Elsevier.)

rio. Bem desenvolvidos nas tonsilas e placas de Peyer, contém células linfoides (T e B) e fagocitárias. Os conjuntos de nódulos linfáticos localizados ao longo dos tratos gastrointestinal e respiratório são chamados de tecido linfoide associado à mucosa (MALT, do inglês: *mucosal associated lynphoid tissue*).

### Baço

Constitui o maior acúmulo de tecido linfoide do organismo, interposto na circulação sanguínea. Possui regiões timo dependentes (linfócito T) e regiões timo independentes (linfócito B). Possuem também população macrofágica ativa. O órgão está localizado no quadrante superior esquerdo do abdome, próximo ao diafragma, atrás do estômago. Apresenta cápsula de tecido conjuntivo rico em fibras colágenas, que penetram no parênquima esplênico, formando trabéculas (Figura 6.4).

O baço atua como um filtro para o sangue, sendo constituído, histologicamente, por dois tipos de tecido: a polpa vermelha e a polpa branca. A polpa vermelha é constituída de sinusoides vasculares contendo grande número de macrófagos e é ativamente envolvida na remoção de hemácias mortas ou de agentes infecciosos. A polpa branca contém tecido linfoide localizado ao redor de uma arteríola central como uma bainha linfoide periarteriolar, contendo linfócitos B e T e folículos contendo centros germinativos. Nos centros germinativos ocorre apresentação dos antígenos para os linfócitos e transformações de linfócitos B em plasmócitos.

## CÉLULAS ENVOLVIDAS NA RESPOSTA IMUNE

As células do sistema imune se originam de células primordiais pluripotentes (células tronco hematopoiéticas), presentes na medula óssea, através de duas linhagens de diferenciação: 1) a linhagem linfoide, produzindo linfócitos; 2) a linhagem mieloide produzindo fagócitos (monócitos e polimorfonucleares), macrófagos e outras células (Figura 6.5). Um milímetro cúbico de sangue contém aproximadamente de 5 a 10.000 leucócitos; destes, em torno de 60% são neutrófilos, 30% linfócitos, 6% monócitos e 3% eosinófilos (Figura 6.6 e 6.7).

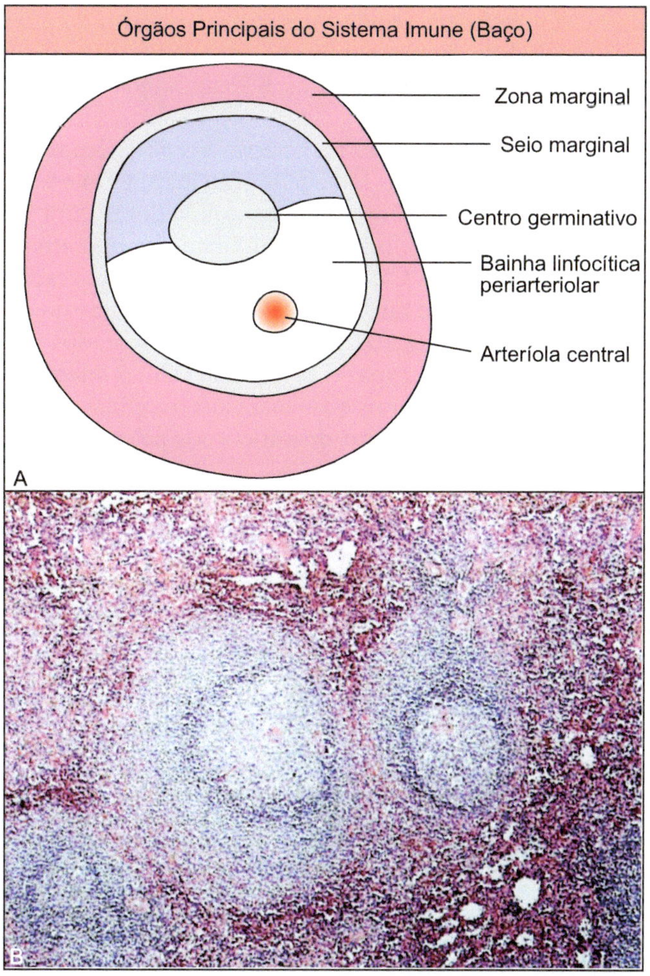


FIGURA 6.4 Baço. A polpa branca do baço apresenta uma artéria central e um folículo associado (centro germinativo, zona marginal e bainha linfocítica periarteriolar). (Reproduzido de Actor JK. Imunologia e microbiologia. Elsevier; 2007. Fig. 2-5. p.16.Com permissão de Elsevier.)

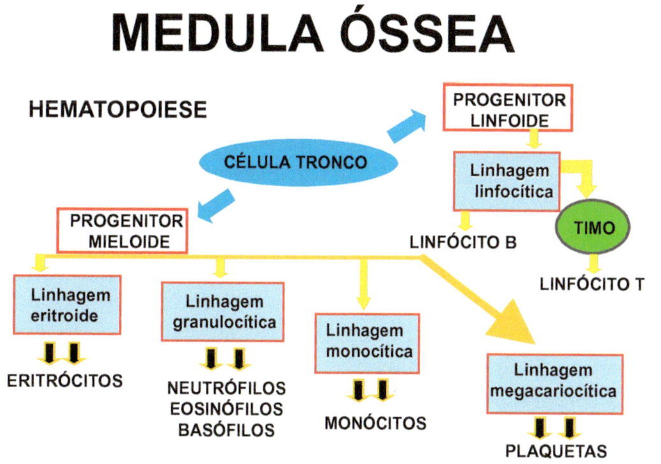


FIGURA 6.5 Esquema sobre formação das células do sangue na medula óssea.

**CONTAGEM DE CÉLULAS DO SANGUE**

| | Número (µl) | Variação normal |
|---|---|---|
| LEUCÓCITOS | 7.400 | 4.500-11.000 |
| NEUTRÓFILOS | 4.400 | 1.800-7.700 |
| EOSINÓFILOS | 200 | 0-450 |
| BASÓFILOS | 40 | 0-200 |
| LINFÓCITOS | 2.500 | 1.000-4.800 |
| MONÓCITOS | 300 | 200-800 |

FIGURA 6.6 Número de células sanguíneas por µl de sangue.

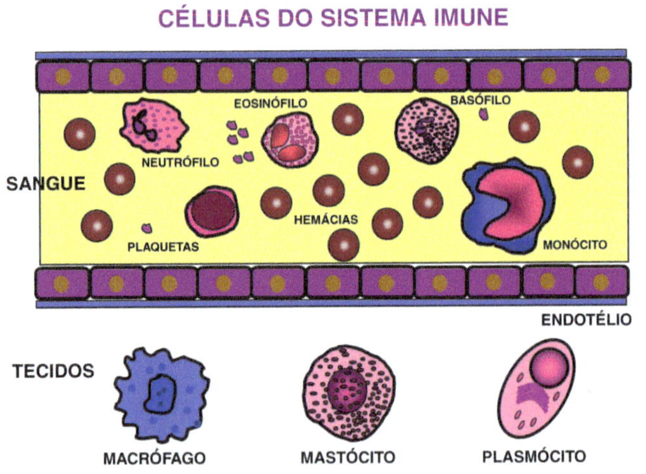


**FIGURA 6.7** Esquema representando as células sanguíneas e teciduais do sistema imune.

## Linfócitos

Os linfócitos apresentam-se como células redondas, com diâmetro pouco maior que um eritrócito (6-8 micrômetro, para os pequenos linfócitos), providos de núcleo denso e volumoso, cercado por estreita orla citoplasmática, quando observados em microscopia de luz. Na microscopia eletrônica não revelam retículo endoplasmático, mas somente algumas mitocôndrias e ribossomos dispersos; apresentam projeções citoplasmáticas mais abundantes nos linfócitos B.

Existem dois tipos de linfócitos que possuem diferentes funções: as células T e as células B. Os linfócitos T se diferenciam inicialmente no timo enquanto as B se diferenciam em mamíferos na medula óssea. Existe também uma população de células *nulas*, que não possuem as características da célula B ou T (células não T e não B ou células de terceira população).

Os linfócitos são produzidos na medula óssea em grande velocidade ($10^9$/ dia), e migram através da circulação para os tecidos linfoides secundários. O adulto tem aproximadamente $10^{12}$ células linfoides e o tecido como um todo representa cerca de 2% do peso corporal total. As células linfoides representam cerca de 20% dos leucócitos totais. Os linfócitos são geralmente células de vida longa (100 a 200 dias no ser humano), existindo segundo alguns autores linfócitos quiescentes que perduram durante 10-20 anos. Os linfócitos que não receberam estímulo imunogênico são chamados por alguns autores de linfócitos *naïves*.

### *Linfócitos B*

Representam cerca de 5-15% dos linfócitos circulantes e são definidos pela presença de imunoglobulinas inseridas em receptores para Fc na membrana superficial, onde atuam como receptores de antígenos. As células circulantes geralmente expressam IgM ou IgD na sua superfície. Os linfócitos B são raros no timo, sangue e ducto torácico. Abundantes na medula óssea e regiões timo independentes dos órgãos linfoides secundários.

A ativação dos linfócitos B ocorre pela ligação do antígeno nas imunoglobulinas de sua superfície (IgM ou IgD), que atuam como receptores para antígenos específicos. Após ativação, forma-se um clone de células sensibilizadas para determinado antígeno, a diferenciação em plasmócitos e produção de anticorpos (Figura 6.8).

### *Linfócitos T*

Representam a maioria dos linfócitos circulantes e movem-se ativamente atravessando os espaços teciduais com grande rapidez. São abundantes no sangue, ducto torácico, timo e regiões timo dependentes dos órgãos linfoides secundários. Poucos na medula óssea. Os linfócitos T podem ser divididos funcionalmente em três populações de células: a) Linfócitos T auxiliares (T helper, Th) que participam indiretamente da produção de anticorpos para uma grande variedade de antígenos, influenciando a atividade dos linfócitos B. Participam também do fenômeno da hipersensibilidade tardia e da ativação de macrófagos; b) Linfócitos T citotóxicos (Tc), células efetoras da lise e destruição de células presentes num órgão transplantado de um doador não compatível. Estão envolvidas com a morte de células tumorais e de células infectadas por vírus ou outros parasitas; c) Linfócitos T reguladores que participam da atividade reguladora do sistema imune, influenciando tanto as funções exercidas por linfócitos B macrófagos e até por outros linfócitos T.

Os linfócitos podem ser caracterizados por glicoproteínas de superfície em duas linhagens principais; CD4 e CD8. Os linfócitos T CD4 são: a) células auxiliadoras para linfócitos B e T (helper); b) células auxiliadoras que ativam linfócitos supressores CD8; c) células efetoras para reações de hipersensibilidade tardia; d) células reguladoras do sistema imune. Os linfócitos T CD8 são representados por: a) células citotóxicas, capazes de destruir células infectadas por vírus, células tumorais e aloenxertos; b) células supressoras que inibem produção de anticorpos pelos linfócitos

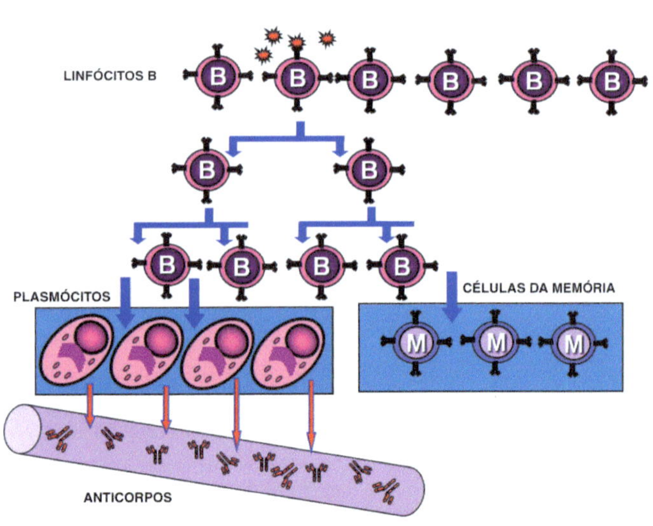


**FIGURA 6.8** Esquema ilustrando a produção de anticorpos pelos plasmócitos.

B e que inibem reações de hipersensibilidade tardia e de imunidade celular.

A ativação dos linfócitos T ocorre quando os receptores de antígenos da membrana citoplasmática das células T são ocupadas pelo antígeno específico, ocorre a indução de receptores para interleucina 2 e a secreção endógena da interleucina 2. Quando ocorrer a ocupação dos receptores da interleucina 2 pela mesma, a célula sofre mitose, formando um clone de células T ativadas.

## Células citotóxicas

Dois tipos de células são capazes de produzir lise de células-alvo pela interação com determinantes antigênicos existentes na superfície das mesmas. São elas: a) Linfócito T citotóxicos: após o contato com o antígeno, os linfócitos T se diferenciam em linfoblastos, que produzem linfocinas ou nos linfócitos citotóxicos que destroem as células-alvo; b) Células Natural-Killer (NK): são células citolíticas inespecíficas, capazes de lisar células-alvo em condições naturais, na ausência de qualquer processo de imunização.

## Plasmócitos

Apresentam-se como células ovalares de 10-15 μm de diâmetro caracterizados por citoplasma fortemente basófilo e núcleo excêntrico assemelhando-se a roda de carroça, quando observados na microscopia de luz. Ao microscópio eletrônico o plasmócito maduro apresenta características de célula produtora de proteínas, apresentando numerosas mitocôndrias, ribossomos, ergastoplasma e aparelho de Golgi desenvolvidos. Formam sítios em determinados locais do organismo quando ocorre estímulo antigênico. São células de vida curta (4-5 dias) e sua função imunológica é a produção de anticorpos.

## Macrófagos

Os macrófagos apresentam diferentes formas morfológicas após ativação por estímulos externos, como micro-organismos. Alguns desenvolvem citoplasma abundante e são chamados de células epitelióides. Macrófagos ativados podem se fundir e formar células gigantes multinucleadas. Quando se localizam especificamente em alguns tecidos recebem denominações especiais; no sistema nervoso são denominados micróglia; nos sinusóides vasculares do fígado, célula de Kupfer; nas vias aéreas pulmonares são chamados de macrófagos alveolares e os macrófagos multinucleados do tecido ósseo são chamados de osteoclastos. Quando presente no sangue é denominado de monócito, os quais se apresentam ao microscópio de luz como células volumosas, maiores que os eritrócitos, constituindo de 3 a 8% dos leucócitos.

As funções dos macrófagos são fagocitose, processamento do antígeno tornando acessível os determinantes antigênicos ou conferindo-lhes adjuvanticidade e apresentação do determinante antigênico ao linfócito B através de uma cooperação com células T auxiliadoras. Alguns fazem fagocitose e destruição intracelular do antígeno, outros, chamados macrófagos dendríticos (ou células dendríticas), levam o antígeno preso a sua membrana celular através de dendritos. Os macrófagos apresentam receptores para fragmento de Fc de imunoglobulinas, para C3 do complemento e para várias outras substâncias.

Os macrófagos produzem diversas substâncias biologicamente ativas para a resposta inflamatória, dentre elas: a) enzimas hidrolíticas (lisozima, protease, lipases); b) inibidores de enzimas hidrolíticas (macroglobulina e inibidor de protease); c) fatores que afetam a proliferação celular (interleucina 1 e fibronectina); d) fatores que afetam agentes infecciosos: interferon alfa e beta, peróxido de hidrogênio, anion superóxido e hidroxilas; e) todos os fatores do sistema complemento; f) fatores derivados de lipídeos de membrana: prostaglandinas, leucotrienos e fator ativador de plaquetas.

## Células apresentadoras de antígenos

São células que expressam antígenos processados junto a produtos do complexo principal da histocompatibilidade (MHC-classe 2). São encontradas na pele e em diversos órgãos. São representadas pelos macrófagos, células dendríticas dos gânglios linfáticos, células endoteliais vasculares e eventualmente linfócitos B (apresentam antígenos para linfócitos T).

## Células inflamatórias

- Neutrófilos: representam o tipo mieloide mais frequente, representando de 40 a 70% dos leucócitos do sangue. São chamados de polimorfonucleares neutrófilos e são granulócitos. Fagocitam, matam e digerem patógenos microbianos e são as primeiras células a serem recrutadas na inflamação aguda.
- Eosinófilos: são graqnulócitos polimorfonucleares e estão relacionados com doenças parasitárias e reações alérgicas. É um fagócito seletivo.
- Basófilos: são granulócitos polimorfonucleares e possuem receptor para IgE. Não realizam fagocitose. Agem na reação anafilática pela liberação de histamina.
- Mastócitos: são células teciduais que apresentam receptores para IgE. Liberam histamina e outros mediadores. Encontram-se principalmente no conjuntivo da pele, das mucosas e em torno de vênulas. Relacionadas com as reações de hipersensibilidade.

## Citocinas

São substâncias solúveis, chamadas de fatores ou mediadoras que agem sobre outras células. Quando produzidas por células da linhagem linfocítica são chamadas linfocinas, enquanto da linhagem monocítica são chamadas monocinas. Mais de 200 citocinas humanas já foram idientificadas. Na Tabela 6.3 estão expressas as nomenclaturas das citocinas e na Tabela 6.4, exemplos das principais citocinas com suas respectivas funções.

**TABELA 6.3 Nomenclatura das citocinas, abreviações mais comuns e exemplos**

| Nome | Abreviatura | Exemplos |
|---|---|---|
| Interleucina | IL | IL–1, IL–2, IL–4, IL-5, IL-6, |
| Interferons | IFN | IFN$\alpha$, IFN$\beta$, IFN$\gamma$ |
| Fator de Necrose Tumoral | TNF | TNF$\alpha$, TNF$\beta$ |
| Fatores de crescimento | GF | NGF, EGF |
| Quimiocinas | QC | MCP-1, MIP-1$\alpha$ |

**TABELA 6.4 Algumas citocinas e suas respectivas funções**

| Citocina | Origem | Atividade principal |
|---|---|---|
| Interleucina 1 | Macrófago | Aumento da resposta imune, mediador da inflamação |
| Interleucina 2 | Linfócito T | Ativação e proliferação de Linfócito T |
| Interleucina 3 | Linfócito T | Ação na hematopoiese |
| Interleucina 4 | Linfócito T | Proliferação de células T, B e mastócito<br>Produção de IgE |
| Interleucina 5 | Linfócito T | Proliferação de célula B, produção de IgA, diferenciação de eosinófilos e basófilos |
| Interleucina 6 | Linfócito T e macrófagos | Diferenciação de célula B, mediador da inflamação |
| Interleucina 7 | Células medula óssea | Hematopoiese de linfócitos |
| Interleucina 8 | Macrófago | Quimiotaxia para neutrófilos |
| Interleucina 9 | Linfócito T | Proliferação de células T |
| Interleucina 10 | Linfócito T | Diferenciação de células B |
| Interleucina 11 | Células medula óssea | Hematopoiese |
| Interleucina 12 | Macrófago | Diferenciação de células T |
| Interleucina 13 | Linfócito T | Diferenciação de células B |
| Interferon $\alpha$ | Leucócitos | Ativação de macrófagos e células NK<br>Regulação da expressão de MHC<br>Proteção de células frente a infecções virais |
| Interferon $\beta$ | Fibroblastos | |
| Interferon $\gamma$ | Linfócito T<br>célula NK | |
| Fator de Necrose Tumoral $\alpha$ | Linfócito T e Macrófago | Mediadores da inflamação<br>Ação em células tumorais |
| Fator de Necrose Tumoral $\beta$ | Linfócito T | |

## BIBLIOGRAFIA


Abbas AK, Lichtman AH, Pillai S. Imunologia celular e molecular. 6 ed. São Paulo: Elsevier; 2008:564.

Bellanti JA. Imunologia: noções básicas. Rio de Janeiro: Interamericana; 1981:262.

Calich V, Vaz C. Imunologia. Rio de Janeiro: Revinter; 2001. p. 260.

Calich, VLG, Vaz CAC. Imunologia básica. São Paulo: Artes Médicas; 1988. p. 376.

Carneiro-Sampaio MMS, Grumach AS. Alergia e imunologia em pediatria. São Paulo: Sarvier; 1992. p. 261.

Centner J, Weck AL. Atlas of immuno-allergology: an illustrated primer for health care professionals. Seatle: Hogrefe & Huber Publishers; 1995. p. 186.

Eisen HN. Microbiologia de Davis: imunologia. 2 ed. São Paulo: Harper & Row, v. 2; 1979. p. 424 756.

Ferri RG, Calich VLG, Vaz CAC. Imunologia. São Paulo: Edgard Blücher/EDUSP; 1977. p. 317.

Fudenberg HH, Stites DP, Caldwell JL, Wells JV. Imunologia básica e clínica. 2 ed. Rio de Janeiro: Guanabara Koogan; 1980. p. 737.

Jancar S. Imunidade natural e inflamação. In: Calich V, Vaz C. Imunologia. Rio de Janeiro: Revinter; 2001. p.11-30.

Janeway CA et al. O sistema imunológico na saúde e na doença. 4 ed. Porto Alegre: Artmed; 2000. p. 634.

Janeway CA, Travers P, Walport M, Shlomchil. Imunobiologia – o sistema immune na saúde e na doença. Artmed: Porto Alegre. 5 ed. 767 p.

Janeway JR, CA, Travers P. Imunobiologia. 2 ed. Porto Alegre: Artes Médicas; 1997. I24p.

Jawetz E, Levinson W. Microbiologia médica e imunologia. 7 ed. São Paulo: Artmed; 2005. 632p.

Kuby J Immunology. 3 ed. New York: W.H. Freeman and Company; 1997. p. 664.
Kumar V, Cotran RS, Robbins SL. Patologia básica. 5 ed. Rio de Janeiro: Guanabara-Koogan; 1994. p. 608.
Miller JFAP. Self-nonself discrimination and tolerance in T and B lymphocytes. Imunol Res, v.12; 1993. p.115-130.
Paul WE. Fundamental immunology. 4 ed. Philadelphia: Lippincott-Raven; 1999. p. 1589.
Peakman M, Vergani D. Imunologia básica e clínica. Rio de Janeiro: Guanabara Koogan; 1999. p. 327.
Playfair JHL, Lydyard PM. Imunologia Médica. Rio de Janeiro: Revinter Ltda.; 1999. p. 104.
Poirier J, Dumas JLR, Catala M, et al. Histologia molecular: texto e Atlas. São Paulo: Santos; 2003. p. 430.
Roesel C. Imunologia: um método autoinstrutuvo. São Paulo: McGraw-Hill; 1981. p. 284.
Roitt I, Brostoff J, Male D. Imunologia, 6 ed. London: Mosby; 2003. p. 481.
Roitt I, Brostoff J, Male D. Immunology. 5 ed. Londres: Mosby; 1998.
Scroferneker ML et al. Notas de imunologia. Porto Alegre: Editora da Universidade Federal do Rio Grande do Sul; 1996. p. 578.
Scroferneker ML, Pholmann PR. Imunologia básica e aplicada. Porto Alegre: Sagra Luzzato; 1998. p. 578.
Sharon J. Imunologia básica. Rio de Janeiro: Guanabara Koogan; 2000. p. 267.
Stites DP, Terr AI, Parslow TG. Medical immunology. 9 ed. Stamford: Appleton & Lange; 1997. p. 900.
Trowbridge HO, Emling RC. Inflamação: uma revisão no processo. 4 ed. São Paulo: Quintessence Editora; 1996. p. 172.
Unanue ER, Benacerraf B. Imunologia. 2 ed. Rio de Janeiro: Guanabara; 1984. p. 274.
Virella, G. Microbiology, immunology and infectious diseases. Philadelphia: Lippincott Williams & Wilkins; 1999. p. 116.

CAPÍTULO

# 7

# Resposta Imune Humoral

*Mariella Vieira Pereira Leão*

*Antonio Olavo Cardoso Jorge*

A imunidade humoral representa a resposta adaptativa mediada por anticorpos (imunoglobulinas), que reagem especificamente com os antígenos que induziram sua produção. Primeiramente ocorre o reconhecimento dos antígenos pelos linfócitos B específicos, por meio de receptores (imunoglobulinas) ligados à membrana. A seguir inicia-se a ativação, proliferação e diferenciação dos linfócitos B em plasmócitos, os quais produzem os anticorpos. O reconhecimento do antígeno pelos anticorpos inicia atividades biológicas que levam à eliminação dos microrganismos ou à neutralização de sua aderência ou infectividade.

## ANTÍGENOS E IMUNÓGENOS

Antígenos (do grego: *anti*, contra e *gen*, gerar) são moléculas capazes de serem reconhecidas pelos componentes da resposta imunológica específica, como os anticorpos. Imunógenos são moléculas capazes de induzir uma resposta imunológica específica. Na prática, utilizamos antígeno como sinônimo de imunógeno.

Determinante antigênico (ou epítopo) é a menor porção de uma molécula, responsável por sua propriedade de estimular a produção de anticorpos ou ser reconhecida pelos por eles. É a região do antígeno que determina a especificidade da reação antígeno-anticorpo.

Assim, uma molécula pode ter as seguintes propriedades: imunogenicidade, quando possui a capacidade de induzir uma resposta imune específica, e/ou antigenicidade, quando possui a propriedade de reagir com os produtos dessa resposta.

### Requisitos e propriedades dos antígenos

Os linfócitos de um vertebrado são capazes de reconhecer como **próprias** do organismo as estruturas químicas herdadas geneticamente. Esses mesmos linfócitos reconhecem ainda como próprias as estruturas químicas que estiveram em contato com os órgãos linfoides durante a vida embrionária desse organismo. Quando a molécula é reconhecida como própria, o organismo normalmente não apresentará uma resposta imune específica contra ela, ou será **tolerante** a essa molécula. Entretanto, após a vida embrionária, quando uma molécula qualquer entra em contato com o organismo de um vertebrado, ela poderá ser reconhecida como **estranha** (não própria ou *non self*), e provavelmente induzirá uma resposta imune específica. Assim, quanto mais estranha a molécula, mais imunogênica ela será.

Um segundo requisito de um antígeno se relaciona com o tamanho: moléculas de peso molecular inferior a 5.000 não são imunogênicas (a menos que estejam agregadas); entre 5.000 a 10.000 são fracamente imunogênicas (insulina e histonas, por exemplo); moléculas de elevado peso molecular (ovoalbumina, 40.000; soro albumina, 60.000) representam os antígenos/imunógenos mais potentes.

Não basta que uma molécula seja grande para que seja um antígeno; alguns polímeros sintéticos (náilon, polistireno) possuem estruturas volumosas, porém não são imunogênicos. É necessário que a molécula possua ainda complexidade interna para que possua maior potencial imunogênico. A complexidade interna é determinada pelas propriedades físicas e químicas da molécula.

Não existe nenhuma configuração (conformação) molecular que seja caracteristicamente imunogênica. Polipeptídeos, lipídeos ou carboidratos, sejam eles lineares, ramificados ou globulares, são todos capazes de induzir resposta imune. Entretanto, as moléculas de natureza química proteica tendem a induzir melhores respostas. Estas podem existir puras ou combinadas com outras substâncias, como os próprios lipídeos (lipoproteínas), ácidos nucleicos (nucleoproteínas) ou carboidratos (glicoproteínas: antígenos dos grupos sanguíneos, por exemplo). Como exemplos de proteínas imunogênicas existem as proteínas séricas e teciduais, as proteínas estruturais dos vírus, bactérias e outros microrganismos, toxinas, proteínas vegetais e enzimas. Os polissacarídeos, quando imunogênicos, podem ocorrer puros (cápsula do pneumococo, por exemplo), ou na forma de lipopolissacarídeos (LPS) constituintes de parede celular de bactérias Gram-negativas. Por muitos anos, os ácidos nucleicos foram considerados não imunogênicos; entretanto, sob certas condições, eles podem se tornar imunógenos, particularmente quando compostos de filamento único.

### Haptenos

Hapteno é definido como uma pequena molécula que não pode, por si só, estimular a síntese de anticorpos, mas quando combinada (conjugada) com uma molécula carreadora, por exemplo uma proteína, o conjunto poderá induzir uma resposta e os anticorpos formados poderão reconhecer a fração haptênica.

### Adjuvantes

São substâncias capazes de potencializar a resposta imune. Exemplos: hidróxido de alumínio, alginato de cálcio, LPS de bactérias Gram-negativas e emulsões oleosas, entre outros. Muito usados em experimentos são os adjuvantes de Freund, que apresentam dois tipos principais: a) adjuvante completo de Freund: emulsão óleo-água que contém micobactérias mortas e estimula resposta imune quando misturados em uma emulsão com o antígeno; b) adjuvante incompleto de Freund: contém todos os elementos do adjuvante completo, exceto as micobactérias.

### Superantígenos

Superantígenos são moléculas capazes de ativar linfócitos T e B de maneira diferente daquela que ocorre com antígenos convencionais, promovendo grande estimulação do sistema imune. Exemplos: algumas toxinas estafilocócicas e estreptocócicas, entre outras.

## ANTICORPOS

Os anticorpos são moléculas proteicas (também chamadas de gamaglobulinas ou imunoglobulinas) que trazem consigo a propriedade de se combinar especificamente com os antígenos que induziram sua produção. As imunoglobulinas formam um grupo heterogêneo de proteínas que representam aproximadamente 20% das proteínas plasmáticas. Na eletroforese do soro, a maioria dos anticorpos migra para a zona designada gamaglobulina, mas também são encontradas quantidades significativas na zona das betaglobulinas. Diferentes moléculas de imunoglobulinas também são encontradas nos fluidos extravasculares, nas secreções exócrinas e na superfície de alguns linfócitos.

### Estrutura

Os anticorpos são glicoproteínas compostas de 82 a 96% de polipeptídeos e de 4 a 18% de carboidratos. Possuem uma estrutura básica (monômero) (Figura 7.1) constituída por:

a) duas cadeias pesadas (H, do inglês *heavy*) com cerca de 550.000 daltons de peso molecular e 446 resíduos de aminoácidos, unidas covalentemente por pontes dissulfeto (S-S) e por forças não covalentes, sobretudo hidrofóbicas;
b) duas cadeias leves, (L, do inglês *light*) com cerca de 25.000 daltons e 214 resíduos de aminoácidos, unidas às respectivas cadeias H por pontes S-S.

As pontes químicas dissulfeto (S-S), principalmente encontradas entre resíduos de cisteína, são essenciais para a manutenção da estrutura tridimensional das imunoglobulinas. Essas pontes podem ser intercadeias (cadeia H para H, cadeia H para L, cadeia L para L) ou intracadeia.

Cada cadeia de polipeptídeos (H ou L) contém na porção aminada uma região (V) variável; e na porção terminal carboxilada, uma região (C) constante. As regiões variáveis tanto da cadeia L como H formam o sítio de ligação com o antígeno.

A digestão enzimática dos anticorpos pela pepsina foi utilizada por Pope (1938-1939), para purificação de soros terapêuticos. Tal digestão originou dois fragmentos: um que se ligava ao antígeno (F[ab']2: dois fragmentos Fab unidos por ligação dissulfeto) e outro cristalizável (Fc). Porter (1959) verificou que através da digestão pela papaína eram formados 3 fragmentos: dois fragmentos Fab e um Fc. A fração Fc orienta a atividade biológica da molécula de anticorpo, tais como passagem transplacentária, a fixação do complemento e a combinação com vários tipos de células.

Os anticorpos, quando vistos ao microscópio eletrônico por coloração negativa, apresentam-se como moléculas em forma "Y", cujos braços podem abrir-se até um ângulo de 180°, nas regiões que atuam como dobradiças. Essas regiões são ricas em aminoácidos prolina e cisteína, e são locais mais sensíveis à ação das enzimas (papaína e pepsina).

### Classes dos anticorpos

Os anticorpos são moléculas bifuncionais no sentido de que podem ligar-se especificamente a um antígeno e também po-

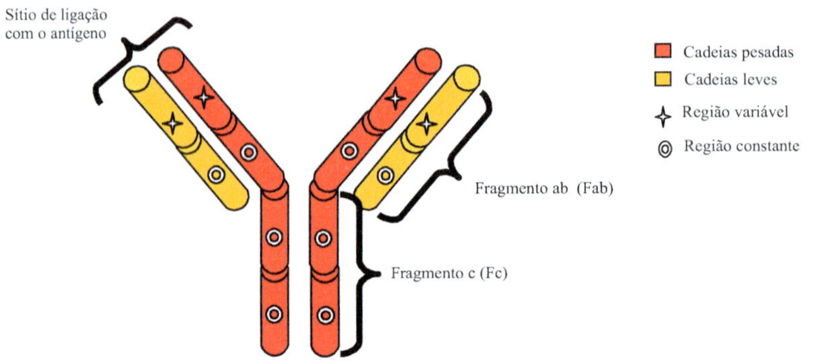


FIGURA 7.1 Estrutura esquemática de uma molécula de anticorpo monomérica, com suas frações e regiões.

dem iniciar uma variedade de fenômenos secundários, tais como fixação do complemento e a liberação de histamina pelos mastócitos, que independem da especificidade a um antígeno. As moléculas de anticorpos são extremamente heterogêneas, o que é de se esperar, tendo em vista a sua enorme diversidade com respeito à ligação com antígenos e suas diferentes atividades biológicas.

As sequências de aminoácidos das cadeias leves podem ser de dois tipos, kappa ou lambda. Já as diferenças nas sequências de aminoácidos das cadeias pesadas dividem os anticorpos em cinco isótipos ou classes, designadas IgG, IgA, IgM, IgD e IgE.

**Imunoglobulina G (IgG):** apresenta-se na forma monomérica e constitui aproximadamente 75% do total de anticorpos séricos no homem adulto normal. Existem 4 subclasses IgG1 (60-70% das IgG plasmáticas), IgG2 (14-20%), IgG3 (4-8%) e IgG4 (2-6%).

É a única imunoglobulina humana que pode atravessar a placenta e é responsável pela proteção do recém-nascido durante os primeiros meses de vida.

Os macrófagos e células *natural killer* possuem receptores de superfície para porção Fc de IgG1 e IgG3. Após a ligação ao antígeno pela porção Fab, pode ocorrer a ligação dessas células à porção Fc dos anticorpos, que promoverá a facilitação da fagocitose (opsonização) ou citotoxicidade celular, respectivamente.

A IgG também é capaz de ativar o sistema complemento (exceção da IgG4), que por sua vez poderá lisar o patógeno ou facilitar sua eliminação.

**Imunoglobulina A (IgA):** pode ser de duas diferentes subclasses (IgA1 ou IgA2), e apresentar-se de duas formas distintas, uma encontrada no soro e outra nas secreções. A IgA sérica é geralmente um monômero e a IgA secretória (Figura 7.2) é um dímero, sendo a principal imunoglobulina do sistema de defesa das mucosas e das secreções exócrinas, como saliva, lágrima, colostro, entre outras. A IgA secretória possui ainda um polipeptídio de baixo peso molecular, chamado de cadeia J *(joining)*, que faz a união do dímero, e uma glicoproteína de origem epitelial designada "componente secretório", cuja função principal é tornar a IgA dimérica mais resistente à digestão péptica. A principal função biológica da IgA é fazer parte da primeira linha de defesa, impedindo ou diminuindo a aderência das bactérias às mucosas e neutralizando as toxinas e a infectividade dos vírus.

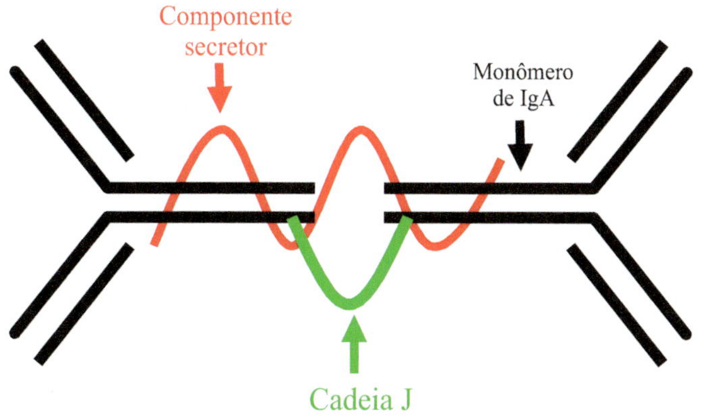


**FIGURA 7.2** Estrutura esquemática de uma molécula de IgA secretória.

**Imunoglobulina M (IgM):** constitui aproximadamente 10% das imunoglobulinas séricas e normalmente é encontrada na forma de pentâmero, com peso molecular de aproximadamente 970.000 daltons. As 5 cadeias são ligadas entre si por pontes dissulfeto e por uma cadeia J. É o principal anticorpo a agir nas respostas imunes precoces à maioria dos antígenos e predomina em certas respostas mediadas por anticorpos naturais, como aos antígenos dos grupos sanguíneos. É o anticorpo mais eficaz em fixar o complemento e aparece também, na forma monomérica, na superfície de células B. Na microscopia eletrônica apresentam-se em forma de estrela quando não ligada ao antígeno.

**Imunoglobulina D (IgD):** é um monômero presente no soro em quantidades mínimas (0,2% do total de anticorpos). A IgD também está presente na superfície de células B, onde atuam como receptores de antígenos.

**Imunoglobulina E (IgE):** apresenta-se na forma de monômeros e compreende apenas 0,004% do total de imunoglobulinas séricas. Possui grande afinidade pelos receptores de superfície de mastócitos e eosinófilos e os títulos elevados desta imunoglobulina estão correlacionados com reações anafiláticas e infecções por parasitas.

## Funções dos anticorpos

De maneira sucinta, as principais funções dos anticorpos são:

a) *inativação de vírus*: ao ligar-se à superfície dos vírus os anticorpos impedem que os mesmos se fixem às células-alvo, consequentemente diminuindo a infectividade viral;

b) *inativação de toxinas e outros agentes químicos*: ao ligar-se a estas moléculas, os anticorpos as impedem de causarem danos às células ou tecidos;

c) neutralização da aderência de bactérias à superfície de células epiteliais, principalmente em mucosas;

d) *opsonização ou facilitação da fagocitose*: após se ligarem ao antígeno pelo fragmento Fab, os anticorpos podem ser reconhecidos pelos fagócitos, por meio de receptores para Fc de IgG (IgG1 e IgG3). Essa interação favorece o englobamento do antígeno/patógeno e sua destruição pela fagocitose;

e) *participação na citotoxicidade celular (ADCC-citotoxicidade celular dependente de anticorpo)*: ao se ligarem a antígenos presentes na superfície de células-alvo, os anticorpos podem ser reconhecidos pelas células *natural killer*, por meio de receptores para os fragmentos Fc de IgG, levando à destruição das células pela ação de perforinas;

f) *fixação e ativação do sistema complemento*: quando duas moléculas de IgG (exceto IgG4) ou uma molécula pentamérica de IgM se ligam ao antígeno específico, a primeira proteína da via clássica do sistema complemento, C1, pode se fixar ao fragmento Fc desses anticorpos e iniciar a ativação de uma cascata de eventos, que poderão culminar na eliminação do patógeno e no desenvolvimento do processo inflamatório.

### Anticorpos monoclonais

São anticorpos produzidos em culturas de linfócitos em laboratório, exclusivamente por um único clone de linfócitos B. Esses anticorpos têm sido utilizados em pesquisa e no diagnóstico de diversas doenças. Exemplos: determinação de linhagens de linfócitos, detecção de antígenos HLA, identificação de microrganismos (vírus, fungos e bactérias), dosagem de hormônios, detecção de antígenos tumorais, entre outros.

## COMPLEMENTO

Charles Bordet, em 1895, observou que o soro obtido de animais infectados com um microrganismo apresentava capacidade de aglutinar e lisar esse microrganismo, em temperatura fisiológica (37°C). Se, entretanto, o soro fosse aquecido a 56°C ou mais, sua capacidade lítica era inibida, podendo ser restabelecida pela adição de soro de animal não exposto ao microrganismo. Como os anticorpos são termoestáveis e específicos, Bordet concluiu que o soro deveria conter outro componente, termolábil e inespecífico que "complementava" a atividade antimicrobiana dos anticorpos. Assim, Erlich originalmente utilizou o termo **complemento** para denominar esses componentes.

Hoje se sabe que o complemento não é uma substância única, mas sim um sistema bastante complexo, formado por vários elementos de natureza proteica, que interagem de forma sequenciada (cascata) e regulada, desempenhando funções efetoras da resposta humoral e participando do processo inflamatório.

### Componentes do complemento

O sistema complemento é constituído por um grande número de proteínas, várias das quais se apresentam como zimógenos, isto é, pró-enzimas que requerem quebra proteolítica para se ativarem. O resultado dessa ativação pode ser a lise de células ou microrganismos, a produção de mediadores pró-inflamatórios e a solubilização de complexos antígeno-anticorpo.

O sistema complemento pode ser ativado por três vias diferentes: **via clássica**, ativada pela ligação antígeno-anticorpo; **via das lectinas**, ativada pela ligação de uma lectina sérica à manose presente na superfície de alguns microrganismos; e **via alternativa**, ativada pela ligação de um componente espontaneamente gerado à superfície de um patógeno. Todas essas vias convergem para uma **via comum**, levando à formação de um complexo proteico citolítico chamado complexo de ataque à membrana.

As proteínas da via clássica e da via comum são identificadas pela letra C acompanhada de um número. A via clássica consiste de 6 proteínas: C1q, C1r, C1s, C4, C2 e C3, e a via comum dos componentes C5, C6, C7, C8, e C9. As proteínas da via alternativa são conhecidas como fatores e são identificadas por uma letra maiúscula. São eles: Fator B, Fator D e Properdina (P), além do componente C3.

Essas proteínas circulam no plasma sob forma inativa (Tabela 7.1). Quando estão sob a forma ativada, são indicadas com um traço horizontal sobre a letra e o algarismo respectivo; por exemplo: $\overline{C1}$ = C1 ativado. A letra "i" no final do símbolo serve para designar o componente que per-

**TABELA 7.1** **Principais proteínas que constituem a cascata do sistema complemento, considerando-se a via, peso molecular e concentração sérica**

| Via | Componente | Peso molecular (daltons) | Concentração sérica (μg/mL) |
|---|---|---|---|
| Clássica | C1q | 410.000 | 75 |
| | C1r | 85.000 | 50 |
| | C1s | 85.000 | 50 |
| | C4 | 210.000 | 500 |
| | C2 | 110.000 | 20 |
| | C3 | 195.000 | 1.200 |
| Alternativa | Fator B | 93.000 | 200 |
| | Fator D | 25.000 | 1 a 2 |
| | Properdina (P) | 220.000 | 25 |
| Comum (efetora) | C5 | 190.000 | 70 |
| | C6 | 128.000 | 60 |
| | C7 | 121.000 | 60 |
| | C8 | 155.000 | 60 |
| | C9 | 79.000 | 60 |

deu uma atividade definida, por exemplo: C4i = C4 inativado. Quando um componente é clivado de tal forma que resultem fragmentos, estes são representados por letras minúsculas após o símbolo; por exemplo: C3a e C3b, sendo a letra minúscula b reservada ao maior fragmento (alguns autores consideram como única exceção: C2a maior que C2b).

O sistema complemento compreende ainda proteínas reguladoras ou inibidoras que se apresentam sob a forma solúvel ou ligadas à superfície de certas células. A maioria delas é simbolizada pela abreviação de sua atividade, por exemplo: C4bp (do inglês C4, *binding protein*). Também faz parte do sistema complemento os receptores para os fragmentos gerados durante a cascata, identificados de acordo com o seu ligante ou por um sistema numérico, por exemplo: CR1 e C3aR.

## Vias de ativação do complemento

### *Via clássica*

A ativação do complemento pela via clássica é o principal mecanismo efetor da resposta mediada por anticorpos, uma vez que a ativação acontece pela ligação do seu primeiro componente, C1, com a porção Fc da molécula de anticorpo complexada com antígeno. Uma única molécula IgM pentamérica ou duas moléculas de IgG (IgG1, IgG2 e IgG3), ligadas ao antígeno ou à superfície de uma célula, podem fixar C1 e levarem à ativação da cascata.

C1 é uma molécula complexa constituída por uma subunidade C1q, duas C1r e duas C1s. A molécula C1q se liga a um domínio da cadeia pesada constante da molécula de anticorpo, alterando a conformação do complexo C1. Essa alteração estimula uma molécula C1r a se ativar e a ativar a outra. As duas moléculas C1r ativadas clivam as duas C1s, que continuam o processo de ativação atuando sobre os próximos componentes da via clássica do sistema complemento, C4 e C2. C1s cliva C4 produzindo C4a, que é liberado no local, e C4b, que se liga covalentemente à superfície mais próxima, por exemplo, à superfície do patógeno (Figura 7.3).

A seguir, C2 liga-se a C4b, ficando suscetível a clivagem por C1s, que produz os fragmentos a e b. O fragmento C2b liga-se a C4b formando o complexo C4b2b, conhecido como **C3 convertase da via clássica** (Figura 7.4). As moléculas enzimaticamente ativas são bastante instáveis e tendem a ser degradadas se não encontrarem uma superfície sólida, como a superfície de uma bactéria. Essa é uma das principais formas de controle do sistema complemento.

C3 atua como um substrato para C3 convertase, cuja atividade é clivar grande número desta molécula. Dois fragmentos são gerados a partir dessa clivagem: C3a, que é liberado na área próxima, participando da resposta inflamatória local, e C3b, que se liga à superfície do patógeno, próximo ao complexo C4b2b, formando a última enzima **C5 convertase** da via clássica (C4b2b3b) (Figura 7.4). Essa enzima atua sobre C5, iniciando o complexo de ataque a membrana.

### *Via das lectinas*

Lectinas ligadoras de manana, encontradas no soro, ligam grupos de manose encontrados na superfície de algumas bactérias. Essa ligação permite a interação de duas proteases, semelhantes estruturalmente à C1r e C1s. Essa interação é análoga a interação C1q com C1r e C1s, e depois disso a cascata continua a mesma sequência.Trata-se, portanto, de uma ativação semelhante à via clássica, independente de anticorpo.

### *Via alternativa*

A via alternativa é ativada na ausência dos anticorpos, fazendo parte da imunidade inespecífica do organismo. Basta a presença no patógeno de determinadas características químicas, especialmente ausência de ácido siálico, ou a ausência de proteínas reguladoras na sua membrana para que a via alternativa seja desencadeada.

C3 tem um papel crítico na iniciação e progressão da via alternativa, pois a ativação acontece a partir de C3b, gerado na via clássica, ou C3($H_2O$), gerado espontaneamente pela hidrólise de C3 circulante. C3b ou C3($H_2O$) ligam-se

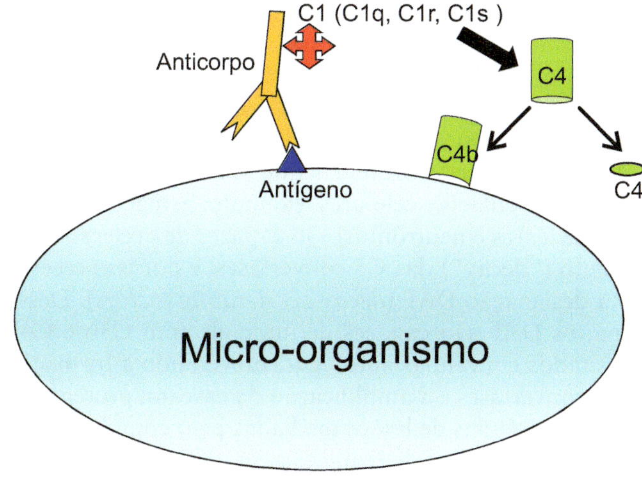


FIGURA 7.3 Esquema do início de ativação da via clássica do sistema complemento.

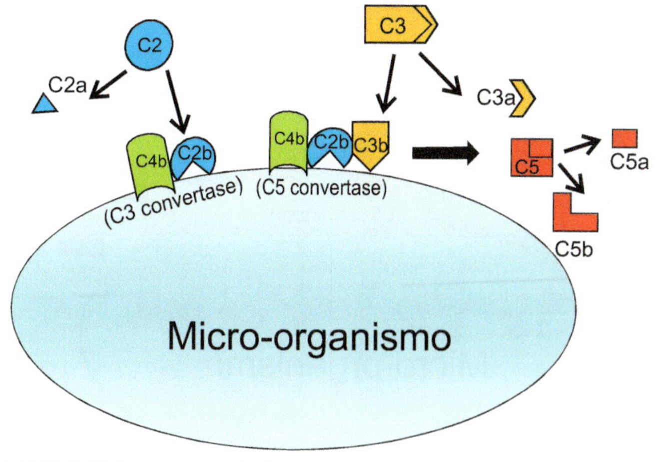


FIGURA 7.4 Esquema da formação da C3 convertase e C5 convertase da via clássica do sistema complemento.

ao Fator B, constituído de uma única cadeia polipeptídica, termolábil, homólogo a C2. Depois da ligação com C3b, o Fator B fica suscetível à clivagem pelo Fator D, uma glicoproteína também presente na fase fluída. São gerados Ba, que se dispersa e Bb, que permanece ligado a C3b ou C3($H_2O$), formando o complexo C3bBb ou C3($H_2O$)Bb, conhecido como **C3 convertase da via alternativa.** O complexo C3bBb é extremamente instável com meia-vida de cerca de 5 minutos, entretanto, na presença da glicoproteina sérica denominada Properdina (P), o complexo torna-se bem mais estável, prolongando a vida média para 30 minutos. Como esta convertase está sendo formada também na fase fluída, ela pode sofrer inativação rapidamente. Por isso, ela deve encontrar uma superfície "segura", que não tenha proteínas inibidoras do sistema complemento, para que a cascata continue. Superfícies não próprias, como membranas de bactérias, "protegem" o C3b, aumentam sua afinidade pelo Fator B e não têm proteínas reguladoras, além de possuírem algumas características químicas diferentes das nossas células que são percebidas pelas proteínas do sistema complemento (Figura 7.5).

A partir da formação da C3 convertase acontece uma retroalimentação positiva da cascata, uma vez que C3bBbP gera mais C3b, capaz de formar mais C3 convertase. Algumas das moléculas de C3b geradas depositam-se na superfície do patógeno e ligam-se a C3 convertase, formando o complexo C3bBb3b, conhecido como **C5 convertase da via alternativa.**

### *Via comum*

A C5 convertase proveniente de qualquer uma das vias inicia a ativação dos componentes terminais da cascata do complemento, que formarão o complexo de ataque a membrana (MAC – *membrane attack complex*).

C5 deve estar ligada a C3b antes de ser clivada pela C5 convertase. A quebra gera dois fragmentos: C5a, uma potente anafilatoxina, e C5b, que permanece ligado à superfície celular. Essa é a última etapa enzimática da cascata do complemento, a partir daí os componentes apenas ligam-se e polimerizam.

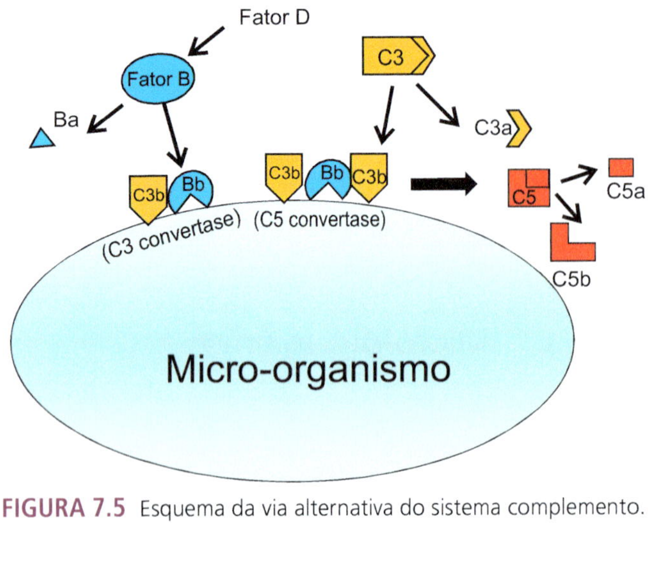


FIGURA 7.5 Esquema da via alternativa do sistema complemento.

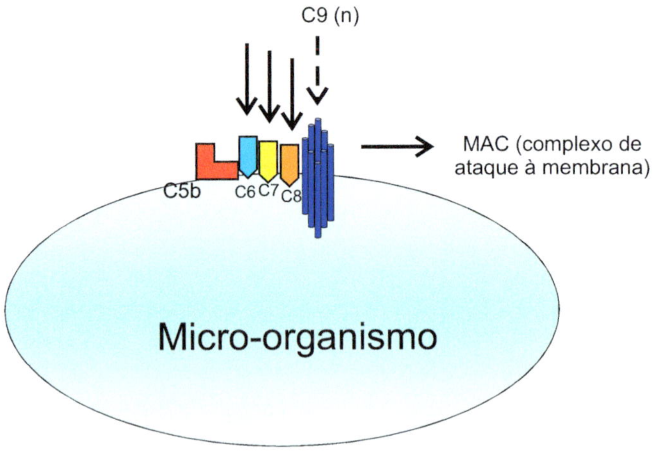


FIGURA 7.6 Esquema representando a via comum do sistema complemento.

C5b liga C6, formando o complexo C5b6, com característica hidrofílica. Quando C7 se junta ao complexo, este adquire hidrofobicidade e capacidade de inserir na bicamada lipídica da membrana plasmática. C8 liga o complexo C5-7, iniciando uma pequena lise da célula em que se encontram. A atividade lítica completa acontece quando várias moléculas de C9, o último componente da cascata, ligam-se ao complexo C5-8. As várias moléculas polimerizam-se no local da inserção e formam pequenos poros na membrana plasmática. Esses poros permitem a passagem de pequenas moléculas solúveis, íons e água, embora não permitam a passagem de grandes proteínas. Dessa forma, a célula sofre lise osmótica, ruptura da membrana e destruição celular (Figura 7.6).

## MECANISMOS REGULADORES DO SISTEMA COMPLEMENTO

Todas as vias de ativação do sistema complemento são extremamente reguladas para que não haja formação de MAC em tecidos próprios nem produção de mediadores inflamatórios em excesso.

O primeiro mecanismo de regulação é a inativação espontânea de alguns produtos. Assim, C5b, C4b, C3b, B são instáveis e rapidamente se transformam em, C5bi, C4bi, C3bi e Bi. Além disso, as enzimas C4b, 2a, Bb e o complexo C5b, 6, 7 também apresentam curta vida média.

Além disso, certas proteínas que se acham ancoradas a diferentes populações celulares (exemplo: hemácias, células mononucleares e neutrófilos) são capazes de acelerar o decaimento ("decay") das C3 convertases, e por isso receberam a designação DAF (*decay accelerating factors*). Dessa forma, os DAF são capazes de interagir com C3b e C4b depositados em células autólogas, prevenindo a formação de C3-convertases e a amplificação da cascata, protegendo assim essas células de lesões mediadas pelo complemento.

Outro mecanismo de regulação é a inativação dos componentes ativos por degradação enzimática. Por exemplo, o fator I, presente no soro, na presença de alguns cofatores, age enzimaticamente sobre C4b, originando C4bc e C4d, incapazes de contribuir para atividade da C3 convertase da via clássica, e também age sobre C3b, inativando-o (C3bi).

Uma terceira maneira de regular o sistema complemento é por inibição de alguns componentes sem quebra enzimática, mas com consumo do inibidor da reação. A proteína sérica C1-INH liga C1r ou C1s, impedindo que esses componentes clivem seus substratos e continuem a cascata do complemento.

Existem, ainda, algumas proteínas reguladoras do sistema complemento que competem na ligação com elementos da C3 convertase. Na via alternativa, o fator H compete com o Fator B e Bb pela ligação com C3b, impedindo a formação da C3 convertase, além de aumentar a suscetibilidade de C3b ao fator I. Na via clássica, C4bp ou CR1 (receptor do complemento tipo 1, aparece ligado a membrana de algumas células), ligam C4 e inibem competitivamente a ligação de C2a, prevenindo ou acelerando a dissociação da C3 convertase da via clássica.

A proteína C4-bp também age como um cofator na clivagem de C4b pelo fator I (originando C4bi).

A regulação também pode acontecer no momento da formação do MAC. A proteína S (vitronectina) liga C5b67 e impede que o complexo (MAC) se insira na membrana lipídica. Já a proteína de membrana HRF (*homologous restriction factor* - Fator de restrição homóloga) interfere com a ligação de C9 em C8. As demais proteínas reguladoras do sistema complemento encontram-se na Tabela 7.2.

## RECEPTORES PARA FRAGMENTOS DO COMPLEMENTO

Muitos dos efeitos biológicos do sistema complemento são mediados pela ligação dos fragmentos gerados com receptores específicos na superfície das células imunes.

Existem 4 receptores para os fragmentos de C3 (C3b, iC3b e C3dj-proveniente da quebra de C3b) ligados à superfície. Esses receptores são chamados de receptores do complemento tipos 1 a 4.

CR1 está presente em neutrófilos, monócitos e macrófagos, e é capaz de ligar um dos fragmentos de C3 na superfície do patógeno, favorecendo a sua endocitose e fagocitose. CR1 também age como cofator do Fator I, atuando como regulador da cascata, além de favorecer a captura de imunocomplexos ou microrganismos pelos eritrócitos e plaquetas, que também possuem tal receptor.

CR2 é encontrado na superfície de linfócitos B, células foliculares dendríticas e células epiteliais. Suas funções não estão bem estabelecidas, embora possa estar envolvido na ativação das células B e células B de memória e na ligação com imunocomplexos. Interessantemente a função mais conhecida de CR2 é a de receptor para o vírus Epstein-Barr, um herpesvírus humano que pode ficar latente em células B e células epiteliais da faringe.

CR3 aparece em células da linhagem micloide e representa uma importante molécula de adesão e facilitadora da fagocitose. CR4 tem a capacidade de ligar iC3b e fibrino-

**TABELA 7.2 Principais funções das proteínas reguladoras do sistema complemento**

| Proteína | Ligação | Função |
|---|---|---|
| | | ***Proteínas séricas*** |
| C1 – INH | C1r, C1s | Liga C1r e C1s e impede sua participação na via clássica. Previne ativação espontânea de C1. Inibe fatores da coagulação |
| C4 – bp | C4b | Acelera inativação da C3 convertase da via clássica. Age como cofator de Fator I |
| Fator I | C4b, C3b | Cliva e inativa C4b e C3b |
| Fator H | C3b | Acelera inativação da C3 convertase da via alternativa. Age como cofator de Fator I |
| S – protein | C5b – 7 | Impede a inserção do MAC na membrana plasmática |
| SP – 40,40 | C5b – 9 | Regula a formação do MAC |
| Inativador de anafilatoxina | C3a, C4a, C5a | Inativa as anafilatoxinas |
| | | ***Proteínas de membrana*** |
| CR1 | C3b, C4b, iC3b | Altera dissociação da C3 convertase das vias clássicas e alternativas. Atua como cofator de I |
| MCP (Proteína cofatora de membrana) | C3b, C4b | Age como cofator de Fator I |
| DAF | C4b2b, C3bBb | Acelera dissociação da C3 convertase |
| HRF | C8, C9 | Bloqueia ligação de C9 em C8. Previne inserção de MAC na membrana |
| CD59 - MIRL | C7, C8 | Previne a formação do MAC |

gênio e está envolvido com a adesão de monócitos e neutrófilos ao endotélio.

## AÇÕES BIOLÓGICAS DO SISTEMA COMPLEMENTO

### Citólise específica

O sistema complemento promove a lise de células pela inserção do MAC na superfície celular. Trata-se de um importante mecanismo de defesa contra microrganismos patogênicos, embora em algumas situações patológicas possa acontecer lise de células do próprio hospedeiro, ocasionando dano tecidual e doença.

### Opsonização

Opsonização significa facilitação à fagocitose. Algumas células e bactérias são mais facilmente fagocitadas quando componentes do complemento estão aderidos a sua superfície. C3b e iC3b, quando ligados a superfície de um microrganismo, agem como opsoninas e ligam especificamente os receptores do complemento presentes nos neutrófilos e macrófagos, favorecendo a fagocitose e morte desses microrganismos.

### Liberação de anafilatoxinas

C3a, C4a e C5a, fragmentos gerados durante a cascata, são chamados anafilatoxinas porque induzem vasodilatação e aumento de permeabilidade vascular, como na anafilaxia. Os fragmentos são capazes de agir diretamente sobre os vasos ou ligar determinadas células, promovendo a liberação de mediadores inflamatórios e vasoativos, como a histamina exocitada por mastócitos e basófilos.

### Quimiotaxia

C5a também atua como quimiotático para neutrófilos, induzindo sua migração para o local de agressão. Também estimulam a degranulação desses neutrófilos, atuam em seu metabolismo oxidativo e sua adesividade.

### Solubilização de complexos imunes

Os depósitos de grandes agregados Ag-Ac formados durante a resposta imune podem provocar reações de hipersensibilidade e muitas vezes podem se tornar difíceis de serem digeridos, mesmo quando fagocitados por macrófagos. A ligação do sistema complemento ao Ac pode impedir as interações entre as regiões Fc dos anticorpos, inibindo ou desestabilizando a formação desses grandes agregados.

### Imunoaderência

Esta função é mediada por CR1 presente na superfície de hemácias e plaquetas. Devido à presença desse receptor, essas células têm a capacidade de se ligarem aos complexos Ag-Ac-C3b e retirá-los da circulação sanguínea. Os complexos geralmente são levados para o baço ou para o fígado, onde as células fagocíticas mononucleares fixas irão fagocitá-los.

### Interação com os sistemas de coagulação sanguínea

O complemento interage com o sistema fibrinolítico e com o sistema bradicinina.

## SÍNTESE DAS PROTEÍNAS DO COMPLEMENTO

A maior parte das proteínas circulantes do sistema complemento é sintetizada por fagócitos mononucleares e hepatócitos. A síntese pelos fagócitos mononucleares é muito evidente nos sítios de inflamação.

A regulação da síntese dessas proteínas é bastante complexa e envolve a influência de certas interleucinas, como IL-1, IL-6 e TNF.

## DOENÇAS RELACIONADAS AO COMPLEMENTO

A anormalidade em algum gene responsável pela síntese de proteínas do sistema complemento pode levar a deficiência desse componente e consequentemente a uma ativação anormal da cascata.

Várias deficiências já foram descritas e geralmente são atribuídas à herança genética ou mutação espontânea de algum gene. A deficiência de complemento mais descrita é a do componente C2 e a deficiência de C3 está associada com infecções bacterianas piogênicas frequentes.

Deficiências nas proteínas reguladoras estão associadas com ativação anormal do complemento e anormalidades clínicas relacionadas. Por exemplo, indivíduos deficientes em C1-INH possuem edema angioneurótico hereditário, cuja manifestação clínica é o desenvolvimento frequente de edemas na pele e mucosas que duram de 24 a 72 horas.

O sistema complemento também pode estar associado a doenças quando um sistema normal é ativado por estímulos anormais, como microrganismos persistentes ou resposta humoral para antígenos próprios. Nesses casos os efeitos líticos e inflamatórios do complemento contribuem para o dano tecidual e doença.

## REAÇÕES ANTÍGENO ANTICORPO *IN VITRO*

Os antígenos (Ag) e seus anticorpos (Ac) correspondentes interagem por meio de forças reversíveis não covalentes para formar complexos antígeno-anticorpo. A união do Ag com o Ac ocorre através dos seguintes tipos de interações: pontes de hidrogênio, ligações eletrostáticas, forças de Van der Waals e propriedades hidrofóbicas.

### Reações de aglutinação

Quando uma suspensão de partículas (Ag particulado), que apresenta determinantes antigênicos na sua superfície é misturada com o antissoro específico (Ac), formam-se aglomerados mais ou menos volumosos que logo sedimentam no fundo de um tubo (Figura 7.7). Esse fenômeno pode ocorrer com bactérias, hemácias, leucócitos e outras células. Quando se empregam hemácias, esse processo é denominado hemaglutinação. Se a reação ocorrer com determinantes antigênicos naturais de microrganismos ou

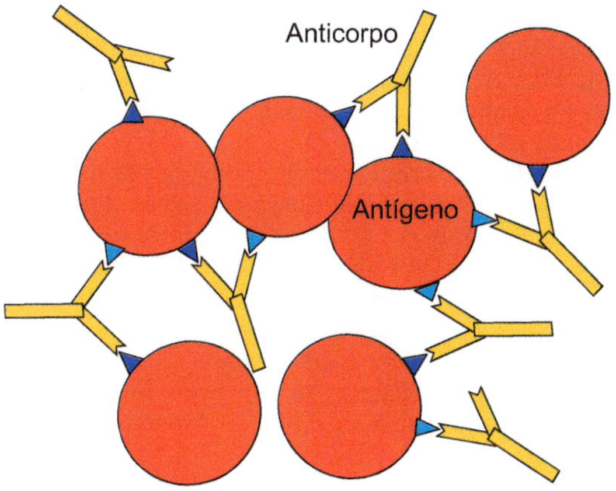


FIGURA 7.7 Esquema de uma reação de aglutinação.

células, a aglutinação é chamada de ativa ou direta. Quando se utilizam de partículas inertes (látex) ou hemácias revestidas de antígenos, a reação é chamada aglutinação passiva ou indireta.

## Reações de precipitação

Quando Ag e Ac apresentam-se em concentrações equivalentes na forma solúvel ocorre precipitação (Figura 7.8). O Ag tem que possuir 2 ou mais determinantes antigênicos, que reagirão com a estrutura bivalente (ou mais) do anticorpo.

As reações de precipitação em meio sólido são chamadas de imunodifusão, e podem ser simples, quando o Ag ou o Ac permanecem fixos, enquanto o outro reagente se move e forma precipitado com ele; ou dupla, quando o Ag e o Ac se movem um em direção ao outro. Assim, podem ser radiais ou lineares.

## Imunoeletroforese

A eletroforese consiste na separação de proteínas individuais por meio de um campo elétrico. As proteínas são separadas neste caso quase que exclusivamente com base em suas cargas superficiais, após o que são coradas e medidas em densitômetro. Geralmente utiliza-se a eletroforese em um meio estabilizante como papel, agarose, gel de amido ou acetato de celulose. A imunoeletroforese combina a difusão por separação eletroforética e a precipitação imune de proteínas.

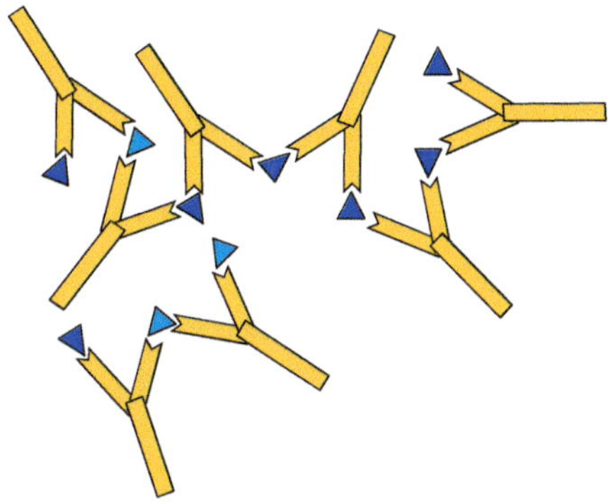

FIGURA 7.8 Esquema de uma reação de precipitação.

Uma mistura antigênica é colocada numa cavidade de uma placa de gel (lâmina coberta com agarose), e após a passagem de corrente elétrica para separação dos componentes, adiciona-se o antissoro (total) numa goteira longitudinal. A imunoeletroforese é utilizada para identificar e quantificar proteínas individuais presentes no soro, urina ou qualquer outro fluido biológico. Por exemplo, a separação de proteínas do soro humano, através do uso de antissoro de cavalo contra soro humano normal.

## Imunobloting (*Western Blot*)

Nesse método, os componentes resultantes de separação pela eletroforese são transferidos para membranas de nitrocelulose. O gel obtido após corrida na eletroforese é colocado em contato com a membrana de nitrocelulose e as bandas (proteínas) são transferidas para a mesma, mantendo as mesmas posições que tinham no gel. A seguir, as membranas são colocadas em presença do anticorpo específico marcado com enzima. A adição do substrato para enzima utilizada revela bandas específicas reconhecidas pelo anticorpo usado.

## Imunofluorescência

É possível tornar visível a reação Ag-Ac, marcando-se um dos reagentes com substâncias chamadas fluorocromos, que têm a capacidade de absorver a energia luminosa, armazená-la durante curto período de tempo, para em seguida emiti-la sob a forma de uma radiação de maior comprimento de onda. São utilizados principalmente a fluoresceína: fluorescência de cor verde-amarelada; e a rodamina: fluorescência laranja-avermelhada.

Para observação das amostras utiliza-se o microscópio de fluorescência, que é dotado de uma série de acessórios e de uma fonte de luz ultravioleta.

## Radioimunoensaio

Nas reações de radioimunoensaio, são utilizados antígenos ou anticorpos marcados com isótopos radioativos. Os isótopos mais usados em imunologia são o $^{131}I$ e o $^{125}I$. O resultado é analisado utilizando aparelho contador de isótopos ou impressionando filmes radiográficos.

Constitui-se atualmente um dos métodos *in vitro* mais sensíveis para a detecção de Ag. Utilizada principalmente para detecção e dosagem de hormônios, insulina, antígenos tumorais, antígenos da hepatite no sangue e no diagnóstico de alergias. Praticamente qualquer composto para o qual possam ser produzidos anticorpos pode ser dosado por radioimunoensaio.

## Imunoensaios enzimáticos

Análogo a imunofluorescência, utiliza como marcador uma enzima, por exemplo a fosfatase alcalina ou a peroxidase. E quando adicionado o substrato para essa enzima ocorre uma reação química que, na presença de uma substância cromógena, levará à formação de cor. Pode ser utilizado para dosar Ag ou Ac. Para dosar Ac, o Ag é

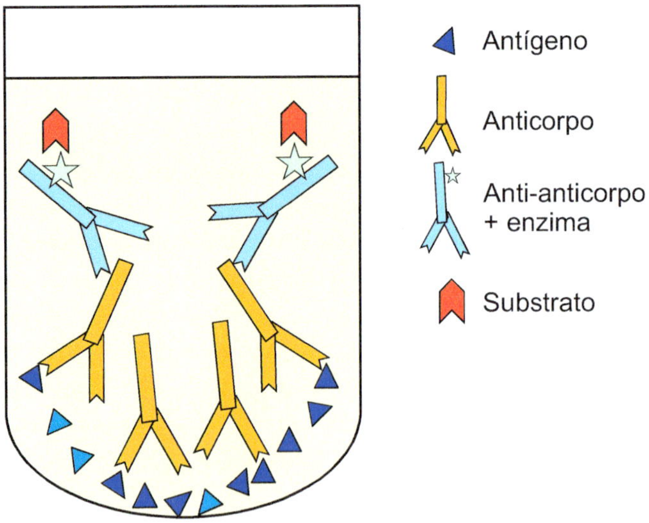


FIGURA 7.9 Princípio da prova de ELISA indireta. Antígenos (Ag) marcados são adsorvidos na parte interna de placas plásticas. A seguir coloca-se o material a ser examinado, contendo ou não anticorpos que se quer pesquisar. Depois disso, coloca-se anticorpos antigamaglobulina marcados com enzima, e a seguir o substrato da enzima para evidenciação da reação (formação de cor).

fixado a uma fase sólida, e a seguir adiciona-se a amostra na qual se pretende dosar o Ac. Vice-versa quando se deseja dosar o Ag.

### Reação ELISA

Esta técnica é um exemplo de imunoensaio enzimático. É uma prova sorológica conhecida como *enzima linked immunosorbent assay* ou prova imunoabsorvente ligada à enzima (ELISA). Foi desenvolvida em 1972 e atualmente é empregada no diagnóstico de várias doenças. Essa prova pode ser feita em escavações de placas plásticas para microtitulação. O princípio da prova é mostrado na Figura 7.9. Os resultados da hidrólise enzimática, que levarão à formação do produto colorido (e aumento da densidade óptica), são lidos num espectrofotômetro.

## BIBLIOGRAFIA

Abbas AK, Lichtman, AH. Imunologia cellular e molecular. 5 ed. São Paulo: Elsevier; 2004:580.

Bellanti JA. Imunologia: noções básicas. Rio de Janeiro: Interamericana; 1981:262.

Carneiro-Sampaio MMS, Grumach AS. Alergia e imunologia em pediatria. São Paulo: Sarvier; 1992. p. 261.

Centner J, Weck AL. Atlas of immuno-allergology: an illustrated primer for health care professionals. Seatle: Hogrefe & Huber Publishers; 1995. p. 186.

Divino-Goes KG et al. Prevalence of diphtheria and tetanus antibodies and circulation of *Corynebacterium diphtheria* in São Paulo, Brazil. Braz J Med Biol Res; 2007; 40:1681-7.

Fudenberg HH, Stites DP, Caldwell JL, Wells JV. Imunologia básica e clínica. 2 ed. Rio de Janeiro: Guanabara Koogan; 1980. p. 737.

Janeway CA et al. O sistema imunológico na saúde e na doença. 4 ed. Porto Alegre: Artmed; 2000. p. 634.

Janeway CA, Travers P, Walport M, Shlomchil. Imunobiologia – o sistema immune na saúde e na doença. Artmed: Porto Alegre. 5 ed. 767 p.

Janeway JR CA, Travers P. Imunobiologia. 2 ed. Porto Alegre: Artes Médicas; 1997. I24p.

Jawetz E, Levinson W. Microbiologia médica e imunologia. 7 ed. São Paulo: Artmed; 2005. 632p.

Jorge AOC. Microbiologia: atividades práticas. São Paulo: Livraria Editora Santos, 1997. 146 p.

Kuby J. Immunology. 3 ed. New York: W.H. Freeman and Company; 1997. p. 664.

Kumar V, Cotran RS, Robbins SL. Patologia básica. 5 ed. Rio de Janeiro: Guanabara-Koogan; 1994. p. 608.

Miller JFAP. Self-nonself discrimination and tolerance in T and B lymphocytes. Imunol Res, v.12; 1993. p.115-130.

Paul WE. Fundamental immunology. 4 ed. Philadelphia: Lippincott-Raven; 1999. p. 1589.

Peakman M, Vergani D. Imunologia básica e clínica. Rio de Janeiro: Guanabara Koogan; 1999. p. 327.

Playfair JHL, Lydyard PM. Imunologia Médica. Rio de Janeiro: Revinter Ltda.; 1999. p. 104.

Roesel C. Imunologia: um método autoinstrutuvo. São Paulo: McGraw-Hill; 1981. p. 284.

Roitt I, Brostoff J, Male D. Imunologia, 6 ed. London: Mosby; 2003. p. 481.

Roitt I, Brostoff J, Male D. Immunology. 5 ed. Londres: Mosby; 1998.

Scroferneker ML et al. Notas de imunologia. Porto Alegre: Editora da Universidade Federal do Rio Grande do Sul; 1996. p. 578.

Scroferneker ML, Pholmann PR. Imunologia básica e aplicada. Porto Alegre: Sagra Luzzato; 1998. p. 578.

Sharon J. Imunologia básica. Rio de Janeiro: Guanabara Koogan; 2000. p. 267.

Smith G et al. Immunoglobulin-producing cells in human odontogenic cysts. J Oral Pathol Med, v.16; 1987. p.45-8.

Stites DP, Terr AI, Parslow TG. Medical immunology. 9 ed. Stamford: Appleton & Lange; 1997. p. 900.

Unanue ER, Benacerraf B. Imunologia. 2 ed. Rio de Janeiro: Guanabara; 1984. p. 274.

Vaz CAC. Imunidade humoral. In: CALICH V, VAZ C. Imunologia. Rio de Janeiro: Revinter; 2001. p. 195-210.

Virella, G. Microbiology, immunology and infectious diseases. Philadelphia: Lippincott Williams & Wilkins; 1999. p. 116.

CAPÍTULO

# 8

# Resposta Imune Celular

*Juliana Campos Junqueira*

*Antonio Olavo Cardoso Jorge*

O sistema imunológico responde aos microrganismos que penetram no organismo humano por meio de respostas imunes inatas ou adquiridas. A resposta imune inata é um mecanismo de defesa natural e inespecífico contra microrganismos, constituída principalmente pelas barreiras da pele e mucosa, resposta inflamatória e fagocitose. Na maioria das vezes, a resposta imune inata é suficiente para eliminar os microrganismos infecciosos. Entretanto, em determinadas situações os microrganismos resistem à resposta imune inata, sendo então necessária a elaboração de uma resposta imune específica contra esses patógenos. Essa resposta imune específica é também denominada resposta imune adquirida porque ao contrário da imunidade natural, a imunidade adquirida se desenvolve apenas em respostas a infecções que são adquiridas durante a vida. As principais características da resposta imune adquirida, especificidade e memória, são atribuídas aos linfócitos que são as únicas células do corpo capazes de reconhecer e distinguir de modo específico diversos antígenos. As respostas imunes adquiridas são classificadas em dois tipos: resposta imune humoral, que é mediada por linfócitos B com produção de anticorpos, e resposta imune celular que é determinada por linfócitos T. Desse modo, a resposta imune celular pode ser definida como uma resposta imune específica a um antígeno mediada por linfócitos T.

## FUNÇÕES DA IMUNIDADE CELULAR

A imunidade celular age contra microrganismos intracelulares presentes em fagócitos, como os microrganismos que resistiram à fagocitose da resposta imune inata, ou em células não fagocíticas, como os vírus que são parasitas intracelulares obrigatórios. Como os microrganismos intracelulares ficam protegidos da ação dos anticorpos, a resposta imune específica contra tais infecções é responsabilidade da imunidade celular.

Além das respostas à infecções, as respostas imune celulares também participam dos mecanismos imunológicos da rejeição de transplantes de órgãos, da atividade antitumoral, das reações de hipersensibilidade e das doenças autoimunes. Entretanto, neste capítulo serão abordadas apenas as respostas imunes celulares aos microrganismos.

## LINFÓCITO T

As células T representam papel central na resposta imune celular. Originam-se de células pluripotentes da medula óssea, dirigem-se para o timo, onde sofrendo a ação de células epiteliais, macrófagos e células dendríticas desse órgão, em presença de hormônio timopoietina e da Interleucina 7 (IL-7) são diferenciados em linfócitos T. A seguir, os linfócitos T migram para os órgãos linfoides secundários, como os linfonodos, onde permanecem aptos a encontrar e reconhecer antígenos.

Durante o processo de maturação no timo, os linfócitos T são diferenciados em 2 subconjuntos principais: linfócitos T auxiliares ou *helper* (Th) e linfócitos T citotóxicos (Tc). Os linfócitos T auxiliares e T citotóxicos são indistintos morfologicamente em análises microscópicas, mas apresentam características fenotípicas e funcionais diferentes. Em relação às características funcionais, os linfócitos T auxiliares, quando reconhecem um antígeno e se tornam ativados, possuem a capacidade de estimular macrófagos a realizar fagocitose e linfócitos B a induzir a produção de anticorpos contra esse antígeno. Sendo assim, os linfócitos T auxiliares são importantes na defesa contra microrganismos que resistiram à fagocitose na resposta imune inata. Os linfócitos T citotóxicos quando são ativados por um antígeno levam à destruição direta da célula hospedeira e são importantes na defesa contra infecções virais.

Os linfócitos T auxiliares e T citotóxicos se diferenciam fenotipicamente por proteínas de superfície, que são marcadores fenotípicos identificados por exames que utilizam anticorpos monoclonais específicos, sendo, portanto, importantes para a diferenciação das subpopulações de linfócitos. Os linfócitos T auxiliares expressam uma proteína de superfície denominada CD4, enquanto os linfócitos T citotóxicos expressam uma proteína de superfície diferente, denominada CD8. A nomenclatura CD significa *cluster of differentiation*, ou seja, grupo de diferenciação. Como a maioria dos linfócitos T apresenta um marcador de superfície denominado CD3, os linfócitos T auxiliares são reconhecidos por apresentarem $CD3^+$ e $CD4^+$, e os linfócitos T citotóxicos por possuírem $CD3^+$ e $CD8^+$.

Além dos subconjuntos de células T auxiliares e T citotóxicas, existe um terceiro subconjunto denominado células T supressoras (Ts), que possuem a função de suprimir a atividade das outras células T, regulando assim as respostas imunológicas. As células T supressoras não são bem compreendidas e alguns pesquisadores consideram que as células Ts não constituem uma população distinta, mas representam a atividade supressora das populações de células Th e Tc. As células Ts podem apresentar marcadores CD8 na sua superfície, mas a maioria delas expressa marcadores CD4.

Tanto os linfócitos T auxiliares, quanto os linfócitos T citotóxicos, podem apresentar fases de desenvolvimento diferentes de acordo com a exposição ao antígeno. Sendo assim, os linfócitos podem ser classificados em linfócitos T *naïves*, que ainda não foram expostos aos antígenos, e linfócitos T ativados, representados por linfócitos que reconheceram um determinado antígeno. Os linfócitos T *naïves* e ativados apresentam aspectos morfológicos diferentes de acordo com sua atividade funcional nas diferentes fases da resposta imunológica.

Os linfócitos T *naïves* são células T maduras que se dirigiram do timo para os órgãos linfoides secundários e ainda não encontraram um antígeno. Essas células morrerão depois de 1 a 3 meses se não reconhecerem um antígeno específico. Os linfócitos T *naïves* não possuem atividade efetora e não se dividem ativamente. Como são células em repouso, apresentam tamanho pequeno (8 a 10 µm de diâmetro) e núcleo grande com cromatina densa, circundado por uma área delgada de citoplasma que contém algumas mitocôndrias, ribossomos e lisossomos, mas nenhuma organela especializada.

Entretanto, após o reconhecimento de um antígeno, os linfócitos T se tornam ativados e passam a se dividir intensamente para formar linfócitos T efetores e linfócitos T de memória. Desse modo, os linfócitos T ativados se tornam células maiores (10 a 12 µm de diâmetro) contendo mais citoplasma, organelas e quantidades aumentadas de RNA citoplasmático.

## ETAPAS DA RESPOSTA IMUNE CELULAR

A resposta imune celular pode ser resumida da seguinte maneira: linfócitos T *naïves* emergindo do timo migram para os órgãos linfoides secundários, incluindo linfonodos e baço, onde permanecem aptos a reconhecerem antígenos. Quando um microrganismo penetra no corpo, por exemplo, através da pele, antígenos desse microrganismo são transportados por células dendríticas por meio dos vasos linfáticos até os linfonodos regionais. Nos linfonodos, os linfócitos T *naïves* fazem o **reconhecimento do antígeno** e tornam-se linfócitos T ativados. Ainda nos linfonodos, os linfócitos T ativados realizam a **proliferação celular** (expansão clonal) e se diferenciam em linfócitos T efetores e linfócitos T de memória. As células T efetoras e T de memória entram na circulação e seguem em direção aos tecidos periféricos que contêm a infecção. Já nos tecidos periféricos, como a pele, os linfócitos T efetores realizam a **fase efetora** da imunidade celular, que consiste na eliminação dos microrganismos que estão se multiplicando no local da infecção. Os linfócitos T de memória passam a residir nos tecidos e nos órgãos linfoides secundários em preparação para a próxima infecção.

Diante do exposto, pode-se observar que a resposta imune celular ocorre em três principais etapas: a) reconhecimento do antígeno; b) ativação e proliferação celular; e c) fase efetora. A partir desse momento, serão descritos detalhadamente os mecanismos envolvidos em cada fase da resposta imune celular.

### Reconhecimento do antígeno

Assim como as células B da imunidade humoral, as células T usam os receptores de antígenos para reconhecer e reagir com um antígeno específico. As moléculas de reconhecimento de antígeno na superfície dos linfócitos T são chamadas de TCR (Receptor Celular do Linfócito T). A estrutura do TCR é semelhante à estrutura das imunoglobulinas que fazem reconhecimento de antígeno na superfície dos linfócitos B. O TCR é um receptor formado por duas cadeias peptídicas, chamadas de cadeia beta e cadeia alfa, ligadas por pontes dissulfeto. Cada cadeia contém uma porção constante ligada à célula e uma porção variável que se liga ao antígeno e é responsável pela especificidade da imunidade celular. Além disso, o TCR apresenta-se complexado às proteínas de superfície CD3.

Embora a estrutura do TCR seja semelhante à imunoglobulina de reconhecimento do linfócito B, esses receptores possuem mecanismos diferentes de reconhecimento de antígenos. Ao contrário das imunoglobulinas dos linfócitos B, que reconhecem tanto antígenos solúveis quanto antígenos ligados às células, o TCR dos linfócitos T reconhece apenas antígenos que são apresentados por outras células. Ou seja, o TCR apresenta especificidade para peptídeos antigênicos ligados a células do hospedeiro.

Na célula hospedeira, a função de apresentar antígenos para serem reconhecidos pelas células T é desempenhada por proteínas especializadas na superfície celular. Essas proteínas são codificadas por genes em um *locus* chamado de complexo de histocompatibilidade principal (MHC). Então, o TCR dos linfócitos T reconhece apenas peptídeos antigênicos ligados a proteínas do MHC na célula hospedeira.

As moléculas do MHC apresentam algumas diferenças estruturais, sendo então classificadas em MHC de Classe I e MHC de Classe II. As moléculas do MHC de Classe I estão presentes em quase todas as células nucleadas do organismo, enquanto as moléculas do MHC de Classe II estão presentes apenas em algumas células, como células dendríticas, macrófagos e linfócitos B, que são chamadas de células apresentadoras de antígenos. As células apresentadoras de antígenos são capazes de se ligar a um antígeno de forma inespecífica ou pouco específica, processá-lo em moléculas

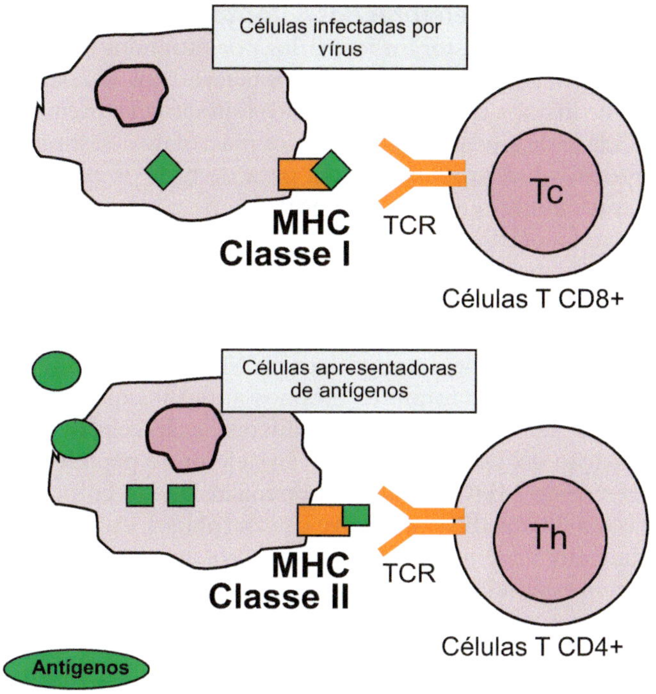


FIGURA 8.1 Reconhecimento de antígenos por linfócitos T auxiliares (Th) e linfócitos T citotóxicos (Tc).

menores e expressá-lo na membrana celular juntamente com a molécula de MHC de Classe II.

Esse padrão de expressão do MHC está ligado às funções das células T que são restritas à Classe I ou Classe II. As moléculas do MHC de Classe I apresentam peptídeos e são reconhecidas pelos linfócitos T $CD8^+$ e as moléculas do MHC de Classe II apresentam peptídeos antigênicos para os linfócitos T $CD4^+$ (Figura 8.1).

A função efetora das células T $CD8^+$ restritas à Classe I é eliminar células infectadas por microrganismos intracelulares como os vírus. Já que os vírus podem infectar qualquer célula nucleada, os ligantes que as células T $CD8^+$ reconhecem precisam ser exibidos por todas as células nucleadas. Por outro lado, a função dos linfócitos T $CD4^+$ restritos à Classe II requer que eles reconheçam antígenos apresentados por um número mais limitado de tipos celulares. Em especial, os linfócitos T auxiliares reconhecem antígenos que são apresentados por células dendríticas, pois a função efetora desses linfócitos é estimular macrófagos a fagocitar microrganismos que resistiram à resposta inata.

Para que ocorra o reconhecimento do antígeno pelos linfócitos T $CD4^+$ e T $CD8^+$, os antígenos precisam ser processados, convertidos em peptídeos antigênicos e expressos na superfície da célula pelas moléculas do MHC. A seguir, serão descritos os passos para o processamento antigênico para reconhecimento de antígeno pelo linfócito T $CD4^+$ e pelo linfócito T $CD8^+$.

Processamento antigênico para reconhecimento do antígeno por linfócito T $CD4^+$ (auxiliar): antígenos extracelulares, como proteínas bacterianas e fungos, ligam-se de maneira pouco específica às células apresentadoras de antígenos, o antígeno é interiorizado por endocitose, formando o fagossomo, o qual se unindo a um lisossomo forma o endossomo. O antígeno é processado em peptídeos menores (10 a 30 aminoácidos). Moléculas de classe II do complexo da histocompatibilidade principal (MHC) são formadas no retículo endoplasmático, transferidos para o complexo de Golgi e a seguir para o endossomo, onde são complexados com os antígenos processados. A seguir, o complexo MHC de classe II e antígeno processado é expresso na membrana citoplasmática da célula apresentadora de antígeno.

Processamento antigênico para reconhecimento do antígeno por linfócito T $CD8^+$ (citotóxico): neste caso, os antígenos a serem processados e expressos estão no citosol da célula, podendo ser proteínas de vírus ou antígenos tumorais. Esses antígenos sofrem proteólise pelo proteossoma, que corresponde a um grande complexo enzimático, com ampla atividade proteolítica, encontrado no citoplasma da maioria das células. Os peptídeos gerados são transportados para o retículo endoplasmático, onde moléculas do MHC de Classe I recém-sintetizadas estão à disposição para formação do complexo MHC de Classe I e peptídeos antigênicos, que posteriormente serão expressos na superfície celular.

Após a ligação do TCR do linfócito T ao peptídeo expresso na molécula de MHC, as moléculas CD4 ou CD8 dos linfócitos T também se ligam ao MHC. Essa ligação ocorre nas regiões não pleomórficas das moléculas de MHC e tem como finalidades principais: a estabilização da conexão entre o linfócito T e a célula que está expressando o antígeno, e realizar a transdução de sinais que vão iniciar a ativação do linfócito T (Figura 8.2).

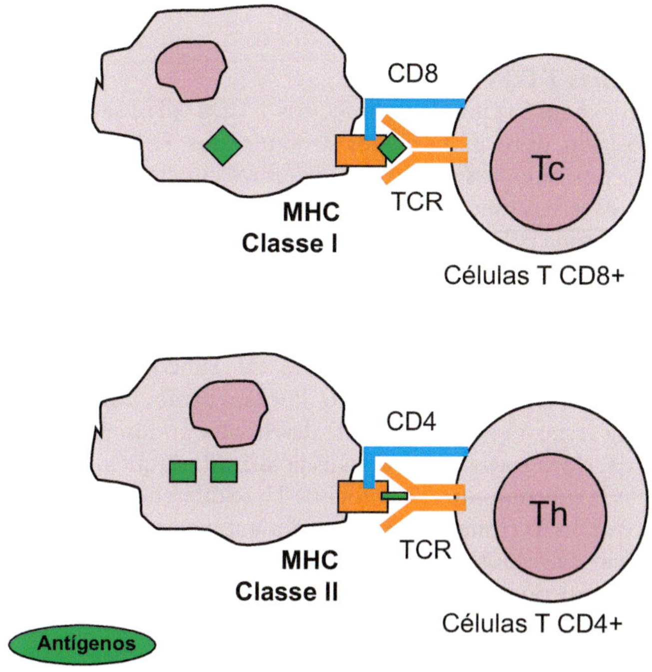


FIGURA 8.2 Ligação dos receptores CD8 e CD4 dos linfócitos T à região não pleomórfica das moléculas de MHC na superfície celular.

## Ativação e proliferação celular

A ligação do TCR dos linfócitos T aos peptídeos antigênicos expressos nas moléculas de MHC somados a ligação das moléculas de CD4 ou CD8 à região não pleomórfica do MHC resulta na ativação do linfócito T. A estimulação do TCR aumenta a transcrição de certos genes, ocorrendo síntese de proteínas (enzimas) com funções mitóticas e efetoras. Assim, a célula T passa a secretar citocinas, principalmente Interleucina-2 (IL-2), e a expressar receptores para essas citocinas, levando à expansão de clones de células T com a mesma especificidade antigênica. A IL-2 e outras citocinas produzidas também estimulam a diferenciação das células T em células efetoras e células de memória. A maior parte das células T estimuladas se torna células efetoras, cuja finalidade será eliminar o antígeno. A outra parte dos linfócitos T diferencia-se em células de memória de vida longa, que terá como função mediar respostas rápidas e intensificadas em uma segunda infecção por esse antígeno.

A expansão clonal rápida dos linfócitos específicos para um determinado microrganismo é necessária para a defesa imune do organismo se manter a par com a capacidade de multiplicação dos microrganismos durante uma infecção. Antes da exposição a um antígeno, a frequência de células T *naïves* específicas para qualquer antígeno é de 1 em $10^5$ a $10^6$ linfócitos. Após a exposição ao antígeno, o número de células T $CD4^+$ específicas para aquele antígeno pode aumentar para 1 em 100, e no caso dos linfócitos T $CD8^+$, esse aumento pode ser ainda maior (1 em 10 células).

## Fase efetora

Durante a fase de ativação e expansão clonal são formadas **células T $CD4^+$ efetoras** ou **células T $CD8^+$ efetoras**, além das **células T de memória**. Como as funções dessas células são diferentes na fase efetora da resposta imune celular, elas serão estudadas separadamente.

### *Células T $CD4^+$ efetoras*

Na expansão clonal dos linfócitos T $CD4^+$ (Th) são formados dois tipos de linfócitos denominados Th1 e Th2. Esses subconjuntos produzem diferentes citocinas e, portanto, exercem funções efetoras distintas. A principal citocina produzida pelo Linfócito Th1 é o Interferon-γ (IFN- γ) e pelo Linfócito Th2 é a Interleucina-4 (IL-4). O IFN-γ estimula ainda mais a diferenciação de Th1 e inibe a formação de Th2. Por outro lado, a IL-4 estimula a diferenciação de Th2 e inibe a formação de Th1. Assim, cada subconjunto amplifica a si mesmo e inibe o outro. Por essa razão, uma vez que uma resposta imunológica de desenvolve ao longo de uma vida, ela se torna cada vez mais polarizada naquela direção.

Os subconjuntos de linfócitos Th se diferenciam durante a expansão clonal por estímulos a antígenos diferentes no início da resposta imunológica. Os linfócitos Th1 são estimulados por antígenos que foram fagocitados na resposta imune inata e resistiram à fagocitose. Já a formação dos linfócitos Th2 ocorre por estímulos a antígenos de helmintos e alérgenos. A seguir, serão descritos os mecanismos efetores dos linfócitos Th1 e Th2.

***Mecanismos efetores dos linfócitos Th1*** Uma vez que os linfócitos Th1 foram formados por estímulos a antígenos que resistiram à fagocitose dos macrófagos na resposta imune inata, a resposta efetora dos linfócitos Th1 tem a finalidade de ajudar a fagocitose dos macrófagos e estimular linfócitos B a produzirem IgG para destruir os antígenos extracelulares que estão no local de infecção e ainda não foram fagocitados.

Desse modo, as células Th1 efetoras saem dos linfonodos para o tecido infectado por meio da corrente sanguínea. Quando chegam ao local da infecção, os linfócitos Th1 reconhecem peptídeos antigênicos no MHC de Classe II dos macrófagos, que foram os mesmos antígenos que estimularam a sua expansão clonal e diferenciação celular. Após a ligação do TCR do linfócito Th1 efetor ao peptídeo antigênico do MHC de Classe II do macrófago, o linfócito T passa a liberar IFN-γ que ativa os macrófagos, estimulando a sua atividade microbicida. Os macrófagos ativados produzem espécies reativas de $O_2$ e óxido nítrico que destroem os microrganismos intracelulares que estavam resistindo à fagocitose.

Os linfócitos Th1 efetores, além de ativarem macrófagos, também ativam os Linfócitos B. Ao chegar aos tecidos infectados, os linfócitos Th1 também reconhecem peptídeos antigênicos nas moléculas de MHC de Classe II dos linfócitos B e passam a produzir IFN-γ que ativam linfócitos B. Os linfócitos B ativados estimulam a produção de anticorpos IgG que opsonizam microrganismos extracelulares para auxiliar a fagocitose.

***Mecanismos efetores dos linfócitos Th2*** A principal função dos linfócitos Th2 efetores é combater infecções helmínticas. Os helmintos são muito grandes para serem fagocitados pelos macrófagos, sendo mais resistentes aos fagócitos do que a maioria das bactérias e outros microrganismos. Nos tecidos infectados, os linfócitos Th2 ativam os linfócitos B da mesma forma que os linfócitos Th1, mas os linfócitos Th2 secretam IL-4 que estimulam os linfócitos B a induzirem formação de IgE. As moléculas de IgE opsonizam os helmintos, desse modo os eosinófilos e mastócitos se ligam na porção Fc da IgE, liberando o conteúdo dos seus grânulos que levam à destruição do helminto.

### *Células T $CD8^+$ efetoras*

A ação efetora das células T $CD8^+$ segue os mesmos passos das células T $CD4^+$. Entretanto, as células T $CD8^+$ não produzem citocinas, mas destroem a célula-alvo por citotoxicidade direta. Quando chegam ao tecido infectado, as células T $CD8^+$ efetoras reconhecem os antígenos, pelos quais elas têm especificidade, nos receptores de MHC de Classe I na superfície da célula-alvo, ou seja, células que contêm microrganismos intracelulares como os vírus. A seguir, os linfócitos T $CD8^+$ efetores passam a liberar o conteúdo dos seus grânulos, que são proteínas citotóxicas (perforinas), levando à destruição da célula-alvo. Essa destruição é altamente específica, de modo que as proteínas citotóxicas secretadas pelos linfócitos T são transportadas por microtúbulos até a região de ligação com a célula-alvo. A seguir, ocorre fusão entre as membranas celulares do linfócito T e da célula-alvo, resultando na exocitose das proteínas citotóxicas do linfócito Tc para dentro da célula-alvo. Os linfócitos T citotóxicos não são lesados durante a destruição da célula-alvo e podem se ligar a outras células que também serão destruídas.

### Células T de memória

Durante a resposta imune celular a um antígeno, são formadas células T $CD4^+$ ou T $CD8^+$ de memória específica para esse antígeno, que podem residir no organismo durante anos ou por toda a vida do indivíduo. Essas células são responsáveis por respostas mais rápidas e amplificadas em um segundo contato com esse antígeno. Algumas células T de memória, chamadas de células T centrais, se instalam nos órgãos linfoides secundários e respondem à reexposição ao antígeno pela proliferação e formação de células efetoras. Outras células T de memória, conhecidas como células de memória efetoras, se instalam em tecidos periféricos e respondem a antígenos secretando citocinas.

## BIBLIOGRAFIA

Abbas AK, Lichtman AH, Pillai S. Imunologia celular e molecular. 6 ed. São Paulo: Elsevier; 2008:564.
Barbuto JAM. Imunidade celular. In: Calich, V, Vaz, C. Imunologia. Rio de Janeiro: Revinter; 2001:179-193.
Bellanti JA. Imunologia: noções básicas. Rio de Janeiro: Interamericana; 1981:262.
Birren B, Lai E. Pulsed field gel electrophoresis: a practical guide. San Diego: Academic Press; 1993:253.
Calich V, Vaz C. Imunologia. Rio de Janeiro: Revinter; 2001. p. 260.
Calich VLG, Vaz CAC. Imunologia básica. São Paulo: Artes Médicas; 1988. p. 376.
carneiro-Sampaio MMS, Grumach AS. Alergia e imunologia em pediatria. São Paulo: Sarvier; 1992. p. 261.
Centner J, Weck AL. Atlas of immuno-allergology: an illustrated primer for health care professionals. Seatle: Hogrefe & Huber Publishers; 1995. p. 186.
Eisen HN. Microbiologia de Davis: imunologia. 2 ed. São Paulo: Harper & Row, v. 2; 1979. p. 424 - 756.
Ferri RG, Calich VLG, Vaz CAC. Imunologia. São Paulo: Edgard Blücher/EDUSP; 1977. p. 317.
Fudenberg HH, Stites DP, Caldwell JL, Wells JV. Imunologia básica e clínica. 2 ed. Rio de Janeiro: Guanabara Koogan; 1980. p. 737.
Janeway CA et al. O sistema imunológico na saúde e na doença. 4 ed. Porto Alegre: Artmed; 2000. p. 634.
Janeway CA, Travers P, Walport M, Shlomchil. Imunobiologia – o sistema immune na saúde e na doença. Artmed: Porto Alegre. 5 ed. 767 p.
Janeway JR, CA, Travers P. Imunobiologia. 2 ed. Porto Alegre: Artes Médicas; 1997. I24p.
Jawetz E, Levinson W. Microbiologia médica e imunologia. 7 ed. São Paulo: Artmed; 2005. 632p.
Kuby J Immunology. 3 ed. New York: W.H. Freeman and Company; 1997. p. 664.
Kumar V, Cotran RS, Robbins SL. Patologia básica. 5 ed. Rio de Janeiro: Guanabara-Koogan; 1994. p. 608.
Miller JFAP. Self-nonself discrimination and tolerance in T and B lymphocytes. Imunol Res, v.12; 1993. p.115-130.
Paul WE. Fundamental immunology. 4 ed. Philadelphia: Lippincott-Raven; 1999. p. 1589.
Peakman M, Vergani D. Imunologia básica e clínica. Rio de Janeiro: Guanabara Koogan; 1999. p. 327.
Playfair JHL, Lydyard PM. Imunologia Médica. Rio de Janeiro: Revinter Ltda.; 1999. p. 104.
Roitt I, Brostoff J, Male D. Imunologia, 6 ed. London: Mosby; 2003. p. 481.
Roitt I, Brostoff J, Male D. Immunology. 5 ed. Londres: Mosby; 1998.
Scroferneker ML ct al. Notas de imunologia. Porto Alegre: Editora da Universidade Federal do Rio Grande do Sul; 1996. p. 578.
Scroferneker ML, Pholmann PR. Imunologia básica e aplicada. Porto Alegre: Sagra Luzzato; 1998. p. 578.
Sharon J. Imunologia básica. Rio de Janeiro: Guanabara Koogan; 2000. p. 267.
Stites DP, Terr AI, Parslow TG. Medical immunology. 9 ed. Stamford: Appleton & Lange; 1997. p. 900.
Unanue ER, Benacerraf B. Imunologia. 2 ed. Rio de Janeiro: Guanabara; 1984. p. 274.
Virella, G. Microbiology, immunology and infectious diseases. Philadelphia: Lippincott Williams & Wilkins; 1999. p. 116.

CAPÍTULO

# 9

# Reações de Hipersensibilidade

*Luciane Dias de Oliveira*

*Antonio Olavo Cardoso Jorge*

Os primeiros relatos sobre reações de hipersensibilidade foram feitos em 1840, quando se observou que injeções repetidas de ovoalbumina provocavam morte súbita de cães. Em 1845, Flexnor verificou que animais que tinham resistido a uma primeira dose de soro estranho sucumbiam a uma segunda dose aplicada dias ou semanas após. A seguir, em 1898, foi observado que quando se inoculavam doses repetidas de soro de enguia em cães, eles tornavam-se hipersensíveis ao soro.

O estado de hipersensibilidade deve-se a uma resposta imune específica exagerada, indesejável ou inapropriada ante a um antígeno (alérgeno), que pode ser um agente infeccioso ou tóxico ou substâncias inócuas, podendo acarretar reações inflamatórias e danos aos tecidos, devido à ativação celular e liberação de mediadores químicos e citocinas. As reações de hipersensibilidade, também chamadas de reações alérgicas, podem ser mediadas por anticorpos (classes IgE, IgG ou IgM), produzidos num primeiro contato com alérgeno, ou por linfócitos T. De acordo com Coombs e Gell (1963), as reações de hipersensibilidade foram classificadas em quatro tipos, segundo o tempo e os mecanismo da reação; os tipos I (reações anafiláticas), II (reações citotóxicas) e III (mediada por imunocomplexos) são reações imediatas, mediadas por anticorpos e o tipo IV (celular) é uma reação tardia, mediada por células T e macrófagos.

As reações de hipersensibilidade não manifestam os sintomas no primeiro contato com o alérgeno, pois neste contato ocorre a sensibilização do indivíduo, no entanto, os sintomas clínicos podem se manifestar a partir do segundo contato.

## HIPERSENSIBILIDADE DO TIPO I – REAÇÕES ANAFILÁTICAS

A reação de hipersensibilidade do tipo I também é conhecida como reação anafilática ou hipersensibilidade imediata. O termo anafilaxia foi proposto em 1902, quando foi observada que uma resposta imune nem sempre representava proteção, podendo às vezes levar a estados patológicos. Os autores verificaram que cães inoculados com actinocongestina (veneno das actínias: anêmonas do mar) tornavam-se hipersensíveis. Assim, atribuíram a esse fenômeno o termo anafilaxia: do grego, *ana*, contra; *phylaxias*, proteção. Em 1921, Prausnitz e Kustner demonstraram o fenômeno da alergia, inoculando soro obtido do Kustner, alérgico a peixe, na pele de Prausnitz. Em seguida, foi inoculado o antígeno extraído do peixe e ocorreu uma reação alérgica (pápula-eritema) no local. Os autores referiram-se à presença de uma *reagina atópica* no soro de pacientes alérgicos. Após 45 anos, foi demonstrado que a *reagina atópica* era uma nova classe de imunoglobulina – IgE. Assim, os anticorpos da classe IgE são os principais responsáveis pelas reações anafiláticas e podem ser transferidos passivamente por meio do soro de um animal imunizado.

Na reação de hipersensibilidade tipo I, as manifestações clínicas da alergia acontecem quando o alérgeno liga-se a anticorpos IgE específicos na superfície de mastócitos (tecidos) e/ou basófilos (circulação sanguínea) e ativa tais células a liberar seus mediadores químicos.

## ALÉRGENOS/ANTÍGENOS

Alguns antígenos quando apresentados ao sistema imunológico induzem fortes respostas Th2 com produção de anticorpos da classe IgE, sendo conhecidos como alérgenos. Os alérgenos são antígenos T-dependentes e são geralmente proteínas pequenas, muito solúveis, como grãos de pólen ou fezes de ácaros, podendo ser também de origem animal, como pelos, ovos, leite, camarão, lagosta, ou ainda, substâncias químicas como antibióticos (penicilina, cefalosporina), insulina, anestésicos, camomila, formaldeído, entre outros.

O motivo exato pelo qual alguns antígenos favorecem a resposta Th2 e a troca de classe da imunoglobulina para IgE ainda não está elucidado. Entretanto, já se sabe que quando os indivíduos são expostos ao alérgeno repetidas vezes não há estímulo da resposta imune inespecífica, de modo que não ocorre ativação de macrófagos e secreção de citocinas indutoras de Th1. Assim, a ativação repetida dos linfócitos T, que produzem IL-4, pode direcionar os linfócitos TCD4 para a diferenciação em Th2. Sabe-se também que baixas doses de antígeno/alérgeno podem favorecer resposta Th2, sendo que muitos alérgenos são inalados em doses baixas.

## MECANISMO DA HIPERSENSIBILIDADE IMEDIATA

O mecanismo das reações anafiláticas é dividido em 4 fases: 1ª) fase da sensibilização; 2ª) período de latência; 3ª) reintrodução do alérgeno; 4ª) ativação celular (mastócito/basófilo) e liberação de mediadores químicos (manifestações clínicas).

**Fase da sensibilização:** no primeiro contato com o antígeno (alérgeno) ocorre produção de anticorpos (IgE) antígeno-específicos. Para tanto, os alérgenos são englobados e processados pelas células apresentadoras de antígeno (células dendríticas, macrófagos, linfócitos B), as quais são drenadas pelos vasos linfáticos até os órgãos linfoides secundários (linfonodos regionais), onde ocorre a apresentação do antígeno/alérgeno aos linfócitos T virgens, que se diferenciam em linfócitos Th2 na presença de IL-4. Os linfócitos Th2 liberam citocinas, especialmente IL-4 e IL-13, que induzem proliferação de linfócitos B e produção de anticorpos IgE antígeno-específicos. Contudo, para que haja a troca de isótipo de cadeia pesada para classe IgE no linfócito B, além da presença de IL-4 e IL-13, é preciso também que ocorra a interação do ligante CD40 na superfície do linfócito Th2 com o CD40 no linfócito B (Figura 9.1).

**Período de latência** (2-3 semanas): após a produção de anticorpos da classe IgE, estes se ligam em receptores específicos para porção Fc de IgE (FcεRI) na superfície de mastócitos e basófilos, tornando tais células sensibilizadas (em repouso) (Figura 9.2A).

**Reintrodução do alérgeno** (a partir do segundo contato): quando o alérgeno é reintroduzido no organismo (segundo contato ou contatos subsequentes) ocorre sua interação com os anticorpos específicos (IgE), entretanto, esses anticorpos não estão solúveis (circulantes) e sim ligados na superfície das células (mastócitos e basófilos) (Figura 9.2B).

**Ativação celular (mastócito/basófilo)** e liberação dos mediadores químicos (Figura 9.3): quando a molécula antigênica (alergênica) liga-se aos anticorpos IgE (ligação cruzada) na superfície de mastócito ou basófilo ocorre ativação celular e alterações bioquímicas intracelulares que induzem liberação dos mediadores químicos pré-formados (histamina) e neoformados (mediadores lipídicos, como prostaglandinas,

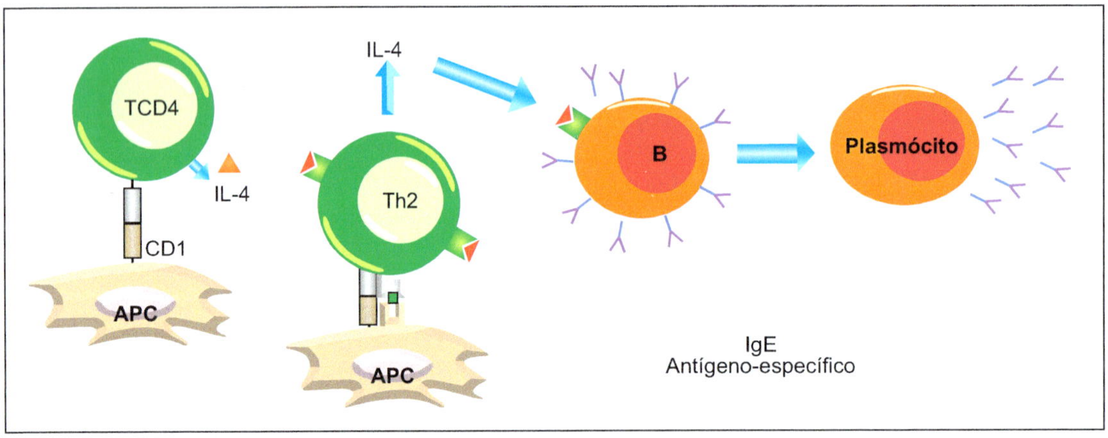


FIGURA 9.1 Produção de IgE em resposta à primeira exposição ao antígeno.

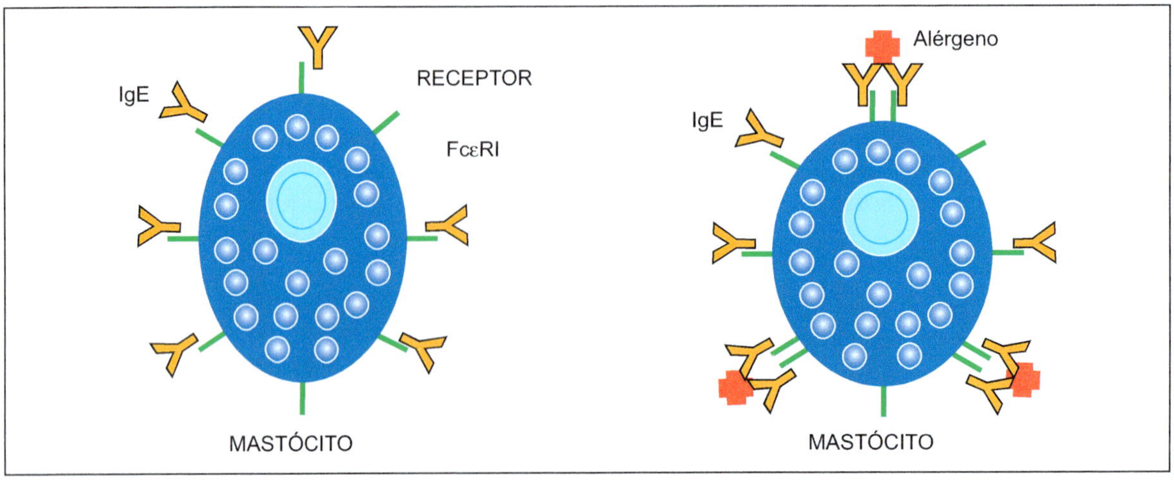


FIGURA 9.2 **A.** Ligação dos anticorpos IgE aos receptores FcεRI nos mastócitos; **B.** Interação do alérgeno com os anticorpos (IgE) ligados aos mastócitos.

fator ativador de plaquetas PAF e leucotrienos) (Tabela 9.1) e, consequentemente, ocorrem as manifestações clínicas do fenômeno da alergia.

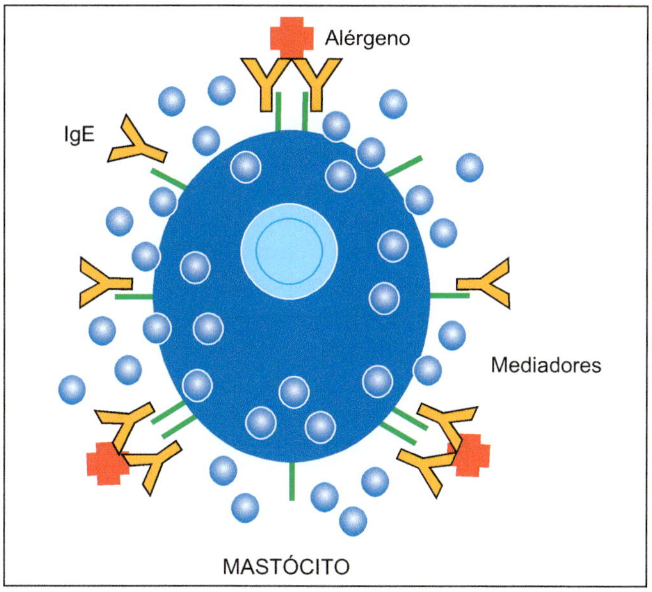


FIGURA 9.3 Liberação dos mediadores químicos pelos mastócitos ativados.

## MANIFESTAÇÕES CLÍNICAS DA ANAFILAXIA – LOCAIS E SISTÊMICAS

As manifestações clínicas da anafilaxia acontecem em decorrência da liberação de mediadores químicos, citocinas e enzimas de mastócitos e basófilos (Tabela 9.1) e podem ser diferentes, dependendo da dose do antígeno (alérgeno) e da sua via de entrada (inalação, ingestão ou injeção). Assim, os sintomas podem variar desde a coriza da febre do feno (rinite alérgica) e urticária até o choque anafilático que acontece na anafilaxia sistêmica e que pode ser fatal.

Conforme demonstrado na Tabela 9.1, os mediadores químicos, como histamina, prostaglandina, leucotrienos, PAF, entre outros, podem atuar na microcirculação e causar vasodilatação, aumento da permeabilidade vascular e formação de edema; podem atuar na musculatura lisa causando broncoconstrição e contração da musculatura visceral e, ainda, podem ser quimiotáticos para leucócitos, especialmente eosinófilos, após poucas horas, o que pode provocar a fase tardia da anafilaxia.

No caso das alergias alimentares (mariscos, leite, nozes, peixes, amendoins, clara de ovo, entre outros), com a liberação de mediadores químicos dos mastócitos da mucosa do trato gastrointestinal, podem ocorrer problemas gastrointestinais, como aumento do peristaltismo e da secreção de líquidos, que culminam em vômitos e diarreia. Pode ocorrer

**TABELA 9.1 Principais mediadores químicos, citocinas e enzimas envolvidas na hipersensibilidade tipo I (reação anafilática)**

| Mediador químico/citocinas | Função biológica |
|---|---|
| Histamina | Amina vasoativa pré-formada e armazenada nos grânulos de mastócitos e basófilos. Atua na microcirculação promovendo vasodilatação e aumento da permeabilidade vascular, além de provocar contração da musculatura lisa |
| Prostaglandina $D_2$ | Mediador lipídico recém-formado quando a célula é ativada. Derivada do ácido araquidônico pela via ciclo-oxigenase. Provoca vasodilatação, broncoconstrição e quimiotaxia de neutrófilos |
| PAF | Mediador lipídico recém-formado quando a célula é ativada. Derivado da fosforilcolina. Provoca aumento da permeabilidade vascular, broncoconstrição e recrutamento de leucócitos |
| Leucotrienos C4 e D4 (Substâncias de reação lenta) | Mediador lipídico recém-formado quando a célula é ativada. Derivados do ácido araquidônico pela via lipo-oxigenase. Provocam contração prolongada de certos músculos lisos, como o dos brônquios, aumento da permeabilidade vascular e da produção de muco e induzem hiper-reatividade brônquica. Importantes nas reações alérgicas pulmonares |
| Citocinas (IL-3, IL-5) e GM-CSF (fator estimulador de colônias de granulócitos/macrófagos) | Estimulam a produção e ativação de eosinófilos; |
| TNF-$\alpha$ | Importante na inflamação, ativa células endoteliais e facilita a migração de leucócitos |
| IL-8, IL-10 | Promove quimiotaxia de leucócitos |
| MIP-1 $\alpha$ (proteína inflamatória de macrófagos 1$\alpha$) | Quimiocina que atrai macrófagos e neutrófilos |
| Fator quimiotático eosinofílico da anafilaxia (ECF-A) e fator quimiotático de neutrófilo | Promove quimiotaxia de eosinófilos e neutrófilos |
| Enzimas (tripticase, quimase, carboxipeptidase, catepsina G) | Promovem proteólise e remodelação dos tecidos |
| Enzimas dos eosinófilos | Peroxidase: estimula a liberação de histamina por mastócitos;<br>Colagenase: remodelação do tecido conjuntivo |

também prurido, urticária e até mesmo anafilaxia sistêmica em casos mais sérios. Quando a alergia é por via inalatória como, por exemplo, no caso da asma brônquica, os pólens ou fezes de ácaros são inalados, entram em contato com a mucosa do trato respiratório e como resposta à liberação dos mediadores químicos ocorre constrição brônquica e aumento da secreção de muco, resultando em congestão e bloqueio das vias aéreas e, consequentemente, respiração dificultada.

Já quando um alérgeno é administrado via parenteral em um indivíduo previamente sensibilizado, por injeção ou picada de inseto, ou é absorvido de forma rápida pelo intestino, pode ocorrer ativação dos basófilos e mastócitos (associados a todos os vasos sanguíneos) levando a liberação sistêmica de mediadores químicos e consequente desenvolvimento de uma reação anafilática sistêmica ou choque anafilático. Essa reação é caracterizada por manifestações potencialmente fatais, como aumento generalizado da permeabilidade vascular com queda abrupta da pressão arterial, constrição das vias aéreas e dificuldade de respirar, erupções na pele, e edema de epiglote que pode sufocar o indivíduo, ou seja, os sintomas incluem desde a urticária até o colapso cardiovascular e parada respiratória. O choque anafilático se não tratado imediatamente com adrenalina (epinefrina) pode ser fatal. Alguns fármacos, como a penicilina natural ou semissintética, quando injetados por via parenteral podem causar sérios quadros de choque anafilático em indivíduos alérgicos.

## RESPOSTAS IMEDIATA E TARDIA

Após a ativação dos mastócitos e liberação dos mediadores químicos, há uma reação imediata, que pode iniciar em poucos segundos e é caracterizada pelo rápido aumento na permeabilidade vascular e contração da musculatura lisa, devido à ação principal de histamina, prostaglandinas, PAF (Tabela 9.1). Essa resposta imediata pode ser demonstrada pela reação de pápula e eritema (prova de hipersensibilidade) após injeção intradérmica de um antígeno (alérgeno) em um indivíduo previamente sensibilizado. No local da injeção, após poucos minutos (em média 5 a 20 minutos) há formação de edema (pápula) com halo eritematoso em resposta ao aumento da permeabilidade vascular e vasodilatação.

Além da resposta imediata, pode haver também uma reação de fase tardia, que se desenvolve em torno de 8 a 12 horas podendo chegar a 24 horas. Essa resposta tardia deve-se à liberação de leucotrienos, citocinas (IL-3, IL-5, TNF) e quimiocina (MIP-1$\alpha$) (Tabela 9.1), que recrutam leucócitos, especialmente eosinófilos e linfócitos Th2, até o local da inflamação. Na reação de fase tardia tem-se uma segunda fase de contração do músculo liso e edema continuado. Geralmente após 24 horas, os sintomas desaparecem de forma gradual, entretanto, se o alérgeno persistir, a resposta de fase tardia pode transformar-se em resposta inflamatória crônica, como ocorre na asma crônica, em que a liberação de citocinas pelos mastócitos e linfócitos T mantém a presença de eosinófilos e mais linfócitos Th2, além de neutrófilos e outros leucócitos no local, contribuindo para lesão tecidual.

## ATOPIA – SUSCETIBILIDADE GENÉTICA

Muitos indivíduos apresentam maior suscetibilidade de desenvolver reações alérgicas, causadas geralmente após exposição natural a substâncias do meio ambiente. As apresentações clínicas desse estado são chamadas de atopia, termo descrito em 1923 por Coca e Cooke, que inclui a asma, a dermatite atópica, rinite alérgica (febre do feno), a urticária e também as alergias alimentares. Os indivíduos atópicos apresentam história familiar dessas manifestações e os estudos vêm demonstrando que existe transmissão autossômica da atopia, sendo que vários *loci* genéticos em diferentes cromossomos, como 5q, 11q, 12q, 6p, 16, 2q, dentre outros, podem ser importantes para detectá-la. Alguns dos genes nestes *loci* podem regular as respostas Th2 e produção de IgE, de modo que os indivíduos atópicos desenvolvem fortes respostas Th2 e apresentam níveis mais elevados de eosinófilos e de IgE na circulação que pessoas normais.

Por exemplo, no cromossomo 5q existe um grupo de genes intimamente ligados que codifica as citocinas IL-3, IL-4, IL-5, IL-9, IL-13 e o receptor de IL-4, que são de grande importância na mudança de isotipo de IgE, na proliferação e diferenciação de mastócitos e eosinófilos, favorecendo o desenvolvimento de reações alérgicas. Sabe-se que células Th2 apresentam importante papel nas reações anafiláticas devido à mudança de classe para IgE por meio da liberação de IL-4; outro dado interessante de alterações genéticas em indivíduos atópicos é com relação às respostas Th1 e Th2. As respostas imunes inatas, inespecíficas, contra agentes infecciosos geralmente induzem o desenvolvimento de respostas Th1 e inibição de respostas Th2, de modo que mutações genéticas que provoquem diminuição de respostas inespecíficas a agentes infecciosos comuns podem predispor o desenvolvimento de atopia. Nesse contexto, tem-se verificado que o aumento da prevalência de asma e de outras doenças alérgicas (atópicas) em países desenvolvidos pode ser devido à baixa frequência de infecções nesses países, sendo criada a ideia da hipótese higiênica. Como as respostas imunes inespecíficas contra a maioria das infecções comuns induzem respostas Th1 que inibem respostas Th2, necessárias para o desenvolvimento de atopia, a ideia da hipótese higiênica é que reduzir as infecções leva a aumento da prevalência de doença atópica (alérgica).

## TRATAMENTO OU CONTROLE DAS REAÇÕES ANAFILÁTICAS

Dois tratamentos principais são geralmente utilizados nos indivíduos que apresentam reações de hipersensibilidade do tipo I:

- uso de inibidores específicos que bloqueiam a síntese ou os efeitos dos mediadores químicos liberados pelos mastócitos como, por exemplo, os **anti-histamínicos** que bloqueiam o receptor $H_1$ da histamina nas células-alvo e, consequentemente, bloqueiam os efeitos da histamina e os **corticosteroides** (tópicos ou sistêmicos) que impedem a síntese de mediadores lipídicos e de citocinas, sendo mais frequentemente utilizados em indivíduos com asma, rinite ou dermatite de contato, reduzindo o processo inflamatório crônico;

- dessensibilização ou hipossensibilização. Essa terapia dessensibilizante é realizada por meio de injeções de doses crescentes do alérgeno e tem como objetivo desviar a resposta dominada por anticorpos da classe IgE por uma resposta mediada por anticorpos da classe IgG (anticorpos bloqueadores), o que pode impedir o alérgeno de desencadear uma resposta anafilática. Existe também a hipótese de que com essa terapia é possível mudar a participação de Th2, que secreta IL-4 e induz mudança de isotipo IgE para Th1. Na terapia de dessensibilização, o antígeno (alérgeno) é administrado em doses fracionadas (intervalos de aproximadamente 15 minutos) e muito pequenas, sendo que essas doses vão sendo gradualmente aumentadas. Quando há formação de anticorpos bloqueadores (IgG) específicos, ocorre interação desses anticorpos com o alérgeno, evitando sua ligação com anticorpos IgE, prevenindo o desenvolvimento e as manifestações clínicas da reação alérgica. Tem-se verificado também que essa terapia pode estar relacionada com diminuição do número de células pró-inflamatórias de fase tardia no local da reação alérgica.

Outros tratamentos alternativos têm sido analisados na tentativa de diminuir os níveis de IgE, como a utilização sistêmica de anticorpos monoclonais anti-IgE.

### Tratamento da anafilaxia sistêmica

As reações anafiláticas sistêmicas podem ser fatais e devem ser tratadas imediatamente com injeção subcutânea de adrenalina (1:1000), que atua nos receptores adrenérgicos, causando vasoconstrição das arteríolas, redução do edema, aumento da pressão arterial e dilatação dos brônquios, revertendo o processo alérgico induzido pelos mediadores químicos e citocinas.

## PROVAS DE HIPERSENSIBILIDADE

Devido ao perigo de um choque anafilático fatal, proteínas estranhas e outros antígenos (alérgenos) não devem ser administrados, até que esteja estabelecido que o indivíduo não é hipersensível ao material a ser utilizado. Para tanto, existem vários testes que podem verificar tal hipersensibilidade, entre eles:

**Prova cutânea por puntura, escoriação ou injeção intradérmica** (teste clássico): o antígeno diluído (1:10.000 - 1:10) é introduzido na pele. Se o resultado for positivo, tem-se uma resposta imediata após poucos minutos, que é a reação de pápula (edema) e halo eritematoso. Após 5 horas, pode ser verificada uma resposta tardia, que é caracterizada por inchaço eritematoso e dolorido.

**Quantificação de IgE alérgeno-específica no soro pelo teste radioalergossorvente (RAST):** é um teste seguro que quantifica a IgE alérgeno-específica em uma amostra de soro contra vários alérgenos diferentes. Consiste em discos recobertos com o alérgeno, onde se adiciona o soro teste e, após a lavagem, adiciona-se o antissoro anti-IgE marcado com isótopo radioativo, lava-se e realiza-se a leitura com marcador gama;

**Quantificação de IgE sérico total (não alérgeno-específico).** Esse é um teste inespecífico que apenas detecta níveis elevados de IgE no soro.

## HIPERSENSIBILIDADE TIPO II – REAÇÕES CITOTÓXICAS

As reações citotóxicas ocorrem quando anticorpos reagem com componentes antigênicos presentes naturalmente na superfície de uma célula ou antígenos ligados a uma célula ou um tecido. O dano celular/tecidual pode ocorrer especialmente por dois mecanismos:

**Ativação do sistema complemento:** quando anticorpos (IgG ou IgM) interagem com antígenos na superfície da célula ocorre ativação do sistema complemento pela via clássica que pode levar à lise celular pela formação do complexo de ataque à membrana da célula (MAC), provocando dano tecidual. Durante a ativação desse sistema, são gerados fatores quimiotáticos (C5a) para células fagocitárias, anafilatoxinas (C3a e C5a) que promovem a degranulação de mastócitos com liberação de mediadores químicos pró-inflamatórios, como histamina. Outro ponto essencial na ativação do complemento é a formação de opsoninas (C3b). Essas opsoninas revestem a superfície da célula que contém o antígeno, processo chamado de opsonização, e sinalizam para células fagocitárias, que possuem receptores (CR1) para porção C3b, facilitando a fagocitose da célula. Quando a célula é muito grande, os fagócitos na tentativa frustada de fagocitar liberam para o meio espécies reativas de oxigênio, proteínas catiônicas e enzimas lisossomais, destruindo não apenas a célula-alvo como também os tecidos adjacentes;

**Ativação de células efetoras** que possuem receptores para a porção Fc dos anticorpos (IgG) – (citotoxicidade mediada por células dependentes de anticorpos – ADCC). Neste mecanismo incluem as células NK, que reagem com os anticorpos ligados à célula-alvo para produzir citólise por meio da liberação de substâncias como granzinas e perforinas, e as células fagocitárias que também reconhecem a porção Fc de IgG, além de C3b, potencializando a fagocitose das células-alvo (Figura 9.4).

Alguns fármacos, como penicilina, sulfonamida e cloranfenicol podem se depositar na superfície de diferentes células (hemáceas, granulócitos e plaquetas) promovendo alterações antigênicas, com consequente formação de anticorpos específicos e reações citotóxicas. Dentre as reações induzidas por drogas, tem-se anemia hemolítica (quinina, penicilina), agranulocitose (sulfonamidas, aminopirina) e trombocitopenia (cloranfenicol e quinina).

Muitas doenças autoimunes órgão-específicas são causadas por reações citotóxicas, em que ocorre a produção de autoanticorpos contra antígenos próprios presentes na superfície celular, como miastenia grave (produção de anticorpos contra receptor da acetilcolina), pênfigo vulgar (produção de anticorpos contra uma proteína das junções entre

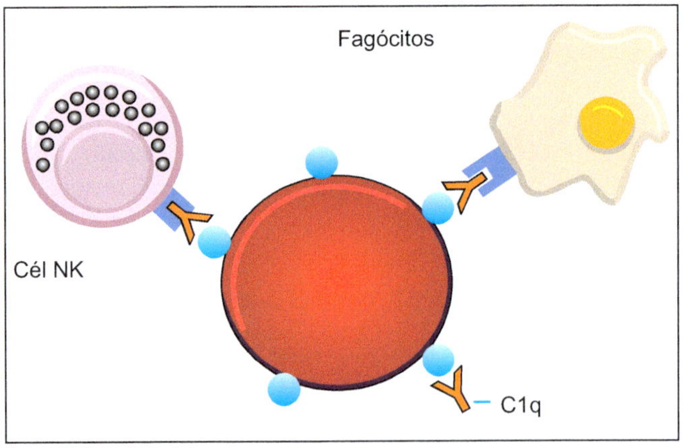


FIGURA 9.4 Os anticorpos ligados aos antígenos (Ags) na superfície da célula-alvo interagem com os fagócitos e células NK e ativam o sistema complemento pela via clássica.

as células epidermais), síndrome de Goodspasture (produção de anticorpos contra glicoproteína da membrana basal do glomérulo renal), dentre outros.

São exemplos clássicos da reação de hipersensibilidade tipo II a lise de elementos sanguíneos, como ocorre na transfusão ABO entre indivíduos incompatíveis (com destruição das hemácias do doador), doença hemolítica do recém-nascido (incompatibilidade Rh), anemias hemolíticas autoimunes e anemia hemolítica induzida por drogas. Outro exemplo importante é o da rejeição de aloenxertos.

## HIPERSENSIBILIDADE TIPO III – REAÇÕES POR IMUNOCOMPLEXOS

Os imunocomplexos são formados pela ligação de anticorpo a um antígeno solúvel e, em geral, são removidos pelo sistema fagocitário mononuclear, entretanto, eventualmente podem causar danos aos tecidos ou órgãos quando há depósito de imunocomplexos em determinados sítios teciduais. Isso ocorre quando há quantidade suficiente de anticorpos circulantes precipitantes para causar a formação de agregados com o antígeno solúvel, geralmente na zona de excesso de antígeno. Esses imunocomplexos circulantes tendem a se depositar nas paredes dos vasos sanguíneos, glomérulos renais ou na membrana basal dos tecidos, onde podem ativar o sistema complemento ou os fagócitos, pela ligação aos receptores para porção Fc (IgG) presentes nessas células, e causar lesão tecidual. O dano mediado pelo sistema complemento ou pelas células fagocitárias é chamado de reação de hipersensibilidade do tipo III.

A principal diferença entre as reações de hipersensibilidade do tipo II e III é que na do tipo II, o antígeno encontra-se fixo nos tecidos ou na superfície celular, enquanto na do tipo III, o antígeno é solúvel e formam-se imunocomplexos circulantes. A doença ocorre porque os imunocomplexos são produzidos em excesso, não são removidos de forma eficiente e se depositam nos tecidos.

Os imunocomplexos podem ser patogênicos nas seguintes situações: a) **infecção persistente:** onde há excesso de antígeno microbiano formando imunocomplexos circulantes, que se depositam nas paredes dos vasos e nos tecidos. Ex.: febre hemorrágica da dengue e hepatite viral; b) **autoimunidade:** há produção excessiva (contínua) de autoanticorpos contra antígenos próprios aumentando o número de imunocomplexos circulantes, de forma prolongada, que podem se depositar em diferentes locais, como articulações, vasos sanguíneos, glomérulos renais, cérebro, entre outros. Ex.: Lúpus eritematoso sistêmico; c) **inalações repetidas de material antigênico:** com a inalação de antígenos provenientes de fungos, bactérias, plantas e animais, ocorre formação de muitos imunocomplexos e deposição localizada principalmente nos alvéolos pulmonares. Ex.: pulmão de fazendeiro (inalação de actinomicetos termofílicos presentes na poeira do feno) e pulmão de criador de pombos (inalação de proteínas presentes nas fezes secas dos animais).

## MECANISMO DA REAÇÃO POR IMUNOCOMPLEXOS

O mecanismo da reação por imunocomplexo pode ser dividido em 3 fases:

**Formação do imunocomplexo circulante** pela ligação de anticorpos específicos a antígenos solúveis (Figura 9.5).

**Deposição tecidual:** quando há formação excessiva de imunocomplexos circulantes e deficiência na remoção pelo sistema mononuclear fagocitário, os imunocomplexos tendem a se depositar nos tecidos;

**Reação inflamatória:** o imunocomplexo promove ativação do sistema complemento gerando anafilatoxinas (C3a e C5a), que estimulam a liberação de histamina dos mastócitos e basófilos, e C5a, que é quimiotático para células fagocitárias (neutrófilos e macrófagos). O imunocomplexo pode também ligar-se a plaquetas através da porção Fc do anticorpo e causar agregação plaquetária com formação de microtombos e liberação de aminas vasoativas. Esses mediadores químicos promovem aumento da permeabi-

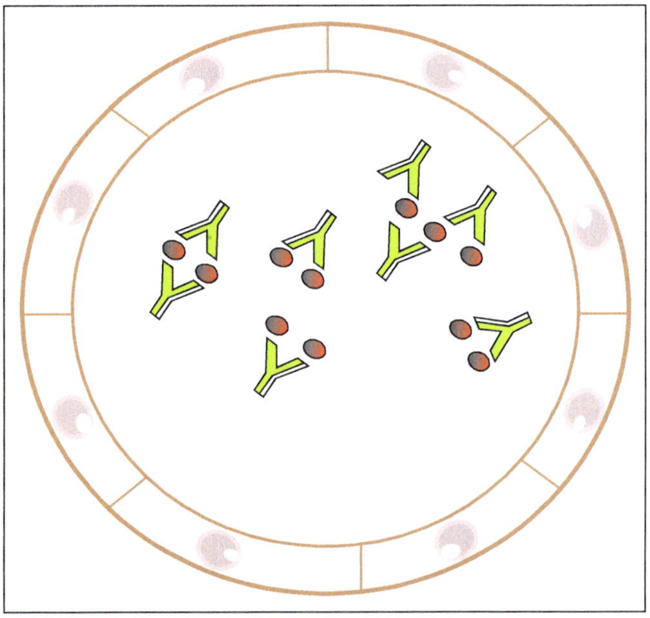

FIGURA 9.5 Formação de imunocomplexos circulantes.

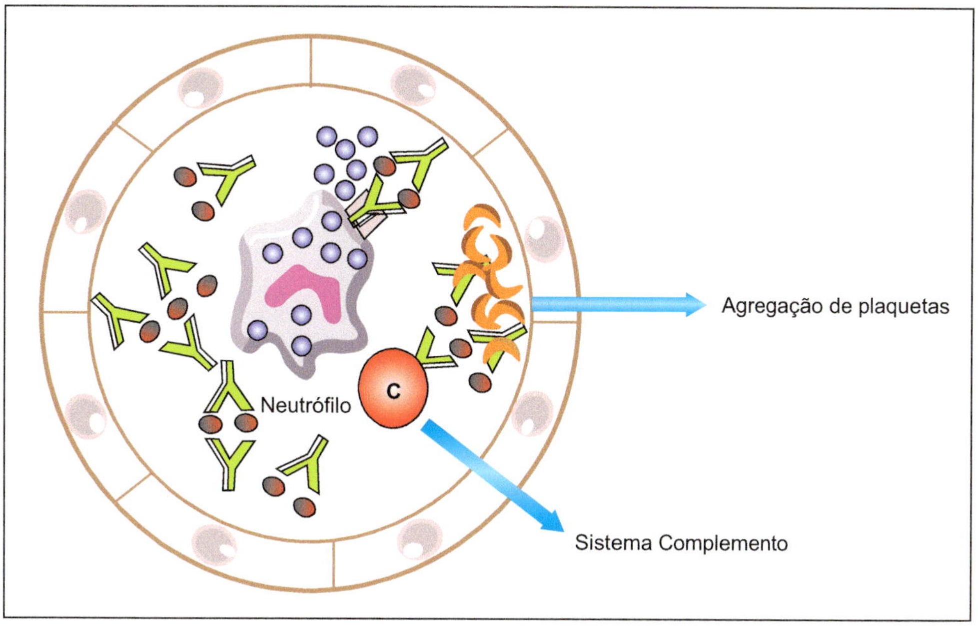


FIGURA 9.6 Os imunocomplexos depositam-se na parede do vaso, ativam o sistema complemento e as células fagocitárias e promovem agregação plaquetária (formação de trombos).

lidade vascular, edema (formação de exsudato) e estimulam a migração de leucócitos para o local de deposição do complexo imune. Os fagócitos ligam-se ao imunocomplexo através de seus receptores para porção Fc de IgG e para C3b. A lesão dos tecidos ocorre devido à ativação do sistema complemento e à liberação de enzimas lisossomais, espécies reativas de oxigênio e citocinas pelos fagócitos durante uma tentativa fracassada de fagocitar o imunocomplexo, que geralmente está depositado sobre superfícies teciduais (Figura 9.6).

A deposição de imunocomplexos nos tecidos depende de alguns fatores, como, por exemplo, o tamanho dos imunocomplexos; imucomplexos grandes, com excesso de anticorpos, geralmente ativam o sistema complemento de forma mais eficiente sendo mais rapidamente removidos da circulação. Já imunocomplexos pequenos, com excesso de antígeno, são menos eficientes em ativar o sistema complemento e, com isso, escapam mais facilmente do sistema mononuclear fagocitário e circulam por períodos de tempo mais longos, favorecendo sua deposição em sítios teciduais. Outro fator é com relação ao local em que os imunocomplexos se depositam, sendo que a deposição é maior em regiões com maior turbulência e maior pressão sanguínea, como bifurcações de artérias, glomérulos renais, articulações, pequenos vasos, entre outros. O aumento da permeabilidade vascular também influencia a deposição nas paredes dos vasos, pois com a liberação de mediadores químicos, como histamina, há retração das células endoteliais, permitindo a deposição do imunocomplexo na parede do vaso.

Contudo, a reação do hospedeiro está relacionada com a extensão da formação de complexos solúveis, que vai desde a infiltração transitória de leucócitos PMN até uma extensa trombose vascular, isquemia e necrose local. Exemplos clássicos de condições alérgicas que surgem pela formação de complexos imunológicos *in vitro* são a reação de Arthus e a doença do soro.

## REAÇÃO DE ARTHUS

A reação de Arthus é um exemplo de dano local (pele) causado por antígeno extrínseco. Ocorre experimentalmente em animais após injeções repetidas de um dado antígeno no mesmo local. Pode ser: a) ativa: soro de cavalo injetado várias vezes na pele de coelhos; b) passiva: anticorpos intravenosamente e antígenos na pele; c) inversa: anticorpos cutaneamente e Ag endovenosamente.

Ocorre formação de imunocomplexos localmente, que ativam todo o mecanismo da reação. Os fenômenos observados, dependendo da proporção antígeno-anticorpo, são: edema e hemorragia, podendo nos casos mais graves causar isquemia e necrose. Atinge o pico por volta de 8 horas e desaparece após 48 horas.

## DOENÇA DO SORO

A doença do soro pode ser induzida pela inoculação de grandes quantidades de um antígeno estranho pouco catabolizado. Recebeu o nome de doença do soro, pois ocorria após a administração de antissoro de cavalo no tratamento de doenças infecciosas, na era pré-antibiótica. Alguns pacientes produziam anticorpos contra as proteínas do cavalo e, após 7-12 dias da administração do soro heterólogo, apresentavam o quadro clínico de urticária, febre, aumento dos gânglios linfáticos, edema da face e dos pés, além de dor e inchaço das articulações, com duração de aproximadamente 10 dias. Ocorre em decorrência da reação Ag-Ac: formam-se pequenos imunocomplexos solúveis, devido ao excesso de antígeno injetado (soro); esses imunocomplexos depositam-se nos glomérulos renais e nas paredes dos pequenos vasos, há ativação do sistema complemento e das células efetoras, levando ao aparecimento dos sinais clínicos da doença. A reação termina quando o antígeno é completamente eliminado.

## HIPERSENSIBILIDADE TIPO IV – CELULAR

As reações de hipersensibilidade celular, também chamada de hipersensibilidade tardia, desenvolvem-se após 12 horas, podendo durar dias, e são mediadas por linfócitos T especificamente sensibilizados (TCD4 tipo Th1 ou TCD8, dependendo do processamento do antígeno), ao contrário das reações imediatas (tipos I, II, III) que são mediadas por anticorpos. A hipersensibilidade tardia se diferencia da imediata por: a) evolução lenta; b) acúmulo progressivo de linfócitos Th1 e macrófagos no local da reação (não ocorre liberação de histamina nem afluxo de polimorfonucleares); c) só pode ser transferida mediante a injeção de células linfoides de um doador sensibilizado e não pelo soro.

## MECANISMO DA REAÇÃO

Os linfócitos T são sensibilizados em um primeiro encontro com o antígeno. Para tanto, as células apresentadoras de antígenos capturam o antígeno no local, são drenadas pelos vasos linfáticos até os linfonodos regionais e apresentam o antígeno através de moléculas MHC de classe II aos linfócitos TCD4 (Th1). Após ativação e expansão clonal (Figura 9.7), as células efetoras (Th1) deixam os órgãos linfoides e vão para o local da injúria. Quando o antígeno é introduzido no organismo pela segunda vez, ele é novamente internalizado por uma célula apresentadora de antígeno, onde será processado e expresso na superfície celular através de moléculas MHC de classe II. Esse antígeno é reconhecido no local pelos linfócitos Th1 antígeno-específicos, que liberam quimiocinas e citocinas como IFN-γ, que recrutam macrófagos para o local de deposição do antígeno, TNF-α e TNF-β, que destroem os tecidos. Os macrófagos ativados liberam seus mediadores químicos, enzimas lisossômicas, espécies reativas de oxigênio e citocinas que contribuem para o dano tecidual (Figura 9.8).

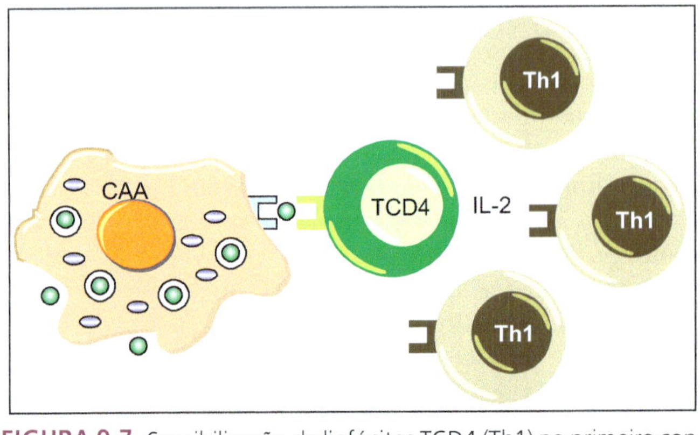


FIGURA 9.7 Sensibilização de linfócitos TCD4 (Th1) no primeiro contato com o antígeno (alégeno): seleção clonal, ativação, proliferação e diferenciação em células efetoras.

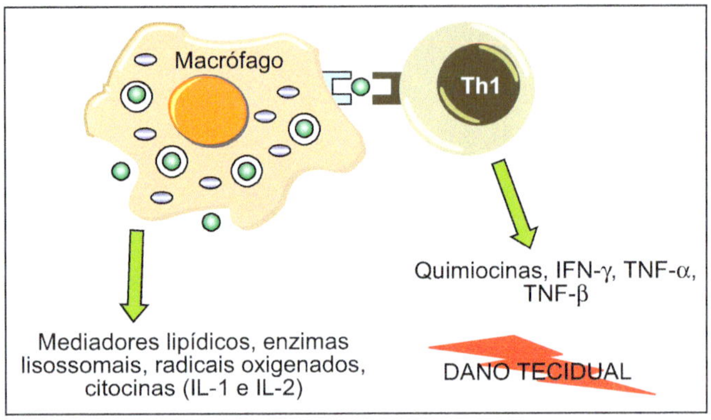


FIGURA 9.8 Antígeno processado e apresentado aos linfócitos Th1 antígeno-específicos, que liberam citocinas e ativam os macrófagos.

Quando os macrófagos são ativados, há aumento da capacidade fagocitária e da mobilidade celular, aumento da expressão de moléculas MHC de classe II e aumento da capacidade de apresentar antígenos aos linfócitos Th1. Há também aumento da produção de citocinas como IL-1, IL-6, IL-12 e TNF-α, bem como da produção de mediadores químicos, enzimas lisossomais e espécies reativas de oxigênio, aumentando o poder microbicida. Essa ativação é importante para eliminar o antígeno, entretanto, em muitos casos, como na infecção persistente, pode contribuir para os prejuízos teciduais.

De acordo com o processamento do antígeno, quando estão na superfície da célula associados às moléculas MHC de classse I, as células TCD8 citotóxicas causam danos celulares diretos enquanto células auxiliares T (Th1), que reconhecem antígenos associados a moléculas MHC classe II, secretam citocinas que recrutam e ativam monócitos e macrófagos, os quais promovem dano tecidual pela liberação de mediadores químicos e enzimas lisossomais. Assim, em algumas situações, os linfócitos TCD8 eliminam diretamente as células-alvo, quando antígenos estão associados a moléculas MHC de classe I; os linfócitos T que induzem lesão nos tecidos podem ser autorreativos ou específicos para antígenos proteicos estranhos que fazem parte ou estão ligados à superfície celular.

A hipersensibilidade celular está relacionada com a patogênese de diversas doenças autoimunes e infecciosas, como esclerose múltipla, diabetes melito tipo 1 (insulinodependente), tuberculose, lepra, leishmaniose, entre outras. Está relacionada também com dermatite de contato a hera venenosa e diversas substâncias químicas. Nos casos de infecções persistentes ou antígenos difíceis de serem eliminados, promove formação de granulomas. Assim, as reações de hipersensibilidade do tipo IV são classificadas em 3 tipos principais:

**Hipersensibilidade de contato:** ocorre após a sensibilização da pele com substâncias químicas simples (níquel, cromo), cosméticos, sabões, plantas tóxicas (hera venenosa). Os agentes sensibilizantes dessas substâncias são pequenas moléculas, denominadas haptenos, que conseguem penetrar na pele intacta. Os haptenos só são imunogênicos se ligados a uma proteína carreadora, assim, eles se ligam a várias proteínas próprias (endógenas), que são captadas e processadas pelas principais células apresentadoras de antígeno da pele (células de Langerhans). Essas células apresentam os peptídeos haptenados aos linfócitos Th1 antígeno-específicos, que liberam quimiocinas e citocinas, que ativam os macrófagos, os quais liberam mediadores químicos da inflamação. A reação ocorre em cerca de 48-72 horas e é caracterizada por eczema, eritema e prurido no ponto de contato com o alérgeno. Outros antígenos químicos lipossolúveis, como o pentadecacatecol, presente na folha da hera venenosa, podem atravessar a membrana celular e provocar modificações nas proteínas celulares que geram peptídeos modificados, os quais podem ser expressos na superfície da célula por moléculas MHC de classe I. Esses antígenos são reconhecidos pelos linfócitos T CD8 que induzem morte celular ou liberam citocinas como IFN-$\gamma$, causando dano tecidual.

**Hipersensibilidade tipo tuberculínica**, descrita por Koch, é a reação-padrão da hipersensibilidade tardia. Quando se inocula subcutaneamente uma pequena dose de tuberculina (antígeno derivado do bacilo da tuberculose) em um paciente previamente exposto a *Mycobacterium tuberculosis*, verifica-se o desenvolvimento de uma reação inflamatória local mediada por células Th1, caracterizada por rubor, edema e endurecimento tecidual, que atinge o ponto máximo em 48-72 horas (teste de Mantoux). Antígenos solúveis de diversos micro-organismos (micobactérias, fungos, vírus) induzem reações semelhantes em pessoas sensibilizadas e essa reação pode ser utilizada como recurso auxiliar no diagnóstico de muitas doenças infecciosas.

**Hipersensibilidade granulomatosa:** do ponto de vista clínico, a hipersensibilidade granulomatosa é a mais importante reação de hipersensibilidade tardia e geralmente ocorre devido à persistência de agentes infecciosos, irritantes ou outras partículas (corpos estranhos), difíceis de serem destruídas no interior dos macrófagos, levando à formação de granulomas (Figura 9.9). Diversas doenças podem manifestar reações tipo granulomatosas, como tuberculose, leishmaniose, hanseníase. Quando há estímulo antigênico persistente, crônico, os granulomas são formados por células epitelioides, derivadas de macrófagos, que muitas vezes se fundem formando as células gigantes multinucleadas, sendo circundados por linfócitos (granuloma imunológico).

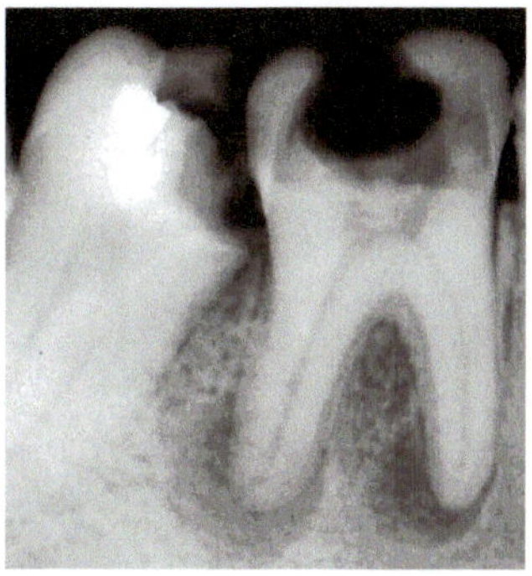

FIGURA 9.9 Radiografia demonstrando imagem radiolúcida na região ao redor do ápice da raiz (periápice) sugerindo granuloma devido à infecção persistente no interior dos canais radiculares.

## BIBLIOGRAFIA


Abbas AK, Lichtman, AH. Imunologia cellular e molecular. 5 ed. São Paulo: Elsevier; 2004:580.

Calich V, Vaz C. Imunologia. Rio de Janeiro: Revinter; 2001. p. 260.

Calich VLG, Vaz CAC. Imunologia básica. São Paulo: Artes Médicas; 1988. p. 376.

Carneiro-Sampaio MMS, Grumach AS. Alergia e imunologia em pediatria. São Paulo: Sarvier; 1992. p. 261.

Centner J, Weck AL. Atlas of immuno-allergology: an illustrated primer for health care professionals. Seatle: Hogrefe & Huber Publishers; 1995. p. 186.

Coombs RRA, Gell PGH. The classification of allergic reactions underlying disease in clinical aspects of immunology. Philadelphia: Davis, 1963.

Eisen HN. Microbiologia de Davis: imunologia. 2 ed. São Paulo: Harper & Row, v. 2; 1979. p. 424 - 756.

Ferri RG, Calich VLG, Vaz CAC. Imunologia. São Paulo: Edgard Blücher/EDUSP; 1977. p. 317.

Fudenberg HH, Stites DP, Caldwell JL, Wells JV. Imunologia básica e clínica. 2 ed. Rio de Janeiro: Guanabara Koogan; 1980. p. 737.

Janeway CA et al. O sistema imunológico na saúde e na doença. 4 ed. Porto Alegre: Artmed; 2000. p. 634.

Janeway CA, Travers P, Walport M, Shlomchil. Imunobiologia – o sistema immune na saúde e na doença. Artmed: Porto Alegre. 5 ed. 767 p.

Janeway JR CA, Travers P. Imunobiologia. 2 ed. Porto Alegre: Artes Médicas; 1997. I24p.

Kuby J Immunology. 3 ed. New York: W.H. Freeman and Company; 1997. p. 664.

Kumar V, Cotran RS, Robbins SL. Patologia básica. 5 ed. Rio de Janeiro: Guanabara-Koogan; 1994. p. 608.

Macedo MS. Hipersensibilidade imediata. In: Calich V, Vaz C. Imunologia. Rio de Janeiro: Revinter; 2001. p. 223-44.

Paul WE. Fundamental immunology. 4 ed. Philadelphia: Lippincott-Raven; 1999. p. 1589.

Peakman M, Vergani D. Imunologia básica e clínica. Rio de Janeiro: Guanabara Koogan; 1999. p. 327.

Playfair JHL, Lydyard PM. Imunologia Médica. Rio de Janeiro: Revinter Ltda.; 1999. p. 104.

Frausnitz C, Küster H. Studien über die uberenfind lichkeit. Zbl Bkt. 1921, 86:160-9.

Roesel C. Imunologia: um método autoinstrutuvo. São Paulo: McGraw-Hill; 1981. p. 284.

Roitt I, Brostoff J, Male D. Imunologia, 6 ed. London: Mosby; 2003. p. 481.

Roitt I, Brostoff J, Male D. Immunology. 5 ed. Londres: Mosby; 1998.

Scroferneker ML et al. Notas de imunologia. Porto Alegre: Editora da Universidade Federal do Rio Grande do Sul; 1996. p. 578.

Scroferneker ML, Pholmann PR. Imunologia básica e aplicada. Porto Alegre: Sagra Luzzato; 1998. p. 578.

Sharon J. Imunologia básica. Rio de Janeiro: Guanabara Koogan; 2000. p. 267.

Stites DP, Terr AI, Parslow TG. Medical immunology. 9 ed. Stamford: Appleton & Lange; 1997. p. 900.

Unanue ER, Benacerraf B. Imunologia. 2 ed. Rio de Janeiro: Guanabara; 1984. p. 274.

Virella, G. Microbiology, immunology and infectious diseases. Philadelphia: Lippincott Williams & Wilkins; 1999. p. 116.

CAPÍTULO

# 10

# Resposta Imune Contra Tumores e Transplantes

*Antonio Olavo Cardoso Jorge*

As respostas imunes contra tumores e transplantes assemelham-se em diversas características. Representam uma resposta imune contra células estranhas e modificadas de caráter não infeccioso. Os antígenos que marcam os tumores e transplantes como células estranhas podem ser expressos em qualquer tipo de célula que sofreu transformação maligna ou foi enxertada de um indivíduo para o outro.

Atualmente, tem sido amplamente reconhecido que o conhecimento do sistema imune contra células neoplásicas é um procedimento promissor para o tratamento. Nos transplantes de órgãos a situação é oposta: a resposta imune contra as células transplantadas representam uma barreira ao sucesso do procedimento. O conhecimento de como suprimir essas respostas é o objetivo principal do estudo da imunologia dos transplantes. Um importante mecanismo pelo qual as células tumorais e as células dos transplantes são destruídas envolve atuação do linfócito T citotóxico.

## RESPOSTA IMUNE CONTRA TUMORES

As células neoplásicas expressam novos antígenos associados aos tumores (AgAT), que não estão presentes nas demais células de determinado indivíduo. A resposta imune do hospedeiro aos antígenos associados aos tumores controla o crescimento dos tumores, quer por destruição direta das células malignas, quer por estabelecimento de um meio pelo qual as células malignas interromperão o seu crescimento.

Investigações realizadas no início do século XX demonstraram que tumores podiam ser transplantados. Os experimentos eram realizados, geralmente com roedores, utilizando-se, entretanto, animais alogênicos (da mesma espécie, porém histoincompatíveis). Esses tumores transplantados, ou eram rejeitados, ou havia completa aceitação e crescimento tumoral. A principal dificuldade para interpretação dos resultados desses estudos era o fato de que o tumor e o receptor eram diferentes quanto aos antígenos do complexo principal da histocompatibilidade (MHC), atuando como um aloenxerto (transplante em indivíduos de mesma espécie, geneticamente diferentes). A rejeição podia, portanto, ter ocorrido não contra antígenos próprios e característicos do tumor que tivessem despertado o sistema imune do receptor, mas sim em função dos antígenos da incompatibilidade entre os animais.

Com o desenvolvimento de linhagens isogênicas de animais (geneticamente semelhantes), verificou-se que quando o tumor era induzido em camundongos isogênicos, ocorria por vezes rejeição do tumor, que não podia ter sido causada por antígenos da histocompatibilidade, mas sim por antígenos tumorais específicos. Quando tumores alogênicos são transplantados, por vezes ocorre a facilitação do crescimento tumoral, quando o receptor foi previamente imunizado com antígenos obtidos do tumor, fenômeno atualmente correlacionado com o aparecimento de anticorpos no hospedeiro, os quais podem atuar impedindo uma resposta imune protetora.

Existem os tumores espontâneos, de origem desconhecida, e tumores que podem ser induzidos por agentes químicos e por vírus, os quais têm sido utilizados como modelos experimentais. A imunogenicidade desses tumores varia muito; os mais potentes são os induzidos por vírus (principalmente RNA), seguindo-se, em ordem decrescente, os induzidos por agentes químicos, por plásticos e os espontâneos.

Os tumores com antígenos potentes, com alta imunogenicidade, só podem ser transplantados para indivíduos imunologicamente imaturos ou imunodeprimidos, enquanto tumores espontâneos são transplantados com maior facilidade, sem que resposta imune seja despertada devido a sua baixa imunogenicidade.

A imunogenicidade dos tumores experimentais varia de acordo com o período de latência observado entre a indução do tumor e o seu desenvolvimento. Tumores de aparecimento mais rápido tendem a possuir antígenos mais potentes do que os de aparecimento tardio. Atribui-se esse fato a um fenômeno denominado imunoseleção. O sistema imune do hospedeiro eliminaria eficazmente as células neoplásicas de alta imunogenicidade, e o tumor que se estabelece tardiamente é constituído de células de baixa imunogenicidade, que *escaparam* à vigilância imunológica.

## VIGILÂNCIA IMUNOLÓGICA

Tumores malignos expressam vários tipos de moléculas que podem ser reconhecidas pelo sistema imune como antígenos estranhos. O sistema imune monitora constantemente o aparecimento de células com transformações malignas, expressando antígenos específicos procurando destruir tais células. Existem evidências de que a imunovigilância está presente: a) pacientes com imunodeficiências severas, principalmente aquelas da imunidade celular, apresentam maior incidência de tumores quando comparados à população normal; b) indivíduos tratados com imunodepressores apresentam incidência elevada de tumores; c) altos níveis de imunidade celular específica são observados em pacientes com câncer, especialmente naqueles que são submetidos à remoção cirúrgica do tumor; d) em animais imunodeprimidos, o crescimento tumoral é mais rápido e o período de latência é menor; f) em tumores experimentais em camundongos, que crescem lenta e progressivamente, existem subpopulações de células tumorais que normalmente não se dividem. Se a terapia imunossupressora for instituída, tais populações de células passam a se multiplicar demonstrando que, mesmo em tumores já estabelecidos, o fenômeno de vigilância imunológica ocorre, embora parcialmente.

A imunidade celular ocorre, portanto, continuamente em pessoas saudáveis, como um mecanismo de *vigilância*, destruindo novos clones neoplásicos que surgem, antes que eles ultrapassem a massa crítica. O desenvolvimento de tumores significantes do ponto de vista clínico ocorre porque: a) antígenos específicos na superfície celular das células tumorais apresentam imunogenicidade especialmente baixa; b) o hospedeiro pode perder sua capacidade de produzir resposta imunológica mediada por células, contra antígenos em geral; c) variantes tumorais podem surgir, com altas taxas de crescimento ou resistência aumentada contra efeitos citotóxicos de reações imunológicas; d) anticorpos "bloqueadores" contra antígenos tumorais podem impedir a ação de linfócitos especificamente reativos.

## TUMORES EXPERIMENTAIS

Sistemas animais são utilizados como modelos para estudo de câncer humano, entretanto, diferenças entre modelos animais e tumores precisam sempre ser consideradas na interpretação dos resultados: a) tumores de animais induzidos experimentalmente, não raro, são antigênicos, crescem rapidamente e não formam metástases, contrariamente aos tumores humanos, que em geral apresentam baixa antigenicidade, tumores malignos humanos crescem lentamente e formam metástases; b) tumores animais espontâneos possuem antígenos muito fracos, contrariamente aos induzidos; c) o rápido crescimento do tumor experimental pode induzir somente imunidade celular antes da morte do animal. Nos tumores humanos, crescendo lentamente, pode gerar imunidade celular, imunidade humoral e células supressoras em diferentes fases de seu crescimento.

### Tumores induzidos por agentes químicos

Determinado agente químico pode induzir em um mesmo indivíduo vários tipos de tumores expressando diferentes tipos de antígenos. A indução de um tumor em camundongo de linhagem isogênica com uma droga cancerígena (p. ex.: fenilcolantreno) e o posterior transplante para outro animal da mesma linhagem será rejeitado. No entanto a imunidade obtida é específica para os antígenos daquele tumor; se um outro tumor induzido pela mesma droga for transplantado para o animal (imunizado), a rejeição não será acelerada.

### Tumores induzidos por vírus

Os tumores induzidos por vírus expressam, usualmente, os antígenos que são característicos do vírus infectante, não importando a natureza ou morfologia da célula tumoral. Os vírus oncogênicos podem ser do tipo DNA ou RNA, e em hospedeiros suscetíveis induzem a transformação neoplásica. Os oncovírus apresentam a característica de permanecer em latência, no adulto, não produzindo doença. Quando transmitidos (placenta, leite) aos descendentes podem induzir o aparecimento do tumor. Vírus oncogênicos foram encontrados em muitos animais e no homem.

## TUMORES ESPONTÂNEOS

Nos tumores espontâneos, que surgem sem indução deliberada, a detecção de antígenos é dificultada. Em quase todos os casos, a frequência de expressão antigênica do tumor e a força de rejeição imune são muito mais baixas que nos tumores induzidos experimentalmente.

### Antígenos oncofetais

A maioria dos antígenos tumorais humanos é codificada pela própria célula. Destacam-se os antígenos oncofetais que são antígenos que se expressam na célula tumoral e também células fetais normais. Os antígenos oncofetais podem ser componentes intrínsecos da membrana da célula tumoral e podem ser secretados como produtos celulares. Acredita-se que os antígenos oncofetais sejam o produto da desrepressão de genes que deixam de se expressar na célula adulta normal. Existem estudos sugerindo que a transformação neoplásica envolva um rearranjo dos componentes da superfície celular e não a síntese de novos produtos que se incorporariam à sua estrutura.

## RESPOSTA IMUNE AOS TUMORES

O principal mecanismo de resistência do hospedeiro às neoplasias é mediado por células. A imunidade mediada por células, com participação de linfócitos T citotóxicos, é considerada o mecanismo básico da vigilância imunológica. Mecanismos envolvendo anticorpos podem também contribuir para a destruição das células tumorais. A seguir, descrição dos possíveis mecanismos que podem atuar em células neoplásicas.

**Destruição de células tumorais por anticorpo e complemento:** foi demonstrado que animais com crescimento tumoral acelerado desenvolvem anticorpos (IgG e IgM) em altos títulos. São citotóxicos para células tumorais (células-alvo) em presença de complemento.

**Destruição de células tumorais por linfócitos T:** ocorre pela ação de linfócitos citotóxicos sobre células-alvo. Animais resistentes a tumores possuem linfócitos que são citotóxicos para células-alvo.

**Destruição de células tumorais por macrófagos:** linfócitos T citotóxicos em presença de antígenos tumorais liberam fatores que ativam macrófagos. O macrófago ao interagir com o antígeno se torna inespecificamente ativado, sendo capaz de destruir células não relacionadas aos antígenos tumorais iniciais.

**Destruição de células tumorais por células NK:** células tumorais podem ser destruídas por células NK (*natural killer*). Esse mecanismo parece desempenhar papel relevante na vigilância imunológica contra tumores.

**Destruição de células tumorais por linfotoxinas:** a liberação de linfotoxinas por linfócitos T citotóxicos, quando em presença de antígenos tumorais, já foi demonstrada.

## SUPRESSÃO DA RESPOSTA IMUNE

A supressão da resposta imune, possibilitando que a vigilância imunológica ante células neoplásicas ocorra, pode ser explicada pelos seguintes mecanismos: a) escape: pode ocorrer a inativação da resposta imune, desde que o tumor atinja determinado tamanho, levando à inativação da resposta, quer por seu impedimento pelo excesso de antígeno, induzindo a tolerância, quer por serem esses antígenos oncofetais (indivíduo já tolerante); b) modulação antigênica: ocorreria diminuição na expressão dos antígenos tumorais quando diante de hospedeiros superimunes; c) aprisionamento de linfócitos citotóxicos: antígenos solúveis são liberados de certos tumores, atingem os linfonodos regionais e impedem que os linfócitos sensibilizados atuem no local do tumor; presença de linfócitos inibidores: foi demonstrado, em alguns casos de tumores humanos e animais, a existência de linfócitos que agem como inibidores de linfócitos T citotóxicos e células NK, responsáveis pela destruição das células tumorais.

## FACILITAÇÃO IMUNOLÓGICA

No estudo experimental dos tumores, verificou-se que em certas condições a imunização prévia do receptor com extrato tumoral, em vez de resultar em resistência, determinava crescimento acelerado do tumor; tal fenômeno é denominado facilitação imunológica. Alguns mecanismos poderiam justificar esse fenômeno: a) bloqueio da via aferente: os anticorpos formados combinam-se com os determinantes antigênicos, mascarando-os e impedindo que os linfócitos T encontrem os determinantes antigênicos; b) proteção da célula tumoral por anticorpos: a extremidade Fc dos anticorpos não é reconhecida, impedindo a ação de células efetoras (linfócito T citotóxico e célula NK); c) bloqueio da via eferente: ocorre produção de anticopos facilitantes que bloqueiam os determinantes antigênicos das membranas celulares, impedindo a ação dos linfócitos T citotóxicos; d) não fixação do complemento: a pequena quantidade de determinantes antigênicos na célula não permite que dois fragmentos Fc dos anticorpos fixadores fiquem próximos o suficiente para desencadear a fixação do complemento. Por outro lado, a presença de anticorpos não fixadores do complemento competem com os fixadores; a maior quantidade, ou a maior avidez dos primeiros, impede a ação dos anticorpos fixadores; e) facilitação por imunecomplexos: complexos de antígeno-anticorpo (geralmente com excesso de antígeno), livres no soro e em outros fluidos biológicos, podem atuar diretamente sobre os linfócitos T, impedindo que eles desempenhem suas funções citotóxicas. As unidades de reconhecimento para os determinantes antigênicos das células-alvo presentes à superfície dos linfócitos ficam bloqueadas pelos determinantes antigênicos do complexo que não estejam recobertos por anticorpos. Complexos em excesso de antígeno podem também impedir a ação citotóxica de células NK. Para tanto, tais complexos devem ser formados por anticorpos cujo fragmento Fc seja reconhecido pelos receptores de membrana da célula NK. A interação entre os complexos e as células NK impede que elas atuem sobre as células-alvo, exercendo sua ação líptica.

## IMUNOLOGIA DOS TRANSPLANTES

Transplantes é o procedimento de retirada de células, tecidos e órgãos de um indivíduo e sua inserção em outro indivíduo (geralmente) diferente. Doador é o indivíduo que fornece o enxerto e o que recebe é denominado receptor ou hospedeiro. O transplante de células sanguíneas circulantes ou de plasma de um indivíduo para outro é chamado de transfusão.

Uma grande limitação no êxito clínico dos transplantes é a resposta imune do receptor ao tecido doado. O reconhecimento dos antígenos do doador pelos linfócitos T ocorre quando determinantes antigênicos da molécula são apresentados a ele pelas células apresentadoras de antígenos (CAA). Essas células (CAA), além dos antígenos, possuem em sua membrana citoplasmática moléculas codificadas pelo Complexo da Histocompatibilidade Principal (MHC). Os receptores dos linfócitos T ligam-se aos antígenos somente quando eles estão associados às glicoproteínas codificadas pelo MHC.

O MHC é representado por um conjunto de genes estritamente ligados, localizados no cromossomo 6, que codificam receptores glicoproteicos da superfície das células. Por meio desses receptores de superfície, as células do sistema imune reconhecem a si próprias entre as outras do organismo e reconhecem moléculas e células não pertencentes ao organismo.

Os receptores codificados pelo MHC são de 3 tipos: a) receptores classe I: são os antígenos da histocompatibilidade. Antígeno ligados aos receptores de classe I são reconhecidos pelos linfócitos T; b) receptores de classe II: antígenos ligados aos receptores de classe II são reconhecidos pelos linfócitos T auxiliadores; c) receptores de classe III: são receptores para os componentes do complemento.

## CONCEITOS E TERMINOLOGIA

A resposta imune do receptor aos antígenos próprios dos tecidos transplantados é denominada rejeição. A rejeição é, portanto, causada por diferenças genéticas entre as células do doador e do receptor. Os antígenos responsáveis pela rejeição são chamados de antígenos de histocompatibilidade ou antígenos de transplante. Os diferentes tipos de transplantes encontram-se na Tabela 10.1.

## MECANISMOS DA REJEIÇÃO

A rejeição do enxerto é efetuada por uma série de reações imunológicas convergentes, mediadas por linfócitos T citotóxicos e por células NK. Os anticorpos também podem atuar pelos seguintes mecanismos: a) reações do tipo Arthus provocadas por anticorpos preexistentes. Esse mecanismo parece ocorrer em casos de rejeição hiperaguda verificados em transplante de rins; b) anticorpos capazes de fixar-se a células NK e de condicionar citotoxicidade; c) anticorpos facilitantes não fixadores de complemento, que atuam por bloqueio dos determinantes antigênicos, seja impedindo a elaboração de resposta imune (ação aferente), seja protegendo as células-alvo da ação de células citotóxicas (ação eferente).

Em algumas situações, as células do enxerto, quando imunologicamente competentes, podem atacar as células do hospedeiro: é a reação enxerto *versus* hospedeiro. Geralmente ocorre quando da transferência de linfócitos.

## TRANSPLANTES E SISTEMA HLA

A genética dos transplantes é representada pelo sistema HLA (antígenos de linfócitos humanos). Os genes responsáveis pela expressão do complexo HLA estão localizados no cromossomo 6, em quatro locus diferentes: HLA–A, HLA–B, HLA–C e HLA–D. Para cada um destes lócus, já foram definidos vários genes alelos (Tabela 10.2).

Estão presentes nos leucócitos e outras células nucleadas e nas plaquetas, e ausentes nas hemácias. Os antígenos HLA são glicoproteínas globulares com PM de cerca de 45.000–50.000 daltons. A herança é dada por haplótimos.

**TABELA 10.1 Tipos de transplantes de acordo com a característica genética dos indivíduos**

| Tipos de transplantes | Características |
|---|---|
| Autoenxerto | Enxerto feito de um local para outro no mesmo indivíduo |
| Homo ou Aloenxerto | Transplante em indivíduos de mesma espécie e histoincompatíveis (geneticamente diferentes) |
| Iso ou Sinenxerto | Transplante em indivíduos de mesma espécie e histocompatíveis. Por exemplo, entre gêmeos idênticos ou animais isogênicos |
| Hetero ou Xenoenxerto | Transplantes de tecidos ou órgãos realizados entre espécies diferentes |

**TABELA 10.2 Exemplo para ilustração das possíveis combinações que podem ser obtidas a partir do haplótimo dos pais**

| Haplótimo da mãe: a, b | Haplótimo do pai: c, d |
|---|---|
| a) HLA -A3 | c) HLA -A4 |
| HLA -B4 | HLA -B7 |
| HLA -C1 | HLA -C2 |
| HLA -D2 | HLA -D4 |
| b) HLA -A5 | d) HLA -A12 |
| HLA -B6 | HLA -B9 |
| HLA -C3 | HLA -C3 |
| HLA -D4 | HLA -D6 |

FILHOS : ac, ad, bc, bd

## EVOLUÇÃO DOS ALOENXERTOS

A rejeição de enxertos é considerada principalmente mediada por células; contudo anticorpos também parecem tomar parte no processo da rejeição. A rejeição pode ser:

### Rejeição primária

A princípio, o tecido enxertado parece ter sido aceito, o suprimento sanguíneo é restabelecido (revascularização) e parece estar sadio. O tempo no qual o tecido começa a ser rejeitado depende do hospedeiro e do tipo de tecido. Em muitos animais a rejeição se inicia ao redor de 10 dias; o tecido se torna infiltrado com presença de linfócitos, macrófagos e alguns plasmócitos. Linfócitos T ativados (ou sensibilizados) penetram no sangue e infiltram-se no enxerto, quando se encontram com o antígeno realizam citotoxidade e produção de linfocinas. Os anticorpos também chegam ao enxerto, entretanto, parece que as reações da rejeição primária são principalmente mediadas por células.

### Rejeição secundária

Quando da realização de um novo enxerto, do mesmo doador, a série de eventos associados com rejeição e descritos na rejeição primária ocorrem numa velocidade acelerada. A reação secundária é causada por linfócitos T sensibilizados e por anticorpos citotóxicos. A reação secundária é específica para o doador e é sistêmica; qualquer tipo de tecido do doador será rejeitado.

### Rejeição crônica ou lenta

Experimentalmente, ocorre rejeição crônica quando os tecidos se combinam quanto aos principais determinantes de histocompatibilidade, mas não quanto a pequenos determinantes. Em relação ao transplante humano, a rejeição crônica de um rim pode se dar em meses ou anos depois do que pareceu ter sido um transplante com sucesso. A rejeição crônica provavelmente é influenciada no caso de um aloenxerto, porque é impossível conseguir uma imunossupressão completa no paciente.

## BIBLIOGRAFIA


Barret JT. Microbiology and immunology casebook. Boston: Litle Brown and Company; 1995:262p.

Calich V, Vaz C. Imunologia. Rio de Janeiro: Revinter; 2001. p. 260.

Calich VLG, Vaz CAC. Imunologia básica. São Paulo: Artes Médicas; 1988. p. 376.

Eisen HN. Microbiologia de Davis: imunologia. 2 ed. São Paulo: Harper & Row, v. 2; 1979. p. 424 - 756.

Ferri RG, Calich VLG, Vaz CAC. Imunologia. São Paulo: Edgard Blücher/EDUSP; 1977. p. 317.

Fudenberg HH, Stites DP, Caldwell JL, Wells JV. Imunologia básica e clínica. 2 ed. Rio de Janeiro: Guanabara Koogan; 1980. p. 737.

Greenspan D. Treatment of oral candidiasis in HIV infection. Oral Surg Oral Med OralPathol, v.78; 1994. p.211-5.

Janeway CA et al. O sistema imunológico na saúde e na doença. 4 ed. Porto Alegre: Artmed; 2000. p. 634.

Janeway CA, Travers P, Walport M, Shlomchil. Imunobiologia – o sistema immune na saúde e na doença. Artmed: Porto Alegre. 5 ed. 767 p.

Janeway JR, CA, Travers P. Imunobiologia. 2 ed. Porto Alegre: Artes Médicas; 1997. I24p.

Kuby J Immunology. 3 ed. New York: W.H. Freeman and Company; 1997. p. 664.

Kumar V, Cotran RS, Robbins SL. Patologia básica. 5 ed. Rio de Janeiro: Guanabara-Koogan; 1994. p. 608.

Paul WE. Fundamental immunology. 4 ed. Philadelphia: Lippincott-Raven; 1999. p. 1589.

Peakman M, Vergani D. Imunologia básica e clínica. Rio de Janeiro: Guanabara Koogan; 1999. p. 327.

Playfair JHL, Lydyard PM. Imunologia Médica. Rio de Janeiro: Revinter Ltda.; 1999. p. 104.

Roesel C. Imunologia: um método autoinstrutuvo. São Paulo: McGraw-Hill; 1981. p. 284.

Roitt I, Brostoff J, Male D. Imunologia, 6 ed. London: Mosby; 2003. p. 481.

Roitt I, Brostoff J, Male D. Immunology. 5 ed. Londres: Mosby; 1998.

Scroferneker ML et al. Notas de imunologia. Porto Alegre: Editora da Universidade Federal do Rio Grande do Sul; 1996. p. 578.

Scroferneker ML, Pholmann PR. Imunologia básica e aplicada. Porto Alegre: Sagra Luzzato; 1998. p. 578.

Sharon J. Imunologia básica. Rio de Janeiro: Guanabara Koogan; 2000. p. 267.

Stites DP, Terr AI, Parslow TG. Medical immunology. 9 ed. Stamford: Appleton & Lange; 1997. p. 900.

Unanue ER, Benacerraf B. Imunologia. 2 ed. Rio de Janeiro: Guanabara; 1984. p. 274.

Virella, G. Microbiology, immunology and infectious diseases. Philadelphia: Lippincott Williams & Wilkins; 1999. p. 116.

CAPÍTULO

# 11

# Autoimunidade e Imunodeficiências

*Mariella Vieira Pereira Leão*

*Antonio Olavo Cardoso Jorge*

O sistema imunológico é capaz de distinguir suas próprias células e tecidos (próprio) que devem ser ignorados, de antígenos estranhos (não próprio) que devem ser eliminados. A discriminação entre próprio e não próprio ocorre durante o desenvolvimento do sistema imune e suas células. A falha nessa discriminação pode levar à autoimunidade, que se refere à resposta imune de um hospedeiro contra determinados constituintes de seu próprio organismo.

Já a falha em qualquer componente do sistema imune impede o indivíduo de eliminar eficientemente os patógenos, o que poderia levar a doenças potencialmente fatais. Essa condição é chamada de imunodeficiência.

## TOLERÂNCIA AOS AUTOANTÍGENOS

Tolerância significa a ausência de resposta imunológica, induzida principalmente pelos antígenos próprios. A autotolerância é essencial para a sobrevivência, uma vez que ela evita a reação autoimune.

Os principais mecanismos de indução de tolerância aos antígenos próprios são a eliminação ou impedimento da maturidade ou ativação dos linfócitos com potencial autorreativo.

No timo, linfócitos T com alta especificidade para antígenos próprios são selecionados negativamente e induzidos a morrerem por apoptose. Esse fenômeno é chamado deleção clonal. Já os linfócitos T com baixa especificidade para autoantígenos escapam da seleção negativa e continuam o processo de amadurecimento. Entretanto, nem todos os autoantígenos estão presentes no timo na hora da seleção, e por isso os linfócitos com especificidade para alguns autoantígenos amadurecem e seguem para periferia, se estabelecendo nos órgãos linfoides secundários. Nesses casos, a autotolerância é mantida pela inativação funcional ou não responsividade dessas células, estado chamado de anergia clonal; ou ainda por supressão delas ou baixa exposição a determinados autoantígenos.

Na medula óssea, os linfócitos B passam por processos de seleção ou deleção semelhantes, chegando à periferia, principalmente linfócitos B com especificidade para antígenos estranhos.

## AUTOIMUNIDADE

Quando, por algum motivo, os mecanismos de autotolerância falham acontece a autoimunidade. Fenômenos de autoimunidade transitórios podem acontecer fisiologicamente, entretanto, quando a autoimunidade específica para um determinado autoantígeno persiste podem ocorrer as doenças autoimunes. Adiante, alguns possíveis mecanismos para explicar a falha na autotolerância:

### Reação cruzada

Alguns micro-organismos apresentam antígenos e sequências de aminoácidos que são muito semelhantes às do hospedeiro, e este mimetismo antigênico poderia levar à ativação de clones de linfócitos autorreativos.

### Ativação policlonal

Alguns antígenos microbianos são capazes de estimular muitos clones de células B ou T independente da especificidade, por vias que não envolvem a fenda de ligação de antígenos na molécula do MHC. Esses superantígenos poderiam estimular clones de linfócitos autorreativos e, consequentemente, a autoimunidade.

### Falhas nos mecanismos de autotolerância

Qualquer anormalidade nos mecanismos que mantêm a autotolerância poderia permitir o surgimento, amadurecimento e ativação de linfócitos T ou B autorreativos.

### Liberação de antígenos sequestrados

Alguns antígenos próprios não entram em contato com o sistema imune por estarem anatomicamente isolados ou ocultos dentro de uma molécula. Uma ruptura dos tecidos ou membranas que mantêm o isolamento ou uma alteração molecular que levem à expressão desses autoantígenos poderia estimular uma resposta imune contra eles.

### Alteração estrutural de autoantígenos

Alguns autoantígenos poderiam sofrer alterações estruturais e moleculares por métodos físicos, químicos ou biológicos, que levariam à perda da autotolerância para os mesmos.

## DOENÇAS AUTOIMUNES

As doenças autoimunes são classificadas em órgão-específicas ou sistêmicas.

Nas doenças órgão-específicas a resposta imune é específica contra um determinado órgão. Um exemplo clássico é a tireoidite de Hashimoto, na qual ocorre lesão localizada da tireoide por infiltração de células mononucleares e produção de autoanticorpos para antígenos tireoideanos. O dano tecidual nas doenças órgão-específicas acontece, principalmente, por hipersensibilidade tipo II e tipo IV.

Nas doenças sistêmicas a resposta acontece contra antígenos encontrados em todas ou várias células do organismo, como DNA, RNA e histonas, entre outros. O principal mecanismo de dano tecidual é a hipersensibilidade tipo III, mediada por depósitos de imunocomplexos constituídos de autoantígenos e autoanticorpos.

Existem ainda algumas doenças autoimunes intermediárias, que apresentam comprometimento de um órgão, mas podendo haver manifestações em outros. E algumas doenças podem mudar o seu perfil clínico durante a sua evolução.

Algumas doenças autoimunes tendem a ocorrer em famílias, como o lúpus eritematoso sistêmico e a tireoidite de Hashimoto. Estudos com gêmeos idênticos e não idênticos demonstram que os fatores genéticos exercem mais influência na predisposição a doenças autoimunes que o meio ambiente, embora este também tenha sua participação.

Outras evidências para a participação dos fatores genéticos na autoimunidade vêm da tendência de algumas doenças estarem associadas com moléculas do MHC específicas. Vários mecanismos têm sido sugeridos para explicar essas associações, como: desequilíbrios na ligação de determinadas moléculas de histocompatibilidade com antígenos envolvidos com a doença, expressão de determinadas moléculas MHC classe II em células teciduais que normalmente não o fazem, entre outros.

### Exemplos de doenças autoimunes

#### *Órgão-específicas*

- Tireoidite de Hashimoto: é um exemplo clássico de doença autoimune órgão-específica. Os autoantígenos são a peroxidase da tireoide e a tiroglobulina, e a maioria dos pacientes desenvolve hipotireoidismo.
- Doença de Graves (tireotoxicose): provocada pela produção de anticorpos contra o receptor para TSH (*thyroid stimulating hormone*), que tomam o lugar do hormônio natural e provocam hipertireoidismo.
- Anemia Perniciosa: são produzidos autoanticorpos contra o fator intrínseco, proteína sintetizada pelas células parietais da mucosa gástrica que auxilia a absorção de vitamina $B_{12}$ pela mucosa intestinal. Por isso nesses pacientes a absorção de vitamina $B_{12}$ está prejudicada.
- Esclerose Múltipla: doença neurológica desmielinizante causada por linfócitos T e autoanticorpos reativos com a proteína básica de mielina e/ou outras glicoproteínas expressas exclusivamente no sistema nervoso central.
- Doença de Addison: nessa doença a adrenal é o alvo da reação autoimune, causando uma insuficiência adrenocortical crônica. Outras glândulas endócrinas também podem ser comprometidas.
- Diabetes *Mellitus* insulino-dependente: doença metabólica causada pela destruição autoimune das células beta do pâncreas (produtoras de insulina) principalmente por linfócitos T autorreativos.
- Alguns tipos de infertilidade: autoanticorpos antiespermatozoides podem estar associados com casos de infertilidade masculina ou feminina.

#### *Intermediária*

- Síndrome de Goodpasture: a produção de anticorpos contra antígenos presentes na membrana basal renal e pulmonar leva ao aparecimento simultâneo de glomerulonefrite e hemorragia pulmonar.
- *Myasthenia Gravis*: nessa doença são produzidos autoanticorpos contra os receptores musculares colinérgicos da placa motora, que bloqueiam a ação da acetilcolina e, consequentemente, a contração muscular. Ocorre fraqueza muscular intermitente e comprometimento da função respiratória.
- Doenças Hematológicas: anemia hemolítica autoimune e púrpura trombocitopênica resultam da síntese de autoanticorpos contra eritrócitos e plaquetas, respectivamente.

#### *Sistêmicas*

- Lupus Eritematoso Sistêmico: doença crônica, multissistêmica, que ocorre principalmente em mulheres jovens (20-40 anos de idade). Praticamente todos os pacientes apresentam anticorpos antinucleares (ANA), principalmente anti-DNA dupla hélice, a maioria apresenta hipergamaglobulinemia e níveis reduzidos de C3 e C4. O dano aos tecidos é devido principalmente à deposição de imunocomplexos formados por esses autoanticorpos (hipersensibilidade tipo III). As principais manifestações são glomerulonefrite, artrite e erupções cutâneas, podendo haver alterações hematológicas e manifestações no sistema nervoso central.
- Artrite Reumatoide: a mais comum das doenças de articulação mediadas pelo sistema imune. Afeta principalmente as articulações sinoviais, mas manifestações extra-articulares são frequentes. Oitenta por cento dos pacientes possuem fator reumatoide, que é um autoanticorpo para região Fc da IgG, normalmente da classe IgM.

- Síndrome de Sjögren: caracterizada por xeroftalmia (olhos secos) e xerostomia (boca seca), decorrente da infiltração linfocitária e consequente destruição das glândulas salivares, lacrimais e outras glândulas exócrinas (forma primária). Aparece mais frequentemente associada com outras doenças autoimunes (forma secundária). Os pacientes apresentam anticorpos séricos para o complexo ribonucleoproteico La (SS-B) e/ou Ro(SS-A).

## MODELOS EXPERIMENTAIS DE DOENÇAS AUTOIMUNES

Algumas doenças autoimunes podem ser induzidas em animais experimentais pela injeção de determinados autoantígenos juntamente com adjuvantes. Alguns exemplos são:

- Encefalomielite alérgica: proteína básica de mielina junto com adjuvante, injetados várias vezes em um animal, provocam sintomas neurológicos com destruição de mielina. Essa reação ocorre principalmente devido à resposta imune celular.
- Orquite: cobaias injetadas com o próprio esperma, produzem autoanticorpos capazes de aglutinar espermatozoides. Extratos de testículos de cobaia injetados juntamente com adjuvante levam à destruição de espermatozoides e espermatogônias (azooespermia), devido à resposta imune celular.
- Lesões oculares: quando injetados em animal, extrato de córnea com adjuvante induzem lesões subsequentes nos olhos.
- Tireoidite: injeções de tireoglobulina mais adjuvante induzem a produção de autoanticorpos e a infiltração celular da tireoide.

## TRATAMENTO DAS DOENÇAS AUTOIMUNES

A maior parte do tratamento é direcionada para diminuir a inflamação crônica. Drogas anti-inflamatórias, como corticoides e imunossupressores, são comumente utilizadas.

Nas doenças órgão-específicas, muitas vezes o sintoma pode ser corrigido somente com controle metabólico. Por exemplo, na anemia perniciosa a correção metabólica se faz administrando vitamina $B_{12}$.

Novos métodos terapêuticos têm surgidos à medida que o conhecimento nessa área evolui. Entre as possibilidades terapêuticas estão a intervenção na rede de citocinas, estimulação de funções supressoras e indução de tolerância oral.

## IMUNODEFICIÊNCIA

As imunodeficiências resultam da ausência, ou falha na função normal, de um ou mais elementos do sistema imune. Pessoas portadoras de imunodeficiências têm maior risco de adquirir infecções e neoplasias incomuns. Pacientes com falhas de imunoglobulinas, de proteínas do complemento ou na fagocitose são mais suscetíveis a infecções recorrentes por bactérias extracelulares encapsuladas. Já pacientes com deficiência de imunidade celular são mais suscetíveis a infecções graves causadas por micro-organismos presentes no meio ambiente, geralmente não patogênicos para pessoas saudáveis (micro-organismos oportunistas).

As imunodeficiências são classificadas como primárias, resultantes de defeito congênito nos componentes do sistema imune ou seus produtos, ou secundárias, resultantes da ação de agentes externos ou falhas em outros sistemas do organismo que afetam o sistema imune.

### Imunodeficiências primárias

Podem resultar de defeitos na imunidade natural ou adaptativa, ocorrendo em vários níveis, de células básicas a células mais diferenciadas.

As doenças relacionadas com deficiências de células B incluem: agamaglobulinemia ligada ao X, deficiências seletiva das subclasses IgG e IgA, imunodeficiência com hiper IgM e hipogamaglobulinemia transitória da infância.

Um exemplo de deficiência de células T é a Síndrome de DiGeorge, que ocorre devido à falha na embriogênese do timo (aplasia tímica congênita).

Algumas imunodeficiências afetam tanto a imunidade humoral quanto a imunidade celular. Estas incluem: imunodeficiência severa combinada (SCID), deficiências de MHC classe II, imunodeficiência com ataxia-telangiectasia hereditária e Síndrome de Wiskott-Aldrich (deficiência de célula T e níveis anormais de Ig com trombocitopenia e eczema).

Existem ainda as doenças resultantes da fagocitose deficiente, como: doença granulomatosa crônica e deficiência de adesão leucocitária.

Além disso, já foram encontradas deficiências genéticas para quase todas as proteínas do complemento, e essas deficiências auxiliaram na compreensão das funções normais dos componentes desse sistema.

### Imunodeficiências secundárias

São as mais comuns e acontecem devido à influência de vários fatores, como:

- Desnutrição: baixa ingestão de proteínas e carência de certos elementos na dieta são a causa mais comum de imunodeficiência no mundo.
- Perda de componentes celulares ou humorais: devido a alguma doença de base como, por exemplo, a perda de anticorpos na urina na síndrome nefrótica.
- Tumores: alguns tumores desenvolvidos no sistema imune comprometem diretamente sua eficiência.
- Drogas citotóxicas: utilizadas no tratamento de neoplasias ou doenças autoimunes sistêmicas. Essas drogas deprimem severamente as funções imunológicas, afetam o tráfico celular, induzem leucopenia ou inibem a síntese de citocinas. São exemplos de drogas imunossupressoras os esteroides, a ciclofosfamida, a azatioprina e a ciclosporina.
- Infecções: também podem induzir importantes estados de imunodeficiência as infecções parasitárias, a varicela, a tuberculose, a hepatite etc. O vírus da imunodeficiência humana (HIV) provoca uma forma severa de imunodeficiência, a AIDS.

- Outras doenças: alterações nas funções neutrocitárias são observadas em diabetes, cirrose hepática e outras doenças.

## BIBLIOGRAFIA


Barret JT. Microbiology and immunology casebook. Boston: Litle Brown and Company; 1995:262p.

Bier O. Microbiologia e imunologia. 30 ed. São Paulo: Melhoramentos; 1990:1.234.

Calich V, Vaz C. Imunologia. Rio de Janeiro: Revinter; 2001. p. 260.

Calich VLG, Vaz CAC. Imunologia básica. São Paulo: Artes Médicas; 1988. p. 376.

Eisen HN. Microbiologia de Davis: imunologia. 2 ed. São Paulo: Harper & Row, v. 2; 1979. p. 424 - 756.

Ferri RG, Calich VLG, Vaz CAC. Imunologia. São Paulo: Edgard Blücher/EDUSP; 1977. p. 317.

Fudenberg HH, Stites DP, Caldwell JL, Wells JV. Imunologia básica e clínica. 2 ed. Rio de Janeiro: Guanabara Koogan; 1980. p. 737.

Imberti L, Sottini A, Primi D. T cell repertoire and autoimmune diseases. Immunol Res, v.12; 1993. p.149-67.

Janeway CA et al. O sistema imunológico na saúde e na doença. 4 ed. Porto Alegre: Artmed; 2000. p. 634.

Janeway CA, Travers P, Walport M, Shlomchil. Imunobiologia – o sistema immune na saúde e na doença. Artmed: Porto Alegre. 5 ed. 767 p.

Janeway JR, CA, Travers P. Imunobiologia. 2 ed. Porto Alegre: Artes Médicas; 1997. I24p.

Kuby J Immunology. 3 ed. New York: W.H. Freeman and Company; 1997. p. 664.

Kumar V, Cotran RS, Robbins SL. Patologia básica. 5 ed. Rio de Janeiro: Guanabara-Koogan; 1994. p. 608.

Paul WE. Fundamental immunology. 4 ed. Philadelphia: Lippincott-Raven; 1999. p. 1589.

Peakman M, Vergani D. Imunologia básica e clínica. Rio de Janeiro: Guanabara Koogan; 1999. p. 327.

Playfair JHL, Lydyard PM. Imunologia Médica. Rio de Janeiro: Revinter Ltda.; 1999. p. 104.

Roesel C. Imunologia: um método autoinstrutuvo. São Paulo: McGraw-Hill; 1981. p. 284.

Roitt I, Brostoff J, Male D. Imunologia, 6 ed. London: Mosby; 2003. p. 481.

Roitt I, Brostoff J, Male D. Immunology. 5 ed. Londres: Mosby; 1998.

Scroferneker ML et al. Notas de imunologia. Porto Alegre: Editora da Universidade Federal do Rio Grande do Sul; 1996. p. 578.

Scroferneker ML, Pholmann PR. Imunologia básica e aplicada. Porto Alegre: Sagra Luzzato; 1998. p. 578.

Sharon J. Imunologia básica. Rio de Janeiro: Guanabara Koogan; 2000. p. 267.

Stites DP, Terr AI, Parslow TG. Medical immunology. 9 ed. Stamford: Appleton & Lange; 1997. p. 900.

Unanue ER, Benacerraf B. Imunologia. 2 ed. Rio de Janeiro: Guanabara; 1984. p. 274.

Virella, G. Microbiology, immunology and infectious diseases. Philadelphia: Lippincott Williams & Wilkins; 1999. p. 116.

# PARTE III

# Agentes Infecciosos de Importância para Odontologia

CAPÍTULO

# 12

# Estafilococos

*Antonio Olavo Cardoso Jorge*

Os estafilococos foram descritos por Robert Kock em 1878 em pus de infecção em humanos, sendo a seguir cultivados em meio líquido por Pasteur em 1880. Em 1881 sua patogenicidade para camundongos foi demonstrada por Ogston e em 1884, Rosenbach caracterizou o gênero com duas espécies; *Staphylococcus aureus* e *S. epidermides*. O nome do gênero, *Staphylococcus,* é derivado do termo grego *staphylé,* que significa cacho de uvas.

O gênero *Staphylococcus* é constituído, atualmente, por pelo menos 35 espécies, das quais 16 são encontradas em seres humanos e podem provocar diferentes síndromes clínicas, como infecções cutâneas, infecções oportunistas, infecções das vias urinárias e infecções sistêmicas. A espécie mais implicada em doenças no ser humano é o *Staphylococcus aureus.* Reconhecidamente o mais virulento dentro do gênero. *S. epidermidis* também é um importante patógeno, sobretudo para aqueles portadores de próteses cardíacas valvulares. *S. saprophyticus* é um patógeno quase que exclusivamente das vias urinárias (Tabela 12.1). Outras espécies comumente implicadas em infecções são: *S. schleiferi, S. haemolyticus* e *S. lugdunensis. S. schleiferi* possui duas subespécies: *S. schleiferi* ss. *schleiferi* (coagulase negativa) e *S. schleiferi* ss. *coagulans* (coagulase positiva).

## CARACTERÍSTICAS GERAIS

Células esféricas de 0,5 a 1,5μm de diâmetro dispostas em cachos irregulares. Também podem ser observados como cocos isolados, aos pares, tétrades e cadeias quando cultivados em meio líquido. São cocos Gram-positivos, imóveis, anaeróbios facultativos e não formam esporos.

Os estafilococos crescem rapidamente em muitos tipos de meios de cultura. As colônias em meio sólido são geralmente lisas, brilhantes, circulares e translúcidas. *S. aureus* e algumas outras espécies formam colônias amarelas, acinzentadas ou laranja, em função da presença de grande quantidade de pigmentos carotenoides localizados na membrana celular. *S. epidermidis* forma colônias brancas, em função da pequena quantidade de carotenoides. Em placas de ágar sangue *S. aureus* geralmente produz hemólise e crescem dentro de larga faixa de temperatura (10-45°C), com ótimo em torno de 37°C.

**TABELA 12.1 Principais espécies do gênero *Staphylococcus*, de interesse para o ser humano**

| Gênero *Staphylococcus* | |
|---|---|
| *S. aureus* | Espécie mais patogênica<br>Isolado de mucosa nasofaringeana, pele, trato gastrointestinal e genital de animais de sangue quente |
| *S. epidermides* | Habitante de pele humana. Eventual causador de infecções, sobretudo correlacionadas com próteses cardíacas valvulares |
| *S. saprophyticus* | Patógeno principalmente de vias urinárias |
| *S. intermedius*<br>*S. hyicus* | Membrana nasal e pele de animais<br>Correlacionados com infecções em animais |
| *S. haemolyticus*<br>*S. schleiferi*<br>*S. lugdiniensis* | Habitante de pele humana |

Apresentam metabolismo respiratório e fermentativo, geralmente produzem catalase. Utilizam grande quantidade de carboidratos; sob condições de anaerobiose, o principal produto de degradação da glicose é o ácido lático; em aerobiose o principal produto é o ácido acético, com pequena quantidade de $CO_2$. Produzem pigmentos que variam do branco ao amarelo intenso.

Os estafilococos são uma das mais resistentes bactérias não formadoras de esporos. Permanecem vivos durante meses, em placas de ágar seladas mantidas a 4ºC, e podem ser cultivados de amostras de pus dessecadas há várias semanas. A maioria das amostras é relativamente termoestável, suportando temperaturas de até 60ºC durante meia hora. São mais resistentes que a maioria das bactérias a desinfetantes como cloreto de mercúrio e fenol (resiste ao fenol a 1% durante 15 minutos). Crescem em meios de cultura em variada gama de pH (4,8 a 9,4). São resistentes ao NaCl, apresentando crescimento em concentrações salinas de 0 a 20%.

A maioria das cepas de estafilococos isoladas de pacientes hospitalizados é resistente à penicilina e muitos outros antibióticos. A resistência aos antimicrobianos pode ocorrer de diferentes maneiras: a) produção de betalactamases: codificada por plasmídeos, transmitidos por conjugação e transdução, torna os micro-organismos resistentes a muitas penicilinas (penicilina G, ampicilina, ticarcilina e similares); b) resistência à meticilina (MRSA): o mecanismo está relacionado à alteração de proteínas ligadoras de penicilina (PBP) codificada pela gene *mec*A e sem relação com a produção de betalactamases. Inclui também resistência a nafcilina e oxascilina; c) resistência à vancomicina (VRSA): a maioria dos estafilococos permanecem resistentes à vancomicina, entretanto, cepas de resistência (inclusive intermediárias) têm sido isoladas. O mecanismo de resistência intermediária parece ser devido a síntese aumentada da parede celular e alterações na parede. Cepas resistentes apresentando gene *van*A dos enterococos já foram isoladas; d) resistência às tetraciclinas, eritromicinas, aminoglicosídeos, mediada por plasmídeos são frequentemente isoladas.

## ESTRUTURA ANTIGÊNICA

### Ácidos teicóicos

Os ácidos teicóicos constituem de 30 a 50% do peso seco da parede celular dos estafilococos. São polímeros contendo fosfato, espécie específicos, unidos por ligações covalentes a resíduos do peptideoglicano ou à membrana citoplasmática por meio de ligações lipofílicas (ácidos lipoteicóicos). Em *S. aureus* está presente o ácido teicóico ribitol, com resíduos de N-acetilglicosamina (polissacarídeo A). Em *S .epidermidis* está presente o ácido teicóico glicerol (glicerofosfatos), com resíduos de glicosil (polissacarídeo B). Estão relacionados com a aderência do micro-organismo e também a ativação do complemento.

### Proteína A

A superfície da maioria das cepas de *S. aureus* é coberta pela proteína A ou aglutinógeno A. Essa proteína é ligada à camada de peptideoglicano ou à membrana citoplasmática e apresenta propriedade de reagir com o fragmento Fc das moléculas de IgG da maioria dos soros de mamíferos. Como os agregados de IgG resultantes fixam complemento, eles causam reação de hipersensibilidade em coelhos e cobaias. Eles também geram fatores quimiotáticos derivados do complemento (C5a), que podem responder em parte pela purulência característica das lesões estafilocócicas. A proteína A possui propriedades antifagocitárias e é liberada para o meio de cultura durante o crescimento do micro-organismo.

### Coagulases

*S. aureus* produzem várias coagulases antigenicamente distintas. Além da coagulase livre, os estafilococos patogênicos também elaboram uma coagulase ligada (fator *clumping*), ou fator de agregação. Essa proteína é importante pois se liga ao fibrinogênio transformando-o em fibrina insolúvel, que causa aglutinação de micro-organismos quando, os mesmos são incubados com soro ou plasma.

## FATORES DE VIRULÊNCIA

### Cápsula e camada mucoide

Algumas cepas de *S. aureus* produzem cápsula polissacarídica, e são mais resistentes à fagocitose por polimorfonucleares neutrófilos do que as não capsuladas. Foram identificados 11 sorotipos de acordo com a cápsula, sendo os sorotipos 5 e 7 associados às infecções.

A maioria dos estafilococos produz um filme frouxamente ligado e solúvel em água, chamado de camada mucoide (também chamado de fator de agregação ou *clumping fator)*, que consiste em monossacarídeos, proteínas e pequenos peptídeos. É responsável pela aderência dos estafilococos ao fibrinogênio e a fibrina. A presença da cápsula e da camada mucoide parece estar associada à capacidade de algumas amostras patogênicas de aderir a cateteres e outros materiais, tornando-se focos de infecção. Um resumo dos principais fatores de virulência dos estafilococos encontra-se na Tabela 12.2.

### Proteína ligadora de fibronectina (FNBP)

A superfície de *S. aureus* apresenta uma proteína que se liga à fibronectina (FNBP), a qual promove a fixação de *S. aureus* à fibronectina em ferimentos, fenômeno importante para posterior invasão de tecidos mais profundos.

### *Peptideoglicano*

A metade do peso da parede celular dos estafilococos constitui-se em peptideoglicano. O peptideoglicano presente na parede celular apresenta atividade semelhante à endotoxina, estimulando a produção de pirogênio endógeno, a ativação do complemento, a produção de interleucina 1 pelos monócitos e agregação de polimorfonucleares neutrófilos, contribuindo para a resposta inflamatória.

TABELA 12.2 Resumo dos principais fatores de virulência de *Staphylococcus aureus*

| Fatores de virulência | | Efeitos biológicos |
|---|---|---|
| Componentes Estruturais | Cápsula | Inibe quimiotaxia, fagocitose e facilita aderência |
| | Peptideoglicano | Estimula produção de pirógeno, endógeno e quimiotaxia |
| | Ácidos teicoicos | Liga-se a fibronectina |
| | Proteína A | Liga-se à extremidade Fc de anticorpos, quimitaxia de leucócitos e ação anticomplementar |
| Enzimas | Coagulase | Converte fibrinogênio em fibrina |
| | Catalase | Atua em peróxido de hidrogênio |
| | Lipases | Hidrolisa lipídeos |
| | DNAse | Hoidrolisa DNA |
| | Lactamase | Atua em anel lactâmico de antibióticos |
| Toxinas | Citotoxinas α, β, δ, γ, leucocidina | Lise celular de diversas células |
| | Esfoliativa | Atuam em pontes intracelulares da epiderme |
| | Enterotoxina | Superantígenos: estimulam células T e a liberação de citocinas. Estimulam liberação de mediadores pelos mastócitos, aumentando peristaltismo e perda de líquidos. Causa náuseas e vômitos. |
| | Toxina 1 da síndrome do choque tóxico | Superantígenos: estimulam células T e a liberação de citocinas |

## TOXINAS

### Toxinas citolíticas

*S. aureus* elabora 5 tipos de toxinas citolíticas: alfa, beta, gama, delta e leucocidina. A toxina alfa é altamente ativa contra hemácias de coelho, lisando-as rapidamente. Em presença de eritrócitos de carneiro é moderadamente ativa, sendo inativa contra hemácias humanas. Possui ação sobre músculo liso, causando constrição dos pequenos vasos e necrose isquêmica do tecido afetado. Parece atuar também nas membranas celulares. Já que praticamente todas as amostras de *S. aureus* recentemente isoladas de lesões humanas produzem α-lisina, sua síntese é fortemente sugestiva de patogenicidade. É um importante mediador da lesão tecidual em doenças estafilocócicas.

A toxina beta, também chamada de esfingomielinase C, atua sobre glóbulos vermelhos de carneiros, bovinos e humanos, mas não de coelhos; causa lise somente após incubação a 37°C por 24 horas, seguindo-se manutenção à temperatura ambiente ou refrigerador, durante outras 8 a 12 horas, sendo chamada lise quente-frio. A β-lisina é antigenicamente diferente e muito menos tóxica para animais de laboratório que a alfa, e ao contrário desta é produzida em condições de aero e anaerobiose. As toxinas alfa e beta são importantes na destruição tecidual, na formação de abcesso e na capacidade de proliferação na presença de resposta inflamatória.

A toxina delta é uma proteína termoestável e hidrofóbica e possui ampla atividade citolítica

A hemolisina gama lisa eritrócitos humanos e células linfoblásticas. O mecanismo de ação ainda não está esclarecido.

A leucocidina possui dois componentes distintos que quando combinados provocam alterações na membrana e causa aumento da permeabilidade. Possui a capacidade de degranular neutrófilos e macrófagos humanos e de coelhos.

### Toxina esfoliativa

Algumas cepas de *S. aureus* produzem toxina esfoliativa, também denominada esfoliatina ou toxina epidermolítica, responsável pela síndrome estafilocócica da pele queimada. Essa toxina leva a ruptura dos desmossomos da camada granular do epitélio.

### Toxina 1 da síndrome do choque tóxico (TSST-1)

Também chamada de exotoxina pirogênica C e enterotoxina F. É uma exotoxina secretada durante o crescimento de algumas cepas de *S. aureus*, que pode reproduzir a maioria das manifestações clínicas da síndrome do choque tóxico. É um superantígeno e ativadora policlonal de células T.

### Enterotoxinas

São toxinas elaboradas por algumas amostras de *S. aureus* e que resiste à fervura por 30 minutos e são resistentes à hidrólise pelas enzimas gástricas. A ingestão de apenas 1 μg leva em 2-6 horas a quadro gastrointestinal agudo com vômitos, diarreia e mal-estar. Existem 5 tipos imunológicamente distintos (A, B, C, D, E). São fortes ativadores de células T e formação de citocinas. As enterotoxinas parecem atuar no sistema nervoso central e não diretamente na mucosa intestinal.

## ENZIMAS

### Coagulase

É uma enzima elaborada exclusivamente por estafilococos. A coagulase é elaborada por *S. aureus*, *S. intermedius*, *S. hyicus* e *S. schleiferi* subsp. *coagulans*. Coagula o plasma transformando protrombina em trombina, que por sua vez ativa a formação de fibrina a partir do fibrinogênio. Uma prova de coagulase positiva é em geral considerada a melhor evidência laboratorial de que dada cepa de estafilococos é potencialmente patogênica para o homem.

### Catalase

Todos os estafilococos produzem catalase, que catalisa a conversão do peróxido de hidrogênio em água e oxigênio. O peróxido de hidrogênio é uma substância tóxica que se forma durante o metabolismo celular. Na fagocitose, o peróxido de hidrogênio é uma substância ativa na destruição da partícula fagocitada. Os micro-organismos que produzem catalase possuem possibilidade de destruir essa molécula e de sobreviver ao processo de destruição oxigênio dependente que ocorre no interior dos fagossomos.

### Estafiloquinase ou fibrinolisina

Ativa o sistema plasminogênio do plasma, gerando plasmina, substância capaz de dissolver coágulos sanguíneos. Elaborada por muitas cepas de *S. aureus* e por algumas de *S. hyicus*.

### Lipase

Enzima elaborada por algumas espécies e que permite a colonização da pele. Agem sobre lipídeos presentes em membranas celulares.

### Hialuronidase

Enzima que despolariza o ácido hialurônico e que é elaborada por algumas espécies de estafilococos. Parece favorecer a penetração do micro-organismo produtor no tecido conjuntivo.

### DNAse

Elaborada pelo *S. aureus* e algumas outras espécies, despolariza DNA.

### Betalactamase

Confere resistência à penicilina, atuando no anel beta-lactâmico. As características de produção dessa enzima são mediadas por plasmídeos.

## EPIDEMIOLOGIA

O reservatório de *S. aureus* é o ser humano, sendo o portador nasal o mais importante. Há acentuada tendência para as pessoas serem portadoras nasais persistentes ou intermitentes, ou ainda persistentemente isentos.

Existem fortes evidências de que amostras de estafilococos resistentes aos antibióticos sejam selecionadas no ambiente hospitalar, devido em parte à negligência no emprego dos antibióticos. Na população em geral predominam as amostras de estafilococos sensíveis, enquanto que nos hospitais são mais comuns as resistentes. A pesquisa de portadores de *S. aureus* é de fundamental importância, pois o portador pode constituir um problema quando em ambientes específicos como o hospitalar e na indústria de alimentos.

## PATOGENIA

O agente mais comum de infecções piogênicas no homem é *S. aureus*, causando várias infecções como furúnculos, síndrome da pele queimada, pneumonia, osteomielite, meningite, endocardite, amigdalite, enterocolite, infecções urogenitais, intoxicações alimentares e infecções de interesse odontológico como pulpites e estomatites.

A característica da doença estafilocócica é a supuração. Uma vez que os estafilococos virulentos se estabeleçam nos tecidos mais profundos do organismo, sua multiplicação causa necrose e eventual formação de abscesso. Grande parte do dano resultante nos tecidos é irreversível e, portanto, leva a cicatrizes permanentes. Apenas em infecções excepcionalmente graves, os micro-organismos atravessam as barreiras limitantes das lesões e invadem a corrente linfática e sanguínea. No caso de a bacteriemia se estabelecer, normalmente se desenvolvem focos metastáticos. A patogenicidade dos estafilococos parecem depender também de sua tendência a causar hipersensibilidade tipo retardado, aumentando a necrose do tecido na área infectada e a susceptibilidade do hospedeiro à infecção.

### *Staphylococcus aureus*

Síndromes clínicas por *S. aureus* podem ocorrer pela produção de toxina ou invasão e destruição tecidual.

### Síndrome da pele escaldada

A síndrome da pele escaldada estafilocócica (SSSS, do inglês *staphylococcal scalded skin syndrome*) foi descrita em 1878 por Gottfried von Ritter em recém-nascidos com menos de um mês, que apresentavam dermatite esfoliativa. A doença se apresenta como eritema que recobre todo o corpo, com posterior formação de bolhas ou vesículas livres de micro-organismos. Segue-se a descamação e o epitélio volta a ser intacto em 10 dias.

O impetigo bolhoso é uma forma de SSSS, caracterizada pela formação de vesículas cutâneas localizadas e é causada por cepas específicas de *S. aureus*; diferentemente da síndrome da pele escaldada, no impetigo bolhoso as vesículas contêm micro-organismos e são altamente infecciosos.

### Síndrome do choque tóxico (TSS)

Algumas cepas de *S. aureus* produtoras da toxina da síndrome do choque tóxico (TSST-1, do inglês *toxic shock syndrome toxin*) podem colonizar feridas ou crescer em tampões absorventes utilizadas por mulheres em período menstrual e produzir a toxina, que é liberada na corrente sanguínea.

A doença tem início abrupto com febre, hipotensão e exantema eritematoso macular difuso. Apresenta comprometimento de múltiplos sistemas orgânicos (musculatura, sistema nervoso central, gastrointestinal, renal, hepático) incluindo a pele que sofre descamação. Os sinais e sintomas da doença são resultados da ação da TSST-1 que age como superantígeno e depois de se ligarem ao MHC de classe II nas células apresentadoras de antígeno, agem como ativadores policlonais das células T. Uma grande proporção de células T respondem com divisão celular e liberação de citocinas.

### Intoxicação alimentar

Causada por cepas de *S. aureus* que podem chegar aos alimentos a partir de várias fontes, como manipuladores de alimentos com infecção ou portadores dessa espécie.

A doença é causada pela ingestão de enterotoxina pré-formada no alimento. Normalmente ocorre em alimentos com alto teor proteico, como carnes, queijos, tortas cremosas, leite, ovos, camarões, maionese, entre outros. As enterotoxinas são proteínas termoestáveis, isto é, são resistentes ao aquecimento a 100°C por 30 minutos, portanto o subsequente aquecimento do alimento após a produção da toxina não destrói as enterotoxinas. O alimento contaminado com enterotoxina não tem alteração na aparência e no sabor do produto. Quando alimentos contaminados são ingeridos, os sintomas surgem dentro de 2 a 8 horas e constituem: salivação excessiva, náuseas, vômitos, cólicas abdominais, diarreia, prostração e choque.

### Infecções cutâneas

As infecções cutâneas piogênicas causadas por *S. aureus* podem apresentar-se de diferentes formas. O impetigo é uma infecção superficial caracterizada por mácula que pode originar vesículas repletas de pus, normalmente outros micro-organismos piogênicos podem associar-se com *S. aureus*. O impetigo afeta principalmente crianças de pouca idade.

A foliculite é a infecção dos folículos pilosos. Como extensão da foliculite ocorre o furúnculo que se apresenta como nódulos dolorosos com tecido necrótico. Se o furúnculo sofre coalescência, os micro-organismos podem atingir tecidos mais profundos, originando o carbúnculo, alcançando também o sangue causando bacteriemia e disseminação para outros tecidos.

O principal micro-organismo encontrado em furúnculos é *S. aureus*. Furúnculos são abscessos formados na pele. A disseminação do micro-organismo no tecido subcutâneo origina uma inflamação difusa chamada celulite.

*S. aureus* é o principal micro-organismo causador de infecção de feridas cirúrgicas. Atualmente é o principal agente de infecção hospitalar e a sua ocorrência é de preocupação mundial devido à falha na antibioticoterapia, pois muitas cepas são resistentes à maioria dos antibióticos hoje disponíveis.

### Disseminação de *S. aureus*

*S. aureus* é causa comum de bacteriemia e os micro-organismos atingem a corrente sanguínea a partir de infecções cutâneas. Na maioria dos casos ocorre com pacientes hospitalizados, sobretudo com aqueles que sofrem intervenções cirúrgicas. Também contribui para os altos índices de bacteriemia o uso prolongado de cateter intravascular contaminado. Como consequência da bacteriemia, pode ocorrer a endocardite bacteriana e neste caso a taxa de mortalidade pode chegar a 50% por falha do tratamento.

A disseminação hematogênica também pode levar à pneumonia; ela também pode ter início após aspiração de secreção oral. Essa doença ocorre principalmente com crianças de pouca idade, idosos e pacientes com fibrose cística. Nessa última, normalmente *S. aureus* está associado a *Pseudomonas aeruginosa* ou *Burkholderia cepacia*.

A osteomielite pode ser consequência de disseminação hematogênica ou pode ser uma infecção secundária decorrente de traumatismo ou ainda por disseminação do micro-organismo a partir de uma área adjacente. *S. aureus* é importante agente de artrite séptica em crianças de pouca idade ou pacientes que possuem articulações mecanicamente anormais.

## *Staphylococcus epidermidis*

*S. epidermidis* é habitante normal da pele, é considerado atualmente como um patógeno oportunista que pode colonizar válvulas cardíacas, cateteres intravasculares.

### Endocardite

*S. epidermidis, S. lugdunensis* e outros estafilococos coagulase negativos podem infectar válvulas cardíacas nativas ou próteses valvulares. Os usuários de drogas injetáveis são considerados indivíduos suscetíveis, pois esses micro-organismos fazem parte da microbiota da pele humana e podem penetrar na corrente sanguínea através de agulha hipodérmicas.

### Infecções de cateteres

*S. epidermidis* e outros estafilococos coagulase negativos são importantes agentes de infecção de próteses, cateteres e derivações. As cepas, isoladas nesses casos, são produtoras de muco polissacarídico.

## *Staphylococcus saprophyticus*

Predomina em infecções urinárias por estafilococos, pois possui capacidade de aderência maior às células epiteliais do trato urinário que as demais espécies e do que às células epiteliais da boca ou da pele. *S. saprophyticus* é o segundo agente mais frequente de infecções urinárias em mulheres jovens, podendo causar cistite ou pielonefrite. A doença caracteriza-se por disúria, piúria e eliminação de muitos micro-organismos na urina.

## DIAGNÓSTICO LABORATORIAL

### Exame bacterioscópico

A partir de material problema (exsudato da lesão), geralmente purulentos, são feitos esfregaços corados pelo método de Gram. Os esfregaços são apenas sugestivos, raramente os cocos se apresentam em sua forma típica, sendo comum o aparecimento de cocos isolados e em pequenos grupos, de localização intra e extracelular. A maioria dos cocos é Gram-positivo, mas os micro-organismos mortos ou lisados são Gram-negativos. A presença de abundantes neutrófilos é indicativa do caráter purulento da infecção. Não é possível diferenciar os micro-organismos patogênicos (*S. aureus*) dos não patogênicos.

### Semeadura

O material suspeito é semeado em ágar sangue e incubado a 37°C durante 18-24 horas. Há o crescimento de colônias típicas, geralmente lisas, brilhantes, circulares e translúcidas. *S. aureus* e algumas outras espécies formam colônias amarelas, acinzentadas ou laranja, em função da presença de grande quantidade de pigmentos carotenoides localizados na membrana celular. *S. epidermides* geralmente forma colônias brancas, em função da pequena quantidade de carotenoides. *S. aureus* usualmente produz hemólise em ágar sangue, enquanto outras espécies têm comportamento variável. Deve-se realizar exame bacterioscópico da colônia suspeita para confirmação da morfologia.

Apesar de os estafilococos desenvolverem-se bem em meios simples, deve-se usar meio enriquecido para o crescimento de estreptococos, se presentes. Caso o material esteja muito contaminado, deve-se também semear em ágar salgado (7,5% de NaCl). O crescimento em ágar salgado já é um fator de diferenciação, principalmente com micrococos e estomatococos que também são catalase-positivos. Podem-se utilizar meios seletivos como ágar Baird Parker acrescido de gema de ovo e telurito de potássio para amostras muito contaminadas. Colônias características são selecionadas para identificação das espécies.

A partir da colônia em que na bacterioscopia foram observados cocos Gram-positivos, o isolado deverá ser repicado para caldo glicosado para obtenção de cultura pura e possível realização das demais provas.

### Prova da catalase

Essa prova se destina à verificação da presença da enzima catalase. É usada para diferenciação de estafilococos, micrococos e estomatococos dos estreptococos que são catalase-negativos.

A catalase é uma enzima que decompõe o peróxido de hidrogênio ($H_2O_2$) em oxigênio e água. Quimicamente, a catalase é uma hemoproteína, de estrutura semelhante à da hemoglobina, exceto que os quatro átomos de ferro da molécula estão em estado oxidado ($Fe^{+++}$) em vez de reduzido ($Fe^{++}$). Excluindo os estreptococos, a maioria das bactérias decompõe $H_2O_2$ através de peroxidases semelhantes à catalase.

O peróxido de hidrogênio se forma como um dos produtos finais do metabolismo oxidativo ou aeróbio dos carboidratos. Se deixado acumular, o peróxido de hidrogênio é letal para as células bacterianas. A catalase transforma o peróxido de hidrogênio em água e oxigênio, como demonstra a seguinte reação:

$$(H_2O_2) \xrightarrow{=C=A=T=A=L=A=S=E=} H_2O + O_2 \text{ (bolhas de gás)}$$

A prova é feita colocando-se água oxigenada (3%) sobre colônias do micro-organismo a ser testado, observando-se produção de bolhas de gás (prova positiva). A prova não deve ser realizada em culturas em meios que contenham sangue, uma vez que as hemácias possuem atividade peroxidásica.

Interpretação: positivo para estafilococos, micrococos e estomatococos, e negativo para estreptococos.

### Prova da coagulase

Essa prova verifica a capacidade de um micro-organismo coagular o plasma através da enzima coagulase. Geralmente é usada para identificação de estafilococos catalase positiva, sendo frequentemente critério de virulência e patogenicidade.

A coagulase estafilocócica está presente em duas formas: coagulase ligada e coagulase livre. A coagulase ligada (ou fator de aglutinação) é detectada em lâmina para microscopia. Essa coagulase converte fibrinogênio em fibrina diretamente, sem o envolvimento dos fatores da coagulação. A prova de coagulase em tubo detecta tanto coagulase livre como ligada e é a prova de escolha. A coagulase livre reage com o fator de coagulação do plasma, formando uma substância semelhante à trombina e que age indiretamente convertendo fibrinogênio em fibrina.

A prova é realizada colocando-se uma alça de cultura de estafilococos em 0,5 mL de plasma humano ou de animais contendo anticoagulante (citrato de sódio ou preferencialmente heparina). A seguir incubar por 18-24 horas e observar se ocorre coagulação, o que indica prova positiva.

### Verificação de oxidação – fermentação (meio OF)

Realizado verificando-se a fermentação de glicose pelo micro-organismo na presença (oxidação) e ausência (fermentação) do oxigênio, em presença de indicador de pH. Prova realizada para diferenciar gênero *Staphylococcus* (O+F+) de *Micrococcus* (O+F-).

### Voges Proskauer (VP)

Visa a verificar a rota de fermentação butileno glicólica, dentre os estafilococos coagulase positiva, *S. aureus* e *S. scheiferi* ss. *coagulans* apresentam esta prova positiva.

### Fermentação da trealose

Essa prova verifica a capacidade do micro-organismo utilizar um carboidrato por meio da rota fermentativa com produção de ácido. Dentre as espécies coagulase positiva e Voges Proskauer positivo, *S. aureus* fermenta a trealose e *S. scheiferi* subsp. *coagulans* não.

### β-galactosidase

A presença dessa enzima é característica da espécie *S. intermedius*, que é coagulase positiva.

## BIBLIOGRAFIA

Back-Brito GN, El Ackhar VN, Querido SM, et al. Staphylococcus spp., Enterobacteriaceae and Pseudomonadaceae oral isolates from Brazilian HIV-positive patients. Correlation with CD4 cell counts and viral load. Arch Oral Biol 2011; 56(10):1.041-1.046.
Barret JT. Microbiology and immunology casebook. Boston: Litle Brown and Company; 1995:262p.
Bernardes RC, Jorge AOC, Leão MVP. Sensibilidade à oxacilina, vancomicina e teicoplamina de Staphylococcus coagulase-positivos isolados de pacientes hospitalizados. Rev Biociên 2004; 10:73-78.
Boyd RF. Basic medical microbiology. 5 ed. Boston: Little Brown Company; 1995:642.
Brasil. Ministério da Saúde. Secretaria de Vigilância em Saúde. Departamento de Vigilância Epidemiológica. Doenças infecciosas e parasitárias: guia de bolso / Ministério da Saúde, Departamento de Vigilância Epidemiológica, 8 ed, Brasília; 2010.
Brooks GF. Jawetz, Melnick, e Adelberg: Microbiologia Médica. 24 ed. Rio de Janeiro: Editora McGraw-Hill Interamericana do Brasil; 2009.
Dahlén G, Wilkströn M. Occurrence of enteric rods, staphylococci and Candida in subgingival samples. Oral Microbiol Immun, v. 10; 1995. p. 42-6.
Finegold SM, Martin WJ. Diagnóstico microbiológico. 6 ed. Buenos Aires: Editora Médica Panamericana; 1983. p. 67p.
Frobisher M et al. Microbiologia. 5 ed. Barcelona: Salvat; 1978. p. 836.
Gillespie SH. Medical microbiology illustrated. Oxford: Butterworth Heinemann; 1994. p. 286.
Glick M. Infectious diseases and dentistry. Dent Clin Nort Am, v.40, n.2; 1996. p. 263-492.
Hart T, Shears P. Color atlas of medical microbiology. London: Mosby-Wolf; 1996. p. 314.
Holr JG, Krieg NR, Sneath PHA, et al. Bergey´s manual of determinativa bacteriology. 9 ed, Baltimore: Willians Wilkins; 1994. p. 787.
Howard BJ, Keiser JF, Smith TF, et al. Clinical and pathogenic microbiology. 2 ed. St.Louis: Mosby; 1994. p. 942.
Ishikawa G, Waldron CA. Atlas colorido de patologia oral. São Paulo: Santos; 1989. p. 193.
Jawetz E et al. Microbiologia médica. 20 ed. Rio de Janeiro: Guanabara Koogan; 1998. 519p.
Jawetz E, Levinson W. Microbiologia médica e imunologia. 7 ed. São Paulo: Artmed; 2005. 632p.
Jorge AOC et al. Determinação da DL50 para Staphylococcus aureus em camundongos portadores de tumor de Ehrlich. Rev Microbiol, v. 23; 1990. p. 1-4.
Jorge AOC. Microbiologia: atividades práticas. São Paulo: Livraria Editora Santos, 1997. 146 p.
Jorge AOC. Princípios de Microbiologia e Imunologia. 1 ed. São Paulo: Editora Santos; 2006.
Jorge AOC, Vieira S, Hofling JF, Almeida OP. Determinação da dose letal 50% para Staphylococcus aureus (NTCC 8530) em camundongos portadores de tumor de Ehrlich. Revista Brasileira de Microbiologia, v.23, n.1; 1990. p.1-4.
Junqueira JC, Ribeiro MA, Rossoni RD, et al. Antimicrobial photodynamic therapy: photodynamic antimicrobial effects of malachite green on Staphylococcus, Enterobacteriaceae, and Candida. Photomed Laser Surg, Suppl 1:S67-72; 2010.
Kloss WE, Schleifer KH. Genus Staphylococcus Rosenback 1884, 18al. In: Bergey's manual of systematic bacteriology. Baltimore: Willians Wilkins, 1986. v. 2; 1986. p 1013-35.
Koneman EW, Allen SD, Janda WM, et al. Diagnóstico microbiológico: texto e atlas colorido. 5 ed. Rio de Janeiro: Medsi; 2001. p. 1365.
Lancefield RC. A serological differentiation of human and other groups of hemolytic streptococci. J Exp Med, v. 57; 1933. p. 571-95.
Larpent JP, Larpent-Gougaud M. Microbiologia prática. São Paulo: Editora Blücher e Editora Universidade São Paulo; 1975. p. 162.
Levinson W, Jawetz E. Medical microbiology & immunology. 5 ed. Stamford: Appleton & Lange; 1998. p. 547.
Lim D. Microbiology. 2 ed. Boston: McGraw-Hill; 1998. p. 720.
Martins CAP, Koga-Ito CY, Jorge AOC. Presence of Staphylococcus spp. and Candida spp. in the human oral cavity. Braz J Microbiol, v. 33; 2002. p. 1-5.
Maza LM, Pesslo MT, Baron EJ. Color atlas of diagnostic microbiology. St. Louis: Mosby; 1997. p. 216.
Mc Carty M. Infecções bacterianas e micóticas. In: DAVIS, B. Microbiologia. 2 ed. São Paulo: Harper How do Brasil, v. 3; 1979. p. 757-1219.
Mims C, Dockrell HM, Goering RV, et al. Microbiologia Médica. 3 ed. Rio de Janeiro: Editora Elsevier; 2005.
Miyabe M, Junqueira JC, Da Costa AC, et al. Effect of photodynamic therapy on clinical isolates of Staphylococcus spp. Braz Oral Res; 2011; 25(3):230-4.
Moura RAA, Mamizuka EM, Borges MF. Microbiologia clínica. São Paulo: Mc Will; 1979. p. 118.
Murray PR, Rosenthal KS, Pfaller MA. Microbiologia Médica. 5 ed. Rio de Janeiro: Editora Elsevier; 2006.
Murray PR, Rosenthal KS, Kobayashi GS, Pfaller MA. Medical microbiology. 3 ed. St.Louis: Mosby; 1998. p. 719.
Nester EW, Roberts CE, Nester MT. Microbiology: a human perspective. Dubuquc: Wm. C. Brown, 1995. p. 812.
Olds RJ. Atlas de microbiologia. Rio de Janeiro: Livraria Atheneu; 1977. p. 287p.
Pelkzar-JR MJ et al. Microbiologia: conceitos e aplicações. 2 ed. vols. 1 e 2, São Paulo: Makron; 1997.
Pereira CA, Romeiro RL, Costa AC, et al. Susceptibility of Candida albicans, Staphylococcus aureus, and Streptococcus mutans biofilms to photodynamic inactivation: an in vitro study. Lasers Med Sci; 2011; 26(3):341-8.
Ribeiro MC, Soares MMSR. Microbiologia prática roteiro e manual: bactérias e fungos. São Paulo: Atheneu; 1998. p. 112.
Roitmam I, Travassos LR, Azevedo JL. Tratado de microbiologia. São Paulo: Manole, v. 2; 1990. 126p.
Rosenberg E. Microbial ecology and infectious disease. Washington: ASM Press; 1999. p. 319.
Rowland SS, Walsh SR, Teel LD, Carnahan AM. Pathogenic and clinical microbiology: a laboratory manual. Boston: Little Brown; 1994. p. 389.
Ryan KJ. Sherris medical microbiology: an introduction to infectious diseases. 3 ed. Samford: Appleton & Lange; 1994. 890p.
Schaechter M, Engleberg NC, Eisenstein BI, Medoff G. Microbiologia: mecanismos das doenças infecciosas. 3 ed. Rio de Janeiro: Guanabara Koogan; 2002. p. 642.
Schulte PA, Pereira FP. Molecular epidemiology: principles and practices. San Diego: Academic Press; 1993.
Shafer WG et al. Tratado de patologia bucal. 4 ed. Rio de Janeiro: Interamericana; 1985. p. 837.
Sharon J. Imunologia básica. Rio de Janeiro: Guanabara Koogan; 2000. p. 267.
Silva CHPM. Bacteriologia: um texto ilustrado. Teresópolis: Eventos; 1999. p. 531.
Soares JB, Casimiro ARS, Aguiar LMBA. Microbiologia básica. Fortaleza: Edições UFC; 1987. p. 174.
Sounis ELM. Curso prático de microbiologia. 2 ed. Rio de Janeiro: Atheneu; 1989. p. 267.
Spicer WJ Bacteriologia, micologia e parasitologia clínicas. Rio de Janeiro: Guanabara Koogan; 2002. p. 224.

Strohl WA, Rouse H, Fisher MD. Microbiologia ilustrada. São Paulo: Artmed; 2004. p. 531.

Tilton RC. Microbiologia: "pré-teste" – autoavaliação e revisão. São Paulo: McGraw-Hill; 1981. p. 208.

Tortora GJ, Funke BP, Case CL. Microbiologia. 8 ed. São Paulo: Artmed; 2005. p. 894.

Trabulsi LR, Alterthum F. Microbiologia. 5 ed. São Paulo: Atheneu; 2008.

Vandepitte J et al. Procedimentos laboratoriais em bacteriologia clínica. 2 ed. Genebra: Organização Mundial da Saúde. São Paulo: Editora Santos; 1997.

Veronesi R, Focaccia R. Tratado de infectologia. São Paulo: Atheneu; 1996. p. 1803.

Virella, G. Microbiology, immunology and infectious diseases. Philadelphia: Lippincott Williams & Wilkins; 1999. p. 116.

Wistreich GA, Lechtman MD. Microbiologia das doenças humanas. 2 ed. Rio de Janeiro: Guanabara Koogan; 1980. p. 661.

World Health Organization Procedimentos laboratoriais em bacteriologia clínica. São Paulo: Santos; 1997. p. 122p.

# CAPÍTULO 13

# Estreptococos e Enterococos

*Antonio Olavo Cardoso Jorge*

O gênero *Streptococcus* (do grego *streptos*; enovelado, enrolado) está incluído na família Streptococcaceae e é encontrado na pele e mucosas da boca, trato respiratório, digestivo e genitourinário do homem e animais. Espécies patogênicas como *S. pyogenes* e *S. pneumoniae* podem ser encontradas em microbiota residente de portadores assintomáticos (Tabela 13.1).

**TABELA 13.1 Principais espécies do gênero *Streptococus*, de interesse humano**

| Grupos | Espécies | Importância |
|---|---|---|
| Piogênico | *S. pyogenes* | Espécie mais patogênica para o ser humano<br>Beta-hemolítico e piogênico, Grupo A de Lancefield |
| | *S. agalactiae* | Microbiota normal do trato genital feminino<br>Beta-hemolítico e pigênico, Grupo B de Lancefield<br>Podem causar febre puerperal e meningite neonatal |
| Salivarius | *S. salivarius*<br>*S. vestibularis*<br>*S. thermophilus* | Habitantes de cavidade bucal humana<br>Não tipado por Lancefield |
| Mitis | *S. sanguis* | Habitantes de cavidade bucal humana, correlacionado com formação de biofilme dentário<br>Não tipado por Lancefield |
| | *S. parasanguis*<br>*S. gordoni*<br>*S. oralis*<br>*S. mitis* | Habitantes de cavidade bucal humana<br>Não tipado por Lancefield |
| | *S. pneumoniae* | Habitantes normais do trato respiratório superior de seres humanos<br>Podem causar pnemonia, sinusite, otite, bronquite, bacteriemia e meningite<br>Alfa-hemolíptico e piogênico |
| Bovis | *S. bovis*<br>*S. equinus*<br>*S. alactolyticus* | Estreptococos animais |
| Mutans | *S. mutans*<br>*S. sobrinus*<br>*S. cricetus*<br>*S. ferus*<br>*S. downii*<br>*S. rattus*<br>*S. macacae* | Estreptococos bucais correlacionados com cárie dentária em seres humanos e animais<br>Aderência em esmalte dentário<br>Não tipado por Lancefield |
| Anginosus | *S. anginosus*<br>*S. constellatus*<br>*S. intermedius* | Estreptococos bucais<br>Aderência às mucosas bucais |

Os estreptococos foram identificados por Pasteur no final do século XIX, foram descritos por Ogston em 1881 e apresentados em 1883 como agentes específicos da erisipela. Rebecca Lancefield desenvolveu um esquema de classificação sorológica dos estreptococos, em 1933, de acordo com antígenos grupo-específicos.

O gênero *Streptococcus* é formado por cocos Gram-positivos, dispostos tipicamente em cadeias ou pares. A formação de cadeias deve-se ao sentido de divisão em apenas um plano. Anaeróbios facultativos ou estritos, catalase e oxidase negativos, fermentadores da glicose com formação de ácido lático e ausência de gás. Apresentam células esféricas ou ovais, por vezes alongadas, de cerca de 0,5 a 0,75 μm, geralmente são imóveis, capsulados e não formam esporos.

Seus requerimentos nutricionais são complexos, necessitando de meios enriquecidos com sangue ou soro para o isolamento. Crescem em ágar sangue, ágar soro, caldo glicosado, ágar chocolate. Em ágar sangue desenvolvem colônias pequenas e mucoides. O crescimento é estimulado pela presença de $CO_2$ (crescimento capnofílico). A temperatura ótima de crescimento é a de 37°C e o pH na faixa de 7,4 a 7,6. São destruídos a 60°C por 30 minutos.

## CLASSIFICAÇÃO

### Crescimento em placas de ágar sangue

De acordo com a presença e o tipo de hemólise produzido pelos estreptococos em placas de ágar sangue, Schott-Muller, em 1903, os classificou em três tipos: a) alfa ou everdescente: produz em torno das colônias halo de hemólise parcial de coloração verde, em virtude de uma alteração da hemoglobina por um sistema oxidorredutor contido na célula bacteriana, transformando-a em substância semelhante à biliverdina. Exemplos: *S. sanguis, S. salivarius, S. mitis*; b) beta ou hemolítico: produz área de clareamento, por hemólise total. Exemplo típico é *S. pyogenes*; c) gama ou inerte: não produz coloração verde, nem halo de hemólise.

### Grupos de Lancefield

Classificação realizada por Rebecca Lancefield, pioneira em taxonomia dos estreptococos, através de reações de precipitação com soros específicos. Atualmente existem 20 grupos (de A até V). Praticamente todos os estreptococos patogênicos para o homem se filiam aos grupos A, B, C, F, G (beta-hemolíticos) e ao grupo D (geralmente alfa). O grupo A (*S. pyogenes*) é o mais frequente nas doenças humanas produzidas por estreptococos. Embora represente vantagens evidentes, essa classificação não pode ser usada para todos os estreptococos, porque muitos não possuem polissacarídeos específicos; os estreptococos do grupo *viridans*, por exemplo, não apresentam o carboidrato C (antígeno) e não podem ser classificados por este método (*S. sanguis, S. salivarius, S. mitis, S. mutans*).

O grupo dos enterococos (grupo D), cuja espécie tipo é *S. faecalis*, é classificado atualmente no gênero *Enterococcus (E. faecalis)*. Os estreptococos lácticos, da mesma maneira, atualmente são classificados como *Lactococcus*, espécie tipo é *L. lactis*.

## ESTRUTURA ANTIGÊNICA

A estrutura antigênica dos estreptococos apresenta esqueleto básico estrutural de parede celular, constituída de peptideoglicano. Na parede estão ancorados antígenos grupo e tipo específicos. O principal antígeno de parede do grupo A é um polissacarídeo complexo que se liga de modo covalente ao peptideoglicano. Os estreptococos do grupo A podem liberar até 20 antígenos extracelulares ao crescer nos tecidos humanos. São isolados também três antígenos proteicos de superfície:

### Proteína M

Os micro-organismos que contém a proteína M são resistentes à fagocitose na ausência de anticorpos específicos. É o principal fator de virulência dos estreptococos do grupo A.

### Proteína T

A proteína T não está associada à superfície da parede celular nem à virulência. Os anticorpos contra antígenos T não são protetores.

### Proteína R

A proteína R é empregada na tipificação e não está associada com virulência.

Outro antígeno de superfície importante é representado pelo carboidrato C, que constitui o antígeno de parede celular que determina os grupos de Lancefield. O fator de opacidade (OF) representa outro antígeno de superfície que está associado com a proteína M. Esse antígeno torna opaco meios de cultura que contêm soro de mamíferos. É uma alfa-lipoproteinase, que possivelmente, atua como fator de virulência.

## FATORES DE VIRULÊNCIA

**Fímbria:** composta pela proteína M e por ácido lipoteicoico. Participa na fixação da bactéria à mucosa devido a interações entre as moléculas do ácido lipoteicoico e de uma proteína, semelhante à albumina, existente na superfície da mucosa.

**Cápsula:** formada por ácido hialurônico, confere resistência à fagocitose. Influencia a capacidade dos estreptococos do grupo A de aderir às células epiteliais.

**Proteína M:** são proteínas fibrilares associadas à superfície externa da parede celular. Estão ancoradas na membrana celular, estendendo-se através da camada de peptideoglicano, projetando-se na superfície da célula bacteriana. Confere resistência à fagocitose e morte intercelular pelos polimorfonucleares neutrófilos. Amostras de *S. pyogenes* ricas nessa proteína são resistentes à fagocitose, tornando-se sensíveis a mesma, apenas na presença de anticorpos antiproteína M.

**Peptideoglicano:** estrutura principal da parede celular das bactérias Gram-positivas, é tóxico para células animais.

### Enzimas extracelulares

Estreptoquinase ou fibrinolisina: enzima ativadora do plasminogênio, geradora de plasmina, capaz de dissolver a fibrina humana.

Desoxirribonuclease: capaz de despolarizar DNA, porém como não penetram em células vivas, não são citotóxicas.

Hialuronidase: despolariza ácido hialurônico, responsável pelo fator de difusão (poder de invasão) dos estreptococos.

Proteinase: ação sobre proteínas.

### Exotoxinas pirogênicas estreptocócicas (SPE)

Foram descritas três exotoxinas pirogênicas estreptocócicas distintas imunologicamente, denominadas SPE-A, SPE-B e SPE-C. Sua principal ação é a produção de febre. A reatividade dérmica é dada secundariamente por hipersensibilidade.

A SPE-A e SPE-B eram conhecidas anteriormente como toxina eritrogênica, toxina escarlatínica ou toxina de Dick. Foram isoladas de amostras beta-hemolíticas de casos de escarlatina e relacionadas com síndrome do choque tóxico. Os genes das exotoxinas A e B (*speA* e *speC*) são codificados por bacteriófago lisogênico estreptocócico. A SPE-B é codificada por gene cromossômico (*spe-B)* e é encontrada em todos os estreptococos do grupo A.

As exotoxinas SPE-A e SPE-C, principalmente, não apenas induzem febre, mas atuam como superantígenos, atuando nas células T e resultando na liberação maciça de de diversas citocinas por monócitos e linfócitos humanos. Além disso, as SPE atuam na virulência dos estreptococos, pois são C5a peptidases e clivam portanto C5a, o principal componente quimiotático do complemento, limitando consequentemente o recrutamento e a quimiotaxia dos leucócitos polimorfonucleares.

### Hemolisinas

Os estreptococos beta-hemolíticos do grupo A elaboram duas espécies de hemolisinas, a estreptolisina O que é sensível ao oxigênio, e imunogênica e a estreptolisina S estável ao oxigênio e não imunogênica.

A estreptolisina O é tóxica para várias células, incluindo monócitos, leucócitos e células de cultura. Por ser sensível ao oxigênio, produz hemólise apenas na profundidade dos meios de cultura. Produz degranulação e lise de neutrófilos, inibe fagocitose pelos macrófagos e compromete a resposta dos linfócitos aos mitógenos. Pode também estimular a produção de citocinas.

A estreptolisina S é responsável pelo halo de hemólise em placas de ágar sangue, em torno das colônias de *S.pyogenes*. Evidências sugerem que a estreptolisina S é responsável pela morte de uma parte dos leucócitos que fagocitam o micro-organismo. As hemolisinas S e O podem lesar membranas celulares, além das hemácias. Produzem lise de grânulos citoplasmáticos de leucócitos humanos *in vitro*.

## PATOGENICIDADE

As infecções primárias se localizam mais frequentemente na faringe, amígdalas e pele. Disseminando-se desses focos primários, a bactéria pode determinar bacteriemia e infectar diferentes órgãos e tecidos do organismo. *S. pyogenes* é responsável por mais de 90% das faringites bacterianas.

### Estreptococos beta-hemolíticos do grupo A

#### *Escarlatina*

Infecção aguda que ocorre preferentemente em crianças, e se manifesta por febre elevada, inflamação da garganta e exantema característico (*rusch*; vermelhidão), seguido de descamação. Causada por amostras produtoras de toxina eritrogênica, que é produzida quando a bactéria apresenta fago lisogênico específico.

#### *Erisipela*

Infecção aguda da pele que em geral inicia-se bruscamente com febre e calafrios, aparecendo em seguida uma área de eritema que se alastra gradativamente, intensamente vermelha.

#### *Síndrome do choque tóxico estreptocócico*

Caracteriza-se por choque, febre, bacteriemia, insuficiência respiratória e insuficiência de vários órgãos. Ocorre morte em cerca de 30% dos pacientes. Pode ocorrer eritema e descamação. A síndrome inclui infecção progressiva do tecido subcutâneo com destruição da fáscia e de gordura, miosite e infecção de outros tecidos moles. A doença está associada com produção de exotoxinas pirogênicas estreptocócicas por estreptococos do grupo A.

#### *Doenças pós-estreptocócicas*

Ocorrem geralmente 2-3 semanas após infecção das vias respiratórias (geralmente faringite) por estreptococos beta-hemolíticos do grupo A, embora a infecção inicial possa ser tão benigna que passe despercebida.

Febre reumática: caracterizada por poliartrite migratória, comprometimento do miocárdio (Nódulos de Aschoff) e deformação de válvulas cardíacas. Sua patogenia está relacionada com autoimunidade. O mecanismo autoimune seria acionado por anticorpos antiestreptococos, que através de uma reação cruzada, se ligariam a antígenos dos tecidos comprometidos (coração e articulações).

Glomerulonefrite: caracterizada por hematúria, proteinúria, edema e hipertensão. Decorrente de fenômenos imunológicos, ocorre a deposição de imunoglobulina e proteína C3 do complemento ao nível dos glomérulos.

### Estreptococos beta-hemolítico do grupo B

#### *Infecção (febre) puerperal*

Muito frequente no passado, se estabelece em consequência de endometrite, seguida de peritonite e de septicemia após parto. A fonte de infecção da febre puerperal é representada por infecções estreptocócicas da nasofaringe da própria paciente (cerca de 40% dos casos), ou de pessoas que entrem em contato com a paciente durante o parto ou puerpério. A profilaxia é dada pela rigorosa assepsia durante e após o parto, bem como pelo tratamento com antibióticos. *S. agalactiae* (estreptococo do grupo B) são membros da microbiota residente do tubo genital feminino e constituem importante causa de febre puerperal.

### *Estreptococos viridantes*

#### Endocardite bacteriana subaguda

Também conhecida como endocardite lenta, ocorre quando estreptococos viridantes de baixa virulência, habitantes de microbiota de boca ou intestino, atingem por bacteriemia válvulas cardíacas previamente lesadas. *S. mitis, S. sanguis, S. oralis, S. gordonbii, S. mutans, S. salivarius* e *S. vestibularis* são as espécies de estreptococos viridantes mais associadas à endocardite.

#### *Cárie dentária*

Os estreptococos do grupo *mutans* estão diretamente correlacionados com a etiologia da cárie. Das espécies correlacionadas com cárie no ser humano *S. mutans* e o *S. sobrinus* são os mais frequentes.

## DIAGNÓSTICO LABORATORIAL

As amostras dependem do tipo da infecção estreptocócica. Pode-se coletar *swab* da garganta, amostra de pus ou sangue para cultura.

### Esfregaços

Esfregaços corados pelo Gram, usualmente exibem cocos isolados ou aos pares e não cadeias definidas.

### Cultura

As amostras são semeadas em ágar-sangue e incubadas com 10% de $CO_2$ a 37°C/24 horas. Após incubação verificam-se as colônias características e a presença de hemólise.

### Catalase

Os estreptococos não produzem catalase, sendo sempre negativos para essa prova.

### Sensibilidade à bacitracina

Os estreptococos do grupo A são sensíveis à bacitracina.

### Tratamento

Feito pelo uso de antimicrobianos. A penicilina é o antibiótico de escolha, pois poucos estreptococos do grupo A desenvolveram resistência a ela. Como alternativa usa-se eritromicina. As tetraciclinas não são utilizadas, pois muitos estreptococos são resistentes.

## PNEUMOCOCOS

### *Streptococcus pneumoniae*

Responsáveis por várias doenças humanas, como pneumonia e meningite, é habitante normal do trato respiratório e mais de 4% da população é portadora desse micro-organismo. A transmissão ocorre através de gotículas nasofaríngeas. A virulência de *S. pneumoniae* é atribuível principalmente à sua capacidade de resistir à opsonização, fagocitose e morte intracelular pelas células fagocíticas. A inibição da produção de cápsulas torna esse micro-organismo avirulento em modelos animais. Existem pelo menos 90 tipos de cápsula de *S. pneumoniae*, das quais 23 são responsáveis por aproximadamente 90% dos casos de bacteriemia e meningite por pneumococos. Outros produtos celulares de *S. pneumoniae* como a pneumolisina, a autolisina e moléculas da superfície celular também podem atuar na virulência do micro-organismo. Cepas de *S. pneumoniae* também produzem neuraminidase (Nan A e Nan B) que atuam na aderência das bactérias às células do hospedeiro, hialuronidase e IgA protease.

### Morfologia e cultura

Dispõem-se aos pares (diplococos) com forma lanceolada. São geralmente capsulados, alfa-hemolíticos, catalase negativo, anaeróbio facultativo, imóveis e não produzem esporos. Meio de escolha é o ágar sangue e são diferenciados dos demais estreptococos alfa-hemolíticos por sua sensibilidade à optoquina. Incubação com 5 a 10% de $CO_2$ estimula o crescimento.

### Patogenicidade

*S. pneumoniae* constitui a principal causa de pneumonia bacteriana na população. O micro-organismo pode estar presente em 5-10% de adultos portadores, embora tenham sido relatadas taxas de até 60% em populações fechadas. As infecções graves por *S. pneumoniae* ocorrem, principalmente, em lactantes com menos de 3 anos e em adultos com mais de 65 anos de idade.

*S. pneumoniae* induzem resposta inflamatória devido a sua capacidade de multiplicarem-se nos tecidos. A presença de cápsula polissacarídica impede ou retarda a fagocitose. Podem causar pneumonia lobar, otite média, sinusite, conjuntivite, meningite e em pacientes debilitados septicemia. No tratamento, penicilina e eritromicina podem ser eficazes, entretanto, o aparecimento de resistência aos antibióticos, particularmente à penicilina, é um importante problema relacionado com *S. pneumoniae*.

## ENTEROCOCOS

O gênero *Enterococcus* inclui os enterococos anteriormente classificados como estreptococos do grupo D de Lancefield. Existem várias espécies, sendo mais importantes *E. faecalis* e *E. faecium* que são responsáveis por 85-90% e 5-10% das infecções enterocócicas. São residentes normais do trato gastrointestinal e do biliar e, em menores números, da vagina e uretra masculina.

São cocos Gram-positivos que ocorrem aos pares ou curtas cadeias em meio líquido. Não formam esporos, geralmente são imóveis, entretanto, alguns podem apresentar flagelos. Não apresentam cápsula, são anaeróbios facultativos e catalase negativos.

Apresentam capacidade de crescimento entre 10 e 45°C, desenvolvem-se na presença de 6,5% de NaCl e em pH de 9,6. Hidrolisam a esculina em presença de 40% de bile e produzem pirrolidonil arilaminase (PYR). São muito resistentes aos antibióticos. Produzem beta-lactamase e muitas amostras são resistentes à vancomicina, cefalosporinas e a outros fármacos.

Os enterococos são causa frequente de infecções hospitalares. Constituem a segunda causa mais comum de infecções hospitalares do trato urinário e de feridas e a terceira causa mais comum de bacteriemia hospitalar. A transmissão ocorre de um paciente para outro através das mãos das pessoas no hospital, podendo também ocorrer por meio de materiais médicos. As infecções pelos enterococos incluem trato urinário, feridas, trato biliar e sangue. Podem causar meningite e bacteriemia em récem-nascidos. Em adultos podem provocar endocardite.

Na odontologia, apresentam grande importância como principais agentes de lesões periapicais em dentes após tratamento endodôntico, pois são resistentes aos métodos químico-mecânicos realizados durante a endodontia.

## BIBLIOGRAFIA


Black JG. Microbiologia: fundamentos e perspectivas. 4 ed. Rio de Janeiro: Guanabara Koogan; 2002:829p.

Boyd RF. Basic medical microbiology. 5 ed. Boston: Little Brown Company; 1995:642.

Brasil. Ministério da Saúde. Secretaria de Vigilância em Saúde. Departamento de Vigilância Epidemiológica. Doenças infecciosas e parasitárias: guia de bolso / Ministério da Saúde, Departamento de Vigilância Epidemiológica, 8 ed, Brasília; 2010.

Brooks GF. Jawetz, Melnick, e Adelberg: Microbiologia Médica. 24 ed. Rio de Janeiro: Editora McGraw-Hill Interamericana do Brasil; 2009.

Finegold SM, Martin WJ. Diagnóstico microbiológico. 6 ed. Buenos Aires: Editora Médica Panamericana; 1983. p. 67p.

Frobisher M et al. Microbiologia. 5 ed. Barcelona: Salvat; 1978. p. 836.

Gillespie SH. Medical microbiology illustrated. Oxford: Butterworth Heinemann; 1994. p. 286.

Glick M. Infectious diseases and dentistry. Dent Clin Nort Am, v.40, n.2; 1996. p. 263-492.

Hardie JM. Genus *Streptococcus* Rosenback 1884, 22AL. In: Bergey's manual of systematic bacteriology. Baltimore: Willians Wilkins, v. 2; 1986 2. p. 1266-76.

Hart T, Shears P. Color atlas of medical microbiology. London: Mosby-Wolf; 1996. p. 314.

Holr JG, Krieg NR, Sneath PHA, et al. Bergey´s manual of determinativa bacteriology. 9 ed, Baltimore: Willians Wilkins; 1994. p. 787.

Howard BJ, Keiser JF, Smith TF, et al. Clinical and pathogenic microbiology. 2 ed. St.Louis: Mosby; 1994. p. 942.

Ishikawa G, Waldron CA. Atlas colorido de patologia oral. São Paulo: Santos; 1989. p. 193.

Jawetz E et al. Microbiologia médica. 20 ed. Rio de Janeiro: Guanabara Koogan; 1998. 519p.

Jawetz E, Levinson W. Microbiologia médica e imunologia. 7 ed. São Paulo: Artmed; 2005. 632p.

Jorge AOC, Fantinato V. Production of bacteriocin-like inhibitory substances (BLIS) by *Streptococcus salivarius* strains isolated from the tongue and throat of children with and without sore throat. Rev Microbiol, v. 30; 1999. p. 332-4.

Jorge AOC. Microbiologia: atividades práticas. São Paulo: Livraria Editora Santos, 1997. 146 p.

Jorge AOC. Princípios de Microbiologia e Imunologia. 1 ed. São Paulo: Editora Santos; 2006.

Koneman EW, Allen SD, Janda WM, et al. Diagnóstico microbiológico: texto e atlas colorido. 5 ed. Rio de Janeiro: Medsi; 2001. p. 1365.

Larpent JP, Larpent-Gougaud M. Microbiologia prática. São Paulo: Editora Blücher e Editora Universidade São Paulo; 1975. p. 162.

Levinson W, Jawetz E. Medical microbiology & immunology. 5 ed. Stamford: Appleton & Lange; 1998. p. 547.

Lim D. Microbiology. 2 ed. Boston: McGraw-Hill; 1998. p. 720.

Maza LM, Pesslo MT, Baron EJ. Color atlas of diagnostic microbiology. St. Louis: Mosby; 1997. p. 216.

Mc Carty M. Infecções bacterianas e micóticas. In: Davis, B. Microbiologia. 2 ed. São Paulo: Harper How do Brasil, v. 3; 1979. p. 757-1219.

Mims C, Dockrell HM, Goering RV, et al. Microbiologia Médica. 3 ed. Rio de Janeiro: Editora Elsevier; 2005.

Moura RAA, Mamizuka EM, Borges MF. Microbiologia clínica. São Paulo: Mc Will; 1979. p. 118.

Murray PR, Rosenthal KS, Pfaller MA. Microbiologia Médica. 5 ed. Rio de Janeiro: Editora Elsevier; 2006.

Murray PR, Rosenthal KS, Kobayashi GS, Pfaller MA. Medical microbiology. 3 ed. St.Louis: Mosby; 1998. p. 719.

Nester EW, Roberts CE, Nester MT. Microbiology: a human perspective. Dubuque: Wm. C. Brown, 1995. p. 812.

Olds RJ. Atlas de microbiologia. Rio de Janeiro: Livraria Atheneu; 1977. p. 287p.

Pelkzar-JR MJ et al. Microbiologia: conceitos e aplicações. 2 ed. vols. 1 e 2, São Paulo: Makron; 1997.

Ribeiro MC, Soares MMSR. Microbiologia prática roteiro e manual: bactérias e fungos. São Paulo: Atheneu; 1998. p. 112.

Roitmam I, Travassos LR, Azevedo JL. Tratado de microbiologia. São Paulo: Manole, v. 2; 1990. 126p.

Rosenberg E. Microbial ecology and infectious disease. Washington: ASM Press; 1999. p. 319.

Rowland SS, Walsh SR, Teel LD, Carnahan AM. Pathogenic and clinical microbiology: a laboratory manual. Boston: Little Brown; 1994. p. 389.

Ryan KJ. Sherris medical microbiology: an introduction to infectious diseases. 3 ed. Samford: Appleton & Lange; 1994. 890p.

Schaechter M, Engleberg NC, Eisenstein BI, Medoff G. Microbiologia: mecanismos das doenças infecciosas. 3 ed. Rio de Janeiro: Guanabara Koogan; 2002. p. 642.

Schulte PA, Pereira FP. Molecular epidemiology: principles and practices. San Diego: Academic Press; 1993.

Shafer WG et al. Tratado de patologia bucal. 4 ed. Rio de Janeiro: Interamericana; 1985. p. 837.

Silva CHPM. Bacteriologia: um texto ilustrado. Teresópolis: Eventos; 1999. p. 531.

Soares JB, Casimiro ARS, Aguiar LMBA. Microbiologia básica. Fortaleza: Edições UFC; 1987. p. 174.

Sounis ELM. Curso prático de microbiologia. 2 ed. Rio de Janeiro: Atheneu; 1989. p. 267.

Spicer WJ Bacteriologia, micologia e parasitologia clínicas. Rio de Janeiro: Guanabara Koogan; 2002. p. 224.

Stevens DL, Kaplan EL. Streptococcal infections: clinical aspects, microbiology and molecular pathogenesis. New York: Oxford; 2000. p. 449.

Strohl WA, Rouse H, Fisher MD. Microbiologia ilustrada. São Paulo: Artmed; 2004. p. 531.
Tilton RC. Microbiologia: "pré-teste" – autoavaliação e revisão. São Paulo: McGraw-Hill; 1981. p. 208.
Tortora GJ, Funke BP, Case CL. Microbiologia. 8 ed. São Paulo: Artmed; 2005. p. 894.
Trabulsi LR, Alterthum F. Microbiologia. 5 ed. São Paulo: Atheneu; 2008.
Vandepitte J et al. Procedimentos laboratoriais em bacteriologia clínica. 2 ed. Genebra: Organização Mundial da Saúde. São Paulo: Editora Santos; 1997.
Veronesi R, Focaccia R. Tratado de infectologia. São Paulo: Atheneu; 1996. p. 1803.
Virella, G. Microbiology, immunology and infectious diseases. Philadelphia: Lippincott Williams & Wilkins; 1999. p. 116.
Wistreich GA, Lechtman MD. Microbiologia das doenças humanas. 2 ed. Rio de Janeiro: Guanabara Koogan; 1980. p. 661.
World Health Organization Procedimentos laboratoriais em bacteriologia clínica. São Paulo: Santos; 1997. p. 122p.

CAPÍTULO

# 14

# Gêneros *Neisseria* e *Bordetella*

*Patrícia Monteiro Ribeiro*

*Antonio Olavo Cardoso Jorge*

Morfologicamente o gênero *Neisseria* apresenta-se como cocos Gram-negativos da família Neisseriaceae. Dispõe-se agrupados em pares, em tétrades ou em cadeias curtas. São cocos imóveis e medem de 0,6 a 1,0 μm de diâmetro. As principais espécies de interesse para microbiologia médica são: *N. gonorrhoeae*, *N. meningitides*. *N. flavescens*, *N. sicca*, *N. subflava e N. mucosa* (Tabela 14.1).

## *NEISSERIA GONORRHOEAE*

Também chamado de gonococo, esse micro-organismo é responsável pela gonorreia ou blenorragia, doença sexualmente transmissíveis (DST) que pode infeccionar diversas partes do corpo, inclusive a orofaringe.

São micro-organismos Gram-negativos, imóveis, não esporulados, podendo ser aeróbios ou anaeróbios facultativos. Os cocos individuais são pequenos, medindo aproximadamente de 0,6 a 0,8 μm de diâmetro. Apresentam-se como cocos isolados em meios de culturas, mas quando presentes em exsudatos são observados arranjados aos pares (diplococos) com concavidades adjacentes e achatados em forma de grãos de feijão; estão presentes com maior frequência no interior de polimorfonucleares neutrófilos.

A espécie é classificada em sorotipos, tipos coloniais e auxotipos.

Os sorotipos de gonococos são aqueles baseados na diversidade antigênica das proteínas presentes na membrana externa. Nessa região encontram-se três grupos de proteínas: a) proteínas Por (porinas, denominadas anteriormente pI); b) proteínas Opa (proteínas de opacidade, denominadas anteriormente pII), c) proteínas Rmp (proteínas capazes de modificação por redução, antes denominadas pIII).

A proteína Por forma poros na superfície, através dos quais alguns nutrientes penetram na célula. A proteína Opa medeia a ligação do micro-organismo às células epiteliais do hospedeiro. A proteína Rpm forma poros na superfície celular em associação com as proteínas Por.

Um determinado gonococo expressa um tipo de Por, entretanto, a Por de diferentes cepas é antigenicamente variável, já a proteína Rpm é antigenicamente idêntica em todas as cepas de gonococos.

O tipo de colônia formada pelos gonococos dependem da produção de fímbrias pelas células (fimbriadas e não fimbriadas), formando dois tipos diferentes de colônia cada uma. Fímbrias estão presentes nas amostras virulentas.

Os micro-organismos auxotipos são aqueles que demonstram variações entre as cepas do gonococo. Assim temos: a) cepas que requerem arginina, hipoxantina e uracil; frequentemente associadas a infecções assintomáticas da ure-

**TABELA 14.1 Principais espécies do gênero *Neisseria* de interesse para o ser humano**

| Gênero *Neisseria* | |
|---|---|
| *N. gonorrhoeae* | Agente etiológico da gonorreia |
| *N. meningitides* | Agente etiológico da meningite cerebroespinhal epidêmica<br>Pode ser encontrada no trato respiratório de seres humanos |
| *N. flavescens* | Pode ser isolada em casos de meningite e septicemia<br>Encontrada habitualmente no trato respiratório humano |
| *N. sicca*<br>*N. subflava*<br>*N. mucosa* | Normalmente não são patogênicas<br>Podem ser isolada em cavidade bucal, nasal, faringe e eventualmente trato genital feminino |

tra masculina e a infecções disseminadas; b) cepas mutantes dependentes de prolina, citrulina e uracil; são aquelas que tendem a apresentar maior resistência as tetraciclinas.

Alguns gonococos podem apresentar cápsula polissacarídica. O significado dessa estrutura na patogenicidade da bactéria é discutido. Enquanto alguns autores afirmam que não consideram presença de cápsula em *N. gonorrhoeae*, outros afirmam que a bactéria apresenta cápsula antifagocítica. A maioria das cepas apresenta plasmídeos que codificam beta-lactamase e conferem resistência à penicilina. Essas estruturas são ainda responsáveis pela conjugação entre os gonococos.

O meio de cultura de escolha é o ágar chocolate puro ou o ágar chocolate adicionado de vancomicina, colistina e nistatina, também chamado de meio de Thayer-Martin. Para seu desenvolvimento os micro-organismos necessitam além de umidade, teor de 10% de $CO_2$, obtido pelo método da vela. As colônias dos gonococos são inicialmente pequenas e transparentes com aproximadamente 1 mm de diâmetro, e tornam-se branco-acinzentadas com margens lobuladas após incubação por diversos dias. As colônias não são hemolíticas.

*Neisserias* patogênicas crescem melhor entre 35 e 36°C e necessitam meios enriquecidos para seu desenvolvimento; já as saprófitas crescem bem à temperatura ambiente, entre 22 a 25°C, desenvolvem-se em meios simples e formam pigmentos amarelo ou amarelo-esverdeado. Sobretudo no isolamento inicial, as espécies patogênicas são complexas no cultivo.

As colônias expostas a antibióticos podem apresentar cocos intumescidos e deformados. Quando as amostras são submetidas a meio alcalino, os cocos se autolisam rapidamente.

## FATORES DE VIRULÊNCIA

Os fatores de virulência modificam as estruturas superficiais dos gonococos através de variações antigênicas e têm por finalidade evitar os mecanismos de defesa do hospedeiro (Tabela 14.2). As fímbrias são apêndices piliformes que têm por função aderir à bactéria as células mucosas do hospedeiro, além de dificultar a fagocitose do micro-organismo. São constituídas por proteínas denominadas pilinas. Possuem uma porção conservada na região aminoterminal e regiões altamente diferenciadas na extremidade carboxiterminal exposta. A sequência de aminoácidos é extremamente variável nessa extremidade, o que torna a variação antigênica acentuada, chegando a apresentar mais de 100 sorotipos definidos. Por esse motivo, além da dificuldade em se conseguir o desenvolvimento de vacinas eficazes, os indivíduos infectados não adquirem imunidade contra a reinfecção.

A proteína Opa (proteínas de opacidade, denominadas anteriormente pII) também ajuda na fixação da *N. gonorrhoeae* as células do hospedeiro. Uma parte dessa proteína situa-se na membrana externa da parede celular e o restante fica exposto na superfície. A expressão dessa proteína está relacionada com o grau de invasividade do gonococo.

O lipo-oligossacarídeo (LOS) é formado a partir da associação de um lipídeo A com um núcleo de oligossacarídeo. A toxidade das infecções gonocócicas deve-se aos efeitos endotóxicos do LOS presente na parede celular do gonococo.

O peso molecular varia de 3 a 7000 daltons. Difere do LPS das bactérias entéricas por não possuir longas cadeias laterais de carboidratos.

A protease IgA é uma enzima elaborada por *N. gonorrhaeae* que cliva e inativa anticorpos IgA1, imunoglobulina das mucosas humanas, já a beta-lactamase é a enzima que confere resistência às penicilinas, e é transferida através de plasmídeos.

## PATOGENICIDADE

A infecção por *N. gonorrhoeae* atinge principalmente as mucosas, produzindo uma supuração aguda que pode ocasionar invasão tecidual seguida de inflamação crônica e fibrose. A secreção de pus pela uretra é o sintoma mais característico, porém a doença é mais contagiosa quando ainda se apresenta assintomática. No homem, os sintomas geralmente são a inflamação da uretra (uretrite), com presença de pus espesso de coloração amarelada e micção dolorosa; o processo pode estender-se à próstata e ao epidídimo. Na mulher, a infecção pode se estender da uretra à vagina e ao colo cervical do útero, produzindo uma exsudação mucopurulenta; pode progredir até as trompas causando processo inflamatório pélvico, fibrose e obstrução das trompas. A esterilidade pode atingir ambos os sexos.

A doença pode atingir a mucosa ocular de neonatos no momento do parto, por contaminação materna. Para prevenção da *oftalmia neonatorum* utiliza-se o método de Credé (nitrato de prata a 1%), ou pomadas antibióticas (eritromicina ou tetraciclina).

*N. gonorrhoeae* pode produzir desde lesões cutâneas com formação de pápulas e pústulas hemorrágicas até inflamações como artrite, proctite, faringite, endocardite, meningite e comprometimento ocular.

**TABELA 14.1 Principais fatores de virulência de *N. gonorrhoeae* e *N. meningitides***

| | Fatores de virulência |
|---|---|
| *N. gonorrhoeae* | Cápsula polissacarídica – Fímbrias – LOS – Protease IgA |
| *N. meningitides* | Fímbrias – Proteína Opa – LOS – Protease IgA – Beta-lactamase |

A reinfecção é um acontecimento frequente, uma vez que não se desenvolve imunidade contra *N. gonorrhoeae* no decurso da infecção. A prevenção da gonorreia é realizada pelo tratamento de doentes, evitando-se novos contágios. O tratamento é feito com antibióticos a base de eritromicina e tetraciclina.

## DIAGNÓSTICO LABORATORIAL

O diagnóstico laboratorial é feito através de microscopia e cultura de bactérias coletadas de secreções da uretra, colo uterino, próstata e ocasionalmente da mucosa retal.

Imediatamente após a coleta, o pus ou muco é semeado em ágar chocolate, meio de Thayer-Martin ou ágar plasma hemoglobina e incubado em 10% de $CO_2$ a 37°C (método da vela). Cobrem-se as colônias formadas com solução a 1% de dimetil-para-fenilenodiamina (ou cloridrato de tetrametil) e verifica-se se houve produção de indofenol-oxidase (IFO). Em caso afirmativo, elas tornam-se róseas ou vermelho-púrpuras e por fim tornam-se negras, o que permite a diferenciação de bactérias do gênero *Neisseria* de outras bactérias. O único carboidrato que essa espécie fermenta é a glicose, havendo formação de ácido e ausência de gás (Tabela 14.3).

Na bacterioscopia, os esfregaços corados pelo Gram ou azul de metileno revelam diplococos intracelulares Gram-negativos dentro de leucócitos polimorfonucleares nos processos agudos. Isso fornece um diagnóstico presuntivo. Já em estágios crônicos, quando as secreções são menos espessas e há poucos leucócitos, existe maior dificuldade na bacterioscopia.

## NEISSERIA MENINGITIDES

Também chamado de meningococo, esse micro-organismo é responsável pela meningite cérebro espinhal epidêmica, doença que causa inflamação das meninges (membranas que envolvem o cérebro e a medula espinhal).

É um diplococo Gram-negativo, imóvel, não esporulado, envolvido por cápsula polissacarídica.

A espécie é classificada por pelo menos 13 grupos sorológicos distintos, sendo considerados os mais importantes aqueles associados a doenças humanas: A; B; C; Y e W135. Cada grupo sorológico apresenta um determinado antígeno capsular. Além dessa classificação por grupo sorológico, os meningococos podem ser diferenciados por sorotipos, de acordo com as proteínas presentes na membrana externa e com o componente oligossacarídeo do LOS. Já foram definidos 20 sorotipos. Assim, diferentes grupos sorológicos podem apresentar o mesmo sorotipo (meningococo grupo sorológico B sorotipo 2 ou meningococo grupo sorológico C sorotipo 2), isto é, possuem diferenças quanto ao antígeno da cápsula mas apresentam o mesmo componente oligossacarídeo do LOS e as mesmas proteínas da membrana externa. Outra situação que pode ocorrer é a de um mesmo grupo apresentar múltiplos sorotipos (meningococo B2 e meningococo B15).

As classificações por grupos sorológicos e por sorotipos são importantes para diferenciação epidemiológica em casos de epidemias. O grupo C e principalmente o grupo A sorotipos 2 e 15 são os mais associados a doenças epidêmicas. Embora possuam fímbrias, os meningococos não formam diferentes tipos de colônias como os gonococos.

O meio de cultura de escolha é o ágar chocolate ou o meio de Thayer-Martin. Os micro-organismos necessitam de ambiente com teor entre 5-10% de $CO_2$ obtido pelo método da vela e temperatura de 37°C. As colônias dos meningococos não são hemolíticas e apresentam tons de amarelo-claro ou não apresentam pigmentos; são convexas com bordos lisos e brilhantes durante as primeiras 24 horas de crescimento e após esse período tornam-se opacas e granulares. Passado um período maior, as bordas das colônias ficam irregulares e indefinidas.

### Fatores de virulência

Os fatores de virulência têm a mesma finalidade dos apresentados pelos gonococos: evitar os mecanismos de defesas dos hospedeiros (Quadro 14.2). A cápsula polissacarídica é o principal fator de virulência do meningococo, pois

**TABELA 14.3 Diagnóstico Laboratorial das principais espécies do gênero *Neisseria***

| Espécies | Fermentação | | | Crescimento | | Temperatura ideal de crescimento | Produção IFO* |
|---|---|---|---|---|---|---|---|
| | Glicose | Maltose | Sacarose | Agar simples | Agar chocolate | | |
| N. meningitides | + | + | - | - | + | 37°C | + |
| *N. gonorrhoeae* | + | - | - | - | + | 36°C | + |
| *N. mucosa* | + | + | + | + | - | 22°C | + |
| *N. sicca* | + | + | + | + | - | 22°C | + |
| *N. flavencens* | - | - | - | + | - | 22°C | + |
| *N. subflava* | + | + | + | + | - | 22°C | + |

*IFO: indofenoloxidase.

tem ação antifagocítica, o que aumenta a resistência do micro-organismo. Essa cápsula representa o antígeno que define o grupo sorológico e é utilizada na fabricação da vacina.

As fímbrias são constituídas de pilinas e têm por função fixar os meningococos nas células epiteliais do hospedeiro.

O lipooligossacarídeo (LOS) é o fator responsável pelos efeitos tóxicos presentes na meningite meningocócica.

A protease IgA facilita a aderência do meningococo às membranas do trato respiratório superior do hospedeiro e é a enzima que cliva IgA secretória.

## Patogenicidade

Agente causador da meningite cerebroespinhal epidêmica, *Neisseria meningitidis* coloniza a nasofaringe de pessoas sadias e adere-se a receptores específicos (microvilosidades) presentes nas células epiteliais colunares não ciliadas através de fímbrias, sem causar sintomas. Esse estado subclínico de portador pode durar de alguns dias até vários meses e é importante como reservatório do micro-organismo na comunidade e como fator responsável pela imunidade nos portadores.

O ser humano é o único hospedeiro natural de *Neisseria meningitidis* e a transmissão é feita através de gotículas de saliva ou contato direto com secreções das vias respiratórias.

A incidência de portadores é significativa atingindo cerca de 10 a 20% da população; em épocas pré-epidêmicas e em ambientes fechados essa incidência pode chegar a 90%.

O meningococo alojado em região de nasofaringe pode alcançar a corrente sanguínea produzindo bacteriemia também chamada de meningococcemia, que tem como sintomas febre alta e exantema hemorrágico. A síndrome de Waterhause-Friderichsen ocorre quando a meningococcemia evolui para um quadro de septicemia fulminante causando hemorragia das glândulas suprarrenais e colapso no sistema circulatório.

A meningite cerebroespinhal epidêmica é a complicação mais comum da meningococcemia. A sintomatologia inclui cefaleia, petéquias, vômitos e rigidez na nuca podendo evoluir para o coma em poucas horas. As meninges apresentam inflamação aguda, trombose dos vasos sanguíneos e exudação de leucócitos polimorfonucleares, de maneira que a superfície do cérebro se apresenta coberta por um exudato purulento espesso.

As crianças de 6 meses a 2 anos são as mais suscetíveis à doença, pois nesse período há uma diminuição do número de anticorpos maternos (imunidade passiva) e ainda não houve o desenvolvimento da imunidade adquirida. O que torna a doença difícil de ser diagnosticada nessa fase é que os sintomas apresentados podem ser bastante inespecíficos, como a presença de febre e vômito, sintomas comuns a várias doenças da infância.

A prevenção é feita com vacinas preparadas com os polissacarídeos presentes na cápsula de *Neisserias* do grupo A e C, mas seu efeito é duvidoso.

A imunidade obtida é relativa e está associada com a presença no soro de anticorpos bactericidas específicos, dependentes de complemento. A infecção produz bacteriemia que em geral evolui para meningite purulenta em pessoas sem imunidade contra a doença.

O tratamento realizado com o antibioticoterapia precoce apresenta uma taxa de mortalidade entre 1-2%, porém aumenta até 85% nos casos sem tratamento.

Na população em geral calcula-se uma taxa de mortalidade em torno de 8 a 15%.

## Diagnóstico laboratorial

O diagnóstico laboratorial é feito por bacterioscopia e cultura de bactérias provenientes do líquido cefalorraquidiano e do sangue. Para identificação dos indivíduos portadores do meningococo a cultura de material da nasofaringe é mais adequada.

Após a coleta, o material é semeado em ágar chocolate ou meio de Thayer-Martin e incubado em 5-10% de $CO_2$ a 37°C (de método da vela). Essa espécie fermenta glicose e maltose, havendo formação de ácido e ausência de gás. Há produção de oxidase.

A bacterioscopia deve ser realizada o mais rápido possível, uma vez que os meningococos sofrem autólise rapidamente. Os esfregaços do sedimento obtidos por centrifugação do líquor ou de material aspirado das petéquias devem ser corados pelo Gram ou azul de metileno e revelam diplococos intracelulares Gram-negativos dentro de leucócitos polimorfonucleares ou em situação extracelular.

### *Neisseria sicca*

Presente em região de nasofaringe, saliva e escarro de seres humanos.

O nome *Neisseria sicca* deriva das características de suas colônias quando semeadas em placas de ágar-sangue: elas se apresentam secas, de tonalidades que variam de cinzas, brancas ou amarelas. Apresentam como característica o fato de as colônias serem resistentes, pois quando se tenta retirar uma colônia para exame, ela não se desfaz com facilidade.

### *Neisseria subflava*

Presente em secreções de nasofaringe e raramente no líquor dos seres humanos. Apresenta colônias amarelas claras.

### *Neisseria flavencens*

Presente no trato respiratório de seres humanos podendo ser isolada em alguns casos de meningite e septicemia.

### *Neisseria mucosa*

Presente em região de nasofaringe de seres humanos, ocasionalmente pode vir a se tornar patogênica para seres humanos.

As bactérias apresentam cápsula e são unidas em massas circundantes de muco. A maioria produz colônias incolores.

## *Gênero* Bordetella

Morfologicamente o gênero *Bordetella* apresenta-se como bacilos Gram-negativos.

A principal espécie de interesse para microbiologia médica é *Bordetella pertussis,* responsável pela coqueluche, popularmente chamada de tosse comprida.

### *Bordetella pertussis*

São bacilos Gram-negativos pequenos, imóveis, aeróbios obrigatórios e não fermentadores de lactose. A cápsula está presente nas cepas virulentas. Em sua patogenia estão presentes adesinas e exotoxinas.

Os principais fatores de adesão do micro-organismo à mucosa humana são as adesinas: *pili*, hemaglutinina filamentosa e toxina pertussis pertactina, que é uma proteína de superfície. Essas bactérias fixam-se através de *pilis* às células epiteliais ciliadas presentes na traqueia. *Bordetella pertussis* produz ainda as seguintes toxinas: proteína G, toxina adenilato ciclase, toxina dermonecrótica, citotoxina traqueal e lipopolissacarídeos.

Esses micro-organismos não crescem em meios de cultura comuns, necessitando vários fatores de crescimento para o desenvolvimento das colônias, incluindo nicotinamida (vitamina).

### Patogenicidade

A coqueluche é uma doença altamente contagiosa transmitida por inalação de micro-organismos presentes em gotículas salivares expelidas durante a tosse da pessoa contaminada.

Há três estágios distintos da doença: catarral, paroxístico e convalescença. A primeira fase ou fase catarral é altamente contagiosa devido à alta proliferação de micro-organismos, porém a doença apresenta aspectos similares à gripe comum, como febre baixa, tosse, espirros e resposta inflamatória na submucosa. O estágio seguinte ou fase paroxística acontece em cerca de 15 dias, ocorrem acessos prolongados de tosses (daí o nome "tosse comprida") e tosses repetitivas podendo haver comprometimento das vias aéreas devido à elevada produção de muco. Após 2 a 4 semanas inicia-se o estágio de convalescença, com a diminuição dos paroxismos até seu completo desaparecimento.

*Bordetella pertussis* é resistente à penicilina. O tratamento é realizado com o uso de antibióticos que inibem a síntese proteica e depende da regeneração das células epiteliais ciliadas atingidas no decurso da doença.

A prevenção da coqueluche é feita através de vacina. A vacina consiste de uma suspensão de células de *B. pertussis* com toxoides do tétano e da difteria. É administrada em crianças de 2, 4 e 6 meses de idade. A vacina apresenta alguns efeitos colaterais devido à presença do lipopolissacarídeo presente nas células de *B. pertussis*. Devido a isto foram desenvolvidas vacinas acelulares compostas de toxoide pertussis, fímbrias e pertactina.

### Diagnóstico laboratorial

O diagnóstico laboratorial é feito através de análise microscópica e cultura de bactérias provenientes da nasofaringe.

A semeadura deve ser feita imediatamente após a coleta, pois *B. pertussis* além de ser muito sensível é complexa em relação ao cultivo, necessitando de um meio de cultura especial, o meio de Bordet-Gengou. As colônias necessitam de aerobiose, temperatura em torno de 35°C e incubação em câmara úmida.

A identificação do micro-organismo é baseada não só na análise das colônias, mas também na capacidade de reagir com antissoro específico em reação de aglutinação. Para análise microscópica a utilização de anticorpos marcados com fluoresceína é bastante útil.

## BIBLIOGRAFIA


Barret JT. Microbiology and immunology casebook. Boston: Litle Brown and Company; 1995:262p.

Bier O. Microbiologia e imunologia. 30 ed. São Paulo: Melhoramentos; 1990:1.234.

Boyd RF. Basic medical microbiology. 5 ed. Boston: Little Brown Company; 1995:642.

Brasil. Ministério da Saúde. Secretaria de Vigilância em Saúde. Departamento de Vigilância Epidemiológica. Doenças infecciosas e parasitárias: guia de bolso / Ministério da Saúde, Departamento de Vigilância Epidemiológica, 8 ed, Brasília; 2010.

Brooks GF. Jawetz, Melnick, e Adelberg: Microbiologia Médica. 24 ed. Rio de Janeiro: Editora McGraw-Hill Interamericana do Brasil; 2009.

Frobisher M et al. Microbiologia. 5 ed. Barcelona: Salvat; 1978. p. 836.

Gillespie SH. Medical microbiology illustrated. Oxford: Butterworth Heinemann; 1994. p. 286.

Glick M. Infectious diseases and dentistry. Dent Clin Nort Am, v.40, n.2; 1996. p. 263-492.

Hart T, Shears P. Color atlas of medical microbiology. London: Mosby-Wolf; 1996. p. 314.

Holr JG, Krieg NR, Sneath PHA, et al. Bergey´s manual of determinativa bacteriology. 9 ed, Baltimore: Willians Wilkins; 1994. p. 787.

Howard BJ, Keiser JF, Smith TF, et al. Clinical and pathogenic microbiology. 2 ed. St.Louis: Mosby; 1994. p. 942.

Ishikawa G, Waldron CA. Atlas colorido de patologia oral. São Paulo: Santos; 1989. p. 193.

Jawetz E et al. Microbiologia médica. 20 ed. Rio de Janeiro: Guanabara Koogan; 1998. 519p.

Jawetz E, Levinson W. Microbiologia médica e imunologia. 7 ed. São Paulo: Artmed; 2005. 632p.

Jorge AOC. Princípios de Microbiologia e Imunologia. 1 ed. São Paulo: Editora Santos; 2006.

Koneman EW, Allen SD, Janda WM, et al. Diagnóstico microbiológico: texto e atlas colorido. 5 ed. Rio de Janeiro: Medsi; 2001. p. 1365.

Levinson W, Jawetz E. Medical microbiology & immunology. 5 ed. Stamford: Appleton & Lange; 1998. p. 547.

Lim D. Microbiology. 2 ed. Boston: McGraw-Hill; 1998. p. 720.

Maza LM, Pesslo MT, Baron EJ. Color atlas of diagnostic microbiology. St. Louis: Mosby; 1997. p. 216.

Mc Carty M. Infecções bacterianas e micóticas. In: DAVIS, B. Microbiologia. 2 ed. São Paulo: Harper How do Brasil, v. 3; 1979. p. 757-1219.

Mims C, Dockrell HM, Goering RV, et al. Microbiologia Médica. 3 ed. Rio de Janeiro: Editora Elsevier; 2005.

Moura RAA, Mamizuka EM, Borges MF. Microbiologia clínica. São Paulo: Mc Will; 1979. p. 118.

Murray PR, Rosenthal KS, Pfaller MA. Microbiologia Médica. 5 ed. Rio de Janeiro: Editora Elsevier; 2006.

Murray PR, Rosenthal KS, Kobayashi GS, Pfaller MA. Medical microbiology. 3 ed. St.Louis: Mosby; 1998. p. 719.

Nester EW, Roberts CE, Nester MT. Microbiology: a human perspective. Dubuque: Wm. C. Brown, 1995. p. 812.

Olds RJ. Atlas de microbiologia. Rio de Janeiro: Livraria Atheneu; 1977. p. 287p.

Pelkzar-JR MJ et al. Microbiologia: conceitos e aplicações. 2 ed. vols. 1 e 2, São Paulo: Makron; 1997.

Ribeiro MC, Soares MMSR. Microbiologia prática roteiro e manual: bactérias e fungos. São Paulo: Atheneu; 1998. p. 112.
Roitmam I, Travassos LR, Azevedo JL. Tratado de microbiologia. São Paulo: Manole, v. 2; 1990. 126p.
Rosenberg E. Microbial ecology and infectious disease. Washington: ASM Press; 1999. p. 319.
Rowland SS, Walsh SR, Teel LD, Carnahan AM. Pathogenic and clinical microbiology: a laboratory manual. Boston: Little Brown; 1994. p. 389.
Ryan KJ. Sherris medical microbiology: an introduction to infectious diseases. 3 ed. Samford: Appleton & Lange; 1994. 890p.
Schaechter M, Engleberg NC, Eisenstein BI, Medoff G. Microbiologia: mecanismos das doenças infecciosas. 3 ed. Rio de Janeiro: Guanabara Koogan; 2002. p. 642.
Schulte PA, Pereira FP. Molecular epidemiology: principles and practices. San Diego: Academic Press; 1993.
Shafer WG et al. Tratado de patologia bucal. 4 ed. Rio de Janeiro: Interamericana; 1985. p. 837.
Silva CHPM. Bacteriologia: um texto ilustrado. Teresópolis: Eventos; 1999. p. 531.
Soares JB, Casimiro ARS, Aguiar LMBA. Microbiologia básica. Fortaleza: Edições UFC; 1987. p. 174.
Sounis ELM. Curso prático de microbiologia. 2 ed. Rio de Janeiro: Atheneu; 1989. p. 267.
Spicer WJ Bacteriologia, micologia e parasitologia clínicas. Rio de Janeiro: Guanabara Koogan; 2002. p. 224.
Strohl WA, Rouse H, Fisher MD. Microbiologia ilustrada. São Paulo: Artmed; 2004. p. 531.
Tilton RC. Microbiologia: "pré-teste" – autoavaliação e revisão. São Paulo: McGraw-Hill; 1981. p. 208.
Tortora GJ, Funke BP, Case CL. Microbiologia. 8 ed. São Paulo: Artmed; 2005. p. 894.
Trabulsi LR, Alterthum F. Microbiologia. 5 ed. São Paulo: Atheneu; 2008.
Vandepitte J et al. Procedimentos laboratoriais em bacteriologia clínica. 2 ed. Genebra: organização Mundial da Saúde. São Paulo: Editora Santos; 1997.
Veronesi R, Focaccia R. Tratado de infectologia. São Paulo: Atheneu; 1996. p. 1803.
Virella, G. Microbiology, immunology and infectious diseases. Philadelphia: Lippincott Williams & Wilkins; 1999. p. 116.
Wistreich GA, Lechtman MD. Microbiologia das doenças humanas. 2 ed. Rio de Janeiro: Guanabara Koogan; 1980. p. 661.
World Health Organization Procedimentos laboratoriais em bacteriologia clínica. São Paulo: Santos; 1997. p. 122p.

CAPÍTULO

# 15

# Gêneros *Bacillus* e *Clostridium*

*Juliana Campos Junqueira*

*Antonio Olavo Cardoso Jorge*

Os gêneros *Bacillus* e *Clostridium* são bacilos Gram-positivos responsáveis por doenças clínicas importantes e possuem como característica comum a capacidade de formação de esporos, o que permite sua sobrevivência no meio ambiente durante muitos anos. O gênero *Bacillus* é constituído por micro-organismos aeróbios e anaeróbios facultativos, enquanto o gênero *Clostridium* é representado por micro-organismos anaeróbios estritos.

## *BACILLUS*

O gênero *Bacillus* compreende cerca de 70 espécies de bacilos Gram-positivos esporulados (Tabela 15.1). A maioria das espécies é saprófita do solo e vive em água, ar e vegetação, podendo sobreviver no meio ambiente por muitos anos. As espécies de maior importância médica são ***B. anthracis*** e ***B. cereus*** por produzirem várias doenças no homem e em animais.

### *Bacillus anthracis*

É o agente etiológico do antraz (carbúnculo), doença de importância em herbívoros. A infecção humana ocorre por contato direto com animais infectados ou pelo contato com esporos presentes nos produtos de origem animal. O micro-organismo não é contagioso, não ocorrendo transmissão de pessoa para pessoa.

O antraz tem grande importância histórica porque foi a primeira doença na qual o princípio de uma vacina bacteriana foi efetivo. A imunização contra o carbúnculo baseia-se nas experiências de Louis Pasteur. Em 1881, esse pesquisador provou que micro-organismos cultivados em caldo a 42-52°C durante alguns meses perdiam grande parte de sua virulência e podiam ser inoculados vivos em animais sem provocar doença. Subsequentemente constatou-se que esses animais estavam imunizados.

Hoje, o antraz representa um grande problema apenas em países onde a vacinação dos animais não é praticada. Além disso, *B. anthracis* é considerado importante agente no bioterrorismo.

#### Morfologia e cultivo

São bacilos que apresentam extremidades quadradas, medem 4 a 10 μm de comprimento, são capsulados, crescem formando longas cadeias, são imóveis e apresentam esporos ovais. São aeróbios ou anaeróbios facultativos e catalase positivos.

**TABELA 15.1 Principais espécies do gênero *Bacillus* com importância clínica**

| Espécies | Importância clínica |
|---|---|
| *B. anthracis* | Carbúnculo em animais e indivíduos que manuseiam produtos animais contaminados |
| *B. cereus* | Intoxicações alimentares, infecções oculares e infecções em pacientes debilitados |
| *B. thuringiensis* | Gastroenterite e infecções oportunistas |
| *B. mycoides* | Gastroenterite e infecções oportunistas |
| *B. atrophaeus*<br>*B. stearothermophilus** | Não patogênico, utilizados em testes biológicos de procedimentos de esterilização |

*Atualmente classificado como *Geobacillus stearothermophilus* (Coorevits et al.; 2011).

### *Fatores de virulência*

Os dois principais fatores de virulência de *B. anthracis* consistem na presença de cápsula e produção de toxina. A cápsula é formada por ácido D-glutâmico e confere ao bacilo resistência à fagocitose. A toxina é formada por três fatores: um fator de edema (EF ou Fator I), um fator letal (LF ou Fator III) e um antígeno protetor (PA ou Fator II), que juntos possuem ação antifagocítica e bloqueiam a atividade oxidativa dos leucócitos. Esses fatores de virulência são codificados por plasmídeos, estando os genes para toxina presentes no plasmídeo pX01 e os genes responsáveis pela síntese da cápsula no plasmídeo pX02.

### *Patogenicidade*

O antraz pode ser transmitido ao homem através das seguintes vias: inoculação (antraz cutâneo), inalação (antraz pulmonar) ou ingestão (antraz gastrointestinal).

O antraz cutâneo ocorre devido à penetração de esporos em escoriações da pele ou mucosa, produzindo lesão ulcerada e dolorida, denominada pústula maligna, embora não haja pus. O centro dessa lesão apresenta-se escuro e necrótico (do grego, *anthracis*, carvão) e a região periférica exibe diversas vesículas. Em 10% dos casos, os bacilos atingem o sangue, causando sepse.

O antraz pulmonar ocorre por inalação de grandes quantidades de esporos a partir da poeira de lã ou couro de animais, resultando em germinação dos esporos nos alvéolos pulmonares e linfonodos traqueobrônquicos. A seguir pode ocorrer pneumonia, meningite e septicemia muito grave, rapidamente fatais.

O antraz gastrointestinal é muito raro nos seres humanos, mas constitui uma importante via de infecção nos animais. Eles se contaminam, principalmente, quando ingerem esporos do solo associados com vegetação irritante ou contendo espinhos.

Enquanto o antraz por inalação é quase sempre fatal, o antraz gastrointestinal resulta em morte em 25 a 60% dos casos. Entretanto, menos de 20% dos casos de antraz cutâneo é fatal.

### *Diagnóstico laboratorial*

Em esfregaços de amostras colhidas de lesões cutâneas, sangue ou escarro, observa-se a presença de cadeias de grandes bacilos Gram-positivos. O diagnóstico é confirmado após cultura em ágar sangue, com crescimento de colônias acinzentadas e através de testes bioquímicos. A dificuldade diagnóstica ocorre na diferenciação de *B. anthracis* com *B. cereus*, que se diferem principalmente pelas características hemolíticas e pelos testes de mobilidade. *B. anthacis* formam colônias não hemolíticas e são imóveis, enquanto *B. cereus* apresentam colônias hemolíticas e são móveis. Os testes sorológicos, normalmente, não são úteis.

### *Prevenção e tratamento*

O contato com animais infectados ou seus produtos (couro, lã, pelos, cerdas) constitui a fonte de infecção para seres humanos. As medidas de prevenção e controle da doença incluem eliminação de carcaças de animais através de incineração ou enterro em cova profunda coberta com cal, descontaminação (geralmente por autoclave) de produtos animais, uso de roupas e luvas protetoras para manipulação de material contaminado, imunização ativa de animais domésticos com vacinas contendo bactérias vivas atenuadas, imunização de indivíduos que manuseiam produtos animais potencialmente contaminados, com vacinas livres de células. Essas vacinas são constituídas pelo antígeno protetor (PA).

O tratamento do antraz é feito com penicilina e apresenta resultados bastante satisfatórios, exceto no antraz pulmonar, em que a taxa de mortalidade permanece bastante elevada.

## *Bacillus cereus*

A doença mais comumente causada por *B. cereus* é a intoxicação alimentar no homem, embora esse micro-organismo também possa estar associado com infecções oculares e sepse por uso de cateteres intravenosos.

A intoxicação alimentar por *B. cereus* apresenta duas formas distintas: a forma emética, provocada pela enterotoxina termoestável e a forma diarreica, causada pela enterotoxina termolábil.

A forma emética constitui o tipo mais frequente da doença, resultando do consumo de arroz contaminado e eventualmente massas. Durante o cozimento do arroz, as células vegetativas são destruídas, entretanto, os esporos sobrevivem. Se o arroz cozido ficar na temperatura ambiente por longo período de tempo, os esporos germinam, os bacilos se multiplicam e produzem enterotoxina termoestável, que não é destruída pelo reaquecimento do arroz.

Após a ingestão do alimento contendo a enterotoxina pré-formada e um período de incubação de 1 a 5 horas, o indivíduo apresenta vômitos e dor abdominal. Normalmente, não há febre e nem diarreia. A doença é autolimitada com recuperação em 24 horas.

A forma diarreica de intoxicação alimentar por *B. cereus* ocorre após a ingestão de carnes ou vegetais contaminados pelo bacilo. A formação da enterotoxina ocorre *in vivo* e após um período de incubação de 1 a 24 horas, o indivíduo apresenta diarreia profusa acompanhada de dor abdominal e cólicas, raramente ocorrendo vômitos e febres. A enterotoxina termolábil é semelhante à enterotoxina produzida por *Escherichia coli* e *Vibrio cholerae*.

As infecções oculares causadas por *B. cereus* ocorrem quando os micro-organismos provenientes do solo são introduzidos no olho através de corpos estranhos associados a traumatismos, podendo resultar em perda da percepção da luz após 48 horas. *B. cereus* também pode causar infecções como endocardite, meningite, osteomielite e pneumonia, relacionadas com uso de cateteres e drogas intravenosas. *B. cereus* são resistentes à penicilina, então o tratamento pode ser realizado com vancomicina, clindamicina, ciprofloxacina e gentamicina.

## *Clostridium*

As bactérias do gênero *Clostridium* são bacilos Gram-positivos esporulados grandes (do grego *closter*, talo compri-

TABELA 15.2 Principais espécies do gênero *Clostridium* de interesse para o ser humano

| Espécies | Doença humana |
|---|---|
| *C. botulinum* | Botulismo |
| *C. tetani* | Tétano |
| *C. perfringens* | Gangrena gasosa, intoxicação alimentar, sepse |
| *C. novyi* | Gangrena gasosa |
| *C. septicum* | Gangrena gasosa, sepse |
| *C. histolyticum* | Gangrena gasosa |
| *C. sporogenes* | Infecções oportunistas |
| *C. difficile* | Diarreia e colite pseudomembranosa |

do e fino), cujos endosporos ovais ou esféricos geralmente distendem a célula. São Gram-positivos, catalase-negativos e anaeróbios obrigatórios. A maioria das espécies de clostrídeos é móvel e possui flagelos peritríquios.

Seu hábitat natural é o solo, a água e o trato intestinal de animais e seres humanos. Existem cerca de 113 espécies pertencentes ao gênero *Clostridium*. A maioria dessas espécies são saprófitas, entretanto, algumas delas causam importantes doenças humanas (Tabela 15.2), como o botulismo (*C.* ***botulinum***), tétano (*C.* ***tetani***), gangrena gasosa (*C.* ***perfringens***) e diarreia associada a antibióticos e colite pseudomembranosa (*C.* ***difficile***).

## *Clostridium botulinum*

*Clostridium botulinum* é o agente etiológico do botulismo, uma doença rara, severa e potencialmente fatal se não for tratada rapidamente. *C. botulinum* (do latim, *botulus*, salsicha) têm distribuição mundial, são encontrados no solo e contaminam vegetais, carnes e peixes. Esses esporos sobrevivem em alimentos enlatados sem esterilização adequada, podendo germinar em condições de anaerobiose e produzir a toxina botulínica, responsável pelo desenvolvimento da doença.

### *Morfologia e cultivo*

*C. botulinum* são bastonetes grandes (4-6 µm comprimento), Gram-positivos, apresentam flagelos peritríquios e esporos subterminais, que produzem deformação no corpo bacilar. Os esporos são bastante resistentes ao calor, suportando 100°C durante 3 a 5 horas. O cultivo é feito em ágar glicosado em camada alta, meio de Tarozzi, ágar sangue e ágar sangue glicosado em anaerobiose.

### *Fatores de virulência*

Foram identificados 7 tipos de toxinas botulínicas (A até G). O homem é geralmente acometido pelos tipos A e B, e mais raramente pelos tipos E e F. Os tipos C e D estão associados com doenças em animais, incluindo aves e mamíferos. Para o tipo G ainda não há implicação clínica bem estabelecida. Entre as quatro toxinas botulínicas ativas contra o homem, o sorotipo A é o mais potente, calcula-se que sua dose letal para o homem seja menor que 0,0001 mg.

As toxinas botulínicas exercem ação farmacológica específica, bloqueando a transmissão nas fibras dos nervos colinérgicos e impedindo a liberação de acetilcolina, o que resulta em paralisia flácida, que é a manifestação clínica dominante no botulismo.

A toxina do botulismo é produzida sob o controle de um bacteriófago lisogênico. Algumas amostras toxigênicas de *Clostridium botulinum* liberam bacteriófagos que conseguem infectar cepas não toxigênicas convertendo-as em produtoras de toxina.

Atualmente, os potentes efeitos da toxina botulínica têm sido aproveitados para uso clínico no tratamento de distonias, espasmos das pálpebras e rugas de expressão.

### *Patogenicidade*

O botulismo pode se apresentar nas seguintes formas clínicas:

Botulismo alimentar, que ocorre por intoxicação alimentar devido à ingestão da toxina pré-formada no alimento. É considerada a forma clássica de botulismo.

Botulismo infantil, representado por uma infecção intestinal em lactentes até 1 ano de idade, na qual a toxina botulínica é elaborada *in vivo* no trato intestinal.

Botulismo de ferimentos, que ocorre a partir da contaminação de ferimentos com *C. botulinum* com consequente produção de toxina.

O botulismo alimentar não é uma doença infecciosa, mas sim uma toxicose aguda que sobrevêm 2 a 48 horas após a ingestão da toxina botulínica pré-formada, presente principalmente em alimentos de conserva sem esterilização apropriada. Os alimentos mais comuns de produzirem essa intoxicação são os defumados, os embalados a vácuo e os enlatados, quando ingeridos sem cozimento. Essa doença caracteriza-se por fraqueza, paralisias digestivas e oculomotoras (visão dupla), além de náuseas e vômitos acompanhados de constipação ou diarreia. A morte ocorre em 30% dos casos dentro de 3-7 dias, em decorrência da insuficiência respiratória e parada cardíaca.

O botulismo infantil é bastante comum em crianças de 1 a 6 meses de idade e está relacionado com a ingestão de alimentos contaminados com esporos do *C. botulinum*, principalmente o mel. Em lactantes, esse bacilo consegue colonizar o intestino devido à ausência de micro-organismos competidores e produzir a toxina. Embora os adultos estejam expostos ao *C. botulinum* na dieta, esse micro-organismo não consegue se estabelecer e proliferar no intestino. A criança com botulismo torna-se progressivamente fraca, hipotônica e hiporrefléxica, mostrando alterações nervosas bulbar e espinhal. Essa doença apresenta sintomas como constipação, apatia, choro fraco e desidratação, podendo rapidamente progredir para falência respiratória. O botulismo infantil pode ser uma das causas da síndrome de morte súbita em lactantes.

O botulismo de ferimentos ocorre por produção da toxina botulínica em lesões contaminadas por *C. botulinum*. É uma doença mais rara do que o botulismo alimentar e infantil, podendo ocorrer após acidentes ou pelo abuso no uso de drogas injetáveis ou inaladas. Os sintomas dessa doença são os mesmos do botulismo alimentar, no entanto, os sintomas gastrointestinais são menos proeminentes.

### *Diagnóstico laboratorial*

O diagnóstico do botulismo é basicamente clínico. A toxina pode ser detectada no soro do paciente ou no alimento por ele ingerido. No botulismo infantil, *C. botulinum* e a toxina podem ser encontradas nas fezes do paciente. A toxina botulínica é mais facilmente encontrada nos estágios iniciais da doença.

A identificação da toxina botulínica pode ser feita por bioensaio, método no qual o material suspeito é inoculado em camundongos por via intraperitoneal. Se ocorrer a morte dos camundongos depois de 72 horas, confirma-se a presença da toxina no material. Para determinar o tipo específico da toxina, grupos de camundongos são imunizados com antissoro específico para *C. botulinum* produtor de toxina A, B ou E. A identificação do tipo de toxina é feita pelo grupo de camundongos que sobreviverem com o antissoro específico.

### *Epidemiologia*

Embora esporos de *C. botulinum* sejam encontrados no solo do mundo todo, o botulismo é uma doença rara. Nos Estados Unidos, ocorrem 30 casos por ano de botulismo alimentar e 100 casos por ano de botulismo infantil.

No Brasil, entre 2000 a 2008 foram notificados 117 casos suspeitos de botulismo alimentar. Entretanto, apenas 38 casos foram considerados positivos para botulismo devido à identificação da neurotoxina em amostras clínicas e de alimentos (Figura 15.1). Na maioria dos casos suspeitos a toxina não foi identificada nas amostras clínicas. Esse fato tem sido atribuído a falhas nos métodos de diagnóstico devido ao atraso na coleta das amostras clínicas ou coletas de material em quantidades insuficientes para a realização de bioensaios. Embora o botulismo seja uma doença rara, a

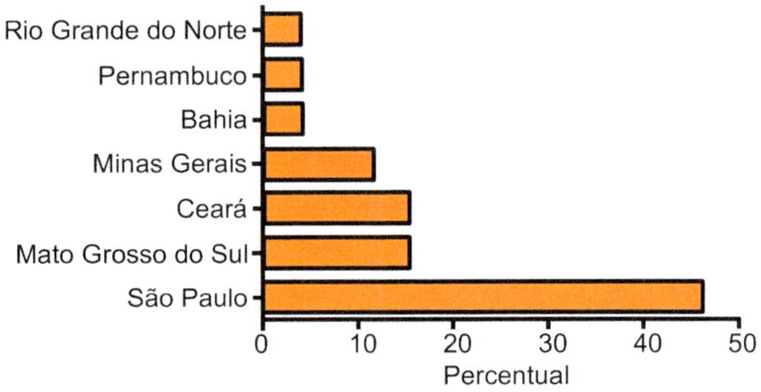


FIGURA 15.1 Distribuição dos casos de botulismo no Brasil por estado no período de 2000 a 2008. (Rowlands et al. 2010.)

taxa de mortalidade é elevada. No Brasil, entre os casos confirmados nesse período a taxa de mortalidade foi de 34,2%.

### *Prevenção e tratamento*

A profilaxia é feita pelo controle na esterilização dos alimentos de conserva. A toxina botulínica é inativada a 100°C durante 20 minutos. O tratamento é realizado com administração de antitoxina botulínica polivalente (em geral dos tipos A, B e E) e controle da atividade respiratória (respirador mecânico).

## *Clostridium tetani*

*Clostridium tetani* (do grego, *tetanus* significa contração) é o agente etiológico do tétano, uma doença infecciosa e não contagiosa que resulta da contaminação de ferimentos por esporos desses micro-organismos. Os esporos de *C. tetani* são encontrados no solo e nas poeiras das ruas na maior parte do mundo, assim como em fezes de equinos e outros animais. Nos países desenvolvidos, o tétano tornou-se raro devido à adoção de medidas profiláticas e ao maior desenvolvimento socioeconômico e cultural, permitindo imunização adequada dos habitantes e correto atendimento aos pacientes traumatizados.

### *Morfologia e cultivo*

*C. tetani* apresentam-se como bastonetes medindo em média 3-4 μm de comprimento por 0,5-1 μm de largura. São Gram-positivos com esporos localizados na extremidade do bastonete, o que lhes confere aspecto de *raquete de tênis* ou *baqueta de tambor*. Sua mobilidade é assegurada por flagelos peritríquios. No cultivo, são muito exigentes em relação à presença de oxigênio, só crescendo em anaerobiose estrita. Os meios mais utilizados são o ágar glicosado em coluna alta, ágar sangue glicosado e meio de Tarozzi (contém pedaços de fígado, caldo glicosado e vaselina sólida).

### *Fatores de virulência*

*C. tetani* produz duas toxinas: a tetanolisina, uma hemolisina oxigênio-lábil, cuja função na doença é desconhecida e a tetanospasmina, toxina termolábil codificada por plasmídeos, que produz as contrações musculares características do tétano. A tetanospasmina tem ação anticolinérgica ao nível das sinapses dos neurônios inibidores motores da medula, bloqueando a passagem do impulso nervoso nas sinapses dos nervos inibidores da contração. Dessa forma, o tétano é caracterizado por contrações musculares incontroláveis e muito fortes, podendo levar a fratura de ossos e dilaceração de tecidos.

### *Patogenicidade*

A patogenia do tétano ocorre pela implantação local do *Clostridium tetani* nos tecidos, produção da toxina (tetanospasmina) e difusão da toxina para o tecido nervoso.

Os esporos de *C. tetani* atingem os tecidos subcutâneos, geralmente através de ferimentos que entram em contato com o solo. A seguir transformam-se em formas bacilares e começam a produzir toxina. O período de incubação é de 4 a 5 dias até várias semanas.

As contraturas musculares iniciam-se na região do ferimento, a seguir atingem os músculos da mastigação (trismo) e gradualmente se estendem a outros grupos musculares. A contração contínua dos músculos faciais resulta em um sorriso característico, conhecido como riso sardônico.

O paciente é geralmente isolado, pois qualquer estímulo externo pode originar uma convulsão tetânica. A dor é bastante intensa e o indivíduo permanece consciente. Normalmente, a morte resulta de insuficiência respiratória e a taxa de mortalidade é de até 50%, dependendo da gravidade da doença e da qualidade do tratamento.

Outra forma da doença é o tétano neonatal, que resulta da infecção do coto umbilical em degeneração por *C. tetani*, como consequência de práticas higiênicas inadequadas. A taxa de mortalidade nos recém-nascidos ultrapassa 90%.

### *Diagnóstico laboratorial*

O diagnóstico baseia-se no quadro clínico. A análise microscópica e o isolamento de *C. tetani* são úteis apenas em alguns casos. Poucos pacientes com tétano apresentam culturas positivas, pois a doença pode ser causada por um pequeno número de micro-organismos e as bactérias são destruídas quando em contato com o ar. A toxina tetânica e os anticorpos contra ela não são detectáveis no paciente, porque a toxina é rapidamente internalizada pelos neurônios.

### *Epidemiologia*

Apesar da incidência universal, o tétano é relativamente mais comum em áreas geográficas de menor desenvolvimento econômico-cultural. Ocorrem aproximadamente 300.000 casos da doença por ano em todo o mundo, com maior incidência nas regiões onde não existem programas de vacinação e a assistência médica é inadequada. Nos Estados Unidos menos de 40 casos são relatados por ano. No Brasil, em 2008 foram notificados 331 casos de tétano acidental, a maioria entre pessoas de 25 a 64 anos de idade, sendo o sexo masculino mais acometido pela doença. Nesse mesmo ano, a letalidade foi de 34%, uma taxa considerada alta quando comparada com os países desenvolvidos, onde a taxa de mortalidade se apresenta entre 10 e 17%. Em relação ao tétano neonatal, ocorreram 66 casos entre 2003 e 2008. No ano de 2008, apenas 6 casos foram registrados.

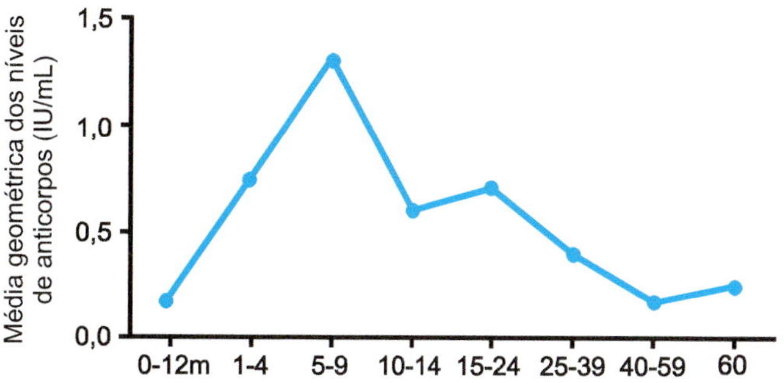


FIGURA 15.2 Médias geométricas dos níveis séricos de anticorpos para o tétano de acordo com a faixa etária: 0 a 12 meses, 1 a 4 anos, 5 a 9 anos, 10 a 14 anos, 15 a 24 anos, 25 a 39 anos, 40 a 59 anos e mais de 60 anos. Dados obtidos de 374 indivíduos em São Paulo (Brasil) no período de 2001 a 2003. (Divino-Goes et al; 2007.)

Embora o Brasil tenha um programa de vacinação eficaz contra o tétano, dados epidemiológicos demonstraram que a imunização contra o tétano diminui na população de acordo com o avanço da idade, sendo necessária a realização de reforço da vacina em adolescentes e adultos (Figura 15.2).

### *Prevenção e tratamento*

A prevenção do tétano é extremamente importante, já que os resultados do tratamento não são satisfatórios. É feita por imunização ativa com toxoide (vacina), cuidados adequados de ferimentos contaminados por solo, uso profilático da antitoxina (soroterapia) e antibióticos.

A imunização ativa é obtida a partir da toxina inativada, chamada toxoide, que estimula o organismo a produzir antitoxina (anticorpos). A vacinação é realizada com 3 doses de toxoide tetânico em intervalos de 3 semanas e doses de reforço a cada 10 anos. Para prevenção do tétano neonatal, deve-se administrar 3 doses da vacina na gestante a partir do quinto mês de gravidez.

Os cuidados dos ferimentos devem ser feitos por meio de limpeza adequada e remoção de tecidos necróticos, que podem favorecer o crescimento de bactérias anaeróbias.

Em relação à soroterapia, a antitoxina deve ser administrada prontamente em todos os casos de suspeita de tétano para neutralizar a toxina circulante. Entretanto, ela é ineficaz contra toxina já fixada no sistema nervoso.

A administração de antibióticos, utilizando metronidazol, elimina as bactérias vegetativas que produzem a toxina.

Indivíduos que sofrem acidentes graves devem receber dose de reforço da vacina, antitoxina e penicilina. O tratamento é feito pela administração da antitoxina com a finalidade de neutralizar o máximo de toxina circulante, uso de sedativos e relaxantes musculares.

### *Clostridium perfringes*

*C. perfringens* é isolado em mais de 90% dos casos de gangrena gasosa ou mionecrose. Essa doença é causada por uma associação de bactérias do gênero *Clostridium*, incluindo *C. perfringens* e outras espécies, como *C. novyi*, *C. septicum*, *C. hystolyticum*, *C. hastiforme*, *C. sphenoides*, *C. sporogenes* e *C. sordelli*.

### *Morfologia e cultivo*

*C. perfringens* constituem bastonetes Gram-positivos, contendo esporos ovais subterminais com diâmetro maior do que da célula vegetativa. A cultura é feita em ágar glicosado em coluna alta, ágar sangue glicosado ou meio de Tarozzi. Crescem em uma variedade de meios sólidos comuns se o potencial de oxirredução for suficientemente baixo.

### *Patogenicidade*

*C. perfringens* é encontrado no solo e nas fezes humanas e animais, portanto, a gangrena gasosa resulta de ferimentos contaminados pelo solo. Tem sido principalmente uma doença de militares em guerra, contudo pode ocorrer após acidentes automobilísticos e industriais, fraturas compostas, abortos ilegais, infecções intestinais e cirurgias. Tecidos gravemente traumatizados favorecem o crescimento bacteriano e tornam-se gradualmente favoráveis para os clostrídeos. A infecção caracteriza-se por necrose progressiva dos músculos, edema e formação de gás. Geralmente é acompanhada de infecção secundária por enterobactérias e cocos piogênicos (estafilococos ou estreptococos).

As bactérias produzem enzimas colagenase, proteinases, hialuronidase, DNAse, e toxinas com propriedades necrosantes e hemolíticas. A toxina mais importante é a toxina alfa, uma lecitinase, que atua em fosfolipídeos da membrana das células humanas. A ação combinada das toxinas e enzimas resulta na dissolução e fragmentação dos tecidos e na ruptura dos vasos sanguíneos. É rapidamente destrutiva e apresenta odor desagradável, quando espécies proteolíticas estão presentes. A toxina pode atingir a corrente sanguínea, resultando em hemólise maciça, falência renal e morte.

### *Diagnóstico laboratorial*

É dificultado por ser uma infecção mista. Pode-se realizar exames bacterioscópicos corados pelo Gram a partir de exsudatos de lesões; cultivo em tioglicolato, ágar sangue e ágar nutritivo em aerobiose e anaerobiose; e diferenciação das espécies por provas bioquímicas.

### *Prevenção e tratamento*

A prevenção da gangrena gasosa é feita pelo desbridamento cirúrgico do ferimento e uso profilático de antibióticos.

O tratamento consiste em cirurgia para excisar todo o tecido afetado e amputação, caso necessária. Pode-se tentar o tratamento com oxigênio hiperbárico, que leva grande oxigenação para os tecidos, podendo inibir o crescimento dos clostrídeos. Além disso, pode-se administrar antitoxina polivalente e penicilina sistêmica para evitar bacteriemia.

## *Clostridium difficile*

*C. difficile*, que significa difícil de isolar e cultivar devido à sua sensibilidade extrema ao oxigênio, passou a ter importância clínica a partir da década de 1970, estando associado a doenças gastrointestinais pelo uso de antibióticos, que variam desde uma diarreia autolimitante até a colite pseudomembranosa.

*C. difficile* pode fazer parte da microbiota intestinal de 5% dos indivíduos saudáveis. O uso de antibióticos, como clindamicina, ampicilina e cefalosporina altera a microbiota intestinal residente, permitindo o crescimento de *C. difficile*, que são resistentes a esses antibióticos. A alteração da microbiota intestinal pelo uso de antibióticos também pode favorecer a aquisição exógena de *C. difficile*.

Esses micro-organismos se proliferam no intestino e produzem duas toxinas: a toxina A, uma potente enterotoxina que se liga às membranas intestinais, e a toxina B, uma citotoxina que provoca a despolarização da actina resultando em destruição do citoesqueleto celular. A produção de toxinas é responsável pelo desenvolvimento de diarreia associada ao uso de antibióticos e colite pseudomembranosa.

A diarreia associada ao uso de antibióticos é uma doença leve e autolimitante. *C. difficile* está presente em 25% dos casos de diarreia associada a antibióticos. A interrupção do antibiótico relacionado é geralmente suficiente para resolver o quadro clínico. Entretanto, a colite pseudomembranosa é uma doença mais séria, na qual ocorre a formação de placas brancas de fibrina e microabcessos no intestino. A diarreia pode ser aquosa ou sanguinolenta e acompanhada de cólicas abdominais, leucocitose e febre. O tratamento é feito com a interrupção do antibiótico agressor e administração de metronidazol ou vancomicina.

A doença é difícil de ser prevenida porque *C. difficile* são encontrados em leitos e banheiros dos hospitais e os esporos desses micro-organismos são difíceis de serem eliminados pelos métodos de controle microbiano.

## BIBLIOGRAFIA

Black JG. Microbiologia: fundamentos e perspectivas. 4 ed. Rio de Janeiro: Guanabara Koogan; 2002:829p.

Boyd RF. Basic medical microbiology. 5 ed. Boston: Little Brown Company; 1995:642.

Brasil. Ministério da Saúde. Secretaria de Vigilância em Saúde. Departamento de Vigilância Epidemiológica. Doenças infecciosas e parasitárias: guia de bolso / Ministério da Saúde, Departamento de Vigilância Epidemiológica, 8 ed, Brasília; 2010.

Brooks GF. Jawetz, Melnick, e Adelberg: Microbiologia Médica. 24 ed. Rio de Janeiro: Editora McGraw-Hill Interamericana do Brasil; 2009.

Brossier F, Mock M. Toxins of Bacillus anthracis. Toxicon 2001; 39:1.747-1.755.

Frobisher M et al. Microbiologia. 5 ed. Barcelona: Salvat; 1978. p. 836.

Gillespie SH. Medical microbiology illustrated. Oxford: Butterworth Heinemann; 1994. p. 286.

Glick M. Infectious diseases and dentistry. Dent Clin Nort Am, v.40, n.2; 1996. p. 263-492.

Hart T, Shears P. Color atlas of medical microbiology. London: Mosby-Wolf; 1996. p. 314.

Holr JG, Krieg NR, Sneath PHA, et al. Bergey´s manual of determinativa bacteriology. 9 cd, Baltimore: Willians Wilkins; 1994. p. 787.

Howard BJ, Keiser JF, Smith TF, et al. Clinical and pathogenic microbiology. 2 ed. St.Louis: Mosby; 1994. p. 942.

Ishikawa G, Waldron CA. Atlas colorido de patologia oral. São Paulo: Santos; 1989. p. 193.

Jawetz E et al. Microbiologia médica. 20 ed. Rio de Janeiro: Guanabara Koogan; 1998. 519p.

Jawetz E, Levinson W. Microbiologia médica e imunologia. 7 ed. São Paulo: Artmed; 2005. 632p.

Jorge AOC. Princípios de Microbiologia e Imunologia. 1 ed. São Paulo: Editora Santos; 2006.
Koneman EW, Allen SD, Janda WM, et al. Diagnóstico microbiológico: texto e atlas colorido. 5 ed. Rio de Janeiro: Medsi; 2001. p. 1365.
Levinson W, Jawetz E. Medical microbiology & immunology. 5 ed. Stamford: Appleton & Lange; 1998. p. 547.
Lim D. Microbiology. 2 ed. Boston: McGraw-Hill; 1998. p. 720.
Maza LM, Pesslo MT, Baron EJ. Color atlas of diagnostic microbiology. St. Louis: Mosby; 1997. p. 216.
Mc Carty M. Infecções bacterianas e micóticas. In: Davis B. Microbiologia. 2 ed. São Paulo: Harper How do Brasil, v. 3; 1979. p. 757-1219.
Mims C, Dockrell HM, Goering RV, et al. Microbiologia Médica. 3 ed. Rio de Janeiro: Editora Elsevier; 2005.
Moura RAA, Mamizuka EM, Borges MF. Microbiologia clínica. São Paulo: Mc Will; 1979. p. 118.
Murray PR, Rosenthal KS, Pfaller MA. Microbiologia Médica. 5 ed. Rio de Janeiro: Editora Elsevier; 2006.
Murray PR, Rosenthal KS, Kobayashi GS, Pfaller MA. Medical microbiology. 3 ed. St.Louis: Mosby; 1998. p. 719.
Nester EW, Roberts CE, Nester MT. Microbiology: a human perspective. Dubuque: Wm. C. Brown, 1995. p. 812.
Olds RJ. Atlas de microbiologia. Rio de Janeiro: Livraria Atheneu; 1977. p. 287p.
Pelkzar-JR MJ et al. Microbiologia: conceitos e aplicações. 2 ed. vols. 1 e 2, São Paulo: Makron; 1997.
Ribeiro MC, Soares MMSR. Microbiologia prática roteiro e manual: bactérias e fungos. São Paulo: Atheneu; 1998. p. 112.
Roitmam I, Travassos LR, Azevedo JL. Tratado de microbiologia. São Paulo: Manole, v. 2; 1990. 126p.
Rosenberg E. Microbial ecology and infectious disease. Washington: ASM Press; 1999. p. 319.
Rowland SS, Walsh SR, Teel LD, Carnahan AM. Pathogenic and clinical microbiology: a laboratory manual. Boston: Little Brown; 1994. p. 389.
Rowlands REG et al. Botulism in Brazil, 2000-2008: Epidemiology, clinical findings and laboratorial diagnosis. Rev Inst Med Trop; 2010; 52:183-6.
Ryan KJ. Sherris medical microbiology: an introduction to infectious diseases. 3 ed. Samford: Appleton & Lange; 1994. 890p.
Schaechter M, Engleberg NC, Eisenstein BI, Medoff G. Microbiologia: mecanismos das doenças infecciosas. 3 ed. Rio de Janeiro: Guanabara Koogan; 2002. p. 642.
Schulte PA, Pereira FP. Molecular epidemiology: principles and practices. San Diego: Academic Press; 1993.
Silva CHPM. Bacteriologia: um texto ilustrado. Teresópolis: Eventos; 1999. p. 531.
Soares JB, Casimiro ARS, Aguiar LMBA. Microbiologia básica. Fortaleza: Edições UFC; 1987. p. 174.
Sounis ELM. Curso prático de microbiologia. 2 ed. Rio de Janeiro: Atheneu; 1989. p. 267.
Spicer WJ Bacteriologia, micologia e parasitologia clínicas. Rio de Janeiro: Guanabara Koogan; 2002. p. 224.
Strohl WA, Rouse H, Fisher MD. Microbiologia ilustrada. São Paulo: Artmed; 2004. p. 531.
Tilton RC. Microbiologia: "pré-teste" – autoavaliação e revisão. São Paulo: McGraw-Hill; 1981. p. 208.
Tortora GJ, Funke BP, Case CL. Microbiologia. 8 ed. São Paulo: Artmed; 2005. p. 894.
Trabulsi LR, Alterthum F. Microbiologia. 5 ed. São Paulo: Atheneu; 2008.
Vandepitte J et al. Procedimentos laboratoriais em bacteriologia clínica. 2 ed. Genebra: Organização Mundial da Saúde. São Paulo: Editora Santos; 1997.
Veronesi R, Focaccia R. Tratado de infectologia. São Paulo: Atheneu; 1996. p. 1803.
Virella, G. Microbiology, immunology and infectious diseases. Philadelphia: Lippincott Williams & Wilkins; 1999. p. 116.
Wistreich GA, Lechtman MD. Microbiologia das doenças humanas. 2 ed. Rio de Janeiro: Guanabara Koogan; 1980. p. 661.
World Health Organization Procedimentos laboratoriais em bacteriologia clínica. São Paulo: Santos; 1997. p. 122p.

CAPÍTULO

# 16

# Espiroquetas

*Antonio Olavo Cardoso Jorge*

Espiroquetas constituem um grupo grande e heterogêneo de bactérias espiraladas e móveis da ordem Spirochaetales. Existem diversas espécies de vida livre da família Spirochaetaceae e três gêneros da família Treponemataceae que presentam importância para odontologia por produzirem doença no ser humano: *Treponema, Borrelia e Leptospira*. São bacilos Gram-negativos longos, delgados, de forma helicoidal, espiralada ou em saca-rolha (Tabela 16.1).

## TREPONEMAS

### Características

Micro-organismo fortemente espiralado, com cerca de 0,2 µm de largura por 6 a 20 µm de comprimento, apresentando 6-14 espiras. Apresentam três flagelos inseridos em cada extremidade da célula, o que confere mobilidade por movimentos flexuosos. Na microscopia eletrônica *Treponema pallidum* é constituído de um corpo procariótico, envolvido por duas estruturas membranosas entre as quais se enrola um filamento helicoidal de estrutura fibrilar que se insere em estruturas nas extremidades do micro-organismo, abaixo da membrana interna. *T. pallidum* não é cultivável até hoje em meios de cultura artificiais, ovos embrionados ou em cultura de tecidos.

### Métodos de observação

Exame de campo escuro: é o método de escolha para observação de *T. pallidum* a partir de lesões da doença.

Esfregaços corados com tinta da China: conhecido como método de BURRI ou da coloração negativa.

Impregnação pela prata: método de Fontana Tribondeau.

### Patogenicicade experimental

A sífilis foi reproduzida experimentalmente em macacos (chimpanzé) por Metchnicov e Roux (1904). Atualmente *T. pallidum* são inoculados e mantidos em coelhos por via subescrotal ou intratesticular.

**TABELA 16.1 Principais gêneros e espécies da família *Treponemataceae* de interesse para o ser humano**

| Família Treponemataceae | |
|---|---|
| *Treponema* | |
| *T. pallidum subsp. pallidum* | Sífilis |
| *T. pallidum subsp. pertenue* | Bouba |
| *T. pallidum subsp. endemicum* | Bejel ou sífilis endêmica |
| *T. carateum* | Pinta |
| *T. vincentii* | Habitante normal cavidade bucal, relacionada com gengivite necrosante aguda |
| *T. denticula, T. orali,* *T. pectinovorum, T. scoliodontum, T. macrodentium, T. socranski* | Habitantes da cavidade bucal humana relacionados com doença periodontal |
| *Borrelia* | |
| *B. recurrentis, B. dutonii* | Febre recidivante |
| *B. burgdorferi* | Febre de Lyme |
| *Leptospira* | |
| *L. interrogans* | Leptospirose |

### Principais espécies patogênicas

*T. pallidum* subespécie *pallidum*: causam a sífilis, doença sexualmente transmissível que ocorre no mundo todo.

*T. pallidum* subespécie *pertenue*: causam erupções cutâneas transmissíveis por contato, e não sexualmente. É comum nos países tropicais da África e Sudeste Asiático, ilhas do Pacífico e países da América Central e do Sul. Conhecida como bouba, a doença produz ulcerações cutâneas nos braços e pernas, ocorre principalmente em crianças com menos de 15 anos, podendo produzir lesões ósseas.

*T. pallidum* subespécie *endemicum*: causam sífilis endêmica no homem, que se dissemina por contato, e não sexualmente. Ocorre principalmente na África, sendo conhecida como Bejel.

*T. carateum*: causam a pinta, uma doença contagiosa do homem. *T. carateum* é encontrado no fluído linfático de lesões cutâneas da doença. Ocorrem no México, América Central, algumas regiões da América do Sul, Índia e Cuba. O contágio é por contato não sexual e a doença caracteriza-se por lesões hiperpigmentadas na pele que sofrem despigmentação após vários dias.

Treponemas bucais: são isolados, pelo menos 7 espécies do gênero *Treponema* na cavidade bucal humana e de primatas: *T. denticula, T. vincentii, T. scoliodontium, T. orale, T. pectinovarum, T. socranskii* e *T. macrodentium*. São habitantes da gengiva marginal e do sulco gengival, entretanto, faltam informações definitivas de como ocorrem as rotas de transmissão desses micro-organismos. São bactérias espiraladas, móveis, com espiras irregulares (3 a 8). As células são Gram-negativas, corando-se fracamente. São anaeróbios obrigatórios e crescem vagarosamente em meios enriquecidos apropriados. Os fatores de patogenicidade são pouco conhecidos, entretanto, endotoxinas parecem atuar como fator de virulência.

## SÍFILIS

A origem da sífilis é desconhecida, entretanto, a doença tornou-se epidêmica na Europa por volta de 1495, disseminando-se rapidamente no século seguinte, como uma doença aguda, frequentemente fatal no estágio terciário. A doença foi denominada de sífilis, palavra derivada do grego *siphlos* que significa mutilado, por Fracastorius (1530). Em 1903/1904, Metchnikof e Roux (1904) reproduziram experimentalmente a sífilis em chimpanzé. O agente etiológico da sífilis foi identificado por Hoffman e Schaudinn em 1905, que encontraram o micro-organismo espiralado no exsudato de uma lesão de sífilis secundária.

É uma doença infectocontagiosa sistêmica, de evolução crônica, sexualmente transmissível, que ocorre naturalmente apenas no ser humano, sendo transmitida primariamente pelo contato sexual ou pela transferência placentária da mãe infectada para o feto, durante todo o período gestacional (sífilis congênita). A transmissão de *T. pallidum* através dos órgãos genitais é responsável por 90 a 95% dos casos. Uma grande proporção das infecções extragenitais ocorre nas proximidades da boca ou como resultado da disseminação dos micro-organismos pela cavidade bucal durante o beijo. A sífilis é raramente transmitida por via indireta, através de fômites. *T. pallidum* é extremamente infectante, apresentando dose infectante mínima estimada de 1 a 3 micro-organismos. Não é uma doença de notificação compulsória.

Ao penetrar nos tecidos abaixo do epitélio, *T. pallidum* encontra pouca ou nenhuma resistência; rapidamente atinge os espaços perivasculares linfáticos e, em poucas horas, aparece nos gânglios linfáticos regionais e na corrente sanguínea, progredindo a doença de acordo com as seguintes etapas: a) período de incubação de 10 dias a 3 semanas após a infecção; b) período primário no qual se desenvolve o cancro duro (úlcera com base dura); os treponemas podem ser geralmente encontrados em tais lesões, que permanecem por 10 a 14 dias antes da cura espontânea, sem deixar cicatrizes; c) período secundário, durante o qual ocorre uma erupção generalizada (roséolas sifilíticas), os micro-organismos também podem estar presentes nessas lesões, sendo porém mais difícil demonstrá-los, mesmo depois de repetidos exames; ocorrem adenopatias, mal-estar e febre; d)período terciário ou tardio no qual podem ser afetados os sistemas cardiovascular e nervoso. A sífilis terciária ocorre 5 a 30 anos após a secundária, apresentando sintomas muito graves no sistema cardiovascular (80%) e neurológico (20%); e e) etapas latentes, que podem durar meses ou anos, podendo ocorrer entre o período secundário e terciário.

A criança com sífilis congênita pode apresentar sintomas da sífilis primária, secundária ou terciária e mesmo sífilis latente na época do nascimento. Com referência à cavidade bucal, a criança pode apresentar dentição retardada e desenvolvimento anormal de incisivos (dentes de Hutchinson) e molares (dentes em amora). A sífilis congênita é uma doença de notificação compulsória no Brasil desde 1986. Medidas de controle da sífilis congênita que devem ser tomadas: a) diagnóstico precoce em mulheres em idade reprodutiva e seus parceiros; b) realização de teste sorodiagnóstico (VDRL) em mulheres que manifestem intenção de engravidar; e c) o tratamento imediato dos casos diagnosticados em mulheres e seus parceiros.

### Diagnóstico laboratorial

Na sífilis primária realiza-se a observação do material de raspado do cancro, avaliando-se a presença de *T. pallidum*. Na sífilis secundária e terciaria são empregados testes sorológicos, que incluem:

Anticorpos anticardiolipina: são reações sorológicas nas quais se emprega como antígeno a cariolipina, extraída de coração bovino. As reações baseiam-se em pesquisa de anticorpos produzidos contra o *T. pallidum*, que sofrem reação cruzada com a cardiolipina. Incluem-se nesse grupo principalmente: a) reação de fixação do complemento: reação de WASSERMANN; b) reações de floculação (ou precipitação): reação de KAHN KLINE, VDRL etc.

Antígenos preparados com *T. pallidum* e outros treponemas: vários testes são utilizados dentre os quais citamos: a) teste de fixação do complemento com *T. pallidum* (TPCF);

b) teste de aglutinação de *T. pallidum* (TPA); c) teste de imobilização de *T. pallidum* (TPI): anticorpos do soro de pacientes com sífilis são capazes de imobilizar *T. pallidum*; d) teste de imunoaderência de *T. pallidum* (TPIA); e) prova de anticorpos fluorescentes anti-*T. pallidum* (FTA).

### Imunidade e tratamento

Não existem métodos conhecidos para imunização contra infecção induzida por *T. pallidum*. Indivíduos que se recuperam da infecção por este micro-organismo são suscetíveis à reinfecção, desde que novamente expostos ao contágio. O tratamento é feito com antibióticos, sendo a droga de escolha a penicilina.

## BORRELIAS

O gênero *Borrelia* apresenta bactérias helicoidais compostas de 3 a 10 espiras e extremidades afiladas e dimensões de 0,2 a 0,5 μm de largura por 3 a 20 μm de comprimento. As células apresentam membrana citoplasmática complexa, espaço periplasmático e membrana externa. No espaço periplasmático estão dispostos 7 a 30 endoflagelos que se originam do final da célula, envolvendo o cilindro protoplasmático o que confere às células extrema mobilidade. São patogênicas para seres humanos, mamíferos e aves.

### Patogenicidade

Duas doenças transmitidas por insetos, produzidas pelo gênero *Borrelia* podem ocorrer no homem, as febres recorrentes e a doença de Lyme.

O agente etiológico da febre recorrente é *B. recurrentis*. A doença é transmitida por carrapatos e piolhos, e após período de incubação de 3 a 10 dias, o início é súbito, com calafrios e elevação brusca da temperatura. A febre persiste por 3 a 5 dias, depois ocorre período sem febre de 4 a 10 dias, sendo seguido de uma segunda crise de febre, calafrios, cefaleia intensa e mal-estar. Ocorrem, geralmente, 3 a 10 surtos de febre, usualmente de gravidade decrescente. O micro-organismo é encontrado no sangue durante os períodos febris.

Os anticorpos formados contra os espiroquetas aparecem durante a fase febril, sendo a crise provavelmente interrompida em decorrência do efeito dos anticorpos (aglutinação e lise bacteriana). Os anticorpos selecionam variantes antigênicas distintas que se multiplicam e provocam recidiva.

O tratamento é feito com antibióticos. A imunidade após a infecção é de curta duração, não existindo vacinas. A prevenção é feita por controle da exposição a carrapatos e piolhos e sua eliminação (limpeza e inseticidas).

Na doença de Lyme, o agente etiológico da doença, *B. burgdorferi*, foi isolado inicialmente na cidade de Lyme, Connecticut, Estados Unidos da América. A doença é transmitida ao homem pela picada de carrapatos do gênero *Ixodes* e o reservatório animal são camundongos e cervos, embora outros roedores e aves também possam ser infectados. O estágio inicial caracteriza-se por lesão cutânea única que aparece 3 a 4 dias após a picada pelo carrapato (chamada de eritema crônico migratório) e sintomas semelhantes à gripe, com febre, calafrios, mialgia e cefaleia. O segundo estágio ocorre dentro de semanas a meses, ocorrendo artralgia e artrite, manifestações neurológicas com meningite, paralisia do nervo facial e comprometimento cardíaco. O terceiro estágio começa dentro de vários meses a anos mais tarde, com comprometimento crônico da pele, do sistema nervoso e das articulações. O tratamento é antibioticoterapia e a prevenção consiste em evitar exposição aos carrapatos. Não existe vacina. Por ser uma doença rara no Brasil, a notificação é compulsória e a investigação obrigatória.

## LEPTOSPIRAS

O gênero *Leptospira* apresenta células helicoidais flexíveis com espiras muito finas com extremidades geralmente encurvadas (ganchos). Apresentam dimensões de 0,1 a 0,2 μm de largura e 5 a 15 μm comprimento. Apresentam 2 flagelos periplasmáticos, são aeróbias e necessitam de meios de cultura contendo soro ou albumina sérica para crescimento. São oxidase e catalase positivas. Muitas espécies vivem no meio ambiente, água, solo e águas marinhas. As espécies patogênicas causam leptospirose, doença primariamente de animais, que ocasionalmente ocorre no homem. A espécie tipo é *L. interrogans*.

## LEPTOSPIROSES

A leptospirose é uma doença infecciosa febril de início abrupto, que pode ocorrer de formas assintomáticas e subclínicas, até doença grave associada a manifestações fulminantes. A infecção no ser humano geralmente ocorre pela ingestão de água e alimentos contaminados com *L. interrogans*. Menos frequentemente, as leptospiras podem também penetrar através de mucosas e perda de continuidade da pele. Após período de incubação de 1 a 2 semanas, ocorre febre com presença de espiroquetas na corrente circulatória. A seguir, os micro-organismos estabelecem-se em órgãos, principalmente fígado e rins, com hemorragia (mais comumente pulmonar) necrose tecidual, resultando em disfunção desses órgãos. A icterícia é um sinal característico, possuindo tonalidade alaranjada muito intensa e geralmente ocorre entre o terceiro e sétimo dias da doença. A doença é quase sempre bifásica; após melhora inicial, ocorre segunda fase, quando os títulos de IgM se elevam. É uma doença de notificação compulsória no Brasil.

Em muitas espécies animais, ocorre comprometimento renal crônico, com constante eliminação de leptospiras na urina. Ratos, camundongos, roedores silvestres, cães, porcos e gado bovino constituem as principais fontes de infecção para o ser humano. Esses animais eliminam leptospiras na urina e fezes durante a doença ativa, as quais permanecem viáveis em água estagnada por várias semanas; beber, nadar, tomar banho ou ingerir alimentos contaminados pode resultar em infecção humana.

## BIBLIOGRAFIA


Barret JT. Microbiology and immunology casebook. Boston: Litle Brown and Company; 1995:262p.

Brasil. Ministério da Saúde. Secretaria de Vigilância em Saúde. Departamento de Vigilância Epidemiológica. Doenças infecciosas e parasitárias: guia de bolso / Ministério da Saúde, Departamento de Vigilância Epidemiológica, 8 ed, Brasília; 2010.

Brooks GF. Jawetz, Melnick, e Adelberg: Microbiologia Médica. 24 ed. Rio de Janeiro: Editora McGraw-Hill Interamericana do Brasil; 2009.

Frobisher M et al. Microbiologia. 5 ed. Barcelona: Salvat; 1978. p. 836.

Gillespie SH. Medical microbiology illustrated. Oxford: Butterworth Heinemann; 1994. p. 286.

Glick M. Infectious diseases and dentistry. Dent Clin Nort Am, v.40, n.2; 1996. p. 263-492.

Hart T, Shears P. Color atlas of medical microbiology. London: Mosby-Wolf; 1996. p. 314.

Holr JG, Krieg NR, Sneath PHA, et al. Bergey´s manual of determinativa bacteriology. 9 ed, Baltimore: Willians Wilkins; 1994. p. 787.

Howard BJ, Keiser JF, Smith TF, et al. Clinical and pathogenic microbiology. 2 ed. St.Louis: Mosby; 1994. p. 942.

Ishikawa G, Waldron CA. Atlas colorido de patologia oral. São Paulo: Santos; 1989. p. 193.

Jawetz E et al. Microbiologia médica. 20 ed. Rio de Janeiro: Guanabara Koogan; 1998. 519p.

Jawetz E, Levinson W. Microbiologia médica e imunologia. 7 ed. São Paulo: Artmed; 2005. 632p.

Jorge AOC. Microbiologia: atividades práticas. São Paulo: Livraria Editora Santos, 1997. 146 p.

Jorge AOC. Princípios de Microbiologia e Imunologia. 1 ed. São Paulo: Editora Santos; 2006.

Koneman EW, Allen SD, Janda WM, et al. Diagnóstico microbiológico: texto e atlas colorido. 5 ed. Rio de Janeiro: Medsi; 2001. p. 1365.

Levinson W, Jawetz E. Medical microbiology & immunology. 5 ed. Stamford: Appleton & Lange; 1998. p. 547.

Lim D. Microbiology. 2 ed. Boston: McGraw-Hill; 1998. p. 720.

Maza LM, Pesslo MT, Baron EJ. Color atlas of diagnostic microbiology. St. Louis: Mosby; 1997. p. 216.

Mc Carty M. Infecções bacterianas e micóticas. In: DAVIS, B. Microbiologia. 2 ed. São Paulo: Harper How do Brasil, v. 3; 1979. p. 757-1219.

Mims C, Dockrell HM, Goering RV, et al. Microbiologia Médica. 3 ed. Rio de Janeiro: Editora Elsevier; 2005.

Moura RAA, Mamizuka EM, Borges MF. Microbiologia clínica. São Paulo: Mc Will; 1979. p. 118.

Murray PR, Rosenthal KS, Pfaller MA. Microbiologia Médica. 5 ed. Rio de Janeiro: Editora Elsevier; 2006.

Murray PR, Rosenthal KS, Kobayashi GS, Pfaller MA. Medical microbiology. 3 ed. St.Louis: Mosby; 1998. p. 719.

Navas EAF, Jorge AOC, Silva CRG. Soroprevalência de sífilis em gestantes no Município de Jacareí-SP obtida através de suas técnicas diagnósticas. Rev Biociên, v. 10; 2004. p. 87-91.

Nester EW, Roberts CE, Nester MT. Microbiology: a human perspective. Dubuque: Wm. C. Brown, 1995. p. 812.

Olds RJ. Atlas de microbiologia. Rio de Janeiro: Livraria Atheneu; 1977. p. 287p.

Pelkzar-JR MJ et al. Microbiologia: conceitos e aplicações. 2 ed. vols. 1 e 2, São Paulo: Makron; 1997.

Ribeiro MC, Soares MMSR. Microbiologia prática roteiro e manual: bactérias e fungos. São Paulo: Atheneu; 1998. p. 112.

Roitmam I, Travassos LR, Azevedo JL. Tratado de microbiologia. São Paulo: Manole, v. 2; 1990. 126p.

Rosenberg E. Microbial ecology and infectious disease. Washington: ASM Press; 1999. p. 319.

Rowland SS, Walsh SR, Teel LD, Carnahan AM. Pathogenic and clinical microbiology: a laboratory manual. Boston: Little Brown; 1994. p. 389.

Ryan KJ. Sherris medical microbiology: an introduction to infectious diseases. 3 ed. Samford: Appleton & Lange; 1994. 890p.

Schaechter M, Engleberg NC, Eisenstein BI, Medoff G. Microbiologia: mecanismos das doenças infecciosas. 3 ed. Rio de Janeiro: Guanabara Koogan; 2002. p. 642.

Schulte PA, Pereira FP. Molecular epidemiology: principles and practices. San Diego: Academic Press; 1993.

Shafer WG et al. Tratado de patologia bucal. 4 ed. Rio de Janeiro: Interamericana; 1985. p. 837.

Silva CHPM. Bacteriologia: um texto ilustrado. Teresópolis: Eventos; 1999. p. 531.

Smibert RM. Genus Treponema Schaudinn 1905, 1728al. In: Bergey's manual of systematic bacteriology. Baltimore: Willians Wilkins, v. 1; 1984. p. 49-62.

Soares JB, Casimiro ARS, Aguiar LMBA. Microbiologia básica. Fortaleza: Edições UFC; 1987. p. 174.

Sounis ELM. Curso prático de microbiologia. 2 ed. Rio de Janeiro: Atheneu; 1989. p. 267.

Spicer WJ Bacteriologia, micologia e parasitologia clínicas. Rio de Janeiro: Guanabara Koogan; 2002. p. 224.

Strohl WA, Rouse H, Fisher MD. Microbiologia ilustrada. São Paulo: Artmed; 2004. p. 531.

Tilton RC. Microbiologia: "pré-teste" – autoavaliação e revisão. São Paulo: McGraw-Hill; 1981. p. 208.

Tortora GJ, Funke BP, Case CL. Microbiologia. 8 ed. São Paulo: Artmed; 2005. p. 894.

Trabulsi LR, Alterthum F. Microbiologia. 5 ed. São Paulo: Atheneu; 2008.

Vandepitte J et al. Procedimentos laboratoriais em bacteriologia clínica. 2 ed. Genebra: Organização Mundial da Saúde. São Paulo: Editora Santos; 1997.

Veronesi R, Focaccia R. Tratado de infectologia. São Paulo: Atheneu; 1996. p. 1803.

Virella, G. Microbiology, immunology and infectious diseases. Philadelphia: Lippincott Williams & Wilkins; 1999. p. 116.

Wistreich GA, Lechtman MD. Microbiologia das doenças humanas. 2 ed. Rio de Janeiro: Guanabara Koogan; 1980. p. 661.

World Health Organization Procedimentos laboratoriais em bacteriologia clínica. São Paulo: Santos; 1997. p. 122p.

# CAPÍTULO 17

# Micobactérias

*Antonio Olavo Cardoso Jorge*

As micobactérias representam um grupo de bacilos, pertencentes ao gênero *Mycobacterium*. As micobactérias apresentam-se como bastonetes delgados, formando ramificações eventuais, caracteristicamente ácido-resistentes, aeróbias, não esporuladas, imóveis e que não apresentam cápsula. Têm dimensões entre 0,2 a 0,6 µm de largura por 1 a 10 µm de comprimento e estão largamente distribuídas no solo e água; algumas espécies são parasitas obrigatórias e patogênicas para vertebrados. As micobactérias são ricas em lipídeos (20 a 40% do peso seco da célula), incluindo ácidos graxos, fosfolipídeos e ceras. Até 60% da sua parede celular é constituída de lipídeos, em contraste com as bactérias Gram-negativas que apresentam em torno de 20% e as Gram-positivas de 1 a 4%.

As micobactérias estão incluídas no gênero *Mycobacterium*, família Micobacteriaceae. *Mycobacterium* deriva dos termos *myves*, fungo e *bakterium*, bastonete pequeno, sendo descrita historicamente como um bastonete semelhante a um fungo.

A parede celular das micobactérias é complexa e rica em lipídeos, além de responsável por diversas características dessas bactérias como: ácido-resistência, crescimento lento, resistência a muitos antimicrobianos, antigenicidade e capacidade de aglutinação. A estrutura da parede celular das micobactérias, assemelhando-se com as das bactérias Gram-positivas, apresenta membrana citoplasmática interna recoberta por espessa camada de peptideoglicano. Não apresenta membrana externa e é unida a uma camada de arabinogalactana por meio de pontes de dissacarídeos. Ácidos micólicos e micocerosos são unidos a essa camada, sendo a camada mais externa do complexo composta de glicolipídeos sulfatados (sulfatidas). As camadas de pepitideoglicano e de arabinogalactana são semelhantes em todas as espécies de *Mycobacterium*, entretanto, o lipoarabinomanana, os ácidos micólicos e outras macromoléculas aderidas variam entre as espécies. A Tabela 17.1 relaciona os principais fatores de virulência das micobactérias.

Existem mais de 50 espécies no gênero *Mycobacterium*. Dentre estas, existem aquelas obrigatoriamente patogênicas, as oportunistas e as não patogênicas. As espécies de maior importância estão expressas na Tabela 17.2. Por outro lado, a importância das micobactérias atípicas como patógenos oportunistas, principalmente em pacientes imunocomprometidos, está aumentando muito frequentemente.

**TABELA 17.1 Fatores de virulência de micobactérias e suas atividades**

| Fator de virulência | Atividades |
|---|---|
| Ácidos micólicos | Conferem a ácido-resistência e protegem a bactéria contra ácidos |
| Micosídeos (Fator corda) | Inibição de migração de leucócitos, induzem formação de granulomas, atuam nas membranas mitocondriais, inibem resposta imune celular, inibem a fusão dos lisossomos dos macrófagos como os fagossomos |
| Sulfatidas | Atuam nas enzimas hidrolíticas dos macrófagos, potencializam os efeitos do fator corda |
| Tuberculoproteínas | Interferem na resposta imunológica, promovem a invasão celular e provocam resposta de hipersensibilidade celular (Tipo IV) |
| Cera D | Atua como adjuvante |
| Lipoarabinomanana | Diminui efeitos dos anticorpos, diminui atividade de células T, inibe apresentação de antígenos, induz produção de TNF-alfa, inibe ativação de macrófagos |
| Adenilatociclase | Inibe a desgranulação de macrófagos |

TABELA 17.2 **Principais espécies do gênero *Mycobacterium*, de interesse para o ser humano**

| Gênero *Mycobacterium* | |
|---|---|
| **ESPÉCIES PATOGÊNICAS** | |
| *M. tuberculosis* | Tuberculose em humanos |
| *M. bovis* (complexo *M. bovis-africanum*) | Tuberculose em humanos e animais |
| *M. leprae* | Hanseníase |
| **ESPÉCIES OPORTUNISTAS** | |
| *M. avium* (complexo *M. avium intracellulare*) | Tuberculose em aves e suínos<br>Infecção disseminada em pacientes com AIDS |
| M. scrofulaceum | Infecção disseminada em pacientes com AIDS |
| M. *kansasii* | Lesão pulmonar humana, considerada não transmissível |
| M. *marinum* | Doença em peixes e isolado de aquários. Pode causar lesões na pele humana, decorrentes de abrasões em contato com água de piscinas e aquários contaminados |
| *M. ulcerans* | Produzem lesão em pele humana |
| **ESPÉCIES NÃO PATOGÊNICAS** | |
| *M. smegmatis* | Encontrado no ser humano, água, solo e manteiga |
| M. *gastrii* | Presentes no estômago humano |
| M. *gordonae* | Isolado de escarro humano |
| *M. terrae* (complexo *M. terrae*) | Isolado do solo |

## *MYCOBACTERIUM TUBERCULOSIS*

Principal agente etiológico da tuberculose pulmonar, *Mycobacterium tuberculosis* é um patógeno intracelular capaz de estabelecer uma infecção por toda a vida do hospedeiro. A doença afeta a humanidade, desde a antiguidade. O vocábulo tuberculose passou a ser usado nos meados do século XIX, sendo a doença denominada anteriormente de várias maneiras, como tísica e mal do peito. Descrito por Kock em 1882, atualmente o complexo *M. tuberculosis* é constituído de várias espécies: *M. tuberculosis*, *M. bovis*, *M. africanum* e *M. microti*.

Calcula-se a existência de 1 bilhão de indivíduos infectados pelo complexo *M. tuberculosis* no mundo, com cerca de 10 milhões de novos casos por ano, resultando em 3 milhões de mortes anuais. No Brasil, estima-se que mais de 50 milhões de pessoas estejam infectadas pelo *M. tuberculosis*, com aproximadamente 85 mil novos casos por ano e 5 mil óbitos anuais. Ocorre com maior frequência em áreas de grandes concentrações populacionais e precárias condições socioeconômica e sanitárias.

### Aspectos morfológicos e de cultivo

Morfologicamente, as micobactérias apresentam-se como bastonetes retos ou ligeiramente encurvados, de 0,3 a 0,6 μm de largura por 1 a 4 μm de comprimento, dispostos isoladamente, aos pares (em forma de V ou U) ou em pequenos grupos. Em esfregaços de culturas envelhecidas, observam-se ramificações e espessamentos em clava. A coloração de escolha é a de Ziehl-Neelsen, pois se coram fracamente pelo método de Gram. Possuem parede celular rica em lipídeos (20-40% do peso seco da célula e 60% do peso seco da parede celular). A constituição da parede celular confere às micobactérias relativa impermeabilidade aos corantes, ácido-resistência, resistência acentuada à morte por ácidos e bases, resistência à ação bactericida de anticorpos e complemento.

Apresentam crescimento lento ou muito lento em meios artificiais, revelando colônias visíveis após 2 a 60 dias de incubação em temperatura ótima. As colônias geralmente são rosas, amarelas ou alaranjadas, especialmente quando expostas à luz, com superfície rugosa e opaca.

As micobactérias são aeróbias obrigatórias. O crescimento em meios de cultura é estimulado pela adição de glicerina (0,5%) ou lípides (gema de ovo) ao meio, pois apresentam alto teor de lipídeos em sua estrutura. A velocidade de crescimento é muito menor do que a maioria das bactérias; o tempo de multiplicação de *M. tuberculosis* é em média de 18 a 20 horas. Para seu isolamento e identificação são necessárias em torno de 6 semanas. O crescimento é favorecido por tensão aumentada de $CO_2$. Os meios de cultura mais utilizados para micobactérias são:

**Meios de cultura em caldo:** são meios líquidos contendo glicerol. Nestes meios, apresentam crescimento formando película enrugada que atinge o máximo de seu desenvolvimento em 4-6 semanas. A adição de detergentes não iônicos como os *tweens* estimulam o crescimento, torna hidrófila a superfície do bacilo e propiciam crescimento disperso. E, ainda, propiciam o crescimento de pequenos inóculos e o crescimento é geralmente mais rápido que nos meios complexos.

Meios de ágar espessados com ovo: são constituídos basicamente por ovo, fécula de batata, glicerol e verde de malaquita, como por exemplo o meio Löwenstein-Jensen. Após incubação de 4-6 semanas as micobactérias crescem sob a forma de colônias rugosas, formando induto verrucoso e de coloração amarelada. Tais meios adicionados de antibióticos são utilizados como meios seletivos.

Meios de ágar semissintéticos: tais meios de cultura contêm sais específicos, vitaminas, cofatores, ácido oleico, catalase e glicerol. São necessários inóculos grandes para crescimento, os quais ocorrem em 4 a 6 semanas.

As amostras virulentas de *M. tuberculosis* crescem na superfície dos meios líquidos e sólidos como trançados entre si (fator corda), com os longos eixos paralelos, enquanto as amostras não patogênicas crescem de maneira mais desordenada. O crescimento em corda pode ser correlacionado com o conteúdo de lipídeos da superfície celular, quando o fator corda foi extraído de células virulentas do bacilo por meio de éter; as células perderam a virulência e se dispersaram em meio aquoso. O fator corda foi identificado como um micosídeo (6.6-dimicoliltrealose).

## TUBERCULOSE

O agente etiológico da tuberculose é o complexo *Mycobacterium tuberculosis*. Esse complexo é constituído por *M. tuberculosis, M. bovis, M. africanum* e *M. microti*. Outras espécies de micobactérias podem produzir quadro clínico semelhante ao da tuberculose, sendo necessárias para diagnóstico diferencial a cultura e a identificação delas pelos laboratórios de referência. Esses micro-organismos podem sofrer mutações e desenvolver resistência ao regime de medicação com um único antimicrobiano. Em função disso, o tratamento de escolha baseia-se na terapia com múltiplos agentes antimicrobianos. É uma doença de notificação compulsória e investigação obrigatória.

A tuberculose foi uma doença constante durante todo o desenvolvimento da história humana. Existem evidências de tuberculose desde os tempos pré-históricos, encontradas em múmias do antigo Egito e, mais recentemente, em uma múmia pré-colombiana no Peru. Em 1882, o pesquisador alemão Robert Koch conseguiu isolar o bacilo da tuberculose, que ficou conhecido como bacilo de Koch e, posteriormente, foi denominado *Mycobacterium tuberculosis*. Antes do conhecimento do agente causador, vários métodos de tratamento como clima, isolamento em sanatórios, colapsoterapia (especialmente o pneumotórax terapêutico), sais de ouro, de cobre e outros foram instituídos sem sucesso, assim como o uso da tuberculina, descoberta pelo próprio Robert Koch, que chegou a anunciar a sua descoberta como cura definitiva da tuberculose pulmonar. Em 1944, foram descobertos os primeiros medicamentos capazes de eliminar o bacilo da tuberculose.

Apesar do otimismo ocorrido nas décadas de 1960 e 1970 acreditando na possibilidade de controle, a tuberculose ressurgiu como um importante problema de saúde pública mundial. Desde 1993 a Organização Mundial da Saúde (OMS) decretou a tuberculose como enfermidade reemergente. Em relatório de ocorrência da tuberulose a OMS relata as seguintes informações: a) a infecção por *M. tuberculosis* atinge um terço da população mundial; b) ocorre nova infecção pelo bacilo da tuberculose a cada segundo, resultando em novos casos da doença em 1% da população mundial; c) a epidemia da tuberculose está se alastrando, levando a óbito cerca de 2 milhões de pessoas por ano; d) a infecção por HIV está contribuindo significantemente para a disseminação da tuberculose; e e) a projeção para novas infecções adquiridas entre 2002 e 2020 é de 1 bilhão de pessoas, das quais 150 milhões deverão adoecer e 36 milhões deverão morrer de tuberculose.

Todo programa de saúde pública, especialmente os de controle da tuberculose, visa inicialmente à quebra da cadeia de transmissão da doença, pois se sabe que cada doente não descoberto tende a infectar de dez a 15 pessoas em um ano e uma ou duas desenvolvem a doença, fazendo com que a tuberculose permaneça na população como endemia. A maioria dos novos casos de doença pulmonar ocorre em torno de 12 meses após a infecção inicial. A probabilidade de o indivíduo vir a ser infectado, e de que essa infecção evolua para a doença, depende de múltiplas causas, destacando-se, dentre elas, as condições socioeconômicas e algumas condições médicas (diabetes mellitus, silicose, uso prolongado de corticosteroides ou outros imunossupressores, neoplasias, uso de drogas e infecção por HIV). A evolução do quadro clínico dependerá do indivíduo estar sendo infectado pela primeira vez (primoinfecção), ou reinfectado (reinfecção exógena). A probabilidade de adoecer numa primoinfecção depende da virulência do bacilo, da fonte infectante e das características genéticas dos indivíduos infectados.

Quanto mais rápido for o diagnóstico, mais precocemente se poderá iniciar a quimioterapia específica, conseguindo-se assim, além de evitar a transmissão, diminuir as sequelas da doença. A quimioterapia suprime a contagiosidade da doença, nas primeiras duas semanas, em 80 a 95% dos casos.

A mortalidade por tuberculose apresentou tendência crescente em muitos países desde a eclosão da epidemia da doença devido ao HIV, ocorrida na década de 1980. Esse aumento deveu-se também, dentre outros fatores, às modificações nos programas de controle e assistência, e ao crescimento da população. No entanto, apesar do aumento evidenciado, a importância da tuberculose na mortalidade de populações não se reflete nas estatísticas apresentadas segundo a causa básica de morte. A tuberculose ocorre como causa associada em uma grande proporção de óbitos em que a morte é atribuída à outra causa básica diversa.

A coinfecção da tuberculose e da Síndrome da Imunodeficiência Adquirida (AIDS) constitui-se em importante fator de mortalidade prematura. Em 1998, no estado de São Paulo, a tuberculose foi mencionada como causa associada de morte em 19,6% dos óbitos devido à AIDS. Em 2003, a mortalidade relacionada com a tuberculose no Estado de São Paulo demonstrou que os óbitos em que a tuberculose foi mencionada como causa associada teve como causa básica a AIDS (65,3%).

A associação entre AIDS e tuberculose pode ocorrer pela reativação desta última, pela rápida progressão de uma infecção primária e por reinfecção (exógena) em qualquer estágio de infecção por HIV. O risco de primoinfecção e reinfecção entre indivíduos infectados por HIV é consideravelmente elevado. A progressão do curso da doença por HIV é agravada pela tuberculose. A coinfecção por HIV e tuberculose dobra o risco de morte em relação aos infectados apenas por HIV. As formas clínicas da tuberculose do sistema nervoso e tuberculose miliar são encontradas com maior frequência em indivíduos infectados por HIV do que em indivíduos não infectados. A tuberculose do sistema nervoso central ocorre em 5% a 10% dos indivíduos infectados por HIV.

## Aspectos epidemiológicos da tuberculose

Estima-se que cerca de 1,7 bilhão de indivíduos em todo o mundo estejam infectados por *M. tuberculosis*, correspondendo a 30% da população mundial. Nos países desenvolvidos, cerca de quarenta mil casos novos são descobertos a cada ano. Nos países em desenvolvimento, estima-se que ocorreram cerca de 2,8 milhões de mortes por tuberculose e 7,5 milhões de casos novos.

No Brasil, estima-se que, do total da população, 35 a 45 milhões de pessoas estejam infectadas por *M. tuberculosis*, com aproximadamente cem mil casos novos por ano e quatro a cinco mil mortes anualmente. O Brasil apresenta número mais elevado de casos da América Latina (53,4 novos casos por cem mil habitantes), sendo o sexto país do mundo com maior incidência de tuberculose. A associação (HIV/TB) constitui, nos dias atuais, um sério problema de saúde pública, podendo levar ao aumento da morbidade e mortalidade por tuberculose.

A mortalidade por tuberculose no Brasil começou a cair abruptamente a partir da década de 1950 com o advento da quimioterapia, tendo-se verificado a redução da velocidade de decréscimo nas décadas seguintes. Nas capitais brasileiras esse decréscimo foi de 61,4% entre 1970-1979, havendo um declínio médio de 10% ao ano, com coeficientes de mortalidade mais elevados nas regiões Norte e Nordeste. Entre 1977 e 1987, o percentual de redução foi de 51,7% ou seja, em média 5,4% ao ano. A taxa de incidência sofreu redução de 63,4 por cem mil habitantes em 1981 para 48,2 por cem mil habitantes em 1990, mantendo-se nesse patamar em 1999. Os casos novos de tuberculose por forma clínica registrados pelo Centro de Vigilância Epidemiológica do Estado de São Paulo no período de 2000 a 2005 (atualizados até março de 2006) estão representados na Tabela 17.3.

## Transmissão

A transmissão na tuberculose pulmonar ocorre principalmente pela aspiração de gotículas contendo bacilos de um indivíduo infectado para outro indivíduo. A transmissão pode ocorrer também pelas fezes de pacientes com lesões gastrointestinais, ou pela urina de doentes com tuberculose renal. A bactéria veiculada é altamente resistente à dessecação (mantém viabilidade durante semanas ou vários meses em poeira e utensílios, principalmente na ausência de luz), podendo ocorrer transmissão por via indireta. Permanece viável durante seis semanas em escarro dessecado.

A via aérea é a principal via de transmissão da tuberculose pulmonar; a fala, o espirro e, principalmente, a tosse de um indivíduo com tuberculose pulmonar bacilífera libera no ar gotículas de tamanhos variados contendo no seu interior os bacilos. As gotículas mais pesadas depositam-se rapidamente no solo, enquanto as mais leves podem permanecer em suspensão por diversas horas. Somente os núcleos secos das gotículas (núcleo de Wells), com diâmetro de até 5 μm e com um a dois bacilos em suspensão, podem atingir os bronquíolos e alvéolos, e iniciar a multiplicação. As gotículas médias são, na sua maioria, retidas pela mucosa do trato respiratório superior, e removidas dos brônquios, pelo mecanismo mucociliar. Os bacilos assim removidos são deglutidos, inativados pelo suco gástrico e eliminados nas fezes. Os bacilos que se depositam em objetos dificilmente se dispersarão em aerossóis e, por isso, não desempenham papel importante na transmissão da doença.

## Patogenicidade

A tuberculose é uma doença transmissível, aguda ou crônica, que resulta da implantação e proliferação de micobacté-

**TABELA 17.3 Casos novos de tuberculose por forma clínica no período de 2001 a 2006 no Estado de São Paulo (Centro de Vigilância Epidemiológica do Estado de São Paulo, 2006)**

| Ano | Pulmonar | Pulmonar B. Neg. | Pulmonar B. NR | Extrapulmonar | Meníngea | Total |
|---|---|---|---|---|---|---|
| **2006** | 8.804 | 2.862 | 2.038 | 2.880 | 245 | 16.829 |
| **2005** | 8.846 | 3.096 | 2.067 | 2.981 | 229 | 17.219 |
| **2004** | 8.907 | 3.046 | 2.127 | 2.990 | 272 | 17.342 |
| **2003** | 9.074 | 3.049 | 2.327 | 3.029 | 275 | 17.754 |
| **2002** | 9.026 | 3.128 | 2.401 | 2.930 | 238 | 17.723 |
| **2001** | 9.190 | 3.461 | 2.421 | 2.870 | 243 | 18.185 |

Pulmonar B. Neg.: Pulmonar com baciloscopia negativa.
Pulmonar B. NR: Pulmonar baciloscopia não realizada.

rias virulentas nos tecidos do hospedeiro e suas consequentes interações. A tuberculose acomete os pulmões em cerca de 90% dos casos, mas pode ocorrer também como tuberculose meníngea, óssea, renal, cutânea, genital e linfática, sendo a forma pulmonar a mais contagiosa. A doença pode se tornar disseminada, sendo chamada de tuberculose miliar. A tuberculose disseminada tem se tornado comum em pacientes com AIDS, cuja falha no sistema imune facilita a reativação do *M. tuberculosis*. *M. tuberculosis* produz tuberculose nos seres humanos, demais primatas, cães e outros animais que entram em contato com o homem. Os sintomas mais comuns são tosse, febre, sudorese, expectoração, emagrecimento, dispneia, dor torácica e hemoptise, sendo a tosse o principal sintoma. A presença dos micro-organismos nos tecidos pode levar à formação de dois tipos de lesões observadas histologicamente.

#### *Lesões exsudativas*

As lesões exudativas ocorrem na infecção inicial ou quando o micro-organismo prolifera com rapidez, encontrando pouca resistência do hospedeiro. Ocorre inflamação aguda ou subaguda, com exsudação de líquidos e acúmulo de leucócitos polimorfonucleares ao redor das bactérias. Os micro-organismos são fagocitados pelos macrófagos alveolares, no interior dos quais conseguem permanecer viáveis e se reproduzir. As micobactérias podem ser levadas até os linfonodos regionais no interior dos macrófagos. A lesão exsudativa pode cicatrizar por resolução, evoluir para necrose ou transformar-se em lesão produtiva.

#### *Lesões produtivas (granulomatosas)*

As lesões produtivas ocorrem após desenvolvimento de hipersensibilidade aos bacilos pelo indivíduo. O granuloma tuberculoide (tubérculo), caracteriza-se pela agregação de macrófagos modificados (células epitelioides), presença de células gigantes multinucleadas características (células tipo Langhans) e formação de um colar periférico ao granuloma, formado por fibroblastos e linfócitos. Linfócitos T sensibilizados liberam linfocinas que ativam os macrófagos aumentando sua habilidade em destruir as micobactérias. O principal fator de patogenicidade do bacilo da tuberculose é representado por sua capacidade de induzir hipersensibilidade no hospedeiro. Pacientes com mecanismos imunológicos comprometidos constituem alto risco de infecção por micobactérias.

### Tuberculose primária (primoinfecção)

Fase da infecção que ocorre diretamente após implantação dos bacilos nos tecidos do hospedeiro. O micro-organismo, de procedência exógena, induz a produção de área de 1 a 1,5 cm de reação inflamatória crônica, nitidamente limitada no parênquima pulmonar (inicia-se por lesão exsudativa, seguindo-se lesão produtiva). Alguns bacilos são transportados, livres ou dentro de macrófagos, aos gânglios linfáticos dos vasos que drenam a região, formando tubérculos nesses gânglios. Com o desenvolvimento da hipersensibilidade ao bacilo (geralmente durante ou após a segunda semana), o foco inicial torna-se necrótico passando a apresentar centro mole e caseoso. Frequentemente a primoinfecção é tolerada pelo paciente, sendo a lesão substituída por tecido fibroso, sofrendo por vezes calcificação.

### Complexo primário (complexo de Ghon)

Caracterizado pelo conjunto da lesão primária com o comprometimento linfático regional. Pode ocorrer a cura com eliminação dos bacilos ou eles podem permanecer viáveis por meses ou anos no organismo, ou ainda, ocorrer tuberculose doença.

### Tuberculose secundária

Também denominada pós-primária, tuberculose doença ou reinfecção. Ocorre pela reativação do complexo primário ou por reinfecção no indivíduo anteriormente exposto. Geralmente é associada a diminuição da resistência do indivíduo em consequência de má nutrição, outras infecções (AIDS), quimioterapia para doenças malignas e uso prolongado de corticosteroides. Constitui-se na formação de tubérculo, seguindo-se de necrose tipo caseosa na porção central e extensão da doença formando cavidades (cavernas) cheias de tecido necrosado e bacilos no interior dos pulmões. A doença pode disseminar por contiguidade nos pulmões, progredir para outros órgãos e tecidos, pelas vias linfática e sanguínea. Quando uma cavidade contendo material bacilífero deságua em um bronquíolo, o paciente passa a eliminar grande número de bacilos através de gotículas para o meio ambiente.

## MANIFESTAÇÕES BUCAIS DA TUBERCULOSE

As lesões da tuberculose podem ocorrer na cavidade bucal e geralmente são secundárias à doença pulmonar. A incidência de lesões bucais observáveis clinicamente em pacientes com tuberculose pulmonar é em torno de 1% dos casos. As lesões ocorrem em diversas regiões da mucosa bucal, sendo a língua geralmente mais afetada, seguindo-se palato, lábios, mucosa jugal e gengiva. A tuberculose pode também envolver maxila, mandíbula e glândulas salivares. Um modo comum de penetração dos micro-organismos é sua chegada a uma área de inflamação periapical pela corrente sanguínea (efeito de anacorese). É concebível também que os micro-organismos possam penetrar nos tecidos periapicais pela migração direta através da câmara pulpar e do canal radicular de um dente com cavidade aberta. As lesões tuberculosas da boca não diferem histologicamente das de outros órgãos e tecidos; mostram focos de necrose caseosa (nem sempre presente) cercada de células epitelioides, linfócitos e células gigantes multinucleadas.

A possibilidade de o cirurgião-dentista contrair uma infecção pelo contato com bacilos da tuberculose da boca do paciente com doença pulmonar ou bucal é de grande importância clínica. Foi demonstrada presença de bacilos viáveis em esfregaços ou lavados da cavidade bucal de pacientes tuberculosos.

## PROVA TUBERCULÍNICA – REAÇÃO DE MANTOUX

Kock (1890) isolou um produto extremamente tóxico para animais tuberculosos, mas relativamente inócuo para animais sadios, a partir de culturas de bacilos da tuberculose. Esse produto foi denominado de tuberculina. Tal preparado, purificado por Seibert, recebeu o nome de PPD (derivado proteico purificado). O PPD padronizado e aceito pela Organização Mundial da Saúde é o PPD RT 23. A unidade internacional (U.I.) de tuberculina corresponde a 0,02 mg de PPD RT 23.

Para realização da reação de Mantoux, injeta-se intradermicamente na pele da face anterior do antebraço do indivíduo 0,1 mL de PPD contendo 2 U.I. O resultado é lido após 48 a 72 horas pela inspeção e palpação da zona de endurecimento, conforme Tabela 17.4.

Reações fortemente positivas significam infecção tuberculosa, não necessariamente tuberculose doença. Na tuberculose miliar, reação à tuberculina pode ser negativa, embora haja infecção tuberculosa. Reações fracamente positivas podem ocorrer em consequência de reações cruzadas inespecíficas. Pessoas tuberculina-positivas não devem ser vacinadas, pois poderão apresentar reação local grave e ocasionalmente o agravamento intenso de uma lesão pulmonar. Além disso, como já teve uma exposição imunogênica, é provável que a vacinação não aumente seu nível de imunidade.

## DIAGNÓSTICO LABORATORIAL

As amostras consistem na coleta de escarro, lavado gástrico, urina, líquido pleural, líquido articular ou material de biópsia. A observação de bacilos álcool-ácido-resistente característicos após a coloração de Ziehl-Neelsen é considerada como diagnóstico presuntivo de tuberculose.

Meios de cultura contendo ágar espessados com ovo, são os mais utilizados no isolamento primário, com incubação a 37ºC com 5 a 10% de $CO_2$ por até 8 semanas. Observam-se características culturais e velocidade de crescimento. Tratamento prévio das amostras com hidróxido de sódio, ácido clorídrico e antibióticos geralmente são realizados para diminuir a quantidade de bactérias contaminantes. Meios líquidos também têm sido utilizados para isolamento primário de micobactérias.

Para identificação de *Mycobacterium* por métodos convencionais observa-se velocidade de crescimento, morfologia das colônias, temperatura de crescimento, produção de pigmentos e perfil bioquímico, requerendo em torno de 6 a 8 semanas para identificação. Para identificação das micobactérias, atualmente têm-se utilizado técnicas moleculares, uso de sistemas automatizados (BACTEC 460), uso de meios de cultura em caldo, semeadura em meios de cultura à base de ágar transparente para observação microscópica das colônias, entre outros.

Na detecção e identificação de micobactérias por métodos moleculares, dispõe-se de quatro aplicações principais: a) confirmação de isolados em cultura obtidos de amostras clínicas utilizando sondas de DNA; b) identificação pela sequência de DNA das micobactérias; c) detecção direta de *M. tuberculosis* em amostras de escarro e outras amostras clínicas utilizando amplificação de DNA (PCR); e d) tipagem de cepas e impressão digital (*fingerprinting*) de DNA de *M. tuberculosis* para fins epidemilógicos.

## TRATAMENTO E PREVENÇÃO DA TUBERCULOSE

A prevenção da tuberculose é realizada com a vacina BCG (Bacilo de Calmette-Guérin), preparada a partir de uma cepa derivada do *Mycobacterium bovis* atenuada. A vacina BCG confere poder protetor às formas graves de tuberculose, decorrentes a primo-infecção. No Brasil, é prioritariamente indicada para crianças de zero a quatro anos de idade, sendo obrigatória para menores de 1 ano, como dispõe o Ministério da Saúde (BRASIL, 2002).

A estratégia de controle da tuberculose tem sido elaborada por programas governamentais. Estes consistem, basicamente, em diagnosticar e tratar os casos de tuberculose o mais rapidamente possível, a fim de interromper a transmissão e evitar a difusão da doença.

Embora o tratamento de curta duração (seis meses) tenha sido adotado desde 1979, a supervisão do mesmo ocorreu no Brasil apenas em 1998, com o Programa Nacional de Controle da Tuberculose. Apenas após a instituição desse programa, a OMS considerou que o Brasil tinha aderido à estratégia DOTS (WHO, 2002). O objetivo do Programa Nacional de Controle da Tuberculose (PNCT) é localizar no mínimo 70% dos casos estimados anualmente para tuberculose e curar no mínimo 85% destes.

A estratégia DOTS visa ao aumento da adesão dos indivíduos ao tratamento, maior descoberta das fontes de infecção (indivíduos pulmonares bacilíferos), e o aumento da cura, reduzindo-se o risco de transmissão da doença na comunidade, tendo como elemento central o Tratamento Supervisionado (WHO, 2003). Os cinco elementos da estratégia DOTS são: a) compromisso político com a implementação do programa de controle da tuberculose; b) detecção de casos, por meio de baciloscopia de escarro, entre

**TABELA 17.4** Interpretação para reação de Mantoux. Leitura realizada 48 a 72 horas após injeção intradérmica de 2 U.I. de PPD no antebraço

| Área de endurecimento | Interpretação |
|---|---|
| 0 - 4 mm | Negativa |
| 5 - 9 mm | Positiva |
| > 10 mm | Fortemente positiva |

sintomáticos respiratórios da demanda dos serviços gerais de saúde; c) tratamento padronizado, de curta duração, diretamente observado e monitorado quanto à sua evolução, para todos os casos com baciloscopia de escarro positiva; d) provisão regular de medicamentos tuberculostáticos; e) sistema de informação que permita avaliar a detecção de casos, o resultado do tratamento de casos individuais e o desempenho de programa.

O tratamento supervisionado deve ser priorizado para todos os casos de tuberculose bacilífera. A supervisão da ingestão dos medicamentos deve ser realizada em local de escolha do indivíduo, podendo ser administrada por um trabalhador da saúde ou por um familiar devidamente orientado para essa atividade. O Tratamento Supervisionado apresenta os seguintes objetivos: a) instituir tratamento supervisionado para todos os casos com baciloscopia positiva; b) aceitar tratamento autoadministrado para indivíduos com baciloscopia negativa; c) realizar baciloscopias de controle; d) realizar consultas de acompanhamento; e) realizar visita domiciliar.

O tratamento da tuberculose indicado para as formas de tuberculose pulmonar consiste em uma associação de fármacos. Na primeira fase ou fase de ataque, geralmente, é ministrado isoniazida, rifampicina, pirazinamida e etambutol durante dois meses. Na segunda fase ou de manutanção, utilizam-se isoniazida e rifampicina durante quatro meses. Para casos de recidiva após cura, retorno após abandono do tratamento indicado e para tratamento da tuberculose meningoencefálica outros esquemas são utilizados.

O Brasil apresenta 73% de índice de cura dos casos de tuberculose pulmonar tratados e cerca de 12% de abandono do tratamento. A maioria dos indivíduos submetidos ao tratamento de tuberculose consegue completar o tempo recomendado sem reações adversas relevantes ao uso dos fármacos antituberculose. Todavia, os maiores determinantes dessas reações se referem à dose, horários de administração da medicação, idade do indivíduo, estado nutricional, alcoolismo, condições da função hepática e renal e coinfecção por HIV.

A prevenção é dada principalmente pela vacina BCG (Bacilo de Calmette-Guérin) intradermicamente. O teste de Mantoux também é usado na prevenção. Pesquisa de doentes na população e tratamento posterior também têm sido feitos como prevenção à tuberculose.

## *MYCOBACTERIUM LEPRAE*

A hanseníase se caracteriza por uma doença crônica granulomatosa, proveniente da infecção causada pelo *Mycobacteriu leprae.* O bacilo apresenta capacidade de infectar grande número de indivíduos (alta infectividade), porém poucos adoecem (baixa patogenicidade).

Hansen (1873) descreveu *M. leprae* como agente etiológico de doença na Noruega, sendo a primeira bactéria cuja associação a uma doença humana foi comprovada. A doença era conhecida, entretanto, há muito tempo, sendo sua primeira referência escrita encontrada no Tratado Médico Indiano Sushara Samhita, escrito em 600 a.C. Atualmente, a hanseníase é uma doença de longa duração, que pode provocar lesões viscerais graves e possui alto potencial incapacitante, embora não represente uma causa básica frequente de morte. Como pode apresentar múltiplos sinais, a doença apresenta difícil diagnóstico precoce.

*M. leprae* apresenta, praticamente, a mesma morfologia das micobactérias, porém com disposição característica em feixes (globias) nas quais os bacilos se acham englobados numa substância de contenção não corável, a gleia.

Sua transmissão em animais só foi obtida, com sucesso relativo, com a inoculação do bacilo no coxim plantar de camundongos, porém a lesão é autolimitada ao local da inoculação. Na pata de camundongo, *M. leprae* tem tempo de geração de 11 a 13 dias, durante a fase logarítima da multiplicação, o que é compatível com a cronicidade da doença. Atualmente, alguns estudos têm obtido êxito com camundongos imunodeprimidos e no tatu. O ser humano é considerado como única fonte de infecção para o *M. leprae*, entretanto, animais infectados naturalmente já foram detectados.

## HANSENÍASE

*M. leprae* não cresce em meios de cultura, o que dificulta o entendimento de seus mecanismos de patogenicidade. O bacilo cresce no interior de histiócitos, células endoteliais e nas células de Schwanm nos nervos periféricos. Produzem a enzima difenoloxidase, possivelmente característica de *M. leprae.*

Pacientes que apresentam baciloscopia positiva são considerados fontes de infecção, já que apenas esses são capazes de eliminar bacilos para o meio exterior. A via principal de eliminação dos bacilos é a via aérea superior, entretanto, outras vias como nódulos ulcerados, leite materno e secreção sebácea também são considerados. A transmissão de *M. leprae* parece ocorrer principalmente pelas vias aéreas superiores, existindo possibilidades de penetração por meio de escoriações da pele. Como o micro-organismo apresenta baixa patogenicidade, são necessários muitos anos de exposição bastante íntima para que ocorra transmissão de um indivíduo para outro.

Após penetração de *M. leprae* no organismo, admite-se que os micro-organismos atinjam os linfonodos proximais e regionais, onde três situações podem ocorrer: a) destruição do micro-organismo pela ação de linfócitos T e macrófagos; b) micro-organismo permanece em incubação pela ação incompleta dos elementos celulares; e c) o sistema imune não atua eficientemente contra o micro-organismo, a barreira ganglionar é vencida e os bacilos atingem a circulação e se disseminam pela pele, mucosas, nervos e vísceras. É doença de notificação compulsória e investigação obrigatória.

A hanseníase se caracteriza por período de incubação extremamente longo (alguns meses a 5-10 anos), curso muito prolongado da doença (vários anos) e lesões comprometendo pele, mucosas e inervação periférica. O exame clínico e os achados histopatológicos permitem diferenciar três principais formas de hanseníase, que possivelmente refletem diferenças de suscetibilidade dos indivíduos:

### Forma lepromatosa

Também denominada nodular, ocorre principalmente em indivíduos mais suscetíveis à doença. É a forma mais maligna da hanseníase, com presença de lesões cutâneas formando nódulos dérmicos constituídos por tecido de granulação, que forma grandes massas teciduais chamadas lepromas, ricos em bacilos e apresentando reação Mitsuda negativa. Histologicamente, observam-se infiltrado de fibroblastos, macrófagos e grandes células cujo citoplasma é repleto de vacúolos, grânulos lipídicos e *M. leprae* (células de Virchow). Os macrófagos não são capazes de destruir os bacilos, permitindo sua multiplicação citoplasmática.

### Forma tuberculoide

A forma tuberculoide, também denominada anestésica, ocorre em indivíduos mais resistentes à doença. Apresenta estrutura semelhante ao granuloma tuberculoide, com infiltrado de macrófagos, células gigantes e linfócitos, porém geralmente não ocorre necrose caseosa. As células epitelioides reunidas formam granulomas que são capazes de lisar os bacilos. É mais benigna, de localização predominantemente nervosa, levando a paralisias e parestesias. Bacterioscopia geralmente negativa e reação de Mitsuda fortemente positiva.

### Forma indeterminada ou indefinida

Representa as manifestações iniciais da doença, que se assemelham histologicamente à lepromatosa e tende a evoluir para qualquer das duas formas. Clinicamente apresenta-se com lesões cutâneas despigmentadas, anestésicas ou não.

## BACILOSCOPIA

Para realização da baciloscopia, o material é colhido de mucosa nasal ou lesões características da doença (pele, linfonodos), ou pode-se obter material por punção ou biópsia. O método escolha para os esfregaços é a coloração de Ziehl-Neelsen.

## REAÇÃO À LEPPROMINA

O teste de Mitsuda é realizado para avaliação prognóstica para portadores de hanseníase, baseando-se na resposta imunológica, do tipo celular, de alta especificidade para a lepromina, extraída de *M .leprae*. Nas populações em que a hanseníase é endêmica, sob influência de fatores genéticos desenvolve-se um estado de resistência relativa à *M. leprae*. Essa resistência se relaciona à reação descrita por Mitsuda (1916), na qual se injeta intradermicamente 0,1 mL de lepromina na pele do indivíduo, provocando a formação de nódulo eritematoso infiltrado que alcança seu desenvolvimento máximo em 2-4 semanas. O tipo de lepromina mais utilizado é o antígeno de Mitsuda-Hauashi, que consiste em extrato de leproma (1:20), filtrado e preservado em fenol. A reação à lepromina se processa em duas fases sucessivas.

### Reação de Fernandez

É uma reação de hipersensibilidade celular, tipo tuberculínica, que ocorre em resposta à lepromina. Atinge o máximo em 48-72 horas.

### Reação de Mitsuda

A reação de Mitsuda propriamente dita é geralmente lida após 25-30 dias, e a interpretação é a seguinte: a) reação negativa: ausência de infiltração; b) reação duvidosa: infiltrado menor que 3 mm; c) reação fracamente positiva: infiltrado de mais de 5 mm; d) reação fortemente positiva: ocorrência de ulceração.

**TABELA 17.5 Classificação da hanseníase, de acordo com aspectos clínicos, achados histopatológicos, reações de Mitsuda-Fernandez e infectibilidade**

| Características | Tipo | | |
|---|---|---|---|
| | *Tuberculoide* | *Indeterminada* | *Lepromatosa* |
| Lesões na pele | Poucas regiões com eritema<br>Granuloma com células gigantes multinucleadas<br>Poucos ou ausência de bacilos | Lesões mais numerosas que a tuberculoide<br>Presença de manchas (hipocromia) | Muitos nódulos eritematosos<br>Extenso dano tecidual<br>Ulcerações nasais com perda de septo<br>Muitos bacilos |
| Comprometimento nervoso | Um ou mais nervos periféricos com dano<br>Perda de sensibilidade | Maior número de nervos envolvidos<br>Menos dano que na tuberculoide | Envolvimento nervoso difuso<br>Perda de sensibilidade |
| Baciloscopia | Positiva, com poucos ou ausência de bacilos | Variável | Positiva, com muitos bacilos |
| Reação de Fernandez | Positiva | Variável | Positiva |
| Reação de Mitsuda | Fortemente positiva (mais de 10 mm) | Variável | Negativa |
| Infectibilidade | Baixa | Variável | Alta |
| Imunidade celular | Presente | Variável | Ausente |

A positividade à lepromina é interpretada como expressão de certo grau de resistência a *M. leprae*, ao passo que as reações negativas em pacientes bacilíferos são interpretadas como baixa resistência. Na forma lepromatosa geralmente a baciloscopia é positiva com muitos bacilos, reação de Fernandez positiva e Mitsuda negativa. Na forma tuberculoide a baciloscopia é positiva, com poucos ou ausência de bacilos e a reação de Fernandez e Mitsuda positiva (Tabela 17.5).

## TRATAMENTO E PREVENÇÃO

A profilaxia atual da hanseníase é baseada em notificação de novos casos; tratamento ambulatorial, com revisões periódicas dos doentes com baciloscopia negativa; hospitalização temporária das formas malignas ou altamente bacilíferas; e exame e controle de comunicantes e de amostras da população. O tratamento é realizado com rifampicina, dapsona e clofazimina de acordo com esquemas-padrão estabelecidos pelos serviços básicos de saúde, de acordo com a classificação do paciente em paucibacilar (doentes com até 5 lesões na pele) ou multibacilar (doentes com mais de 5 lesões na pele). A duração do tratamento é variável de 9 a 36 meses.

## BIBLIOGRAFIA


Barret JT. Microbiology and immunology casebook. Boston: Litle Brown and Company; 1995:262p.

Bier O. Microbiologia e imunologia. 30 ed. São Paulo: Melhoramentos; 1990:1.234.

Boyd RF. Basic medical microbiology. 5 ed. Boston: Little Brown Company; 1995:642.

Brasil. Ministério da Saúde. Secretaria de Vigilância em Saúde. Departamento de Vigilância Epidemiológica. Doenças infecciosas e parasitárias: guia de bolso / Ministério da Saúde, Departamento de Vigilância Epidemiológica, 8 ed, Brasília; 2010.

Brooks GF. Jawetz, Melnick, e Adelberg: Microbiologia Médica. 24 ed. Rio de Janeiro: Editora McGraw-Hill Interamericana do Brasil; 2009.

Finegold SM, Martin WJ. Diagnóstico microbiológico. 6 ed. Buenos Aires: Editora Médica Panamericana; 1983. p. 67p.

Frobisher M et al. Microbiologia. 5 ed. Barcelona: Salvat; 1978. p. 836.

Gillespie SH. Medical microbiology illustrated. Oxford: Butterworth Heinemann; 1994. p. 286.

Glick M. Infectious diseases and dentistry. Dent Clin Nort Am, v.40, n.2; 1996. p. 263-492.

Hart T, Shears P. Color atlas of medical microbiology. London: Mosby-Wolf; 1996. p. 314.

Holr JG, Krieg NR, Sneath PHA, et al. Bergey´s manual of determinativa bacteriology. 9 ed, Baltimore: Willians Wilkins; 1994. p. 787.

Howard BJ, Keiser JF, Smith TF, et al. Clinical and pathogenic microbiology. 2 ed. St.Louis: Mosby; 1994. p. 942.

Ishikawa G, Waldron CA. Atlas colorido de patologia oral. São Paulo: Santos; 1989. p. 193.

Jawetz E et al. Microbiologia médica. 20 ed. Rio de Janeiro: Guanabara Koogan; 1998. 519p.

Jawetz E, Levinson W. Microbiologia médica e imunologia. 7 ed. São Paulo: Artmed; 2005. 632p.

Jorge AOC. Princípios de Microbiologia e Imunologia. 1 ed. São Paulo: Editora Santos; 2006.

Koneman EW, Allen SD, Janda WM, et al. Diagnóstico microbiológico: texto e atlas colorido. 5 ed. Rio de Janeiro: Medsi; 2001. p. 1365.

Levinson W, Jawetz E. Medical microbiology & immunology. 5 ed. Stamford: Appleton & Lange; 1998. p. 547.

Lim D. Microbiology. 2 ed. Boston: McGraw-Hill; 1998. p. 720.

Maza LM, Pesslo MT, Baron EJ. Color atlas of diagnostic microbiology. St. Louis: Mosby; 1997. p. 216.

Mc Carty M. Infecções bacterianas e micóticas. In: DAVIS, B. Microbiologia. 2 ed. São Paulo: Harper How do Brasil, v. 3; 1979. p. 757-1219.

Mims C, Dockrell HM, Goering RV, et al. Microbiologia Médica. 3 ed. Rio de Janeiro: Editora Elsevier; 2005.

Moura RAA, Mamizuka EM, Borges MF. Microbiologia clínica. São Paulo: Mc Will; 1979. p. 118.

Murray PR, Rosenthal KS, Pfaller MA. Microbiologia Médica. 5 ed. Rio de Janeiro: Editora Elsevier; 2006.

Murray PR, Rosenthal KS, Kobayashi GS, Pfaller MA. Medical microbiology. 3 ed. St.Louis: Mosby; 1998. p. 719.

Nester EW, Roberts CE, Nester MT. Microbiology: a human perspective. Dubuque: Wm. C. Brown, 1995. p. 812.

Olds RJ. Atlas de microbiologia. Rio de Janeiro: Livraria Atheneu; 1977. p. 287p.

Pelkzar-JR MJ et al. Microbiologia: conceitos e aplicações. 2 ed. vols. 1 e 2, São Paulo: Makron; 1997.

Roitmam I, Travassos LR, Azevedo JL. Tratado de microbiologia. São Paulo: Manole, v. 2; 1990. 126p.

Rosenberg E. Microbial ecology and infectious disease. Washington: ASM Press; 1999. p. 319.

Rowland SS, Walsh SR, Teel LD, Carnahan AM. Pathogenic and clinical microbiology: a laboratory manual. Boston: Little Brown; 1994. p. 389.

Ryan KJ. Sherris medical microbiology: an introduction to infectious diseases. 3 ed. Samford: Appleton & Lange; 1994. 890p.

Schaechter M, Engleberg NC, Eisenstein BI, Medoff G. Microbiologia: mecanismos das doenças infecciosas. 3 ed. Rio de Janeiro: Guanabara Koogan; 2002. p. 642.

Schulte PA, Pereira FP. Molecular epidemiology: principles and practices. San Diego: Academic Press; 1993.

Shafer WG et al. Tratado de patologia bucal. 4 ed. Rio de Janeiro: Interamericana; 1985. p. 837.

Silva CHPM. Bacteriologia: um texto ilustrado. Teresópolis: Eventos; 1999. p. 531.

Soares JB, Casimiro ARS, Aguiar LMBA. Microbiologia básica. Fortaleza: Edições UFC; 1987. p. 174.

Sounis ELM. Curso prático de microbiologia. 2 ed. Rio de Janeiro: Atheneu; 1989. p. 267.

Spicer WJ Bacteriologia, micologia e parasitologia clínicas. Rio de Janeiro: Guanabara Koogan; 2002. p. 224.

Strohl WA, Rouse H, Fisher MD. Microbiologia ilustrada. São Paulo: Artmed; 2004. p. 531.

Tortora GJ, Funke BP, Case CL. Microbiologia. 8 ed. São Paulo: Artmed; 2005. p. 894.

Trabulsi LR, Alterthum F. Microbiologia. 5 ed. São Paulo: Atheneu; 2008.

Vandepitte J et al. Procedimentos laboratoriais em bacteriologia clínica. 2 ed. Genebra: Organização mundial da Saúde. São Paulo: Editora Santos; 1997.

Veronesi R, Focaccia R. Tratado de infectologia. São Paulo: Atheneu; 1996. p. 1803.

Virella, G. Microbiology, immunology and infectious diseases. Philadelphia: Lippincott Williams & Wilkins; 1999. p. 116.

World Health Organization Procedimentos laboratoriais em bacteriologia clínica. São Paulo: Santos; 1997. p. 122p.

CAPÍTULO

# 18

# Micoses de Interesse para Odontologia

*Cristiane Aparecida Pereira*

*Anna Carolina Borges Pereira da Costa*

*Antonio Olavo Cardoso Jorge*

Infecções produzidas por fungos, geralmente microscópicos, são denominadas micoses. O estudo dessas doenças e dos fungos que as causam é referido como micologia médica, importante ramo da microbiologia. Além das micoses, os fungos também são agentes etiológicos de micetismo, micotoxicoses e reações de hipersensibilidade humoral e celular. Os fungos apresentam vários mecanismos de patogenia, podendo causar diferentes efeitos sobre os seres humanos.

Micetismo são intoxicações provocadas pela ingestão de fungos macroscópicos tóxicos, geralmente cogumelos. As intoxicações podem causar síndromes gastrointestinais ou alucinógenas ou outras manifestações de acordo com o fungo (cogumelo) ingerido.

Micotoxicoses são intoxicações causadas pelos metabólitos tóxicos produzidos pelos fungos. Ocorrem pela ingestão, por vezes acidental, de alimentos contaminados por fungos microscópicos e anemófilos produtores de toxinas. Uma das micotoxicoses mais conhecidas e economicamente importante é a contaminação de grãos e sementes por *Aspergillus flavus* e a produção de aflatoxina por esses micro-organismos. Essa toxina foi relacionada em animais à degeneração das células hepáticas. Além disso, discute-se também seu poder carcinogênico, embora ainda não tenha sido comprovado cientificamente o seu papel específico na carcinogênese humana. Outros exemplos de micotoxinas são: as ocratoxinas produzidas por *Aspergillus ochraceus* e *Penicillum veridicatum* que podem causar nefropatia; os tricotecenos, capazes de causar intoxicação sistêmica produzidos por *Fusarium* spp.; e as citrinas, produzidas por *P. citrinum* que levam à nefropatia tóxica.

Os fungos considerados como bioalergênicos, denominados contaminantes ou anemófilos, veiculados através do ar, podem causar diversas manisfestações alérgicas respiratórias, como rinite, asma alérgica, sinusite alérgica e outras manifestações decorrentes de hipersensibilidade do tipo III (alveolite alérgica extrínseca ou pneumonite).

## MICOSES

As micoses são as doenças fúngicas mais frequentemente encontradas no homem. São classificadas de acordo com os tecidos do hospedeiro que estão comprometidos pela infecção.

As micoses que acometem o indivíduo saudável geralmente são leves e autolimitadas, porém a incidência de infecções fúngicas graves e oportunistas tem aumentado dramaticamente nas últimas décadas devido ao aumento no número de pacientes imunodeprimidos, em particular, aqueles infectados pelo vírus da imunodeficiência humana, pacientes com câncer sob tratamento quimioterápico e transplantados. Relatos em vários países do mundo demonstraram aumento significativo na prevalência de infecções hospitalares causadas por fungos.

Estudos epidemiológicos sobre micoses nos Estados Unidos concluíram que as espécies do gênero *Candida* são importantes patógenos relacionados com infecções hospitalares em unidades de terapia intensiva neonatal. No Brasil, estudos realizados em hospitais de São Paulo e Rio de Janeiro demonstraram que as infecções hospitalares fúngicas eram causadas predominantemente por outras espécies de *Candida* que não *C. albicans*. Os principais fungos atualmente relacionados com infecções hospitalares são: *Candida* ssp., *Aspergillus* ssp., *Pneumocystis carinii*, *Cryptococcus neoformans*, *Paracoccidioides brasiliensis*, *Histoplasma capsulatum*, *Fusarium* ssp. e *Penicillium* ssp.

As micoses são classificadas de acordo com os tecidos do hospedeiro que estão sendo acometidos pela infecção em: a) micoses superficiais: limitadas às camadas mais externas da pele e pelos; b) micoses subcutâneas: afetam a derme, tecido subcutâneo, músculo e fáscias; c) micoses sistêmicas: afetam sistemas e orgãos; e d) micoses oportunistas: infecções fúngicas causadas por fungo de pouca virulência ou originalmente comensais e que podem produzir infecções subcutâneas e disseminadas em indivíduos debilitados.

## MICOSES SUPERFICIAIS

São infecções fúngicas localizadas em pelos e nas células mais superficiais, cornificadas e inviáveis da epiderme, e normalmente não causam resposta imune celular, geralmente é assintomática, o que torna a infecção crônica. Apresentam, geralmente, lesões de pequena importância clínica e fácil diagnóstico. Em pacientes imunossuprimidos, entetanto, podem adquirir gravidade. São incluídos nesse grupo:

### Pitiríase versicolor

É causada pela levedura lipofílica *Malassezia furfur* constituinte da microbiota. As lesões, geralmente assintomáticas, caracterizam-se por manchas hipo ou hiperpigmentadas, sobretudo na parte superior do tronco, braços e abdome. O diagnóstico laboratorial é feito por raspagens cutâneas diretas de lesões fúngicas, que revelam hifas pequenas, grossas e ramificadas, e conídeos arredondados.

### *Tinea nigra*

As lesões aparecem geralmente nas palmas das mãos e plantas dos pés e caracterizam-se por manchas de cor acastanhadas ou marrom. A tinea nigra é causada pelo fungo demácio *Hortae werneckii*, que são fungos com hifas de coloração escura devido à produção de melanina.

### *Piedra* branca

*Piedras* brancas são micoses dos pelos de baixo contágio que acomete os cabelos e os pelos das regiões axilares, pubianos, perianal, barba e bigode. Caracterizam-se pela presença de nódulos irregulares e aderentes, visíveis a olho desarmado. Os pelos afetados apresentam nódulos brancos ao longo da haste, com hifas e conídeos. A *piedra* branca é causada por fungos do gênero *Trichosporon* que são leveduras com micélios que se desarticulam em artroconídeos. As colônias em ágar Sabouraud crescem como colônias de leveduras que tornam-se acinzentadas.

### *Piedra* negra

A *piedra* negra é causada pelo fungo *Piedraia hortae*. Os pelos atingidos apresentam nódulos endurecidos de coloração escura. As colônias em ágar Sabouraud apresentam coloração negra.

Além dessas afecções classicamente citadas como micoses superficiais, *C. albicans* também podem causar micoses superficiais com comprometimento de áreas úmidas do corpo, tais como axila, região entre os dedos e dobras de pele, causando lesões pruriginosas.

## MICOSES CUTÂNEAS

Acometem epiderme, cabelos e unhas, causando doença crônica, com resposta inflamatória, confinada a pele e ao local da infecção. As micoses cutâneas são causadas por um grupo de fungos denominados dermatófitos, os quais são de três gêneros principais: *Epidermophyton*, que causa micose em pele e unhas; *Microsporum*, que acomete cabelos e pele; e *Trichophyton*, que pode causar doença em cabelos, pele e unhas. Os dermatófitos *Microsporum* e *Trichophyton* apresentam fluorescência sob luz ultravioleta, o que pode ser usado para diagnóstico clínico.

## MICOSES SUBCUTÂNEAS

Envolvem pele, tecido subcutâneo, fáscias e tecido ósseo. São geralmente causadas por saprófitos do solo e vegetais em decomposição que provocam lesões a partir do ponto de inoculação de esporos ou fragmentos de micélios por meio de traumas diversos (comumente arranhões com espinhos ou mordidas). São mais comuns em áreas do corpo mais sujeitas a traumatismos. Caracterizam-se por abcessos subcutâneos localizados, que formam granulomas (micetomas), que se propagam por extensão direta, geralmente irrompendo pela superfície da pele para formar lesões crônicas, fistuladas e ulceradas. Podem disseminar-se também por linfáticos. Não são contagiosas, e antes do aparecimento dos quimioterápicos geralmente eram muito graves. São exemplos de agentes etiológicos de micoses subcutâneas: a esporotricose linfocutânea causada pelo fungo dimórfico *Sporotrix schenckii*; a cromoblastomicose e a feo-hifomicose causadas por fungos demáceos; e a zigomicose causada por fungos do gênero *Absidia*, *Mucor*, *Rhizomucor* e *Rhizopus*, pertencentes ao filo Zygomicota.

A zigomicose é uma infecção de interesse odontológico quando apresenta-se na forma rinocerebral. É uma infecção de evolução rápida com colonização inicial dos seios paranasais que evoluem para necrose progressiva com secreção nasal seropurulenta ou serossanguinolenta de coloração escura. As lesões bucais começam no palato demonstrando características eritematosas e ulcerativas que se espalham com grandes destruições dos tecidos, seios paranasais, crânio e cérebro, com alta mortalidade.

## MICOSES PROFUNDAS OU SISTÊMICAS

São causadas por fungos saprofíticos do solo, geralmente pela inalação de esporos, atingindo órgãos internos e vísceras. Iniciam-se produzindo lesões pulmonares que evoluem para pneumonia aguda inicial autolimitada. A seguir, na forma crônica subsequente, apresentam lesões supurativas ou granulomatosas, formando às vezes cavidades pulmonares, propagando-se por extensão direta a tecidos contíguos. Podem se propagar pela corrente circulatória e produzir abcessos metastásicos em diversos órgãos, inclusive na pele. O indivíduo acometido desenvolve hipersensibilidade aos constituintes químicos do fungo. As micoses sistêmicas são causadas, principalmente por *Cryptococcus neoformans*, *Paracoccidiodes brasiliensis*, *Histoplasma capsulatum*, *Blastomyces dermatitidis* e *Coccidiodes immitis*.

*C. neoformans* representa importante causa de morbidade e mortalidade em pacientes com AIDS e transplantados, sendo a principal causa de meningite fúngica. Tem distribuição mundial, e frequentemente é encontrado em excrementos de aves, principalmente de pombos. Estes animais exercem importante papel de transportar esses micro-organismos. O micro-organismo não provoca infecção nas aves já que a sua temperatura corpórea é muito alta, cerca de 40-42°C (ciclo saprofítico) (Kwong-Chung & Bennet; 1992). Quando um paciente imunodeprimido (por exemplo, com AIDS, linfomas, doença de Hodgkin, ou transplantados) é contaminado por *C. neoformans* por via respiratória, inicia-se o ciclo parasitário desse microganismo, que causa inicialmente uma infecção primária pulmonar e posteriormente ocorre disseminação sistêmica para as meninges e o cérebro, levando a um quadro clínico complicado que muitas vezes é fatal. As manifestações bucais, apesar de serem raras, podem aparecer lesões nodulares que não cicatrizam e são moles à palpação.

A paracoccidiodomicose é causada pelo fungo dimórfico *P. brasiliensis* através da inalação dos conídios que se destacam da forma filamentosa. A infecção tem predileção por homens devido ao efeito protetor dos hormônios femininos (estrógeno). Ocorre inicialmente nos pulmões podendo disseminar-se pelas vias linfáticas e hematogênicas, comprometendo os linfonodos, pele e glândulas suprarrenais. As lesões bucais decorrem da disseminação sistêmica com formação de úlceras sobre a mucosa alveolar, gengiva, palato, lábio, orofaringe e mucosa julgal, apresentam aspecto semelhante a amora e sangram facilmente.

A histoplasmose é causada pela inalação dos conídeos presentes em matérias orgânicas, como fezes de pássaros e morcegos. O agente etiológico é o fungo dimórfico *H. capsulatum*. Essa micose sistêmica inicia-se nos pulmões seguida de disseminação linfática e hematogênica, com preferência pelo sistema retiloendotelial, nasofaringe e outros órgãos. A maioria das lesões bucais da histoplamose é decorrente da forma disseminada localizada na língua, palato e mucosa julgal. São observadas lesões ulcerativas com margens firmes e elevadas, dolorosas e necróticas.

*B. dermatitidis* causa uma infecção crônica relativamente incomum chamada blastomicose. A infecção é adquirida pela inalação dos esporos desse fungo dimórfico, normalmente após uma chuva. As lesões clínicas ocorrem nos pulmões e podem disseminar-se hematogenicamente afetando a pele, mucosas, ossos, articulações e sistema genitourinário. As manifestações bucais da blastomicose resultam da disseminação ou inoculação local com microganismos, caracterizada por lesões de superfícies intactas eritematosas com bordas elevadas irregulares, com dor de intesidade variável.

*C. immitis* é o agente etiológico da coccidiodomicose. Essa micose é causada pela inalação dos artroconídeos da fase filamentosa. Esse fungo é dimórfico e geofílico de regiões de clima semiárido e desértico. *C. immitis* causa primariamente doença pulmonar granulomatosa e supurativa, podendo ocorrer disseminação afetando a pele, mucosa, meninges, ossos, articulações, baço, fígado, rins, adrenais, miocárdio, linfonodos etc. As lesões bucais não são comuns.

## MICOSES OPORTUNISTAS

Micoses oportunistas são aquelas causadas por fungos de baixa virulência intrínseca ou originalmente comensais, mas que podem produzir doença localizada ou disseminada em presença de fatores predisponentes. Entre os fatores predisponentes às infecções oportunistas, destacam-se: a) fatores mecânicos como traumas e abrasões; b) fatores nutricionais como desnutrição e deficiência de ferro; c) imunodeficências, como na AIDS e em pacientes transplantados; d) procedimentos invasivos como cateteres, sondas, entubações e nutrição parenteral; e) administração de corticosteroides, imunossupressores, antibacterianos de largo espectro, quimioterápicos, antiblásticos e radioterapia.

Espécies de *Aspergillus* (por exemplo, *A. fumigatus*) e *Candida* (por exemplo, *C. albicans*) e vários zigomicetos (por exemplo, *Rhizopus arrhizus*) são geralmente citados como micro-organismos oportunistas. Atualmente, com o aumento da prevalência de indivíduos imunodeprimidos, vários fungos raros estão sendo cada vez mais implicados nas infecções oportunistas. Fungos como *Aspergillus* spp., *Cryptococcus neoformans*, *Paracoccidioides brasiliensis*, *Histoplasma capsulatum*, *Fusarium* spp. e *Penicillium* spp. são também relacionados como causadores de infecções fúngicas oportunistas.

## CANDIDOSE

As leveduras do gênero *Candida* são micro-organismos comensais comumente encontrados nas mucosas bucais, vaginais, do trato gastrointestinal do homem e dos animais. Em presença de fatores predisponentes, podem transformar-se da forma comensal para a patogênica, causando infecções que são denominadas candidoses.

A candidose é a infecção fúngica de maior interesse odontológico já que acomete as mucosas bucais. Esse assunto será detalhadamente discutido no Capítulo 19, "Leveduras do gênero *Candida*".

### Aspergilose

Causado por várias espécies do gênero *Aspergillus*. Ao contrário das espécies do gênero *Candida*, é adquirido de fontes exógenas. Pode causar desde um processo benigno até a aspergilose sistêmica, em geral, rapidamente fatal.

### Pneumonia por *Pneumocystis jiroveci*

Classificado inicialmente como protozoário, atualmente após estudos genéticos, moleculares e imunológicos demonstrou-se estar taxonomicamente mais próximo dos fungos. A infecção por *P. jiroveci* (anteriormente denominado *P. carinii*) doença incomum no início da década de 80, juntamente com a ocorrência de outras infecções oportunistas concomitantes, levou o Centro de Doenças Notificáveis dos Estados Unidos a suspeitar da emergência de uma nova doença que culminou com a descoberta da Síndrome da Imunodeficiência Humana Adquirida (AIDS). *P. carinii* provoca grave pneumonia e é frequentemente observado em pacientes com AIDS, além de também estar relacionado com casos de infecção hospitalar.

## BIBLIOGRAFIA

Brasil. Ministério da Saúde. Secretaria de Vigilância em Saúde. Departamento de Vigilância Epidemiológica. Doenças infecciosas e parasitárias: guia de bolso / Ministério da Saúde, Departamento de Vigilância Epidemiológica, 8 ed, Brasília; 2010.

Brooks GF. Jawetz, Melnick, e Adelberg: Microbiologia Médica. 24 ed. Rio de Janeiro: Editora McGraw-Hill Interamericana do Brasil; 2009.
Gillespie SH. Medical microbiology illustrated. Oxford: Butterworth Heinemann; 1994. p. 286.
Glick M. Infectious diseases and dentistry. Dent Clin Nort Am, v.40, n.2; 1996. p. 263-492.
Holr JG, Krieg NR, Sneath PHA, et al. Bergey´s manual of determinativa bacteriology. 9 ed, Baltimore: Willians Wilkins; 1994. p. 787.
Howard BJ, Keiser JF, Smith TF, et al. Clinical and pathogenic microbiology. 2 ed. St.Louis: Mosby; 1994. p. 942.
Ishikawa G, Waldron CA. Atlas colorido de patologia oral. São Paulo: Santos; 1989. p. 193.
Jawetz E et al. Microbiologia médica. 20 ed. Rio de Janeiro: Guanabara Koogan; 1998. 519p.
Jorge AOC. Princípios de Microbiologia e Imunologia. 1 ed. São Paulo: Editora Santos; 2006.
Koneman EW, Allen SD, Janda WM, et al. Diagnóstico microbiológico: texto e atlas colorido. 5 ed. Rio de Janeiro: Medsi; 2001. p. 1365.
Lacaz CS, Porto E, Martins JEC et al. Tratado de micologia médica Lacaz. São Paulo: Sarvier; 2002. p. 1104.
Lacaz CS, Porto E, Heins-Vaccari EM, Melo NT. Guia de identificação fungos actinomicetos algas de interesse médico. São Paulo: Sarvier; 1998. p. 445.
Lacaz CS, Porto E, Martins JEC et al. Tratado de micologia médica. São Paulo: Sarvier; 2002. p. 1104.
Larone DH. Medically important fungi: a guide to identification. 3 ed. Washington: ASM Press; 1995. p. 274.
Levinson W, Jawetz E. Medical microbiology & immunology. 5 ed. Stamford: Appleton & Lange; 1998. p. 547.
Lim D. Microbiology. 2 ed. Boston: McGraw-Hill; 1998. p. 720.
Maza LM, Pesslo MT, Baron EJ. Color atlas of diagnostic microbiology. St. Louis: Mosby; 1997. p. 216.
Mc Carty M. Infecções bacterianas e micóticas. In: Davis B. Microbiologia. 2 ed. São Paulo: Harper How do Brasil, v. 3; 1979. p. 757-1219.
Midgley G, Clayton YM, Hay RJ. Diagnosis in color medical mycology. Chicago: Mosby-Wolfe; 1997. p. 155.
Mims C, Dockrell HM, Goering RV et al. Microbiologia Médica. 3 ed. Rio de Janeiro: Editora Elsevier; 2005.
Moura RAA, Mamizuka EM, Borges MF. Microbiologia clínica. São Paulo: Mc Will; 1979. p. 118.
Murray PR, Rosenthal KS, Pfaller MA. Microbiologia Médica. 5 ed. Rio de Janeiro: Editora Elsevier; 2006.
Murray PR, Rosenthal KS, Kobayashi GS, Pfaller MA. Medical microbiology. 3 ed. St.Louis: Mosby; 1998. p. 719.
Nester EW, Roberts CE, Nester MT. Microbiology: a human perspective. Dubuque: Wm. C. Brown, 1995. p. 812.
Olds RJ. Atlas de microbiologia. Rio de Janeiro: Livraria Atheneu; 1977. p. 287p.
Olsen I, Stenderup A. Clinical-mycologic diagnosis of oral yeast infections. Acta Odontol Scand, v.48; 1990. p.11-8.
Reiss E, Tanaka K, Bruker G, Chazalet V et al. Molecular diagnosis and epidemiology of fungal infections. Med Mycol, v. 24; 1998. p. 249-57.
Ribeiro MC, Soares MMSR. Microbiologia prática roteiro e manual: bactérias e fungos. São Paulo: Atheneu; 1998. p. 112.
Roitmam I, Travassos LR, Azevedo JL. Tratado de microbiologia. São Paulo: Manole, v. 2; 1990. 126p.
Rosenberg E. Microbial ecology and infectious disease. Washington: ASM Press; 1999. p. 319.
Rowland SS, Walsh SR, Teel LD, Carnahan AM. Pathogenic and clinical microbiology: a laboratory manual. Boston: Little Brown; 1994. p. 389.
Ryan KJ. Sherris medical microbiology: an introduction to infectious diseases. 3 ed. Samford: Appleton & Lange; 1994. 890p.
Sandvén P. Laboratory identification and sensitivity testing of yeast isolates. Acta Odontol Scand, v.48, n.1; 1990. p.27-36.
Schaechter M, Engleberg NC, Eisenstein BI, Medoff G. Microbiologia: mecanismos das doenças infecciosas. 3 ed. Rio de Janeiro: Guanabara Koogan; 2002. p. 642.
Schulte PA, Pereira FP. Molecular epidemiology: principles and practices. San Diego: Academic Press; 1993.
Shafer WG et al. Tratado de patologia bucal. 4 ed. Rio de Janeiro: Interamericana; 1985. p. 837.
Soares JB, Casimiro ARS, Aguiar LMBA. Microbiologia básica. Fortaleza: Edições UFC; 1987. p. 174.
Spicer WJ Bacteriologia, micologia e parasitologia clínicas. Rio de Janeiro: Guanabara Koogan; 2002. p. 224.
Stenderup A. Oral mycology. Acta Odontol Scand, v.48; 1990. p. 3-10.
Strohl WA, Rouse H, Fisher MD. Microbiologia ilustrada. São Paulo: Artmed; 2004. p. 531.
Tilton RC. Microbiologia: "pré-teste" – autoavaliação e revisão. São Paulo: McGraw-Hill; 1981. p. 208.
Tortora GJ, Funke BP, Case CL. Microbiologia. 8 ed. São Paulo: Artmed; 2005. p. 894.
Trabulsi LR, Alterthum F. Microbiologia. 5 ed. São Paulo: Atheneu; 2008.
Unterkircher CS, Yazaki SC, Jorge AOC, Camargo ZP. Specific components found in circulating immune complexes (CIC) in paracoccidiodomycosis. J Med Vet Mycol, v. 34; 1996. p. 273-7.
Unterkircher CS, Yazaki SC, Shimizu MT, et al. Specific components found in circulating immune complexes (CIC) in paracoccidiodomycosis. Journal Medicine Veterinary Micology, v.34; 1996. p. 273-279.
Veronesi R, Focaccia R. Tratado de infectologia. São Paulo: Atheneu; 1996. p. 1803.
Wistreich GA, Lechtman MD. Microbiologia das doenças humanas. 2 ed. Rio de Janeiro: Guanabara Koogan; 1980. p. 661.
World Health Organization Procedimentos laboratoriais em bacteriologia clínica. São Paulo: Santos; 1997. p. 122p.
Zaitz C, Canpbell I, Marques AS, et al. Compêndio de micologia médica. Rio de Janeiro: Medsi; 1998. p. 434.

CAPÍTULO

# 19

# Leveduras do Gênero *Candida*

*Antonio Olavo Cardoso Jorge*

As primeiras observações microscópicas de leveduras do gênero *Candida* foram feitas por Leeuwenhoek por volta de 1680, porém a primeira descrição associando leveduras com doença (candidose) foi feita por Lagenbeck (1839), que descreveu lesão bucal causada por fungo em um paciente com tifo. Gruby (1842) definiu clinicamente a natureza da candidose e descreveu seu agente etiológico, classificando-o no gênero *Sporotrichum*. Em 1853, Robin reclassificou o fungo isolado por Gruby propondo o gênero *Oidium* e o nome específico de *Oidium albicans*.

No início do século XVIII, os autores começaram a utilizar o termo *Monilia,* introduzido para classificação dos fungos isolados de vegetais, para fungos isolados de lesões humanas. A doença passou a ser referida como monilíase e a levedura foi classificada como *Monilia albicans*.

Berkhout (1923) sugeriu o termo *Candida* para diferenciar as infecções médicas por monília das leveduras isoladas de plantas. A partir de 1940 não se utilizou mais os termos *Monilia* e monilíase, e os termos *Candida* e candidíases/candidoses foram aceitos na literatura. O nome *Candida*, já aceito pelos especialistas em leveduras, foi legalizado no "IX Congresso Internacional de Botânica", realizado em Montreal em 1959.

As leveduras do gênero *Candida* acham-se amplamente espalhadas na natureza, sendo que algumas espécies vivem como saprófitas ou parasitas no homem e em outras espécies animais. *C. albicans*, associada obrigatoriamente a seres humanos ou outros animais homotermos, vive normalmente na orofaringe, na boca, nas dobras da pele, na secreção brônquica, na vagina, urina e fezes de humanos. Sua ocorrência na água e no solo é relativamente rara e está ligada à contaminação desses elementos da natureza pelos seres humanos pelos animais.

Candidose é definida como uma infecção micótica oportunista, causada por fungos do gênero *Candida*, principalmente *C. albicans*. Os termos "candidose" e "candidíase" são sinônimos, entretanto candidose é usado preferencialmente, já que o sufixo "osis" é consistentemente utilizado para a maioria das infecções fúngicas, enquanto a terminação "íase" é mais usada nas parasitoses.

## PAREDE CELULAR

A composição, arquitetura e organização da parede celular de *Candida* spp. exercem papel importante nos mecanismos de aderência e colonização, assim como na patogenicidade dessas leveduras. Seu estudo é importante devido aos componentes antigênicos e outros componentes que afetam o equilíbrio homeostático do hospedeiro em favor do parasita (Ruiz-Herrera *et al*., 2006). A parede celular também representa alvo para agentes antifúngicos e considerando-se que β-glicanos e quitina não estão presentes no hopedeiro, esses componentes assim como as enzimas associadas à sua síntese e degradação podem ser considerados alvos seguros para agentes antifúngicos.

A parede celular de *C. albicans* é uma estrutura complexa de aproximadamente 100 a 300 nm de espessura, constituída de 5 a 8 camadas distintas. O principal componente é carboidrato (80-90% peso/peso), apresentando também proteínas (3 a 6%) e lipídeos (2%). Análises bioquímicas demonstraram que a manana é seu principal constituinte, representando 35 a 40% do peso seco total da parede. As mananas são polissacarídeos altamente ramificados, constituídos por um arcabouço de resíduos de manose unidos principalmente por ligações alfa-1.6, apresentando ligações cruzadas alfa-1.2 e raramente alfa-1.3. Altas proporções de moléculas de fosfato ligadas por meio de pontes fosfodiéster são encontradas nas mananas.

Existem diferenças entre a estrutura das mananas entre os sorotipos A e B de *C. albicans*. As cadeias são maiores no sorotipo A e possuem maior quantidade de ligações alfa-1.2 entre os carbonos das manoses. Diferenças antigênicas significativas entre as manoproteínas de *C. albicans* e de outras espécies de *Candida* foram observadas.

Outro polímero fundamental na estrutura fibrilar da parede celular de *Candida* é o glicano, que se caracteriza por dois tipos de polissacarídeos altamente ramificados constituídos por resíduos de glicose unidos através de ligações beta-1.3 e beta-1.6. Os β-glicanos parecem estar relacionados com a integridade estrutural da parede celular.

Glicoproteínas, manoproteínas e glicomanoproteínas complexas estão presentes na parede celular de *C. albi-*

*cans*, associadas entre si ou com as mananas e glicanos, podendo atuar como ligações entre as cadeias. Resíduos de N-acetilglicosamina e quitina também estão presentes. Manoproteínas e quitina podem atuar como adesinas.

Análises na composição química da parede celular de *Candida* na forma de micélio e leveduras têm demonstrado principalmente diferenças quantitativas e não qualitativas. Durante a morfogênese o conteúdo de quitina da parede celular aumenta e a parede celular da forma micelial contém três vezes mais quitina do que a célula leveduriforme. Por outro lado, diferenças qualitativas são citadas em relação à presença de enzimas hidrolíticas e glicolíticas entre as formas de leveduras e micélio.

Os principais determinantes antigênicos encontrados na parede celular de *Candida* são os polissacarídeos. Mananas, glicanos, manoproteínas, glicoproteínas e glicomanaproteínas, quando extraídos da parede, são capazes de reagir com anticorpos formados contra células inteiras de *Candida*. As manoproteínas parecem ser o principal constituinte antigênico da parede celular de *C. albicans*.

Manana da parede celular de *C. albicans* tem capacidade de ativar linfócitos B diretamente, sugerindo que a produção de anticorpos anti-*Candida* possa, portanto, ocorrer independentemente da interação entre linfócitos B e T. Outro importante fator observado na superfície celular de *C. albicans* é a presença de receptor para o fragmento C3b inativado (iC3b), originário da proteína C3 do complemento. Ligação não covalente de iC3b à parede celular pode interferir na patogenicidade de *C. albicans*, e a fagocitose das leveduras por neutrófilos tornar-se alterada nesta situação.

## MORFOGÊNESE

*C. albicans* pode se apresentar em diferentes morfologias de acordo com as condições ambientais, incluindo células leveduriformes, pseudo-hifas, hifas verdadeiras e clamidoconídeos. Microscopicamente, as células leveduriformes são globosas, ovoides curtas ou alongadas, com parede fina e sem cápsula. Possuem 2,9-7,2 × 2,9-14,4 µm de diâmetro, com gemulação multilateral. Gemulações sucessivas com alongamento dos blastoconídeos individuais conduzem à formação das pseudo-hifas. As hifas verdadeiras derivam dos tubos germinativos e caracterizam-se por possuir paredes paralelas desde o seu ponto de origem no blastoconídeo, ou seja, não existe constrição na junção com a célula-mãe.

A temperatura parece ter uma influência importante na morfogênese de diversas espécies de *Candida*. Temperaturas ao redor de 25°C primariamente promovem a formação de clamidoconídeos em *C. albicans*, enquanto que próximo de 33°C, o crescimento de leveduras é favorecido. Em temperaturas mais elevadas, tais como as presentes em hospedeiros potenciais (ao redor de 37°C e até 43°C) e pH próximo do neutro o crescimento micelial é favorecido e a transformação da célula leveduriforme para a hifal ocorre pela formação do tubo germinativo. Nem todas as espécies de *Candida* são capazes de crescer a 37°C ou temperaturas superiores, consequentemente essa capacidade é considerada importante fator de virulência.

A produção de tubo germinativo *in vitro* pode ser observada nas espécies *C. albicans* e *C. dubliniensis* quando a levedura é cultivada em diversos tipos de soro (humano, bovino, de coelho) ou em meios de cultura sintéticos. A concentração de glicose parece ter papel importante na transformação da fase leveduriforme para a micelial, no entanto, outros fatores como concentração de biotina, aminoácidos e pH não influenciaram no dimorfismo de *C. albicans in vitro*. A presença de frutose também pode favorecer a produção de tubo germinativo por *C. albicans*. Íons sódio podem favorecer ou inibir a formação de tubo germinativo dependendo da concentração. O efeito inibitório de íons sódio é observado na concentração de 0,2 a 1,0 M.

## FATORES DE VIRULÊNCIA DO GÊNERO CANDIDA

Os mecanismos pelos quais *C. albicans* causa doença são pouco conhecidos, entretanto, vários fatores têm sido sugeridos: capacidade de aderência à mucosa e hidrofobicidade, habilidade em formar pseudo-hifas, presença de substâncias semelhantes à endotoxinas, secreção de enzimas histolíticas e supressão da imunidade específica. Embora os mecanismos patogênicos não estejam determinados, os dados da literatura indicam que são variados, dependendo da espécie de *Candida*, da amostra de *C. albicans*, do modelo experimental e da espécie animal utilizados.

### Aderência

A adesão de leveduras aos tecidos bucais ocorre, provavelmente, pela interação entre adesinas do micro-organismo e receptores das células epiteliais da boca. Em *C. albicans*, manoproteínas, glucano, quitina, proteínas da parede celular, glicoproteínas e lipídeos são possíveis adesinas. Os receptores encontrados nos tecidos aos quais *Candida* se adere não estão ainda bem caracterizados, entretanto, fibronectina, fucose, lipídeos, manose, N-acetil-glicosamina, mucinas, lamininas e colágenos parecem agir como receptores celulares.

Existe correlação entre germinação e aumento de aderência de *C. albicans* nas células epiteliais da boca, visto que a inibição parcial da germinação com cisteína resulta em diminuição da aderência. A presença de fímbrias na camada mais externa da parede celular de *C. albicans* também parece interferir nos mecanismos de adesão.

Diferentes espécies podem apresentam capacidades de aderência variável. Amostras de *C. albicans*, *C. dubliniensis*, *C. guilliermondii* e *C. stellatoidea* parecem ser, entretanto, mais aderentes que as demais espécies.

### Produção de hifas/pseudo-hifas

A relação entre a produção de hifas e patogenicidade, apesar de baseada em dados experimentais, parece aumentar a capacidade invasiva sobre as células do hospedeiro e permitir maior resistência à fagocitose nas formas filamentosas. Por outro lado, tanto na forma de levedura como hifas, *Candida* causa infecção, e apesar da forma micelial ser comumente encontrada nos tecidos com lesão, existem poucas evidências de que essa forma é significantemente mais patogênica que as leveduras. A produção do tubo germinativo por *C. albicans* propicia retenção adicional dessa espécie às células epiteliais bucais, ao acrílico e à pele, enquanto que sua inibição diminui a aderência.

### Produção de enzimas e toxinas

Outro mecanismo de patogenicidade de *C. albicans* é a atividade enzimática, que possivelmente facilita sua penetração nos tecidos. *C. albicans* produz fosfolipase, proteinase, hialuronidase e condroitin sulfatase, parecendo existir relação dessas enzimas com a patogenicidade de *C. albicans*.

#### *Proteinase*

A proteinase é considerada importante fator de virulência e a maioria das amostras de *C. albicans* são produtoras de proteinase. Parece existir correlação entre aderência, produção de proteinase e patogenicicade das amostras de *C. albicans*.

Cassone *et al.* (1987) isolaram amostras de *C. albicans* de pacientes com candidose vulvovaginal e de pacientes sadias. Os autores verificaram que praticamente todas as amostras de *C. albicans* eram produtoras de proteinase, mas as isoladas de pacientes com vaginite produziam mais a enzima do que as isoladas de portadoras sadias.

Ray e Paine (1988) estudaram a participação da proteinase na adesão de *C. albicans* em pele de camundongos, utilizando microscopia eletrônica. Os autores verificaram que a adesão das leveduras à epiderme era o início da colonização e que as amostras patogênicas aderiam mais rapidamente que as não patogênicas. Após adesão, as leveduras transformam-se em hifas, invadem o extrato córneo, formam cavitações na superfície e invadem os tecidos. Utilizando peptastina, um inibidor de proteinase, os autores não observaram diferenças na aderência, mas ocorreu inibição da formação de cavitação ao redor da levedura aderida, sugerindo que a proteinase pode facilitar a adesão/invasão de *Candida* na pele.

Ray e Paine (1990) demonstraram a atividade de proteases isoladas de culturas de *C. albicans* em degradar hemoglobina, albumina, caseína, colágeno e queratina. Os autores encontraram correlação entre a produção de protease e patogenicidade nas espécies de *Candida* em candidose cutânea experimental em camundongos.

Almeida (1991) verificou produção de proteinase em 7 das 8 amostras estudadas de *C. albicans* e em todas as 10 amostras de *C. tropicalis*. Das 10 amostras estudadas de *C. parapsilosis*, *C. krusei* e *C. guilliermondii* o autor encontrou proteinase em 7, 6 e 9 amostras, respectivamente. Borg-Von Zepelin e Grüness (1993) também relataram produção de proteinase pela *C. tropicalis*.

A proteinase de *C. albicans* é capaz de degradar IgA secretória e sérica presente na saliva. Os possíveis efeitos protetores desses anticorpos ficariam diminuídos na presença de amostra do micro-organismo capaz de produzir proteinase.

Para verificação da atividade da enzima proteinase, é utilizada a metodologia proposta por Rüchel *et al.* (1982). Repicar as amostras de *Candida* spp. a serem testadas em pontos

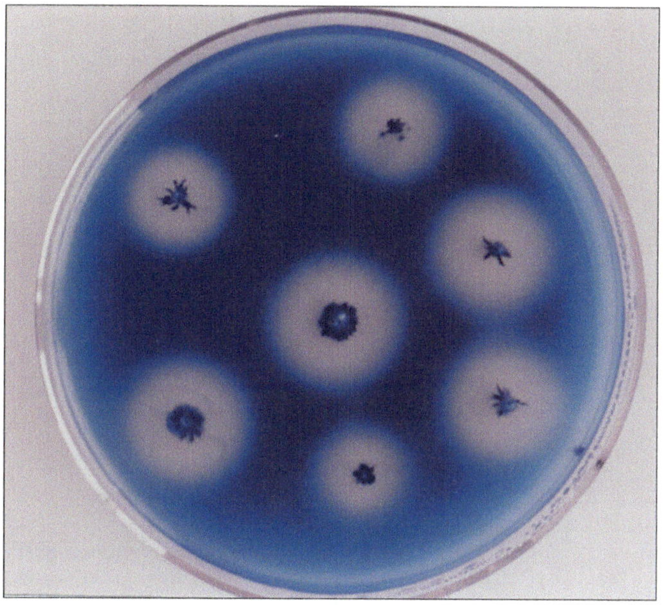

FIGURA 19.1 Produção de proteinase por cepas de *Candida* spp. Para verificação da atividade da enzima proteinase, é utilizada a metodologia proposta por Rüchel *et al.* (1982). As cepas de *Candida* spp. são repicadas em pontos equidistantes no meio de ágar proteinase, em duplicata. As placas são incubadas a 37°C por 4 dias e a produção de enzima é evidenciada pela formação de um halo ao redor da colônia de levedura.

equidistantes no meio de ágar proteinase, em duplicata. As placas são incubadas a 37°C por 4 dias e a produção de enzima é evidenciada pela formação de um halo ao redor da colônia de levedura (Figura 19.1). A atividade enzimática é representada pelo valor de Pz, segundo Price *et al.* (1982).

#### *Fosfolipase*

Fosfolipase é uma enzima que degrada fosfolipídeos, comuns em todas as formas de vida e frequentemente encontradas em associações com membranas celulares. Em 1975, Pugh e Cawson demonstraram a presença de lisofosfolipase e fosfolipase A, em blastoconídeos, hifas, membranas e parede celular de *C. albicans*, através de métodos citoquímicos. A produção de fosfolipase pode facilitar a penetração no hospedeiro já que é particularmente concentrada nas pontas das hifas.

A produção dessa enzima é verificada segundo metodologia proposta por Price *et al.* (1982), utilizando-se meio ágar fosfolipase. Repicar as amostras de *Candida* spp. em pontos equidistantes no meio de cultura. Incubar as placas a 37 °C por 4 dias. A formação de um halo opaco ao redor da colônia indica a produção de fosfolipase pela amostra testada (Figura 19.2). A atividade enzimática é medida de acordo com Price *et al.* (1982) através do valor de Pz. Esse valor é obtido dividindo-se o diâmetro da colônia (dc) pelo diâmetro da colônia mais a zona de precipitação (dp), ou seja, Pz=dc/dc+dp.

#### *Canditoxina*

Toxinas de *Candida* também são consideradas importantes na patogenicidade. São letais para camundongos quando

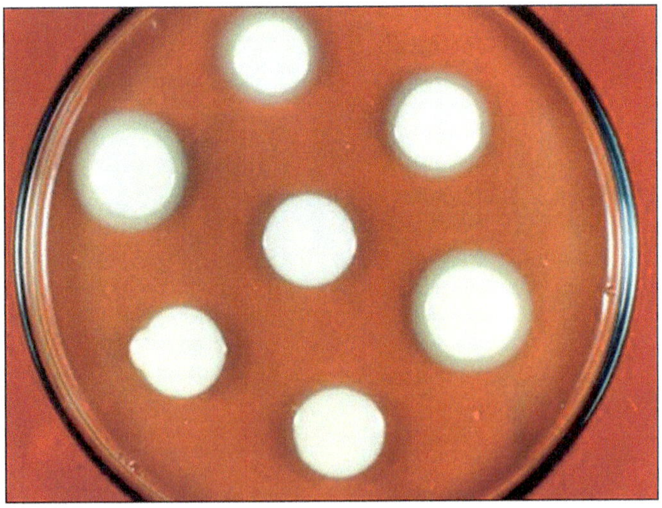

FIGURA 19.2 Produção de fosfolipase por cepas de *Candida* spp. A produção desta enzima é verificada segundo metodologia proposta por Price et al. (1982), utilizando-se meio ágar fosfolipase. As amostras de *Candida* spp. são semeadas em pontos equidistantes no meio de cultura. Incubar as placas a 37 °C por 4 dias. A formação de um halo opaco ao redor da colônia indica a produção de fosfolipase pela amostra testada.

injetadas endovenosamente e produzem eritema em pele de coelhos e cobaios. Extrato solúvel liofilizado de *C. albicans* livre de células é capaz de provocar dermatite experimental em animais, semelhante às doenças dermatológicas no homem. Sobrenadante de culturas de *C. albicans* livre de células aumenta a atividade mitótica do epitélio bucal de ratos.

A toxina melhor caracterizada até o momento é a canditoxina, descrita por Iwata em 1975. Tem natureza proteica, alto peso molecular e localiza-se no citoplasma da célula. Sua ação principal parece ser a de liberar histamina dos mastócitos.

Existem evidências de que alguns biotipos de *C. albicans* produzem nitrosamina endógena, substância comprovadamente cancerígena para células dos tecidos bucais.

### Fator *Killer*

As espécies de *Candida* produzem outras substâncias proteicas, que podem interferir como fatores de virulência, denominadas fatores *killer*. São secretadas *in vitro* por várias amostras de *Candida* e possuem efeito antibiótico, semelhante às bacteriocinas para outros fungos e várias bactérias. As leveduras são imunes à sua própria proteína *killer*.

Kagan (1983) estudou o mecanismo de ação dessas toxinas em leveduras sensíveis, demonstrando sua ação tóxica em nível de membrana citoplasmática, acarretando um aumento da permeabilidade, com perda de íons de potássio, inibição do transporte ativo de aminoácidos e acidificação do interior celular, culminando com a morte celular. Polonelli *et al.* (1992) sugeriram que o efeito *killer* demonstrado por leveduras é medido pela presença de receptores celulares específicos da parede celular e pela ausência de um sistema de imunidade específico do hospedeiro.

## PRINCIPAIS ESPÉCIES DO GÊNERO CANDIDA DE INTERESSE MÉDICO

O gênero *Candida* compreende aproximadamente 200 espécies de leveduras não produtoras de endosporos. Devido à inabilidade do gênero em apresentar formas sexuadas, foram classificados como fungos imperfeitos da subdivisão Deuteromycotina. Para algumas espécies do gênero, foi demonstrado o estado sexuado (teleomorfo), recebendo consequentemente nova classificação, a qual se encontra na Tabela 19.1. A seguir estão apresentadas as principais espécies de leveduras do gênero *Candida* de interesse médico, com suas principais características, em ordem alfabética.

### *Candida albicans*

*C. albicans* é um fungo dimórfico que na forma de levedura apresenta-se como células globosas, Gram-positivas, ovaladas ou alongadas, medindo em média 3 a 7 µm de largura por 3 a 14 µm de comprimento. Quando na forma de micélio, apresenta-se como pseudo-hifas ou hifas verdadeiras, que se alongam a partir das leveduras.

Em meio de cultivo líquido, *C. albicans* forma sedimento; em meio sólido, a colônia apresenta coloração branca ou branco-amarelada, 4 a 8 mm de diâmetro, eventualmente com filamentos nas bordas. Quando semeado em meio CHROM agar, *C. albicans* exibe colônias verde claro. Em microcultivo, a formação de pseudo-hifas é abundante, podendo-se detectar hifas verdadeiras. Em soro a 37°C, C.

TABELA 19.1 Classificação taxonômica do gênero *Candida* considerando a forma teleomórfica

| | |
|---|---|
| Reino | *Fungi* |
| Divisão | *Ascomyvota* |
| Subdivisão | *Ascomycotina* |
| Classe | *Ascomycetes* |
| Ordem | *Saccharomycetales* |
| Família | *Saccharomycetaceae* |
| Gênero | *Candida* |

*albicans* produz tubo germinativo, enquanto que cultivada em ágar-fubá, (ou *Corn Meal* Agar) apresenta estruturas esféricas características, os clamidoconídeos. Fermenta a glicose e maltose, não ocorrendo o mesmo com a lactose; geralmente não fermenta a sacarose e a fermentação da galactose é variável. Assimila como fontes de carbono, dextrose, galactose, maltose, trealose, xilose, sacarose e manitol; eventualmente arabinose, ribose e glucitol.

*C. albicans* é aeróbia, no entanto, é capaz de crescer em anaerobiose. A formação de micélio *in vitro* é acentuada em condições de anaerobiose, e a presença de microfilamentos no citoplasma parece ser essencial para sua filamentação. É classificada em sorotipos A e B, porém o grau de virulência das amostras de *C. albicans* para camudongos não está relacionado com os mesmos. Amostras do sorotipo A são suscetíveis à fluorocitosina enquanto isolados do sorotipo B são frequentemente resistentes. Nas candidoses e na estomatite por prótese total predomina o sorotipo A. Estudos epidemiológicos relataram o aumento da prevalência do sorotipo B em pacientes HIV positivos.

*Candida stellatoidea*, atualmente considerada como uma subespécie de *C. albicans*, apresenta-se morfologicamente similar, diferindo de *C. albicans* por não assimilar sacarose. A posição sistemática, estado sexuado e sinonímia para *C. albicans* encontram-se na Tabela 19.2.

### *Candida dubliniensis*

*C. dubliniensis* são tubo germinativos positivos e produzem clamidoconídeos frequentemente arranjados em triplets e/ou pares. Não assimilam xilose. *C. dubliniensis*, ao contrário de *C. albicans*, crescem escassamente ou não crescem a temperatura de 42 a 45°C (Pinjón *et al*, 1998). Quando semeado em meio CHROM ágar, *C. dubliniensis* exibe colônias de coloração verde escuro.

Sullivan e Colleman (1995), realizando pesquisas na cidade de Dublin, Irlanda, em população de pacientes com AIDS, sugeriram que isolados atípicos pertencentes ao gênero *Candida* poderiam corresponder tanto a um subgrupo de *C. albicans*, intimamente relacionado com *C. stellatoidea* (considerada atualmente como variante de *C. albicans*) ou a uma espécie distinta ainda não descrita. Resultados de novos estudos demonstraram inequivocadamente que esses isolados da Irlanda e Austrália formavam um grupo distinto pertencente ao gênero *Candida*, para o qual os autores propuseram classificação como *Candida dubliniensis*. Novos relatos provenientes da Irlanda, Austrália, Suíça e Inglaterra descreveram isolados atípicos pertencentes ao gênero *Candida*, provenientes de indivíduos portadores de HIV e de indivíduos com AIDS, e que submetidos a testes micológicos clássicos, foram classificados como *Candida albicans*. Essa espécie tem sido isolada em várias localidades geográficas, mais frequentemente de pacientes HIV positivos. No Brasil, Millán *et al.* (1999) relataram o primeiro isolamento de *C. dubliniensis*.

Subsequentes análises de colônias atípicas de *C. albicans* provenientes da cavidade bucal de pacientes HIV positivos da Suíça, Inglaterra e Argentina revelaram que se tratavam de *C. dubliniensis*, o mesmo ocorrendo em diversas partes do mundo, como Bélgica, Canadá, França, Finlândia, Alemanha, Grécia, Espanha e Estados Unidos. Essa nova espécie, porém, vem sendo relacionada ultimamente com outros locais anatômicos, como vagina e pulmão, e também com pacientes HIV negativos.

*C. dubliniensis* compartilha de muitas características fenotípicas com *C. albicans*, como capacidade de produzir tubo germinativo e clamidoconídeos, capacidade de crescimento a 30°C e 37°C em meio de cultura ágar Sabouraud e formação de colônias em cor verde quando submetidas a crescimento em CHROMágar. Acredita-se que essa nova espécie tenha estado presente na comunidade por um longo período de tempo, sendo identificada como *C. albicans* ou *C. stellatoidea*. A posição sistemática, estado sexuado e sinonímia para *C. dubliniensis* encontram-se na Tabela 19.3.

**TABELA 19.2 Posição sistemática, estado sexuado e sinonímia para *Candida albicans***

| | | |
|---|---|---|
| **Sistemática** | Reino | *Fungi* |
| | Divisão | *Eumycota* |
| | Subdivisão | *Deuteromycotina* |
| | Classe | *Blastomycetes* |
| | Ordem | *Cryptococcales* |
| | Família | *Cryptococcaceae* |
| | Gênero | *Candida* |
| | Espécie | *Candida albicans* |
| **Teleomorfo** | Não se conhece | |
| **Sinonímia** | *Oidium albicans, Monilia albicans, Endomyces albicans, Monilia pinoyi, Monilia psilosis, Candida langeronii.*<br>Existem mais de 100 denominações diferentes para *C. albicans* | |

| TABELA 19.3 | Posição sistemática, estado sexuado e sinonímia para *Candida dubliniensis* | |
|---|---|---|
| **Sistemática** | Reino | *Fungi* |
| | Divisão | *Eumycota* |
| | Subdivisão | *Deuteromycotina* |
| | Classe | *Blatomycetes* |
| | Ordem | *Cryptococcales* |
| | Família | *Cryptococcaceae* |
| | Gênero | *Candida* |
| | Espécie | *Candida dubliniensis* |
| **Teleomorfo** | Não se conhece | |
| **Sinonímia** | *C. albicans, C. stellatoidea.* | |

O isolado mais antigo de *C. dubliniensis* foi originalmente identificado como *C. stellatoidea* e estava incluído como cepa referência para esta espécie na Coleção Britânica Nacional de Fungos Patogênicos (Coleman *et al.*, 1997). Pesquisas retrospectivas multicêntricas em coleções de leveduras têm sido realizadas em diversas partes do mundo, inclusive no Brasil, visando a identificar, entre as espécies de *C. albicans* e *C. stellatoidea*, aquelas que seriam *C. dubliniensis* e desde quando estariam presente na comunidade.

*C. dubliniensis* vem sendo relacionada em diversas partes do mundo com casos de candidose sistêmica em pacientes imunossuprimidos por outros motivos, como transplante de medula óssea, uso de quimioterapia ou outras doenças terminais hematológicas (Meis *et al.*, 1999).

Apesar do uso de terapia antifúngica apropriada, há relato de dois casos de infecção por *C. dubliniensis* ocorridos em Singapura, em que, *in vitro*, a susceptibilidade ao antifúngico mostrou que os pacientes deveriam ter respondido ao tratamento, contudo, ambos foram a óbito (Tan *et al.*, 2002). Outros casos de óbito em pacientes imunossuprimidos, portadores do HIV ou não, associados com candidose por *C. dubliniensis*, foram descritos em outros países.

### *Candida famata*

*C. famata* é isolado raramente de material clínico, entretanto, já foi isolado de raspado de unhas, infecções císticas e abscessos subcutâneos em seres humanos. É isolado do meio ambiente, alimentos e solo. Formam células leveduriformes ovais, com e sem brotamento, medindo cerca de 2 a 3,5 mm de largura por 3,5 a 5 µm de comprimento. No microcultivo (Agar fubá Tween-80) demonstram leveduras esféricas a ovais, com brotamento. Não há formação de pseudomicélio. A posição sistemática, estado sexuado e sinonímia para *C. famata* encontram-se na Tabela 19.4.

| TABELA 19.4 | Posição sistemática, estado sexuado e sinonímia para *Candida famata* | | |
|---|---|---|---|
| **Sistemática** | **Classificação** | **Forma Anamorfa** | **Forma Teleomorfa** |
| | Reino | *Fungi* | *Fungi* |
| | Divisão | *Eumycota* | *Eumycota* |
| | Subdivisão | *Deuteromycotina* | *Ascomycotina* |
| | Classe | *Blastomycetes* | *Hemiascomycetes* |
| | Ordem | *Moniliales* | *Endomycetales* |
| | Família | *Cryptococcaceae* | *Saccharomycetaceae* |
| | Gênero | *Candida* | *Debariomyces* |
| | Espécie | *Candida glabrata* | *D. hansenii* |
| **Teleomorfo** | Debariomyces hansenii | | |
| **Sinonímia** | *Torulopsis candida**, *Torula candida, Mycotorula famata, Cryptococcus candidus, Torulopsis famata* | | |

* Alguns autores preferem considerar *C. famata* como *Torulopsis candida* (Lodder, 1934).

### *Candida glabrata*

*C. glabrata*, segunda espécie do gênero mais recuperada da cavidade bucal de humanos, representa 7% das espécies isoladas da boca. Denominada anteriormente de *Torulopsis glabrata*, essa espécie não produz pseudo-hifas ou hifas verdadeiras em microcultivo. Endocardite e fungemias sistêmicas por *C. glabrata* já foram relatadas.

Isolada frequentemente de pacientes portadores de prótese total, inclusive naqueles com estomatite. Vandenbussche e Swinne (1984) isolaram *C. glabrata* em 48% dos pacientes usuários de prótese total enquanto *C. albicans* foi isolada em 84% dos mesmos. A associação entre as duas espécies foi encontrada em 41% dos pacientes. A posição sistemática, estado sexuado e sinonímia para *C. glabrata* encontram-se na Tabela 19.5.

### *Candida guilliermondii*

*C. guilliermondii* apresenta células curtas, ovoides ou cilíndricas, medindo cerca de 2 a 4,5 µm de largura por 2,5 a 7 µm de comprimento. As colônias têm coloração creme, são brilhantes e lisas ou opacas e rugosas. Forma pseudomicélio. Fermenta glicose, exibindo fraca reação para galactose e sacarose. Assimila glicose, galactose, sacarose e maltose. *C. guilliermondii* pode ser recuperada normalmente da cavidade bucal e tem sido citada como agente etiológico em endocardites, fungemias hospitalares e outras doenças. Sua inoculação em animais de laboratório não produz infecção sistêmica. A posição sistemática, estado sexuado e sinonímia para *C. guilliermondii* encontram-se na Tabela 19.6.

### *Candida kefyr*

*C. kefyr*, denominada anteriormente como *C. pseudotropicalis*, apresenta blastóporos alongados ou cilíndricos em esfregaços corados pelo Gram. No microcultivo, o pseudomicélio é abundante em algumas amostras, porém escasso em outras. É a única espécie de importância médica que fermenta e assimila a lactose. Sua presença tem sido associada com estomatite por prótese total e também em infecções

**TABELA 19.5 Posição sistemática, estado sexuado e sinonímia para *Candida glabrata***

| | | |
|---|---|---|
| **Sistemática** | Reino | *Fungi* |
| | Divisão | *Eumycota* |
| | Subdivisão | *Deuteromycotina* |
| | Classe | *Blatomycetes* |
| | Ordem | *Moniliales* |
| | Família | *Cryptococcaceae* |
| | Gênero | *Candida* |
| | Espécie | *Candida dubliniensis* |
| **Teleomorfo** | Não se conhece | |
| **Sinonímia** | *Torulopsis glabrata, Cryptococcus glabrata.* | |

**TABELA 19.6 Posição sistemática, estado sexuado e sinonímia para *Candida guilliermondii***

| | | | |
|---|---|---|---|
| **Sistemática** | **Classificação** | **Forma Anamorfa** | **Forma Teleomorfa** |
| | Reino | *Fungi* | *Fungi* |
| | Divisão | *Eumycota* | *Eumycota* |
| | Subdivisão | *Deuteromycotina* | *Ascomycotina* |
| | Classe | *Blastomycetes* | *Hemiascomycetes* |
| | Ordem | *Moniliales* | *Endomycetales* |
| | Família | *Cryptococcaceae* | *Saccharomycetaceae* |
| | Gênero | *Candida* | *Pichia* |
| | Espécie | *Candida guilliermondii* | *P. guilliermondii* |
| **Teleomorfo** | *Pichia guilliermondii* | | |
| **Sinonímia** | *Endomyces guilliermondii, Monilia guiliermondii, Mycotorula guilliermondii, Castellania guilliermondii*, entre outros | | |

**TABELA 19.7 Posição sistemática, estado sexuado e sinonímia para *Candida kefyr***

| Sistemática | Classificação | Forma Anamorfa | Forma Teleomorfa |
|---|---|---|---|
| | Reino | *Fungi* | *Fungi* |
| | Divisão | *Eumycota* | *Eumycota* |
| | Subdivisão | *Deuteromycotina* | *Ascomycotina* |
| | Classe | *Blastomycetes* | *Hemiascomycetes* |
| | Ordem | *Moniliales* | *Endomycetales* |
| | Família | *Cryptococcaceae* | *Saccharomycetaceae* |
| | Gênero | *Candida* | *Kluyveromyces* |
| | Espécie | *Candida kefyr* | *Kluyveromyces marxianus* |
| **Teleomorfo** | *Kluyveromyces marxianus* | | |
| **Sinonímia** | *Saccharomyces kefyr, Mycotorula kefyr, Torulopsis kefyr, Endomyces pseudotropicalis, Candida pseudotropicalis Candida macedoniensis*, entre outros | | |

fúngicas disseminadas. A posição sistemática, estado sexuado e sinonímia para *C. kefyr* encontram-se na Tabela 19.7.

### *Candida krusei*

*C. krusei* apresenta células ovoides e predominantemente cilíndricas. Pode formar pseudomicélio. O tamanho das células é variável, medindo aproximadamente 3 a 5 µm de largura por 6 a 20 µm de comprimento. Em ágar Sabouraud apresenta colônias amareladas, com aspecto semiopaco, e superfície lisa ou rugosa. Cultivando-se em meio líquido, uma fina película que se estende contra as paredes do tubo é formada na maioria das amostras. Fermenta e assimila apenas glicose.

*C. krusei* é isolada da cavidade bucal de indivíduos saudáveis, tendo sido descrita em infecções oculares, candidoses vaginais, artrites e fungemias hospitalares. *C. krusei* também tem sido relacionada com infecções em receptores de transplantes de medula óssea. O envolvimento de *C. krusei* em processos patológicos tem crescido nos últimos anos, devido principalmente à sua resistência ao fluconazol, antimicrobiano amplamente usado como profilaxia antifúngica. A posição sistemática, estado sexuado e sinonímia para *C. krusei* encontram-se na Tabela 19.8.

### *Candida lipolytica*

É um patógeno incomum considerado oportunista emergente, pode causar doença em pacientes imunocomprometidos. Possui pseudo-hifas e hifas verdadeiras septadas, blastoconídeos alongados em cadeias curtas, artroconídeos podem estar presentes. Apresentam importância na deterioração de alimentos como gorduras, manteigas e margarinas. A posição sistemática, estado sexuado e sinonímia para *C. lipolytica* encontram-se na Tabela 19.9.

**TABELA 19.8 Posição sistemática, estado sexuado e sinonímia para *Candida krusei***

| Sistemática | Classificação | Forma Anamorfa | Forma Teleomorfa |
|---|---|---|---|
| | Reino | *Fungi* | *Fungi* |
| | Divisão | *Eumycota* | *Eumycota* |
| | Subdivisão | *Deuteromycotina* | *Ascomycotina* |
| | Classe | *Blastomycetes* | *Hemiascomycetes* |
| | Ordem | *Moniliales* | *Endomycetales* |
| | Família | *Cryptococcaceae* | *Saccharomycetaceae* |
| | Gênero | *Candida* | *Issatchenkia* |
| | Espécie | *Candida krusei* | *Issatchenkia orientalis* |
| **Teleomorfo** | *Issatchenkia orientalis* | | |
| **Sinonímia** | *Saccharomyces krusei, Monilia krusei, Endomyces krusei*, entre outros. | | |

**TABELA 19.9 Posição sistemática, estado sexuado e sinonímia para *Candida lipolytica***

| | Classificação | Forma Anamorfa | Forma Teleomorfa |
|---|---|---|---|
| **Sistemática** | | | |
| | Reino | *Fungi* | *Fungi* |
| | Divisão | *Eumycota* | *Eumycota* |
| | Subdivisão | *Deuteromycotina* | *Ascomycotina* |
| | Classe | *Blastomycetes* | *Hemiascomycetes* |
| | Ordem | *Moniliales* | *Endomycetales* |
| | Família | *Cryptococcaceae* | *Saccharomycetaceae* |
| | Gênero | *Candida* | *Saccharomycopsis* |
| | Espécie | *Candida lipolytica* | *Saccharomycopsis lipolytica* |
| **Teleomorfo** | *Saccharomycopsis lipolytica (Yarrowia lipolytica)* | | |
| **Sinonímia** | *Candida paralipolytica* | | |

### *Candida lusitaniae*

*C. lusitaniae* não assimila lactose ou fermenta galactose. Possui poucas pseudo-hifas ramificadas, cadeias curtas de blastoconídeos. Morfologicamente, assemelha-se com *C. tropicalis* e *C. parapsilosis,* mas difere quanto à sua habilidade de fermentar celobiose e assimilar rafinose. Encontrada como patógeno oportunista em pacientes imunocomprometidos, tem sido relatada frequentemente o desenvolvimento de resistência à anfotericina B. A posição sistemática, estado sexuado e sinonímia para *C. lusitaniae* encontram-se na Tabela 19.10.

### *Candida norvegensis*

Apesar de *C. norvegensis* não ser comumente isolada de amostras clínicas humanas, existem relatos de isolamento em peritonites e candidemias. Isolada também de vagina humana. Suas células apresentam-se ovoides ou elipsoides, isoladas, aos pares ou aglomerados. As colônias são cinza-amareladas, cremosas e brilhantes quando desenvolvem-se em ágar malte. Apresentam abundantes psuedo-hifas no microcultivo em ágar fubá tween-80. A posição sistemática, estado sexuado e sinonímia para *C. norvegensis* encontram-se na Tabela 19.11.

### *Candida parapsilosis*

Em esfregaços corados pelo Gram apresenta células ovoides, curtas ou alongadas, medindo 2,5 a 4 µm de largura por 2,5 a 9 µm de comprimento, podendo ocorrer pseudomicélio longo. As colônias são normalmente rugosas sobre ágar Sabouraud e delicado crescimento ramificado é produzido em ágar fubá. Em caldo forma sedimento. É capaz de assimilar glicose, maltose, sacarose e galactose. Fermenta glicose e eventualmente galactose.

**TABELA 19.10 Posição sistemática, estado sexuado e sinonímia para *Candida lusitaniae***

| | Classificação | Forma Anamorfa | Forma Teleomorfa |
|---|---|---|---|
| **Sistemática** | | | |
| | Reino | *Fungi* | *Fungi* |
| | Divisão | *Eumycota* | *Eumycota* |
| | Subdivisão | *Deuteromycotina* | *Ascomycotina* |
| | Classe | *Blastomycetes* | *Hemiascomycetes* |
| | Ordem | *Moniliales* | *Endomycetales* |
| | Família | *Cryptococcaceae* | *Saccharomycetaceae* |
| | Gênero | *Candida* | *Clavispora* |
| | Espécie | *Candida lusitaniae* | *Clavispora lusitaniae* |
| **Teleomorfo** | *Clavispora lusitaniae* | | |
| **Sinonímia** | *Candida parapsilosis, Candida obtusa, Sacharomyces carmosousae,* entre outros | | |

| TABELA 19.11 | Posição sistemática, estado sexuado e sinonímia para *Candida norvegensis* | | |
|---|---|---|---|
| **Sistemática** | **Classificação** | **Forma Anamorfa** | **Forma Teleomorfa** |
| | Reino | *Fungi* | *Fungi* |
| | Divisão | *Eumycota* | *Eumycota* |
| | Subdivisão | *Deuteromycotina* | *Ascomycotina* |
| | Classe | *Blastomycetes* | *Hemiascomycetes* |
| | Ordem | *Moniliales* | *Endomycetales* |
| | Família | *Cryptococcaceae* | *Saccharomycetaceae* |
| | Gênero | *Candida* | *Pichia* |
| | Espécie | *Candida norvegensis* | *Pichia norvegensis* |
| **Teleomorfo** | *Pichia norvegensis* | | |
| **Sinonímia** | *Trulopsis norvegica, Torulopsis vanzylii*, entre outros | | |

*C. parapsilosis* é considerada saprófita da pele e cavidade bucal; entretanto, apresenta potencial patogênico, podendo causar infecções em lactentes, endocardites e estar presente em complicações de doenças debilitantes. Casos de fungemia por esta espécie foram associados com nutrição parenteral, uso de drenos e cateteres, antibióticos de largo espectro, terapia imunosupressiva e diabetes. A posição sistemática, estado sexuado e sinonímia para *C. parapsilosis* encontram-se na Tabela 19.12.

### *Candida tropicalis*

*C. tropicalis* demonstra células em brotamento, esféricas, ovais ou alongadas, medindo 2,5 µm de largura por 3 a 14 µm de comprimento, podendo apresentar-se em cachos ou cadeias, quando de observações em microscopia de luz. Cresce bem a 25 e 37°C em ágar Sabouraud dextrose, em aerobiose, produzindo colônias lisas e brancas. Forma película em caldo. No microcultivo *C. tropicalis* forma pseudo-hifa, mas não clamidoconídeos. Embora algumas amostras possam formar tubos germinativos atípicos, a maioria não os produz. Assimila glicose, maltose, sacarose, galactose, celobiose, xilose e trealose e fermenta glicose, maltose, sacarose, galactose e trealose. Algumas cepas podem produzir tubos germinativos. Muitos de seus isolados apresentam alta frequência de variabilidade fenotípica e quase todos secretam proteinases durante a infecção em humanos.

*C. tropicalis* é implicada em candidoses invasivas e hospitalares, com infecções indistinguíveis das produzidas por *C. albicans*. Encontrada no ambiente e culturas de rotina do nariz, garganta, pele, vagina e trato gastrointestinal de indivíduos saudáveis. *C. tropicalis* é mais isolada e parece ser mais patogênica do que *C. albicans* em pacientes com neutropenias graves. A posição sistemática, estado sexuado e sinonímia para *C. parapsilosis* encontram-se na Tabela 19.13.

| TABELA 19.12 | Posição sistemática, estado sexuado e sinonímia para *Candida parapsilosis* | |
|---|---|---|
| **Sistemática** | Reino | *Fungi* |
| | Divisão | *Eumycota* |
| | Subdivisão | *Deuteromycotina* |
| | Classe | *Blatomycetes* |
| | Ordem | *Moniliales* |
| | Família | *Cryptococcaceae* |
| | Gênero | *Candida* |
| | Espécie | *Candida parapsilosis* |
| **Teleomorfo** | Não se conhece | |
| **Sinonímia** | *Monilia parapsilosis, Mycocandida parapsilosis.* | |

| TABELA 19.13 | Posição sistemática, estado sexuado e sinonímia para *Candida parapsilosis* | |
|---|---|---|
| **Sistemática** | Reino | *Fungi* |
| | Divisão | *Eumycota* |
| | Subdivisão | *Deuteromycotina* |
| | Classe | *Blatomycetes* |
| | Ordem | *Moniliales* |
| | Família | *Cryptococcaceae* |
| | Gênero | *Candida* |
| | Espécie | *Candida tropicalis* |
| **Teleomorfo** | Não se conhece | |
| **Sinonímia** | *Monilia tropicalis, Oidium tropicalis, Endomyces tropicalis, Procandida tropicalis*, entre outros. | |

### *Candida utilis*

Tem sido incluída atualmente em rações alimentares, com o intuito de fornecer fonte de proteínas e de vitaminas do complexo B. Seu valor nutritivo é significativo, pois encerra grande quantidade de proteínas de alto valor biológico. Várias vitaminas são sintetizadas por *C. utilis*, como tiamina, piridoxina, biotina, ácido nicotínico, entre outras. Em estado seco, *C. utilis* contém 50% de proteínas de alto valor biológico e 60 UI de vitamina $B_{12}$ por grama de levedura. A posição sistemática, estado sexuado e sinonímia para *C. utilis* encontram-se na Tabela 19.14.

### *Candida viswanathii*

Apesar de existirem poucos relatos sobre sua patogenicidade, foi isolada de liquor e fungemia. Sua patogenicidade é pouco conhecida. Apresentam-se como células esféricas ou ovais isoladas, aos pares ou cadeias curtas. Em ágar peptona dextrose forma colônias de tonalidade creme, esféricas e opacas. Produzem pseudo-hifas e abundantes em microcultivo. Não produzem tubo germinativo e clamidoconídeo. A posição sistemática de *C. viswanathii* encontra-se na Tabela 19.15.

### *Candida zeylanoides*

*C. zeylanoides* constitui-se uma espécie isolada ocasionalmente em casos de fungemia, artrite e infecções da pele. Apresenta crescimento rápido em cultivo a temperatura de 25-30°C, e suas colônias podem apresentar coloração amarelada. Não forma tubo germinativo e clamidoconídeos. A posição sistemática, estado sexuado e sinonímia para *C. viswanathii* encontram-se na Tabela 19.16.

## DIAGNÓSTICO LABORATORIAL DO GÊNERO CANDIDA

### Colheita de amostras

O método utilizado para coleta das amostras é muito importante para a identificação de leveduras do gênero *Candida*

| TABELA 19.14 | Posição sistemática e estado sexuado para *Candida utilis* | | |
|---|---|---|---|
| **Sistemática** | **Classificação** | **Forma Anamorfa** | **Forma Teleomorfa** |
| | Reino | *Fungi* | *Fungi* |
| | Divisão | *Eumycota* | *Eumycota* |
| | Subdivisão | *Deuteromycotina* | *Ascomycotina* |
| | Classe | *Blastomycetes* | *Hemiascomycetes* |
| | Ordem | *Moniliales* | *Endomycetales* |
| | Família | *Cryptococcaceae* | *Endomicetacear* |
| | Gênero | *Candida* | *Hansenula/Pichia* |
| | Espécie | *Candida utilis* | *Hansenula jadinii* |
| **Teleomorfo** | H*ansenula jadinii (Pichia jadinni)* | | |

| TABELA 19.15 | Posição sistemática e estado sexuado para *Candida viswanathii* | |
|---|---|---|
| **Sistemática** | Reino | *Fungi* |
| | Divisão | *Eumycota* |
| | Subdivisão | *Deuteromycotina* |
| | Classe | *Blatomycetes* |
| | Ordem | *Moniliales* |
| | Família | *Cryptococcaceae* |
| | Gênero | *Candida* |
| | Espécie | *Candida viswanathii* |
| **Teleomorfo** | Não se conhece | |

| TABELA 19.16 | Posição sistemática e estado sexuado para *Candida zeylanoides* | |
|---|---|---|
| **Sistemática** | Reino | *Fungi* |
| | Divisão | *Eumycota* |
| | Subdivisão | *Deuteromycotina* |
| | Classe | *Blatomycetes* |
| | Ordem | *Moniliales* |
| | Família | *Cryptococcaceae* |
| | Gênero | *Candida* |
| | Espécie | *Candida zeylanoides* |
| **Teleomorfo** | Não se conhece | |
| **Sinonímia** | *Monilia zeylanoides, Mycotorula zeylanoides, Pseudomonília zeylanoides* | |

(+) Prova positiva; (-) Prova negativa; (A) Produção de ácido; (G) Produção de gás. Baseado em Sandvén (1990) e Silverman Jr. et al., 1990.

no material, assim como na pesquisa, para comparação dos resultados obtidos.

Saliva: coletar aproximadamente 2 mL de saliva, sem estimulação, em coletor universal descartável. Fazer diluições em solução fisiológica (NaCl 0,85%) esterilizada (1:10 e 1:100).

Lavados bucais: colocar 10 mL de solução fisiológica tamponada (PBS, 0,1M, pH 7,4) esterilizada na cavidade bucal, bochechar por 60 segundos e verter o conteúdo em coletor universal descartável. Centrifugar e a seguir diluir 1:10 e 1:100 em solução fisiológica (NaCl 0,85%) esterilizada e semear em placas contendo meio de cultura apropriado.

Mucosa: coletar com *swab* esterilizado, esfregando o mesmo sobre a mucosa, ou no caso de lesões, sobre as mesmas. Colocar o *swab* em tubo de ensaio contendo salina (10 mL), agitar (Vortex), fazer diluições (1:10) e semear em placas contendo meio de cultura apropriado.

## Cultura

O meio mais utilizado é o Ágar Sabouraud Dextrose. Para coleta de amostras de cavidade bucal, adiciona-se cloranfenicol (Vixmicina, União Química Farmacêutica Nacional) para proporcionar seletividade ao meio. Incubação por 24/48 horas até 1 semana a 37°C ou a temperatura ambiente.

Semear 0,1 mL das diluições e do material puro na superfície do ágar, espalhar com alça de Drigalski. Após período de incubação, observar crescimento de colônias características: esféricas, branco-foscas, com aparência de porcelana, de 4 a 8 mm de diâmetro, bordos lisos e odor característico (Figura 19.3).

Uma alternativa para o isolamento de leveduras do gênero *Candida* é o uso de meios cromogênicos. (CHROMagar *Candida*, Microbiology, Paris, França, por exemplo), que são meios seletivos utilizados também para identificar culturas mistas. Preparar o meio de cultura de acordo com as instruções do fabricante. Após incubação a 30°C por 48 horas, as colônias de *C. albicans* apresentam coloração verde clara; *C. dubliniensis*, verde escuro; *C. tropicalis*, azul-acinzentada; *C. krusei*, *C. glabrata*, *C. kefyr*, *C. guilliermondii*, rosa e *C. parapsilosis* e *C. lipolytica*, creme (Figura 19.4).

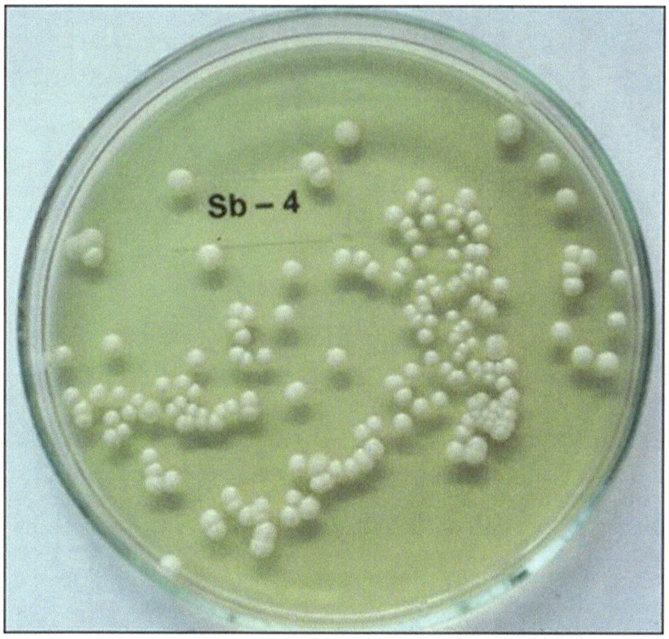


FIGURA 19.3 Placa contendo ágar Sabouraud dextrose com cloranfenicol, contendo colônias características de leveduras do gênero *Candida.* As colônias apresentam-se esféricas, branco-foscas, com aparência de porcelana, de 4 a 8 mm de diâmetro, bordos lisos e odor característico.

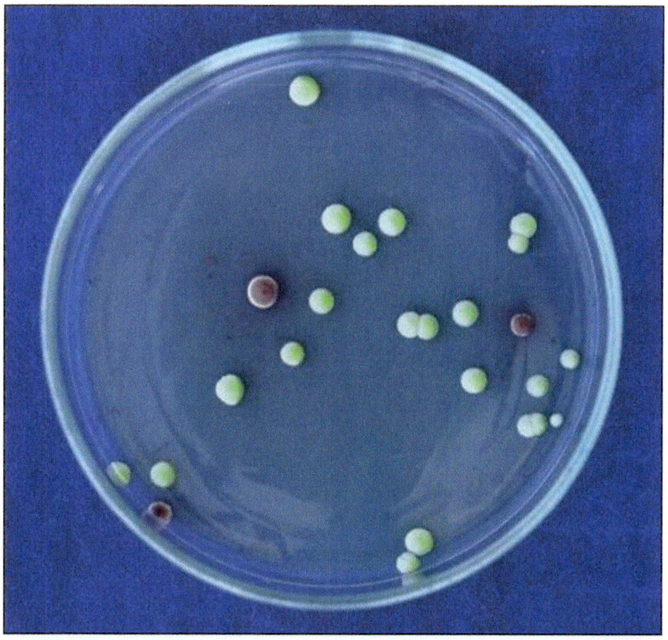

FIGURA 19.4 Leveduras do gênero *Candida* em meio cromogênico (CHROMagar *Candida,* Microbiology, Paris, França), utilizado também para identificar culturas mistas. Após incubação a 30°C por 48 horas, as colônias de *C. albicans* apresentam coloração verde clara e de *C. tropicalis*, azul-acinzentada.

A partir das colônias características fazer esfregaço e coloração de Gram para confirmação microscópica. As colônias que em microscopia apresentarem células ovalares, grandes, Gram-positivas, com ou sem brotamentos (Figura 19.5), semear em tubos contendo ágar Sabouraud para posterior identificação.

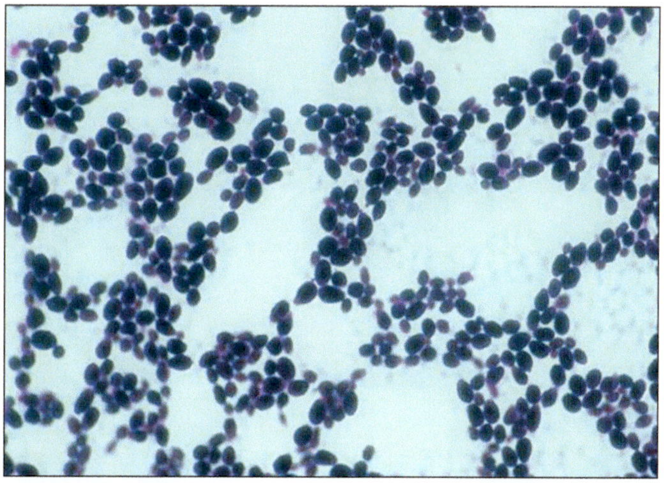

FIGURA 19.5 Esfregaço de leveduras do gênero *Candida* corado pelo Gram. As células são ovalares, grandes, Gram-positivas, com ou sem brotamentos.

## Identificação fenotípica das amostras

### *Formação de tubo germinativo*

Em tubo de ensaio (13x17 mm) contendo 0,5 mL de soro estéril de coelho adicionar uma alçada da cultura de 24 horas da levedura, colocar em banho-maria a 37°C, por até 3 horas. A formação de tubo germinativo é observada em microscopia de luz, colocando-se uma gota da suspensão entre lâmina e lamínula, no período de 2 até 3 horas da incubação.

### *Produção de pseudo-hifas e clamidoconídeos*

Para se verificar a produção de clamidoconídeos, utiliza-se o meio ágar fubá tween 80 ou ágar corn meal (Difco, Detroit, USA) acrescido de 1% de tween 80.

Para execução da prova, o ágar fubá previamente fundido é distribuído em lâminas depositadas sobre bastão de vidro em "U", colocadas no interior de placas de Petri esterilizadas (Figura 19.6). Assim que houver a solidificação do ágar, cada amostra de levedura a ser testada é semeada em estria única na superfície do meio e coloca-se uma lamínula no centro da lâmina. Para evitar dessecação, adicionar no fundo da placa um pedaço de papel filtro esterilizado e umedecido em água esterilizada. Incubar por 48 a 72 horas em temperatura ambiente. Fazer a leitura em microscopia de luz, observando-se a presença de pseudo-hifas e clamidoconídeos (Figura 19.7).

### *Fermentação de açúcares (Zimograma)*

Utilizar caldo vermelho de fenol (Difco, Detroit, USA) distribuído em tubos de ensaio, com tubos de Duhran em seu interior e autoclavados a 120°C por 15 minutos. Cada açúcar (glicose, maltose, sacarose, galactose e lactose), esterilizado por filtração (Filtro Millipore, GSWP-02500), é adicionado de forma a obter concentração de 1%. Os tubos são semeados a partir de uma cultura pura de 24 horas da levedura em ágar Sabouraud dextrose. A leitura é feita após 48 horas e 1 semana de incubação a 37°C, considerando-se a produção

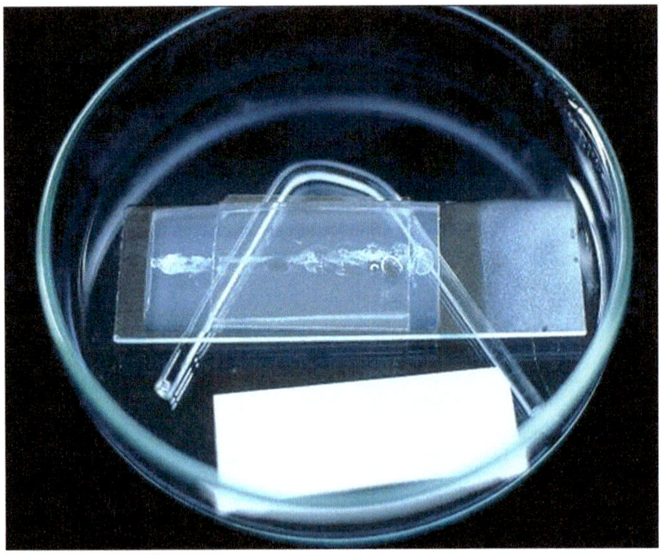

**FIGURA 19.6** Agar-fubá previamente fundido é distribuído em lâminas depositadas sobre bastão de vidro em "U", colocadas no interior de placas de Petri esterilizadas. Cada amostra de levedura a ser testada é semeada em estria única na superfície do meio e foi coloca-se uma lamínula no centro da lâmina. Incubar por 48 a 72 horas em temperatura ambiente. Fazer a leitura em microscopia de luz, observando-se a presença de pseudo-hifas e clamidoconídeos.

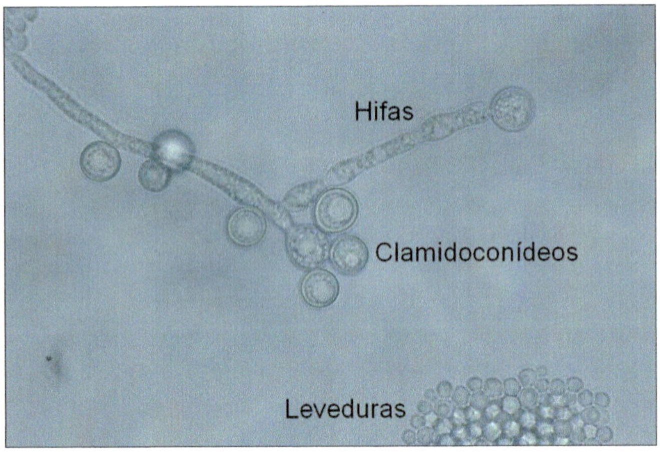


**FIGURA 19.7** Microcultivo de *C. albicans* podendo ser observados de clamidoconídeos, hifas e leveduras. Ágar fubá tween 80. Aumento 400×.

de ácido evidenciada pela viragem da coloração do meio de cultura de vermelho para amarelo e a produção de gás no interior dos tubos de Durhan (Figura 19.8).

### *Assimilação de açúcares (Auxonograma)*

Para verificação da assimilação de carboidratos pelas amostras de *Candida*, utiliza-se meio mínimo, com constituintes conhecidos e que não apresente fontes de carbono em sua constituição.

Distribuir o meio em tubos de ensaio (20 mL) e autoclavar a 120°C por 15 minutos. Para cada amostra a ser testada, fazer uma suspensão da levedura com turvação equivalente ao tubo número 10 da escala de MacFarlane, a qual é semeada em *pour plate*. A seguir colocar discos de

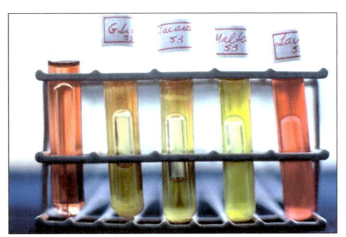

**FIGURA 19.8** Fermentação de carboidratos por cepa de *C. albicans*. Observa-se tubos contendo caldo vermelho de fenol, com tubos de Duhran em seu interior. Cada açúcar (glicose, maltose, sacarose, galactose e lactose), foi adicionado de forma a obter concentração de 1%. Os tubos são semeados a partir de uma cultura pura da levedura e a leitura é feita após 48 horas e 1 semana de incubação a 37°C, considerando-se a produção de ácido evidenciada pela viragem da coloração do meio de cultura de vermelho para amarelo e a produção de gás no interior dos tubos de Durhan. No primeiro tubo da direita, não foi semeado micro-organismo, como controle.

papel de filtro embebido numa solução a 1% dos seguintes açúcares: glicose, galactose, lactose, maltose e sacarose; na superfície do meio. O crescimento da amostra nas proximidades do açúcar significa que o micro-organismo assimila aquele açúcar como fonte de carbono (Figura 19.9).

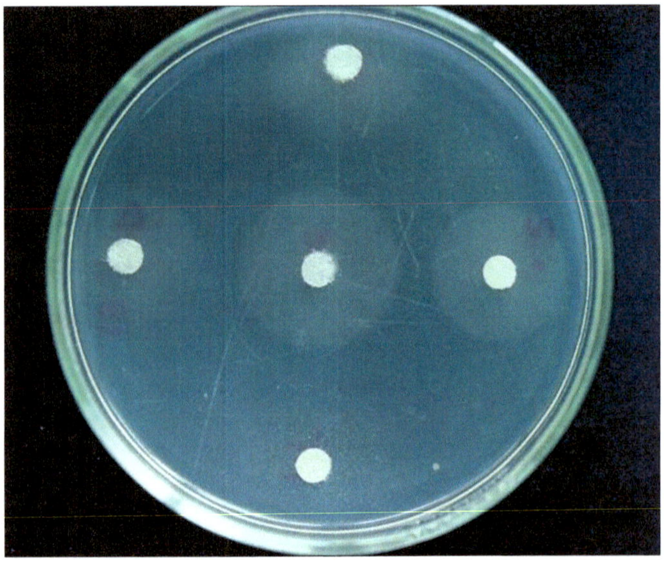

**FIGURA 19.9** Assimilação de carboidratos pelas amostras de *Candida*. Utiliza-se meio mínimo, com constituintes conhecidos e que não apresente fontes de carbono em sua constituição. Cada amostra a ser testada é semeada em *pour plate*. A seguir foram colocados discos de papel de filtro embebido numa solução a 1% de carboidratos na superfície do meio. O crescimento da amostra nas proximidades do açúcar significa que o micro-organismo assimila aquele açúcar como fonte de carbono.

TABELA 19.17 Características culturais, assimilação e fermentação de carboidratos pelas amostras de Candida

| Características | *C. albicans* | *C. glabrata* | *C. guilliermondii* | *C. krusei* | *C. parapsilosis* | *C. tropicalis* |
|---|---|---|---|---|---|---|
| Tubo germinativo | + | - | - | - | - | - |
| Hifas/Pseudo-hifas | + | - | + | + | + | + |
| Clamidoconídeos | + | - | - | - | - | - |
| FERMENTAÇÃO | | | | | | |
| Glicose | A/G | A/G | A/G | A/G | A/G | A/G |
| Maltose | A/G | -/- | -/- | -/- | -/- | A/G |
| Sacarose | A/- | -/- | A/G | -/- | -/- | A/G |
| Lactose | -/- | -/- | -/- | -/- | -/- | -/- |
| Galactose | A/G | -/- | A/G | -/- | A/G | A/G |
| ASSIMILAÇÃO | | | | | | |
| Glicose | + | + | + | + | + | + |
| Maltose | + | - | + | - | + | + |
| Sacarose | + | - | + | - | + | + |
| Lactose | - | - | - | - | - | - |
| Galactose | + | - | + | - | + | + |

### *Interpretação das provas de identificação*

As amostras são caracterizadas em espécies de acordo com as características de produção de tubo germinativo em soro estéril de coelho, produção de pseudo-hifas e clamidconídeos em ágar fubá-tween 80, fermentação e assimilação de carboidratos, baseando-se em Sandvén (1990) (Tabela 19.17). Na Figura 19.10 está apresentado um fluxograma para identificação de leveduras.

## Provas para a identificação presuntiva de *C. dubliniensis*

### *Crescimento a temperatura de 42°C (Pinjón, 1998)*

Para identificação presuntiva das amostras de *C. dubliniensis* as amostras devem ser semeadas em ágar Sabouraud dextrose (Difco) e incubadas a 42°C por 48 horas. Ao contrário de *C. albicans*, *C. dubliniensis* não se desenvolve ou cresce escassamente a essa temperatura.

### *Produção de clamidoconídeos em ágar caseína (Mosca et al., 2003)*

Em meio de cultura ágar caseína (Anexo) 92,5% de isolados de *C. albicans* não produzem clamidoconídeos após 48 horas de incubação. Cem por cento das amostras de *C. dubliniensis* produzem clamidoconídeos após 48 horas de incubação a 24°C.

### *Crescimento em ágar tabaco (Khan et al., 2004)*

Em ágar tabaco, *C. dubliniensis* produzem colônias irregulares, alaranjadas e com franja hifal periférica após incubação por 48 a 72 horas a 28°C. As colônias de *C. albicans* apresentam-se em coloração creme, lisas e sem franja hifal. *C. dubliniensis*, ao contrário de *C. albicans,* produz abundante quantidade de clamidoconídeos quando semeada neste meio de cultura.

### *Crescimento em ágar girassol (Mosaid et al., 2003)*

As amostras de *C. dubliniensis* apresentam franja hifal e produção de clamidoconídeos quando semeados em ágar girassol e incubadas por 48 a 72 horas a 30°C. *C. albicans* não produz clamidoconídeos neste meio de cultura.

### *Prova da atividade de β-glucosidase intracelular (Segundo Boerlin et al., 1995)*

Para identificação da atividade de β-glucosidase intracelular a amostra a ser testada deve ser inoculada em caldo Sabouraud dextrose (Difco), encubada por 24 horas a 37°C. Centrifugar 1 mL da cultura por 2 minutos em tubo Eppendorf. Ressuspender as células em 100 µl de acetato de sódio 0,1M (pH 5,5) contendo 1mg de metilumbeliferil-β-glucosidase (Sigma) por mL. Adicionar pérolas de vidro (0,4g), agitar em Vortex duas vezes por 30 segundos. Centrifugar o tubo por mais 2 minutos para separação das pérolas de vidro e detritos celulares. Transferir o sobrenadante para placas de microtitulação e deixar a temperatura ambiente por 15 minutos. Após esse período, observar em transiluminador sob luz ultravioleta. Amostras de *C. dubliniensis* são positivas para esse teste e apresentam fluorescência.

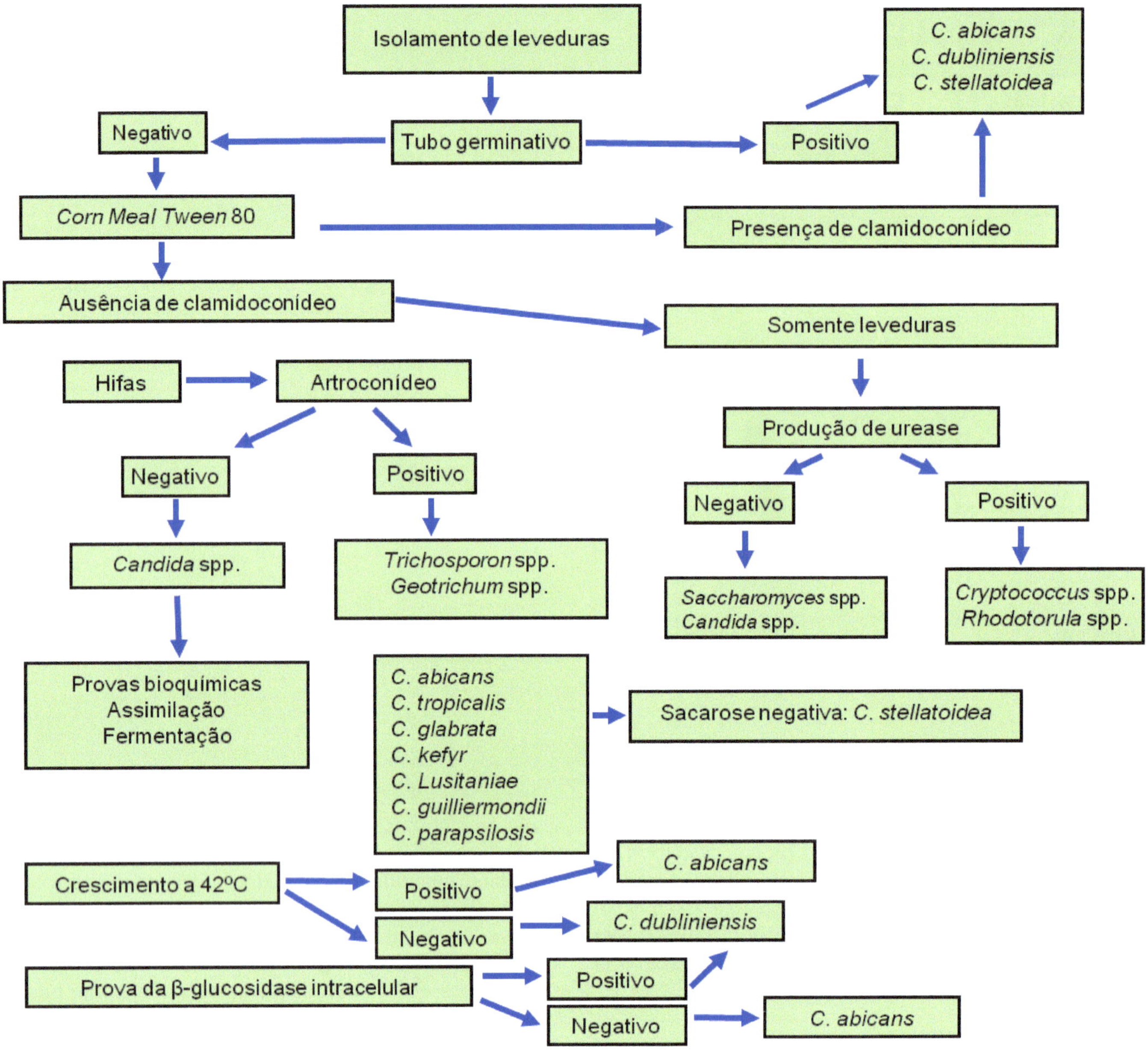


**FIGURA 19.10** Fluxograma para identificação de leveduras, para agilizar o entendimento sequencial das provas a serem realizadas.

## BIBLIOGRAFIA


Allen CM Diagnosing and managing oral candidiasis. J Am Dent Assoc 1992; 123:77-82.

Antonelli CM, Jorge, AOC Detecção de leveduras do gênero Cândida no dorso da língua, através de esfregaço e cultura. Revista Biociências 1999; 5(2):31-34.

Berdicevsky, I. et al. Oral Candida in children. Oral Surg Oral Med Oral Pathol 1984; 57(1):37-40.

Borg M, Rüchel R. Demonstration of fungal proteinase during phagocytosis of Candida albicans and Candida tropicalis. J Med Vet Mycol 1990; 28:3-14.

Brasil. Ministério da Saúde. Secretaria de Vigilância em Saúde. Departamento de Vigilância Epidemiológica. Doenças infecciosas e parasitárias: guia de bolso / Ministério da Saúde, Departamento de Vigilância Epidemiológica, 8 ed, Brasília; 2010.

Bremenkamp RM, Caris AR, Jorge AO, et al. Prevalence and antifungal resistance profile of Candida spp. oral isolates from patients with type 1 and 2 diabetes mellitus. Arch Oral Biol 2011 Jun; 56(6):549-555.

Brito GN, Inocêncio AC, Querido SM, et al. In vitro antifungal susceptibility of Candida spp. oral isolates from HIV-positive patients and control individuals. Braz Oral Res. 2011 Jan-Feb; 25(1):28-33.

Brooks GF. Jawetz, Melnick, e Adelberg: Microbiologia Médica. 24 ed. Rio de Janeiro: Editora McGraw-Hill Interamericana di Brasil; 2009.

Budtz-Jörgensen E. Etiology, pathogenesis, therapy, and prophylaxis of oral yeast infections. Acta Odontol Scand 1990; 48:61-69.

Budtz-Jörgensen E. Histopathology, immunology, and serology of oral yeast infections. Acta Odontol.Scand., v.48; 1990. p.37-43.

Challacombe SJ. Immunologic aspects of oral candidiasis. Oral Surg. Oral Med. Oral Pathol., v.78; 1994. p.202-10.

Clemons KV, Feroze F, Holmberg K, Stevens DA. Comparative analysis of genetic variability among Candida albicans isolates from different geographic locales by three genotypic methods. J Clin Microbiol, v. 5; 1997. p. 1332-6.

Coogan MM, Sweet SP, Challacomb SJ. Immunoglobulin A (IgA), IgA1, and IgA2 antibodies to Candida albicans in whole and parotid saliva in human immunodeficiency virus infection and AIDS. Infect Immun, v.62; 1994. p.892-6.

Costa AC, DE Campos Rasteiro VM, Pereira CA, et al. Susceptibility of Candida albicans and Candida dubliniensis to erythrosine- and LED-mediated photodynamic therapy. Arch Oral Biol 2011; 56(11):1.299-1.305.

Costa AC, Rasteiro VM, Pereira CA, et al. The effects of rose bengal- and erythrosine-mediated photodynamic therapy on Candida albicans. Mycoses; 2011. doi: 10.1111/j.1439-0507.2011.02042.x. [Epub ahead of print] PMID: 21668520

Dahle UR., Olsen I. Anaerobiosis and serum promote mycelium formation by Candida albicans in colonies on TSBV ágar. Acta Odontol Scand, v.49; 1991. p.41-5.

Dahlén G, Wilkströn M. Occurrence of enteric rods, staphylococci and Candida in subgingival samples. Oral Microbiol Immun, v. 10; 1995. p. 42-6.

Darwazeh AMG et.al. The relationship betwen colonisation, secretor status and in vitro adhesion of Candida albicans to buccal epithelial cells from diabetics. J Med Microbiol, v.33; 1990. p.43-9.

De Vasconcellos TC, Komiyama EY, Jorge AO, et al. Experimental pathogenicity of Candida albicans and Candida dubliniensis with continuous and discontinuous fringes morphotypes. Mycoses; 2011; 54(4):e163-7.

Eversole LR et al. The effects of human immunodeficiency virus infection on macrophage phagocytosis of Candida. Oral Microbiol Immunol, v.9; 1994. p.55-9.

Faux JA et al. A comparison of specific IgG antibody levels to the cell wall mannan of Candida albicans in normal individuals and in patients with primary antibody deficiency. J Immunol Methods, v.153; 1992. p.167-72.

Gillespie SH. Medical microbiology illustrated. Oxford: Butterworth Heinemann; 1994. p. 286.

Glick M. Infectious diseases and dentistry. Dent Clin Nort Am, v.40, n.2; 1996. p. 263-492.

Howard BJ, Keiser JF, Smith TF, et al. Clinical and pathogenic microbiology. 2 ed. St.Louis: Mosby; 1994. p. 942.

Ishikawa G, Waldron CA. Atlas colorido de patologia oral. São Paulo: Santos; 1989. p. 193.

Jawetz E et al. Microbiologia médica. 20 ed. Rio de Janeiro: Guanabara Koogan; 1998. 519p.

Jeganathan S, Chan YC. Immunodiagnosis in oral candidiasis. Oral Surg Oral Med Oral Pathol, v.74; 1992. p.451-4.

Jorge AOC et al. Presença de leveduras do gênero Candida na saliva de pacientes com diferentes fatores predisponentes e de indivíduos controle. Rev Odontol Univ São Paulo, v. 11; 1997. p. 279-85.

Jorge AOC et al. Effect of sialoadenectomy on the carriage of Candida albicans in the mouths or rats. J Oral Pathol Med, v. 22; 1993. p. 138-40.

Jorge AOC et al. Influência do uso de aparelhos ortodônticos sobre a presença de Candida albicans na cavidade bucal. Rev Assoc Paul Cir Dent, v. 41; 1987. p. 308-10.

Jorge AOC et al. Influência dos antígenos do sistema ABO (H) na saliva sobre a presença de leveduras do gênero Candida na cavidade bucal. Rev Odontol Univ São Paulo, v. 8; 1994. p. 37-41.

Jorge AOC et al. Oral candidiasis established in the sialoadenectomized rat. J Oral Pathol Med, v. 22; 1993. p. 4-6.

Jorge AOC et al. Presença de leveduras do gênero Candida na cavidade bucal de Rattus norvegicus. Rev Biociênc, v. 3; 1997. p. 131-6.

Jorge AOC, Batista JA, Rego MA. Influência da xerostomia na transmissibilidade de Candida albicans na cavidade bucal de ratos. Rev Facul Odontol UNICID, v. 12; 2000. p. 121-8.

Jorge AOC, Junqueira JC, Romeiro MM, Martins CAP. Sensibilidade às toxinas killer de espécies de Candida isoladas da cavidade bucal de pacientes com candidose e de indivíduos normais. Rev Odontol UNESP, v. 29; 2000. p. 1-80.

Jorge AOC, Rego MA, Almeida OP. Inoculação de Candida albicans em ratos sialoadenectomizados portadores de placa acrílica no palato. Rev Biociên, v. 7; 2001. p. 71-7.

Jorge AOC, Rego MA, Santos EB, Almeida OP. Efeitos da aplicação de Candida albicans na língua de ratos normais e sialoadenectomizados. Rev Facul Odontol UNICID, v. 14; 2002. p. 35-44.

Jorge AOC. Microbiologia: atividades práticas. São Paulo: Livraria Editora Santos, 1997. 146 p.

Jorge AOC. Princípios de Microbiologia e Imunologia. 1 ed. São Paulo: Editora Santos; 2006.

Jorge AOC. et al. Estomatite por prótese total: presença de bactérias e fungos. Rev Arq Centro Est Curso Odontol. UFMG, v.27; 1990. p.9-15.

Jorge AOC, Batista JA, Rego MA. Influência da xerostomia na transmissibilidade de Candida albicans na cavidade bucal de ratos. Rev Odontol UNICID, v. 12, n. 2; 2000. p. 121-128.

Jorge AOC, Ito CYK, Silva CRG, et al. Presença de leveduras do gênero Candida na saliva de pacientes com diferentes fatores predisponentes e de indivíduos controle. Revista de Odontologia da Universidade de São Paulo, v. 11, n. 4; 1997. p. 279-285.

Jorge AOC, Almeida NQ, Unterkircher CS, Shimizu MT. Influência do uso de aparelhos ortodônticos sobre a presença de Cândida albicans na cavidade bucal. Revista da Associação Paulista de Cirurgiões Dentistas, v.41, n.6; 1987. p. 308-310.

Jorge AOC, Junqueira JC, Romero MM, Martins CAP. Sensibilidade às toxinas killer de espécies de Candida isoladas da cavidade bucal de pacientes com candidose e de indivíduos normais. Revista de Odontologia da UNESP, v. 29, n. 1/2; 2000. p. 71-80.

Jorge AOC, Rego MA, Almeida OP. Inoculação de Candida albicans em ratos sialoadenectomizados portadores de placa acrílica no palato. Revista Biociências, v. 7, n. 1; 2001. p. 71-77.

Jorge AOC, Rego MA, Santos EB, Almeida OP. Efeitos da aplicação de Candida albicans na língua de ratos normais e sialoadenectomizados. Rev Odontol, UNICID, v. 14, n. 1; 2002. p.35-44.

Jorge AOC, Totti MAG, Almeida OP, Scully C. Oral candidiasis established in the sialoadenectomized rat. Journal of Oral Pathology and Medicine, v.22, n.2; 1993. p.54-56.

Jorge AOC, Totti MAG, Almeida OP, Scully C. Effect of sialoadenectomy on the carriage of Candida albicans in the mouths of rats. Journal of Oral Pathology and Medicine, v.22, n.3; 1993. p.138-140.

Jorge AOC. Presença de Candida e de anticorpos anti-Candida na cavidade bucal de pacientes com periodontite crônica do adulto. São José dos Campos, 1996. 210p. Tese (Livre-Docência em Microbiologia e Imunologia) - Faculdade de Odontologia, Câmpus de São José dos Campos, Universidade Estadual Paulista "Júlio de Mesquita Filho".

Jorge AOC. Presença de Candida spp. e anticorpos anti-Candida albicans na cavidade bucal de pacientes com periodontite crônica do adulto. Rev Odontol UNESP, v. 26; 1997. p.203-18.

Junqueira JC, Colombo CED, Martins JS, et al. Experimental candidosis and recovery of Candida albicans from the oral cavity of ovariectomized rats. Microbiol Immunol, v. 49; 2005. p. 1-9.

Junqueira JC, Ribeiro MA, Rossoni RD, et al. Antimicrobial photodynamic therapy: photodynamic antimicrobial effects of malachite green on Staphylococcus, Enterobacteriaceae, and Candida. Photomed Laser Surg, Suppl 1:S67-72; 2010.

Junqueira JC, Vasconcellos LMR, Fernandes RG, et al. Experimental candidosis on rat's tongue. Ciênc Odontol Bras, v.7; 2004. p.21-9.

Komiyama EY, Ribeiro PM, Junqueira JC, et al. Prevalence of yeasts in the oral cavity of children treated with inhaled cortecosteroids. Braz Oral Res, v. 18; 2004. p. 197-201.

Kontou-Kastellanou C et al. A case of Candida parapsilosis endocarditis. Mycoses, v.33; 1990. p.427-9.

Lacaz CS, Porto E, Martins JEC, et al. Tratado de micologia médica Lacaz. São Paulo: Sarvier; 2002. p. 1104.
Lacaz CS, Porto E, Heins-Vaccari EM, Melo NT. Guia de identificação fungos actinomicetos algas de interesse médico. São Paulo: Sarvier; 1998. p. 445.
Lacaz CS, Porto E, Martins JEC, et al. Tratado de micologia médica. São Paulo: Sarvier; 2002. p. 1104.
Lamey PJ et al. Chronic hyperplastic candidosis and secretor status. J Oral Pathol Med, v.20; 1991. p 64-7.
Larone DH. Medically important fungi: a guide to identification. 3 ed. Washington: ASM Press; 1995. p. 274.
Levinson W, Jawetz E. Medical microbiology & immunology. 5 ed. Stamford: Appleton & Lange; 1998. p. 547.
Lim D. Microbiology. 2 ed. Boston: McGraw-Hill; 1998. p. 720.
López-Ribot JL, McAtee RK, Kirkpatrick WR, et al. Comparison of DNA-based typing methods to assess genetic diversity and relatedness among Candida albicans clinical isolates. Rev Iberoam Micol, v. 17; 2000. p. 49-54.
Machado AG, Komiyama EY, Santos SS, et al. In vitro adherence of Candida albicans isolated from patients with chronic periodontitis. J Appl Oral Sci; 2011; 19(4):384-387.
Martins CAP, Jorge AOC. Métodos utilizados para caracterização de leveduras do gênero Candida. Rev Biociên, v. 4; 1998. p. 7-19.
Martins CAP, Koga-Ito CY, Jorge AOC. Presence of Staphylococcus spp. and Candida spp. in the human oral cavity. Braz J Microbiol, v. 33; 2002. p. 1-5.
Martins CAP, Santos SSF, Loberto JCS, et al. Presença de Candida spp. em pacientes com periodontite crônica. Ciên Odontol Bras, v. 5; 2002. p. 75-83.
Martins CAP, Unterkircher CS, Jorge AOC. Aplicação de técnicas moleculares ao diagnóstico de candidose sistêmica. Rev Biociên, v. 5; 1999. p. 61-5.
Martins JDAS, Junqueira JC, Faria RL, et al. Antimicrobial photodynamic therapy in rat experimental candidiasis: evaluation of pathogenicity factors of Candida albicans. Oral Surg Oral Med Oral Pathol Oral Radiol Endod; 2011; 111(1):71-7.
Martins CAP, Santos SSF, Loberto JCS, et al. Presença de Candida spp. em pacientes com periodontite crônica. Ciência Odontológica Brasileira, v. 5, n.3; 2002. p. 75-83.
Marton NS, Candelária LFA, Jorge AOC. Influência da adequação do meio bucal na quantidade de Candida albicans na saliva. Rev Biociên, v. 4; 1998. p. 45-51.
Maza LM, Pesslo MT, Baron EJ. Color atlas of diagnostic microbiology. St. Louis: Mosby; 1997. p. 216.
Mc Carty M. Infecções bacterianas e micóticas. In: DAVIS, B. Microbiologia. 2 ed. São Paulo: Harper How do Brasil, v. 3; 1979. p. 757-1219.
Meyer SA, Ahearn DG, Yarrow D. Genus 4. Candida Berkhout. In: Kreger-Van Rij NJW. The yeasts: a taxonomic study. 3 ed. Amsterdam: Elsevier; 1984. p.585-844.
Midgley G, Clayton YM, Hay RJ. Diagnosis in color medical mycology. Chicago: Mosby-Wolfe; 1997. p. 155.
Mims C, Dockrell HM, Goering RV, et al. Microbiologia Médica. 3 ed. Rio de Janeiro: Editora Elsevier; 2005.
Moura RAA, Mamizuka EM, Borges MF. Microbiologia clínica. São Paulo: Mc Will; 1979. p. 118.
Murray PR, Rosenthal KS, Pfaller MA. Microbiologia Médica. 5 ed. Rio de Janeiro: Editora Elsevier; 2006.
Murray PR, Rosenthal KS, Kobayashi GS, Pfaller MA. Medical microbiology. 3 ed. St.Louis: Mosby; 1998. p. 719.
Nery EO, Silva CRG, Unterkircher CS, et al. Influência dos antígenos do sistema ABO (H) na saliva sobre a presença do gênero Candida na cavidade bucal. Revista Odontologia da Universidade de São Paulo, v.8; 1994. p.37-41.
Nester EW, Roberts CE, Nester MT. Microbiology: a human perspective. Dubuque: Wm. C. Brown, 1995. p. 812.
Oksala E. Factors predisposing to oral yeast infections. Acta Odontol Scand, v. 48; 1990. p.71-4.
Olds RJ. Atlas de microbiologia. Rio de Janeiro: Livraria Atheneu; 1977. p. 287p.
Olsen I. Oral adhesion of yeasts. Acta Odontol Scand, v.48; 1990. p.45-53.
Olsen I, Stenderup A. Clinical-mycologic diagnosis of oral yeast infections. Acta Odontol Scand, v.48; 1990. p.11-8.
Paula CR et al. Oral yeasts in patients with cancer of the mouth, before and during radiotherapy. Mycopathologia, v.112; 1990. p.119-24.
Pereira CA, Da Costa AC, Machado AK, et al. Enzymatic activity, sensitivity to antifungal drugs and Baccharis dracunculifolia essential oil by Candida strains isolated from the oral cavities of breastfeeding infants and in their mothers' mouths and nipples. Mycopathologia; 2011; 171(2):103-9.
Pereira CA, Romeiro RL, Costa AC, et al. Susceptibility of Candida albicans, Staphylococcus aureus, and Streptococcus mutans biofilms to photodynamic inactivation: an in vitro study. Lasers Med Sci; 2011; 26(3):341-8.
Pfaller MA et al. The use of biotyping and DNA fingerprinting in typing Candida albicans from hospitalized patients. Diagn Microbiol Infect Dis, v. 13; 1990. p. 481-9.
Rego MA, Koga-Ito CY, Jorge AOC. Effects of oral environment stabilization procedures on counts of Candida spp. in children. Pesq Odontol Bras, v. 17; 2003. p. 332-6.
Reiss E, Tanaka K, Bruker G, Chazalet V et al. Molecular diagnosis and epidemiology of fungal infections. Med Mycol, v. 24; 1998. p. 249-57.
Ribeiro PM, Bacal F, Koga-Ito CY, et al. Presence of Candida spp. in the oral cavity of heart transplantation patients. J Appl Oral Sci; 2011; 19(1):6-10.
Ribeiro PM, Querido SM, Back-Brito GN, et al. Research on Candida dubliniensis in a Brazilian yeast collection obtained from cardiac transplant, tuberculosis, and HIV-positive patients, and evaluation of phenotypic tests using agar screening methods. Diagn Microbiol Infect Dis; 2011; 71(1):81-6.
Roitmam I, Travassos LR, Azevedo JL. Tratado de microbiologia. São Paulo: Manole, v. 2; 1990. 126p.
Rosenberg E. Microbial ecology and infectious disease. Washington: ASM Press; 1999. p. 319.
Rowland SS, Walsh SR, Teel LD, Carnahan AM. Pathogenic and clinical microbiology: a laboratory manual. Boston: Little Brown; 1994. p. 389.
Ryan KJ. Sherris medical microbiology: an introduction to infectious diseases. 3 ed. Samford: Appleton & Lange; 1994. 890p.
Samaranayake LP, MacFarlane TW. Oral candidosis. London: Wright; 1990. p. 265.
Samaranayake LP. Oral mycoses in HIV infection. Oral Surg Oral Med Oral Pathol, v.73; 1992. p.171-80.
Samaranayake LP et al. Oral carriage of Candida species and coliforms in patients with burning mouth syndrome. J Oral Pathol Med, v. 18; 1989. p. 233-5.
Samaranayake LP, MacFarlane TW. Oral candidosis. London: Wright; 1990. p. 265.
Samaranayake YH et al. The in vitro proteolytic and saccharolytic activity of Candida species cultured in human saliva. Oral Microbiol Immunol, v.9; 1994. p.229-35.
Sandin RL. et al. Concurrent isolation of Candida krusei and Candida tropicalis from multiple blood cultures in a patient with acute leucemia. Arch Pathol Lab Med, v.117; 1993. p.521-3.
Sandvén P. Laboratory identification and sensitivity testing of yeast isolates. Acta Odontol Scand, v.48, n.1; 1990. p.27-36.
Schaechter M, Engleberg NC, Eisenstein BI, Medoff G. Microbiologia: mecanismos das doenças infecciosas. 3 ed. Rio de Janeiro: Guanabara Koogan; 2002. p. 642.
Scherma AP, Santos DVO, Jorge AOC, Rocha RF. Avaliação de fatores predisponentes à candidose bucal em recém-nascidos. Ciênc Odontol Bras, v. 7; 2004. p. 32-7.
Schulte PA, Pereira FP. Molecular epidemiology: principles and practices. San Diego: Academic Press; 1993.

Scroferneker ML et al. Notas de imunologia. Porto Alegre: Editora da Universidade Federal do Rio Grande do Sul; 1996. p. 578.
Scroferneker ML, Pholmann PR. Imunologia básica e aplicada. Porto Alegre: Sagra Luzzato; 1998. p. 578.
Sedgley CM, Samaranayake LP. The oral prevalence of aerobic and facultatively anaerobic Gram-negative rods and yeasts in Hong Kong Chinese. Archs Oral Biol, v. 39; 1994. p. 459-66.
Shafer WG et al. Tratado de patologia bucal. 4 ed. Rio de Janeiro: Interamericana; 1985. p. 837.
Sidrim JJC, Moreira JLB. Fundamentos clínicos e laboratoriais da micologia médica. Rio de Janeiro: Guanabara Koogan; 1999. p. 287.
Souza RC, Junqueira JC, Rossoni RD, et al. Comparison of the photodynamic fungicidal efficacy of methylene blue, toluidine blue, malachite green and low-power laser irradiation alone against Candida albicans. Lasers Med Sci; 2010; 25(3):385-9.
Spicer WJ Bacteriologia, micologia e parasitologia clínicas. Rio de Janeiro: Guanabara Koogan; 2002. p. 224.
Stenderup A. Oral mycology. Acta Odontol Scand, v.48; 1990. p. 3-10.
Strohl WA, Rouse H, Fisher MD. Microbiologia ilustrada. São Paulo: Artmed; 2004. p. 531.
Sullivan DJ, Westerneng TJ, Hanyes KA, et al. Candida dubliniensis sp: phenotipic and molecular characterization of a novel species associated with oral candidosis in, HIV-infected individuals. Microbiology, v. 141; 1995. p. 1507-21.
Sundstrom P, Jensen J, Balish E. Humoral and cellular immune responses to enolase after alimentary tract colonization or intravenous immunization with Candida albicans. J Infect Dis, v.170; 1994. p. 390-5.
Tilton RC. Microbiologia: "pré-teste" – autoavaliação e revisão. São Paulo: McGraw-Hill; 1981. p. 208.
Tortora GJ, Funke BP, Case CL. Microbiologia. 8 ed. São Paulo: Artmed; 2005. p. 894.
Totti MAG, Jorge AOC, Almeida OP, Santos EB. Recuperação de Candida albicans, C. tropicalis, C. guilliermondii, C.parapsilosis, e C. krusei da cavidade bucal de ratos normais e sialoadenectomizados. Rev Odontol UNESP, v. 25; 1996. p. 119-24.
Totti MAG, Santos EB, Almeida OP, Jorge AOC. Implantation and permanency of Candida albicans in the oral cavity of normal and sialoadenectomized mice after a single inoculation of yeast. Braz J Oral Scie, v. 1; 2002. p. 126-9.
Totti MAG, Santos EB, Koga-Ito CY, Jorge AOC. Oral candidosis by Candida albicans in normal and xerostomic mice. Braz Oral Res, v. 18; 2004. p. 202-7.
Totti MAG, Jorge AOC, Almeida OP, Santos EB. Recuperação de Candida albicans, C. tropicalis, C. guilliermondii,C. krusei da cavidade bucal de ratos normais e sialoadenectomizados. Revista de Odontologia da UNESP, v. 25, n. 1; 1996. p. 119-124.
Totti MAG, Jorge AOC, Santos EB, et al. Implantation of Candida albicans and other Candida species in the oral cavity of rats. Journal of Oral Pathology and Medicine, v.25; 1996. p. 308-310.
Totti MAG, Santos EB, Almeida OP, Jorge AOC. Implantation and permanency of Candida albicans in the oral cavity of normal and sialoadenectomized mice after a single inoculation of yeast. Brazilian Journal Oral Sciency, v. 1, n. 3; 2002. p. 126-129.
Trabulsi LR, Alterthum F. Microbiologia. 5 ed. São Paulo: Atheneu; 2008.
Vasquez JA, Beckley, Sobel JD, Zervos MJ. Comparison of restriction enzyme analysis and pulsed field gradient gel electrophoresis as typing systems for Candida albicans. J Clin Microbiol, v. 29; 1991. p. 962-7.
Veronesi R, Focaccia R. Tratado de infectologia. São Paulo: Atheneu; 1996. p. 1803.
Williams DW, Lewis MA. Isolation and identification of Candida from the oral cavity. Oral Dis, v.6, n.1; 2000. p.3-11.
Wistreich GA, Lechtman MD. Microbiologia das doenças humanas. 2 ed. Rio de Janciro: Guanabara Koogan; 1980. p. 661.
World Health Organization Procedimentos laboratoriais em bacteriologia clínica. São Paulo: Santos; 1997. p. 122p.
Zaitz C, Canpbell I, Marques AS, et al. Compêndio de micologia médica. Rio de Janeiro: Medsi; 1998. p. 434.
Zöllner MSAC, Jorge AOC. Candida spp. occurrence in oral cavities of breastfeeding infants and in their mothers' mouths and breasts. Pesq Odontol Bras, v. 17; 2003. p. 151-5.

CAPÍTULO

# 20

# Viroses Humanas de Importância

*Antonio Olavo Cardoso Jorge*

Os vírus são parasitas intracelulares obrigatórios que infectam diferentes hospedeiros, como micro-organismos (micoplasmas, bactérias, fungos e algas) e diversos tipos celulares de plantas e animais superiores. Existem mais de 300 vírus que infectam seres humanos, os quais produzem diversas doenças com diversas manifestações clínicas. Várias síndromes virais distintas já foram caracterizadas. As doenças humanas produzidas por vírus geralmente apresentam como características: a) a mesma doença pode ser produzida por vários tipos de vírus, assim como o mesmo vírus pode produzir diferentes doenças; a) a doença produzida não tem relação com a morfologia do vírus; c) a evolução da doença é determinada pela constituição genética do vírus e do hospedeiro; e d) as infecções podem ser subclínicas. A Tabela 20.1 apresenta as principais doenças produzidas por vírus no ser humano, com base na sintomatologia que apresentam. A Figura 20.1 apresenta esquema das famílias de vírus que infectam seres humanos.

**TABELA 20.1 Doenças humanas produzidas por vírus, de acordo com a sintomatologia e com o (s) tecido (s) e órgãos que afetam**

| Tecidos e Orgãos que Afetam | Doenças que Produzem |
|---|---|
| VIROSES GENERALIZADAS<br>Vírus se propaga pela corrente sanguínea e compromete vários órgãos. Pode ocorrer erupção cutânea | Vacínia, sarampo, rubéola, varicela, febre amarela, dengue, enteroviroses |
| VIROSES ÓRGÃO-ESPECÍFICAS<br>Vírus atinge determinado órgão por corrente sanguínea, ao longo de nervos periféricos ou outras vias | |
| – Sistema nervoso | Poliomielite, meningite asséptica, raiva, encefalites, herpes simples, sarampo |
| – Trato respiratório | Influenza, Pneumonias<br>Faringite por adenovovírus, Resfriado comum |
| – Pele e mucosas | Herpes simples, molusco contagioso<br>Verrugas, herpes-zoster |
| – Olhos | Conjuntivite por adenovírus, ceratoconjuntivite herpética<br>Conjuntivite hemorrágica epidêmica (enterovírus) |
| – Fígado (hepáticas) | Hepatites A, B, C, D, E<br>Febre amarela |
| – Glândulas salivares | Caxumba, citomegaloviroses |
| – Trato gastrointestinal | Rotaviroses, adenoviroses entéricas |
| – Sexualmente transmitidas | Herpes simples, hepatite B,<br>papilomaviroses, AIDS, molusco contagioso |

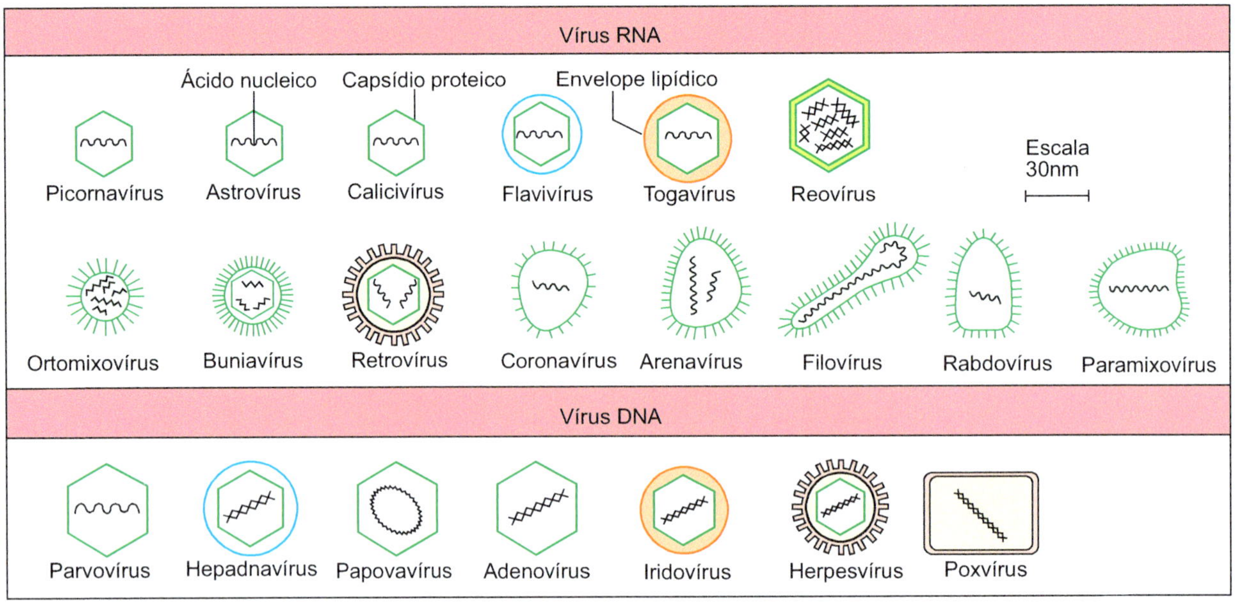


**FIGURA 20.1** Famílias de vírus que infectam humanos, as quais são distinguidas considerando-se presença de envelope ou capsídeo característico e composição do ácido nucleico genômico. (Reproduzido de Actor JK. Imunologia e microbiologia. Elsevier; 2007. Figura 13-2. p. 127. Com permissão de Elsevier.)

Os vírus que parasitam células animais são divididos, de acordo com seu genoma, em vírus DNA e vírus RNA. Vírus DNA que produzem doenças em seres humanos incluem: parvovírus, papovavírus, adenovírus, herpesvírus e poxvírus (Tabela 20.2). Vírus RNA que causam doenças em seres humanos incluem: picornavírus, togavírus, paramixovírus, ortomixovírus, rabdovírus, reovírus e retrovírus (Tabela 20.3).

**TABELA 20.2 Vírus DNA que produzem doenças em seres humanos e as doenças que causam**

| Vírus | | Doenças |
|---|---|---|
| Parvovírus | Vírus adenoassociado | Anemias; infecções em imunodeficientes; eritema infeccioso |
| Papovavírus | Vírus do papiloma humano | Verruga plantar |
| | Vírus polioma humano | Leucoencefalopatia multifocal progressiva |
| Adenovírus | Adenovírus A | Doença respiratória aguda |
| | Adenovírus B e E | Infecções brandas do trato respiratório, Infecção latente no tecido linfoide |
| | Adenovírus C | |
| | Adenovírus D | Ceratoconjuntivite epidêmica |
| Herpesvírus | Vírus do herpes simples tipo 1 | Estomatite primária por herpes, herpes labial recorrente, infecções do trato respiratório superior, herpes genital e queratite, encefalite fetal |
| | Vírus do herpes simples tipo 2 | Principalmente herpes genital, raramente queratite e estomatite, herpes labial recorrente, encefalite fetal e meningite |
| | Vírus varicela-zóster | Catapora em crianças, herpes-zóster, encefalite fatal, queratite |
| | Citomegalovírus | Icterícia, hepatoesplenomegalia, danos cerebrais, defeito de nascimento, mononucleose, morte |
| | Vírus Epstein-Barr | Linfoma de Burkitt, carcinoma nasofaríngea, mononucleose infecciosa |
| Poxvírus | Vírus da varíola principal | Varíola |
| | Vírus da varíola minoritário | Alastrim |
| | Vírus da varíola de macacos | Doença semelhante à varíola |
| | Vírus da vaccínia | Erupção vesicular da pele |
| Hepatite B | Vírus da hepatite B | Hepatite B (hepatite sérica) |

TABELA 20.3 Vírus RNA que produzem doenças em seres humanos e as doenças que causam

| Classe | Vírus | Doenças |
|---|---|---|
| Picornavírus | Polivírus | Poliomielite |
| | Coxsackievírus A | Herpangina, meningite asséptica, paralisia, resfriado |
| | Coxsackievírus B | Pleurodinia, meningite asséptica |
| | Vírus ECHO | Paralisia, diarréia, meningite asséptica |
| | Enterovírus humano 72 (vírus hepatite A) | Hepatite infecciosa, icterícia |
| | Rinovírus | Resfriado, bronquite |
| Togavírus | Vírus da rubéola | Rubéola |
| | Vírus da febre amarela | Febre amarela |
| Ortomixovírus | Vírus influenza A, B, C | Influenza |
| Paramixovírus | Vírus sarampo | Sarampo |
| | Panencefalite esclerosante subaguda (PEES) | Degeneração crônica SNC |
| | Vírus caxumba | Caxumba |
| | Vírus da parainfluenza | Infecção trato respiratório |
| | Vírus sendai | Crupe, resfriado |
| Rabdovírus | Vírus da raiva | Encefalite grave |
| | Vírus estomatite vesicular | Frequente em gado |
| Reovírus | Reovírus tipos 1, 2, 3 e Rotavírus | Diarreia em crianças |
| Retrovírus | HIV-1, HIV-2 | Síndrome da Imunodeficiência Adquirida (AIDS) |

## VÍRUS RNA ENVELOPADOS

### Arenavírus

São vírus envelopados responsáveis por febres hemorrágicas em seres humanos. Apresentam em seu genoma dois segmentos de RNA de fita simples e polaridade negativa e uma enzima transcriptase. São vírus pleomórficos com nucleocapsídeo helicoidal e diâmetro de 120 nm. Os arenavírus provocam infecções persistentes em roedores, causando zoonoses no ser humano. São transmitidos por meio de aerossóis, exposição à urina ou fezes infectadas. As mordidas de roedores não representam via usual de contaminação. Os arenavírus incluem os vírus da coriomeningite linfocítica e de febres hemorrágicas (vírus de Lassa, Junin e Machupo).

### Bunyavírus

São vírus envelopados, esféricos de tamanho médio (90-120 nm). Apresentam genoma RNA segmentado de fita negativa, dividido em três segmentos. Constituem um "supergrupo" de pelo menos 200 vírus. Os roedores são seus principais hospedeiros e podem ser transmitidos para o ser humano por meio de artrópodes (mosquitos, carrapatos e moscas). São responsáveis por encefalites e febres hemorrágicas. Nesse grupo inclui-se o antavírus, responsável pela síndrome pulmonar por antavírus (HPS, *hantavirus pulmonary syndrome*). O antavírus, diferentemente dos demais, não têm um vetor artrópode e os seres humanos são contaminados pelo contato próximo com os roedores ou por meio da inalação de urina do roedor.

### Filovírus

São envelopados e sua morfologia é filamentosa, com nucleocapsídeo helicoidal, com 80 nm de diâmetro e comprimento que varia de 800 a 1.400 nm. Possuem RNA de fita única e polaridade negativa. Causam febres hemorrágicas graves ou fatais e são endêmicos na África. Podem ser transmitidos de pessoa a pessoa ou por contato com sangue, sêmen ou outras secreções. Entre os filovírus inclui-se o vírus Ebola, responsável pela febre hemorrágica ebola.

### Flavivírus

Os flavivírus apresentam genoma de RNA de fita simples, senso positivo com diâmetro de 37 a 50 nm. São vírus envelopados, poliédricos, transmitidos por mosquitos e carrapatos. Pássaros e pequenos mamíferos são o reservatório mais comum dos flavivírus. São resposáveis por várias encefalites ou febres hemorrágicas nos seres humanos. Entre os flavivírus estão incluídos o vírus da febre amarela e da dengue, cujo vetor é o *Aedes aegypti*. O vírus da hepatite C, apesar de nãs ser transmitido por artrópodes, também está incluído nos flavivírus.

As infecções pelo vírus da febre amarela são caracterizadas por uma doença sistêmica grave com degeneração do fígado, rins e coração, associada a hemorragias gastrointestinais. Pode se apresentar de duas formas distintas, a febre amarela silvestre, cujos hospedeiros naturais são primatas não humanos (macacos) e o vetor é o mosquito *Haemagogus janthinomyces* e a febre amarela urbana que é transmitida de homem infectado para homem sadio pelo *Aedes aegypti*.

A dengue ocorre em todo o mundo com 100 milhões de casos anuais de febre da dengue e 300 mil casos de febre hemorrágica da dengue. O vírus apresenta 4 sorotipos (DENV1, DENV2, DENV3 e DENV4). No Brasil ocorreram duas grandes epidemias da dengue em 1998 e 2002. Em 2008, ocorreu epidemia no estado do Rio de Janeiro com 210 mil casos notificados no primeiro semestre do ano, com cerca de 150 óbitos confirmados. É uma doença de notificação complusória e investigação obrigatória. A febre da dengue caracteriza-se por febre alta, dor de cabeça, eritema e dor nas costas e ossos que perdura por seis a sete dias. Quando ocorrer reinfeccção, com outros dos três sorotipos relacionados, o vírus pode causar dengue hemorrágica.

### Ortomixovírus

São vírus envelopados de tamanho médio (100 a 200 nm), contendo RNA segmentado de polaridade negativa. O genoma segmentado dos ortomixovírus facilita o desenvolvimento de novas linhagens por meio de mutação e reagrupamento dos segmentos gênicos dentre as diferentes linhagens de vírus humanos e de animais, o que gera epidemias anuais e pandemias de influenza. São pleomórficos e apresentam formas esféricas ou helicoidais. Seu genoma caracteriza-se por RNA de polaridade negativa segmentado em oito pedaços. Apresentam afinidade por mucosas. Responsáveis pela influenza em seres humanos são classificados em dois tipos principais: A e B. O vírus da influenza A infecta também aves, suínos e cavalos. O tipo B parece ser específico para o homem.

### Paramixovírus

Vários gêneros de vírus estão incluídos neste grupo e são responsáveis pela ocorrência de caxumba, sarampo, pneumonia viral em crianças e por infecções brandas do trato respiratório superior em adultos. São vírus de tamanho médio (150 a 200 nm), helicoidais e possuem envelope. Possuem nucleocapsídeo espiral, contendo RNA de fita simples e polaridade negativa.

O sarampo é uma doença infecciosa aguda, transmissível e extremamente contagiosa. A evolução clínica apresenta três perídos definidos: a) período prodrômico ou catarral, com duração de 6 dias, ocorrendo febre, tosse produtiva, corrimento seromucoso do nariz, conjuntivite e fotofobia; b) período exantemático: os sintomas são acentuados, com prostração e exantema característico, maculopapular de cor avermelhada; c) período de convalescência oe de descamação: as manchas tornam-se escurecidas com posterior descamação. A prevenção é feita pela vacinação. O vírus da caxumba causa uma infecção sistêmica cuja manifestação clínica mais proeminente é a parotite.

### Rabdovírus

São vírus de tamanho médio, apresentando 50 a 95 nm de diâmetro e 130 a 380 nm de comprimento. Apresentam capsídeo helicoidal e forma de ogiva de bala ou haste (*rhabdo*, do grego, haste), são envelopados e apresentas espículas que cobrem a superfície do vírus. O genoma é constituído de RNA de fita simples e polaridade negativa. Apresentam enzima RNA polimerase RNA-dependente que utiliza a fita única de polaridade negativa do vírus para formar RNA de polaridade positiva, a qual funciona como RNA mensageiro. Em seres humanos, esses vírus causam principalmente duas infecções: a raiva e a estomatite vesicular. A raiva em seres humanos quase sempre ocorre em decorrência de mordida ou arranhadura de um animal contaminado (principalmente cães, gatos e morcegos). Os rabdovírus também infectam outros vertebrados, invertebrados ou plantas.

### Retrovírus

São vírus esféricos envelopados, com tamanho em torno de 100 nm, que possuem genoma constituído por duas fitas de RNA de polaridade positiva. Possuem a enzima transcriptase reversa, que utiliza do RNA viral para formar uma fita complementar de DNA, o qual é então duplicado, produzindo uma cópia de DNA de fita dupla. A seguir, o DNA migra para o núcleo da célula, incorporando-se em seu genoma (próvirus). Os retrovírus causam tumores e leucemia em roedores e aves, assim como no ser humano. O vírus HTL V-1 e HTL V-2 (human T cell leukemia viruses) estão associados com leucemias e outras neoplasias enquanto o HIV-1 e HIV-2 (human immunodeficiency virus) são o agente etiológico da síndrome da imunodeficiência adquirida (AIDS).

### Togavírus

São vírus pequenos, envelopados e poliédricos que se multiplicam no citoplasma de células hospedeiras de muitos mamíferos e artrópodes. Apresentam genoma de RNA de fita simples de polaridade positiva. Dois grupos constituem os togavírus, os alfavírus, correlacionados com encefalites e os rubivírus, que consistem apenas no vírus da rubéola. Os alfavírus são conhecidos como vírus de artrópodes, são transmitidos por mosquitos e causam alguns tipos de encefalite em seres humanos e cavalos. Eram classificados anteriormente como arbovírus. O vírus da rubéola, apesar de incluído nesse grupo, é transmitido de um indivíduo para outro.

A rubéola é uma doença exantemárica aguda, caracterizada por febre baixa e exantema maculopapular que se inicia na face, couro cabeludo e pescoço, espalhando-se para tronco e membros. Em adolescentes e adultos pode causar dores articulares, conjuntivite, coriza e tosse. Apresenta curso benigno e sua importância maior está relacionada à sindrome da rubéola congênita, que quando ocorre nos 5 primeiros meses de gestação pode resultar em aborto, natimorto e malformações congênitas.

## VÍRUS RNA NÃO ENVELOPADOS

### Calicivírus

São vírus pequenos, icosaédricos, com tamanho de 27 a 40 nm, não envelopados. Apresentam RNA linear de fita simples e polaridade positiva, não segmentado. O capsídeo é icosaédrico e apresenta depressões, conferindo ao vírus forma de taça. O vírus mais significativo para seres humanos é o vírus Norwalk, que causa gastroenterites. A infecção é adquirida pela via orofecal.

### Picornavírus

São vírus muito pequenos (em torno de 30 nm diâmetro), não envelopados e poliédricos. Apresentam genoma RNA de fita simples e polaridade positiva. A família Picornaviridae tem mais de 230 membros, dos quais mais de 150 espécies produzem doença em seres humanos. Após infecção, os picornavírus interrompem todas as funções do DNA e do RNA da célula hospedeira. Estão divididos em vários grupos, incluindo Enterovírus (poliomielite), hepatovírus (Hepatite A) e rinovírus (resfriado comum).

### Reovírus

São vírus poliédricos, não envelopados, de tamanho médio (70 a 80 nm). Seu genoma apresenta RNA segmentado (10 a 12 segmentos) de fita dupla. Replicam-se no citoplasma das células hospedeiras, onde formam inclusões. Para o ser humano é de importância o rotavírus, responsáveis por diarreias em crianças com idade inferior a 2 anos. São também responsáveis por infecções secundárias do trato respiratório superior e gastrointestinal em adultos.

## VÍRUS DNA ENVELOPADOS

### Herpesvírus

Os herpesvírus apresentam tamanho médio de 150-200 nm de diâmetro. São envelopados e possuem nucleocapsídeo icosaédrico de 100 nm de tamanho com 162 capsômeros, que contêm DNA linear de fita dupla. O envelope contém glicoproteínas e apresenta 150-200 nm de diâmetro (Tabela 20.4). O espaço entre o envelope e o capsídeo, chamado tegumento, contém proteínas e enzimas virais que auxiliam no início da replicação do vírus. Os herpesvírus replicam-se no núcleo da célula e adquire seu envelope da membrana nuclear interna. Produzem infecções latentes que podem perdurar por toda a vida do hospedeiro, geralmente em células nervosas ganglionares e linfoblastos, podendo sofrer reativações periódicas. Em seres humanos causam herpes simples com lesões bucais e genitais, herpes-zoster, varicela (catapora) e mononucleose infecciosa. A constante reativação das doenças pelos herpesvírus em pacientes imunossuprimidos está associada a graves complicações.

Existem cerca de 100 vírus no grupo herpesvírus que infectam várias espécies animais. Sete deles causam doença no ser humano: vírus do herpes simples tipos 1 e 2, vírus da varicela-zoster, citomegalovírus, vírus Epstein Barr e herpesvírus humanos 6 e 7.

### Herpes simples (HSV)

Os vírus do herpes simples inicia a infecção através de mucosas ou rupturas da pele, infectando, inicialmente, células mucoepiteliais, nas quais se replicam e causam doença no sítio da infecção. A seguir estabelecem uma infecção latente nos neurônios que inervam a região.

Os herpesvírus provocam diversas entidades clínicas, e as infecções podem ser primárias ou recidivantes. As infeções primárias ocorrem em pessoas que não possuem ainda anticorpos e resultam geralmente em localização latente dos vírus nos gânglios sensoriais nervosos do hospedeiro. Os epsisódios recidivantes geralmente resultam de diminuição de resistência sistêmica após estímulos inespecíficos e distúrbios emocionais.

A manifestação clínica habitual é de erupção vesicular na pele ou mucosas. Existem dois tipos de vírus que podem causar gengivoestomatite herpética aguda, ceratoconjuntivite, encefalite, herpes labial, herpes genital e herpes neonatal.

Os vírus do herpes simples (tipos I e II) estão frequentemente presentes nos pacientes e podem causar sérias infecções em profissionais de saúde. A mais séria dessas infecções é representada pelo herpes oftálmico que pode levar à cegueira. Outro tipo de infecção pelo vírus do herpes é o cutâneo, na ponta dos dedos, que causa dor à pressão.

### Varicela-herpes-zoster (VZV)

O agente etiológico da varicela (catapora) é o vírus varicela-zoster e o vírus herpes-zoster. O mesmo vírus causa as duas doenças. A varicela é a forma aguda da doença e ocorre após o primeiro contato com o vírus, enquanto o

**TABELA 20.4 Propriedades importantes dos herpesvírus**

| | |
|---|---|
| Vírion | Esférico, com 120-200 nm de diâmetro (capsídio icosaédrico, 100 nm) |
| Genoma | DNA de fita dupla, linear, PM = 95-150 milhões, 120-240 kbp, com sequências repetidas |
| Proteínas | Mais de 35 proteínas no vírion |
| Envoltório | Contém glicoproteínas virais, receptores de FC |
| Replicação | Núcleo, brotamento a partir da membrana nuclear |
| Características | Estabelece infecções latentes; persiste indefinidamente nos hospedeiros infectados; quase sempre reativados em hospedeiros imunossuprimidos |

zoster é a resposta do hospedeiro parcialmente imunizado a uma reativação do vírus da varicela presente na forma latente nos gânglios dos nervos sensoriais. O herpes-zoster, zona ou simplesmentes zoster, caracteriza-se por erupção de vesículas extremamente dolorosas ao longo do trajeto de um nervo cutâneo.

A varicela é uma infecção primária aguda, altamente contagiosa, caracterizada por surgimento de exantema de aspecto maculopapular e destribição centrípeta, qua após algumas horas, adquire aspecto vesicular, evolui rapidamente para pústulas, formando posteriormente crostas. Pode ocorrer febre moderada. A transmissão ocorre de pessoa para pessoa pelo contato direto ou por secreções respiratórias e mais raramente, pelo contato com as lesões. A doença é benigna e geralmente ocorre em menores de 15 anos.

### Poxvírus

São vírus de forma ovoide ou retangular, de morfologia complexa (230 × 400 nm), envelopados, com DNA linear de fita dupla (Tabela 20.5). Os poxvírus apresentam muitas enzimas em seu interior, incluindo RNA polimerase do vírus e se replicam totalmente no citoplasma da célula hospedeira. Tendem a produzir lesões cutâneas e alguns são patogênicos para o homem, como o vírus da varíola, agente etiológico da varíola, doença viral que mais afetou seres humanos em toda a história da medicina, até sua erradicação em 1980.

### Hepadnavírus

São vírus pequenos, envelopados, em sua maioria apresentando DNA de fita dupla. Causa hepatite B no ser humano e em alguns animais. Mais informações sobre o vírus da hepatite B serão descritas em outro capítulo, juntamente a outras infecções hepáticas virais.

## VÍRUS DNA NÃO ENVELOPADOS

### Parvovírus

Os parvovírus são os menores vírus DNA, com diâmetro de 18 a 26 nm, não envelopados. Apresentam nucleocapsídeo icosaédrico com 32 capsômeros, contém DNA linear de fita única (Tabela 20.6). Replicam-se em células que se dividem

| TABELA 20.5 | Propriedades importantes dos poxvírus |
|---|---|
| Vírion | Estrutura complexa, oval ou em forma de tijolo, de 400 nm de comprimento por 230 nm de diâmetro. A superfície externa apresenta cristas. Contém núcleo e corpúsculos laterais |
| Composição | DNA (3%), proteína (90%), lipídeo (5%) |
| Genoma | DNA de duplo filamento, linear, PM = 85-150 milhões. Possui alças terminais; tem baixo teor de guanina+citosina (30-40%), com exceção do Parapoxvírus (63%) |
| Proteínas | Os vírions contêm mais de 100 polipeptídeos; muitas enzimas são encontradas no núcleo, incluindo o sistema de transcrição |
| Envoltório | A membrana externa do vírion é sintetizada pelo vírus; algumas partículas adquirem um envoltório adicional proveniente da célula |
| Replicação | Citoplasma |
| Características | Os maiores e mais complexos vírus. Muito resistentes a inativação. A varíola foi a primeira doença viral a ser erradicada do mundo |

| TABELA 20.6 | Propriedades importantes dos parvovírus |
|---|---|
| Vírion | Icosaédrico, 18-26 nm de diâmetro, 32 capsômeros |
| Composição | DNA (20%), proteína (80%) |
| Genoma | DNA de fita única, linear, de 5,6 KB, PM = 1,5-2,2 milhões |
| Proteínas | Duas proteínas do capsídeo |
| Envoltório | Nenhum |
| Replicação | Núcleo, dependente da função das células hospedeiras em divisão |
| Características | Vírus muito simples; defeituoso em nível de replicação, exigindo vírus auxiliar |

| TABELA 20.7 | Propriedades importantes dos adenovírus |
|---|---|
| Vírion | Icosaédrico, 70-90 nm de diâmetro, 252 capsômeros; presença de fibra que se projeta de cada vértice |
| Composição | DNA (13%), proteína (87%) |
| Genoma | DNA de duplo filamento, linear, PM = 20-30 milhões, terminais ligados a proteína, infeccioso |
| Proteínas | Antígenos importantes (hexon, base de penton, fibra) associados às principais proteínas externas do capsídeo |
| Envoltório | Nenhum |
| Replicação | Núcleos |
| Características | Excelentes modelos para estudos moleculares dos processos em células eucarióticas |

ativamente. O principal parvovírus que produz doenças em humanos é o B19, responsável por anemias, infecções em pacientes imunodeficientes e pelo eritema infeccioso (doença infantil caracterizada por eritema na face, conhecido como quinta doença). Sua transmissão parece ser por via respiratória. Não existem antivirais e vacina para tratamento de infecções pelo B19.

### Adenovírus

Os adenovírus apresentam tamanho médio (70-90 nm), contêm DNA linear de fita dupla e apresentam simetria cúbica, com 252 capsômeros e são não envelopados (Tabela 20.7). Existem mais de 40 tipos de adenovírus que infectam o ser humano, sobretudo as mucosas, pois só se replicam adequadamente em células de origem epitelial. Podem produzir doenças nos olhos (conjuntivite folicular e ceratoconjuntivite epidêmica), trato respiratório (faringite, doença respiratória aguda, pneumonia viral), gastrointestinal (gastroenterite infantil) e urinário. Muitas infecções são subclínicas e o vírus pode persistir no hospedeiro durante meses.

### Papovavírus

São vírus com capsídeo icosaédrico (poliédricos), não envelopados, apresentando 45 a 55 nm de diâmetro. Recebem a denominação de papovavírus, devido aos três vírus relacionados nesse grupo: papilomavírus, poliovírus e vírus vacuolante. Possuem DNA de dupla fita e replicam-se no núcleo das células hospedeiras. Os papilomavírus causam verrugas tanto benignas quanto malignas em seres humanos e algumas delas estão associadas a carcinoma cervical. Os poliomavírus causam uma série de infecções subclínicas, entretanto, existem dois poliomavírus chamado vírus JC e BK (iniciais dos pacientes nos quais os vírus foram isolados), que causam doença desmielinizante fatal (leucoencefalite multifocal progressiva) em pacientes imunocomprometidos e infectam rins de pacientes transplantados (10 a 45% dos receptores de transplantes renais). O vírus vacuolante mais estudado é o vírus símio SV-40, muito utilizado pelos virologistas para estudar mecanismos de replicação viral, integração e oncogênese.

## BIBLIOGRAFIA


Black JG. Microbiologia: fundamentos e perspectivas. 4 ed. Rio de Janeiro: Guanabara Koogan; 2002:829p.

Boyd RF. Basic medical microbiology. 5 ed. Boston: Little Brown Company; 1995:642.

Brasil. Ministério da Saúde. Secretaria de Vigilância em Saúde. Departamento de Vigilância Epidemiológica. Doenças infecciosas e parasitárias: guia de bolso / Ministério da Saúde, Departamento de Vigilância Epidemiológica, 8 ed, Brasília; 2010.

Brooks GF. Jawetz, Melnick, e Adelberg: Microbiologia Médica. 24 ed. Rio de Janeiro: Editora McGraw-Hill Interamericana di Brasil; 2009.

Cann AJ. Principles of molecular virology. 2 ed. San Diego: Academic Press; 1997. p. 310.

Contreras A, Slots J. Mammaliam viruses in humana periodontitis. Oral Microbiol Immunol, v. 11; 1996. p. 381-6.

Contreras A, Umeda M, Chen C, et al. Relationship between herpesviruses and adult periodontitis and periodontopathic bacteria. J Periodontol, v. 70; 1999. p. 478-84.

Dulbecco R, Ginsberg HS. Microbiologia de Davis: virologia. 2 ed. São Paulo: Harper & Row, v. 4; 1979. p. 1223-1753.

Gillespie SH. Medical microbiology illustrated. Oxford: Butterworth Heinemann; 1994. p. 286.

Glick M. Infectious diseases and dentistry. Dent Clin Nort Am, v.40, n.2; 1996. p. 263-492.

Howard BJ, Keiser JF, Smith TF, et al. Clinical and pathogenic microbiology. 2 ed. St.Louis: Mosby; 1994. p. 942.

Ishikawa G, Waldron CA. Atlas colorido de patologia oral. São Paulo: Santos; 1989. p. 193.

Jawetz E et al. Microbiologia médica. 20 ed. Rio de Janeiro: Guanabara Koogan; 1998. 519p.

Levinson W, Jawetz E. Medical microbiology & immunology. 5 ed. Stamford: Appleton & Lange; 1998. p. 547.

Lim D. Microbiology. 2 ed. Boston: McGraw-Hill; 1998. p. 720.

Mims C, Dockrell HM, Goering RV, et al. Microbiologia Médica. 3 ed. Rio de Janeiro: Editora Elsevier; 2005.

Moura RAA, Mamizuka EM, Borges MF. Microbiologia clínica. São Paulo: Mc Will; 1979. p. 118.

Murray PR, Rosenthal KS, Pfaller MA. Microbiologia Médica. 5 ed. Rio de Janeiro: Editora Elsevier; 2006.

Murray PR, Rosenthal KS, Kobayashi GS, Pfaller MA. Medical microbiology. 3 ed. St.Louis: Mosby; 1998. p. 719.

Nester EW, Roberts CE, Nester MT. Microbiology: a human perspective. Dubuque: Wm. C. Brown, 1995. p. 812.

Olds RJ. Atlas de microbiologia. Rio de Janeiro: Livraria Atheneu; 1977. p. 287p.

Roitmam I, Travassos LR, Azevedo JL. Tratado de microbiologia. São Paulo: Manole, v. 2; 1990. 126p.

Rosenberg E. Microbial ecology and infectious disease. Washington: ASM Press; 1999. p. 319.
Rowland SS, Walsh SR, Teel LD, Carnahan AM. Pathogenic and clinical microbiology: a laboratory manual. Boston: Little Brown; 1994. p. 389.
Ryan KJ. Sherris medical microbiology: an introduction to infectious diseases. 3 ed. Samford: Appleton & Lange; 1994. 890p.
Schaechter M, Engleberg NC, Eisenstein BI, Medoff G. Microbiologia: mecanismos das doenças infecciosas. 3 ed. Rio de Janeiro: Guanabara Koogan; 2002. p. 642.
Schulte PA, Pereira FP. Molecular epidemiology: principles and practices. San Diego: Academic Press; 1993.
Shafer WG et al. Tratado de patologia bucal. 4 ed. Rio de Janeiro: Interamericana; 1985. p. 837.
Soares JB, Casimiro ARS, Aguiar LMBA. Microbiologia básica. Fortaleza: Edições UFC; 1987. p. 174.
Strohl WA, Rouse H, Fisher MD. Microbiologia ilustrada. São Paulo: Artmed; 2004. p. 531.
Tilton RC. Microbiologia: "pré-teste" – autoavaliação e revisão. São Paulo: McGraw-Hill; 1981. p. 208.
Tortora GJ, Funke BP, Case CL. Microbiologia. 8 ed. São Paulo: Artmed; 2005. p. 894.
Trabulsi LR, Alterthum F. Microbiologia. 5 ed. São Paulo: Atheneu; 2008.
Veronesi R, Focaccia R. Tratado de infectologia. São Paulo: Atheneu; 1996. p. 1803.
Wistreich GA, Lechtman MD. Microbiologia das doenças humanas. 2 ed. Rio de Janeiro: Guanabara Koogan; 1980. p. 661.
World Health Organization Procedimentos laboratoriais em bacteriologia clínica. São Paulo: Santos; 1997. p. 122p.

CAPÍTULO

# 21

# Vírus da AIDS

*Antonio Olavo Cardoso Jorge*

A síndrome da imunodeficiência adquirida (AIDS: *acquired immune deficiency syndrome*) pode ser definida como um conjunto de alterações provocadas pela perda da imunidade celular, pela ação de um retrovírus não oncogênico contendo RNA de fita simples de polaridade positiva (*5' – 3'*). O vírus é linfotrópico para células T humanas e denominado HIV.

A doença manifesta-se pelo aparecimento de uma série de infecções oportunistas (Tabela 21.1) e/ou sarcoma de Kaposi. É certamente a doença de imunodeficiência secundária mais comum no ser humano atualmente. A AIDS representa um dos mais importantes desafios de saúde mundial do início do século XXI.

**TABELA 21.1 Infecções frequentemente encontradas em pacientes com AIDS**

| Patógeno | Doença |
|---|---|
| BACTÉRIAS | |
| *Mycobacterium tuberculosis* | Tuberculose |
| *Mycobacterium avium-intracellulare* | Tuberculose disseminada |
| *Legionella pneumophila* | Pneumonia |
| Espécies de *salmonella* | Doença gastrointestinal |
| VÍRUS | |
| Herpes simples | Lesões de pele e mucosas. Pneumonia |
| Citomegalovírus | Encefalite, pneumonia, gastroenterite, febre |
| Epstein-Barr | Leucoplasia oral pilosa, possivelmente linfoma |
| Varicela-zoster | Catapora e herpes-zoster |
| FUNGOS | |
| *Pneumocystis girovesi* | Pneumonia |
| *Candida albicans* | Infecções das mucosas, infecções de esôfago |
| *Cryptococcus neoformans* | Meningite e doença renal |
| *Histoplasma capsulatum* | Pneumonia e infecções disseminadas |
| Outros fungos oportunistas | De acordo com o fungo oportunista |
| PROTOZOÁRIOS | |
| *Toxoplasma gondii* | Encefalite |
| Espécies de *Cryptosporidium* | Diarreia grave |

Baseado em Black, J.C., 2002.

A AIDS pode ser causada por pelo menos dois tipos de vírus da imunodeficiência humana (HIV, *human immunodeficiency virus*), denominados HIV-1 e HIV-2. Pertencem a família Retroviridae, gênero *Lentivirus*. A maioria dos casos de AIDS no mundo é causado pelo HIV-1. Existem 11 subtipos (também chamados de clades) de HIV-1, sendo o subtipo B o mais frequente em todo o mundo. O subtipo C predomina na África subsaariana e o subtipo E predomina no oriente médio e na Ásia. O HIV-2 é mais comum em algumas regiões da África Ocidental e pode ser menos virulento. Estudos baseados em sequência de DNA demonstraram que o HIV-2 apresenta relação muito próxima com o vírus da imunodeficiência em símios (SIV), encontrados em macacos africanos, podendo ser considerado o mesmo vírus. Por outro lado, esses estudos demonstraram que o HIV-2 difere bastante significantemente do HIV-1.

O HIV caracteriza-se por um vírus envelopado de tamanho entre 80 a 100 nm. Possui duas fitas idênticas de RNA de fita simples de polaridade positiva.O capsídeo é de forma ogival sendo formado por proteínas do capsídeo denominadas p24 e p25. No interior do capsídeo encontram-se as moléculas de RNA e as enzimas transcriptase reversa, protease e integrase. O envelope apresenta espículas constituídas de várias glicoproteínas, sendo a gp 160 constituída de duas subunidades; a gp120, que encontra-se do lado externo do envolope e serve como adesina primária para receptores da célula hospedeira (CD4) e a gp41, inserida no envelope, que permite a fusão do envelope viral com a membrana da célula. A molécula CD4 dos linfócitos é o principal receptor do HIV, tendo alta afinidade pelo gp 120 do envoltório do vírus (Figura 21.1). O correceptor nos linfócitos é o receptor de citocinas CXCR4.

As espículas (gp120) permitem a fixação do vírus ao receptor CD4 de linfócitos Th, macrófagos, células dendríticas e demais células que apresentam esse receptor. Após fixação, ocorre entrada do vírus na célula hospedeira, onde

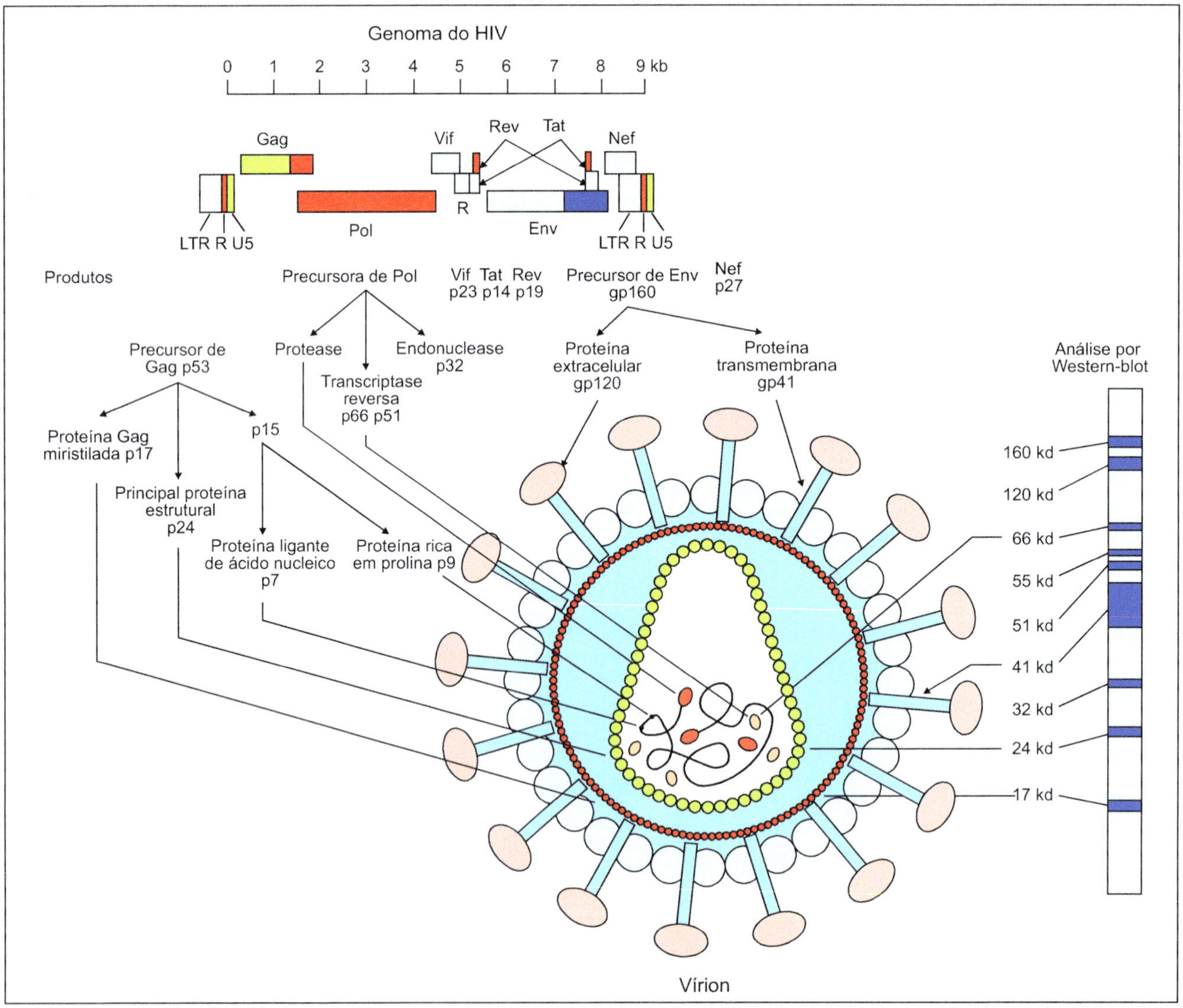


**FIGURA 21.1** Estrutura do HIV. O retrovírus HIV é constituído de um envelope glicoproteico externo envolvendo uma bicamada lipídica. O capsídeo proteico representa vários antígenos do vírus. A tanscriptase reversa e as proteínas regulatórias internas interagem com o RNA viral, permitindo a expressão dos genes virais e a montagem proteica do HIV. (Reproduzido de Actor KA. Imunologia e Microbiologia. Elsevier; 2007. Figura 14.3, página 140. Com permissão de Elsevier.)

o RNA viral é liberado e transcrito em DNA com auxílio da transcriptase reversa. A seguir, o DNA viral integra-se aos DNA cromossômico da célula hospedeira (pró-vírus). Após integração, o pró-vírus pode controlar a produção de infecção ativa, originando novos vírus que são exocitados ou que permancem no interior da célula, ou pode permancer inativo como pró-vírus (Figura 21.2). As diversas proteínas estruturais e reguladoras e os respectivos genes do HIV estão expressos na Tabela 21.2 e na Figura 21.3. Os vírus contém quatro genes necessários para sua replicação: *gag, pro, pol* e *env,* e seis genes adicionais que regulam a expressão viral. A sequência gênica dos retrovírus é *5'gag-pro-pol-env-3'*.

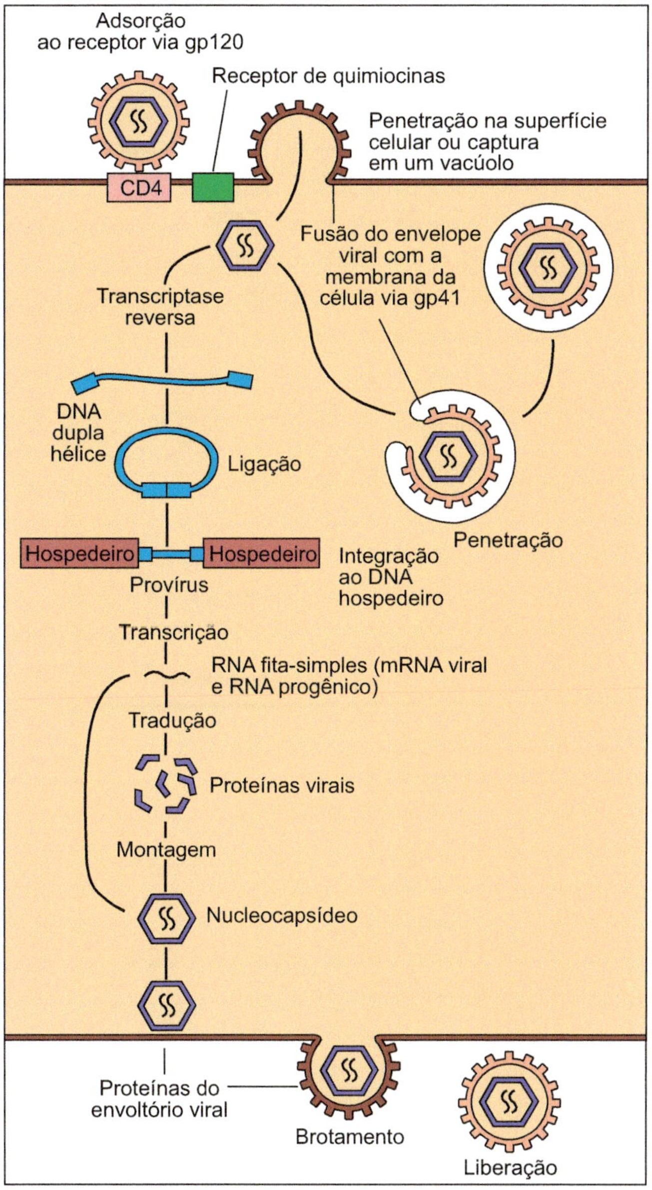


FIGURA 21.2 Ciclo de replicação do HIV. O vírus entra na célula por fusão com a membrana celular. (Repproduzido de Mims et al. Microbiologia médica. Elsevier; 2005. Figura 21-28, página 286. Com permissão de Elsevier.)

## TRANSMISSÃO E ESTÁGIOS DE INFECÇÃO PELO HIV

### Vias de transmissão

As vias comprovadas de transmissão são: a) contato sexual com pessoa infectada: todas as formas de relação sexual (heterossexual ou homossexual), ativa e passiva, vaginal, anal e oral apresentam risco de infecção por HIV; b) através de sangue e derivados: recebimento de transfusão de sangue ou de produtos do sangue contaminados com o HIV; c) compartilhamento de agulhas não esterilizadas por usuários de drogas endovenosas; d) transmissão da mãe para o feto ou neonato; e) transmissão pela amamentação. O vírus é também encontrado na saliva, lágrimas e demais secreções.

O tempo médio de soroconversão é de 3 a 4 semanas (30 dias) e a maioria dos pacientes apresenta anticorpos detectáveis após 6 a 12 semanas. Após 6 meses praticamente todos os contaminados apresentam resposta imune humoral detectável. O período de incubação, apesar de ainda não estar perfeitamente definido, pode variar de 6 meses a 10 anos. O indivíduo infectado pelo HIV pode transmiti-lo em todas as fases da infecção, risco esse proporcional à magnitude da viremia.

### Infecção pelo HIV

A característica principal da infecção pelo HIV é a depleção dos linfócitos T auxiliadores/indutores. O vírus tem tropismo pelas células que apresentam marcador CD4 na sua superfície, o qual é um receptor para o vírus. A principal célula que apresenta marcadores CD4 são os lifócitos T auxiliadores (célula T4), porém subgrupos de monócitos e macrófagos também apresentam esses marcadores, podendo também ser infectados pelo HIV.

O linfócito T4 é responsável direta ou indiretamente por vários efeitos, entre eles: a) ativação de células: macrófagos, células T citotóxicas, células NK, células supressoras e células B; b) secreção de fatores trópicos ou indutores sobre outras células. Assim, com a depleção das células T4, todas essas funções ficam deprimidas. Os pacientes com

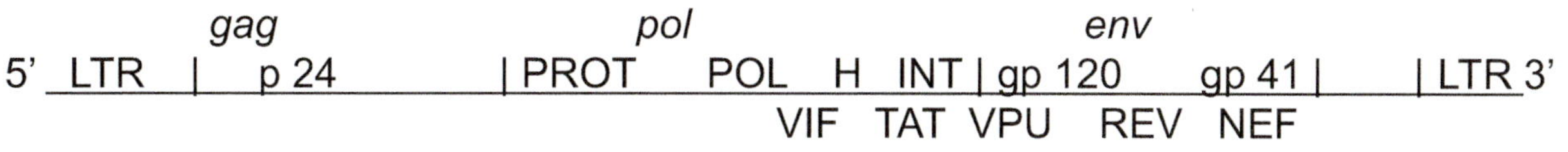


FIGURA 21.3 Esquema representando genoma do HIV. Acima da linha estão representados os genes estruturais (gag, pol, env). LTR: sítios iniciadores de transcrição; PROT: protease; POL: polimerase: H: RNAse; INT: integrase; gp 120 e gp 41: glicoproteínas do envelope; VIF: fator de infectibilidade viral; TAT: sítio de ligação da protína; VPU: proteína viral U; REV: regulador da expressão da proteína; NEF: fator regulador negativo. (Baseado em Levison e Jawetz, 1998, com modificações.)

**TABELA 21.2 Genes e produtos do vírus HIV na célula hospedeira**

| Gene | Proteína | Produto Genético* | Função |
|---|---|---|---|
| GENES ESTRUTURAIS | | | |
| *gag* | Antígeno do núcleo | P 24/25 | Proteína do capsídeo |
| | Matriz | P 16/17 | Proteína da matriz |
| | Nucleocapsídeo | P 9 | Proteína de ligação ao RNA |
| | | P 6 | Proteína de ligação ao RNA |
| *pro* | Enzima protease | P 11 | Maturação do vírus após exocitose |
| *pol* | Transcriptase reversa | P 66/51 | DNA polimerase dependente RNA/RNAse |
| | Protease | P 15 | Clivagem de protínas virais após tradução |
| | Integrase | P 32 | Integração do DNA viral com genoma |
| *env* | Proteína superfície | GP 120 | Aderência aos receptores celulares |
| | Transmembrana | GP 41 | Fusão com membrana célula-alvo |
| GENES REGULADORES | | | |
| *tat* | Tat | P 14 | Ativação do gene |
| *rev* | Rev | P 19 | Regula expressão de RNAr viral |
| *nef* | Nef | P 27 | Controla expressão de CD4 e IL-2 |
| *upr* | Vpr | P 18 | Diminui ativação do gene |
| GENES ACESSÓRIOS | | | |
| *vip* | Vip | P 23 | Auxilia infecção pelo vírus |
| *vpu* | Vpu | P 15 | Liberação de vírus pelas células hospedeiras |

* O número representa o peso molecular aproximado da proteína em Kd. Baseado em Walker, T. S., 2002.

AIDS também apresentam atividade anormal das células B, com ativação policlonal, hipergamaglobulinemia, complexos imunes circulantes e autoanticorpos.

O HIV já foi isolado de monócitos do sangue e de vários órgãos nos indivíduos infectados. No cérebro, a principal célula infectada é o monócito/macrófago, e isto pode ter repercussões importantes nas manifestações neurológicas associadas às infecções pelo HIV. Os macrófagos alveolares pulmonares infectados também podem participar na pneumonia intersticial em alguns pacientes.

O primeiro relatório clínico documentado sobre AIDS foi datado de 1981, nos Estados Unidos da América, entretanto, estudos sorológicos retrospectivos demonstraram que amostras de soro colhido desde 1959, na África, já apresentavam anticorpos anti-HIV. Calcula-se que entre 20 a 30% dos adultos jovens da região da África Central estejam infectados com o HIV.

O diagnóstico geralmente é feito pelas infecções oportunistas e Sarcoma de Kaposi. Hemograma demonstrando neutropenia, testes cutâneos (tuberculina, estreptoquinase e candidina), contagem de linfócitos T, isolamento do vírus do sangue e dosagem de anticorpos anti-HIV no soro também são utilizados. O prognóstico é sombrio, com letalidade de 70% após 2 anos de evolução e de 100% após 5 anos.

### Carga viral e contagem de linfócitos T CD4

Carga viral é a quantidade de HIV no sangue. Tem valor significativo para prognóstico da doença. Os níveis plasmáticos de RNA do HIV é determinado por meio de uma variedade de ensaios comercialmente disponíveis. A carga viral plasmática representa um indicador da evolução clínica a longo prazo. A determinação da carga viral é utilizada também para avaliação da eficácia da terapia com agentes antirretrovirais.

A contagem de linfócitos T CD4 representa o melhor indicador da evolução clínica da doença, a curto prazo, de desenvolver infecções oportunistas. As infecções oportunistas geralmente ocorrem quando as contagens de linfócitos T CD4 abaixam de 1.000 células/μL de sangue (valor normal) para menos de 200 células/μL. Nas manifestações precoces, a contagem de T CD4 geralmente oscila entre 200 e 500 células/μL; infecções secundárias quando a contagem está abaixo de 200 células/μL; e doenças refratárias de difícil tratamento para contagens abaixo de 50 células/μL de sangue.

## Manifestações clínicas

### *Infecção aguda*

O diagnóstico nesta fase é pouco realizado, devido ao baixo índice de suspeição, caracterizando-se por viremia elevada, resposta imune intensa e rápida queda na contagem de linfócitos CD4+ de caráter transitório. As manifestações clínicas variam desde quadro gripal até síndrome que se assemelha a mononucleose infecciosa. Os pacientes podem apresentar sintomas, como febre, adenopatia, faringite, mialgia, artralgia, *rash* cutâneo maculopapular eritematoso; ulcerações mucocutâneas, envolvendo mucosa bucal, esôfago e genitais; cefaleia, fotofobia, hepatoesplenomegalia, perda de peso, náuseas e vômitos. Alguns pacientes podem apresentar candidose bucal. Os sintomas duram, em média 14 dias, podendo o quadro clínico ser autolimitado.

### *Fase assintomática*

Pode durar de alguns meses a alguns anos, e os sintomas clínicos são mínimos ou inexistentes. Os exames sorológicos para HIV são reagentes e a contagem de linfócitos T CD4+ pode estar estável ou em declínio. Alguns pacientes podem apresentar linfoadenopatia generalizada persistente.

### *Fase sintomática inicial*

O portador da infecção pelo HIV pode apresentar, nesta fase, sinais e sintomas inespecíficos de intensidade variável, além de processos oportunistas de menor gravidade, conhecidos como Complexo Relacionado à AIDS (ARC). São indicativos de ARC a candidose bucal e a presença de mais de um dos seguintes sinais e sintomas, com duração superior a 1 mês, sem causa identificada: linfadenopatia generalizada, diarreia, febre, astenia sudorese noturna e perda de peso superior a 10%. Ocorre elevação da carga viral e a contagem de linfócitos T CD4+ está diminuída (abaixo de 500 cel/mm$^3$).

### *Fase da AIDS*

Uma vez agravada a imunodepressão, o portador da infecção pelo HIV apresenta infecções oportunistas, que podem ser causadas por vírus, bactérias, protozoários e fungos. Infecções por vírus mais frequentes são citomegalovirose, herpes simples e leucoencefalopatia multifocal progressiva. Infecções bacterianas mais comuns são as micobacterioses (tuberculose e complexo *Mycobacterium avium-intracellulare*), pneumonias (*S. pneumoniae*) e salmoneloses. Infecções por fungos também podem ocorrer, principalmente pneumocistose, candidose, criptococose, histoplasmose. Considerando-se os protozoários, toxoplasmose, criptosporidiose e isosporiase são as mais frequentes.

Neoplasias mais frequentemente associadas são sarcoma de Kaposi, linfomas não Hodgkin, neoplasias intraepiteliais anal e cervical.

O HIV apresenta também neurotropismo bastante acentuado, levando, frequentemente, ao aparecimento de síndromes neurológicas específicas, particularmente nas fases mais avançadas da infecção. As manifestações neurológicas mais frequentes são as neuropatias periféricas, a mielopatia vacuolar e um quadro de atrofia cerebral e demência progressiva, todas relacionadas com a ação do HIV e do próprio sistema imune no tecido nervoso central e periférico.

## Tratamento

O tratamento da infecção pelo HIV tem sido realizado por um número crescente de agentes antirretrovirais. Os três mecanismos principais de ação desses antivirais são: a) inibição da enzima transcriptase reversa (zidovudina, didanosina, estavudina); b) inibição da enzima protease viral, impedindo a maturação dos vírus (saquinavir, indinavir, ritonavir); e c) inibição da entrada do vírus na célula (fuzeon). A terapia com combinações de agentes antirretrovirais, denominada terapia antirretroviral altamente ativa – HAART começou a ser utilizada a partir de 1996 e atua suprimindo a replicação viral, diminui a carga viral nos tecidos linfoides, auxilia na recuperação da resposta imune contra patógenos oportunistas, prolongando e melhorando a sobrevida do paciente. A HAART, entretanto, ainda é incapaz de curar a infecção pelo HIV.

## BIBLIOGRAFIA

Back-Brito GN, El Ackhar VN, Querido SM, et al. Staphylococcus spp., Enterobacteriaceae and Pseudomonadaceae oral isolates from Brazilian HIV-positive patients. Correlation with CD4 cell counts and viral load. Arch Oral Biol 2011; 56(10):1.041-1.046.

Black JG. Microbiologia: fundamentos e perspectivas. 4 ed. Rio de Janeiro: Guanabara Koogan; 2002:829p.

Bolscher JGM et al. Inhibition of HIV-1 IIIB and clinical isolates by human parotid, submandibular, sublingual and palatine saliva. Eur J Oral Sci 2002; 110:146-149.

Brasil. Ministério da Saúde. Secretaria de Vigilância em Saúde. Departamento de Vigilância Epidemiológica. Doenças infecciosas e parasitárias: guia de bolso / Ministério da Saúde, Departamento de Vigilância Epidemiológica, 8 ed, Brasília; 2010.

Brooks GF. Jawetz, Melnick, e Adelberg: Microbiologia Médica. 24 ed. Rio de Janeiro: Editora McGraw-Hill Interamericana do Brasil; 2009.

Cann AJ. Principles of molecular virology. 2 ed. San Diego: Academic Press; 1997. p. 310.

Ciesilelski C. et al. Dentists, allied professionals with AIDS. J Am Dent Assoc, v.122; 1991. p.42-44.

Dulbecco R, Ginsberg HS. Microbiologia de Davis: virologia. 2.ed. São Paulo: Harper & Row, v. 4; 1979. p. 1223-1753.

Eversole LR et al. The effects of human immunodeficiency virus infection on macrophage phagocytosis of *Candida*. Oral Microbiol Immunol, v.9; 1994. p.55-9.

Glick M. Infectious diseases and dentistry. Dent Clin Nort Am, v.40, n.2; 1996. p. 263-492.

Greenspan D. Treatment of oral candidiasis in HIV infection. Oral Surg Oral Med OralPathol, v.78; 1994. p.211-5.

Howard BJ, Keiser JF, Smith TF, et al. Clinical and pathogenic microbiology. 2 ed. St.Louis: Mosby; 1994. p. 942.

Ishikawa G, Waldron CA. Atlas colorido de patologia oral. São Paulo: Santos; 1989. p. 193.

Jawetz E et al. Microbiologia médica. 20 ed. Rio de Janeiro: Guanabara Koogan; 1998. 519p.

Johnson S, Sheridan P. HIV cells found in saliva. J Am Dent Assoc, v.122; 1991. p.69.

Jorge AOC. Princípios de Microbiologia e Imunologia. 1 ed. São Paulo: Editora Santos; 2006.

Levinson W, Jawetz E. Medical microbiology & immunology. 5 ed. Stamford: Appleton & Lange; 1998. p. 547.
Lim D. Microbiology. 2 ed. Boston: McGraw-Hill; 1998. p. 720.
McCarthy GM. Host factors associated with HIV-related oral candidiasis: a review. Oral Surg Oral Med Oral Pathol, v.73; 1992. p.181-6.
Mims C, Dockrell HM, Goering RV, et al. Microbiologia Médica. 3 ed. Rio de Janeiro: Editora Elsevier; 2005.
Montagnier L. Vírus e homens AIDS: seus mecanismos e tratamentos. Rio de Janeiro: Jorge Zahar Editor; 1995. p. 2240.
Moura RAA, Mamizuka EM, Borges MF. Microbiologia clínica. São Paulo: Mc Will; 1979. p. 118.
Murray PR, Rosenthal KS, Pfaller MA. Microbiologia Médica. 5 ed. Rio de Janeiro: Editora Elsevier; 2006.
Murray PR, Rosenthal KS, Kobayashi GS, Pfaller MA. Medical microbiology. 3 ed. St.Louis: Mosby; 1998. p. 719.
Olds RJ. Atlas de microbiologia. Rio de Janeiro: Livraria Atheneu; 1977. p. 287p.
Rams TE et al. Microbiological study of HIV-related periodontitis. J Periodontol, v. 62; 1991. p. 74-81.
Roitmam I, Travassos LR, Azevedo JL. Tratado de microbiologia. São Paulo: Manole, v. 2; 1990. 126p.
Rosenberg E. Microbial ecology and infectious disease. Washington: ASM Press; 1999. p. 319.
Rowland SS, Walsh SR, Teel LD, Carnahan AM. Pathogenic and clinical microbiology: a laboratory manual. Boston: Little Brown; 1994. p. 389.
Ryan KJ. Sherris medical microbiology: an introduction to infectious diseases. 3 ed. Samford: Appleton & Lange; 1994. 890p.
Schaechter M, Engleberg NC, Eisenstein BI, Medoff G. Microbiologia: mecanismos das doenças infecciosas. 3 ed. Rio de Janeiro: Guanabara Koogan; 2002. p. 642.
Schulte PA, Pereira FP. Molecular epidemiology: principles and practices. San Diego: Academic Press; 1993.
Shafer WG et al. Tratado de patologia bucal. 4 ed. Rio de Janeiro: Interamericana; 1985. p. 837.
Silverman Jr. S. Atlas colorido das manifestações bucais da AIDS. São Paulo: Santos; 1989. p. 113.
Soares JB, Casimiro ARS, Aguiar LMBA. Microbiologia básica. Fortaleza: Edições UFC; 1987. p. 174.
Strohl WA, Rouse H, Fisher MD. Microbiologia ilustrada. São Paulo: Artmed; 2004. p. 531.
Sullivan DJ, Westerneng TJ, Hanyes KA, et al. *Candida dubliniensis* sp: phenotipic and molecular characterization of a novel species associated with oral candidosis in, HIV-infected individuals. Microbiology, v. 141; 1995. p. 1507-21.
Tilton RC. Microbiologia: "pré-teste" – autoavaliação e revisão. São Paulo: McGraw-Hill; 1981. p. 208.
Tortora GJ, Funke BP, Case CL. Microbiologia. 8 ed. São Paulo: Artmed; 2005. p. 894.
Trabulsi LR, Alterthum F. Microbiologia. 5 ed. São Paulo: Atheneu; 2008.
Veronesi R, Focaccia R. Tratado de infectologia. São Paulo: Atheneu; 1996. p. 1803.
Wistreich GA, Lechtman MD. Microbiologia das doenças humanas. 2 ed. Rio de Janeiro: Guanabara Koogan; 1980. p. 661.
World Health Organization Procedimentos laboratoriais em bacteriologia clínica. São Paulo: Santos; 1997. p. 122p.

CAPÍTULO

# 22

# Hepatites Virais

*Antonio Olavo Cardoso Jorge*

O termo hepatite viral é usado para designar alterações hepáticas, associadas a agentes infecciosos virais. Vários são os vírus que podem afetar o fígado, como o vírus da hepatite A, B, C, D, E, herpes simples, Epstein-Barr, citomegalovírus e febre amarela. O vírus da hepatite B (HBV) destaca-se dos demais, não só por alta prevalência entre os dentistas, como também por provocar lesões como cirrose e carcinoma hepatocelular. Além disso, o HBV é presentemente a única forma que pode ser prevenida por vacinação efetiva e sem efeitos colaterais. A seguir está apresentada descrição sucinta dos principais tipos de hepatites virais. As principais características, nomenclatura, antígenos e anticorpos dos vírus da hepatite encontram-se nas Tabelas 22.1 e 22.2.

Os vírus das hepatites produzem inflamação aguda do fígado, resultando em doença com sintomas clínicos como febre, icterícia, náuseas e vômitos. As lesões histopatológicas observadas no fígado são iguais, independentemente do tipo de vírus.

## VÍRUS DA HEPATITE A (HAV)

O agente viral da hepatite A, também chamada de hepatite infecciosa ou hepatite de incubação curta, é um vírus RNA pequeno, que apresenta fita única linear com tamanho de 7,5 kb. Apresenta-se como uma partícula esférica, de 27 a 32 nm de tamanho que infecta apenas o homem e primatas. Atualmente é classificado como picornavírus do gênero *Heparnavírus*, existindo apenas um sorotipo do vírus. Apresenta capsídeo icosaédrico, sem envelope, e genoma RNA de fita simples positivo. O genoma do HAV apresenta uma proteína denominada VPg anexada à extremidade 5' e poliadenosina anexada à extremidade 5' (Figura 22.1).

A hepatite A tem alta incidência em áreas de saneamento precário, e correlação com o grau de higiene pessoal e ambiental. A transmissão é por contato direto e através de água e alimentos contaminados, por via orofecal. Embora a transmissão possa ocorrer por meio de agulhas contami-

**TABELA 22.1 Características do vírus da Hepatite**

| Vírus | Hepatite A | Hepatite B | Hepatite C | Hepatite D | Hepatite E |
|---|---|---|---|---|---|
| Família | Picornaviridae | Hepadnaviridae | Flaviviridae | Não classificada | Calciviridae |
| Gênero | Hepatovirus | Orthohepadna-virus | Hepacivirus | Deltavirus | Hepevirus |
| Viríon | 27 nm, icosaédrico | 42 nm, esférico | 30-60 nm, esférico | 35 nm, esférico | 27-34 nm, icosaédrico |
| Envoltório | Nenhum | Sim, (HBsAg) | Sim | Sim (HbsAg) | Nenhum |
| Genoma | SsRNA | DsDNA | SsRNA | SsRNA | ssRNA |
| Tamanho do genoma | 7,8 kb | 3,2 kb | 9,4 kb | 1,7 kb | 7,5 kb |
| Estabilidade | Termoestável estável em ácido | Sensível a ácido | Sensível a éter | Sensível a ácido | Termoestável |
| Transmissão | Orofecal | Parenteral | Parenteral | Parenteral | Orofecal |
| Prevalência | Alta | Alta | Moderada | Baixa, regional | Regional |
| Doença fulminante | Rara | Rara | Rara | Frequente | Durante a gravidez |
| Doença crônica | Nunca | Frequente | Frequente | Frequente | Nunca |
| Oncogênico | Não | Sim | Sim | Sim | Não |

**TABELA 22.2 Vírus da hepatite, suas nomenclaturas, definições, antígenos e anticorpos**

| Doença | Sigla | Definição |
|---|---|---|
| Hepatite A | HAV | Agente etiológico da hepatite A infecciosa. Picornavírus gênero, *Heparnavirus* |
| | Anti-HAV | Detectável no início dos sintomas; persiste por toda a vida. IgG |
| | IgM anti-HAV | Indica infecção recente; positivo até 4-6 meses após infecção. IgM |
| Hepatite B | HBV | Agente etiológico da hepatite B (sérica ou de incubação prolongada). *Hepadnavirus* |
| | HBsAg | Antígeno de superfície HBV detectado(s) em grandes quantidades no soro. Foram identificados vários subtipos |
| | HBeAg | Antígeno solúvel; associado à replicação do HBV, a títulos elevados de HBV no soro e à infecciosidade do soro |
| | HBcAg | Antígeno do cerne do vírus da hepatite B. Não existe nenhum teste disponível para uso rotineiro |
| | Anti-HBs | Anticorpo anti-HBsAg. Indica infecção passada por HBV ou imunidade ao vírus. |
| | Anti-Hbe | Anticorpo anti-HBeAg. Sua presença no soro de portadores de HBsAg sugere baixos títulos de HBV |
| | Anti-HBc | Anticorpo anti-HBcAg. Indica infecção por HBV em algum momento indefinido no passado |
| | IgM anti-HBc | Anticorpo da classe IgM contra HBcAg. Indica infecção recente por HBV; positivo durante 4-6 meses após a infecção |
| Hepatite C | HCV | Vírus da hepatite C, flavovírus, do gênero *Hepacivirus.* |
| | Anti-HCV | Anticorpo anti-HCV |
| Hepatite D | HDV | Vírus da hepatite D (hepatite delta). Provoca infecção apenas na presença de HBV |
| | HDAg | Antígeno delta (delta-Ag). Detectável na fase inicial da infecção aguda por HDV |
| | Anti-HDV | Anticorpo contra antígeno delta (antidelta). Indica infecção passada ou atual por HDV |
| Hepatite E | HEV | Vírus da hepatite E. Transmitido por via entérica, anteriormente classificado entre os agentes da hepatite não A, não B. Provoca epidemias na Ásia e Norte da África |

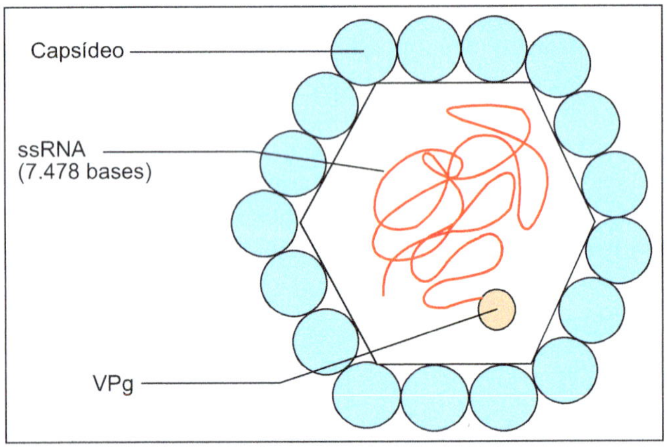


FIGURA 22.1 Estrutura do vírus da hepatite A. O capsídeo icosaédrico é formado por quatro polipeptídeos (VP1 a VP4). No interior do capsídeo observa-se um RNA senso positivo, de fita simples (ssRNA) que tem uma proteína genômica viral (VPg) na extremidade 5'. (Reproduzido de Murray et al. Microbiologia médica. 5 ed. Elsevier; 2006. Figura 66.1. p. 661. Com permissão de Elsevier.)

nadas, em geral é transmitida pela via orofecal. Moluscos, especialmente os valvares (ostras, mariscos e mexilhões) são fontes importantes de trasmissão do vírus, quando em águas contaminadas. O vírus é liberado em grandes quantidades nas fezes, aproximadamente 10 a 14 dias antes dos sintomas característicos aparecerem ou de os anticorpos serem detectados.

O período de incubação geralmente é de 15 a 45 dias, com média de 25-30 dias e as manifestações clínicas da hepatite A são febre, anorexia, icterícia, esplenomegalia, linfodenopatia e mialgia. No período ictérico a urina fica escura, e as fezes descoradas com aumento das transaminases e de bilirrubina. Não existe estado de portador associado à doença, e a vacina é constituída de vírus atenuado. A taxa de mortalidade da hepatite A é de 0,4 a 0,5% dos casos.

O diagnóstico da hepatite A aguda é confirmado pelo anticorpo da classe IgM no soro, coletado durante a fase aguda ou inicial de convalescência da doença, por meio de ELISA ou radioimunoenasio. Os anticorpos da classe IgM, que aparecem mais tarde no curso da doença, concedem proteção resistente contra a doença. O anti-HAV é detectável quando do aparecimento dos sintomas e persiste por toda a vida do paciente. A presença de IgM contra o vírus no plasma é positivo até 4-6 meses após infecção. A pesquisa de antígenos (vírus) no plasma é de difícil execução. A vacina contendo vírus mortos é disponível para crianças e adultos com alto risco de infecção. O HAV não causa doença crônica e raramente causa hepatite fatal.

## VÍRUS DA HEPATITE B (HBV)

A hepatite B é provocada por um vírus *hepadnavirus* do gênero *Orthohepadnavírus*. Apresenta genoma DNA circular pequeno, parcialmente de fita dupla. Embora seja um vírus DNA, ele codifica uma transcriptase reversa e se replica por meio de um intermediário RNA. O vírus da hepatite B se replica apenas nos hepatócitos do homem e de primatas, e sua replicação pode ser visualizada na Figura 22.2. A transmissão é geralmente via parenteral através de

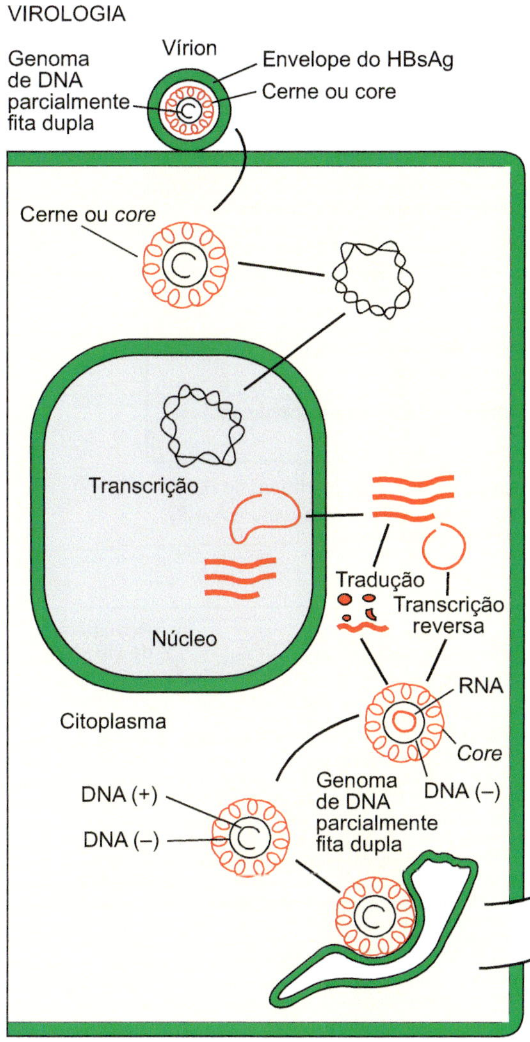


FIGURA 22.2 Replicação do vírus da hepatite B. Após penetração no hepatócito o genoma de DNA de fita parcialmente dupla é liberado do nucleocapsídeo e é completado pelas enzimas presentes no cerne sendo liberado no núcleo da célula. A transcrição do genoma produz quatro RNA mensageiros. (Reproduzido de Murray et al. Microbiologia médica. 5 ed. Elsevier; 2006. Figura 66.5. p. 664. Com permissão de Elsevier.)

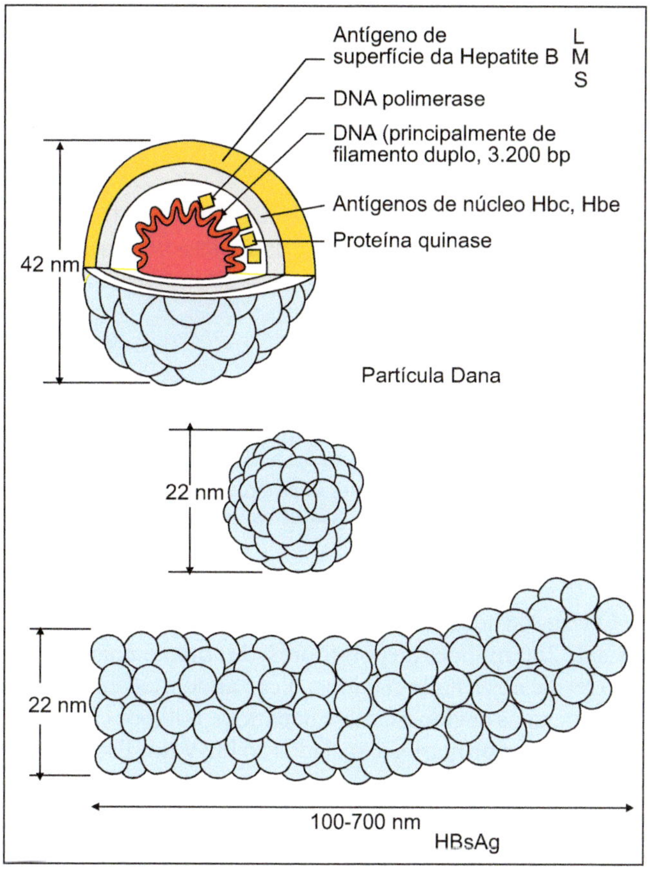


FIGURA 22.3 Vírus da hepatite B (partícula Dane) e partículas do antígeno de superfície do vírus. (Reproduzido de Murray et al. Microbiologia médica. 5 ed. Elsevier; 2006. Figura 66.4. p. 663. Com permissão de Elsevier.)

sangue e derivados; entretanto o vírus é demonstrado na saliva, secreção vaginal, sêmen e outros líquidos orgânicos, apresentando um largo espectro de vias de contaminação. Pode também ocorrer transmissão pelo contato sexual e pela ingestão do vírus. A infecção pode evoluir para formas crônicas (5 a 10% dos casos), frequentemente assintomáticas. Desta forma, o paciente fica em estado de portador, transmitindo o vírus.

Na microscopia eletrônica, o vírus revela três formas morfológicas. As mais comuns são partículas esféricas de aproximadamente 22 nm de tamanho e partículas tubulares e filamentosas, com mesmo diâmetro, mas que podem apresentar até 200 nm de comprimento. É menos comum o achado de partículas maiores, com 42 nm (originalmente denominadas partículas Dane), constituídas de uma porção central (core) que contém DNA circular pequeno, parcialmente de fita dupla e DNA polimerase e uma porção superficial (envelope), em que se encontra o antígeno Austrália (Figura 22.3). Embora seja um vírus DNA, codifica uma trasncriptase reversa e se replica por meio de RNA intermediário.

O HBV pode causar hepatite crônica ou aguda, sintomática ou assintomática. A resposta imune do indivíduo determina a maneira pela qual a doença se desenvolverá. A imunidade mediada por células e a resposta inflamatória são responsáveis pelos sintomas, assim como realizar a resolução da infecção pelo HBV pela eliminação do hepatócito infectado.

O diagnóstico da hepatite B é realizado: a) pesquisa do antígeno de superfície (AgHBs), presente em 90-95% dos casos, particularmente nas duas primeiras semanas da doença. Presente na circulação de 1-10 semanas após exposição ao vírus. Nas hepatites agudas típicas, geralmente permanece no soro por muitos anos; b) pesquisa de anti-HBc (anticorpo contra o antígeno do cerne), durante períodos da doença. Embora se admita que o anti-HBc perdure por toda a vida, em alguns indivíduos ele pode se tornar indetectável muitos anos após a infecção primária. A pesquisa de anticorpos da classe IgM contra HBcAg indica infecção recente pelo HBV; resultados positivos por 4-6 meses após infecção (Tabela 22.3).

**TABELA 22.3 Interpretação das provas sorológicas comuns utilizadas para o HBV**

| Provas Positivas | Interpretação |
|---|---|
| HBsAg (antígeno de superfície) | Hepatite B ativa, aguda ou crônica |
| Anti-HBs (na ausência de HBsAg) | Proteção contra reinfecção (imunidade). Permanece por vários anos |
| Anti-HBc (na ausência de anti-HBs) | Infecção ativa por HBV não pode ser excluída. Infecção recente por HBV pode ser confirmada mediante exame da amostra para detecção de altos títulos de IgM anti-HBc |
| HbeAg* | Hepatite ativa, aguda ou crônica. Encontrada na presença de HbsAg. Indica amostras com potencial de maior infecciosidade |
| Anti-Hbe | Quando presente em portador de HBsAg, o sangue é potencialmente menos infectante |

*Outros marcadores sorológicos de HBV que podem ser observados ao mesmo tempo incluem HBV (partículas de Dane), visíveis na microscopia eletrônica. O antígeno do cerne e a DNA-polimerase viral podem ser medidos após ruptura do HBV

O vírus da hepatite B tem distribuição mundial. Calcula-se mais de 280 milhões de portadores, dos quais cerca de 1 milhão reside nos Estados Unidos. A cada ano morrem cerca de 4.000 pessoas devido a cirrose hepática e 800 por carcinoma hepatocelular primário, associados ao HBV nos Estados Unidos. As equipes de saúde (cirurgiões, patologistas, médicos, dentistas, enfermeiros, técnicos de laboratório e equipes de banco de sangue) apresentam uma incidência mais elevada de hepatite e prevalência mais alta de HBsAg no soro.

## VÍRUS DA HEPATITE C (HCV)

O HCV é o único membro do gênero *Hepacivirus*, pertencente à família Flaviviridae. Apresenta de 30 a 60 nm de diâmetro com genoma RNA de senso positivo e envelope. Infecta apenas seres humanos e chimpanzés.

A transmissão está frequentemente associada a transfusões de sangue e derivados. Sua transmissão é comprovada pela saliva. Esse tipo de hepatite era chamado de não A/não B e o sorodiagnóstico era feito por exclusão, considerando-se ser a doença causada por vários vírus diferentes. O HCV foi identificado em 1989, e atualmente já foi desenvolvido um sistema de teste para a hepatite C. A hepatite C é responsável por 25 a 37% dos casos de hepatite, calculando-se a existência de 700.000 portadores no mundo.

## VÍRUS DA HEPATITE D (HDV)

Causada por um vírus RNA defeituoso que tem suficiente informação genética para induzir a replicação dentro do hepatócito, mas insuficiente para produção de revestimento proteico externo. Por isso ele existe apenas na presença de infecção por HBV, a partir do qual adquire seu revestimento externo. O HDV apresenta RNA de fita simples, circular (Figura 22.4). A taxa de mortalidade da infecção delta aguda ictérica está entre 2 a 20% dos casos, quando comparada com menos de 1% da hepatite B aguda. Na Tabela 22.4, pode-se observar a interpretação dos testes sorológicos para as hepatites.

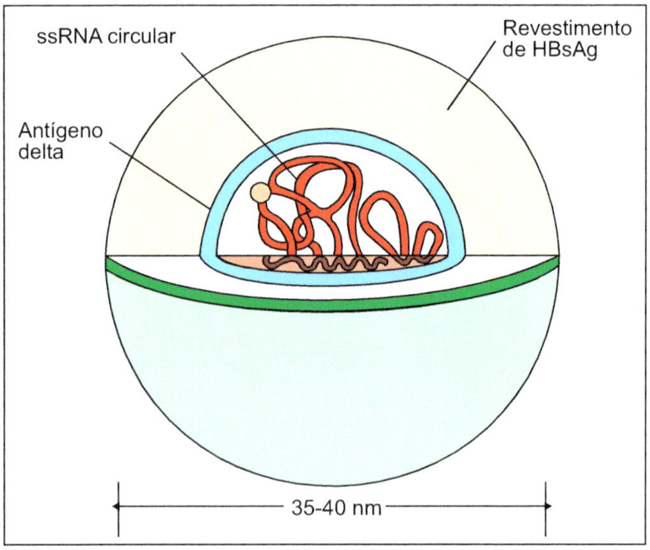


FIGURA 22.4 Vírus da hepatite delta. (Reproduzido de Murray et al. Microbiologia médica. 5 ed. Elsevier; 2006. Figura 66.14. p. 671. Com permissão de Elsevier.)

## HEPATITE E (HEV)

Pertence à família Caliciviridae, gênero *Hepevirus*. São pequenos, não envelopados e icosaédricos. O genoma é RNA de polaridade positiva. Provoca hepatite de transmissão orofecal, semelhante à hepatite A. O HEV é transmitido principalmente por meio de suprimentos de água contaminados com fezes. Ocorreram grandes surtos de hepatite E na África e Ásia. É mais comum em crianças e sua taxa de mortalidade é baixa (1%), exceto para pacientes em período gestacional (pode atingir 20%). Não existe vacina e a imunidade não ocorre após a doença.

## HEPATITE E OUTROS VÍRUS

Recentemente, mais pelo menos três vírus associados com hepatite foram descobertos. Deverão ser denominados vírus

TABELA 22.4 Interpretação dos testes sorológicos para Hepatites

| Vírus | HBsAg | Anti-HBc Total | Anti-HCV | IgM Anti-HAV | Anti-HDV* | Diagnóstico Clínico Provável |
|---|---|---|---|---|---|---|
| Vírus único | - | - | - | + | | Hepatite A |
| | + | + | - | - | - | Hepatite B** |
| | - | - | + | - | | Hepatite C |
| Vírus combinados | + | + | - | + | | Hepatites A e B |
| | + | + | - | - | + | Coinfecção |
| | - | + | - | - | + | Hepatite B e D*** |
| | + | - | + | - | - | Coinfecção com Hepatite B e C |

* O teste só deve ser realizado quando houver evidências sorológicas de infecção por HBV.
** Para distinguir a infecção aguda da infecção crônica por HBV, determinar IgM anti-HBc.
*** Considerar a coinfecção se o paciente for positivo para IgM anti-HBc. Existe provavelmente superinfecção se IgM anti-HBc for negativa.

das hepatites F, G e H, respectivamente. O vírus da hepatite F (HFV) é semelhante em termos de apresentação clínica e epidemiológica aos vírus das hepatites A e E, e tem sido estudado dentro dos Calicivírus. O vírus da hepatite G (HGV) está relacionado com o HCV, sendo um vírus envelopado, com RNA de fita positiva. A prevalência de infecção por HGV em todo o mundo parece ser bastante elevada e esse vírus parece ser transmitido tanto pela via orofecal quanto hematogênica. Alguns pesquisadores acreditam na existência de outros tipos de vírus da hepatite, ainda pouco conhecidos.

## BIBLIOGRAFIA


Black JG. Microbiologia: fundamentos e perspectivas. 4 ed. Rio de Janeiro: Guanabara Koogan; 2002:829p.

Brasil. Ministério da Saúde. Secretaria de Vigilância em Saúde. Departamento de Vigilância Epidemiológica. Doenças infecciosas e parasitárias: guia de bolso / Ministério da Saúde, Departamento de Vigilância Epidemiológica, 8 ed, Brasília; 2010.

Brooks GF. Jawetz, Melnick, e Adelberg: Microbiologia Médica. 24 ed. Rio de Janeiro: Editora McGraw-Hill Interamericana do Brasil; 2009.

Cann, A.J. Principles of molecular virology. 2 ed. San Diego: Academic Press; 1997. p. 310.

Glick M. Infectious diseases and dentistry. Dent Clin Nort Am, v.40, n.2; 1996. p. 263-492.

Howard BJ, Keiser JF, Smith TF, et al. Clinical and pathogenic microbiology. 2 ed. St.Louis: Mosby; 1994. p. 942.

Ishikawa G, Waldron CA. Atlas colorido de patologia oral. São Paulo: Santos; 1989. p. 193.

jawetz E et al. Microbiologia médica. 20 ed. Rio de Janeiro: Guanabara Koogan; 1998. 519p.

Jorge AOC. Princípios de Microbiologia e Imunologia. 1 ed. São Paulo: Editora Santos; 2006.

Levinson W, Jawetz E. Medical microbiology & immunology. 5 ed. Stamford: Appleton & Lange; 1998. p. 547.

Lim D. Microbiology. 2 ed. Boston: McGraw-Hill; 1998. p. 720.

Mims C, Dockrell HM, Goering RV, et al. microbiologia Médica. 3 ed. Rio de Janeiro: Editora Elsevier; 2005.

Moura RAA, Mamizuka EM, Borges MF. Microbiologia clínica. São Paulo: Mc Will; 1979. p. 118.

Murray PR, Rosenthal KS, Kobayashi GS, Pfaller MA. Medical microbiology. 3 ed. St.Louis: Mosby; 1998. p. 719.

Olds RJ. Atlas de microbiologia. Rio de Janeiro: Livraria Atheneu; 1977. p. 287p.

Roitmam I, Travassos LR, Azevedo JL. Tratado de microbiologia. São Paulo: Manole, v. 2; 1990. 126p.

Rosenberg E. Microbial ecology and infectious disease. Washington: ASM Press; 1999. p. 319.

Rowland SS, Walsh SR, Teel LD, Carnahan AM. Pathogenic and clinical microbiology: a laboratory manual. Boston: Little Brown; 1994. p. 389.

Ryan KJ. Sherris medical microbiology: an introduction to infectious diseases. 3 ed. Samford: Appleton & Lange; 1994. 890p.

Samaranayake LP. Oral mycoses in HIV infection. Oral Surg Oral Med Oral Pathol, v.73; 1992. p.171-80.

Schaechter M, Engleberg NC, Eisenstein BI, Medoff G. Microbiologia: mecanismos das doenças infecciosas. 3 ed. Rio de Janeiro: Guanabara Koogan; 2002. p. 642.

Schulte PA, Pereira FP. Molecular epidemiology: principles and practices. San Diego: Academic Press; 1993.

Shafer WG et al. Tratado de patologia bucal. 4 ed. Rio de Janeiro: Interamericana; 1985. p. 837.

Silva LC. Hepatites agudas e crônicas. 2 ed. São Paulo: Sarvier; 1995. p. 332.

Soares JB, Casimiro ARS, Aguiar LMBA. Microbiologia básica. Fortaleza: Edições UFC; 1987. p. 174.

Strohl WA, Rouse H, Fisher MD. Microbiologia ilustrada. São Paulo: Artmed; 2004. p. 531.

Tilton RC. Microbiologia: "pré-teste" – autoavaliação e revisão. São Paulo: McGraw-Hill; 1981. p. 208.

Tortora GJ, Funke BP, Case CL. Microbiologia. 8 ed. São Paulo: Artmed; 2005. p. 894.

Trabulsi LR, Alterthum F. Microbiologia. 5 ed. São Paulo: Atheneu; 2008.

Veronesi R, Focaccia R. Tratado de infectologia. São Paulo: Atheneu; 1996. p. 1803.

Wistreich GA, Lechtman MD. Microbiologia das doenças humanas. 2 ed. Rio de Janeiro: Guanabara Koogan; 1980. p. 661.

World Health Organization Procedimentos laboratoriais em bacteriologia clínica. São Paulo: Santos; 1997. p. 122p.

# PARTE IV

# Antimicrobianos e Controle de Micro-organismos

# CAPÍTULO 23

# Antimicrobianos

*Rosilene Fernandes da Rocha*

*Luciane Dias Oliveira*

*Graziella Nuernberg Back Brito*

*Antonio Olavo Cardoso Jorge*

Na procura de agentes que curassem as moléstias infecciosas, muitas substâncias químicas foram testadas. Por volta de 1870, Ehrlich começou a desenvolver técnicas de coloração de tecidos, nas quais utilizava corantes que agiam seletivamente sobre determinadas estruturas. Baseado neste fato, Ehrlich começou a procurar drogas sintéticas que agissem contra micro-organismos, mas fossem inofensivas para as células humanas. Com isso, chegou ao *Salvarsan* (composto a base de arsênio) e ao *Neosalvarsan*, substâncias capazes de agir contra o *Treponema pallidum*, agente etiológico da sífilis, sem causar danos ao hospedeiro. Ehrlich criou o termo quimioterápico para substâncias químicas que podem interferir diretamente na proliferação de micro-organismos, em concentrações toleráveis para o hospedeiro e estabeleceu o Índice Quimioterápico (I.Q.): relação entre a dose máxima tolerada pelo hospedeiro e a dose mínima curativa, ou seja, elevado parasitotropismo e baixo organotropismo. O quimioterápico será melhor quanto maior for a diferença entre a dose máxima tolerada e a mínima curativa. Essa diferença estabelece uma margem de segurança da eficácia da droga. Por exemplo, a dose mínima curativa do *Salvarsan* é de 0,004 g/Kg de peso do animal; a dose máxima tolerada pelo animal é de 0,12 g/Kg, portanto, 0,12/0,004 = 30. Logo, a dose máxima tolerada é 30 vezes maior que a dose mínima curativa, de modo que se pode administrar uma dose superior à dose mínima curativa no tratamento, sem dano para o hospedeiro, e que seja realmente efetiva.

São recomendados como eficientes as drogas com I.Q. altos, porque se administrarmos a dose mínima em um hospedeiro, estaremos incorrendo no risco da droga perder-se no organismo e não chegar ao micro-organismo.

Em 1935, Domagk utilizando o corante *prontosil rubrum* (sulfamidocrisoidina), observou que o mesmo era capaz de curar infecções estreptocócicas *in vivo*, porém não era ativo *in vitro*. Trefonel (1936), na França, descobriu que os indivíduos que ingeriam o *prontosil rubrum* eliminavam pela urina um produto mais simples, incolor, conhecido como sulfanilamida, o qual possuía efeito *in vitro* contra micro-organismos. Pesquisadores da época observaram que o *prontosil rubrum* era desdobrado no organismo, e o que realmente era ativo contra os micro-organismos era a sulfanilamida, a qual passou a ser produzida com o nome de *prontosil album*. Hoje em dia existem mais de 600 tipos diferentes de sulfas, com inúmeros derivados mais potentes e de menor toxidade.

Em 1929, Fleming descreveu a atividade antibiótica do bolor *Penicillium notatum* contra uma cultura de estafilococos. O material inibidor foi chamado por ele de penicilina, mas só foi purificado em 1940. O sucesso da penicilina deve-se ao fato de ser destituída de toxidez e ser muito mais eficaz que as sulfas contra os micro-organismos.

Novas pesquisas por parte das indústrias farmacêuticas levaram ao descobrimento de muitos antibióticos (naturais e sintéticos), dos quais alguns são de uso terapêutico.

## CONCEITOS

**Antimicrobiano:** termo genérico empregado para designar agentes químicos capazes de promover destruição ou inibição do desenvolvimento de micro-organismos.

**Antibiótico:** substâncias químicas produzidas por determinados micro-organismos que interferem diretamente em outros micro-organismos, seja inibindo sua proliferação ou os destruindo. Alguns antibióticos podem, entretanto, ser sintetizados ou semissintetizados.

**Quimioterápico:** substância produzida sinteticamente em laboratório que apresenta o mesmo efeito que o antibiótico. Atualmente esse termo tem sido utilizado para uma definição mais ampla: agentes químicos usados no tratamento de doenças causadas por agentes biológicos, que incluem as infecções por micro-organismos e as neoplasisas.

**Antissépticos:** são substâncias químicas com ação antimicrobiana aplicadas em tecidos vivos.

**Desinfetante:** são substâncias químicas aplicadas em superfícies inanimadas para destruir micro-organismos.

**Antibacteriano:** agentes químicos que atuam inibindo ou destruindo as bactérias.

**Antifúngicos:** agentes químicos capazes de promover inibição ou destruição de fungos.

**Antivirais:** são substâncias químicas usadas para tratamento de infecções ocasionadas por vírus.

**Toxicidade seletiva:** um agente antimicrobiano deve atuar sobre os micro-organismos sem causar dano significativo ao hospedeiro.

## PRODUÇÃO DOS ANTIMICROBIANOS

### Biossíntese

São antibióticos produzidos por bactérias ou fungos. A Tabela 23.1 mostra alguns antibióticos produzidos por bactérias ou fungos.

### Semissíntese

São produzidos pela interrupção do processo metabólico de biossíntese, que conduz à formação de um antibiótico, numa fase em que há considerável acúmulo da molécula ativa de antibiose. Na penicilina, por exemplo, o fungo metaboliza até 6-amino-penicilânico, sendo essa substância então utilizada para elaboração de diferentes penicilinas com diferentes radicais que a caracterizam: a) penicilina G origina ampicilina, oxacilina, cloxacilina, dicloxacilina e carbemicilina; b) cefalosporina C origina cefaloridina, cefalotina, cefapirina, cefalexina, cefradina e cefaclor.

### Síntese total

São substâncias antimicrobianas sintetizadas totalmente em laboratório, não sendo originárias de micro-organismos. Esse grupo é representado pelas sulfas, trimetoprina, metronidazol, fosfomicina, entre outros.

## AGENTES ANTIBIÓTICOS

### Classificação

Os antibióticos podem ser classificados de acordo com ação biológica, espectro de ação e mecanismo de ação.

#### *Ação biológica*

**Ação bacteriostática:** são aqueles antimicrobianos que inibem o crescimento bacteriano, sendo esse efeito suprimido quando cessado o efeito do mesmo. Os agentes desse tipo inibem a multiplicação ou metabolismo dos micro-organismos, tornando-os presas mais fáceis dos fagócitos. Exemplos: eritromicina, espiramicina, tetraciclina, cloranfenicol.

**Ação bactericida:** são substâncias que exercem efeito letal e irreversível na célula do micro-organismo. Exemplos: penicilinas, estreptomicinas, bacitracina, polimixina, cefalosporina, canamicina, clindamicina.

Algumas substâncias, tipicamente bacteriostáticas, podem atuar como bactericidas para determinadas espécies de bactérias. Por exemplo, o cloranfenicol, agente bacteriostático por princípio, funciona como bactericida *in vitro* para *Haemophilus influenzae* e *Streptococcus pneumoniae*.

#### *Espectro de ação*

**Pequeno espectro:** são antibióticos que agem sobre número limitado de micro-organismos em doses terapêuticas, por exemplo, agindo contra bactérias Gram-positivas (penicilina, eritromicina, espiramicina, bacitracina), contra Gram-negativas (polimixina, amicacina, gentamicina, canamicina, neomicina, estreptomicina).

**Amplo espectro:** antibióticos que agem sobre uma ampla faixa de micro-organismos em doses terapêuticas, em geral eficazes contra bactérias Gram-positivas e negativas.

**TABELA 23.1 Micro-organismos produtores de antibióticos**

| Gênero | Espécie | Antibiótico |
|---|---|---|
| *Bacillus** | *B. subtilis* | Bacitracina |
| | *B. polymyxa* | Colistina, polimixina |
| | *B. brevis* | Tirotricina |
| *Streptomyces*** | *S. nodosus* | Anfotericina |
| | *S. kanamyceticus* | Canamicina |
| | *S. venezuelae* | Cloranfenicol |
| | *S. erythreus* | Eritromicina |
| | *S. griseus* | Estreptomicina |
| | *S. noursei* | Nistatina |
| | *S. niveus* | Novobiocina |
| *Penicillium*** | *P. notatum* | Penicilina |
| *Cephalosporium*** | *Cephalosporium* spp. | Cefalosporina |

* Bactéria, ** Fungos.

Exemplos: tetraciclina, cloranfenicol, cefalosporina, cefamicinas, fosfomicina, penicilina semissintética e outros.

### *Mecanismo de ação dos antibióticos*

O mecanismo de ação refere-se à estrutura bacteriana em que o antibiótico atua, podendo ser dividido em quatro grupos:

### *Antibióticos que atuam sobre a parede celular*

A parede celular tem como função proteção, sustentação e manutenção da forma das células bacterianas, além da manutenção da hipertonicidade interna da bactéria, sendo necessária para sua reprodução, que se inicia pela formação de um septo a partir dela.

Os antibióticos que atuam na parede celular têm como local de ação a camada de peptideoglicano, impedindo a sua síntese, a qual se processa em três etapas:

**Primeiro Estágio:** os precursores do peptideoglicano (N-acetil glicosamina e ácido N-acetil murâmico) são sintetizados, agrupando-se no citoplasma. Nessa fase atuam a cicloserina e seu derivado, a terizidona, ambas impedindo a formação de D-alanina, aminoácido essencial para a formação da parede (antagonismo competitivo).

**Segundo Estágio:** nesta fase ocorre o transporte dos precursores do peptideoglicano (já ligados) através da membrana citoplasmática para o exterior da célula, por um transportador fosfolipídico (bactoprenol). Ao atingir o local de crescimento da parede celular, o bactoprenol é liberado, com a perda de seu fosfato terminal. A vancomicina e a ristocetina impedem a adição dessas subunidades ao ponto de crescimento da parede celular, enquanto que a bacitracina inibe a desfosforilação do bactoprenol. A parede até aqui formada é incompleta e ainda bastante elástica e solúvel.

**Terceiro Estágio:** os precursores do peptideoglicano, já no exterior da célula, sofrem polimerização, formando cadeias lineares. A seguir sofrem transpeptidação, ou seja, união das cadeias lineares pelas ligações cruzadas, formando a estrutura final. As penicilinas e cefalosporinas inibem o crescimento do peptideoglicano, interferindo com a função de várias enzimas que participam de sua síntese final.

Quando as bactérias estão em atividade biológica, durante seu crescimento ou multiplicação, a parede celular está constantemente sendo sintetizada e destruída, existindo equilíbrio entre a síntese e a lise (produzidas por enzimas - as autolisinas). Graças a esse equilíbrio é possível haver divisão sem destruição celular, pois à medida que as autolisinas abrem espaços no peptideoglicano, novos segmentos são sintetizados pela adição de novas unidades de ácido N-acetil murâmico e N-acetil glicosamina. As penicilinas e as cefalosporinas aumentam a ação das autolisinas, resultando em desequilíbrio na síntese da camada de peptideoglicano, com lise da célula bacteriana, atuando, portanto, com efeito bactericida.

A maioria dos antibacterianos que atuam na parede celular é classificada como antibióticos β-lactâmicos por compartilharem uma estrutura comum, o anel β-lactâmico. São eles: as penicilinas, cefalosporinas, cefamicinas, carbapenemas, monobactâmicos e inibidores de β-lactamase. Outros antibióticos que interferem na construção da parede celular, mas que não apresentam tal anel incluem: a vancomicina, a bacitracina, isoniazida, etambutol, cicloserina e etionamida.

Como atuam em local não existente nas células dos mamíferos, apresentam alta toxicidade seletiva, o que é válido para as penicilinas (praticamente atóxicas, excetuando-se os fenômenos de hipersensibilidade), fosfomicina, cefalosporina e cefamicinas, mas não para os demais componentes do grupo que, por apresentarem ação secundária sobre a membrana citoplasmática, são extremamente tóxicas.

A cicloserina e a vancomicina são ainda usadas por via sistêmica em ocasiões especiais; já a bacitracina, por sua extrema toxicidade, é apenas utilizada por via tópica.

### *Antibióticos que atuam sobre a membrana citoplasmática*

A membrana citoplasmática apresenta constituição lipoproteica e recobre o citoplasma de todas as células, mantendo a integridade celular e controlando as trocas de substâncias entre a célula e o meio extracelular. Sua função é o transporte ativo e passivo de substâncias entre a célula e o meio externo, fornecendo elasticidade, resistência mecânica, mantendo o sistema respiratório da célula e a pressão osmótica. Qualquer uma dessas funções, se atingidas por uma substância, levam a modificações irreversíveis e morte da célula.

As polimixinas são antibióticos que contêm grupos lipossolúveis e hidrossolúveis que interagem com a membrana celular inserindo-se como uma cunha entre as moléculas de fosfolipídeos, deformando-a e provocando assim inibição do crescimento bacteriano ou causando morte celular por perda de seus componentes.

Os antibióticos com esse mecanismo de ação têm efeito bactericida e geralmente apresentam toxicidade para as células de mamíferos, pois as diferenças entre a membrana citoplasmáticas dessas células e das bactérias não são tão grandes. Por isso os fármacos tirocidina, gramicidina e polimixinas, com exceção da colistina que ainda é usada por via sistêmica em ocasiões especiais, têm uso exclusivamente tópico.

### *Antibióticos que atuam na síntese de proteínas*

A ação deste grupo de fármacos é a inibição da síntese de proteínas por meio da ligação aos ribossomos bacterianos.

Os ribossomos bacterianos são diferentes dos ribossomos de células eucarióticas, pois apresentam coeficiente de sedimentação de 70 unidades de Svedberg (S) e são compostos por uma subunidade maior (50S) e uma menor (30S), que são alvos dos vários antibióticos.

A ligação desses fármacos ao ribossomo bacteriano pode ocasionar a produção de proteínas defeituosas como resultado da leitura errada do RNA mensageiro (RNAm), pela interrupção da síntese de proteínas por causar a liberação prematura do ribossomo do RNAm ou pelo impedimento da fixação do RNA transportador (RNAt) ao ribossomo.

### *Dificultando a síntese de proteínas*

Agem desta forma o cloranfenicol, tetraciclinas, macrolídeos e lincosaminas (clindamicina e lincomicina), e devido ao seu mecanismo de ação são bacteriostáticos.

O cloranfenicol, eritromicina e clindamicina ligam-se reversivelmente à subunidade 50S do ribossomo, bloqueando o processo de alongamento da cadeia peptídica. Já as tetraciclinas atuam impedindo a síntese de proteínas por se ligarem reversivelmente a subunidade 30S ou 40S do ribossomo impedindo a ligação do RNAt. Com isso, devido a falta de especificidade há maior risco de reações adversas. Todavia, em doses normais, as tetraciclinas apresentam amplo espectro de atividade, são efetivas contra *Chlamydia*, *Mycoplasma*, *Rickettsia*, bactérias Gram-positivas e negativas.

Os macrolídeos (eritromicina, espiramicina, azitromicina, claritromicina e roxitromicina) exercem seu efeito também impedindo a fixação do RNAt, porém ligam-se à subunidade 50S do ribossomo. É provável que impeçam também o crescimento da molécula de proteína. As bactérias Gram-positivas acumulam cem vezes mais macrolídeos que as Gram-negativas, o que explica seu espectro de ação. Os macrolídeos são praticamente atóxicos, sendo amplamente utilizados por via sistêmica.

### *Provocando a formação de proteínas defeituosas*

Os aminoglicosídeos (gentamicina, neomicina, kanamicina, amicacina e outros) fixam-se ao ribossomo (subunidade 30S) provocando distorção do RNAm permitindo a incorporação de um ou mais aminoácidos equivocados na proteína em crescimento, determinando a síntese de proteínas defeituosas. Podem ainda, por um mecanismo secundário, alterar a permeabilidade da membrana citoplasmática porque seus constituintes foram formados de maneira errada. Os antibióticos desse grupo são bactericidas; e em maior ou menor grau são ototóxicos e nefrotóxicos podendo levar à surdez, o que impede o uso sistêmico de alguns, como por exemplo a neomicina.

### *Antibióticos que atuam sobre a síntese de ácidos nucleicos*

A inibição da síntese dos ácidos nucleicos pode ser obtida pela ação direta do antimicrobiano sobre a molécula de DNA ou pela inibição de enzimas importantes nos processos de replicação ou transcrição (p. ex., DNA-polimerase e RNA-polimerase).

As rifamicinas interferem com a RNA-polimerase, impedindo a formação do RNA-mensageiro e, em consequência, a célula bacteriana fica impedida de sintetizar as proteínas necessárias. Essas substâncias apresentam efeito bactericida e não bacteriostático, como seria de se esperar em se tratando de substâncias que inibem a síntese proteica. São antimicrobianos pouco tóxicos, o que permite seu uso sistêmico. Têm ação bactericida para micro-organismos do gênero *Mycobacterium* e são muito ativas contra cocos Gram-positivos, incluindo estafilococos e estreptococos.

As quinolonas atuam inibindo a enzima DNA topoisomerase tipo II (DNA girase) ou topoisomerase tipo IV

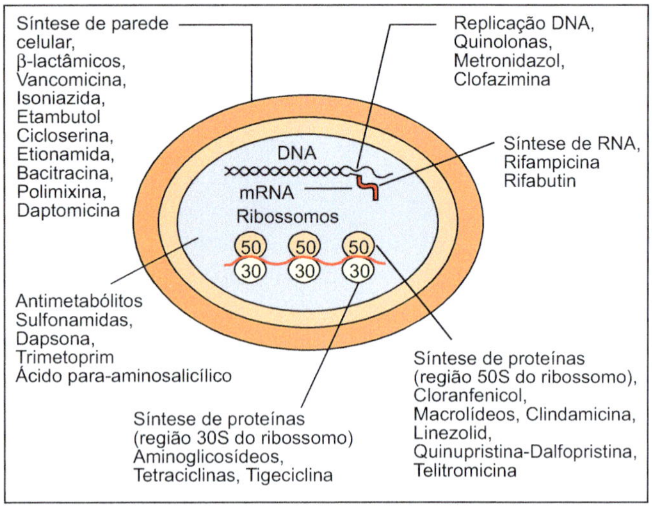


**FIGURA 23.1** Sítios básicos da ação antibiótica. (Reproduzido de Murray PR. Microbiologia médica. 6ª ed. Rio de Janeiro: Elsevier, Figura 20-1, p. 202. Com permissão de Elsevier.)

bacterianas, enzimas necessárias ao processo de replicação do DNA. As fluoroquinolonas apresentam um átomo de flúor não observado nas quinolonas. Também apresentam amplo espectro de atividade, no entanto, apresentam alta toxicidade, podendo ocasionar reações adversas que podem causar dano permanente.

As propriedades antimicrobianas do metronizadol ocorrem pela degradação por enzimas celulares, gerando compostos citotóxicos que reagem com o DNA bacteriano causando inibição da replicação do DNA, fragmentação do DNA existente ou mutação do genoma bacteriano. É um agente bactericida e é ativo em infecções por protozoários e por micro-organismos anaeróbios (Figura 23.1).

## AGENTES ANTIFÚNGICOS

Nos últimos anos a ocorrência de infecções fúngicas humanas vem apresentando um aumento expressivo. Vários fatores estão relacionados com esse acontecimento, entre eles: o melhor diagnóstico laboratorial e clínico, o emprego de medicamentos imunossupressores com o consequente aumento da sobrevida de pacientes com doenças imunossupressoras e o uso indiscriminado de antibióticos.

Agentes antifúngicos, com diferentes mecanismos de ação, são utilizados para tratamento de infecções ocasionadas por fungos, entretanto, semelhanças bioquímicas e fisiológicas compartilhadas pela célula fúngica e as células do hospedeiro humano (ambas eucarióticas) limitam a utilização de muitos fármacos devido à toxicidade. A abordagem terapêutica inclui agentes de administração tópica ou sistêmica.

### Classificação

Os antifúngicos podem ser classificados de acordo com a ação biológica sobre o micro-organismo e quanto ao mecanismo de ação.

### *Ação biológica*

**Ação fungistática:** são aquelas substâncias que inibem o crescimento fúngico. Exemplos: cetoconazol, fluconazol, voriconazol.

**Ação fungicida:** são substâncias que matam a célula fúngica. Ex: equinocandinas, anfotericina B, nistatina.

### *Mecanismo de ação dos antifúngicos*

O mecanismo de ação refere-se à estrutura da célula fúngica em que o antifúngico atua, podendo ser dividido em quatro grupos principais:

### *Antifúngicos que atuam sobre a parede celular*

Assim como para as bactérias, a parede celular desempenha um papel importante de proteção (danos físicos, dissecação e lise osmótica) e manutenção da forma das células fúngicas, além de serem necessárias para o crescimento celular.

A parede celular nos fungos é bastante complexa, sua estrutura é basicamente composta de polissacarídeos, glucana (principalmente β-(1,3)-glucana) e quitina.

O grupo das equinocandinas que atuam na parede celular inibe a síntese de β-(1,3)-glucanas, e visto que as células mamíferas não contêm essas glucanas, essa classe de agentes apresenta alta toxicidade seletiva. A ação sobre o complexo enzimático para síntese da glucana é fungicida contra *Candida* spp., fungistática para *Aspergillus* spp., apresentam atividade variável contra os fungos demaciáceos e patógenos dimórficos endêmicos e são inativas contra *Cryptococcus*, *Trichosporon* spp., *Fusarium* spp., outros bolores hialinos e os zigomicetos.

Atualmente existem três equinocandinas: caspofungina, anidulafungina e micafungina; porém somente a caspofungina é aprovada para o uso terapêutico de candidose e aspergilose.

A nicomicina é outro agente com ação na parede celular fúngica, porém atua inibindo a síntese de quitina. Esse fármaco está sob investigação clínica, portanto, não está disponível no mercado.

### *Antifúngicos que atuam sobre a membrana celular*

A membrana celular fúngica se assemelha à membrana celular dos mamíferos, é composta por bicamada lipídica, presença de fosfolipideos, lipídeos e esteróis. No entanto, o principal esterol da parede fúngica é o ergosterol, diferente das células de mamíferos que é o colesterol.

Os antifúngicos poliênicos, como anfotericina B e nistatina atuam na membrana celular conjugando-se ao ergosterol existente na membrana citoplasmática de fungos sensíveis, modificando a permeabilidade da membrana com a saída do interior da célula de íons potássio e açúcares, resultando na inibição do crescimento e morte fúngica. Recebem este nome – poliênicos – por possuírem em sua estrutura muitas duplas ligações.

Esse grupo apresenta ação seletiva pelo fato da camada de esteroides existir apenas nos fungos e não em bactérias. Contudo, o efeito dos poliênicos varia com o tipo de esterol presente, como por exemplo, a anfotericina B tem maior afinidade pelo ergosterol (membrana fúngica) do que pelo colesterol (mamíferos).

A anfotericina B pode ser utilizada no tratamento de micoses profundas, porém sua administração é feita somente em nível hospitalar, uma vez que a administração sistêmica desse fármaco pode causar vários efeitos adversos, entre eles a nefrotoxicidade.

A anfotericina atua contra muitas espécies de *Candida*, *Cryptococcus neoformans*, *Aspergillus* spp., zigomicetos e patógenos dimórficos endêmicos (p. ex., *Paracoccidioides brasiliensis*). **A ocorrência de resistência a anfotericina B tem sido observada em alguns fungos, como** *A. terreus*, *Fusarium* spp., *Pseudallescheria boydii*, *Trichosporon* spp., *C. guilliermondii*, *C. glabrata*, *C. krusei*, *C. lusitaniae*, *C. rugosa* e certos fungos demaciáceos, e está geralmente associada a uma redução no ergosterol.

A nistatina é indicada no tratamento da candidose superficial da pele e mucosas (bucal, esofágica, intestinal e vaginal). É seguro para aplicação tópica, entretanto, é extremamente tóxica por via intramuscular e intravenosa, devido à ligação do agente aos esteróis das membranas das hemácias e de células tissulares, ocasionando hemólise, necrose e abcessos. Uma formulação lipídica da nistatina tem sido estudada para utilização sistêmica.

Um grupo de fármacos sintéticos emergiu como importante alternativa antifúngica por apresentarem menor toxicidade que os derivados poliênicos, são os chamados azóis (cetoconazol, fluconazol, itraconazol, voriconazol etc.).

Os azóis são divididos em dois grandes grupos, de acordo com a estrutura que apresentam: os imidazóis (duas moléculas de nitrogênio do anel azol) e os triazóis (três moléculas de nitrogênio do anel azol).

Embora haja essa diferença estrutural, ambos os grupos apresentam o mesmo mecanismo de ação, interrompendo a incorporação ou síntese de ergosterol na membrana citoplasmática dos fungos. Os agentes atuam na inibição da enzima 14-α-demetilase do lanosterol dependente do citocromo P-450, interrompendo a conversão de lanosterol em ergosterol. Em altas concentrações causam extravasamento de potássio e outros componentes dos fungos e podem bloquear o transporte de elétrons da cadeia respiratória. Portanto, dependendo do organismo, do azol específico e da concentração, o efeito pode ser fungistático ou fungicida. Em geral, os azóis demonstram atividade fungistática contra fungos leveduriformes (p. ex.: gênero *Candida*), mas podem ser fungicidas (itraconazol, voriconazol, posaconazol e o ravuconazol) contra *Aspergillus* spp.

A classe alilamina altera a membrana celular inibindo a enzima esqualeno epoxidase, o que resulta numa diminuição na quantidade de ergosterol e num aumento de esqualeno dentro da membrana fúngica. A morte celular ocorre porque o aumento do esqualeno na membrana celular aumenta a permeabilidade celular, ocasionando lise. Participam dessa classe a terbinafina (que apresenta atividade sistêmica e tópica) e naftifina (atividade tópica). A terbinafina é eficaz contra praticamente todas as dermatomicoses, exibindo poucos efeitos colaterais. Também foi demonstrado bons resultados no tratamento de infecções por leveduras do gênero *Candida* resistentes ao fluconazol, quando administrada em conjunto com esse fármaco.

### *Antifúngicos que atuam sobre a síntese proteica*

A inibição da síntese de proteínas ocorre por meio da ligação do agente a um fator de elongamento 2 (EF2) nos ribossomos. Os fármacos com esse mecanismo de ação são os derivados da sordarina e azasordarina, e estão sob avaliação clínica.

### *Antifúngicos que atuam sobre a síntese de ácidos nucleicos*

A 5-fluorocitosina (ou flucitosina) é sintetizada como um análogo da piridimina fluorada. Em geral, inibe o metabolismo por interferir com a síntese de DNA, RNA e proteínas da célula fúngica. A flucitosina entra na célula fúngica ajudada pela enzima citosina permease. Uma vez no interior celular é desaminada a 5-fluorouracil no citoplasma. Este então é convertido em ácido 5-fluoruridílico, que compete com o uracil na síntese de RNA. Isto resulta em um RNA defeituoso e inibe a síntese proteica. Essa droga tem uma alta toxicidade seletiva uma vez que as células de mamíferos não possuem a enzima citosina permease. É um agente essencialmente antilevedura, ativo contra *Candida*, *Cryptococcus neoformans* e alguns fungos pretos. Atualmente, sua maior indicação é dada pela combinação com outros antifúngicos, especialmente aqueles que apresentam como o local de ação a membrana celular. A flucitosina não é utilizada como monoterapia devido à propensão à resistência secundária.

### *Antifúngicos que atuam sobre a mitose*

A griseofulvina atua bloqueando a reprodução do fungo, uma vez que inibe seletivamente o processo de mitose. Esse fármaco liga-se aos microtúbulos do fuso mitótico, agindo, portanto, apenas sobre os fungos que estão se reproduzindo (Figura 23.2).

Sua ação é exercida somente quando administrados por via sistêmica e apresenta afinidade particular com as células da queratina da pele, unhas e cabelos. Contudo, a riseofulvina é um agente de segunda escolha no tratamento das dermatomicoses, pois agentes mais novos como o itraconazol ou terbinafina são de ação mais rápida.

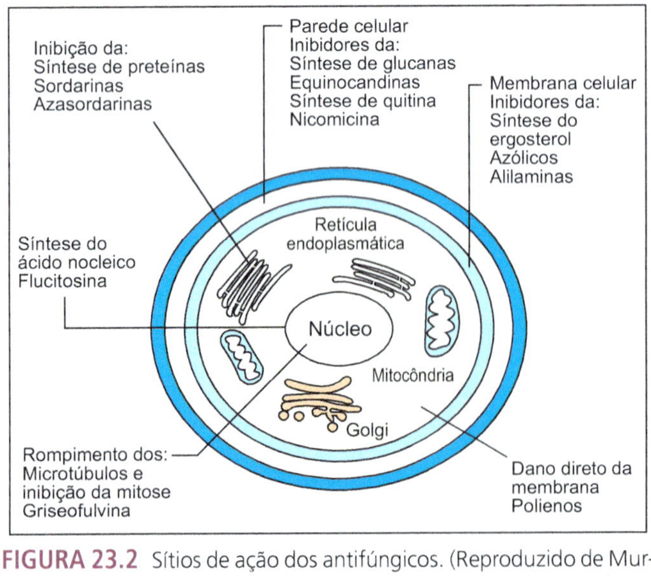


**FIGURA 23.2** Sítios de ação dos antifúngicos. (Reproduzido de Murray PR. Microbiologia médica. 6ª ed. Rio de Janeiro: Elsevier, Figura 70-1, p. 684. Com permissão de Elsevier.)

## AGENTES ANTIVIRAIS

Os vírus são parasitas intracelulares obrigatórios, ou seja, se utilizam da maquinaria celular para a sua replicação e formação de novas partículas virais. Portanto, é mais difícil inibir a replicação viral sem causar danos à célula hospedeira, uma vez que o fármaco deve ser capaz de penetrar na célula infectada e bloquear seletivamente a replicação viral sem inibir o metabolismo da célula.

O desenvolvimento de fármacos antivirais para o uso terapêutico está relacionado com o conhecimento das estruturas do vírus e de seu ciclo viral, isto porque os fármacos deverão atuar sobre algumas estruturas ou enzimas virais importantes na replicação. Desse modo, a atividade da maioria dos agentes antivirais é limitada a uma específica família de vírus.

Nos últimos anos houve um maior empenho no desenvolvimento de fármacos antivirais principalmente devido ao desafio pela busca da cura da AIDS, contudo, em comparação com os agentes antibacterianos, há um número reduzido desse grupo de fármacos disponíveis para uso.

A terapia antiviral atual conta com fármacos virucidas, que atuam na partícula viral; antivirais, que atuam no processo de replicação viral e imunomoduladores, que atuam na resposta imunológica do hospedeiro.

## AGENTES VIRUCIDAS

Os vírus envelopados são suscetíveis a certos lipídios e detergentes que podem promover ruptura da membrana do envelope. Uma substância semelhante ao detergente, Nonoxynol-9, é adicionado aos géis espermicidas e pode inativar o vírus do herpes simples (HSV) e o vírus da imunodeficiência humana (HIV).

## ANTIVIRAIS

Este grupo pode ser dividido didaticamente de acordo com o estágio de inibição da replicação viral.

### Adesão

Uma etapa essencial ao início da replicação viral é a ligação da partícula viral a uma célula suscetível. Essa adesão, de maneira geral, é mediada pela interação entre proteínas virais, (do envelope ou do capsídeo) e receptores celulares (na membrana plasmática). Esse processo pode ser impedido por meio de anticorpos neutralizantes, que recobrem a partícula viral, ou por receptores antagonistas, que são análogos de peptídeos de proteínas de adesão que competitivamente bloqueiam a interação do vírus com a célula. O processo de fusão do HIV pode ser inibido por um peptídeo – T20 (enfurvirtida) que atua na glicoproteína 41 do vírus.

### Desencapsidação

Após a adesão à membrana celular, os vírus devem introduzir seu material genético no interior da célula. Esse processo envolve a entrada (penetração), e posterior desmontagem do capsídeo (desencapsidação ou desnudamento) para liberação do genoma viral no citoplasma celular.

Os fármacos atuam impedindo o processo de desencapsidação ligando-se a receptores no capsídeo (arildona, disoxaril, pleconaril e outros compostos metilisoxazólicos) ou neutralizando o pH das vesículas endocíticas (amantadina, rimantadina).

### Síntese de RNA

A inibição da síntese de RNAm não é um bom alvo de inibição dos antivirais em relação a toxicidade. Isto porque os vírus que possuem DNA como ácido nucleico utilizam a enzima da própria célula infectada e os vírus de RNA codificam RNA polimerase semelhante à enzima do hospedeiro para sintetizar o RNAm. Contudo, alguns fármacos com esse mecanismo de ação estão disponíveis para uso no caso de infecção por alguns vírus (guanidina, ribavirina, isatin-β-tiosemicarbazona, interferon).

### Replicação do DNA

Algumas enzimas essenciais na replicação viral são utilizadas como alvo por serem diferentes das enzimas do hospedeiro, como a DNA polimerase dos herpesvírus e a transcriptase reversa do HIV e do vírus da hepatite B.

Dentre os fármacos com esse mecanismo de ação, a maioria atua como um análogo de nucleosídeo (nucleosídeo com alteração de base, açúcar ou ambos). Os análogos de nucleosídeos inibem com maior frequência a polimerase viral (até 100 vezes mais) porque esta é menos precisa que as enzimas celulares. A incorporação de um análogo de nucleosídeo inibe a elongação da cadeia e altera o pareamento das bases. Os exemplos destes fármacos são: aciclovir (tratamento de herpes), azidovudina (AZT – infecção pelo HIV), entre outros.

Há um grupo de fármacos que são chamados de inibidores da transcriptase-reversa não nucleosídeos, pois se ligam na enzima transcritase-reversa, porém em sítios diferentes do substrato. Nevirapina, delavirdina e efavirenz são exemplos desse grupo de fármacos e são administrados normalmente em combinação com os análogos de nucleosídeo para o tratamento da infecção pelo HIV.

Outros fármacos inibem a replicação viral por meio de ligação ao sítio de ligação da DNA polimerase ao pirofosfato, impedindo a incorporação de nucleotídeos (p. ex.: foscarnet e derivados de ácidos fosfomonoacéticos).

### Síntese proteica

Como os vírus se utilizam dos ribossomos celulares para síntese proteica, tornam-se um alvo ruim para a ação dos antivirais, uma vez que a inibição seletiva é impossível. Contudo, alguns fármacos como interferon-α e interferon-β promovem a inibição da maioria da síntese proteica nas células hospedeiras.

### Montagem e liberação

A protease do HIV atua em um passo fundamental na estruturação das proteínas virais, no processo de montagem para produção de novas partículas virais infectantes. Os fármacos como o saquinavir, ritonavir e indinavir se encaixam no sítio ativo da enzima protease do HIV. Esses agentes também são indicados em combinação com os análogos e não análogos de nucleosídeo para o tratamento da infecção pelo HIV.

Enzimas de outros vírus também podem ser alvo de antivirais com esse mecanismo de ação, como o zanamivir e oseltamivir (Tamiflu), que inibem o vírus influenza A e B.

## IMUNOMODULADORES

Este grupo de fármacos atua estimulando a resposta natural do hospedeiro frente a uma infecção viral. Células dendríticas e macrófagos podem ser estimulados por imiquimod, resiquimod e oligodesoxinucleotídeos CpG, que estimulam a liberação de citocinas e fazem ativação de células *Natural Killer* (NK). Os interferons e seus indutores facilitam o tratamento das infecções pelo vírus da hepaptite C e papilomavírus.

A vacinação (imunização passiva) também atua na resposta do hospedeiro, desencadeando a produção de anticorpos que podem tornar o organismo imune ou mais resistente a determinada infecção. Doenças virais como a raiva, hepatites A e B, sarampo e febre amarela podem ser prevenidas pela administração de vacinas (Figura 23.3).

## AÇÃO CONJUNTA DE ANTIMICROBIANOS

O uso combinado de antimicrobianos pode, em determinadas situações, apresentar um efeito microbicida mais efetivo do que um fármaco isoladamente. A ação combinada de antibióticos deve ou pode ser empregada nas seguintes situações: a) para prevenir aparecimento de micro-organismos resistentes, especialmente em infecções crônicas, como a tuberculose ou as micoses; b) no tratamento de emergência de infecções declaradamente graves (septicemia em hospedeiro imunodeficiente, por exemplo), antes dos estudos laboratoriais revelarem o agente etiológico; c) em infecções causadas por dois ou mais tipos de micro-organismos. A combinação de antibióticos pode resultar em sinergismo, antagonismo ou indiferença.

### Sinergismo

A potência total é maior que a soma da potência de ambos antimicrobianos. Para se obter sinergismo, pode-se associar: a) inibidores de síntese da parede celular com inibidores da síntese de parede celular; b) inibidores de síntese da parede celular com antimicrobianos que alteram a membrana citoplasmática; c) inibidores da síntese da parede celular com antimicrobianos que provoquem a formação de proteínas defeituosas.

Em alguns casos faz-se o uso de dois ou mais antibióticos com a finalidade de impedir a resistência microbiana.

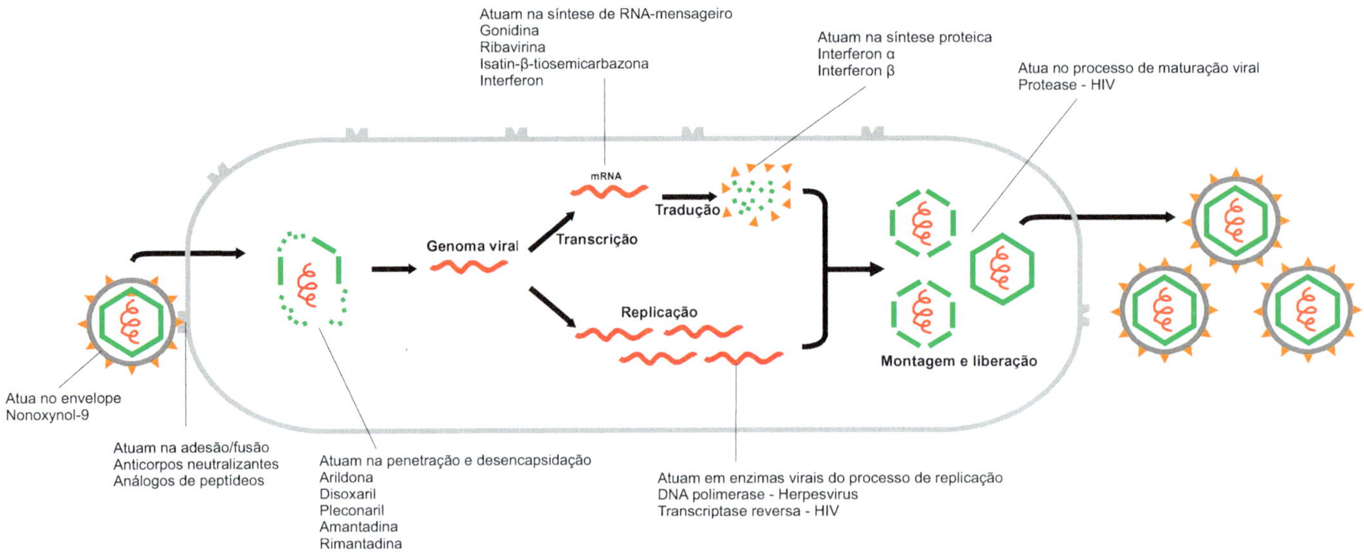


FIGURA 23.3 Esquema de mecanismos de ação dos antivirais.

### Antagonismo

A potência total da associação é menor que a soma da potência dos dois antimicrobianos. Geralmente ocorre quando da utilização de inibidores da síntese da parede celular associada com inibidores da síntese proteica.

### Indiferença

A potência total é dada pela potência do antimicrobiano mais ativo.

## RESISTÊNCIA DOS MICRO-ORGANISMOS AOS ANTIMICROBIANOS

O micro-organismo é dito resistente quando não é inibido *in vitro* pelas concentrações normalmente prescritas do agente antimicrobiano durante o tratamento.

A resistência dos micro-organismos ante fármacos antimicrobianos, de uma maneira geral, está relacionada a modificações genéticas seguidas de seleção natural. Essas modificações podem ser decorrentes de mutações no genoma das bactérias, fungos e vírus. Nas bactérias, a resistência também pode ser adquirida pela presença de transposons ou plasmídeos. Na presença de um agente antimicrobiano, os micro-organismos resistentes sobreviverão, ao passo que os micro-organismos não resistentes morrerão. Com isso, após algumas gerações, a maioria dos sobreviventes será resistente ao antimicrobiano.

Foram identificados cinco mecanismos de resistência relacionados aos micro-organismos, cada um envolvendo uma alteração de uma estrutura microbiana diferente.

### Alteração dos alvos

A mutação altera o genoma de tal modo que a proteína ou estrutura produzida seja modificada. Com isso, os agentes antimicrobianos não podem mais se ligar ao alvo. Ocorre na resistência à eritromicina, à rifamicina e aos antimetabólicos para bactérias, e na redução do ergosterol na célula fúngica ocasionando resistência a anfotericina B. O alto índice de mutação dos vírus é o principal fator que promove a resistência aos fármacos antivirais.

### Alteração da permeabilidade da membrana celular

Este mecanismo ocorre quando há diminuição do sistema de transporte pela membrana. O mecanismo ocorre na resistência bacteriana às tetraciclinas, às quinolonas e a alguns aminoglicosídeos.

### Desenvolvimento de enzimas que podem destruir ou inativar os agentes antimicrobianos

Uma enzima deste tipo é a β-lactamase (encontrada em diversas bactérias) capaz de romper o anel β-lactâmico nas penicilinas e em algumas cefalosporinas. Enzimas similares que podem destruir diversos aminoglicosídeos e o cloranfenicol têm sido encontradas em algumas bactérias Gram-negativas. Não há evidências de que fungos e vírus são capazes de destruir ou modificar os agentes antimicrobianos.

### Alteração de uma via metabólica

Este mecanismo despreza uma reação inibida por um agente antimicrobiano. Algumas bactérias, por exemplo, adquiriram a capacidade de usar o ácido fólico do meio, não mais necessitando fabricá-lo a partir do PABA.

### Bomba de efluxo (ejeção)

Sistema que bombeia o fármaco para fora da célula, diminuindo a quantidade de fármaco intracelular disponível para ligar em seu alvo. O mecanismo ocorre na resistência às tetraciclinas codificada por plasmídeos em *Escherichia coli* e na resistência fúngica ao fluconazol.

## EFEITOS COLATERAIS DOS ANTIMICROBIANOS

### Toxicidade

Em relação à citoxicidade é comparativamente mais fácil desenvolver fármacos que são efetivos contra células procarióticas que não afetem as células eucarióticas humanas, uma vez que esses dois tipos celulares diferem substancialmente (presença ou ausência de parede celular, na estrutura dos ribossomos e no metabolismo). O maior problema é quando o patógeno também é uma célula eucariótica, como no caso dos fungos, protozoários e helmintos ou no caso das infecções virais, uma vez que o patógeno multiplica-se dentro das células hospedeiras.

### Alergia

A alergia é uma reação do sistema imunológico do hospedeiro ante uma substância estranha, geralmente a uma proteína. A resposta ao alérgeno pode ser branda ou grave, como por exemplo, a reação frente aos produtos de degradação da penicilina que se combinam às proteínas nos líquidos do organismo podem desencadear desde exantemas e prurido na pele até choque anafilático.

### Destruição da microbiota normal

Um fármaco de amplo espectro deve ser prescrito a um paciente com um quadro grave de infecção causada por um micro-organismo não identificado, uma vez que a administração desse grupo de fármaco aumenta a chance de que o organismo seja suscetível a ele. No entanto, se há a identificação do micro-organismo causador, um fármaco de pequeno espectro no qual este patógeno é suscetível deve ser escolhido, evitando ao mínimo a destruição da microbiota residente (normal) do hospedeiro. Isto porque os micro-organismos da microbiota residente apresentam um papel protetor, competindo ou impedindo a colonização de micro-organismos potencialmente patogênicos. Se alguns desses patógenos potenciais na microbiota normal não são destruídos pelo antibiótico, mas seus competidores o são, poderão aumentar em número e desencadear um processo infeccioso. A este supercrescimento decorrente do uso de um antimicrobiano dá-se o nome de superinfecção.

## TESTE DE SUSCETIBILIDADE AOS AGENTES ANTIMICROBIANOS

Os micro-organismos variam em suas suscetibilidades a diferentes antibióticos. Os testes de suscetibilidade *in vitro* dos agentes antimicrobianos são realizados para se determinar a atividade de um agente contra um patógeno e assim servir como um guia para prescrição de determinado fármaco, contudo, deve-se ressaltar que o sucesso terapêutico também está relacionado a outros fatores, como a capacidade do fármaco atingir o processo infeccioso e manter os níveis séricos suficientes para a sua ação e o estado imunológico do paciente.

Diversos métodos padronizados estão disponíveis para esse fim, como:

### Métodos de ágar difusão

O Método de Kirby-Bauer ou de disco-difusão é provavelmente o método mais utilizado, embora não necessariamente o melhor. O método consiste em semear o inóculo padronizado uniformemente por toda a superfície de ágar sólido (p. ex.: ágar Mueller-Hinton) e adicionar sobre essa superfície discos de papel filtro impregnados com concentrações conhecidas de cada agente antimicrobiano. Durante a incubação, os fármacos difundem-se dos discos de papel para o meio de cultura, em todas as direções. Após a incubação, pode-se observar ao redor do disco uma área mais clara denominada zona de inibição, indicando que o agente inibiu o crescimento do organismo. O diâmetro da zona de inibição pode ser medido e é comparado com uma tabela padrão para o fármaco e a concentração, e o organismo é classificado como sensível, intermediário ou resistente.

O E teste (epsilômetro) é um método de difusão mais avançado, que permite estimar a concentração inibitória mínima (CIM). Os passos iniciais de semeadura são iguais aos descritos anteriormente, porém são adicionadas tiras revestidas de plástico impregnadas com um gradiente de concentrações do antibiótico a superfície do ágar previamente semeado. Após incubação também se observa a formação de um halo e a CIM pode ser lida em uma escala impressa na tira.

### Métodos de diluição

O método de diluição em caldo é frequentemente usado para determinação de CIM e da concentração bactericida mínima (CBM) ou concentração fungicida mínima (CFM). A CIM é determinada por uma sequência decrescente de concentrações do fármaco em um caldo, que é então inoculado com o patógeno-teste. Antigamente esse teste era realizado em tubos de ensaio, atualmente tem sido realizado em placas padronizadas, sendo denominado de microdiluição. Após incubação, a leitura é realizada pela observação da mais baixa concentração do agente que impede o crescimento visível do micro-organismo (indicado pela turbidez ou depósitos de crescimento). O segundo teste de CBM ou CFM faz a distinção entre agentes que impedem o crescimento ou possuem ação microbicidas. Amostras provenientes dos tubos/poços onde não houve crescimento são usadas para semeadura em meios de cultura sólidos. A placa com meio de cultura que não apresenta qualquer crescimento será a CBM ou CFM.

Outra técnica de diluição é o método de diluição em placa ou macrodiluição. Nesta técnica o agente antimicrobiano é incorporado ao meio sólido em concentrações decrescentes. As suspensões padronizadas de cada micro-organismo a ser testado são inoculadas nas placas com o auxílio de um aparelho de replicação de inóculo. Os aplicadores permitem a transferência de 32 a 96 inóculos para cada placa. Após incubação, as leituras são realizadas pela observação da presença ou ausência de crescimento de colônias na superfície do ágar com as diversas concentrações do fármaco.

### Métodos automatizados

Os métodos automatizados são atualmente disponíveis para identificar organismos patogênicos e determinar o perfil de suscetibilidade desses micro-organismos. Os fármacos são adquiridos já diluídos em caldo em poços formados em uma placa plástica. Uma suspensão do organismo teste é preparada e inoculada em todos os poços simultaneamente por um sistema especial de inoculação. Após a incubação, a turbidez pode ser vista a olho nu ou por leitores especializados em que os dados são transferidos para um computador e a CIM pode ser impressa.

Existem comitês internacionais de padronização desses métodos, como por exemplo o *National Commitee for Clinical Laboratoty Standards* (NCCLS) nos Estados Unidos, que anualmente publica recomendações e atualizações dessas técnicas para melhor adequar a interpretação desses testes e favorecer a correlação clínicolaboratorial.

## ANTIMICROBIANO IDEAL

A definição de antimicrobiano não implica existência de atividades terapêuticas. Dentre os inumeráveis antimicrobianos até hoje descritos, relativamente poucos têm sido utilizados na clínica diária. Para que um antimicrobiano possa ser usado clinicamente, implica que possua algumas propriedades:

- Ser de amplo espectro. O antimicrobiano deve possuir ação antimicrobiana seletiva e potente sobre ampla série de micro-organismos.
- Ser, preferencialmente, microbicida.
- Apresentar estabilidade em sua composição química estrutural.
- Preservar sua atividade antimicrobiana em presença de líquidos do organismo ou exsudatos e não ser destruído pelas enzimas tissulares.
- Apresentar mínima toxicidade e não ser teratogênico.
- Não atuar nas defesas do organismo e atingir concentração necessária para afetar o agente infeccioso, não danificar os leucócitos e nem lesar tecidos do hospedeiro.
- Possuir índice terapêutico conveniente e, mesmo em doses máximas durante períodos prolongados, não produzir efeitos colaterais graves.
- Não produzir fenômenos de hipersensibilidade.
- Não provocar o desenvolvimento de resistência nos micro-organismos sensíveis.
- Obter rapidamente níveis microbicidas, que possam ser mantidos pelo tempo necessário no sangue, tecidos, líquidos tissulares e urina.
- Ser regularmente eliminado ou metabolizado pelo organismo.
- Ser igualmente eficaz por via oral e parenteral.
- Poder ser fabricado em grandes quantidades por preço razoável.

## BIBLIOGRAFIA

Biachi NC, Jorge AOC, Ueno M. Detecção de resíduos de antibióticos em leite bovino na região do Vale do Paraíba, São Paulo. Rev Biociên 2004; 10:47-49.

Brito GN, Inocêncio AC, Querido SM, et al. In vitro antifungal susceptibility of *Candida spp.* oral isolates from HIV-positive patients and control individuals. Braz Oral Res. 2011 Jan-Feb; 25(1):28-33.

Fonseca MB, Fonseca AL. Antibióticos em odontologia: introdução ao estudo dos antibióticos. Odont Mod, v. 9; 1983. p. 43-8.

Jorge AOC. Microbiologia: atividades práticas. São Paulo: Livraria Editora Santos, 1997. 146 p.

Oliveira JBA. Antibióticos: por quê? Quando? Como usar? Taubaté: Cabral Editora Universitária; 1999. 195p.

CAPÍTULO

# 24

# Esterilização e Desinfecção em Odontologia

*Silvana Soléo Ferreira dos Santos*

*Antonio Olavo Cardoso Jorge*

O manuseio efetivo dos micro-organismos nos consultórios odontológicos, laboratórios de ensino e pesquisa, nos domicílios, nos hospitais e demais atendimentos na área da saúde e nas indústrias depende essencialmente dos conhecimentos de como controlar os micro-organismos em seu meio, pela sua destruição, inibição ou remoção. Vários agentes físicos e químicos podem ser utilizados para realização do controle de micro-organismos de forma a mantê-los em níveis aceitáveis. Em odontologia, utiliza-se para controle de micro-organismos métodos de esterilização e desinfecção.

Esterilização é a destruição de todos os organismos viáveis de um determinado local ou material. Um artigo esterilizado é totalmente isento de micro-organismos vivos, capazes de se reproduzirem.

A esterilização pode ser realizada utilizando-se de métodos físicos (calor e radiações), métodos químicos (glutaraldeído, formaldeído, ácido peracético, entre outros) e por métodos físico-químicos (óxido de etileno e plasmas de oxigênio e hidrogênio). O método mais usado e indicado para a odontologia é o calor úmido, por meio de autoclave.

Desinfecção é a destruição ou remoção da maioria, mas não de todos, os micro-organismos de determinado material. Pode ser realizado por métodos químicos (desinfetantes) ou métodos físicos (água em ebulição, por exemplo).

## MÉTODOS FÍSICOS DE CONTROLE DE MICRO-ORGANISMOS

Os métodos de controle de micro-organismos nem sempre visam a esterilização, alguns são utilizados para desinfecção, processo que mata ou remove as formas vegetativas (não formadoras de esporos) dos micro-organismos. Idealmente, todos os micro-organismos em sua forma vegetativa são destruídos, mas a redução no número de patógenos a níveis onde seja improvável o desenvolvimento de infecção é aceitável.

O método físico de controle de micro-organismos mais utilizado em odontologia atualmente é o calor úmido sob pressão, utilizando-se do aparelho autoclave. O calor seco em forno Pasteur (estufa esterilizadora) foi muito utilizado pela odontologia e ainda é realizado em laboratórios. Antes dos artigos serem submetidos aos métodos de esterilização, necessitam, obrigatoriamente, ser processados adequadamente.

### Processamento de artigos

A Coordenação de Controle de Infecção Hospitalar do Ministério da Saúde (1994) recomenda considerar no processamento de artigos: a) todo artigo deverá ser considerado como "contaminado", sem levar em consideração o grau de sujidade presente, independente do processo a que será submetido; b) no processamento devem ser realizados os seguintes passos sequenciais: limpeza, desinfecção e/ou esterilização e estocagem, conforme o objetivo do artigo; c) os artigos devem ser classificados de acordo com o risco potencial de infecção envolvido em seu uso (artigos críticos, semicríticos ou não críticos) e definir o tipo de processamento a que será submetido (desinfecção ou esterilização): d) é imprescindível o uso de equipamento de proteção individual (EPI), como preconizado nos procedimentos de precauções universais e de segurança.

Antes da lavagem, os artigos que foram utilizados em um procedimento médico-odontológico devem ser descontaminados. A descontaminação prévia do material (instrumental) pode ser feita pela imersão em detergente enzimático ou preferencialmente em ácido peracético, reduzindo assim o risco durante sua manipulação. As seguintes etapas deverão ser observadas:

**Limpeza:** deve ser realizada por fricção mecânica utilizando água e sabão, auxiliada por escovas e esponja, ou pode-se utilizar aparelho de ultrassom com detergentes/desencrostantes.

**Enxágue:** deve ser realizado com água potável e corrente.

Secagem e embalagem: a secagem dos artigos objetiva evitar interferência da umidade e poderá ser realizada em estufa regulada para esse fim ou com toalhas de papel descartável. Antes de ser esterilizado, o material deverá ser embalado e identificado (instrumento contido no invólucro e data de esterilização). A identificação prévia evita o rompimento do invólucro.

**Esterilização/Desinfecção:** preferencialmente deve-se optar por métodos físicos (autoclave). Métodos químicos devem ser utilizados apenas quando os físicos não puderem ser realizados.

**Armazenamento do material:** deve ser feito em local exclusivo, separado dos demais em armários fechados, protegido de poeira, umidade e insetos, e a uma distância mínima de 20 cm do chão, 50 cm do teto e 5 cm da parede (ANVISA, 2006), após ter atingido temperatura ambiente. É importante lembrar que quando o material estiver embrulhado em papel, ele poderá estar fragilizado pelo calor e romper-se com facilidade. Uma vez rompido o papel, os instrumentos devem ser reembalados e submetidos novamente à esterilização. Evitar armazenamento do material embaixo de pias e em ambientes com muita circulação de pessoas (corredores). Semanalmente, as gavetas ou armários devem ser desinfetados e o material reesterilizado. Respeitar o prazo de validade das embalagens.

Os invólucros somente devem ser abertos pelo profissional imediatamente antes do uso. A remoção dos instrumentos dos pacotes para guardá-los em caixas ou gavetas, assim como mantê-los em desinfetantes, mesmo com todos os princípios de assepsia, deve ser evitada.

## Esterilização em autoclave

A esterilização utilizando-se vapor de água tem sido o método padrão de eliminação de micro-organismos em microbiologia por muitos anos. É considerado o mais eficiente e seguro método de esterilização pelo calor, pois mata os micro-organismos pela desnaturação das proteínas e enzimas, causada pela ruptura das pontes de hidrogênio que mantém as proteínas em sua estrutura tridimensional, o que ocorre mais rapidamente em presença de água. Na autoclave emprega-se vapor de água saturado sob pressão de 15 libras por polegada quadrada (psi) o que equivale à pressão de 1 atmosfera acima da pressão do nível do mar e a esterilização ocorre à temperatura de 121°C (sem ebulição) por período de 30 minutos.

A remoção do ar das autoclaves pode ser feita por gravidade ou por bombeamento pela produção de vácuo. Considerando a maneira como o ar é removido do aparelho, as autoclaves podem ser classificadas:

**Autoclave convencional:** o vapor é produzido na parte inferior do aparelho, por meio de uma resistência e o ar é removido na parte superior do aparelho através de uma válvula, que deve ser fechada apenas quando o fluxo de vapor for contínuo.

**Autoclave gravitacional:** neste tipo de autoclave, o vapor é injetado, o que força a saída do ar. No entanto, a fase de secagem é limitada, pois não possui capacidade para remover completamente o vapor. Pode apresentar umidade ao final do processo devido à dificuldade de remoção do ar.

**Autoclave de alto vácuo:** considerada mais segura que a gravitacional, essa autoclave possui uma bomba de vácuo com alta capacidade de sucção do ar. A autoclave de alto vácuo introduz vapor na câmara interna sob alta pressão no ambiente com vácuo. Esse procedimento reduz o tempo de autoclavação e diminui a possibilidade da presença do ar residual. Nos aparelhos de alto vácuo, utiliza-se 132 a 134°C a 30 psi (2 atmosferas) por 4 minutos.

**Autoclave de vácuo único:** neste aparelho o ar é removido de uma única vez, em curto espaço de tempo. Devido a isso, pode apresentar formação de bolsas de ar.

**Autoclaves de vácuo fracionado:** o ar é removido em intervalos, com injeção simultânea de vapor. Nesse tipo de autoclave a formação de bolsas de ar é menos provável.

A autoclavação apresenta excelente penetração do vapor, alcançando todas as superfícies do instrumento, apresenta tempo de ciclo relativamente curto e pode esterilizar líquidos (Figura 24.1).

Em autoclave vertical convencional, usado geralmente em laboratórios, utiliza-se a seguinte técnica: a) verificar se a resistência da autoclave (que fica no fundo do aparelho) está coberta de água; b) colocar o material devidamente acondicionado no interior do aparelho; c) ligar o aparelho e fechar a tampa deixando a válvula de escape de ar aberta; d) quando o vapor sair de forma contínua fechar a válvula; e) quando a temperatura atingir 121°C, inicia-se a contagem de tempo de esterilização: 15 a 30 minutos, dependendo do tamanho do aparelho e da quantidade e do tipo de material colocado no interior do mesmo; f) desligar o aparelho e esperar o ponteiro do manômetro chegar a zero, para então abrir a válvula de escape, caso contrário, a água entra em ebulição. É muito importante retirar todo o ar existente no interior da câmara da autoclave. Isto se sabe quando o vapor começa a sair de maneira contínua pela válvula de escape. Se o ar não for removido, pode ocorrer formação de bolsa de ar ao redor do material, dificultando sua esterilização.

Em autoclaves convencionais, o material sai do aparelho com a embalagem umedecida, o que exige cuidados para não danificá-la e contaminar o material. Atualmente existem autoclaves que apresentam dispositivos de secagem do material pela sucção do ar, aproveitando o calor dos instrumentos que foram aquecidos pelo vapor. Aparelhos mais modernos, inclusive com ciclos computadorizados também se encontram disponíveis no mercado. Em algumas autoclaves (geralmente autoclaves horizontais, pequenas e de mesa) o ar em vez de ser retirado é deslocado para baixo como consequência da entrada de vapor de água na parte de cima da câmara.

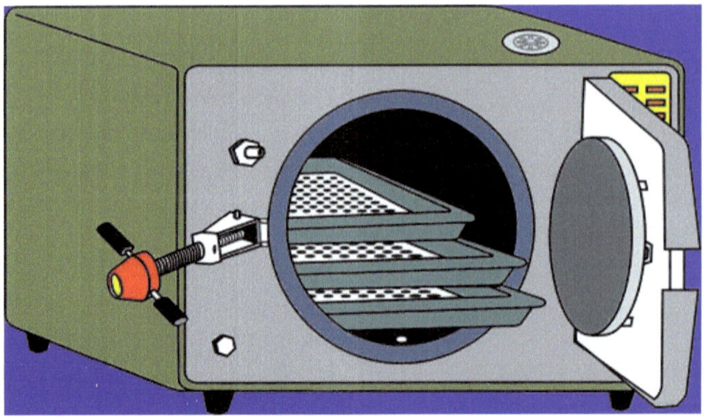

**FIGURA 24.1** Esquema de modelo de autoclave de pequeno porte.

É importante lembrar que qualquer relação temperatura/tempo/pressão indicada pelo fabricante deve primeiramente passar por testes biológicos de esterilidade (que serão discutidos mais adiante neste capítulo).

A autoclave apresenta como vantagens tempo adequado de esterilização, boa penetração e possibilidade de esterilização de líquidos com água como base. Nesse aparelho não se pode usar recipientes fechados (caixas metálicas) que impeçam a penetração do vapor. A esterilização na autoclave pode danificar itens plásticos e de borracha e produzir corrosão de itens metálicos não inoxidáveis.

O material rigorosamente limpo deve ser acondicionado em pacotes de papel com gramatura, porosidade e resistência compatíveis com o processo. Há no mercado embalagens apropriadas autosselantes, mas se pode também utilizar tecido de algodão duplo cru ou outro material, desde que comprovadamente eficaz. Papel alumínio não pode ser utilizado, pois não permite a passagem do vapor.

### Estufa esterilizadora ou forno Pasteur

O calor seco é utilizado há muitos anos como modo de esterilizar vidrarias, instrumentos e diversos materiais nos laboratórios de microbiologia. A ação básica do calor seco é a oxidação dos micro-organismos. O forno Pasteur consiste em uma câmara de paredes duplas, dotada de uma resistência elétrica entre as paredes, que aquece o ar contido na câmara e o seu conteúdo (Figura 24.2). O aparelho tem um termostato que regula a temperatura desejada e um orifício na parte superior que permite a saída do ar expandido pelo aquecimento. Nesse orifício deve ser colocado um termômetro para um controle mais efetivo da temperatura interna da câmara, porém deve existir um suporte externo para que o termômetro não impeça a saída do ar expandido.

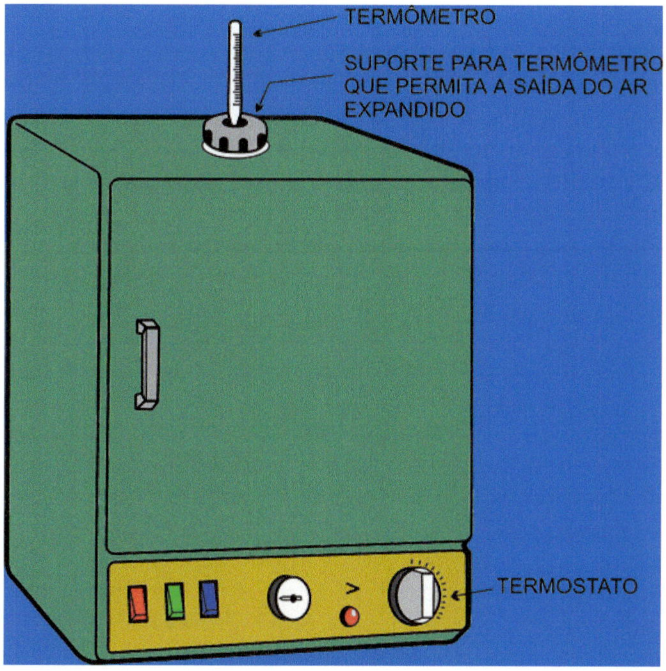


**FIGURA 24.2** Esquema de modelo de forno Pasteur ou estufa esterilizadora.

Por esse método podem ser esterilizados materiais que não podem ser molhados, como algodão, compressas de gaze, óleos, gorduras, ceras e pós, desde que não se alterem pelo aquecimento. Para instrumentos metálicos e equipamentos de vidro é considerado método de esterilização eficaz. Segundo a ANVISA (2006) a esterilização em estufa (calor seco) é recomendada por organizações nacionais e internacionais apenas para óleos e pós na área médica e para alguns tipos de brocas e alicates ortodônticos em odontologia.

A técnica para esterilização de materiais em estufa é a seguinte: a) ligar o aparelho, regulando a temperatura de 170°C por meio do termostato; b) esperar que o aparelho atinja a temperatura desejada, controlando sempre por um termômetro colocado no orifício que se encontra na parte superior do aparelho. O termostato serve apenas para uma regulagem grosseira da temperatura, pois não apresenta sensibilidade; c) colocar o material dentro da estufa devidamente acondicionado, sem sobrecarregar o forno e esperar que atinja novamente a temperatura de 170°C; d) a partir deste momento iniciar a contagem de tempo, que deverá ser de 60 minutos. Após o período de esterilização, não abrir a porta do aparelho imediatamente, pois o calor interno é muito superior ao externo, podendo danificar os materiais, principalmente os vidros, como também, levar à combustão papéis ou tecidos. Pode-se utilizar temperatura de 160°C pelo tempo de 2 horas. As estufas mais modernas apresentam um ventilador em seu interior, com a finalidade de promover um aquecimento controlado, mais rápido e uniforme na câmara.

No preparo dos materiais para esterilização em estufa deve-se: a) após descontaminação prévia, o material deve ser lavado e meticulosamente escovado, pois qualquer resíduo deixado no instrumento irá tornar-se duro e aderente a ele, ficando muito difícil a sua posterior remoção; b) depois de limpos, os materiais devem ser secos antes de serem embrulhados. Deve-se evitar que os instrumentos molhados sequem naturalmente, pois a água contém sais minerais, os quais quando secos aderem aos instrumentos, podendo danificá-los durante a esterilização pelo calor. A secagem pode ser feita com jatos de ar e com toalhas de papel; c) papel alumínio é o mais recomendado para o acondicionamento, entretanto, papel manilha ou *kraft* também podem ser utilizados. O material também pode estar contido em caixas metálicas ou vidros tipo pirex, mas estes também deverão ser embalados e identificados.

### Água levada a ponto de ebulição (100°C)

Mata as formas vegetativas das bactérias em aproximadamente 20 minutos, mas os esporos e alguns vírus não são destruídos tão rapidamente, podendo resistir por mais de uma hora a 100°C. Alguns esporos bacterianos resistem à fervura por mais de 20 horas. Para a água tornar-se segura para ser ingerida, a fervura deve ser realizada pelo menos por 15 minutos.

### Pasteurização

Método utilizado inicialmente para prevenir a deterioração do vinho sem alterar significativamente seu sabor e posteriormente utilizada para cerveja e outras bebidas fermentadas. É utilizada no leite também para a eliminação do *Mycobacterium bovis* (bactéria que pode causar tuberculose em humanos). No método clássico da pasteurização, o leite é exposto à temperatura de 63°C por 30 minutos e resfriado rapidamente. Atualmente é utilizada a pasteurização de alta temperatura e curto tempo (72°C por 15 segundos).

### Tratamento de temperatura ultraelevada

O UHT (Ultra-High Temperature) método utilizado para leite e sucos que atingem 140°C em menos de um minuto, permanecendo nessa temperatura por 3 segundos e então são resfriados em uma câmara de vácuo. Esse processo permite que o leite seja armazenado sem refrigeração.

### Tyndalização ou esterilização fracionada

É utilizada em microbiologia para líquidos que não podem ser submetidos ao vapor d'água sob pressão (autoclave). Esse método consiste no aquecimento a 100°C em três dias sucessivos com período de incubação entre os aquecimentos para que sejam destruídas todas as formas esporuladas de micro-organismos.

### Incineração

É um método no qual o material pode ser colocado diretamente na chama do bico de Bunsen ou em incineradores. É utilizado rotineiramente em microbiologia para esterilizar alças ou agulhas de platina, utilizadas para semeaduras. O aquecimento do fio diretamente na chama até se obter um vermelho incandescente é conhecido em laboratórios de microbiologia como flambagem. A incineração é utilizada também para eliminação de materiais contaminados como lixo hospitalar e outros materiais biológicos, como carcaças de animais contaminados, entre outros.

### Baixas temperaturas

Temperaturas muito baixas (abaixo de 0°C) obtidas rapidamente inibem o metabolismo bacteriano, mas não as matam. Esse procedimento tem sido utilizado em microbiologia para a manutenção de culturas de micro-organismos e preservação de diversos produtos utilizados em laboratório. Para este fim são utilizados congeladores (-20°C ou -70°C) ou nitrogênio líquido (-196°C).

### Filtração

Embora a filtração não seja um agente físico, é considerada como um processo físico. É utilizada rotineiramente em muitas residências para obtenção de água potável. É utilizada em microbiologia para esterilizar líquidos que não podem ser submetidos a altas temperaturas. A filtração é feita utilizando-se discos finos de ésteres de celulose com poros que impeçam a passagem de micro-organismos (membranas filtrantes). Na odontologia, filtros devem ser utilizados nos compressores de ar, pois o ar comprimido gerado contém milhões de partículas contaminantes. A filtração também é usada na microbiologia nas cabines de segurança (fluxo laminar), nas quais o ar passa por um filtro de partículas de ar de alta eficiência (HEPA).

### Ressecamento ou dessecação

Este método consiste na remoção de água, item essencial para o crescimento e reprodução bacteriana. Os micro-organismos interrompem suas atividades metabólicas, mas podem permanecer viáveis por anos. A resistência bacteriana ao ressecamento é muito variável, *Neisseria gonorroheae* pode suportar o ressecamento por apenas uma hora e alguns esporos bacterianos podem suportá-lo por séculos. Esse método é utilizado pela indústria para preservação de alimentos como frutas e grãos e em microbiologia para a preservação de culturas bacterianas em um processo denominado liofilização, em que os micro-organismos são submetidos à desidratação extrema em temperaturas de congelamento e mantidas em ampolas fechadas a vácuo.

### Alteração da pressão osmótica

Altas concentrações de sal ou açúcar também são utilizadas como método de controle de micro-organismos, pois tem um efeito desidratante semelhante ao ressecamento. Nesse processo, as altas concentrações dessas substâncias criam um ambiente hipertônico que ocasiona a saída de água do micro-organismo inibindo seu crescimento. Fungos têm maior capacidade de crescer em matéria orgânica com baixa umidade e alta pressão osmótica.

### Radiações

A esterilização por radiação é feita em temperatura ambiente e pode ser utilizada para artigos que não podem ser submetidos ao calor.

- Radiações ionizantes: são emissões de alta energia, capazes de causar ionização de moléculas, rompendo-as em átomos ou grupo de átomos, formando principalmente radicais hidroxila altamente reativos que destroem compostos celulares como o ácido desoxirribonucleico (DNA) e proteínas. Essa radiação de alta energia tem efeito microbicida e a vantagem de penetrar pacotes e esterilizar o conteúdo em seu interior. Raios gama e raios X são radiações ionizantes utilizadas pela indústria para esterilização.

Os raios gama resultam da desintegração de certos elementos radioativos como o cobalto 60 ($^{60}Co$) e são emitidos espontaneamente. Penetram profundamente, mas requerem horas para esterilizar grandes volumes e são difíceis de ser controlados, pois emitem seus raios em todas as direções.

Os raios X são produzidos artificialmente, o que os torna mais caros que os raios gama. Um feixe de elétrons vindos de um catodo colide com um alvo metálico e, pela excitação de seus átomos, ocorre emissão dos raios X.

Radiações não ionizantes são emissões de energia sob forma de onda eletromagnética que não conseguem provocar o deslocamento de elétrons da eletrosfera dos átomos, mas induzem vibrações ou choques que provocam alterações mecânicas deles. A luz ultravioleta é um exemplo de radiação não ionizante, que no comprimento de onda de 260 nm danifica o DNA pela formação de dímeros de timina.

Esses dímeros inibem a replicação correta do DNA durante a reprodução da célula, causando morte ou mutação. A luz ultravioleta tem pouca capacidade de penetração e somente micro-organismos na superfície de um objeto são mortos por essa radiação.

## TESTES DE ESTERILIDADE

### Conceito de esterilidade

Artigos médico-hospitalares e odontológicos necessitam de características especiais que os diferenciem de outras classes de produtos. Dentre essas características, a mais importante é a ausência de toda e qualquer forma de micro-organismo viável ou mesmo latente (esporos). A tal condição denominamos esterilidade, ou seja, o produto está estéril ou esterilizado.

### Indicadores de esterilidade

**Químicos:** são tiras ou fitas de celulose impregnadas com substâncias químicas sensíveis a determinadas temperaturas. A coloração das tiras é alterada quando atinge a temperatura recomendada. São úteis para controlar se determinado material foi ou não submetido ao procedimento de esterilização. Por outro lado, não podem ser interpretados como efetividade no procedimento.

**Biológicos:** representados por tiras de celulose, meios de cultura ou outros veículos, impregnados geralmente por esporos bacterianos. Os esporos bacterianos mais utilizados são de *Bacillus atropheus* para esterilização pelo calor seco (estufa) e *Geobacillus stearothermophylus* para calor úmido (autoclave).

### Procedimentos para o monitoramento biológico

Colocar envelopes contendo esporos de *B. atropheus* na estufa, em diferentes locais, inclusive dentro de caixas e pacotes. Submeter ao processo de esterilização (170-180°C por 60 minutos). Após a esterilização, abrir os envelopes e retirar assepticamente a tira de papel contendo esporos com auxílio de uma pinça esterilizada e colocar no interior de tubos com meio de cultura (Tryptic Soy Broth). Incubar a 37°C por 48 horas, deixando na estufa por até oito dias para confirmação. Se for observada turvação no meio de cultura (teste positivo), fazer esfregaços, corar pelos métodos de Gram e Wirtz-Conklin e observar em microscopia a presença de bacilos Gram-positivos esporulados.

Repetir o procedimento, colocando envelope com esporos de *B. stearothermophylus* na autoclave, mantendo o ciclo adequado do aparelho. Quando o procedimento de esterilização tiver sido adequado, não poderá ocorrer crescimento de micro-organismos no meio de cultura.

Esse monitoramento biológico deve ser efetuado rotineiramente, no mínimo semanalmente, sempre na primeira carga do dia e ao término de todas as manutenções realizadas (preventivas ou corretivas). Os resultados dos monitores biológicos devem ser registrados rotineiramente e mantidos em arquivo de controle de esterilização.

## MÉTODOS QUÍMICOS DE CONTROLE DE MICRO-ORGANISMOS

Os métodos químicos para controle de micro-organismos são utilizados rotineiramente, podendo ser usados para esterilização, desinfecção, antissepsia ou assepsia.

### Classificação dos agentes químicos

Os agentes químicos podem ser classificados de acordo com a eficácia em 3 grupos principais: a) alto nível: promovem a esterilização dos materiais. Agem contra fungos, bactérias em forma vegetativa, tanto Gram-positivas quanto Gram-negativas, esporos bacterianos e vírus; b) nível intermediário: capazes de destruir todas as formas de micro-organismos, exceto esporos; c) baixo nível: não agem contra vírus da hepatite, poliomielite, esporos e *Mycobacterium tuberculosis*.

Os agentes químicos podem ser classificados de acordo com sua ação biológica em: a) agentes que desnaturam proteínas; b) agentes que causam ruptura osmótica da célula; c) agentes que interferem em processos metabólicos específicos dos micro-organismos.

## AGENTES QUÍMICOS UTILIZADOS EM ODONTOLOGIA PARA CONTROLE DE MICRO-ORGANISMOS

### Ácido peracético

O ácido peracético é utilizado nas concentrações de 0,001 a 0,2% e apresenta espectro de ação para bactérias, fungos vírus e esporos. É um agente químico esterilizante, de alto nível. Tem sido utilizado também em associação com o peróxido de hidrogênio.

**Mecanismo de ação:** desnaturação de proteínas, alteração na permeabilidade da parede celular, oxidação de ligações sulfidril e sulfúricas em proteínas, enzimas e outros constituintes.

**Propriedades:** não forma resíduos tóxicos, efetivo na presença de matéria orgânica, rápida ação em baixa temperatura.

**Recomendações:** manusear sempre com EPI, torna-se instável quando diluído, corrosivo para alguns metais.

### Alcoóis

São utilizados o álcool etílico (concentração de 60-90%, ideal 70%) e isopropílico (70-90%). São classificados segundo a eficácia em desinfetantes de nível intermediário.

**Mecanismo de ação:** desnaturam proteínas e são solventes de lipídeos, lisando membrana celular de micro-organismos e envelope de vírus. Apresentam ação detergente e de limpeza, auxiliando na remoção mecânica dos micro-organismos.

**Propriedades:** desinfetante de nível intermediário, apresentam baixa toxidade, inatividade na presença de material orgânico, ação rápida, volátil e inflamável, baixo custo e disponibilidade.

**Aplicações práticas:** são utilizados como antissépticos de pele, desinfecção de artigos que não toleram outros tipos de desinfetantes, e para desinfecção de superfícies do consultório odontológico.

**Recomendações:** manusear sempre com EPI, estocar em frascos fechados ao abrigo da luz e em locais arejados, não utilizar em acrílico, enrijece borrachas e plásticos.

### Clorexidina

A clorexidina é uma bisguanidina catiônica, considerada um potente antisséptico, disponível em géis, vernizes, soluções tópicas, tinturas e desinfetantes. É utilizada em várias concentrações: a) 0,12 a 2% para antissepsia bucal; b) solução aquosa a 4%, para antissepsia de pele e mucosas; c) solução aquosa 4% associada a detergente, utilizada para antissepsia do campo cirúrgico e mãos do operador; d) solução a 2% em álcool 70%, utilizada como desinfetante de superfícies.

**Mecanismo de ação:** inibição de enzimas da membrana citoplasmática, com aumento de sua permeabilidade, rompimento e precipitação de constituintes citoplasmáticos microbianos.

**Aplicações práticas:** indicada para antissepsia de pele e mucosas, como antisséptico bucal em forma de colutórios, como desinfetante de superfícies. Utilizado em endodontia como irrigante de canais radiculares e curativo de demora, na forma de solução aquosa e gel.

**Propriedades:** sua eficácia é diminuída por matéria orgânica e valores altos de pH.

**Recomendações:** uso prolongado pode levar a colorações nos dentes, descamação de mucosa bucal e alteração do paladar.

### Fenol sintético

O fenol foi um dos primeiros agentes químicos utilizados como antissépticos, tendo sido utilizado por Joseph Lister (1827-1912), precursor da cirurgia asséptica. É utilizado em diversas concentrações em soluções aquosas. É um desinfetante de nível intermediário.

Mecanismo de ação; alteração da permeabilidade seletiva da membrana celular, causando perda de substâncias intracelulares vitais. Também desnaturam proteínas e enzimas microbianas.

**Aplicações práticas:** desinfecção de superfícies (10 minutos) descontaminação prévia de instrumentos, desinfecção de artigos não críticos (30 minutos).

**Propriedades:** eficaz em presença de matéria orgânica, toxidade e irritante tecidual.

**Recomendações:** manusear sempre com EPI, necessidade de enxágue abundante, estocar em frascos fechados ao abrigo da luz, em locais arejados. Não deve ser utilizado em látex, acrílico ou borracha.

### Formaldeído

O formaldeído é um gás que se polimeriza em temperatura ambiente, sendo chamado de paraformaldeído, que libera formaldeído pelo aquecimento. Em odontologia é usado em soluções aquosas (formalina) de 1 a 10%. É considerado desinfetante de alta atividade antimicrobiana.

**Mecanismo de ação:** coagulação de proteínas, combinação com grupamentos SH e $NH_2$ das células.

**Propriedades:** extrema toxicidade, odor desagradável, potencial carcinogênico, emissão de vapores irritantes.

**Aplicações práticas:** artigos de polistireno, acrílico e náilon. Esterilização por 18 horas em solução aquosa ou alcoólica a 10%.

**Recomendações:** manusear sempre com EPI, necessidade de enxágue abundante, armazenar em recipiente de plástico ou vidro com tampa, não deixar em temperaturas acima de 25°C.

### Glutaraldeído

O glutaraldeído apresenta atividade bactericida, virucida, fungicida e esporicida, sendo um produto de alto nível. Geralmente é utilizado em solução aquosa a 2% e pode ser usado para esterilização ou desinfecção, de acordo como o tempo de exposição. Os produtos comerciais geralmente se apresentam em formulações ácidas, sendo ativadas por meio de agentes alcalinizantes.

**Mecanismo de ação:** é um agente alquilante, altera os ácidos nucleicos e a síntese de proteínas dos micro-organismos.

**Propriedades:** necessidade de ativação, validade limitada após ativação (15 a 30 dias), baixa corrosividade, toxidade cutânea e inalatória.

**Aplicações práticas:** esterilização de artigos termossensíveis (artigos metálicos, plásticos, PVC, teflon, borrachas náilon). Para desinfecção imersão por 20 a 30 minutos, para esterilização imersão por 6 a 10 horas.

**Recomendações:** manipular sempre com EPI, necessidade de enxágue abundante, estocar em frascos de vidro ou plástico com tampa. Não armazenar a temperaturas superiores a 25°C

### Hipoclorito de sódio

Os hipocloritos são compostos inorgânicos clorados que contém o grupo químico –Ocl. O mais utilizado em odontologia é o hipoclorito de sódio na concentração de 1%. São desinfetantes de nível médio.

**Mecanismo de ação:** oxidação dos constituintes celulares e alteração da membrana citoplasmática pela ação de íons cloro.

**Propriedades:** corrosivos para metal e mármore, inatividade em presença de matéria orgânica; são descolorantes e apresentam instabilidade, disponibilidade e baixo custo.

**Aplicações práticas:** desinfecção por imersão de artigos não metálicos; desinfecção de superfície por 10 minutos, tratamento de água. Utilizado nas concentrações de 1 a 2,5% em endodontia.

**Recomendações:** manusear com EPI, estocar em frascos fechados ao abrigo da luz.

### Iodo

O iodo é um dos mais antigos e eficientes agentes antimicrobianos, sendo usado como antisséptico na forma de *tin-*

*tura de iodo* ou *álcool iodado* em várias formulações. São utilizadas preparações de iodo a 2% com iodeto de sódio a 2% diluído em álcool 70%; iodo 7% com iodeto de potássio 5% em álcool 83%; e iodo 5% com solução aquosa de iodeto de potássio 10%.

O iodo é utilizado também na forma de iodóforos (1% de iodo ativo), que são complexos de iodo com compostos que atuam como carreadores (polivinilpirrolidona). Apresentam ação germicida como o iodo, com a vantagem de não corar e não irritar a pele. São utilizados para antissepsia de mãos.

**Mecanismo de ação:** atuam nos micro-organismos por oxidação. Combina-se com o aminoácido tirosina atuando na inativação de enzimas e outras proteínas.

**Propriedades:** realizam desinfecção de nível intermediário, irritante e alergizante para pele, efeito de manchamento sobre materiais, principalmente plásticos.

**Recomendações:** manusear sempre com EPI, estocar em frascos fechados e escuros, ao abrigo da luz e em locais arejados.

### Peróxido de hidrogênio

O peróxido de hidrogênio ($H_2O_2$) pode ser utilizado como antisséptico, esterilizante e desinfetante, dependendo de sua concentração e tempo de exposição. Para ser usado como desinfetante/esterilizante é denominado peróxido de hidrogênio estabilizado.

**Mecanismo de ação:** agente oxidante que interfere no metabolismo dos micro-organismos, ao unir sulfidrilas vizinhas formando ligações de dissulfeto.

**Propriedades:** biodegradável, atóxico, livre de compostos orgânicos voláteis e não gera produtos com toxicidade.

**Aplicações práticas:** indicado para artigos termossensíveis. Na concentração de 7,5% é usado como desinfetante de alto nível sendo utilizado pelo método da imersão. Em superfícies realiza desinfecção efetiva na concentração de 5%. Como antisséptico é utilizado em solução a 3%. Nas concentrações de 10 a 30% é usado em odontologia para clareamento dentário.

**Recomendações:** manusear sempre com EPI, necessidade de enxágue abundante após aplicação.

## PROCEDIMENTO PARA DESINFECÇÃO OU ESTERILIZAÇÃO POR MÉTODOS QUÍMICOS

A eficiência do processo de desinfecção ou esterilização utilizando métodos químicos depende da observação cuidadosa de todos os passos descritos a seguir. Para a esterilização por métodos químicos líquidos, as seguintes etapas devem ser seguidas:

- Imergir o artigo na solução adequada: utilizar equipamentos de proteção individual (EPI) e garantir farta ventilação do local. Preencher o interior das tubulações e reentrâncias com auxílio de seringa, se necessário, evitando a formação de bolhas de ar.
- Observar e respeitar o tempo de exposição indicado, mantendo o recipiente tampado.
- Enxaguar os artigos, inclusive reentrâncias com água esterilizada e técnica asséptica. Recomendam-se múltiplos enxágues para eliminar resíduos do produto utilizado. Usar todo o conteúdo do recipiente de água esterilizada de uma só vez. Evitar recipientes de múltiplo uso.
- Secar externamente os artigos, com técnica asséptica e compressas estéreis e acondicionar o artigo processado em recipiente ou invólucro adequado e estéril.

Para desinfecção por métodos químicos líquidos seguem os seguintes passos:

- Imergir o artigo em solução no desinfetante ou realizar fricção com pano embebido, na impossibilidade de imersão. Utilizar EPI e garantir farta ventilação do local. Preencher o interior de tubulações e reentrâncias, evitando formação de bolhas de ar.
- Observar e respeitar o tempo de exposição ao produto, de acordo com o recomendado para cada tipo. Manter o recipiente tampado durante o processamento dos artigos.
- Enxaguar os artigos, inclusive no interior e reentrâncias, com água potável (filtrada) ou água esterilizada, de acordo com o artigo. Recomendam-se múltiplos enxágues, para eliminar os resíduos do produto utilizado.
- Secar e acondicionar os artigos processados em invólucro adequado (recipiente limpo ou desinfetado, seco e fechado).

### Características de um agente químico antimicrobiano ideal

É desejável que um agente químico antimicrobiano apresente características de eficácia sob todas as condições. Infelizmente, não existe um produto químico que possua todas as características desejáveis. A seguir, características importantes de um agente químico ideal:

**Atividade antimicrobiana:** é a primeira exigência de um agente químico antimicrobiano. O produto deve inibir ou preferencialmente matar os micro-organismos. O antimicrobiano deve apresentar amplo espectro de atividade antimicrobiana, atuando em diferentes tipos de micro-organismos.

**Solubilidade:** a substância deve ser solúvel em água ou outro solvente que possa ser utilizado (álcool, entre outros) para seu uso efetivo.

**Estabilidade:** o produto deve ser passível de armazenamento por um período viável a sua utilização, sem perda significativa de ação antimicrobiana.

**Homogeneidade:** as preparações devem ser uniformes em sua composição, sem formar depósitos no fundo ou na superfície do frasco.

**Poder de penetração:** a substância deve ter poder de penetração, caso contrário sua ação será apenas superficial. Em determinados materiais a ação em superfície pode ser desejável.

**Ausência de efeitos corrosivos e tintoriais:** as substâncias não devem corroer metais e não devem corar ou danificar tecidos.

**Não alterar plásticos e borrachas:** o produto não deve danificar materiais ou partes deles, quando de plástico ou borracha.

**Toxicidade:** não deve prejudicar o homem, animais ou contaminar o ambiente. Deve atuar apenas nos micro-organismos.

**Inativação mínima por substâncias orgânicas:** alguns princípios ativos de antimicrobianos combinam-se com materiais orgânicos (proteínas) presentes no material que está sendo tratado. Assim a quantidade de substância química livre para reagir com os micro-organismos pode diminuir.

**Atividade em temperatura ambiente ou corporal:** o composto químico deve atuar na temperatura de onde for utilizado.

**Odor agradável:** o produto deve apresentar-se inodoro ou com odor agradável.

**Capacidade detergente:** quando da presença de poder detergente, o agente químico poderá remover mecanicamente os micro-organismos na superfície que está sendo tratada, representando portanto, uma propriedade desejável.

**Efeito residual:** também é uma propriedade desejável, pois o tempo de atuação sobre os micro-organismos será maior.

**Disponibilidade e baixo custo:** o produto deve ser acessível e apresentar custo razoável.

## BIBLIOGRAFIA


Almeida KB, Jorge AOC. Avaliação de desinfecção de superfície em cadeira odontológica. Rev Biociênc 2002; 9(1):19-27.

Ayliffe GAJ, Lowbury EJL, Geddes AM, Williams, JD. Controle de infecção hospitalar: manual prático. Rio de Janeiro: Revinter; 1998:264p.

Bambace AMJ, Barros EJA, Santos SSF, Jorge AOC. Eficácia de soluções aquosas de clorexidina para desinfecção de superfícies. Rev Biociên 2003; 9:73-81.

Block, SS. Desinfection, sterilization and preservation. 2 ed. Philadelphia: Lippincott Williams Wilkins; 2001:148.

Brasil. Controle de infecções e a prática odontológica em tempos de AIDS: manual de condutas. Brasília: Ministério da Saúde; 2000:118.

Brasil. Ministério da Saúde. Coordenação de controle de infecção hospitalar. Procedimentos de artigos e superfícies em estabelecimentos de saúde. 2 ed. Brasília; 1994:50.

Calmes Jr. RB, Lillich T. Desinfecção e esterilização na prática odontológica. São Paulo: Edusp/McGraw-Hill; 1979. p. 167.

Chistensen G. Infection control: some significant loopholes. J Am Dent Assoc, v.122; 1991. p.99-100.

Ciesilelski, C. et al. Dentists, allied professionals with AIDS. J Am Dent Assoc, v.122; 1991. p.42-44.

Cotrin LEF, Santos EM, Jorge AOC. Procedimentos de biossegurança realizados por cirurgiões-dentistas e laboratórios durante a confecção de próteses dentárias. Rev Odontol UNESP, v. 30; 2001. p. 233-44.

Cottone JA, Molinari JA. State-of-the-art: infection control in dentistry. J Am Dent Assoc, v.123; 1991. p.33-41.

Council on Dental Materials, Instruments and Equipament. Infection control recommendations: for the dental office and the dental laboratory. J Am Dent Assoc, supplement; 1992. p.1-8.

Estrela, C. Controle de infecção em odontologia. São Paulo: Artes Médicas; 2003. p. 169.

Faizibaioff R, kignel S. Princípios de biossegurança em implantodontia. Rev Assoc Paul Cir Dent, v.54, n. 4; 2000. p.329-34.

Fan PL. Disinfection of impressions. J Am Dent Assoc, v.122; 1991. p.110.

Fantinato V, Almeida NQ, Jorge AOC, Unterkircher CS. Manual de esterilização e desinfecção em odontologia. São Paulo: Editora Santos; 1994. p. 34.

Fantinato V, Almeida NQ, Jorge AOC. Esterilização em odontologia: AIDS e hepatite B. Rev Bras Odontol, v. 49; 1992. p. 31-7.

Fantinato V, Silva MV, Almeida NQ, Jorge AOC. Exame bacteriológico da água em clínica adontológica. Rev Assoc Paul Cir Dent, v. 46; 1992. p. 829-31.

Fantinato V, Almeida NQ, Jorge AOC, Unterkircher C. Manual de esterilização e desinfecção em odontologia. São Paulo: Livraria Editora Santos; 1994. p. 34.

Fantinato V, Shimizu MT, Almeida NQ, Jorge AOC. Esterilização e desinfecção em odontologia: AIDS e Hepatite B. Revista Brasileira de Odontologia, v.49, n.5; 1992. p.31-37.

Fantinato V, Silva MV, Almeida NQ, Jorge AOC, Shimizu, MT. Exame bacteriológico da água em clínica odontológica. Revista da Associação Paulista de Cirurgiões Dentistas, v.46, n.4; 1992. p.829-831.

Fernades AT, Fernandes MOV, Ribeiro Filho NR. Infecção hospitalar e suas interfaces na área de saúde. São Paulo: Atheneu, v. 2; 2000. p. 1 - 953.

Ferraz CA et al. Fundamentos de controle biológico de artigos médicos hospitalares. São José dos Campos: Johnson & Johnson; 1990. p. 114.

Glenwrith HD. Cross-infections in dentristy with praticular reference to oral surgery and periodontics. J Dentist, v. 8; 1980. p. 8-12.

Guimarães Jr J. Biossegurança e controle de infecção cruzada em consultórios odontológicos. São Paulo: Santos; 2001. p. 536.

Hastreiter RJ et al. Instrument sterilization procedures: effectiveness on dental office. J Am Dent Assc, v.122; 1991. p.51-6.

Jorge AOC et al. Métodos de esterilização/desinfecção utilizados no consultório odontológico pelos cirurgiões dentistas de Taubaté-SP. Rev Biociênc, Taubaté, v. 2; 1996. p. 177-86.

Jorge AOC. Princípios de biossegurança em odontologia. Rev Biociên, v. 8; 2002. p. 7-17.

Jorge AOC. Princípios de biossegurança em Odontologia. Revista Biociências, v. 8, n. 1; 2002. p. 7-17.

Jorge AOC, Barros G, Ito CYK, et al. Métodos de esterilização / desinfecção utilizados no consultório odontológico. Revista Biociências, v.2, n.2; 1996. p.115-124.

Kubo CH, Gomes APM, Jorge AOC. Influência da esterilização em estufa sobre cones de papel absorvente para endodontia. Pós Grad Rev Facul Odontol São José dos Campos, v. 2; 1999. p. 62-9.

Kubo CH, Gomes APM, Jorge AOC. Influência dos métodos de esterilização na capacidade e velocidade de absorção de diferentes marcas comerciais de cones de papel absorvente para endodontia. Rev Odontol UNESP, v. 29; 2000. p. 113-27.

Kubo CH, Gomes APM, Jorge AOC. Efeitos da autoclavação na velocidade e capacidade absorvente de cones de papel empregados em endodontia. Revista de Odontologia da Universidade de São Paulo, v. 13, n. 4; 1999. p. 383-389.

Kubo CH, Gomes APM, Jorge AOC. Influência da esterilização em estufa sobre cones de papel absorvente para endodontia. Pós-graduação em Revista Faculdade de Odontologia de São José dos Campos v. 2, n. 2; 1999. p. 62-69.

Leonard JR, RH, Eagle JR, JC. Developing an effective occupational exposure policy for the dental office. Gen Dentistry, v.40; 1992. p.379-88.

Lorenzo JL. Microbiologia para o estudante de odontologia. São Paulo: Editora Atheneu; 2004. p. 274.

Malagón-Londoño G, Esquivel LH. Infecciones hospitalares. Bogotá: Panamericana; 1995. p. 936.

Martins MA. Manual de infecção hospitalar: epidemiologia, prevenção, controle. 2 ed. Rio de Janeiro: Medsi; 2001. p. 1116.

Miller CH. Cleaning, sterilization and disinfection: basics of microbial killing for infection control. J Am Dent Assoc, v.124; 1993. p.48-56.

Nesi MAM. Prevenção de contágios nos atendimentos odontológicos: novos paradigimas e protocolos de procedimentos. São Paulo: Atheneu; 2000. p. 103.

Neves MC, Andre PSR, Álvares-Leite ME. Avaliação da prática de técnicos em prótese dentária de Belo horizonte (MG) com relação aos procedimentos de controle de infecção cruzada. Rev CROMG, v.2, n.2; 2001. p.97-102.
Rathbun EW. Sterilization and asepsis. In: Nisengard, R.J., Newman, M.G. Oral microbiology and immunology. 2 ed. Philadelphia: Saunders; 1994. p. 402-23.
Rodrigues EAC, Mendonça JS, Amarante JMB, et al. Infecções hospitalares: prevenção e controle. São Paulo: Sarvier; 1997. p. 669.
Rosa LP, Silva FC, Jorge AOC, Antoniazzi MCC. Estudo da contaminação microbiológica em equipamentos radiográficos. Rev Biociên, v. 9; 2003. p. 35-43.
Runnells RR. Infection control and hazards management. Dent Clin North Amer, v.35, n.2; 1991. p.427-436.
Samaranayake LP, Scheutz F, Cottone JA. Controle da infecção para a equipe odontológica. São Paulo: Santos; 1993. p. 146.
Samaranayake LP et al. The efficacy of rubber dam isolation in reducing atmospheric bacterial contamination. J Dent Child, v.56, n.6; 1989. p.442-4.
Samaranayake LP, Scheutz F, Cottone JA. Controle da infecção para a equipe odontológica. São Paulo: Santos; 1993. p. 146.
Santos EM, Jorge AOC. Desinfecção de moldes de hidrocoloide irreversível e modelos de gesso com hipoclorito de sódio: eficiência e estabilidade dimensional. Rev Odontol UNESP, v. 30; 2001. p. 107-19.
Santos SB, Junqueira JC, Silva CRG, et al. Estudo microbiológico das mãos e luvas dos graduandos de odontologia. Rev Fac Odontol UNICID, v. 15; 2003. p. 95-103.
Santos EM, Jorge AOC. Desinfecção de moldes de hidrocoloide irreversível e modelos de gesso com hipoclorito de sódio: eficiência e estabilidade dimensional. Revista de Odontologia da UNESP, v. 30, n. 1; 2001. p. 107-119.
Siew C. Self-reported percutaneous injuries in detists: imolications for HBV, HIV transmission risk. J Am Dent Assoc, v.123; 1992. p.37-44.
Silva CRG, Jorge AOC. Avaliação de desinfetantes de superfície utilizados em Odontologia. Pesqu Odontol Bras, v. 16; 2002. p. 107-14.
Williams HN, Baer ML, Kelley JI. Contribution of biofilm bacteria to the contamination of the dental unit water supply. J Am Dent Assoc, v.126, n.9; 1995. p.1255-60.
World Health Organization Principles and methods for assessing direct immunotoxicity associated with exposure to chemicals. Geneva: World Health Organization; 1996. p. 390.

CAPÍTULO

# 25

# Prevenção de Infecção Cruzada em Odontologia

*Marcos Augusto do Rego*

*Antonio Olavo Cardoso Jorge*

O desenvolvimento da microbiologia possibilitou o uso de procedimentos para controle dos micro-organismos, com finalidade de estimular aqueles com atividades úteis e inibir ou destruir os que são nocivos. Para aplicação de biossegurança em odontologia é fundamental que o cirurgião dentista tenha conhecimento dos métodos usados para destruir, remover ou excluir micro-organismos.

Os micro-organismos apresentam características que possibilitam sua sobrevivência em ambientes de diversas condições físicas. Por outro lado, existem limitações da capacidade de sobrevivência de determinado micro-organismo, em um meio ambiente desfavorável, as quais são utilizadas pelo homem como recurso para controle dos mesmos. As finalidades de realizar o controle de micro-organismos são, principalmente: a) impedir a contaminação ou crescimento de micro-organismos nocivos em determinados locais ou materiais; b) prevenir a deterioração e dano de materiais por micro-organismos; e c) impedir a transmissão de doenças infecciosas em áreas de saúde.

A humanidade realiza procedimentos para diminuir ou tornar os materiais isentos de micro-organismos já há muito tempo. Muitas civilizações antigas preservavam os alimentos com sal, pela desidratação e pelo aquecimento. O exército de Alexandre o Grande fervia a água para beber para se proteger das fontes de infecção. Semmelweis (1818-1865) trabalhou para convencer médicos a lavar suas mãos com soluções cloradas, antes dos atendimentos aos pacientes, com a finalidade de prevenir a contaminação da febre puerperal. As observações feitas por Semmelweis iniciaram-se em 1846 e não foram aceitas pela comunidade cientifica na época, sendo resgatadas somente após sua morte. Lister (1827-1912), por volta de 1860, desenvolveu métodos para impedir o acesso de micro-organismos aos ferimentos cirúrgicos, com a finalidade de evitar infecção microbiana nos tecidos após cirurgia. Pela esterilização escrupulosa dos instrumentos cirúrgicos, usos de bandagens com antissépticos e conduzindo a cirurgia sob vaporização de desinfetante para impedir a infecção pelo ar, conseguiu reduzir a sepsia cirúrgica. Lister recomendava aos cirurgiões: "a contaminação deve obrigatoriamente ser vista com seus olhos mentais de maneira distinta do que podem fazer os seus olhos corporais".

Atualmente, uma área ativa de pesquisas microbiológicas investiga a transmissão, progressão, prevenção e tratamento de doenças infecciosas e métodos de preservação de alimentos, por meio de controle de micro-organismos. Na área da saúde o controle de micro-organismos é de importância fundamental, e os princípios de biossegurança devem ser obrigatoriamente realizados.

## INFECÇÃO CRUZADA EM ODONTOLOGIA

Infecção cruzada é a passagem de um agente etiológico de doença, de um indivíduo para outro suscetível. Existem quatro vias possíveis de infecção cruzada no consultório odontológico: a) do paciente para o pessoal odontológico; b) do pessoal odontológico para pacientes; c) de paciente para paciente por meio do pessoal odontológico; d) de paciente para paciente por intermédio de agentes como instrumentos, equipamentos e pisos.

Vários micro-organismos podem ser veiculados pelo sangue e pela saliva dos pacientes, representando risco para o cirurgião-dentista, higienista, auxiliares e técnicos de laboratório de prótese. Em 1946, Humphreys relatou aquisição de doença por cirurgiões-dentistas no consultório em trabalho intitulado "Notas sobre três casos de infecções específicas da mão de cirurgiões-dentistas", no qual descreveu o desenvolvimento de infecções resultantes do contato com pacientes infectados, em três cirurgiões-dentistas. Esses três casos foram de sífilis, difteria e actinomicose.

Jackson e Crawford (1980) relataram em pesquisa realizada nos Estados Unidos que 45% do pessoal odontológico havia se contaminado no trabalho. A maior porcentagem havia adquirido infecções respiratórias (70%), 14% infecções dos dedos e mãos e 9% infecções oculares.

Pesquisa realizada com 1245 dentistas americanos revelou que 14% havia sido exposto a hepatite B. Dos cirurgiões orais examinados (609), cerca de 25% havia sido expostos. O vírus da hepatite B (HBV) é um dos agentes infecciosos mais resistentes, permanecendo viável em instrumento contaminado, seco, por mais de duas semanas. A maioria dos agentes desinfetantes não exerce ação sobre o HBV. O vírus da hepatite tipo B é transmitido por várias vias e pode estar presente no sangue em concentrações muito elevadas. Assim, quantidades muito pequenas de sangue (0,000025 mL) podem transmitir o vírus. Tendo em vista a grande resistência do vírus da hepatite B aos agentes químicos, a Associação Americana de Escolas de Odontologia e a Associação Dentária Americana (ADA) se pronunciaram pela realização de métodos adequados de esterilização para todos os instrumentais odontológicos e consideraram inaceitável o emprego de desinfecção de instrumental por agentes químicos. Várias doenças infecciosas apresentam possibilidade transmição no consultório odontológico, entre elas as causadas por vírus (catapora, hepatite B, C e D, conjuntivite herpética, herpes simples, herpes zoster, mononucleose infecciosa, sarampo, rubéola, caxumba e AIDS), bactérias (tuberculose, sífilis, pneumonia, infecções por estafilococos, estreptococos, pseudomonas e klebsielas) e fungos (candidose, histoplasmose, paracoccidiodemicose, e dermatofitoses orofaciais).

Com o advento da Síndrome da Imunodeficiência Adquirida (AIDS), mudanças profundas ocorreram na prevenção de infeccção cruzada na odontologia. O vírus da AIDS, o HIV, está presente nas secreções do organismo como saliva, suor, lágrimas e urina. O sangue e o sêmen também veiculam grande quantidade de vírus e são seguramente as vias pelas quais geralmente ocorre a transmissão. Deve também ser levado em consideração a dificuldade que existe em se identificar todos os portadores do vírus da AIDS e a ocorrência de portadores assintomáticos do HIV que não sabem que são portadores. Recomenda-se nas Medidas de Precaução Universal que os profissionais tomem medidas de segurança no tratamento dos pacientes, atuando como se todos fossem portadores inaparentes do vírus.

Para se avaliar o mecanismo de infecção cruzada, basta observarmos o que ocorre durante um atendimento odontológico. Após o paciente estar posicionado na cadeira odontológica, o instrumental esterilizado disposto adequadamente e o profissional devidamente paramentado, num dado momento o refletor precisa ser posicionado, a posição da cadeira precisa ser alterada, novo instrumental precisa ser retirado da gaveta, as seringas de ar e água são manipulados, as peças de alta e baixa rotação são tocadas, entre outros procedimentos. Assim, tudo o que for tocado pelo profissional, torna-se teoricamente contaminado. Além disso, as superfícies expostas do consultório ficam contaminadas por aerossóis e gotículas produzidos pela peça de mão, seringas de ar e água, escovas e taças de polimento. Todo o consultório, bem como o pessoal odontológico tornam-se contaminados pela microbiota residente do paciente e também pelo agente etiológico da doença que o acomete. É importante salientar que os pacientes podem albergar agentes etiológicos de determinadas doenças, mesmo sem apresentar os sintomas clínicos ou mesmo sem desenvolver a doença em questão. Uma cadeia potencial de infecção cruzada de um paciente para outro foi estabelecida, por meio da contaminação de instrumentos e do pessoal odontológico, pelos micro-organismos procedentes do primeiro paciente. A poeira que flutua no consultório pode conter micro-organismos patogênicos. Assim, antes do atendimento ao novo paciente, medidas efetivas devem ser tomadas para não ocorrer infecção cruzada.

### Vias de transmissão dos micro-organimos no consultório odontológico

Risco biológico é considerado como a probabilidade da ocorrência de um evento adverso em virtude da presença de um agente biológico. As exposições ocupacionais a materiais potencialmente contaminados constituem sério risco aos profissionais da área da saúde nos seus locais de trabalho. Acidentes envolvendo sangue e outros fluidos orgânicos correspondem às exposições mais frequentemente relatadas, entretanto, a transmissão por vias aéreas e contatao direto ou indireto com o paciente também podem ocorrer no consultório odontológico.

### Transmissão de micro-organismos por via aérea

A população microbiana do ar não tem traços de especificidade; sendo composta de espécies presentes nos ecossistemas terrestres e aquáticos trazidos para a atmosfera junto com poeira ou em gotas de água formadas durante a evaporação. O ar acima das áreas habitadas pode conter micro-organismos patogênicos disseminados pela tosse ou presentes em utensílios e excrementos do homem e de animais. O tempo de sobrevivência dos micro-organismos no ar depende de suas características e das condições ambientais. Os esporos são relativamente resistentes, enquanto as células vegetativas são eliminadas mais rapidamente. A irradiação solar, temperatura e precipitações são fatores ambientais que controlam a população microbiana do ar. Em 1884, Kock demonstrou que a tuberculose podia ser transmitida por aerossóis, pela boca e trato respiratório de uma pessoa infectada para outra.

O ar é considerado uma via potencial de transmissão de microrganimos no consultório odontológico, por meio das gotículas e aerossóis, que podem contaminar diretamente o profissional ao atingirem pele e mucosas, por inalação ou ingestão, ou indiretamente, quando contaminam as superfícies. As gotículas e os aerossóis são gerados durante a tosse, espirro e fala, e são também formados pelos instrumentos rotatórios, seringas tríplices e equipamentos ultrassônicos. Segundo a Agência Nacional de Vigilância Sanitária (ANVISA), 2006, os procedimentos que o cirurgião-dentista deve tomar para diminuir o risco de transmissão pelo ar de micro-organismos são: usar dique de borracha sempre que o procedimento permitir; usar sugadores de alta potência; evitar o uso de *spray* na seringa tríplice; regular a saída de água do aparelho de alta rotação; realizar bochecho com antisséptico no paciente antes dos procedimentos; manter o ambiente ventilado; usar exaustores com filtro HEPA; usar máscaras de proteção respiratória; e usar óculos de proteção.

Para controlar a dispersão de poeira e evitar a suspensão de micro-organismos, o chão do consultório deve ser limpo utilizando-se varredura úmida, utilizando *mops*.

Uma outra fonte de contaminação, que também deve ser considerada, pois contribui para baixar a qualidade do ar, são os sistemas de ar-condicionado sem nanutenção adequada. Deve-se realizar limpeza e manutenção dos componentes do sistema de ar-condicionado e a limpeza dos filtros, que devem ser substituídos por filtros limpos ou lavados semanalmente. O ar comprimido gerado pelos compressores que é utilizado nos equipamentos odontológico também é passível de contaminação biológica e por outros produtos, portanto, deve-se realizar manutenção periódica dos compressores, asim como a utilização de filtros denominados coalescentes e secagem realizada por meio de secadores de ar comprimido.

### Transmissão de micro-organismos por sangue e outros fluidos orgânicos

A manipulação de sangue e outros fluidos orgânicos (saliva) é usual na odontologia. O HIV e os vírus das hepatites B, C e D são transmitidos dessa forma. Segundo a ANVISA (2006) as exposições que podem trazer risco de transmissão são definidas como: a) percutâneas: ferimento provocado por instrumentos cortantes e perfurantes; b) mucosa: respingos na face envolvendo olhos, nariz e boca; c) cutânea: contato com pele na presença de dermatites ou ferimentos abertos; d) mordedura humana quando houver a presença de sangue. Os procedimentos que devem ser realizados para diminuir o risco de transmissão de microrganimos por meio de sangue e derivados são os seguintes: a) máxima atenção durante a realização dos procedimentos; b) não utilizar os dedos como anteparo durante realização de procedimentos que envolvam instrumentos perfurocortantes; c) não reencapar, entortar, quebrar ou retirar agulhas das seringas com as mãos; d) desprezar todo material perfurocortante em recipientes com tampa e resistentes a perfurações; e) colocar os coletores específicos para descarte de material perfurocortante próximo ao local onde é realizado o procedimento e não ultrapassar dois terços de sua capacidade total; e f) usar equipamentos de proteção individual (EPI) completo.

### Transmissão de micro-organismos por contato direto e indireto com o paciente

Devido a proximidade do cirurgião-dentista com o paciente durantes os procedimentos, assim como o tempo de exposição prolongada em alguns destes procedimentos, o pessoal odontológico está sujeito a doenças adquiridas por meio do contato direto (pele ou mucosas) ou indireto (superfícies ou materiais utilizados no paciente). Segundo a ANVISA (2006) os procedimentos para diminuir o risco de transmissão pelo contato direto e indireto com o paciente são: a) uso de EPI, completo; b) higienização de mãos; c) manter os cabelos presos e cobertos; e d) descontaminação prévia à lavagem de artigos contaminados com sangue e secreções.

No atendimento ao paciente, muitas vezes é o cirurgião-dentista e seu auxiliar que fazem todo o trabalho no consultório: atendem o paciente, limpam e esterilizam os instrumentos, desinfetam os equipamentos e as dependências do consultório, marcando hora e outras atividades. É nesse ambiente que podem originar-se cadeias e rotas de contaminação de doenças infecciosas. As infecções que podem ocorrer no consultório são em tudo semelhantes às infecções hospitalares, que representam grave risco aos pacientes em tratamento. O cirurgião-dentista deve obrigatoriamente controlar as infecções dentro do consultório odontológico com o maior rigor, para que o dentista não venha a descobrir, mais tarde, que foi negligente, colocando em risco sua vida, a de seus pacientes, a de seus auxiliares e a de seus próprios familiares.

## CONCEITOS

### Biossegurança

Condição de segurança obtida por um conjunto de ações e procedimentos com a finalidade de prevenir, controlar, reduzir ou eliminar riscos inerentes de atividades que possam comprometer a saúde humana, animal e vegetal, e o meio ambiente.

### Esterilização

É a destruição ou remoção de todas as formas de vida de um dado material. Esterilização é um termo absoluto e não deve ser usado com sentido relativo: um objeto ou substância estão ou não esterilizados; jamais poderão estar "meio" ou "quase" esterilizados. Esterilizante é o método físico ou químico que realiza a esterilização.

### Desinfecção

É a destruição dos micro-organismos patogênicos, sem que ocorra, necessariamente, a destruição de todos os micro-organismos. Esse termo é empregado para objetos inanimados. Desinfetante é o método físico ou químico que realiza a desinfecção.

### Antissepsia

Significa a inibição da proliferação ou a destruição de micro-organismos por agentes químicos em pele e mucosas, portanto *in vivo*. O agente químico utilizado é chamado antisséptico.

### Assepsia

É o conjunto de meios empregados para impedir a penetração de micro-organismos em locais que não os contenham. Toda a técnica cirúrgica é desenvolvida com a preocupação da manutenção da cadeia asséptica. Todas as manobras como esterilização do instrumental, antissepsia do campo operatório, colocação de luvas, máscaras, entre outros, fazem parte da cadeia asséptica.

### Antimicrobiano

Qualquer agente que destrói ou suprime o crescimento de micro-organismos.

### Bactericida

Agente que destrói bactérias. O termo é aplicado para agentes químicos ou físicos que matam bactérias patogênicas e não patogênicas, mas não necessariamente seus esporos. É usado para tecidos vivos ou objetos inanimados.

### Bacteriostático

Agente, usualmente químico, que previne o crescimento das bactérias, mas que necessariamente não mata as bactérias ou seus esporos.

### Fungicida e viricida

Agentes químicos ou físicos que destroem fungos e vírus, respectivamente.

Os objetos e materiais utilizados no consultório odontológico são classificados (classificação de Spaulding) conforme o risco potencial de transmissão de infecção que apresentam. Nessa classificação os materiais são considerados: a) artigos críticos: são todos aqueles que penetram nos tecidos subepiteliais, no sistema vascular e em outros órgãos isentos de microbiota própria, bem como todos aqueles que estejam conectados com eles. É importante salientar que instrumentos que tocam em pele e mucosa não íntegras também são considerados críticos. Esses artigos devem estar obrigatoriamente esterilizados ao serem utilizados. São classificados como críticos: instrumentos cirúrgicos, agulhas de sutura, agulhas de anestesia, brocas, lâminas de bisturis, seringas, sondas exploradoras, curetas de periodontia, entre outros; b) artigos semicríticos: são todos aqueles que entram em contato apenas com mucosa íntegra, capaz de impedir a invasão dos tecidos subepiteliais. Esses artigos também devem estar esterilizados. Para artigos semicríticos aceita-se desinfecção apenas para aqueles itens que não podem ser esterilizados por procedimentos físicos. Exemplos: sugadores de saliva, condensadores de amálgama, porta-amálgama, turbinas de alta rotação, micromotores, moldeiras, seringa de ar, espelho clínico, entre outros; c) artigos não críticos: são todos aqueles que entram em contato com pele íntegra e ainda os que não entram em contato direto com o paciente. Esses artigos devem estar isentos de agentes de doenças infecciosas transmissíveis (desinfecção). Exemplos: refletores, aparelho de raios X, bandejas clínicas, mobiliário, cadeira, telefone, sanitários, entre outros.

## MEDIDAS DE PRECAUÇÕES UNIVERSAIS

As medidas de precauções universais são o conjunto de procedimentos de controle de infecção, que devem ser adotadas universalmente, como forma eficaz de redução do risco ocupacional e de transmissão de micro-organismos nos serviços de saúde. A denominação *universal* reflete o princípio de não ser tecnicamente viável, nem eticamente indicado testar e detectar todos os portadores do HIV. Portanto, todo o paciente deve ser encarado como possível portador de agentes etiológicos de doenças infecciosas.

As precauções universais incluem: a) uso de barreiras ou equipamentos de proteção individual (EPI): luvas, máscaras, óculos, aventais e gorros; b) prevenção da exposição a sangue e fluidos corpóreos; c) prevenção de acidentes com instrumentos perfurocortantes; d) manejo adequado dos acidentes de trabalho que envolvam a exposição a sangue e fluidos orgânicos; e) manejo adequado de procedimentos de descontaminação e do destino de dejetos e resíduos nos serviços de saúde.

## MEDIDAS DE BIOSSEGURANÇA EM ODONTOLOGIA

Biossegurança é parte fundamental da conduta prática de um tratamento odontológico. A prevenção da infecção cruzada é feita pelo emprego dos processos de esterilização, desinfecção, assepsia e antissepsia de maneira a manter a cadeia asséptica. Tais procedimentos são realizados em relação ao pessoal odontológico, aos instrumentos e acessórios, ao equipamento odontológico e ao paciente.

## PROCEDIMENTOS REFERENTES AO PESSOAL ODONTOLÓGICO

Equipamento de proteção individual (EPI) é todo dispositivo ou produto de uso individual utilizado pelo trabalhador, destinado à proteção de riscos que podem ocorrer e ameaçar a segurança e a saúde no trabalho. O uso de EPI é indicado na odontologia durante o atendimento ao paciente, nos procedimentos de limpeza do ambiente e no processamento de artigos. Para os procedimentos odontológicos, a sequência de paramentação recomendada envolve: colocar o avental, gorro, máscara, óculos de proteção e luvas. Ao término dos procedimentos retirar as luvas e acondicionar, pelo lado do avesso, em lixo contaminado, retirar os óculos e desprezar a máscara. O gorro e avental devem ser retirados ao sair do consultório.

### Gorro

O gorro ou touca atuam como barreira mecânica, protegendo de contaminações por aerossóis, secreções e produtos, além de prevenir acidentes e evitar queda de cabelos nas áreas dos procedimentos. Os gorros devem ser descartáveis e usados rotineiramente no atendimento odontológico, pois os cabelos representam importante fonte de infecção, já que podem conter inúmeros micro-organismos. Os gorros devem cobrir todo o cabelo e as orelhas e ser trocado sempre que necessário. Para retirar o gorro ou touca, o mesmo deve ser puxado pela parte superior central e descartados como resíduo infectante. Em procedimentos cirúrgicos, recomenda-se o uso de gorro pelo paciente.

### Óculos de proteção

Protegem os olhos de impactos de partículas volantes, luminosidade intensa, radiação ultravioleta e respingos de produtos químicos e material biológico. O uso de alta rotação para remoção de tecido dentário ou materiais de restaurações produz partículas que são arremessadas, com grande velocidade, podendo atingir o rosto do cirurgião-dentista e do auxiliar. Infecções oculares graves causadas pelo vírus do herpes simples, produzindo úlcera dendrítica do olho, que pode levar à perda da visão, já foram relatados em cirurgiões-dentistas.

Os óculos devem possuir proteções laterais largas, com boa vedação lateral, totalmente transparentes e devem ser utilizados por todos os membros da equipe odontológica. Recomenda-se também o uso de óculos de proteção para o paciente. Após o atendimento, os óculos contaminados devem ser lavados com sabão líquido germicida ou soluções antissépticas, enxaguados e enxugados com toalhas de papel. Proteção ocular também deve ser utilizada na câmara escura, nos laboratórios odontológicos e na área de esterilização de materiais, principalmente quando no manuseio de desinfetantes.

### Protetores faciais

Atuam como barreira física que protege da transmissão aérea de agentes infecciosos e inalação de produtos químicos. Protegem a face de impactos físicos, impacto de partículas volantes e respingos de substâncias químicas e material biológico. Os protetores faciais podem substituir os óculos de proteção, porém não substituem a máscara.

### Máscara

As máscaras devem ser utilizadas no atendimento de todos os pacientes, devem ser obrigatoriamanente descartáveis, devem apresentar filtro duplo, tamanho suficiente para cobrir totalmente a boca e o nariz e apresentar boa qualidade de filtração. São seguras durante 1 hora de uso e devem ser trocadas sempre que umedecidas. Quando do uso do aerossol de alta rotação, a segurança das máscaras é reduzida para 20 minutos.

Para uso adequado da máscara, o profissional deve observar: a) avaliar a adaptação da máscara, antes do início dos procedimentos; b) não tracionar a máscara para região do pescoço ou testa; c) trocar a máscara quando a mesma estiver úmida e não reutilizar máscaras descartáveis; d) não tocar na máscara durante o uso; e) retirar a máscara apenas após retirada das luvas e descartar em resíduo infectante. A máscara deve ser utilizada também pelo paciente, pois fornece proteção contra a inalação ou ingestão dos aerossóis, protegendo as regiões da boca e do nariz.

As máscaras comuns não apresentam proteção suficiente para prevenção de transmissão de *Mycobacterium tuberculosis*, assim, tem sido preconizado para a área da saúde o uso de respiradores, os quais contêm filtros mais potentes que impedem passagem de aerossóis, filtram partículas de 1 µm e possuem eficiência de no mínimo 95%.

A máscara deve se ajustar confortavelmente, não tocar nos lábios e narinas, não irritar a pele, fornecer capacidade de respiração, não causar embaçamento do protetor ocular e também não apresentar odor desagradável.

### Avental

Os aventais devem ser de mangas longas e confeccionados com material impermeável a líquidos e devem proteger todas as áreas expostas da pele. O vírus da hepatite B pode sobreviver de dias a semanas nas roupas e vestimentas. O avental recém-lavado deve ser usado fechado durante todo o atendimento. O avental deve ser usado exclusivamente no consultório e substituído frequentemente (no mínimo diariamente) para evitar a possibilidade de introdução de micro-organismos no consultório pelas roupas do profissional. Para procedimentos mais invasivos devem ser utilizados aventais descartáveis. Quando ocorrer contaminação com sangue ou saliva, deve-se submeter a roupa à temperatura de 70°C por 15 a 30 minutos ou mergulhar em solução aquosa de hipoclorito de sódio (água sanitária diluída em 4 partes de água) por 30 minutos. A seguir proceder a lavagem habitual. As vestimentas de uso no consultório devem, preferencialmente, ser manipuladas (lavagem) no próprio consultório. Caso não seja possível, devem ser transportadas para casa em sacos plásticos e devem ser manuseadas em separado das roupas da família.

### Luvas

As luvas devem ser usadas para a proteção do profissional e de seus pacientes quando forem tocar em sangue, saliva, mucosas e tecidos e em superfícies contaminadas por esses fluidos. As luvas devem ser usadas mesmo num simples exame na cavidade bucal e devem ser trocadas a cada atendimento odontológico. As mãos enluvadas podem ser lavadas somente durante o atendimento ao mesmo paciente, não devendo-se, entretanto, utilizar detergente. As luvas devem ser de boa qualidade e o profissional deve preferir àquelas que passam por controle de qualidade restrita.

As luvas atuam na proteção das mãos do profissional contra: a) agentes abrasivos e escoriantres, b) agentes cortantes e perfurantes; c) choques elétricos; d) agentes térmicos, químicos e biológicos.

O uso de luvas não dispensa lavagem prévia das mãos antes de colocá-las. A lavagem criteriosa preliminar das mãos reduz a quantidade de bactérias da pele, prevenindo irritações pelo crescimento de microrganimos e produtos provenientes deles abaixo das luvas. As unhas devem ser cortadas e limpas regularmente. Jóias e bijuterias devem ser removidas pois podem aprisionar micro-organismos assim como rasgar as luvas. A lavagem das mãos deve ser realizada preferencialmente com sabonete líquido antimicrobioano e deve-se também lavar as mãos após a retirada das luvas.

Para lavagem dos instrumentos e limpeza do consultório usar luvas grossas de borracha de cano longo, mais rústicas e resistentes. Luvas de amianto, couro ou aramida devem ser usadas para manusear artigos esterilizados pelo calor.

O Ministério da Saúde (1996) preconiza os seguintes lembretes técnicos sobre uso de luvas na prática odontológica: a) enquanto estiver de luvas, não manipular objetos fora do campo de trabalho (canetas, fichas de pacientes, maçanetas); b) retirar as luvas imediatamente após o término do tratamento do paciente; c) não tocar na parte externa das luvas ao removê-las; d) lavar as mãos assim que retirar as luvas; e) as luvas não protegem de perfurações de agulhas, mas está comprovado que elas podem diminuir a penetração de sangue em até 50% de seu volume; f) uso de dois pares de luvas é formalmente indicado em procedimentos cirúrgicos de longa duração ou com sangramento profuso, conferindo proteção adicional contra a contaminação.

### Sapatos

Os sapatos devem ser fechados e com solado antiderrapante. Preferencialmente, os sapatos deveriam ser trocados no consultório, não se devendo usar os mesmos sapatos que foram utilizados na rua. Os sapatos protegem os pés contra: a) impacto de quedas de objetos; b) agentes térmicos, cortantes e escoriantes; c) umidade proveniente de operações com uso de água; d) respingos de produtos químicos.

### Vacinação

O cirurgião-dentista deve ser vacinado contra hepatite B, influenza, tríplice viral (sarampo, caxumba e rubéola) e dupla tipo adulto (difteria e tétano). Essas vacinas são administradas nos serviços de saúde pública e na rede credenciada, para garantia do esquema vacinal. A vacina dupla adulto deve receber dose de reforço a cada 10 anos, antecipada para 5 anos em casos de gravidez ou acidente com lesões graves.

O dentista pertence ao grupo de risco para a hepatite B, com incidência de pelo menos 3 vezes em relação a população em geral, e a forma mais efetiva de prevenção é a vacina. Mesmo nos países onde a incidência do HBV não é alta, a vacinação dos dentistas tem sido amplamente utilizada.

## PROCEDIMENTOS REFERENTES AOS INSTRUMENTOS E ACESSÓRIOS

Os instrumentos dispostos na bandeja, para cirurgia ou outros procedimentos odontológicos, são contaminados após atendimento, mesmo aqueles que não foram usados. Esses instrumentos são contaminados pela deposição de aerossóis constituídos pelo sangue, saliva, tecidos e fluidos orgânicos, entre outros. No processamento de artigos e materiais é importante observar: a) procedimentos com material contaminado: colocá-lo após o uso em cuba (caixa plástica com tampa) com desinfetante (ácido peracético) ou detergente enzimático durante 30 min.; lavar o material com água e detergente e uso de escovas, enxaguar abundantemente, usando luvas grossas de borracha e enxugar com toalhas de papel. Empacotar de acordo com o método de esterilização a ser usado e identificar as embalagens. Para autoclave a ANVISA recomenta papel grau cirúrgico, papel crepado, tecido não tecido, tecido de algodão cru (campo duplo), vidro e náilon, cassetes e caixas metálicas perfuradas. Aparelhos de ultrassom realizam limpeza adequada dos instrumentais reduzindo o manuseio deles; c) utilizar sempre instrumentais e demais itens esterilizados ou desinfetados de acordo com o potencial de infecção que apresentam (artigos críticos, semicríticos e não críticos).

## PROCEDIMENTOS REFERENTES AO EQUIPAMENTO E AOS ACESSÓRIOS

O equipamento odontológico deve ser desinfetado em todas as superfícies nas quais o pessoal odontológico tocou no atendimento anterior, ou que foram contaminados com os aerossóis. Incluindo por exemplo: peças de mão, seringas de ar-água, manopla do refletor, comandos de cadeira e demais equipamentos, braços e suporte de cabeça da cadeira, torneiras do lavatório, as superfícies dos armários e puxadores de gavetas, cuspideira, entre outros.

Na desinfecção de superfície podem ser utilizados: álcool 70% (ou 77° GL), compostos sintéticos do iodo, compostos fenólicos ou hipoclorito de sódio (0,5%) de acordo com o material da superfície e tem sido preconizada a técnica *spray-wipe-spray* (Miller, 1993; Samaranayake, 1993). Essa técnica inclui a pré-limpeza e a desinfecção, e consiste em aplicar o desinfetante na superfície com auxílio de um borrifador; a seguir, limpar a área com toalha de papel e realizar nova aplicação do desinfetante.

Como durante o atendimento muitos objetos, superfícies, instrumentos e equipamentos tornam-se contaminados, o mínimo de aparelhos e objetos necessários deve ser colocado próximo ao paciente ou incluído na sala de atendimento. Deve ser previamente estabelecido quais itens do consultório serão cobertos, esterilizados ou desinfetados após cada atendimento.

Utilizar barreiras mecânicas para proteger as superfícies do equipamento como folhas de alumínio ou plástico e campos cirúrgicos. As barreiras mecânicas são importantes no controle da infecção cruzada e devem ser utilizadas sempre que possível.

As torneiras e controle da cadeira odontológica devem possuir pedal para controle com o pé.

## PROCEDIMENTOS REFERENTES AOS PACIENTES

### História médica do paciente

Todo paciente deve ser submetido a uma rigorosa anamnese. Pacientes com história médica de febre reumática, endocardite, próteses ou disfunções de válvulas cardíacas, entre outros, são mais suscetíveis à aquisição de infecções no consultório, devendo ser atendidos sob cobertura antibiótica. Pacientes com diabetes e imunodeficiências também são mais susceptíveis às infecções, devendo receber cuidados adicionais.

### Exame físico e clínico

Exames físico e clínico adequados dos pacientes devem ser obrigatoriamente realizados. Esses exames devem ser completos para evidenciação de sinais e ou sintomas de doenças bucais ou sistêmicas.

### Uso de campos de proteção

Campos para o paciente de propileno, papel impermeável ou tecido devem ser utilizados com a finalidade de proteger as roupas do paciente de contaminações durante os procedimentos odontológicos. Atuam como barreiras mecânicas no controle da infecção cruzada. Devem cobrir pescoço, tórax e abdome do paciente. Campo fenestrado é utilizado para cobrir a cabeça do paciente, possuindo abertura na região da boca.

### Antissepsia da cavidade bucal

A antissepsia pode reduzir de 50 a 75% a quantidade de micro-organismos na boca do paciente. Uma correta antissepsia pré-cirúrgica ou pré-tratamento é altamente satisfatória, caracterizando uma medida muito eficiente no controle da infecção cruzada no consultório odontológico.

Na antissepsia podem ser utilizados: solução de clorexidina (de 0,12 a 0,2%), compostos de iodo (Povidona-Iodine, PVP-I, de 1 a 1,5%) e água oxigenada a 10 volumes.

Bochechos com antissépticos: pode-se utilizar o cloreto de cetilpiridímio (diluído a 50% em água), gluconato de clorexidina (0,12 a 0,2%) e água oxigenada a 10 volumes.

Uso de óculos protetores para prevenir contaminação ocular do paciente. A posição supina deixa o paciente vulnerável a objetos que podem cair na área da cabeça e pescoço. Seringas e peças de mão e instrumentos afiados não devem passar sobre a cabeça do paciente rotineiramente.

## OUTROS ITENS IMPORTANTES

Sabões líquidos: são mais eficientes para lavagem de mãos. Preferencialmente utilizar sabão líquido com antissépticos. Sabão em barra possibilita crescimento de micro-organismos.

**Sugador:** os aerossois bacterianos podem ser eficazmente reduzidos pelo uso de suctores de alta potência, devendo ser sempre utilizados.

**Instrumentos cortantes e pontiagudos:** devem ser manuseados cuidadosamente. Cuidado deve ser tomado na hora de lavagem, acondicionamento e demais procedimentos. O profissional deve estar sempre atento no uso desses instrumentos.

**Filmes radiográficos:** devem ser envolvidos em filme plástico antes da colocação na boca do paciente. Após a exposição aos raios X, o filme deve ser desembrulhado para ser revelado, tomando-se cuidado para não ocorrer contaminação. Não revelar filmes com luva de atendimento de pacientes, para evitar contaminação da caixa de revelação (retirar as luvas ou usar sobreluvas).

**Dique de Borracha:** sempre que possível, deve-se utilizar dique de borracha nos procedimentos operatórios para minimizar a produção de aerossol de saliva e sangue contaminado. Além disso, ao retrair os tecidos, o dique de borracha ajuda a evitar lesão nos tecidos e o subsequente sangramento.

**Toalhas:** devem ser utilizadas toalhas de papel descartável como rotina. Deve-se preferencialmente utilizar toalhas de papel branco, pois as de papel pardo ou coloridas geralmente são produzidas com papel de qualidade inferior e são mais contaminadas.

**Tubetes de anestésico:** não são estéreis, portanto, devem ser desinfetados.

**Moldagens, modelos e peças protéticas:** técnicos de laboratório e pacientes são frequentemente expostos a patógenos através das moldagens dentárias, modelos de gesso e aparelhos protéticos. Modelos de gesso devem ser desinfetados por 10 minutos utilizando-se imersão em iodóforos ou hipoclorito de sódio. Moldagens devem ser lavadas com água para remoção de sangue, saliva e detritos, e desinfetadas por imersão de acordo com o material como se segue: a) alginato: iodóforos e hipoclorito de sódio. Os hidrocolóides irreversíveis constituem-se no material de moldagem mais difícil de ser desinfetado, pois parece possuir capacidade de absorver alguns vírus; b) silicone: glutaraldeído, iodóforos, hipocloritos e compostos fenólicos; c) hidrocoloide reversível: iodóforos e hipocloritos; d) poliester: hipocloritos; e) pasta zincoenólica: glutaraldeído e iodóforos.

**Próteses e aparelhos ortodônticos:** devem ser desinfetados antes e após ajustes nos laboratórios. O uso de aparelhos de ultrassom constituem-se eficiente procedimento de limpeza, e a seguir a desinfecção deve ser realizada por imersão em desinfetante por 10 minutos. Os mais recomendados são os iodóforos e os hipocloritos. Após desinfecção as peças devem ser lavadas em água para remoção de resíduos dos produtos.

## BIBLIOGRAFIA


Almeida KB, Jorge AOC. Avaliação de desinfecção de superfície em cadeira odontológica. Rev Biociênc 2002; 9(1):19-27.

Almeida OP, Nascimento A. Hepatite B e o dentista. Piracicaba: Faculdade de Odontologia de Piracicaba/UNICAMP; 1990:27.

Amato Neto V, Baldy JLS, Silva LJ. Imunizações. 3 ed. São Paulo: Sarvier; 1991:274.

Ayliffe GAJ, Lowbury EJL, Geddes AM, Williams, JD. Controle de infecção hospitalar: manual prático. Rio de Janeiro: Revinter; 1998:264p.

Bambace AMJ, Barros EJA, Santos SSF, Jorge AOC. Eficácia de soluções aquosas de clorexidina para desinfecção de superfícies. Rev Biociên 2003; 9:73-81.

Barros EJA, Bambace AMJ, Santos SSF, Jorge AOC. Ligas de amálgama: presença de micro-organismos e atividade antimicrobiana sobre cepas de Streptococcus mutans. Rev Biociên 2003; 9:77-81.

Barroso LS, Habitante SM, Jorge AOC. Microorganims growth in endodontic citric-acid solutions with and withouth microbiological stabilizer. J Endo 2004; 30:42-44.

Block, SS. Desinfection, sterilization and preservation. 2 ed. Philadelphia: Lippincott Williams Wilkins; 2001:148.

Brasil. Controle de infecções e a prática odontológica em tempos de AIDS: manual de condutas. Brasília: Ministério da Saúde; 2000:118.

Brasil. Ministério da Saúde. Coordenação de controle de infecção hospitalar. Procedimentos de artigos e superfícies em estabelecimentos de saúde. 2 ed. Brasília; 1994:50.

Calmes Jr., R.B.; Lillich, T. Desinfecção e esterilização na prática odontológica. São Paulo: Edusp/McGraw-Hill; 1979. p. 167.

Chistensen G. Infection control: some significant loopholes. J Am Dent Assoc, v.122; 1991. p.99-100.

Ciesilelski, C. et al. Dentists, allied professionals with AIDS. J Am Dent Assoc, v.122; 1991. p.42-44.

Cotrin LEF, Santos EM, Jorge AOC. Procedimentos de biossegurança realizados por cirurgiões-dentistas e laboratórios durante a confecção de próteses dentárias. Rev Odontol UNESP, v. 30; 2001. p. 233-44.

Cottone JA, Molinari JA. State-of-the-art: infection control in dentistry. J Am Dent Assoc, v.123; 1991. p.33-41.

Council on Dental Materials, Instruments and Equipament. Infection control recommendations: for the dental office and the dental laboratory. J Am Dent Assoc, supplement; 1992. p.1-8.

Estrela, C. Controle de infecção em odontologia. São Paulo: Artes Médicas; 2003. p. 169.

Faizibaioff R, Kignel S. Princípios de biossegurança em implantodontia. Rev Assoc Paul Cir Dent, v.54, n. 4; 2000. p.329-34.

Fan PL. Disinfection of impressions. J Am Dent Assoc, v.122; 1991. p.110.

Fantinato V, Almeida NQ, Jorge AOC, Unterkircher CS. Manual de esterilização e desinfecção em odontologia. São Paulo: Editora Santos; 1994. p. 34.

Fantinato V, Almeida NQ, Jorge AOC. Esterilização em odontologia: AIDS e hepatite B. Rev Bras Odontol, v. 49; 1992. p. 31-7.

Fantinato V, Silva MV, Almeida NQ, Jorge AOC. Exame bacteriológico da água em clínica adontológica. Rev Assoc Paul Cir Dent, v. 46; 1992. p. 829-31.

Fantinato V, Almeida NQ, Jorge AOC, Unterkircher C. Manual de esterilização e desinfecção em odontologia. São Paulo: Livraria Editora Santos; 1994. p. 34.

Fantinato V, Shimizu MT, Almeida NQ, Jorge AOC. Esterilização e desinfecção em odontologia: AIDS e Hepatite B. Revista Brasileira de Odontologia, v.49, n.5; 1992. p.31-37.

Fantinato V, Silva MV, Almeida NQ, et al. Exame bacteriológico da água em clínica odontológica. Revista da Associação Paulista de Cirurgiões Dentistas, v.46, n.4; 1992. p.829-831.

Fernades AT, Fernandes MOV, Ribeiro Filho NR. Infecção hospitalar e suas interfaces na área de saúde. São Paulo: Atheneu, v. 2; 2000. p. 1 - 953.

Ferraz CA et al. Fundamentos de controle biológico de artigos médicos hospitalares. São José dos Campos: Johnson & Johnson; 1990. p. 114.

Glenwrith HD. Cross-infections in dentristy with praticular reference to oral surgery and periodontics. J Dentist, v. 8; 1980. p. 8-12.

Guimarães Jr J. Biossegurança e controle de infecção cruzada em consultórios odontológicos. São Paulo: Santos; 2001. p. 536.

Hastreiter RJ et al. Instrument sterilization procedures: effectiveness on dental office. J Am Dent Assc, v.122; 1991. p.51-6.

Jorge AOC et al. Métodos de esterilização/desinfecção utilizados no consultório odontológico pelos cirurgiões dentistas de Taubaté-SP. Rev Biociênc, Taubaté, v. 2; 1996. p. 177-86.

Jorge AOC. Princípios de biossegurança em odontologia. Rev Biocién, v. 8; 2002. p. 7-17.

Jorge AOC. Princípios de biossegurança em Odontologia. Revista Biociências, v. 8, n. 1; 2002. p. 7-17.

Jorge AOC, Barros G, Ito CYK, et al. Métodos de esterilização / desinfecção utilizados no consultório odontológico. Revista Biociências, v.2, n.2; 1996. p.115-124.

Leonard JR, RH, Eagle JR, JC. Developing an effective occupational exposure policy for the dental office. Gen Dentistry, v.40; 1992. p.379-88.

Lerman S. Historia de la odontologia y su ejercicio legal. 2 ed. Buenos Aires: Mundi; 1964.

Lorenzo JL. Microbiologia para o estudante de odontologia. São Paulo: Editora Atheneu; 2004. p. 274.

Malagón-Londoño G, Esquivel LH. Infecciones hospitalares. Bogotá: Panamericana; 1995. p. 936.

Martins MA. Manual de infecção hospitalar: epidemiologia, prevenção, controle. 2 ed. Rio de Janeiro: Medsi; 2001. p. 1116.

Miller CH. Cleaning, sterilization and disinfection: basics of microbial killing for infection control. J Am Dent Assoc, v.124; 1993. p.48-56.

Nesi MAM. Prevenção de contágios nos atendimentos odontológicos: novos paradigimas e protocolos de procedimentos. São Paulo: Atheneu; 2000. p. 103.

Neves MC, Andre PSR, Álvares-Leite ME. Avaliação da prática de técnicos em prótese dentária de Belo horizonte (MG) com relação aos procedimentos de controle de infecção cruzada. Rev CROMG, v.2, n.2; 2001. p.97-102.

Rathbun EW. Sterilization and asepsis. In: Nisengard, R.J., Newman, M.G. Oral microbiology and immunology. 2 ed. Philadelphia: Saunders; 1994. p. 402-23.

Rodrigues EAC, Mendonça JS, Amarante JMB, et al. Infecções hospitalares: prevenção e controle. São Paulo: Sarvier; 1997. p. 669.

Rosa LP, Silva FC, Jorge AOC, Antoniazzi MCC. Estudo da contaminação microbiológica em equipamentos radiográficos. Rev Biocién, v. 9; 2003. p. 35-43.

Runnells RR. Infection control and hazards management. Dent Clin North Amer, v.35, n.2; 1991. p.427-436.

Samaranayake LP, Scheutz F, Cottone JA. Controle da infecção para a equipe odontológica. São Paulo: Santos; 1993. p. 146.

Samaranayake LP. Essencial microbiology for destistry. New York: Churchill Livingstone; 1996. p. 357.

Samaranayake LP et al. The efficacy of rubber dam isolation in reducing atmospheric bacterial contamination. J Dent Child, v.56, n.6; 1989. p.442-4.
Samaranayake LP, Scheutz F, Cottone JA. Controle da infecção para a equipe odontológica. São Paulo: Santos; 1993. p. 146.
Santos EM, Jorge AOC. Desinfecção de moldes de hidrocoloide irreversível e modelos de gesso com hipoclorito de sódio: eficiência e estabilidade dimensional. Rev Odontol UNESP, v. 30; 2001. p. 107-19.

Santos SB, Junqueira JC, Silva CRG, et al. Estudo microbiológico das mãos e luvas dos graduandos de odontologia. Rev Fac Odontol UNICID, v. 15; 2003. p. 95-103.

Santos EM, Jorge AOC. Desinfecção de moldes de hidrocoloide irreversível e modelos de gesso com hipoclorito de sódio: eficiência e estabilidade dimensional. Revista de Odontologia da UNESP, v. 30, n. 1; 2001. p. 107-119.

Siew C. Self-reported percutaneous injuries in detists: imolications for HBV, HIV transmission risk. J Am Dent Assoc, v.123; 1992. p.37-44.

Silva CRG, Jorge AOC. Avaliação de desinfetantes de superfície utilizados em Odontologia. Pesqu Odontol Bras, v. 16; 2002. p. 107-14.

Williams HN, Baer ML, Kelley JI. Contribution of biofilm bacteria to the contamination of the dental unit water supply. J Am Dent Assoc, v.126, n.9; 1995. p.1255-60.

World Health Organization Principles and methods for assessing direct immunotoxicity associated with exposure to chemicals. Geneva: World Health Organization; 1996. p. 390.

# PARTE V

# Microbiologia e Imunologia Bucal

CAPÍTULO

# 26

# Ecossistema Bucal

*Juliana Campos Junqueira*

*Antonio Olavo Cardoso Jorge*

As superfícies do nosso organismo são habitadas por micro-organismos, mesmo quando em estado de saúde. Os micro-organismos presentes na pele, cavidade bucal, trato digestivo, trato geniturinário e demais regiões do organismo são bastante distintos devido às características biológicas e propriedades físicas de cada local. Assim, pode-se afirmar que as condições ambientais das diferentes regiões do nosso organismo selecionam e determinam as espécies de micro-organismos capazes de colonizar, crescer e tornar-se membro da comunidade microbiana de uma determinada região.

## ECOSSISTEMA E ECOLOGIA BUCAL

Ecossistema é o conjunto formado pelos seres vivos e os elementos ambientais, sendo assim, o ecossistema bucal é representado pelos micro-organismos e o hábitat bucal.

Os ecossistemas são espaços naturais constituídos por dois fatores:

- *Fatores abióticos:* constituídos pelo hábitat. Na cavidade bucal o hábitat é representado pelas estruturas anatômicas da região, incluindo mucosas de revestimento, dentes e sulco gengival. Entre os fatores abióticos incluem-se temperatura, umidade, potencial hidrogênio-iônico (pH) e potencial de oxidorredução (Eh).
- *Fatores bióticos:* constituídos pelos micro-organismos que vivem no hábitat.

Os ecossistemas microbianos são inicialmente colonizados por um número limitado de espécies (comunidade pioneira), porque o hábitat apresenta determinadas condições que seletivamente as favorece. A presença de algumas espécies altera o hábitat, proporcionando, ou por vezes impedindo, a colonização por outras espécies bacterianas.

O estudo da influência do ambiente bucal sobre os micro-organismos é denominado ecologia bucal. Assim, ecologia pode ser definida como o estudo da inter-relação dos seres vivos com o ambiente (do grego *óikos* significa "casa ou habitação"). A ecologia microbiana estuda as atuações dos micro-organismos em ecossistemas.

## MICROBIOTA DO ORGANISMO

As superfícies das mucosas e da pele do organismo humano são colonizadas por uma microbiota característica. Poucas regiões do organismo não apresentam micro-organismos; como exemplo, temos a laringe, o cérebro e os órgãos internos. A distribuição dos principais constituintes da microbiota do organismo humano saudável está apresentada resumidamente na Tabela 26.1.

### Classificação da microbiota

De acordo com a permanência em cada local do organismo, a microbiota pode ser classificada em três grupos: Microbiota Residente, Microbiota Suplementar e Microbiota Transitória. As microbiotas residente e suplementar são consideradas endógenas, enquanto a microbiota transitória é considerada exógena, uma vez que provém de hábitats externos ao organismo.

**Residente:** representada por um grupo relativamente fixo de micro-organismos encontrados numa área em determinada idade e que, quando alterada, prontamente se recompõe. É também chamada de microbiota permanente, autóctone ou normal. A microbiota residente compreende aquelas espécies que estão presentes em números elevados (acima de 1%) em cada sítio específico. Em cada local do organismo existe uma microbiota típica em decorrência de fatores como superfícies adequadas à adesão, estruturas específicas dos micro-organismos, temperatura, umidade, presença de fatores nutritivos e substâncias inibitórias.

**Suplementar:** são espécies bacterianas que estão sempre presentes, porém em baixo número (abaixo de 1%), e que podem aumentar, caso ocorram alterações no meio ambiente. Os lactobacilos, por exemplo, que são encontrados em pequeno número no biofilme dentário, caso ocorram alterações como acidificação do meio, aumentam em número tornando-se predominantes.

**Transitória:** consiste em micro-organismos não patogênicos, ou potencialmente patogênicos, que habitam a pele ou a mucosa durante horas, dias ou semanas. São originários do meio ambiente, não produzem doenças e não se esta-

**TABELA 26.1 Distribuição da microbiota em alguns locais do organismo humano saudável**

| Organismo | Microbiota característica |
|---|---|
| Pele e ouvido externo | *Staphylococcus epidermides, Corynebacterium* spp., *Propionebacterium acnes, Lactobacillus* spp., *Micrococcus, fungos* |
| Conjuntiva | *Staphylococcus epidermides, Corynebacterium* spp., *Propionebacterium* spp. *Moraxella, Haemophilus parainfluenzae* |
| Nariz e nasofaringe | *Staphylococcus epidermides, Corynebacterium* spp., *Staphylococcus aureus, Haemophilus parainfluenzae, Propionebacterium acnes* |
| Orofaringe | *Streptococcus* spp. alfa e não hemolíticos. *Neisseria, Branhamella* spp., *Enterococos, Corybebacterium* spp., *Bacteroides fusobacterium* spp., *Staphylococcus* spp. |
| Cavidade bucal | Ver capítulo "Natureza da Microbiota Bucal" |
| Esôfago | Constituintes da microbiota bucal e transitória |
| Estômago | Constituintes da microbiota bucal e transitória Micro-organismos da alimentação |
| Intestino delgado | *Streptococcus* spp., *Lactobacillus* spp., *Bacteroides* spp., *Staphylococcus* spp., coliformes, enterococos, leveduras |
| Cólon | *Bacteroides* spp., *Eubacterium, Bifidobacterium Lactobacillus* spp., *Peptostreptococcus* spp., *Ruminococcus* spp.,*Streptococcus* spp., coliformes |
| Uretra anterior | *Staphylococcus epidermides, Corynebacterium* spp., *Enterococcus faecalis* |
| Vagina (idade reprodutiva) | *Peptococcus, Lactobacillus* spp. *Staphylococcus epidermides, Neisseria* spp., *Bacteroides* spp. |

belecem de modo permanente na superfície do organismo. Os micro-organismos transitórios são geralmente de pouca importância, desde que a microbiota residente permaneça íntegra. Entretanto, se a microbiota residente for alterada, micro-organismos transitórios podem proliferar e produzir doença. A microbiota transitória também é chamada de microbiota adventícia.

### Participação da microbiota no organismo

Animais assépticos (*germ-free*), mantidos em laboratório em ambiente totalmente esterilizado, conseguem sobreviver, demonstrando que a microbiota não é fundamental para a sobrevivência de um organismo. Entretanto, sua participação no organismo é extremamente importante. A microbiota residente não reside passivamente em uma região do corpo, mas tem uma participação ativa na manutenção da saúde por promoverem o desenvolvimento fisiológico do hospedeiro, como o sistema imunológico, e por impedirem a instalação de micro-organismos exógenos, incluindo bactérias patogênicas.

Apesar de normalmente a microbiota se apresentar como um fator benéfico para o hospedeiro, em algumas situações pode acarretar efeitos prejudiciais. Alguns micro-organismos da microbiota podem estimular reações de hipersensibilidade contra seus constituintes, como é o caso da camada de lipopolissacarídios (LPS) da parede celular dos bacilos Gram-negativos. Além disso, os micro-organismos da microbiota podem, por algum tipo de desequilíbrio, iniciar infecções como cárie, doença periodontal e endocardite bacteriana subaguda;

## MICROBIOTA BUCAL

Do ponto de vista ecológico, a cavidade bucal é um sistema de crescimento aberto. Isto significa que os nutrientes e os micro-organismos são repetidamente introduzidos e removidos desse sistema. Somente se estabelece micro-organismo que possuir capacidade de aderência às superfícies da cavidade bucal ou que, de alguma outra maneira, fique retido. Algumas bactérias podem conseguir um refúgio nos sulcos, fissuras ou espaços interproximais dos dentes. Outros micro-organismos têm de utilizar mecanismos específicos de aderência para vencer as forças de remoção das superfícies bucais. As características dessas superfícies são específicas e somente determinadas bactérias são capazes de aderir. Isto significa que a boca possui uma microbiota própria e que a maioria de seus componentes não é capaz de colonizar qualquer outro local do organismo humano.

A cavidade bucal compreende diversos locais distintos, sendo que cada local mantém o crescimento de uma comunidade microbiana característica. A microbiota bucal é composta por uma variedade de ecossistemas bacterianos distintos em diferentes locais, frequentemente com subsistemas existentes no interior do mesmo local. Por outro lado, cada um dos ecossistemas é formado por uma variedade de tipos bacterianos que preferem certos hábitats no interior da boca. Para facilidade de estudo, a microbiota da boca é dividida em quatro nichos principais, representados pelo biofilme dentário, sulco gengival, dorso da língua e mucosas da boca.

## Número de micro-organismos

Em relação ao número de micro-organismos, a microbiota bucal só compete com a microbiota intestinal, mas em relação à diversidade de espécies, a microbiota bucal é a mais complexa do organismo. Estima-se que a cavidade bucal seja colonizada por aproximadamente 700 espécies microbianas, das quais 350 já foram cultivadas. As demais espécies foram identificadas apenas por métodos genéticos, pois ainda não foi possível cultivá-las em laboratório. A saliva, por exemplo, contém 43 milhões a 5,5 bilhões de bactérias por mililitro, com uma média de 750 milhões/mL. Número que sugere um crescimento bacteriano abundante, semelhante a uma cultura em caldo. Já no biofilme dentário encontram-se até 200 bilhões de células por grama de material coletado, densidade aproximada ao sedimento de cultura em caldo por centrifugação, ou uma colônia bacteriana em meio sólido.

## Aquisição da microbiota

O feto normalmente é asséptico e o ambiente bucal estéril ao nascimento permite a implantação de micro-organismos do trato genital da mãe, como lactobacilos, corinebactérias, micrococos, estreptococos, coliformes, leveduras e protozoários. Poucas horas após o nascimento, micro-organismos podem ser encontrados: *Streptococcus salivarius* e *Streptococcus mitior* aparecem em maior frequência, perfazendo 70% dos cultiváveis. No segundo dia de vida, em torno de 15% das crianças ainda apresentam a cavidade bucal estéril. Estreptococos representam 98% dos viáveis e estafilococos aparecem em menor número.

Mais adiante, no terceiro mês de vida já existe microbiota na boca de todas as crianças, representada principalmente por estreptococos, estafilococos, pneumococos, lactobacilos, *Neisseria*. A erupção dos dentes introduz outros hábitats como as superfícies lisas, fóssulas e fissuras dos dentes e sulco gengival. Inicialmente, acompanhando a erupção dos primeiros dentes, fixa-se *Streptococcus sanguis* e *Streptococcus mutans*. O desenvolvimento de "nichos anaeróbios", como resultado de condições redutoras criadas pelos habitantes originais ou por características anatômicas, conduz a uma gradual mudança na microbiota, de aeróbia para anaeróbia facultativa em que micro-organismos, como *Micrococcus* e *Neisseria*, são substituídos por *Veillonella* e *Actinomyces*.

Durante o primeiro ano de vida, os estreptococos representam 70% dos viáveis, sendo o restante representado por estafilococos, *Veillonella* e *Neisseria*. Na dentição decídua, a predominância é de *Streptococcus*, seguindo-se *Veillonella* e *Fusobacterium*. Na idade escolar a microbiota é igual à do adulto, com exceção de espiroquetas e *Prevotella melaninogencia*. Alguns autores relataram números mais elevados de micro-organismos durante a puberdade seguindo-se decréscimo nas contagens totais de bactérias no término deste período. A frequência de isolamento de *Actinomyces odontolyticus* e *Capnocytophaga* aumentam nessa fase. Na adolescência já se pode considerar a microbiota bastante completa e semelhante à da idade adulta. Se ocorrer a perda dos dentes, observa-se diminuição de estreptococos, lactobacilos, espiroquetas e anaeróbios. Na colocação de próteses e aparelhos ortodônticos a microbiota aumenta novamente.

## Sucessão microbiana

Sucessão microbiana é a troca de um tipo de comunidade por outra em resposta a modificações no meio que afetam o hábitat, levando ao estabelecimento final de uma microbiota madura ou comunidade clímax. A sucessão microbiana é um processo dinâmico que, muitas vezes, envolve uma sequência de trocas contínuas das comunidades microbianas localizadas num local em particular. Existem dois tipos de sucessão microbiana: alogênica e autogênica.

Sucessão alogênica é a substituição de um tipo de comunidade por outra porque o hábitat foi alterado por fatores não microbianos (por exemplo, alterações nas condições locais do meio ou por modificações no hospedeiro). O nascimento é o primeiro dos eventos ambientais que influenciam a sucessão microbiana no interior da boca. Outras alterações podem resultar do crescimento do hospedeiro, erupção e perda de dentes, inserção de restaurações dentárias e aparelhos, mudanças nos hábitos alimentares, procedimentos de higiene bucal, moléstias nos tecidos moles ou duros da boca, doenças sistêmicas, mudanças hormonais, e uso de fármacos, entre outras.

Em contraste, uma sucessão autogênica ocorre quando a comunidade residente altera o meio de tal forma que é substituída por outras espécies mais adaptadas ao hábitat modificado. Desse modo, os pioneiros criaram um meio que é mais favorável para a proliferação dos invasores secundários ou que resulta num hábitat que se torna cada vez mais desfavorável a eles próprios (por exemplo, pela remoção de nutrientes ou pela formação de ácidos ou outros produtos inibitórios).

## Mecanismos de aderência dos micro-organismos bucais

Para que os micro-organismos se tornem parte da microbiota residente, precisam ser retidos em algum local da cavidade bucal. O mecanismo de retenção pode ser dividido em duas categorias: adesivo e não adesivo.

Na retenção adesiva os micro-organismos utilizam-se de mecanismos que possibilitam que as bactérias tornem-se aderidas à superfície dos tecidos bucais. Os principais mecanismos de retenção são representados por: glicocálice bacteriano, presença de pili ou fímbrias, adesinas, camada de hidratação, formação de polímeros bacterianos extracelulares, utilização de polímeros salivares e a aderência entre micro-organismos de mesma espécie ou de espécies diferentes. Os mecanismos de adesão das bactérias ao dente estão discutidos com mais detalhes no Capítulo 28 – Biofilme Dentário.

A retenção não adesiva ocorre por retenção mecânica nas fossas, fissuras de dentes, lesões de cárie, sulco gengival ou bolsa periodontal. Exemplos: lactobacilos, espiroquetas, fungos e *Prevotella melaninogenica*. Outra forma de retenção mecânica é através de partículas alimentares como veículos.

### Classificação dos micro-organismos quanto à atividade funcional

Os micro-organismos bucais são classificados de acordo com sua atividade funcional em acidogênicos, acidúricos e proteolíticos.

**Acidogênicos:** representados por micro-organismos que elaboram ácidos a partir de carboidratos. Bactérias acidogênicas estão frequentemente associadas com a etiologia da cárie dentária, pois a lesão de cárie consiste na desmineralização dos tecidos duros dentários por ácidos orgânicos. Exemplos: lactobacilos e alguns estreptococos.

**Acidúricos:** são micro-organismos que sobrevivem em pH ácido. Bactérias acidúricas também estão frequentemente relacionadas com cárie dentária. Esses micro-organismos toleram pH inferior a 5,5, que é próprio do ecossistema da cárie. Exemplos: lactobacilos, certos estreptococos e leveduras.

**Proteolíticos:** micro-organismos que utilizam proteínas para seu metabolismo. Degradam proteínas, podendo levar à destruição tecidual. Estão geralmente associados com doença periodontal. Exemplos: *Prevotella melaninogenica*.

### Potencial patogênico dos micro-organismos bucais

O potencial patogênico da microbiota bucal pode se desenvolver de três maneiras:

- Os micro-organismos podem proliferar em áreas restritas e causar dano confinado ao local da infecção. Exemplo: doença cárie;
- Os micro-organismos podem disseminar a infecção aos tecidos vizinhos. Exemplo: gengivite ulcerativa necrosante (GUN);
- Os micro-organismos podem causar lesões a distância por bacteriemia ou por produtos lançados à circulação linfática ou sanguínea. Exemplo: endocardite bacteriana subaguda.

Entretanto, o organismo lança mão de uma série de fatores responsáveis tanto pelo equilíbrio da microbiota bucal quanto pela defesa de sua integridade orgânica.

## REGULAÇÃO E CONTROLE DA MICROBIOTA BUCAL

Vários fatores influenciam a composição, atividade e estabilidade da microbiota bucal residente. Os agentes responsáveis pelo equilíbrio da microbiota bucal podem ser divididos em fatores relacionados com o hospedeiro (endógenos e exógenos) e fatores relacionados com a microbiota.

### Fatores endógenos relacionados com o hospedeiro

#### *Presença ou não de dentes*

Interfere significantemente na microbiota bucal. Assim, sabe-se que nas crianças desdentadas predomina uma microbiota aeróbia, enquanto no adulto e nas crianças com dentes ocorre uma microbiota mista. Quando os dentes irrompem, numerosas áreas aparecem, principalmente as superfícies interproximais, o sulco gengival e as fissuras do esmalte, onde variados graus de anaerobiose podem ocorrer, favorecendo o crescimento dos anaeróbios e das espiroquetas.

No adulto dentado, o número de micro-organismos viáveis é bastante alto, apresentando $10^8$ células/mL de saliva e $10^9$ a $10^{10}$ células/g de biofilme dentário. Quando os dentes são extraídos, ocorre redução do número total de micro-organismos e desaparecem as bactérias com afinidade para os dentes e periodonto, voltando ao predomínio das formas aeróbias. Entretanto, micro-organismos anaeróbios voltam a se instalar quando uma prótese total é colocada, devido à presença de regiões com baixa oxigenação na base interna da prótese. Por exemplo, a presença de dentes implica a colonização por lactobacilos e estreptococos que desaparecem quando eles são extraídos; quando uma prótese total é colocada, os lactobacilos voltam a se instalar.

No caso de próteses implanto-suportadas, vários estudos demonstraram que a microbiota que coloniza os implantes dentários é similar a microbiota que coloniza os dentes, tanto no estado de saúde quanto no de doença.

#### *Alterações nos dentes e mucosas*

Nos processos de cárie ocorre aumento no número de lactobacilos, que se aproveitam das condições ácidas e da retentividade existente no interior da lesão de cárie. Da mesma maneira, nos casos de aprofundamento do sulco gengival (bolsa), há aumento de micro-organismos anaeróbios, devido à baixa tensão de oxigênio (1 a 2%) presente na profundidade da bolsa.

Além disso, no caso de inflamação, a temperatura local pode aumentar até 2°C na bolsa periodontal, alterando assim a microbiota. Espaços subgengivais com temperaturas elevadas apresentam aumento no número de *Prevotella intermedia*, *Aggregatibacter actinomycetemcomitans* e *Porphyromonas gingivalis*.

#### *Descamação epitelial*

As células descamadas carregam os micro-organismos aderidos à sua superfície, em maior ou menor número. A descamação epitelial varia segundo a idade e a alimentação. A saliva de indivíduos livres de cárie dentária parece conter número maior de células epiteliais descamadas do que de pessoas susceptíveis à cárie, e a maioria dessas células está recoberta por micro-organismos. Por outro lado, nos indivíduos suscetíveis à cárie, as células descamadas contêm menor número de bactérias. Estima-se que existam cerca de 6 x$10^5$ células epiteliais descamadas por mililitro de saliva.

### *Fluido gengival*

O fluido gengival é um exsudato originário do plasma que atravessa o epitélio juncional e alcança o sulco gengival. A passagem de fluido tecidual para o sulco gengival foi demonstrada por Brill e Krasse em 1958. Esses autores verificaram que a administração sistêmica de fluoresceína em cães resultou na presença dessa substância no fluido gengival.

Em indivíduos saudáveis, esse fluido apresenta-se em quantidades menores, mas aumenta significantemente na presença de inflamação induzida pelo acúmulo de biofilme dentário. O fluido gengival apresenta efeito de limpeza, pois remove bactérias não aderidas e partículas diminutas do sulco gengival para a cavidade bucal. Além disso, contém vários fatores antimicrobianos, como imunoglobulinas (IgM, IgG e IgA), componentes do sistema complemento e leucócitos.

### *Leucócitos*

Os leucócitos detectados na saliva são menores do que os do sangue e apresentam características morfológicas diferentes. Em desdentados com saúde bucal, encontramos cerca de 1.000 a 143.000 leucócitos/mL de saliva. Em dentados com saúde bucal, o número varia de 110.000 a 1.300.000/mL de saliva, enquanto em dentado com inflamação bucal ou leucócitos ocorrem de 770.000 a 11.800.000/mL de saliva. Devido à presença constante de leucócitos na saliva, a fagocitose deve ser considerada um fator importante no controle da microbiota. Os polimorfonucleares constituem a maioria e possivelmente podem atuar como fagócitos na defesa da cavidade bucal contra micro-organismos. O sulco gengival é a principal porta de entrada dos leucócitos da saliva. Enquanto estão no sulco gengival, os leucócitos fagocitam bactérias e são considerados um fator importante no controle da microbiota. A função antibacteriana dos leucócitos em outros locais da cavidade bucal é ainda incerta.

### *Anticorpos*

A imunoglobulina A secretora (IgA-S) é o anticorpo predominante na saliva, sendo considerada o principal mecanismo de defesa específico da cavidade bucal. A saliva contém também pequenas quantidades de IgG, IgD, IgM e IgE, que atingem a cavidade bucal como componentes do fluido gengival.

A maior parte da IgA salivar é sintetizada nas glândulas salivares, principalmente nas menores, pelos plasmócitos localizados em torno dos ductos intralobulares e aparece na saliva como um dímero composto de duas moléculas de IgA unidas por uma peça secretória. Durante a passagem da IgA pelas células epiteliais dos ductos, é anexado ao dímero um polipeptídeo adicional, chamado componente secretor, o qual proporciona à IgA resistência adicional à lise por enzimas salivares e bacterianas.

Para garantir a integridade da cavidade bucal, a IgA-S desempenha importantes funções, como neutralização de vírus, inibição da aderência bacteriana, e inativação de toxinas e enzimas bacterianas.

### *Saliva*

**Funções:** a saliva apresenta muitas funções no trato digestivo, com importante papel na fisiologia esofaringeana, na digestão e na proteção das células gástricas. Na boca a saliva participa efetivamente na mastigação, fala, deglutição, sensibilidade gustativa, lubrificação dos tecidos, proteção das mucosas contra a penetração de diversas substâncias, regulação do pH bucal e na formação do biofilme dentário.

A proteção da saliva manifesta-se no balanço ecológico da boca pela remoção mecânica dos resíduos, inclusive carboidratos; agregação e redução da aderência de micro-organismos através de mecanismos imunológicos ou não; atividade antibacteriana, antifúngica e antivirótica; maturação pós-eruptiva do esmalte; regulação do balanço iônico nos processos de remineralização do esmalte; e deposição da película adquirida e limitação da difusão de ácidos.

**Constituição:** cerca de 90% da secreção salivar é produzida por três pares de glândulas maiores: parótida, submandibular e sublingual. As parótidas secretam um fluido mais aquoso, rico em eletrólitos e amilase. As glândulas submandibulares e sublinguais produzem fluido mais mucoso, rico em eletrólitos e mucopolissacarídeos. Os 10% restantes da secreção salivar derivam das numerosas pequenas glândulas palatinas, bucais e linguais que secretam uma saliva puramente mucosa, composta inteiramente de mucopolissacarídeos. Essas pequenas glândulas contribuem com mais de 70% de mucina salivar.

A saliva é composta principalmente por: potássio, cloreto de sódio, bicarbonato, cálcio, magnésio, fosfato, ureia, proteínas, amônia, ácido úrico, lisozima, glicose, lgA, amilase e colesterol. Quando é secretada na cavidade bucal, a saliva é enriquecida com células descamadas, restos de alimentos, leucócitos, componentes antibacterianos, anticorpos, micro-organismos e seus produtos. O líquido bucal é composto de 99,5% de água e 0,25% de matéria orgânica, principalmente proteínas.

**Fluxo salivar:** carrega consigo bactérias e outros micro-organismos, controlando a microbiota, através de uma ação mecânica. Em média, o fluxo salivar em 24 horas é de 1.200 mL. É maior durante o período de atividade do que durante o sono, somente cerca de 10 mL são produzidos à noite. Essa redução noturna na secreção salivar é uma das razões pelas quais as pessoas devem fazer a higiene bucal antes de dormir.

Na xerostomia ocorre um aumento da população microbiana total, provavelmente devido ao acúmulo de restos alimentares e da perda dos fatores mediadores da saliva. A capacidade de limpeza do fluxo salivar depende, portanto, da velocidade de produção e da viscosidade dos fluidos. A velocidade do fluxo salivar é avaliada em mililitro/minuto. A velocidade normal do adulto é de 1 a 2 mL/minuto. A velocidade é considerada acentuadamente diminuída quando é menos que 0,7 mL/minuto. Uma velocidade abaixo de

0,1 mL/minuto caracteriza xerostomia. A xerostomia pode ser causada por vários fatores, incluindo: uso de alguns medicamentos (anticolinérgicos, antidepressivos, diuréticos, anti-hipertensivos, sedativos, relaxantes musculares, analgésicos e anti-histamínicos), doenças autoimunes, radioterapia de cabeça e pescoço, diabetes melito, ansiedade e depressão.

**Capacidade-tampão da saliva:** o pH ou concentração hidrogênio-iônica da saliva é mantido próximo ao neutro, entre 6,7 a 7,3. O pH salivar pode ser alterado pelos ácidos resultantes do metabolismo bacteriano ou pela ingestão de bebidas e alimentos ácidos.

Para manter o pH constante, a saliva dispõe de vários sistemas-tampão. Tampão é uma solução com a capacidade de manter o pH constante quando se adiciona à mesma um ácido fraco. A saliva apresenta os seguintes sistemas-tampão:

- *Sistema ácido carbônico/bicarbonato:* é o que apresenta ação mais efetiva na saliva, dada pela seguinte reação:

$$HCO_3^- + H^+ \Leftrightarrow H_2CO_3 \Leftrightarrow H_2O + CO_2$$

$HCO_3^-$: bicarbonato

$H_2CO_3$: ácido carbônico

Quando o pH da saliva se torna ácido, o íon $HCO_3^-$ associa-se com um íon $H^+$ livre, formando ácido carbônico ($H_2CO_3$) e parte desse ácido carbônico se dissocia em $H_2O$ + $CO_2$. Assim, o íon $H^+$ fica aprisionado na molécula de $H_2O$, deixando de acidificar a saliva.

- *Sistema ácido fosfórico/fosfato:* funciona basicamente segundo os princípios gerais que regem o sistema bicarbonato, porém como está em menos quantidade na saliva o tamponamento é menor.
- *Ureia:* continuamente secretada na saliva, pode ser convertida pelos micro-organismos da placa em produtos nitrogenados e amônia, os quais podem servir como tampão.

A capacidade-tampão da saliva parece ter papel importante na regulação da microbiota bucal de duas maneiras: remoção e tamponamento de ácidos produzidos por micro-organismos e inibição, pela manutenção de pH constante, da colonização de algumas espécies bacterianas patogênicas.

Propriedades antimicrobianas da saliva: a saliva contém mecanismos de defesa específicos (anticorpos) e não específicos. Dentre os fatores não específicos são importantes:

- *Lisozima (muramidase):* é uma proteína catiônica de baixo peso molecular presente em todos os fluidos corporais. Na saliva, sua concentração é elevada, variando entre 4 a 6 mg/100 mL. A lisozima leva à lise bacteriana por se ligar ao peptideoglicano da parede celular das bactérias. A maioria das espécies bucais é resistente a essa lise, entretanto, a lisozima pode destruir bactérias por inibição do sistema respiratório localizado na membrana citoplasmática ou por ativação de um sistema enzimático bacteriano autolítico endógeno.
- *Lactoperoxidase:* é uma enzima que oxida os íons tiocianato (SCN-) presentes na saliva, na presença de peróxido de hidrogênio, para formar o radical hipotiocianato (OSCN), altamente tóxido para bactérias.
- *Lactoferrina*: é uma glicoproteína salivar que exerce ação antibacteriana por se ligar avidamente ao ferro, esgotando o meio desse mineral e privando os micro-organismos desse elemento essencial.
- *Mucinas*: são glicoproteínas que constituem o muco, um material viscoso encontrado na superfície das mucosas do organismo. Na saliva, as mucinas estão presentes em grande quantidade, representando cerca de 20 a 30% do total de proteínas salivares. A saliva contém dois tipos de mucina: MG1 de alto peso molecular e MG2 de baixo peso molecular. A mucina MG1 é responsável pela formação da camada viscosa na superfície da mucosa bucal, que retém micro-organismos, impedindo a penetração dos mesmos no interior dos tecidos. A mucina MG2 se liga a diversos micro-organismos promovendo agregação bacteriana, que facilita a remoção dos micro-organismos pela saliva e dificulta sua aderência aos tecidos do hospedeiro.

## Fatores exógenos relacionados com o hospedeiro

### *Dieta*

O tipo de alimento afeta qualitativa e quantitativamente a microbiota bucal. Em crianças cujo alimento básico é o leite, ocorre predominância de micro-organismos acidogênicos, como estreptococos e lactobacilos. Nos indivíduos que se alimentam basicamente de carne, já aparecem os micro-organismos proteolíticos. A cárie é o maior exemplo da influência da dieta sobre os micro-organismos encontrados na boca. Indivíduos com dieta rica em sacarose têm tendência a apresentar número elevado de estreptococos do grupo mutans e lactobacilos, o que não ocorre com indivíduos com dieta livre de carboidrato.

A consistência e a textura dos alimentos produzem ações mecânicas diferentes durante a mastigação, observa-se que um alimento mais duro tem menor possibilidade de se acumular nas superfícies dentais do que alimentos mais moles ou pastosos.

### *Fatores mecânicos*

Uma boa higiene é um fator preponderante da saúde bucal. Esta engloba o uso adequado e correto de escovas dentárias e controle do biofilme dentário e cálculo. Quando a higiene é realizada de modo correto, evidencia-se um estado de saúde bucal, caso outros fatores não interfiram. Se houver descuido da higiene, os restos alimentares começam a se depositar nas superfícies dentárias e mucosas, levando a uma elevada proliferação de micro-organismos anaeróbios e proteolíticos provocando um desequilíbrio na microbiota.

### *Fatores químicos*

O uso de substâncias químicas como antibióticos, enzimas, antissépticos e fluoretos, entre outros, interferem na microbiota bucal. As substâncias químicas podem ser utilizadas no controle da microbiota de várias maneiras: aplicação profissional, colutórios, dentifrícios etc.

TABELA 26.2 **Definições e efeitos de interações entre micro-organismos, considerando-se duas espécies diferentes**

| Interação | Definição | Efeito sobre crescimento | |
|---|---|---|---|
| | | Bactéria 1 | Bactéria 2 |
| Comensalismo | Uma espécie é beneficiada, enquanto outras não são afetadas | Efeito positivo | Sem efeito |
| Protocooperação | Benefício mútuo. Espécies podem sobreviver separadamente | Efeito positivo | Efeito positivo |
| Mutualismo | Benefício mútuo. Associação obrigatória | Efeito positivo | Efeito positivo |
| Sinergismo | Micro-organismos produzem juntos ação que não podem produzir isoladamente | Efeito positivo | Efeito positivo |
| Amensalismo ou antibiose | Relação de antagonismo | Efeito negativo | Sem efeito |
| Competição | Predominância da espécie mais preparada biologicamente | Efeito negativo | Efeito negativo |

## Fatores relacionados com a microbiota

Vários tipos de relações ecológicas entre os micro-organismos da microbiota bucal podem ser observados, como comensalismo, protocooperação, mutualismo, sinergismo, antibiose e competição (Tabela 26.2).

### Comensalismo

Associação na qual uma das espécies é beneficiada, enquanto outras não são afetadas. Uma espécie ou um grupo fisiológico produz fatores nutricionais ou cria condições propícias de que outra espécie necessita. A relação apresenta caráter unilateral. Exemplos:

- *Prevotella melaninogenica* crescendo como colônia satélite de *Staphylococcus aureus* em placas de ágar-sangue. *Prevotella melaninogenica* requer uma substância semelhante à vitamina K, que lhe é fornecida pelo estafilococo.
- *Actinomyces* produzem lactato a partir de açúcares, o qual é utilizado por *Veillonella* como fonte de energia. No catabolismo do lactato por *Veillonella*, é formado gás hidrogênio que pode ser usado por uma série de micro-organismos nas bolsas periodontais como *Campylobacter, Wolinella*, *Prevotella* e *Porphyromonas*.
- *Streptococcus mutans* exige para seu crescimento p-aminobenzoato, que é produzido por *Streptococcus sanguis*.

### Protocooperação

Associação entre micro-organismos em que ocorre benefício mútuo. Os estreptococos, por exemplo, produzem ácido lático, que é consumido por *Veillonella*, que por sua vez mantém o pH, possibilitando que os estreptococos continuem crescendo. Na protocooperação os envolvidos na associação podem viver separadamente em condições adequadas.

### Mutualismo ou simbiose

Existência de relações benéficas bilaterais. O termo mutualismo (ou simbiose, que é usado como sinônimo por alguns autores) tem sido utilizado nas associações obrigatórias, nas quais os parceiros não conseguem sobreviver isoladamente. O mutualismo bacteriano não ocorre frequentemente na natureza.

### Sinergismo

Relação na qual diversos micro-organismos produzem juntos uma reação que não podem produzir isoladamente. Exemplo: gengivite ulcerativa necrosante, que é causada por uma associação entre *Treponema* e *Fusobacterium*.

### Antibiose ou amensalismo

Relação de antagonismo. Alguns autores restringem o uso do termo antibiose quando ocorre a produção de compostos com características de antibióticos. A seguir, alguns exemplos de amensalismo:

- Lactobacilos atuando sobre carboidratos produzem ácidos que inibem o crescimento de micro-organismos proteolíticos.
- Bacteriocinas elaboradas por estreptococos bucais inibem a instalação de *Streptococcus pyogenes*.
- *Streptococcus mutans* produz mutacinas que inibem várias bactérias Gram-positivas e algumas Gram-negativas.
- *Staphylococcus epidermides* produz bacteriocina ativa contra *Streptococcus mutans*.
- *Streptococcus sanguis* e *Streptococcus mitior* produzem peróxido de hidrogênio que inibe micro-organismos anaeróbios.

### Competição

Caracteriza-se pela predominância da espécie melhor preparada biologicamente para aquele hábitat. Geralmente ocorre quando determinado fator essencial é escasso. A espécie melhor preparada prevalece, entretanto, frequentemente, as duas espécies são prejudicadas nessa luta. O mecanismo da eliminação rápida dos micro-organismos que invadiram ou foram introduzidos em comunidades residentes é atribuído à competição: os intrusos perdem a competição para as espécies residentes melhor adaptadas.

## FATORES QUE DIFICULTAM O ESTUDO DA MICROBIOTA BUCAL

O estudo completo da microbiota bucal é dificultado devido à grande variedade não só de aspectos ambientais, como também dos micro-organismos que habitam a cavidade bucal. Em um único nicho de um indivíduo, podem ser encontradas várias espécies e diferentes quantidades bacterianas. Além disto, a ocasião da coleta também é importante, pois a microbiota se apresenta diferente logo que o indivíduo acorda, nos intervalos das refeições ou logo após as refeições. A presença dos micro-organismos também está relacionada com a higiene bucal e a dieta. Considerando apenas o indivíduo, temos inúmeras variações que podem influenciar no resultado tanto do número quanto das espécies encontradas. No entanto, estas não são as únicas dificuldades, a partir do instante que desejamos estudar a microbiota necessitamos de condições laboratoriais, que variam desde técnicas de coleta, instrumentais adequados, meios de cultura para todos os micro-organismos que se deseja isolar, até condições de aerobiose e anaerobiose.

Devido à grande diversidade de espécies, o estudo de toda a microbiota é bastante difícil, motivo pelo qual a maioria dos pesquisadores desta área estuda grupos de micro-organismos. Mesmo assim, ainda contamos com a realidade de que muitas espécies não foram corretamente classificadas ou identificadas. Atualmente, técnicas de biologia molecular têm sido aplicadas com frequência cada vez maior na pesquisa para identificação e classificação de micro-organismos, além de estudos sobre transmissibilidade, variabilidade genética e análises de características fenotípicas, o que tem auxiliado no estudo da microbiologia bucal.

Portanto, existem vários obstáculos para o estudo da microbiota bucal, o que dificulta a exata compreensão da microbiota bucal e levanta alguns questionamentos, como: quais são os micro-organismos mais ecologicamente relevantes no estado de saúde e doença? Quais são os patógenos que realmente devem ser estudados? As pesquisas devem ser voltadas para monoculturas ou comunidades microbianas? Quais são os modelos *in vitro* que podem ser utilizados para reproduzir o ambiente bucal? Sendo assim, o completo entendimento do ecossistema bucal ainda representa um desafio para o futuro.

## BIBLIOGRAFIA


Amerongen AN et al. Salivary proteins: protective and diagnostic value in cariology? Caries Res 2004; 38:247-253.

Bowen WH, Tabak LA. Cariologia para a década de 90. São Paulo: Livraria Editora Santos; 1995:462.

Brill N, Krasse B. The passage of tissue fluid into the clinically healthy gingival pocket. Acta Odontol Scand 1958; 16:233-237.

Brill N. The gingival pocket fluid. Acta Odontol Scand 1962;20:1.

Burnett GW et al. Microbiologia oral e doenças infecciosas. 4 ed. Rio de Janeiro: Guanabara -Koogan; 1978. p. 765.

Carlsson J. Metabolismo das bactérias orais. In: Thylstrup A, Fejerskov O. Tratado de cariologia. Rio de Janeiro: Cultura Médica; 1988. p. 71-92.

Costerton JW. How bacteria stick. Sci American, v. 238; 1978. p. 86-95.

Dale AC. Glândulas salivares. In: Ten Cate AR. Histologia bucal: desenvolvimento, estrutura e função. 5 ed. Rio de Janeiro: Guanabara-Koogan; 2001. p. 296-322.

Dawes C. How much saliva is enough for avoidance of xerostomia? Caries Res, v. 38; 2004. p. 236-40.

de Lorenzo JL. Microbiologia para o estudante de Odontologia. 1 ed. São Paulo: Editora Atheneu; 2004.

Egelberg J. Local effect of diet on plaque formation and development of gingivitis in dogs I. Effect of hard and soft diets. Odont Revy, v. 16; 1965. p. 31-41.

Fardal O, Turnbull RS. A review of the literature on use of chlorexidine in dentistry. J Amer Dent Assoc, v. 112; 1986. p. 863-9.

Fejerskov O, Kidd E. Cárie dentária: a doença e seu tratamento clínico. São Paulo: Santos; 2005. p. 341.

Filoche S, Wong L, Sissons CH. Oral biofilms: emerging concepts in microbial ecology. J Dent Res, v. 89; 2010. p. 8-18.

Fitzgerald RJ. Plaque microbiology and caries. Alab J Med Science, v. 5; 1968. p. 239-46.

Gibbons RJ et al. Studies of the predominant cultivable microbiota of dental plaque. Arch Oral Biol, v. 9; 1964. p. 365-70.

Gibbons RJ et al. The microbiota of the gingival cronice area of man 1. The predominante cultivable organisms. Arch Oral Biol, v. 8; 1963. p. 281-9.

Gibbons RJ, Socransky SS, Kapsimalis B. Establishment of human indigenous bacteria in germ-free mice. J. Bacteriol, v. 88; 1964. p. 1316-23.

Griffiths GS. Formation, collection and significance of gingival crevice fluid. Periodontol, v. 31; 2003. p. 32-42.

Guggenheimer J, Moore PA. Xerostomia: etiology, recognition and treatment. J Am Dent Assoc, v. 134; 2003. p. 61-9.

Gusberti FA et al. Changes in subgingival microbiota during puberty: a 4-year longitudinal study. J Clin Periodontol, v. 17; 1990. p. 685-92.

Herrera JL et al. Saliva: its role in health and disease. J Clin Gastroenterol, v. 10; 1988. p. 569-78.

Ito VS, Jorge AOC, Novaes PD, Almeida OP. Efeitos da sialoadenectomia na salivação, consumo de água e ração, peso corporal e mucos bucal de ratos. Rev Cienc Biomed, v. 14; 1994. p. 109-16.

Ito VS, Jorge AOC, Novaes PD, Almeida OP. Efeitos da sialoadenectomia sobre a placa bacteriana e doença periodontal em ratos. Rev Odontol UNESP, v. 21; 1992. p. 111-8.

Jorge AOC et al. Permeability of the dento-gingival vessels of diabetic rat. Bull Tokyo Dent Coll, v. 31; 1990. p. 237-9.

Jorge AOC, Fantinato V. Production of bacteriocin-like inhibitory substances (BLIS) by Streptococcus salivarius strains isolated from the tongue and throat of children with and without sore throat. Rev Microbiol, v. 30; 1999. p. 332-4.

Jorge AOC. Microbiologia bucal. 1 ed. São Paulo: Livraria Editora Santos; 1995. 121 p.

Jorge AOC. Microbiologia bucal. 2 ed. São Paulo: Livraria Editora Santos, 1997. 122 p.

Jorge AOC. Microbiologia: atividades práticas. São Paulo: Livraria Editora Santos, 1997. 146 p.

Jorge AOC. Presença de Candida spp e anticorpos anti-Candida na cavidade bucal de pacientes com periodontite crônica do adulto. Revista de Odontologia da UNESP, v.26, n.1; 1997. p.203-218.

Jorge AOC et al. Estudo in vitro da efetividade do triclosan associado sobre micro-organismos bucais. Jornal Brasileiro de Endodontia e Periodontia, v. 3, n. 8; 2002. p.62-67.

Kakehashi S et al. The effects os surgical exposures of dental pulps in germ-free and conventional laboratory rats. Oral Surg Oral Med Oral Pathol, v. 20; 1965. p. 340-9.

Kazor CE, Mitchell PM, Lee AM, et al. Diversity of bacterial populations on the tongue dorsal of patients with halitosis and hea; thy patients. J Clin Microbiol, v. 41; 2003. p. 558-63.

Landucci LF, Oliveira LD, Brandão EHS, et al. Efeitos de Coffea arabica sobre a aderência de Streptococcus mutans à supefície de vidro. Ciên Odontol Bras, v. 6; 2003. p. 58-64.

Lima JO, Lima MGGL. Nos domínios da microbiologia oral. Salvador: Gráfica Universitária da UFBA; 1981. p. 227.
Loesche WJ, Kazor C. Microbiology and treatment of halitosis. Periodontol 2000, v. 28; 2002. p. 256.
Loesche WJ. Chemotherapy of dental plaque infection. Oral Sci Rev, v.9; 1976. p 65-107.
Lorenzo JL. Microbiologia para o estudante de odontologia. São Paulo: Editora Atheneu; 2004. p. 274.
Mager DL, Ximenez-Fwie LA, Haffajee AD, Socransky SS. Distribution of selected bacterial species on intraoral surfaces. J Clin Periodontol, v. 30; 2003. p. 644-54.
Mandel ID. The functions of saliva. J Dent Res, v. 66; 1987. p. 623-27.
Marcotte H, Lavoie MC. Oral microbial ecology and the role of salivary immunoglobulin A. Microbiol Mol Biol Rev, v. 62; 1998. p. 71-109.
Marsh P, Martin MV. Microbiologia Oral. 1 ed. São Paulo: Editora Santos; 2005.
Marsh PD, Bradshaw DJ. Microbial community aspects of dental plaque. In: Microbiologia Oral. 1 ed. São Paulo: Editora Santos; 2005.
Newnan HN, Wilson M. Dental plaque revisited: oral biofilms in health and disease. Bioline; 1999. p. 237-254.
Marsh PD, Devine DA. How is the development of dental biofilms influenced by the host? J Clin Periodontol, v.38; 2011. p. 28-35.
Marsh PD, Moter A, Devine DA. Dental plaque biofilms: communities, conflit and control. Periodontol 2000, v. 55; 2011. p. 16-35.
Marsh PD. Microbiologic aspects of dental plaque and dental caries. Cariology, v. 43; 1999. p. 599-614.
Marsh PD. Are dental diseases examples of ecological catastrophes? Microbiology, v. 149; 2003. p. 279-94.
Marshall KC et al. Mechanism of the initial events in the sorption of marine bacteria to surfaces. J Gen Microbiol, v. 68; 1971. p. 337-48.
Mc Ghee JR et al. Dental microbiolgy. Philadelphia: Harper Row; 1982. 914 p..
Nisengard RJ, Newman MG. Oral microbiology and immunology. 2 ed. Philadelphia: W.B. Saunders; 1994. p. 477.
Nisengard R J, Newman MG. Microbiologia oral e imunologia. 2 ed. Rio de Janeiro: Guanabara-Koogan; 1997. p. 395.
Odschun R, Ulmann, U. Klebsiella spp. as nosocomial pathogens: epidemiology, taxonomy, typing methods and pathogenicity factors. Clin Microbiol Rev, v. 11; 1998. p. 589-603.
Paster BJ, Boches SK, Galvin JL, et al. Bacterial diversity in human subgingival plaque. J Bacteriol, v. 183; 2001. p. 3770-83.
Quigley GA, Hein JW. Comparative cleasing efficiency of manual and power brushing. J Am Dent Assoc, v. 65; 1962. p. 26-9.
Rice DH. Advances in diagnosis and management of salivary gland diseases. West J Med, v. 140; 1984. p. 238-49.
Roith G, Calmes R. Oral biology. St. Louis: Mosby; 1981. p. 428.
Rolla G et al. Role of sucrose in plaque formation. Scand J Dent Res, v. 93; 1985. p. 105-11.
Samaranayake LP. Essencial microbiology for destistry. New York: Churchill Livingstone; 1996. p. 357.
Schneider JO, Araújo WC, Bier LC. Estudo sobre a microbiota da placa dental de pacientes com dentição decídua. Rev Bras Pesq Med Biol, v. 2; 1969. p. 227-34.
Silva AS. Flora normal da cavidade oral e mecanismo de defesa do hospedeiro. Rev Assoc Paul Cir Dent, v. 37; 1983. p. 108-15.
Tanner ACR et al. Similarity or oral microbiota of pre-school children with that of their caregivers in a population-based study. Oral Microbiol Immunol, v. 17; 2003. p. 379-87.
Tenovuo J et al. Antimicrobial factors in saliva: ontogeny and relation to oral health. J Dent Res, v. 66; 1987. p. 475-9.
Wade AB. Effect on dental plaque of chewing apples. Dent Practit, v. 21; 1971. p. 194-96.
Zelante F. Fatores de resistência da cavidade bucal. Rev Assoc Paul Cir Dent, v. 33; 1979. p. 216-26.

CAPÍTULO

# 27

# Microbiota Bucal Residente

*Antonio Olavo Cardoso Jorge*

A microbiota bucal é muito extensa e apresenta grande número de espécies. Com a finalidade de oferecer uma visão panorâmica dos micro-organismos encontrados na cavidade bucal, o presente capítulo relaciona os gêneros, por ordem alfabética, com as espécies mais importantes, divididos em bactérias, fungos, vírus e Archae. Como a taxonomia bacteriana corresponde a um trabalho em constante progresso, podem ocorrer atualizações ou mudanças na sequência aqui apresentada, à medida que novos gêneros e espécies forem descritos ou sua posição taxonômica for melhor definida. Alguns micro-organismos, apesar de não serem considerados da microbiota bucal residente, foram citados, pois são encontrados frequentemente na cavidade bucal e apresentam importância médica. Na Tabela 27.1, foram citados os gêneros, de acordo com a morfologia e a coloração de Gram.

A cavidade bucal pode servir como um reservatório potencial para bactérias da família *Enterobacteriaceae*. Este fato é importante quando consideramos o ambiente hospitalar, que é o local onde mais ocorrem infecções por *Enterobacteriaceae* e também tem ocorrido aumento no isolamento de cepas resistentes de *Klebsiella pneumoniae* e *Enterobacter*, que coincidentemente são as espécies de Enterobacteriaceae mais isoladas da cavidade bucal humana e de amostras subgengivais.

Os micro-organismos que podem ser isolados ou que foram descritos como residentes da microbiota bucal, são descritos a seguir, por ordem alfabética em 4 grupos: bactérias, fungos, vírus e Archae.

## BACTÉRIAS

### *Acholeplasma* (não requer colesterol)

#### Família Acholeplasmataceae

São micoplasmas que apresentam células esféricas (diâmetro aproximado de 300 nm) ou filamentosas, Gram-negativas, imóveis, anaeróbias facultativas.

- *Acholeplasma laidlawii*: microbiota bucal humana. Parasita outros vertebrados.

**TABELA 27.1 Grupos bacterianos presentes na cavidade bucal, de acordo com a morfologia e coloração de Gram, com os respectivos gêneros**

| Grupos | Principais gêneros |
|---|---|
| Cocos Gram-positivos | *Enterococcus, Gemella, Micrococcus, Peptococcus, Peptostreptococcus, Staphylococcus, Stomatococcus* e *Streptococcus* |
| Cocos Gram-negativos | *Branhamella, Moraxella, Neisseria e Veillonella* |
| Bacilos Gram-positivos | *Actinomyces, Arachnia, Bifidobacterium, Corynebacterium, Eubacterium, Lactobacillus, Propionibacterium* e *Rothia* |
| Bacilos Gram-negativos | *Actinobacillus, Bacteroides, Campylobacter, Capnocytophaga, Cardiobacterium, Enterobacteriaceae* (família), *Eikenella, Fusobacterium, Haemophilus, Leptotrichia, Mitsuokella, Porphyromonas, Prevotella, Pseudomonadaceae* (família), *Selenomonas, Tannerella* e *Wollinella*; |
| Vibriões e espiroquetas | *Campylobacter, Centipeda, Helicobacter* e *Treponema* |
| Micoplasmas | *Acholeplasma, Mycoplasma* e *Ureaplasma* |
| Fungos | *Candida, Rhodotorula* e *Torulopsis* |

### *Actinobacillus* (bastonete radial)

#### Família Pasteurallaceae

Bacilos ou cocobacilos Gram-negativos que exibem formas bacilares e cocoides, podendo apresentar-se como longos bacilos, isolados, aos pares e em cadeias. Imóveis, anaeróbios facultativos. Presentes em microbiota de seres humanos, outros mamíferos e aves. Gênero está correlacionado com *Haemophilus* e *Pasteurella.*

- *Actinobacillus actinomycetemcomitans:* hábitat é o sulco gengival humano, porém coloniza também mucosas da boca e orofaringe. Apresentam envolvimento em periodontite agressiva. Correlacionado com endocardite bacteriana subaguda. São bacilos curtos, Gram-negativos, capnofílicos, imóveis, não formadores de esporos. Em meio de cultura seletivo (ágar TSBV – ágar soja tripticaseína acrescido de bacitracina e vancomicina) há colônias com estrutura interna em forma de estrela. São micro-organismos catalase positivos, produtores de fosfatase ácida e alcalina, fermentadores de frutose, glicose e manose. São tipados com anticorpos monoclonais específicos em 5 sorotipos: a, b, c, d, e. Produzem vários fatores de virulência: potente leucotoxina, toxina distensora citoletal, fator inibidor de quimiotaxia para neutrófilos, endotoxina polissacarídica, proteinases que atuam em imunoglobulinas (G, M e A), cápsula e enzima fosfatase alcalina, entre outros. O principal fator de virulência parece ser a leucotoxina que possui capacidade de lisar neutrófilos, monócitos e linfócitos T. O LPS de *Actinobacillus actinomycetemcomitans* atua como modulador da resposta imunológica e contribui para a destruição tecidual, principalmente reabsorção óssea já que estimula a liberação de IL, IL-1β e TNFα por macrófagos. A capacidade de invasão tecidual, principalmente de células epiteliais é outro importante fator de virulência. As cepas são consideradas como de alta ou baixa leucotoxidase, sendo as de alta leucotoxidase mais correlacionadas com doença periodontal agressiva. Alguns autores têm sugerido que essa espécie está mais relacionada com o gênero *Haemophilus.*

### *Actinomyces* ("fungo radial" em referência ao arranjo radial dos filamentos nos grânulos de actinomicose)

#### Família Actinomycetaceae

Bacilos Gram-positivos irregulares não formadores de esporos. Apresentam-se em forma de V ou Y, em arranjos em paliçada ou em longos filamentos com extremidades dilatadas. Geralmente são anaeróbios facultativos. Correlacionados com gengivite e cárie dentária radicular.

- *Actinomyces israelli:* principais agentes da actinomicose, encontrados no biofilme dentário, são anaeróbios obrigatórios.
- *Actinomyces naeslundii:* presente em biofilme dentário; causam lesões actinomicóticas. Possuem mecanismos de aderência ao dente, às glicoproteínas salivares e a outros micro-organismos do biofilme. Produzem heteropolissacarídeo extracelular. Atualmente a espécie foi dividida em dois genótipos: a) tipo I, correspondente à espécie *Actinomyces naeslundii*; e, b) tipo II, correspondente à espécie *Actinomyces viscosus.*
- *Actinomyces odontolyticus:* hábitat é o dorso da língua, biofilme e cálculo dentário.
- *Actinomyces viscosus:* biofilme e cálculo dentário, ocasionalmente isolados de lesões actinomicóticas. Atualmente classificado como *Actinomyces naeslundii* tipo II.
- *Actinomyces meyeri:* sulco gengival.

### *Arachnia* (teia de aranha, devido à morfologia de colônias)

#### Família Propionebacteriaceae

Bacilos Gram-positivos irregulares e filamentosos, não formadores de esporos e não apresentam cápsula. Anaeróbios facultativos e catalase negativos.

- *Arachnia propionica:* habitantes de cavidade bucal humana, ocasionalmente causam lesões semelhantes às actinomicóticas. Transferidas para o gênero *Propionebacterium.*

### *Bacteroides* (forma de bastonete)

#### Família Bacterioidaceae

Bacilos Gram-negativos pleomórficos. Geralmente são anaeróbios e imóveis (duas espécies apresentam motilidade). Isolados de sulco gengival humano, trato intestinal de humanos e animais, animais selvagens e infecções purulentas de humanos e animais. Espécie tipo é *Bacteroides fragilis*, não considerada espécie bucal.

- *Bacteroides forsythus*: anteriormente denominado *Bacteroides fusiforme*, foi classificado como gênero *Tannerella*, espécie *Tannerella forsythensis* ou *Tannerella forshytia.* Apresentam extremidades afiladas. Correlacionado com doença periodontal humana.
- *Bacteroides heparinolyticus*: hábitat é microbiota bucal humana.
- *Bacteroides oulorum*: hábitat é microbiota bucal humana.
- *Bacteroides zoogleoformans*: hábitat é microbiota bucal humana.

**Observação:** várias outras espécies bucais anteriormente classificadas como *Bacteroides* são atualmente classificadas nos gêneros *Porphyromonas* e *Prevotella.*

### *Bifidobacterium* (pequeno bastonete bífido)

#### Família Bifidobacteriaceae

Bacilos Gram-positivos pleomórficos, anaeróbios estritos, catalase negativos, imóveis e não formadores de esporos, presentes em biofilme dentário humano.

- *Bifidobacterium dentium:* isolados de biofilme dentário humano.
- *Bifidobacterium denticolens:* isolados de cárie dentária humana. Transferido para o gênero *Parascardovia*, espécie *Parascardovia denticolens.*

- *Bifidobacterium inopinatum:* isolados de cárie dentária humana. Transferido para o gênero *Scardovia*, espécie *Scardovia inopinatum.*

### *Branhamella*

#### Família Neisseriaceae

Apresentam-se como cocos Gram-negativos isolados ou diplococos. São imóveis, não formam esporos. Algumas espécies apresentam fímbrias e cápsula.

- *Branhamella catarrhalis:* hábitat é a língua, saliva e mucosa bucal. Inicialmente essa espécie foi classificada como *Neisseria catarrhalis*, posteriormente foi denominada de *Banhamella catarrhalis* e a seguir como *Moraxella catarrhalis.*

### *Campylobacter* (bastonete curvo)

#### Família Campylobacteraceae

Bacilos Gram-negativos helicoidais ou em forma de *vibrio* (vírgula). Não esporulados, oxidase positivos, catalase e urease negativos. As células podem apresentar-se de forma vibrioide, com uma ou mais espiras. Apresentam mobilidade por flagelos polares. São microaerofílicos típicos. Encontrados em aparelho reprodutor, trato gastrointestinal e cavidade bucal humanos e de animais.

- *Campylobacter concisus:* sulco gengival de pacientes com gengivite e periodontite juvenil localizada.
- *Campylobacter curvus:* isolado de canal radicular e abscesso dentário.
- *Campylobacter rectus*: encontrado em sulco gengival, infecção endodontica e bolsa periodontal. Considerado como periodontopatógeno é isolado de gengivite e periodontite. Anteriormente classificado como *Wolinella recta.*
- *Campylobacter sputorum* subsp. *sputorum:* sulco gengival. Associada a infecção endodontica.

O gênero consiste de bacilos Gram-negativos em forma de vírgula, catalase positivo, oxidase positivo, móveis por flagelo polar. São conhecidas 15 espécies, 12 das quais causam doença humana, principalmente gastroenterite.

Após ingestão dos *C. jejuni* com água ou alimentos contaminados ocorre colonização no jejuno e invasão. Ainda não está esclarecido os produtos envolvidos com a virulência do micro-organismo, embora já tenha sido descrita a presença de enterotoxinas. A gastroenterite causada por *C. jejuni* apresenta diarreia com sangue, dor abdominal e febre. Na infecção por *C. fetus*, após os primeiros sinais de gastroenterite, o paciente pode ter disseminação do micro-organismo por diversos órgãos.

Para diagnóstico laboratorial, a microscopia tem pouco valor no diagnóstico. A cultura deve ser realizada em meios de seletivos e incubação em atmosfera com 5% de $CO_2$, 5-10% de $N_2$, temperatura de 42°C. A identificação das espécies é realizada por meio de testes de redução de nitrato, produção de urease, hidrólise do hipurato, capacidade de crescer em diferentes temperaturas e sensibilidade ao ácido nalidíxico e cafalotina.

O tratamento da gastroenterite consiste de reposição de líquidos e eletrólitos. Infecções mais graves podem ser tratadas com antibióticos inibidores de síntese proteica. A prevenção das gastroenterites é feita com cuidados de higiene, consumo de água tratada, manipulação adequada dos alimentos, consumo de leite pasteurizado.

### *Capnocytophaga*

#### Família Cytophagaceae

Apresentam bacilos ou filamentos flexíveis pleomórficos, Gram-negativos, com mobilidade por rotação. Anaeróbios facultativos e capnofílicos. Habitantes usuais de cavidade bucal humana. Estudos em animais gnotobióticos demostraram que espécies de *Capnocytophaga* podem levar a perdas ósseas acentuadas, principalmente *Capnocytophaga* sputigena. São anaeróbios facultativos.

- *Capnocytophaga ochacea:* isolado de cavidade bucal humana. Classificado anteriormente como *Bacteroides ochraceus.*
- *Capnocytophaga granulosa:* isolado de biofilme dentário humano.
- *Capnocytophaga haemolytica*: isolado de biofilme dentário humano.
- *Capnocytophaga sputigena*: isolado de cavidade bucal humana.
- *Capnocytophaga gingivalis:* isolados de placa supra e subgengival, frequentemente encontrados em lesões de periodontite juvenil e do adulto.

### *Cardiobacterium* (bactéria isolada de endocardite)

#### Família Cardiobacteriaceae

Bacilos Gram-negativos anaeróbios facultativos de crescimento lento. Apresenta única espécie.

- *Cardiobacterium hominis*: bactéria associada quase exclusivamente com endocardite. Encontrada no trato respiratório superior de humanos e na cavidade bucal. São oxidase positiva e catalase negativa. Células dispõe-se em cadeias curtas, aos pares ou isoladas.

### *Centipeda*

#### Família Bacterioidaceae

Bacilos serpentiformes apresentando 2 a 3 curvas, Gram-negativos, não esporulados, móveis por endoflagelos. Gênero apresenta apenas uma espécie.

- *Centipeda periodontii*: isolada de bolsas periodontais de pacientes com periodontite, parecendo, entretanto, não estar associada com a doença.

### *Citrobacter*

Bacilos Gram-negativos da família *Enterobacteraceae*

Três espécies, *Citrobacter freundii, Citrobacter diversus* e *Citrobacter amalonaticus* são patógenos reconhecidos, causadores de doenças em seres humanos comprometidos pela idade ou procedimentos invasivos. Podem causar me-

**TABELA 27.2 Espécies de *Enterobacteriaceae* do gênero *Citrobacter* isoladas da cavidade bucal humana**

| Micro-organismo | Local encontrado | % | Origem dos dados | Autor | Ano |
|---|---|---|---|---|---|
| *Citrobacter* spp. | Síndrome da ardência bucal | 3,4 | China | Samaranayake et al. | 1989 |
| *C. freundii* | Periodontite severa do adulto | 1,6 | EUA | Slots et al. | 1990 |
| *C. diversus* | Periodontite severa do adulto | 0,9 | EUA | Slots et al. | 1990 |
| *C. freundii* | Periodontite severa do adulto | 4,2 | República Dominicana | Slots et al. | 1990 |
| *C. freundii* | Enxágues bucais | 5,2 | China | Sedgley e Samaranayake | 1994 |
| *C. diversus* | Enxágues bucais | 1,04 | China | Sedgley e Samaranayake | 1994 |
| *Citrobacter* spp. | Amostras subgengivais | 0,19 | Suécia | Dahlén e Wilkströn | 1995 |
| *C. freundii* | Enxágues bucais | 4,2 | Brasil | Santos e Jorge | 1998 |
| *C. amalonaticus* | Enxágues bucais | 2,8 | Brasil | Santos e Jorge | 1998 |

ningite e abscessos cerebrais em neonatos. Na Tabela 27.2, encontram-se dados referentes à presença de espécies de *Citrobacter* na cavidade bucal e amostras subgengivais humanas.

## *Corynebacterium*

### Família Corynebacteriaceae

Bacilos Gram-positivos pleomórficos, apresentando-se como células curtas em forma de clava, com granulações metacromáticas em seu interior. Anaeróbios facultativos, não formadores de esporos e catalase positivos. Habitantes de mucosas ou pele de mamíferos. Várias espécies são patogênicas para mamíferos. A espécie tipo é *Corynebacterium diphtheriae*, habitante de orofaringe humana e agente etiológico da difteria.

- *Corynebacterium matruchotti:* encontrado apenas na cavidade bucal humana. Isolado de biofilme dentário e dorso de língua. Quando ocorre coagregação com cocos, formam formas de espiga de milho no biofilme. É capaz de produzir bacteriocinas. Denominado anteriormente de *Bacterionema matruchotti.*
- *Corynebacterium xerosis*: isolado raramente de cavidade bucal humana.

## *Chryseomonas*

### Família Pseudomonadaceae

Este gênero consiste de apenas uma espécie, Chryseomonas luteola. É uma Pseudomonadaceae em que o ácido nucleico homólogo não é conhecido. Essa espécie foi anteriormente denominada *Chromobacterium typhiflavum, Pseudomonas luteola e Pseudomonas polytricha.* É raramente isolada, mas pode ser recuperada de feridas, cérvix, urina e garganta. Infecções sérias causadas por Chryseomonas luteola incluem bacteriemia, endocardite, osteomielite e peritonite. Ocasionalmente pode ser isolada da cavidade bucal.

## *Eikenella* (homenagem a Eiken)

### Família Neisseriaceae

Bacilos Gram-negativos pequenos regulares e delgados, ou cocobacilos com extremidade arredondada. Anaeróbios facultativos e assacarolíticos. São oxidase negativos e catalase negativos. Apresenta espécie única. Observou-se com estudos de sequenciamento de RNA ribossômico, similaridade com espécies de *Neisseria*, sendo o gênero considerado atualmente como da família Neisseriaceae.

- *Eikenella corrodens:* habitante da boca e intestino humanos, podendo ser patógeno oportunista. Isolada de periodontites e de infecções endodonticas. Produz reabsorção óssea quando inoculada em ratos gnotobióticos. Confundida anteriormente com a espécie correlacionada denominada *Bacteroides corrodens,* que atualmente é denominada *Bacteroides ureolyticus.* Possui pili e adesinas para células epiteliais do sulco gengival humano. Possui proteína na membrana externa capaz de estimular liberação de enzimas lisossomais de macrófagos. Podem produzir perfurações quando cultivadas no ágar, o que conferiu o nome à espécie.

## *Enterobacter*

### Família Enterobacteriaceae

As principais espécies de importância para o homem estão representadas por *Enterobacter cloacae, Enterobacter aerogenes, Enterobacter sakazakii e Enterobacter aglomerans.* Essas espécies podem ocorrer como oportunistas em queimaduras, feridas, trato urinário e, ocasionalmente, causam sérias infecções hospitalares como septicemia e meningite (Holt et al., 1994; Nazarowec-White e Farber, 1997). A espécie Enterobacter asburiae é bioquimicamente semelhante à Enterobacter cloacae e já foi recuperada de várias fontes em humanos como sangue, urina, feridas, trato respiratório e fezes. Na Tabela 27.3, encontram-se dados já publicados

TABELA 27.3 Espécies de *Enterobacteriaceae* do gênero Enterobacter isoladas da cavidade bucal humana

| Micro-organismo | Local encontrado | % | Origem dos dados | Autor | Ano |
|---|---|---|---|---|---|
| *E. cloacae* | Bolsas periodontais refratárias | 1,2 | EUA | Slots et al. | 1988 |
| *E. aglomerans* | Bolsas periodontais refratárias | 1,2 | EUA | Slots et al. | 1988 |
| *E. cloacae* | Síndrome da ardência bucal | 24,1 | China | Samaranayake et al. | 1989 |
| *E. aglomerans* | Síndrome da ardência bucal | 13,8 | China | Samaranayake et al. | 1989 |
| *E. cloacae* | periodontite severa do adulto | 19,7 | EUA | Slots et al. | 1990 |
| *E. aglomerans* | Periodontite severa do adulto | 6,8 | EUA | Slots et al. | 1990 |
| *E. aerogenes* | Periodontite severa do adulto | 4 | EUA | Slots at al. | 1990 |
| *E. gergoviae* | Periodontite severa do adulto | 0,7 | EUA | Slots et al. | 1990 |
| *E. amnigenus* 2 | Periodontite severa do adulto | 0,7 | EUA | Slots et al. | 1990 |
| *E. intermedium* | Periodontite severa do adulto | 0,2 | EUA | Slots et al. | 1990 |
| *E. taylorae* | Periodontite severa do adulto | 0,2 | EUA | Slots et al. | 1990 |
| *Enterobacter* spp. | Periodontite severa do adulto | 0,5 | EUA | Slots et al. | 1990 |
| *E. cloacae* | Periodontite severa do adulto | 33,3 | República Dominicana | Slots et al. | 1991 |
| *E. cloacae* | Doença periodontal (HIV) | 14,3 | EUA | Rams et al. | 1991 |
| *E. aglomerans* | Doença periodontal (HIV) | 7,14 | EUA | Rams et al. | 1991 |
| *E. cloacae* | Enxágues bucais | 27 | China | Sedgley e Samaranayake | 1994 |
| *E. aerogenes* | Enxágues bucais | 16,6 | China | Sedgley e Samaranayake | 1994 |
| *E. sakazakii* | Enxágues bucais | 12,5 | China | Sedgley e Samaranayake | 1994 |
| *Enterobacter* spp. | Enxágues bucais | 12,5 | China | Sedgley e Samaranayake | 1994 |
| *E. cloacae* | Amostras subgengivais | 2,08 | Suécia | Dahlén e Wilkströn | 1995 |
| *E. aglomerans* | Amostras subgengivais | 0,37 | Suécia | Dahlén e Wilkströn | 1995 |
| *E. sakazakii* | Amostras subgengivais | 0,19 | Suécia | Dahlén e Wilkströn | 1995 |
| *E. cloacae* | Enxágues bucais | 31 | Brasil | Santos e Jorge | 1998 |
| *E. sakazakii* | Enxágues bucais | 8,5 | Brasil | Santos e Jorge | 1998 |
| *E. aerogenes* | Enxágues bucais | 1,4 | Brasil | Santos e Jorge | 1998 |
| *E. amnigenus* 2 | Enxágues bucais | 1,4 | Brasil | Santos e Jorge | 1998 |

referentes à presença de espécies de Enterobacter na cavidade bucal e amostras subgengivais humanas.

## *Enterococcus* (cocos entéricos)

### Família Streptococcaceae

Existe tendência de ser classificada como nova família, denominada *Enterococcaceae*.

Apresentam-se como cocos Gram-positivos aos pares ou cadeias curtas. Capsulados, não formadores de esporos, eventualmente apresentam motilidade por flagelo único. Anaeróbios facultativos e catalase negativos.

Classificados inicialmente como estreptococos do grupo D de Lancefield foram posteriormente transferidos para o gênero *Enterococcus*. Habitantes usuais de trato gastrointestinal e em menor proporção de vagina e uretra masculina. Importantes agentes de infecções hospitalares.

- *Enterococcus faecalis:* espécie mais isolada do gênero, responsável por 80 a 90% das infecções enterocócicas humanas. Isolados frequentemente de casos de insucessos no tratamento endodôntico.
- *Enterococcus faecium:* encontrado em torno de 10 a 15% das infecções pelo gênero. Isolados frequentemente de casos de insucessos no tratamento endodôntico.

## *Erwinia*

### Família Enterobacteriaceae

Este gênero é estudado por fitopatologistas por serem patógenos somente em plantas. Raramente são isolados em humanos. Das Enterobacteriaceae isoladas da cavidade bucal humana, Sedgley e Samaranayake (1994) isolaram 1% e Santos e Jorge (1998) isolaram 1,4% de *Erwinia* spp.

TABELA 27.4 *Escherichia coli* isoladas de cavidade bucal humana

| Micro-organismo | Local encontrado | % | Origem dos dados | Autor | Ano |
|---|---|---|---|---|---|
| *E. coli* | Cavidade bucal de universitários | 1,2 | EUA | Chang e Foltz | 1960 |
| *E. coli* | Cavidade bucal | 16,1 | Brasil | Campos e Zelante | 1978 |
| *E. coli* | Bolsas periodontais refratárias | 0,4 | EUA | Slots et al. | 1988 |
| *E. coli* | Periodontite severa do adulto | 6,1 | EUA | Slots et al. | 1990 |
| *E. coli* | Enxágues bucais | 2,08 | China | Sedgley e Samaranayake | 1994 |
| *E. coli* | Enxágues bucais | 1,4 | Brasil | Santos e Jorge | 1998 |

## *Escherichia*

### Família Enterobacteriaceae

*Escherichia coli* é apontada como causa de diarreia infantil e principal causadora de infecções do trato urinário; responsável também por infecções hospitalares, incluindo septicemia e meningite. Sua presença em alimentos, água, solo, soluções e instrumentos indicam contaminação fecal. A seguir, encontram-se alguns dados publicados referentes à presença de *Escherichi coli* na cavidade bucal e amostras subgengivais humanas (Tabela 27.4).

## *Eubacterium* (pequeno bastonete benéfico)

### Família Eubacteriaceae

Bacilos Gram-positivos irregulares, catalase negativos e anaeróbios obrigatórios. Variam em morfologia de forma cocoide até longos bacilos. Não formam esporos e a mobilidade é variável. Considerados periodontopatógenos importantes.

- *Eubacterium alactolyticum:* presente no cálculo dentário, sulco gengival em casos de doença periodontal, canais radiculares e abscessos.
- *Eubacterium brachy:* microbiota subgengival.
- *Eubacterium nodatum:* microbiota subgengival.
- *Eubacterium timidum:* raspados supra e subgengival de dentes de indivíduos com doença periodontal.
- *Eubacterium saburreum:* biofilme dentário e sulco gengival.
- *Eubacterium ventriosum:* isolados de abscessos.
- *Eubacterium yuri*: microbiota subgengival e biofilme dentário humano. São propostas três subespécies: *Eubacterium yuri* subsp. *margaretiae; Eubacterium yuri* subsp. *schtika*; e, *Eubacterium yuri* subsp. *yuri.*

## *Fusobacterium* (pequeno bastonete em forma de fuso)

### Família Fusobacteriaceae

Bastonetes Gram-negativos com extremidades afiladas, conferindo-lhe forma de fuso. Células são pleomórficas, não formam esporos, são imóveis. Encontrados no sulco gengival e trato intestinal, genital e respiratório de humanos. Podem causar lesões purulentas graves em vários tecidos humanos e de animais. Apresentam importante papel na formação do biofilme dentário, atuando como agente de união entre colonizadores iniciais e tardios.

- *Fusobacterium alocis*: isolado de sulco gengival e bolsas periodontais humanas.
- *Fusobacterium necrophorum:* habitante da cavidade bucal humana, podendo causar lesões na boca.
- *Fusobacterium nucleatum:* hábitat principal é a gengiva marginal e o sulco gengival. Correlacionados com casos de gengivite e periodontite. Denominado anteriormente como *Fusobacterium fusiforme.* A espécie é dividida, em estudos de homologia de DNA, em três subspécies: *Fusobacterium nucleatum* subsp. *nucleatum*, *Fusobacterium nucleatum* subsp. *polymorphum* e *Fusobacterium nucleatum* subsp. *vincentii.* Foi proposta a divisão em subspécies, considerando-se mais duas: *Fusobacterium nucleatum* subsp. *fusiforme* e *Fusobacterium nucleatum* subsp. *animalis.*
- *Fusobacterium periodonticum*: hábitat é o sulco gengival, porém não correlacionado com doença.
- *Fusobacterium sulci:* isolado de bolsas periodontais.

## *Gemella*

### Família Streptococcaceae

Cocos Gram-positivos alongados, frequentemente aos pares e raramente em cadeias curtas. Imóveis, não formadores de esporos, anaeróbios facultativos, catalase e oxidase negativos. Habitantes de cavidade bucal, intestino e trato respiratório de humanos.

- *Gemella haemolysans*: habitante de cavidade bucal humana, não correlacionados com doença.
- *Gemella morbillorum*: habitante de cavidade bucal humana, não correlacionados com doença. Classificado anteriormente como *Streptococcus morbillorum.*

## *Haemophilus* (que gosta de sangue)

### Família Pasteuralaceae

Bacilos pleomórficos Gram-negativos, anaeróbios facultativos, imóveis, não formadores de esporos que requerem fatores de crescimento presentes no sangue. Habitam mucosas humanas e de vários outros animais como parasitas ou comensais.

- *Haemophilus aphrophilus:* isolados de biofilme dentário e de bolsas periodontais.
- *Haemophilus parahaemolyticus*: hábitat é cavidade bucal e faringe. Isolados de faringites, endocardites e infecções bucais.
- *Haemophilus parainfluenzae*: espécie mais frequente na boca.
- *Haemophilus paraphrophilus*: isolado de biofilme dentário.
- *Haemophilus paraphrophaemolyticus:* isolados de ulcerações bucais.
- *Haemophilus segnis:* isolados de biofilme dentário.

As bactérias do gênero *Haemophilus* apresentam-se como bastonetes pequenos, de 0,2 a 0,4 μm de largura por 1,0 a 1,5 μm de comprimento. Apresentam formas pleomórficas, são parasitas obrigatórios, encontrados em mucosas de humanos e de certos animais. Requerem um ou dois fatores específicos de crescimento, presentes no sangue. Algumas espécies requerem fator X (heme ou outra proteína com núcleo tetrapirrólico), outras requerem fator V, nicotinamida adenina dinucleotídeo (NAD) ou NAD fosfato (NADP).

Foram identificadas mais de 15 espécies de *Haemophilus*, sendo que 10 espécies causam doença humana. Os patógenos mais importantes são *H. influenzae, H. aegyptius, H. ducreyi* e *H. parainfluenzae. H. influenzae* é a espécie mais isolada em doenças humanas e *H. ducrey* é o agente etiológico da doença sexualmente transmitida cancro mole ou cancroide.

Diferentes espécies de *Haemophilus* podem causar diversas infecções oportunistas, tais como otite, conjuntivite, sinusite, meningite, entre outras. *H. aphrophylus* pode causar endocardite após migrar a partir da boca e colonizar válvulas cardíacas.

## *Helicobacter* (bastonetes helicoidais)

### Família Helicibacteraceae

Bacilos helicoidais curvos, móveis por flagelos unipolares, bipolares ou laterais. Microaerofilos. Hidrolisam ureia rapidamente. Catalase e oxidase positivos. Isolados de mucosa gástrica de primatas e outros animais.

- *Helicobacter pylori*: correlacionado com gastrite e úlceras pépticas. Presentes em microbiota bucal de alguns indivíduos. Presença na boca pode representar reservatório do micro-organismo.

Os membros desse gênero consistem de bastonetes curvos, embora em culturas velhas apresentem formas cocoides, com múltiplos flagelos em um dos polos. O gênero é constituído de 17 espécies, dentre as quais, oito podem estar associadas a doenças humanas.

*Helicobacter pylori* provoca infecção silenciosa na maioria dos indivíduos, estima-se que aproximadamente metade da população seja colonizada por esse micro-organismo sem apresentar sinais e sintomas da doença. *Helicobacter pylori* produz urease que é um fator importante na neutralização de ácidos e que o capacita colonizar o estômago. Essa espécie está associada com gastrite e úlcera péptica.

Vários produtos bacterianos estão envolvidos na patogenia. *H. pylori* sintetiza uma proteína inibidora de ácido que facilita a colonização, a urease forma amônia que neutraliza o pH local e vários outros produtos bacterianos provocam lesão tecidual com estímulo de resposta inflamatória. Dentro do fagócito, evita a destruição celular devido à produção de catalase e superóxido dismutase.

A infecção por *H. pylori* promove o desenvolvimento de gastrite superficial crônica que pode ou não ser sintomática e perdurar por toda a vida do paciente. O desenvolvimento da doença é variável e o indivíduo pode apresentar gastrite atrófica que está relacionada à perda de glândulas epiteliais.

O diagnóstico laboratorial é realizado pela detecção do micro-organismo em exame histológico de tecido gástrico e teste de urease. A cultura do micro-organismo pode ser realizada em ágar sangue suplementado e incubação em microaerofilia. A identificação das espécies faz-se por meio de reações bioquímicas, como catalase, oxidase, produção de urease e capacidade de crescimento em diferentes temperaturas.

O tratamento para *H. pylori* em caso de gastrite e úlcera ainda é controverso, a utilização de antibiótico auxilia na eliminação do micro-organismo, entretanto, verifica-se o rápido desenvolvimento de resistência aos antibióticos empregados, além do fato de que muitos antibióticos tornam-se indisponíveis no pH do estômago. Dentre os antibióticos comumente empregados estão as quinolonas, macrolídeos e amoxicilina. Ainda não se encontra disponível vacina para prevenir doença causada por *H. pylori.*

## *Klebsiella*

### Família Enterobacteriaceae

Sete espécies são reconhecidas neste gênero: *Klebsiella pneumoniae pneumoniae, Klebsiella pneumoniae ozaenae, Klebsiella pneumoniae rhinoscleromatis, Klebsiella oxytoca, Klebsiella terrigena, Klebsiella planticola, Klebsiella ornithinolytica. Klebsiella* spp. são patógenos oportunistas e podem causar doenças severas, como pneumonia e septicemia, principalmente em indivíduos internados nas unidades de tratamento intensivo (UTI) dos hospitais. *Klebsiella pneumoniae* é a espécie mais virulenta, sendo considerada como causa primária de pneumonia e doenças aéreas obstrutivas; apesar disto, pode ser encontrada no trato respiratório e fezes de indivíduos saudáveis. Espécies de *Klebsiella* podem apresentar-se como invasores secundários em pós-operatórios, sobretudo em pacientes submetidos à antibióticoterapia de amplo espectro e são também frequentes em infecções do trato urinário. Na Tabela 27.5, encontram-se dados referentes à presença de espécies de *Klebsiella* na cavidade bucal e amostras subgengivais humanas.

**TABELA 27.5 Espécies de Enterobacteriaceae do gênero *Klebsiella* isoladas da cavidade bucal humana**

| Micro-organismo | Local encontrado | % | Origem dos dados | Autor | Ano |
|---|---|---|---|---|---|
| *K. pneumoniae* | Bolsas periodontais refratárias | 1 | EUA | Slots et al. | 1988 |
| *K. oxytoca* | Bolsas periodontais refratárias | 1 | EUA | Slots et al. | 1988 |
| *K. pneumoniae* | Síndrome da ardência bucal | 3,4 | China | Samaranayake et al. | 1989 |
| *K. oxytoca* | Síndrome da ardência bucal | 10,3 | China | Samaranayake et al. | 1989 |
| *K. pneumoniae* | Periodontite severa do adulto | 11,7 | EUA | Slots et al. | 1990 |
| *K. oxytoca* | Periodontite severa do adulto | 8,4 | EUA | Slots et al. | 1990 |
| *K. oxytoca* | Periodontite severa do adulto | 12,5 | República Dominicana | Slots et al. | 1991 |
| *K. pneumoniae* | Periodontite severa do adulto | 8,3 | República Dominicana | Slots et al. | 1991 |
| *K. oxytoca* | Doença periodontal (HIV) | 7,14 | EUA | Rams et al. | 1991 |
| *K. pneumoniae* | Enxágues bucais | 25 | China | Sedgley e Samaranayake | 1994 |
| *K. oxytoca* | Enxágues bucais | 6,25 | China | Sedgley e Samaranayake | 1994 |
| *K. oxytoca* | Amostras subgengivais | 1,5 | Suécia | Dahlén e Wilkströn | 1995 |
| *K. pneumoniae* | Amostras subgengivais | 0,56 | Suécia | Dahlén e Wilkströn | 1995 |
| *Klebsiella* spp. | Amostras subgengivais | 0,19 | Suécia | Dahlén e Wilkströn | 1995 |
| *K. pneumoniae* | Enxágues bucais | 18,3 | Brasil | Santos e Jorge | 1998 |
| *K. oxytoca* | Enxágues bucais | 14,1 | Brasil | Santos e Jorge | 1998 |

### *Kluyvera*

#### Família Enterobacteriaceae

São patógenos oportunistas pouco frequentes em humanos e também pouco significantes clinicamente. Podem estar presentes na água, fezes e alimentos. Slots et al. (1990) isolaram 0,5% de *Kluyvera* ascorbata de indivíduos com periodontite severa do adulto, enquanto Santos e Jorge (1998), isolaram 1,4% de *Kluyvera* spp. da cavidade bucal.

### *Lactobacillus* (bastonete do leite)

#### Família Lactobacillaceae

Bacilos Gram-positivos regulares, não formadores de esporos e que raramente apresentam mobilidade por flagelos peritríqueos. Anaeróbios facultativos. Estão amplamente distribuídos na natureza, especialmente em animais e vegetais. Habitam trato gastrointestinal de aves e mamíferos e vagina de mamíferos. Encontrados na cavidade bucal humana, correlacionados com progressão de lesões de cárie e alta ingestão de sacarose (Tabela 27.6).

Bacilos longos e regulares, Gram-positivos, que apresentam 0,5 a 1,2 mm de largura por 1 a 10 mm de comprimento, não formam esporos e raramente apresentam mobilidade (flagelos peritríqueos). São anaeróbios facultativos, crescendo melhor na ausência de $O_2$ do ar e alguns precisam de anaerobiose para isolamento. Esses micro-organismos necessitam de meios complexos para crescimento e são estimulados pela presença de $CO_2$ (5-10%) e acidez. As espécies bucais desenvolvem-se bem no meio seletivo de Rogosa, que é ácido e produz colônias discoides características. A identificação é feita através de provas bioquímicas.

A seguir, principais espécies de lactobacilos isolados da cavidade bucal humana.

**TABELA 27.6 Espécies de *Lactobacillus* de interesse para o ser humano**

| Gênero *Lactobacillus* | |
|---|---|
| *L .casei, L. acidophilus*<br>*L. rhamnosus, L. plantarium*<br>*L. fermentun, L. salivarius*<br>*L. oris* | Habitantes da cavidade bucal, trato gastrointestinal e vagina humana.<br>Relacionados com progressão de lesões de cárie dentária |
| *L. bulgaricus* | Utilizados na produção de iogurtes e ácido lático |
| *L. helveticus* | Utilizado na produção de queijos |

- *Lactobacillus acidophilus:* correlacionado com etiologia da cárie dentária.
- *Lactobacillus brevis* (classificado como *Lactobacillus oris* por alguns autores): correlacionado com etiologia da cárie dentária.
- *Lactobacillus buchneri:* correlacionado com etiologia da cárie dentária.
- *Lactobacillus casei:* correlacionado com etiologia da cárie dentária.
- *Lactobacillus celobiousus:* correlacionado com etiologia da cárie dentária.
- *Lactobacillus confusus:* correlacionado com etiologia da cárie dentária.
- *Lactobacillus crispatus:* correlacionado com etiologia da cárie dentária.
- *Lactobacillus fermentum:* correlacionado com etiologia da cárie dentária.
- *Lactobacillus gasseri:* correlacionado com etiologia da cárie dentária.
- *Lactobacillus oris:* isolado de saliva humana.
- *Lactobacillus plantarum:* correlacionado com etiologia da cárie dentária.
- *Lactobacillus paracasei:* correlacionado com etiologia da cárie dentária.
- *Lactobacillus rimae*: isolada de sulco gengival humano.
- *Lactobacillus salivarius:* correlacionado com etiologia da cárie dentária.
- *Lactobacillus uli:* isolado de sulco gengival humano, correlacionado com etiologia da cárie dentária.

## *Leptotrichia* (cabelo fino)

### Família Fusobacteriaceae

Bacilos Gram-negativos retos ou encurvados. Em isolamento primário podem apresentar-se como Gram-positivos, pois apresentam estrutura de parede celular atípica. Não formam esporos, são imóveis, capnofílicos e anaeróbios estritos.

- *Leptotrichia buccalis:* hábitat é a cavidade bucal humana, mas também podem ocorrer na região periuretral feminina e boca de cobaias.
- *Leptotrichia hofstadii*: isolada de saliva humana.
- *Leptotrichia shahii*: isolada de gengivites em seres humanos.
- *Leptotrichia wadei*: isolada de saliva humana.

## *Micrococcus*

### Família Micrococcaceae

Cocos Gram-positivos grandes, dispostos aos pares, tétrades, isolados ou formando massas de micro-organismos. Aeróbio, imóveis, não formadores de esporos e catalase positivos.

- *Micrococcus* spp.; isolados eventualmente de biofilme dentário.

## *Micromonas*

### Família Streptococcaceae

São anaeróbios estritos e usualmente catalase negativos. Apresentam-se como pequenos cocos Gram-positivos com células esféricas (0,5 a 1,2 mm diâmetro) ou eventualmente ovoides. Podem apresentar-se em pares, tétrades, cadeias ou cachos. São imóveis, não formam esporos.

- *Micromonas micros:* um dos principais componentes da microbiota do sulco gengival na doença periodontal. Pode estar presente no sulco gengival sadio. Denominado anteriormente de *Peptostreptococcus micros.*

## *Mitsuokella* (homenagem a Mitsuoko)

### Família Peptococcaceae

Bacilos Gram-negativos regulares ou ovalados, não esporulados e imóveis. Apresentam fímbrias e algumas cepas são capsuladas. Isoladas de fezes humanas e de animais e de cavidade bucal humana.

- *Mitsuokella dentalis*: isolada de bolsa periodontal e canais radiculares infectados, entretanto, não são consideradas patogênicas. Atualmente classificada como *Prevotella dentalis.*

## *Moraxella*

### Família Neisseriaceae

Localização taxonômica incerta. Alguns autores propuseram a família *Moraxellaceae.*

Cocos Gram-negativos isolados ou diplococos. São imóveis, não formam esporos. Algumas espécies apresentam fímbrias e cápsula. Apresentam dois subgêneros: *Moraxella* e *Branhamella.*

- *Moraxella catarrhalis:* hábitat é a língua, saliva e mucosa bucal. Inicialmente essa espécie foi classificada como *Neisseria catarrhalis*, posteriormente foi denominada de *Banhamella catarrhalis.*

## *Mycoplasma* (corpo em forma de fungo)

### Família Mycoplasmataceae

Células pleomórficas, Gram-negativas e anaeróbias facultativas. Requerem colesterol para seu crescimento. Parasitas e patogênicos para grande número de mamíferos e aves.

Apresentam-se como células procarióticas muito pequenas, desprovidas de parede celular, envolvidas apenas pela membrana citoplasmática. São incapazes de sintetizar peptideoglicano, assim como seus precursores. As células são muito pleomórficas. São Gram-negativas e resistentes às penicilinas e seus derivados (ação em parede celular). Algumas espécies são anaeróbias facultativas e outras anaeróbias estritas. Todos os gêneros e espécies são parasitas, comensais ou saprófitas, sendo muitas espécies patogênicas para humanos e animais.

- *Mycoplasma buccale*: isolados de cavidade bucal humana e trato respiratório.
- *Mycoplasma falcium*: isolados de cavidade bucal humana e trato respiratório. Não são considerados patogênicos.

- *Mycoplasma lipophilum*: isolados de cavidade bucal humana e trato respiratório. Não são considerados patogênicos.
- *Mycoplasma orale*: isolados de cavidade bucal humana e trato respiratório. Não são considerados patogênicos.
- *Mycoplasma salivarium*: isolados de sulco gengival humano. Pode ter participação em certos tipos de doença periodontal.

### *Neisseria* (homenagem a Neisser)

#### Família Neisseriaceae

Diplococos Gram-negativos, imóveis, aeróbios, não formadores de esporos, capsulados e apresentam fímbrias. São oxidase e catalase positivos. Habitantes de mucosas humanas e de mamíferos.

- *Neisseria flavencens:* habitantes de membranas mucosas de mamíferos, encontrados na saliva humana.
- *Neisseria mucosa:* habitantes de membranas mucosas de mamíferos, encontrados na saliva humana.
- *Neisseria sicca:* habitantes de membranas mucosas de mamíferos, encontrados na saliva humana.
- *Neisseria subflava:* habitantes de membranas mucosas de mamíferos, encontrados na saliva humana.

### *Pantoea*

#### Família Enterobacteriaceae

O gênero Pantoea foi estabelecido na família Enterobacteriaceae em 1989. Pertencem a esse gênero as espécies *Pantoea aglomerans, Pantoea dispersa, Pantoea punctata, Pantoea citrea, Pantoea terrea, Pantoea ananas e Pantoea stwartii* (Janda e Abbott, 1998). Foram isoladas de superfícies de plantas, sementes, solo e água, bem como de feridas em animais e humanos, sangue e urina. É um patógeno humano oportunista (Holt et al., 1994).

### *Peptococcus*

#### Família Peptococcaceae

Cocos Gram-positivos em pares, tétrades, cadeias ou cachos. Imóveis, não formadores de esporos, anaeróbios obrigatórios.

- *Peptococcus niger:* isolados de microbiota bucal, podem estar associados com infecções bucais.

### *Peptostreptococcus* (cocos delicados cozidos ou digeridos)

#### Família Streptococcaceae

Para alguns autores, pertencem a nova família *Peptostreptococaceae*.

São anaeróbios estritos e usualmente catalase negativos. Apresentam-se como pequenos cocos Gram-positivos com células esféricas (0,5 a 1,2 mm diâmetro) ou eventualmente ovoides. Podem apresentar-se em pares, tétrades, cadeias ou cachos. São imóveis, não formam esporos. A temperatura ótima de crescimento é 37°C e algumas amostras produzem indol e reduzem nitrato. Requerem meios enriquecidos para seu crescimento. São habitantes de membranas mucosas da boca e intestino de mamíferos e podem causar infecções purulentas.

- *Peptostreptococcus anaerobius:* apesar de não fazerem parte da microbiota do sulco gengival, frequentemente apresentam-se em sulco gengival de indivíduos com gengivite e periodontite. Única espécie remanescente do gênero.
- *Peptostreptococcus micros:* um dos principais componentes da microbiota do sulco gengival na doença periodontal. Pode estar presente no sulco gengival sadio. Reclassificado por Murdoch e Shah (1999) como *Micromonas micros.* Atualmente, reclassificado como *Parvimonas micra.*
- *Peptostreptococcus magnus:* encontrado em microbiota bucal humana. Reclassificado por Murdoch e Shah (1999) como *Finegoldia magna.*

### *Porphyromonas* (produtoras de porfirina)

#### Família Bacterioidaceae

Atualmente foi proposta a família *Porphyromonadaceae*, entretanto, essa nomenclatura ainda não foi validada.

Bacilos Gram-negativos curtos, não esporulados e imóveis. Geralmente produzem pigmento negro quando cultivados em ágar sangue (Bactérias produtoras de pigmento negro). São assacarolíticos, anaeróbios obrigatórios e não formam esporos. Isolados de infecções periodontais e de infecções endodônticas. Consideradas como *Bacteroides* antes de 1988.

- *Porphyromonas asaccharolytica*: formador de pigmento negro em ágar sangue, produzem diversas infecções em seres humanos. Denominado anteriormente como *Bacteroides asaccharolyticus.*
- *Porphyromonas catoniae*: única espécie do gênero não formador de pigmento negro em ágar sangue, isolada de cavidade bucal humana, denominada anteriormente de *Oribaculum catoniae.*
- *Porphyromonas endodontalis:* isolado de infecções endodônticas, lesões periapicais e bolsas periodontais. Formador de pigmento negro em ágar sangue, isolado de infecção endodôntica. Denominado anteriormente como *Bacteroides endodontalis.*
- *Porphyromonas gingivalis*: hábitat principal é o biofilme dentário subgengival. Isolado também de tonsilas, dorso da língua, saliva e de outras infecções bucais e sistêmicas. Formador de pigmento negro em ágar sangue. Anaeróbio obrigatório, relativamente aerotolerante. Produzem colagenases e fosfolipases. Associados com periodontite crônica e infecções endodonticas. Apresenta diferentes fatores de virulência incluindo presença de fímbrias, endotoxina (LPS), proteinases e aminopeptidases. Suas fímbrias são importantes no processo de adesão bacteriana a receptores específicos das células do tecido hospedeiro, apresentam papel nos mecanismos de invasão tecidual e modulação da produção de interleucinas (IL-1$\beta$ e IL-6)

e TNF-α. Produzem proteases cuja principal função é a aquisição de nutrientes e a degradação de opsoninas séricas, aumentando desta forma resistência do micro-organismo à fagocitose. Denominado anteriormente como *Bacteroides gingivalis*.

Em 1992 foram descritas 8 espécies de *Porphyromonas isoladas de cavidade bucal de animais: Porphyromonas cannoris, Porphyromonas cangingivalis, Porphyromonas cansulci, Porphyromonas gingivicanis, Porphyromonas crevioricanis de cães; Porphyromonas circundentaria* de gatos; *Porphyromonas macacae* isolada de gatos e macacos; e *Porphyromonas levii* de bovinos.

### *Prevotella* (homenagem a Prevet)

#### Família Bacterioidaceae

Alguns autores propuseram a família *Prevotellaceae*. Bacilos Gram-negativos pleomórficos, imóveis e não esporulados. Anaeróbios obrigatórios e moderadamente assacarolíticos. Produzem pigmento negro quando cultivados em ágar sangue. Exigem hemina e menadione com fatores de crescimento. Classificados como *Bacteroides* antes de 1990.

- *Prevotella bivia*: encontrada em trato gastrointestinal e cavidade bucal. Geralmente não produzem pigmentos em ágar sangue, podendo entretanto produzi-los em determinadas condições. Denominado anteriormente como *Bacteroides bivious*.
- *Prevotella buccae*: correlacionada com doença periodontal. Produzem infecções em cabeça, pescoço e tórax. Denominado anteriormente como *Bacteroides buccae*.
- *Prevotella bucallis:* não formadora de pigmento negro em ágar sangue. Habitam sulco gengival humano. Denominado anteriormente como *Bacteroides bucallis*.
- *Prevotella corporis*: isolada de microbiota bucal humana. Denominado anteriormente como *Bacteroides corporis*.
- *Prevotella dentalis*: isolada de canais radiculares infectados, formam colônias que carecem de pigmento em ágar sangue e apresentam característica de gota de água. Em 1995, foi proposto que a espécie *Mitsuokella dentalis* e a espécie *Halella seregens* fossem reclassificadas como *Prevotella dentalis*.
- *Prevotella denticula:* produzem pigmento negro (mais lentamente) em ágar sangue e são sacarolíticas. Parecem não desenvolver ação patogênica. Denominado anteriormente como *Bacteroides denticola*.
- *Prevotella enoeca:* habitante de sulco gengival humano. Não produzem pigmento negro quando cultivados em ágar sangue.
- *Prevotella intermedia*: formadores de pigmento negro em ágar sangue, diferencia-se de *P. nigrescens* pela produção da enzima lipase (em ágar gema de ovo). Isoladas de periodonto com doença e de indivíduos sadios. Correlacionados com gengivites. Produzem betalactamases. Denominado anteriormente como *Bacteroides intermedius*.
- *Prevotella loeschi:* produzem pigmento negro em ágar sangue e são sacarolíticos. Denominado anteriormente como *Bacteroides loeschi*.
- *Prevotella melaninogenica:* produzem pigmento negro em ágar sangue e são sacarolíticos. Isolados de bolsa periodontal ativa e infecções endodônticas. Denominado anteriormente como *Bacteroides melaninogenicus*.
- *Prevotella nigrescens:* formadores de pigmento negro em ágar sangue, derivados de um grupo geneticamente diferente de *Prevotella intermedia*. Isolados de periodonto com doença e de indivíduos sadios. Exigem vitamina K e hemina como fatores de crescimento e apresentam fluorescência vermelha quando as colônias são expostas à luz ultravioleta. Possivelmente produzem betalactamase. Denominado anteriormente como *Prevotella intermedia* genótipo II.
- *Prevotella oralis:* formadores de pigmento negro em ágar sangue, correlacionados com doença periodontal. Denominado anteriormente como *Bacteroides oralis*.
- *Prevotella oris*. Presente na microbiota bucal humana. Denominado anteriormente como *Bacteroides oris*.
- *Prevotella salivae*: isolado de salliva humana.
- *Prevotella shahii*: isolado de salliva humana.
- *Prevotella verolalis:* formadores de pigmento negro em ágar sangue. Denominado anteriormente como *Bacteroides verolalis*.
- *Prevotella zoogleoformans:* isolados de bolsa periodontal. Denominado anteriormente como *Bacteroides zoogleoformans*.

### *Propionibacterium*

#### Família Propionibacteriaceae

Bacilos Gram-positivos irregulares e filamentosos, não formadores de esporos e não apresentam cápsula. Anaeróbios facultativos e catalase negativos.

- *Propionibacterium propionicum:* habitantes de cavidade bucal humana, ocasionalmente causam lesões semelhantes às actinomicóticas. Esse micro-organismo foi isolado de caso de mordedura por ser humano. Classificado anteriormente como gênero *Arachnia*, espécie *Arachnia propionica*.

### *Pseudomonas*

#### Família Pseudomonadaceae

Existem mais de cem espécies neste gênero pertencentes à família Pseudomonadaceae. Podem ser encontrados no meio ambiente, incluindo solo, águas barrentas e plantas. Muitos desses micro-organismos são patógenos em plantas e podem ser encontrados em vários tipos de alimentos, animais e seres humanos. Dentre as bactérias desse gênero, *Pseudomonas aeruginosa* é a espécie mais importante, entretanto, outras espécies também podem agir como oportunistas. *Pseudomonas aeruginosa* é um micro-organismo amplamente distribuído no ambiente, tendo predileção por locais úmidos. No homem, coloniza preferencialmente períneo, axilas e ouvido. É um patógeno oportunista de grande importância no ambiente hospitalar, principalmente por sua fácil disseminação e resistência a antibióticos e desinfetantes.

TABELA 27.7 **Espécies de *Pseudomonas* isoladas de cavidade bucal humana**

| Micro-organismo | Local encontrado | % | Origem dos dados | Autor | Ano |
|---|---|---|---|---|---|
| *P. aeruginosa* | Doença periodontal inicial | 12,3 | EUA | Shklair e Renn | 1957 |
| *P. aeruginosa* | Bolsas periodontais refratárias | 2 | EUA | Slots et al. | 1988 |
| *P. maltophilia* | Bolsas periodontais refratárias | 0,6 | EUA | Slots et al. | 1988 |
| *P. cepacia* | Bolsas periodontais refratárias | 0,4 | EUA | Slots et al. | 1988 |
| *Pseudomonas* spp. | Bolsas periodontais refratárias | 0,8 | EUA | Slots et al. | 1988 |
| *P. aeruginosa* | Síndrome da ardência bucal | 3,4 | China | Samaranayake et al. | 1989 |
| *P. aeruginosa* | Periodontite severa do adulto | 11,2 | EUA | Slots et al. | 1990 |
| *P. fluorescens* | Periodontite severa do adulto | 5,4 | EUA | Slots et al. | 1990 |
| *P. maltoplilia* | Periodontite severa do adulto | 4,4 | EUA | Slots et al. | 1990 |
| *P. stutzeri* | Periodontite severa do adulto | 0,9 | EUA | Slots et al. | 1990 |
| *P. aeruginosa* | Doença periodontal (HIV) | 7,14 | EUA | Rams et al. | 1991 |
| *P. aeruginosa* | Enxágues bucais | 5 | China | Sedgley e Samaranayake | 1994 |
| *P. paucimobilis* | Enxágues bucais | 1,4 | China | Sedgley e Samaranayake | 1994 |
| *P. fluorescens* | Enxágues bucais | 0,7 | China | Sedgley e Samaranayake | 1994 |
| *Pseudomonas* spp. | Enxágues bucais | 4,3 | China | Sedgley e Samaranayake | 1994 |
| *P. aeruginosa* | Amostras subgengivais | 0,37 | Suécia | Dahlén e Wilkströn | 1995 |
| *P. fluorescens* | Amostras subgengivais | 0,37 | Suécia | Dahlén e Wilkströn | 1995 |
| *P. pseudomallei* | Amostras subgengivais | 0,19 | Suécia | Dahlén e Wilkströn | 1995 |
| *Pseudomonas* spp. | Amostras subgengivais | 0,19 | Suécia | Dahlén e Wilkströn | 1995 |
| *P. aeruginosa* | Enxágues bucais | 7,1 | Brasil | Santos e Jorge | 1998 |
| *P. fluorescens* | Enxágues bucais | 1,4 | Brasil | Santos e Jorge | 1998 |

Pode produzir infecção do trato respiratório em pacientes que necessitam permanecer longos períodos sob ventilação artificial; assim como uma rápida e progressiva infecção de córnea, a qual pode ocasionar perfuração ocular. Podem causar infecções do trato urinário, endocardite, osteomielite e meningite. Na Tabela 27.7, encontram-se alguns dados referentes à presença de espécies de *Pseudomonas* na cavidade bucal e amostras subgengivais humanas.

## *Rothia* (homenagem a Roth)

### Família Micrococcaceae

Bacilos Gram-positivos irregulares, imóveis, não formadores de esporos, anaeróbios facultativos e catalase positivos. Apresentam morfologia muito irregular, geralmente uma mistura de cocos, bacilos curtos e longos filamentos.

- *Rothia denthocariosa:* habitante de cavidade bucal e garganta humana. Encontrada em lesões de cárie avançada em dentina.
- *Rothia mucilaginosa*: relacionada com endocardite e outras infecções. Componente da microbiota normal aeróbia, compreendendo 3,5% da mesma. Hábitat principal parece ser o dorso da língua. Anteriormente denominado *Stomatococcus mucilaginosus*.

## *Selenomonas* (forma de meia-lua)

### Família Peptococcaceae

Bacilos anaeróbios Gram-negativos curvos, em forma de meia-lua. Apresentam-se isolados, aos pares ou pequenas cadeias. Não apresentam cápsula e não formam esporos. Móveis por um tufo de flagelos (mais de 16) localizados próximos à concavidade da célula. Encontrados em cavidade bucal humana, rúmen de herbívoros e em outros animais.

- *Selenomonas artemidis*: sulco gengival humano e bolsa periodontal.
- *Selenomonas dianae*: microbiota bucal humana e bolsa periodontal.
- *Selenomonas flueggei*: sulco gengival humano e bolsa periodontal.
- *Selenomonas infelix*: sulco gengival humano e bolsa periodontal.
- *Selenomonas noxia*: sulco gengival humano. Correlacionada com gengivite e periodontite crônica.
- *Selenomonas sputigena*: encontrada em sulco gengival humano. Correlacionada com doença periodontal em alguns estudos.

### *Serratia*

#### Família Enterobacteriacea

Micro-organismo por muito tempo considerado um saprófita inócuo, tem emergido como causa significante de infecções hospitalares oportunistas. Pode causar infecção no trato urinário, septicemia, infecções em feridas e pneumonia como sequela grave, principalmente em pacientes comprometidos pela idade ou submetidos à quimioterapia. A seguir, encontram-se dados pesquisados referentes à presença de espécies de *Serratia* na cavidade bucal e amostras subgengivais humanas (Tabela 27.8).

### *Staphylococcus* (cocos em forma de cachos de uva)

#### Família Staphylococcaceae

São cocos Gram-positivos em pares ou cachos, imóveis, não formadores de esporos, anaeróbios facultativos e catalase positivos. Crescem usualmente em meios de cultura contendo 10% de Cloreto de Sódio (NaCl). Produzem enzimas e toxinas extracelulares. Martins (2001) encontrou o gênero na cavidade bucal de 92,85% dos 70 indivíduos saudáveis examinados, sendo 63% coagulase negativos e 37% coagulase positivos.

- *Staphylococcus aureus* subsp. *aureus:* patogênico e coagulase positivo. Nicho ecológico principal são as narinas anteriores. Martins (2001) encontrou essa espécie em 14% de enxágues bucais dos indivíduos analisados, relacionados com infecções endodônticas e osteomielite. Prevalência está aumentada em pacientes com periodontites de difícil tratamento e com peri-implantites.
- *Staphylococcus aureus* subsp. *anaerobius:* crescem em condições de anaerobiose e são, frequentemente, catalase negativos.
- *Staphylococcus hyicus:* encontrado em 17% das cavidades bucais examinadas.
- *Staphylococccus schleiferi* subspécie *coagulans:* 6% das cavidades bucais examinadas.
- *Staphylococcus epidermides:* predominante na pele humana, coagulase negativo.
- *Staphylococcus saccharolyticus:* encontrado em amostras biológicas humanas. É anaeróbio obrigatório. Denominado anteriormente de *Peptostreptococcus saccharolyticus.*

### *Stomatococcus* (cocos pertencentes à boca)

#### Família Micrococcaceae

Cocos Gram-positivos em pares, tétrades e mais comumente em cachos. São imóveis, anaeróbios facultativos, não formam esporos, apresentam cápsula e são catalase negativos ou fracamente positivos. São bactérias comensais da cavidade bucal humana e trato respiratório superior, podendo ser implicado em processos infecciosos. Apresentam células esféricas (0,9 a 1,3 µm diâmetro) são imóveis, não apresentam esporos e cápsula, e são anaeróbios facultativos. São oxidase negativos e reduzem nitrato a nitrito. Temperatura ótima de crescimento é 37°C. A espécie tipo era *Stomatococcus mucilaginosus.*

- *Stomatococcus mucilaginosus:* componente da microbiota normal aeróbia, compreendendo 3,5% da mesma. Hábitat principal parece ser o dorso da língua. Atualmente foi transferido para o gênero *Rothia.*

### *Streptococcus* (cocos delicados em cadeia)

#### Família Streptococaceae

Cocos Gram-positivos em cadeia, catalase negativos, não formam esporos, imóveis e são anaeróbios facultativos. Usualmente apresentam superfície fibrilar e algumas espécies são capsuladas.

**TABELA 27.8 Espécies de *Enterobacteriaceae* do gênero *Serratia,* isoladas da cavidade bucal humana**

| Micro-organismo | Local encontrado | % | Origem dos dados | Autor | Ano |
|---|---|---|---|---|---|
| *S. marcescens* | Bolsas periodontais refratárias | 0,6 | EUA | Slots et al. | 1988 |
| *S. liquefaciens* | Síndrome da ardência bucal | 10,3 | China | Samaranayake et al. | 1989 |
| *S. marcescens* | Síndrome da ardência bucal | 3,4 | China | Samaranayake et al. | 1989 |
| *S. liquefaciens* | Periodontite severa do adulto | 3 | EUA | Slots et al. | 1990 |
| *S. marcescens* | Periodontite severa do adulto | 1,9 | EUA | Slots et al. | 1990 |
| *S. rudidaea* | Periodontite severa do adulto | 0,2 | EUA | Slots et al. | 1990 |
| *S. marcescens* | Enxágues bucais | 3,1 | China | Sedgley e Samaranayake | 1994 |
| *S. liquefaciens* | Enxágues bucais | 2,08 | China | Sedgley e Samaranayake | 1994 |
| *S. plymutica* | Enxágues bucais | 1,04 | China | Sedgley e Samaranayake | 1994 |
| *S. odorifera* | Amostras subgengivais | 0,19 | Suécia | Dahlén e Wilkströn | 1995 |
| *S. odorifera* | Enxágues bucais | 2,8 | Brasil | Santos e Jorge | 1998 |
| *S. liquefaciens* | Enxágues bucais | 1,4 | Brasil | Santos e Jorge | 1998 |

São divididos em 6 grupos, dos quais quatro (*mutans, anginosus, mitis e salivarius*) são considerados estreptococos bucais.

### Grupo *mutans*

- *Streptococcus mutans:* o hábitat primário é a superfície dos dentes, onde a colonização é favorecida por dieta rica em sacarose. Produzem polissacarídeos extracelulares (glicanos solúveis e insolúveis em água e frutanos) e intracelulares. Produzem ácidos de vários carboidratos. Apresentam um de três antígenos polissacarídicos c, e ou f. São resistentes à bacitracina (0,2 UI/mL).
- *Streptococcus sobrinus:* o hábitat é a superfície dentária humana, sendo cariogênico para animais experimentais; pode estar associado à cárie humana. Produzem polissacarídeo extracelular glicano. Produzem ácido de vários carboidratos. Possuem um de dois antígenos polissacarídicos d ou g. São resistentes à bacitracina.
- *Streptococcus cricetus:* o hábitat é a cavidade bucal de ratos, hamsters e ocasionalmente do homem. Produzem polissacarídeos extracelulares e elaboram ácido a partir de vários carboidratos. Possuem antígeno polissacarídico a. São sensíveis à bacitracina.
- *Streptococcus rattus:* isolado primeiramente de ratos, podendo também ser encontrado na boca humana. Produzem polissacarídeos extracelulares glucano. Sintetizam ácido de vários carboidratos. Possuem antígeno polissacarídico b. São resistentes à bacitracina.
- *Streptococcus downei:* hábitat principal é biofilme dentário de macacos. Produzem polissacarídeos extracelulares e ácido de vários carboidratos. São sensíveis à bacitracina. Possuem antígeno polissacarídico h.
- *Streptococcus macacae:* hábitat principal é biofilme dentário de macacos. Produzem polissacarídeos extracelulares e ácido de vários carboidratos. São sensíveis à bacitracina. Possuem antígeno polissacarídico c.
- *Streptococcus ferus:* isolado da cavidade bucal de ratos. Não produzem polissacarídeo extracelular glucano. Produzem ácido de vários carboidratos. Possuem antígeno polissacarídico c. São sensíveis à bacitracina.

### Grupo *anginosus*

- *Streptococcus anginosus:* hábitat é a cavidade bucal humana, trato respiratório superior e vagina. Podem causar infecções purulentas. Não produzem polissacarídeos extracelulares da sacarose.
- *Streptococcus constellatus:* hábitat é a cavidade bucal humana e trato respiratório superior. Podem causar infecções purulentas. Não produzem polissacarídeos extracelulares da sacarose.
- *Streptococcus intermedius:* hábitat é a cavidade bucal humana e trato respiratório superior. Podem causar infecções purulentas. Não produzem polissacarídeos extracelulares da sacarose.

### Grupo *mitis*

- *Streptococcus mitis:* hábitat é a cavidade bucal humana e orofaringe. Não produzem polissacarídeo extracelular em meios de cultura contendo sacarose. Produzem ácido a partir de vários carboidratos. São divididos de acordo com características bioquímicas em biotipo 1 e biotipo 2 por alguns autores. Reagem com antisoro K e O de Lancefield.
- *Streptococcus oralis:* hábitat é a cavidade bucal humana e orofaringe. A produção de polissacarídeo extracelular em meios de cultura contendo sacarose é variável para essa espécie. Produzem ácido a partir de vários carboidratos. Produzem IgA protease. Reagem com antisoro K e O de Lancefield.
- *Streptococcus sanguis*: isolados de biofilme dentário, onde constituem significante parte da microbiota. Ocorrem em menor número em outras partes da boca. Produzem polissacarídeos extracelulares e ácido a partir de vários carboidratos. Produzem IgA protease. *S. sanguis* são divididos em biotipos 1-3 ou 1-4, de acordo com diferentes autores. Outros autores preferem denominar essa espécie de *S. sanguinis.*
- *Streptococcus gordonii:* hábitat é a cavidade bucal humana e orofaringe. A produção de polissacarídeos extracelulares em meios de cultura contendo sacarose geralmente ocorre. Produzem ácido a partir de vários carboidratos. São considerados biotipos 1-3.
- *Streptococcus parasanguis:* hábitat é a garganta humana. Isolados clínicos de sangue e urina são frequentes. Não produzem polissacarídeos extracelulares. Produzem ácido de vários carboidratos.
- *Streptococcus crista:* hábitat representado pela garganta e cavidade bucal humana. Algumas cepas produzem polissacarídeos extracelulares da sacarose. Produzem ácido de vários carboidratos.
- *Streptococcus pneumoniae:* hábitat é o trato respiratório humano e de animais domésticos. Isolado de infecções do trato respiratório e de fluidos inflamatórios de doenças humanas. Apresentam cápsula polissacarídica. Dos estreptococos bucais é o principal correlacionado com doença sistêmica humana (pneumonia).

### Grupo *salivarius*

- *Streptococcus salivarius:* associados à língua e à saliva, possuem mecanismos de aderência às células epiteliais. Produzem polissacarídeos extracelulares frutano e dextrano. Produzem ácido de vários carboidratos.
- *Streptococcus infantarius:* encontrado em seres humanos.
- *Streptococcus vestibularis:* hábitat é a cavidade bucal humana, principalmente mucosa vestibular. Não produzem polissacarídeos extracelulares da sacarose.
- *Streptococcus thermophilus:* hábitat natural é desconhecido. Presente no leite.

Os grupos bovis *(Streptococcus bovis, Streptococcus equinus e Streptococcus alactolyticus)* e piogênico *(Streptococcus pyogenes, Streptococcus agalactiae, Streptococcus dysgalactiae, Streptococcus uberis e Streptococcus parauberis)* não são considerados como habitantes de microbiota bucal residente de humanos.

### *Tannerella* (homenagem a Tanner)

#### Família Bacterioidaceae

- *Tannerella forsythensis* ou *Tannerella forshytia*: anteriormente denominado *Bacteroides forsythus* e *Bacteroides fusiforme*, foi classificado como gênero *Tannerella*. Apresentam extremidades afiladas. Correlacionado com doença periodontal humana.

### *Treponema* (espira que gira)

#### Família Spirochaetaceae

Espiroquetas que se coram pobremente pela coloração de Gram. Geralmente são observados por microscopia de campo escuro ou contraste de fase. Métodos de impregnação pela prata também são utilizados. Possuem um ou mais flagelos periplasmáticos (endoflagelos), que conferem mobilidade rotacional e serpentiforme. Anaeróbios ou micraerofílicos. Encontrados na cavidade bucal, trato intestinal e genital de humanos e animais. Apresentam capacidade de invasão de epitélio do sulco gengival, atingindo tecido conjuntivo. Sua participação na gengivite e periodontite é ainda assunto muito discutido. Correlacionado por alguns autores com gengivite ulceratica necrosante (GUN).

- *Treponema denticola:* cavidade bucal do homem e chimpanzés, encontrado usualmente no sulco gengival. Aumenta em número as bolsas periodontais profundas.
- *Treponema macrodentium*: microbiota bucal humana.
- *Treponema scoliodontum*: microbiota bucal humana.
- *Treponema sockranskii*: encontrado em bolsa periodontal. Atualmente são propostas três subespécies: *Treponema sockranskii* subsp. *buccale; Treponema sockranskii* subsp. *paredis; Treponema sockranskii* subsp. *sockranskii.*
- *Treponema vincentii*: associado com bolsa periodontal e com as formas mais agressivas de periodontite.

### *Ureaplasma* (hidrolisam ureia)

#### Família Mycoplasmataceae

Apresentam-se como células pleomórficas esféricas e cocobacilos. Imóveis, Gram-negativos, e microaerofilos. Todas as cepas hidrolisam ureia, com produção de amônia. Habitantes de cavidade bucal humana, trato respiratório e urogenital humano e de animais.

- *Ureaplasma urealyticum*: isolado de cavidade bucal, trato respiratório e genital de humanos. Patogenicidade ainda é discutida.

### *Veillonella* (homenagem a Veillon)

#### Família Veillonellaceae

Na segunda edição do Berguey, está classificada na família *Peptococcaceae.*

Cocos Gram-negativos, anaeróbios estritos, imóveis, não formadores de esporos.

- *Veillonella atypica:* habitantes da boca, intestino e trato respiratório do homem e de outros animais.
- *Veillonella dyspar:* habitantes da boca, intestino e trato respiratório do homem e de outros animais.
- *Veillonela montpellierensis*: isolado de secreções humanas.
- *Veillonella parvula:* habitantes da boca, intestino e trato respiratório do homem e de outros animais.

### *Wolinella* (homenagem a Wolin)

Bacilos Gram-negativos retos ou encurvados. Não esporulado, oxidase positivo e catalase negativo.

- *Wolinella recta:* sulco gengival e canais radiculares infectados. Atualmente considerada como do gênero *Campylobacter*, espécie *Campylobacter rectus.*

### *Yersinia*

#### Família Enterobacteriaceae

Este gênero apresenta pelo menos 11 espécies que têm animais como seus hospedeiros naturais. *Yersinia pestis* é o agente etiológico da peste bulbônica que levou a óbito milhões de indivíduos nos séculos VI, XIV e final do século XIX, declinando no início do século XX. *Yersinia enterocolitica* causa enterocolite difusa com úlceras mucosas e linfadenite mesentérica; *Yersinia pseudotuberculosis* pode causar linfadenite mesentérica em crianças e adultos jovens. Na Tabela 27.9, encontram-se dados já publicados referentes à presença de espécies de *Yersinia* na cavidade bucal e amostras subgengivais humanas.

**TABELA 27.9 Espécies de *Enterobacteriaceae* do gênero *Yersinia* isoladas da cavidade bucal humana**

| Micro-organismo | Local encontrado | % | Origem dos dados | Autor | Ano |
|---|---|---|---|---|---|
| *Y. enterocolitica* | Periodontite severa do adulto | 0,2 | EUA | Slots et al. | 1990 |
| *Y. enterocolitica* | Periodontite severa do adulto | 4,2 | República Dominicana | Slots et al. | 1991 |
| *Y. intermedia* | Enxágues bucais | 5,2 | China | Sedgley e Samaranayake | 1994 |

## FUNGOS

### *Candida*

O gênero *Candida* compreende aproximadamente 150 espécies de leveduras não produtoras de endosporos. Não apresentam formas sexuadas e são classificados como fungos imperfeitos da classe Deutoromycetes. *Candida albicans*, *Candida tropicalis* e *Candida glabrata* são as mais frequentemente isoladas de candidoses (mais de 80%). *Candida parapsilosis*, *Candida stellatoidea*, *Candida guilliermondii*, *Candida krusei* e *Candida kefyr* são também isoladas de diferentes patologias médicas. *Candida stellatoidea* é diferenciada da *Candida albicans* por não assimilar a sacarose. Devido à identidade entre as bases de DNA dessas duas espécies, *Candida stellatoidea* tem sido considerada atualmente como uma variante sacarose negativa de *Candida albicans*. Acham-se amplamente distribuídas na natureza, sendo que algumas espécies vivem como saprófitas ou parasitas no homem e em outras espécies animais.

- *Candida albicans*: fungo dimórfico que na forma de levedura apresenta-se como células globosas, Gram-positivas, ovaladas ou alongadas e quando na forma de micélio, apresenta-se como pseudohifas ou hifas verdadeiras, que se alongam a partir das leveduras. Em microcultivo, a formação de pseudo-hifas é abundante, podendo-se detectar hifas verdadeiras. Em soro a 37°C, *Candida albicans* produz tubo germinativo, enquanto que cultivada em ágar fubá, apresenta estruturas esféricas características, os clamidoconídeos. Fermenta a glicose e maltose, não ocorrendo o mesmo com a lactose; geralmente não fermenta a sacarose e a fermentação da galactose é variável. Como fontes de carbono assimila dextrose, galactose, maltose, trealose, xilose, sacarose e manitol; eventualmente arabinose, ribose e glucitol. É aeróbia, no entanto, é capaz de crescer em anaerobiose. É classificada em sorotipos A e B, porém o grau de virulência das amostras de *Candida albicans* para camudongos não está relacionado com os mesmos. Nas candidoses e na estomatite por prótese total predomina o sorotipo A. *Candida albicans* não está distribuída uniformemente na boca; o dorso da língua parece ser o reservatório primário do fungo, a partir do qual o restante da mucosa, superfícies dos dentes, placa bacteriana e saliva tornam-se colonizados secundariamente. Ainda não está claro porque alguns pacientes são portadores de *Candida albicans* e outros não, entretanto, fatores nutricionais, interações com a microbiota bacteriana e presença de anticorpos específicos na saliva parecem ser relevantes. O estado de portador ocorre em maior número em indivíduos do tipo sanguíneo O e em não secretores de antígenos dos grupos sanguíneos na saliva. A superfície acrílica da prótese total predispõe o aumento do número de *Candida albicans*, visto que o fungo cresce e coloniza mais intensamente a superfície da prótese que a mucosa palatina. Outros tipos de próteses e aparelhos ortodônticos também facilitam o desenvolvimento de *Candida albicans* na boca.
- *Candida dubliniensis:* são tubo germinativos positivos e produzem clamidoconídeos frequentemente arranjados em triplets e/ou pares. Pertencem ao sorotipo A de *Candida albicans* e apresentam ausência de atividade β-glucosidase intracelular. Não assimilam xilose. *Candida dubliniensis*, ao contrário de *Candida albicans*, cresce escassamente ou não cresce a temperatura de 42 a 45°C. Quando semeado em meio CHROM ágar, *Candida dubliniensis* exibe colônias de coloração verde escuro. Essa espécie tem sido isolada em várias localidades geográficas, mais frequentemente de pacientes HIV positivos.
- *Candida glabrata*: segunda espécie do gênero mais recuperada da cavidade bucal de humanos, representa 7% das espécies isoladas da boca. Denominada anteriormente de *Torulopsis glabrata*, essa espécie não produz pseudohifas ou hifas verdadeiras em microcultivo. Endocardite e fungemias sistêmicas por *Candida glabrata* já foram relatadas.
- *Candida guilliermondii*: apresenta células curtas, ovoides ou cilíndricas. Forma pseudomicélio. Pode ser recuperada normalmente da cavidade bucal e tem sido citada como agente etiológico em endocardites, fungemias hospitalares e outras doenças.
- *Candida kefyr*: denominada anteriormente *Candida pseudotropicalis*, apresenta blastóporos alongados ou cilíndricos. É a única espécie de importância médica que fermenta e assimila a lactose. Sua presença tem sido associada com estomatite por prótese total.
- *Candida krusei*: apresenta células ovoides e predominantemente cilíndricas. Pode formar pseudomicélio. Fermenta e assimila apenas glicose. É isolada da cavidade bucal de indivíduos saudáveis, tendo sido descrita em infecções oculares, candidoses vaginais, artrites e fungemias hospitalares.
- *Candida lipolytica:* patógeno incomum considerado oportunista emergente, pode causar doença em pacientes imunocomprometidos. Possui pseudo-hifas e hifas verdadeiras septadas, blastoconídeos alongados em cadeias curtas, artroconídeos podem estar presentes.
- *Candida lusitaniae:* apresenta poucas pseudohifas ramificadas, cadeias curtas de blastoconídeos. Morfologicamente, assemelha-se com *C. tropicalis* e *C. Parapsilosis*, mas difere quanto à sua habilidade de fermentar celubiose e assimilar rafinose. Encontrada como patógeno oportunista em pacientes imunocomprometidos, tem sido relatada frequentemente o desenvolvimento de resistência à anfotericina B. Jorge et al. (1997) isolaram *C. lusitaniae* a partir da saliva de pacientes portadores de prótese total. Koga (1995) relatou o isolamento dessa espécie da saliva de pacientes respiradores bucais.
- *Candida parapsilosis*: apresenta células ovoides curtas ou alongadas, podendo ocorrer pseudomicélio longo. É considerada saprófita da pele e cavidade bucal; entretanto, apresenta potencial patogênico, podendo causar infecções em lactentes, endocardites e estar presen-

te em complicações de doenças debilitantes. Casos de fungemia por essa espécie foram associados com nutrição parenteral, uso de drenos e cateteres, antibióticos de largo espectro, terapia imunossupressiva e diabetes.

- *Candida tropicalis*: apresenta células em brotamento, esféricas, ovais ou alongadas, podendo apresentar-se em cachos ou cadeias, quando de observações em microscopia de luz. É aeróbia e no microcultivo forma pseudohifa, mas não clamidoconídeos. Embora algumas amostras possam formar tubos germinativos atípicos, a maioria não os produz. Assimila glicose, maltose, sacarose, galactose, celobiose, xilose e trealose e fermenta glicose, maltose, sacarose, galactose e trealose. É implicada em candidoses invasivas e hospitalares, com infecções indistinguíveis das produzidas por *C. albicans*. Encontrada no ambiente e culturas de rotina do nariz, garganta, pele, vagina e trato gastrointestinal de indivíduos saudáveis. *C. tropicalis* é mais isolada e parece ser mais patogênica do que a *C. albicans* em pacientes com neutropenias graves.

### *Rhodotorula*

Apresenta-se em forma de leveduras esféricas ou ovaladas. Ocasionalmente podem produzir pseudohifas rudimentares. Presente em indivíduos em estágios terminais de doença. Pode causar endocardite. Recuperada da cavidade bucal e de canais radiculares, porém não existe correlação com doenças bucais.

- *Rhodotorula rubra*: diferenciada de *Candida* por produzir urease. Crescem em ágar Sabouraud dextrose a 37ºC. Colônias são de rosa intenso a coral. Podem ser encontradas na cavidade bucal, entretanto, sem correlação com doença bucal.

### *Torulopsis*

- *Torulopsis glabrata:* atualmente considerado como do gênero *Candida*, espécie *Candida glabrata.*

## VÍRUS

Vírus são micro-organismos de dimensões muito pequenas, que contêm apenas um tipo de ácido nucleico (DNA ou RNA). São parasitas intracelulares obrigatórios.

A participação dos vírus na microbiota bucal humana ainda é questionável, sendo geralmente considerados como transitórios. Apesar disso, novos estudos sobre o assunto são necessários e estão sendo realizados. O vírus do herpes simples (HSV) tem sido, entretanto, isolado em pequenas quantidades da saliva de pacientes assintomáticos. O vírus do papilomavírus humano (HPV) tem sido isolado da mucosa bucal de 40% de indivíduos saudáveis e a cavidade bucal tem sido considerada um reservatório do mesmo.

Importante salientar a presença de bacteriófagos que parasitam várias bactérias da microbiota bucal, incluindo estreptococos do grupo mutans e periodontopatógenos.

## ARCHAEA

Archaea representa um dos três domínios da vida e são micro-organismos procariontes distintos das bactérias, as quais pertencem ao domínio *Bacteria.* São diferentes das bactérias nas propriedades metabólicas, organização do genoma, expressão gênica, composição celular e filogenia. São anaeróbios muito sensíveis ao oxigênio, termófilos extremos e halófilos. Não apresentam peptideoglicano e não são sensíveis aos antibióticos.

Archaea foram descritos nos ecossistemas humanos do trato intestinal e no sulco gengival. As espécies mais encontradas são metanogênicas e pertencem ao gênero *Methanobrevibacter,* entretanto, espécies dos gêneros *Methanogenium, Methanosphaera* e *Methanosarcina* também foram isoladas.

O gênero *Methanobrevibacter* foi isolado de canais radiculares em lesões endodônticas, biofilme dentário, em bolsas periodontais. A espécie *M. oralis* tem sido a espécie mais isolada, principalmente em sítios subgengivais.

## BIBLIOGRAFIA


Burnett GW et al. Microbiologia oral e doenças infecciosas. 4 ed. Rio de Janeiro: Guanabara-Koogan; 1978. p. 765.

Campos CM, Zelante, F. Contribuição para o estudo da microbiota bucal humana. Ocorrência de bactérias entéricas na saliva, língua e placa dental. Rev Fac Odontol S Paulo, v. 16; 1978. p. 77-86.

Chang JCC, Foltz VD. Observations on pathogenic coliform bacteria from the adult human mouth. J Dent Res, v. 39; 1960. p. 1120-7.

Chen C, Slots J. Microbiological tests for *Actinobacillus actinomycetemcomitans* and *Porphyromonas gingivalis*. Periodontol 2000, v. 20; 1999. p. 53-64.

Chen CK, Wilson ME. *Eikenella corrodens* in non-oral infections: a review. J Periodontol, v. 63; 1992. p. 941-53.

Dahlén G, Wilkströn M. Occurrence of enteric rods, staphylococci and Candida in subgingival samples. Oral Microbiol Immun, v. 10, p. 42-6, 1995.

De Lorenzo JL. Microbiologia para o estudante de Odontologia. 1 ed. São Paulo: Editora Atheneu; 2004.

Fantinato V, Jorge AOC. Production of bacteriocin-like inhibitory substances (BLIS) by *Streptococcus salivarius* strains isolated from the tongue and thorat of children with and without sore thorat. Revista de Microbiologia, v. 30, n. 4; 1999. p. 332-334.

Fejerskov O Kidd E. Cárie dentária: a doença e seu tratamento clínico. São Paulo: Santos; 2005. p. 341.

Gibbons RJ et al. Studies of the predominant cultivable microbiota of dental plaque. Arch Oral Biol, v. 9; 1964. p. 365-70.

Gibbons RJ et al. The microbiota of the gingival cronice area of man 1. The predominante cultivable organisms. Arch Oral Biol, v. 8; 1963. p. 281-9.

Gibbons RJ, Banghart SB. Synthesis of extracelular dextran by cariogenic bacteria and its presence in human dental plaque. Arch Oral Biol, v. 12; 1967. p. 11-24.

Gibbons RJ, Fitzgerald RJ. Dextran-induced agglutination of *Streptococcus mutans*, and its potential role in the formation of microbial dental plaques. J Bacteriol, v. 98; 1969. p. 341-6.

Gibbons RJ, Nygaard, M. Synthesis of insoluble dextran and its significance in the formation of gelatinous deposits by plaque-forming *Streptococci*. Arch Oral Biol, v.13, p. 1249-62.

Gibbons RJ, Socransky SS, Kapsimalis B. Establishment of human indigenous bacteria in germ-free mice. J. Bacteriol, v. 88; 1964. p. 1316-23.

Hirasawa J, Takada K. A new selective medium for *Streptococcus mutans* and the distribution of *S. mutans* and *S. sobrinus* and their serotypes in dental plaque. Caries Res, v. 37; 2003. p. 212-7.

Holr JG, Krieg NR, Sneath PHA, et al. Bergey´s manual of determinativa bacteriology. 9 ed, Baltimore: Willians Wilkins; 1994. p. 787.

Jorge AOC. Microbiologia bucal. 1 ed. São Paulo: Livraria Editora Santos; 1995. 121 p.

Jorge AOC. Microbiologia bucal. 2 ed. São Paulo: Livraria Editora Santos, 2007. 198p.

Lima JO, Lima MGGL. Nos domínios da microbiologia oral. Salvador: Gráfica Universitária da UFBA; 1981. p. 227.

Lorenzo JL, Simionato MRL, Mayer MAP. Componentes bacterianos da microbiota oral (segundo o Bergey's Manual, 9 ed). Publicação do Grupo Brasileiro de Microbiologia Oral. São Paulo; 1988.

Lorenzo JL. Microbiologia para o estudante de odontologia. São Paulo: Editora Atheneu; 2004. p. 274.

Mager DL, Ximenez-Fwie LA, Haffajee AD, Socransky SS. Distribution of selected bacterial species on intraoral surfaces. J Clin Periodontol, v. 30; 2003. p. 644-54.

Marsh P, Martin MV. Microbiologia Oral. 1 ed. São Paulo: Editora Santos; 2005.

Marsh PD, Bradshaw DJ. Microbial community aspects of dental plaque. In: Microbiologia Oral. 1 ed. São Paulo: Editora Santos; 2005.

Martins CAP. Presença de microrganismos dos gêneros Staphylococcus e Candida na cavidade bucal humana. Dissertação (Mestrado em Biopatologia Bucal – FOSJC – UNESP) – Universidade Estadual Paulista Júlio de Mesquita Filho, 2001.

Mc Ghee JR et al. Dental microbiolgy. Philadelphia: Harper Row; 1982. 914 p..

Miller WD. The micro-organisms of the human mouth. Philadelphia: SS. White Dental; 1890.

Murdoch DA, Shah HN. Reclassification of *Peptostreptococcus magnus* (Prevot 1933) Holdeman and Moore 1972 as *Finegoldia magna* com. *Peptostreptococcus micros* (Prevot 1933) Smith 1957 as *Micromonas micros* com. Anaerobe, v. 53; 1999. p. 832-4.

Nazarowec-White M, Farber JM. *Enterobacter sakazakii*: a review. Int J Food Microbiol, v. 34; 1997. p. 103-13.

Nisengard RJ, Newman MG. Oral microbiology and immunology. 2 ed. Philadelphia: W.B. Saunders; 1994. p. 477.

Nisengard R J, Newman MG. Microbiologia oral e imunologia. 2 ed. Rio de Janeiro: Guanabara-Koogan; 1997. p. 395.

Rams TE et al. Microbiological study of HIV-related periodontitis. J Periodontol, v. 62, p. 74-81, 1991.

Roith G, Calmes R. Oral biology. St. Louis: Mosby; 1981. p. 428.

Samaranayake LP et al. The efficacy of rubber dam isolation in reducing atmospheric bacterial contamination. J. Dent. Child., v. 56, n. 6, p. 442-4, 1989.

Santos SSF, Jorge AOC. Presença de Enterobacteriaceae e Pseudomonadaceae na cavidade bucal humana. Rev Odontol UNESP, v. 27; 1998. p. 473-84.

Santos SSF, Jorge AOC. Sensibilidade *in vitro* de Enterobacteriaceae e Pseudomonadaceae isoladas da cavidade bucal humana a agentes antimicrobianos. Pós-Grad Rev Fac Odontol São José dos Campos, v. 2; 1999. p. 41-5.

Santos SSF, Jorge AOC. Presença de *Enterobacteriaceae* e *Pseudomonadaceae* na cavidade bucal humana. Revista de Odontologia da UNESP, v.27, n.2; 1998. p.473-484.

Santos SSF, Jorge AOC. Sensibilidade *in vitro* de *Enterobacteriaceae* e *Pseudomonadaceae* isoladas da cavidade bucal humana a espiramicina, metronidazol e tetraciclina. Revista Biociências, Taubaté-SP, v. 6, n. 1; 2000. p. 7-10.

Santos SSF, Jorge AOC. Sensibilidade *in vitro* de *Enterobacteriaceae* e *Pseudomonadaceae* na cavidade bucal humana a agentes antimicrobianos. Pós-graduação em Revista Faculdade de Odontologia de São José dos Campos, v.2, n.1; 1999. p.41-44.

Santos SSF, Loberto JCS, Martins CAP, Jorge AOC. Prevalência e sensibilidade *in vitro* de *enterobacteriaceae* e pseudomonas isoladas da cavidade bucal e bolsa periodontal de pacientes com periodontite crônica. Pós-graduação em Revista - Faculdade de Odontologia de São José dos Campos, v.5, n. 2; 2002. p. 74-83.

Santos SSF, Jorge AOC. Sensibilidade *in vitro* de *Enterobacteriaceae* e *Pseudomonadaceae* isoladas da cavidade bucal humana a espiramicina, metronidazol e tetaciclina. Rev Biociênc, v. 6; 2000. p. 7-10.

Schneider JO, Araújo WC, Bier LC. Estudo sobre a microbiota da placa dental de pacientes com dentição decídua. Rev Bras Pesq Med Biol, v. 2; 1969. p. 227-34.

Sedgley CM, Samaranayake LP. Oral and oropharingeal prevalence of *Enterobacteriaceae* in humans: a review. J Oral Pathol Med, v. 23; 1994. p. 104-13.

Shklair IL, Renn RW. The distribuition of *Pseudomonas aeruginosa* in human saliva and its relationship to gingival health. J Clin Periodontol, v. 17; 1990. p. 479-93.

Silva AS. Flora normal da cavidade oral e mecanismo de defesa do hospedeiro. Rev Assoc Paul Cir Dent, v. 37; 1983. p. 108-15.

Slots J, Listgarten MA. Bacteroides gingivalis, Bacteroides intermedius and Actinobacillus actinomycetemcomitans in human periodontal disease. J Clin Periodontol, v. 15, p. 85-93, 1988.

Slots J, Rams TE, Listgarten MA. Yeasts, enteric rods and pseudomonads in the subgingival flora of severe adult periodontitis. Oral Microbiol Immunol, v. 3, p. 47-52, 1988.

Slots J, Feik D, Rams TE. Prevalence and antimicrobial susceptibility of Enterobacteriaceae, Pseudomonadaceae and Acinetobacter in human periodontitis. Oral Microbiol Immunol, v. 5, p. 149-54, 1990.

Slots J, Feik D, Rams, TE. In vitro antimicrobial sensitivity of enteric rods and pseudomonads from advanced adult periodontitis. Oral Microbiol Immunol, v. 5, p. 298-301, 1990.

Slots J et al. Subgingival microflora of advanced periodontitis in Domenican Republic. J Periodontol, v. 62, p. 543-7, 1991.

Tanner A, Maiden MF, Paster BJ, Dewhirst FE. The impact of 16S ribosomal RNA-based phylogeny on the taxonomy of oral bacteria. Periodontol 2000, v. 5; 1994. p. 26-51.

Tanner ACR et al. Similarity or oral microbiota of pre-school children with that of their caregivers in a population-based study. Oral Microbiol Immunol, v. 17; 2003. p. 379-87.

Yumoto H et al. Soluble products from *Eikenella corrodens* stimulate oral epithelial cells to induce inflammatory mediators. Oral Microbiol Immunol, Copenhagem, v.16, n.5; 2001. p.296-305.

CAPÍTULO

# 28

# Biofilme Dentário

*Silvana Soléo Ferreira dos Santos*

*Antonio Olavo Cardoso Jorge*

Biofilmes são complexas comunidades tridimensionais de micro-organismos embebidos em uma matriz extracelular, presentes geralmente sobre uma superfície sólida.

Biofilme dentário é o termo utilizado para descrever o acúmulo de micro-organismos na superfície dos dentes. As primeiras observações microscópicas do biofilme dentário foram feitas por Leewenhoek (1683), que descreveu um "pequeno animálculo" que se movimentava em lançamento de dardo, provavelmente *Selenomonas*. Willians (1897) observou um filme denso de micro-organismos em lesão inicial de cárie de esmalte e enviou à "New York Dental Society" cortes de dentes cariados contendo micro-organismos. Black (1886 e 1898) criou o termo "placa" sem um conceito exato. O autor dizia: "para o início de cárie é necessária à formação de uma placa microbiana gelatinosa". A partir do final do século XIX, até por volta de 1950, quando surgiram os animais assépticos, quase nada foi feito em relação ao estudo do biofilme dentário.

O termo biofilme define uma comunidade microbiana embebida por uma matriz aglutinante e firmemente aderida sobre os dentes ou outras estruturas bucais sólidas, tais como próteses, aparelhos ortodônticos, restaurações, superfície de implantes ou cálculo salivar (tártaro). Na maioria das vezes, essa estrutura desenvolve-se sobre a película adquirida.

## PELÍCULA ADQUIRIDA

É uma biopelícula formada pós-eruptivamente pela adsorção de proteínas e glicoproteínas salivares e do fluido gengival na superfície dentária. Adere ao esmalte e às outras superfícies sólidas presentes na boca, sendo normalmente livres de bactérias. Sua espessura varia de 0,1 a diversos micrômetros, e sua remoção pela escovação é dificultada pelo fato de ela não só recobrir a superfície dentária como também se adsorver e algumas vezes penetrar na superfície do esmalte até 3 μm.

Quando um dente é totalmente limpo e polido expondo a superfície do esmalte contendo hidroxiapatita ao ambiente bucal, ele será recoberto dentro de pouco tempo pela película adquirida. Esse filme orgânico já está presente após 15 minutos, apresentando formação mais rápida nas duas primeiras horas, decaindo e continuando a ser formada mais lentamente. A seguir, a película adquirida começa a ser colonizada por bactérias. Treze proteínas específicas foram detectadas e caracterizadas imunologicamente na película, incluindo entre elas: glicoproteínas sulfatadas, imunoglobulinas (IgA, IgG), albumina, lisozima, amilase, transferrina e lactoferrina. Carboidratos como glicose, manose, galactose e galactosamina também foram identificadas na película (Tabela 28.1).

**TABELA 28.1 Fonte, carga e possível interação bacteriana das proteínas constituintes da película adquirida**

| Proteína | Fonte | Carga | Possível interação com bactérias |
|---|---|---|---|
| Glicoproteínas fosfatadas | Saliva: submandibular e sublingual | Fortemente negativa | Com cálcio como elemento de ligação |
| Amilase | Saliva: submandibular, sublingual e parótida | Neutra | Pode interagir com polissacarídeos extracelulares |
| Lisozima | Saliva | Fortemente positiva | Pode se ligar à parede celular de bactéria Gram + |
| IgA e IgG | Soro via fluido gengival ou saliva | Neutra | Pode se unir especificamente a algumas bactérias |
| Albumina | Soro | Negativa | Interage com lipídios bacterianos |

A formação da película pode ser considerada o primeiro estágio na formação do biofilme dentário, embora represente uma entidade distinta até ser colonizada por bactérias. Têm sido atribuídas à película as seguintes ações:

- *Proteção da superfície do esmalte:* é provável que a película ofereça certa proteção ao esmalte contra ácidos de origem bacteriana, além disso, apresenta relativa resistência à ação de abrasivos. Há necessidade do uso de pedra-pomes e escovas duras para removê-la.
- *Influência na aderência de micro-organismos bucais:* tal aderência aumenta em alguns casos e decresce em outros, dependendo da composição da película e do tipo de micro-organismo. Acredita-se que a película confira especificidade ao processo de adsorção e que as proteínas da película tenham maior afinidade para alguns micro-organismos do que para outros.
- Substrato para micro-organismos adsorvidos.
- Reservatório de íons protetores, incluindo o flúor.

## COMPOSIÇÃO DO BIOFILME DENTÁRIO

O biofilme dentário é constituído por microcolônias de células bacterianas (15 a 20% em volume) distribuídos em uma matriz ou glicocálice (75 a 80% em volume). Estão presentes no biofilme dentário: polissacarídeos, células epiteliais descamadas, leucócitos, enzimas, sais minerais, glicoproteínas salivares, proteínas, pigmentos e restos alimentares.

Evidenciou-se a presença de espaços ou canais de água entre as microcolônias bacterianas do biofilme. Esses canais de água permitem a passagem de nutrientes e outros produtos através do biofilme atuando como um sistema circulatório primitivo. As microcolônias podem apresentar um único micro-organismo, entretanto, mais frequentemente, são compostos por várias espécies bacterianas.

O biofilme proporciona como vantagens para os micro-organismos proteção frente a fatores ambientais como os mecanismos de defesa do hospedeiro e proteção ante substâncias potencialmente tóxicas (antibióticos, por exemplo). O crescimento na forma de biofilme também pode facilitar a obtenção de nutrientes, utilização de nutrientes produzidos por outras bactérias, remoção de produtos metabólicos tóxicos, assim como o desenvolvimento de um meio ambiente físico e quimicamente apropriados.

O componente bacteriano do biofilme dentário tem sido considerado como um ecossistema de mudanças contínuas, variando em composição nos diferentes locais da boca. Estima-se que mais de 500 espécies microbianas sejam capazes de colonizar a cavidade bucal e que cada indivíduo possa carregar cerca de 150 a 200 espécies. A quantidade de bactérias no biofilme dentário é calculada em 70% do seu peso seco, com número de aproximadamente $2 \times 10^{11}$ micro-organismos/g de peso. O biofilme dentário é a mistura de muitos micro-organismos, sendo comum isolar muitas espécies bacterianas de uma amostra. A composição bacteriana em uma área não é estática, variando com a idade do biofilme.

## ETAPAS DE FORMAÇÃO DO BIOFILME DENTÁRIO

### Comunidade pioneira

Numa fase inicial, 15 minutos a 8 horas após limpeza adequada, o dente é colonizado por estreptococos (*Streptococcus sanguis*, *Streptococcus oralis*, *Streptococcus gordonii*, *Streptococcus mitior* e *Streptococcus milleri*), que correspondem à cerca de 60 a 80% das bactérias implantadas nas primeiras horas e por alguns bastonetes Gram-positivos (*Actinomyces naeslundii* genótipos 1 e 2). Nessa fase, se houver disponibilidade de sacarose, proveniente da dieta do hospedeiro, poderá ocorrer implantação de *Streptococcus mutans* e *Streptococcus sobrinus*. São necessárias pelo menos 24 horas sem limpeza para que haja a formação de uma camada de biofilme clinicamente evidenciável.

### Comunidade intermediária

A multiplicação de micro-organismos que se aderem inicialmente ao biofilme é responsável pela maior parte do número crescente de bactérias coletadas no dente após 24 horas. O tempo que as bactérias bucais levam para dobrar de número (tempo de geração média) foi estimado em 3 horas. Isto significa que um micro-organismo pode multiplicar-se atingindo um total de 256 micro-organismos em 24 horas.

Após 24 horas de crescimento, a microbiota torna-se significativamente mais complexa. A proporção de estreptococos diminui para 45%, enquanto cocos anaeróbios Gram-negativos (*Veillonella* spp.) aumentam rapidamente para 20%. Espécies anaeróbias estritas e facultativas de *Actinomyces* também se tornam predominantes, constituindo cerca de 25% após três dias. Bastonetes anaeróbios Gram-negativos e fusiformes (*Fusobacterium nucleatum*) compreendem cerca de 5% da microbiota cultivável após três dias.

A comunidade intermediária apresenta como componentes de importância *Streptococcus constellatus*, *Campylobacter gracilis*, *C. rectus*, *C. showae*, *Eubacterium nodatum*, *Fusobacterium nucleatum*, *Prevotella intermedia*, *Prevotella nigrescens* e *Peptostreptococcus micros*. Esses micro-organismos ocorrem em sequência aos colonizadores iniciais que criaram condições ecológicas para sua implantação, precedendo e criando condições para implantação da comunidade clímax.

### Comunidade clímax

Embora os detalhes da composição do biofilme dentário maduro sejam incompletos, as tendências gerais são evidentes. Com o crescimento do biofilme no sentido apical e com o aumento de sua espessura, os micro-organismos anaeróbios são favorecidos. Os bastonetes Gram-negativos (*Prevotella intermedia*, *Prevotella loeschii*, *Porphyromonas gingivalis*, *Tannerella forshytia Capnocytophaga* spp., *Eubacterium* spp., *Selenomonas* spp.) e espiroquetas (*Treponema denticola*) aumentam em número, principalmente nas camadas mais próximas ao dente. Após três semanas de crescimento do biofilme, um significativo número de bactérias não está mais viável.

A progressão aceita é que a partir de uma microbiota de cocos Gram-positivos aeróbios, ocorre aumento na proporção de bastonetes Gram-positivos e então um aumento na proporção de Gram-negativos, especialmente bastonetes anaeróbios e filamentos. Eventualmente, depois de estabelecida uma comunidade "clímax", tornam-se evidentes as espiroquetas anaeróbias.

Existem diferenças entre o tipo de biofilme dentário correlacionado com a cárie e com doença periodontal. A ocorrência da doença é devida: a) aos efeitos nocivos de produtos derivados de micro-organismos do biofilme; b) à existência de micro-organismos patogênicos específicos no biofilme; c) ao aumento de determinados micro-organismos indígenas em certos biofilmes.

Para o desenvolvimento do biofilme dentário ocorre alteração sucessiva na composição das espécies bacterianas presentes.

### Sinalização entre bactérias do biofilme (*Quorum Sensing*)

As funções do biofilme dependem da habilidade das bactérias e microcolônias comunicarem-se entre si (*Quorum Sensing*). A comunicação entre as bactérias envolve a regulação de expressão de genes específicos responsáveis pelo acúmulo de componentes sinalizadores para mediar a comunicação intracelular. A comunicação é dependente da densidade celular e proporcionam características ao biofilme, como expressão de genes de resistência aos antibióticos, facilitação do crescimento de espécies benéficas e impedimento do crescimento de espécies não desejadas para os constituintes do biofilme naquele momento.

## ASPECTOS MORFOLÓGICOS DO BIOFILME

### Biofilme dentário supragengival ou coronária

Estruturalmente, o biofilme dentário supragengival (formado acima da borda da gengiva) apresenta organização estratificada de formas bacterianas que pode ser dividido, descritivamente em quatro áreas:

- *Biofilme da superfície dentária:* o arranjo mais comum é o assentamento das bactérias sobre a película adquirida. A película pode ser consideravelmente espessa e contínua, sendo recortada com células bacterianas ocupando as áreas de recorte, ou aparecer como uma camada fina, eletrodensa e descontínua. Em algumas regiões não se nota a película, de forma que os micro-organismos ficam em contado direto com o esmalte.
- *Camada bacteriana condensada:* refere-se a uma camada densamente preenchida por micro-organismos cocoides, com espessura de 3 a 20 células e arranjos colunares.
- *Corpo do biofilme dentário:* ocupa a maior porção do biofilme. É composto por diferentes espécies de micro-organismos arranjados ocasionalmente, exceto os filamentos que tendem a se alinhar em ângulo reto com a superfície do esmalte, formando paliçada.
- *Superfície do biofilme dentário:* preenchida mais frouxamente, apresentando amplos espaços intercelulares. Grande variedade de micro-organismos pode ser observada na superfície do biofilme dentário.

### Biofilme dentário subgengival

Forma-se abaixo da borda gengival a partir da migração apical do biofilme em decorrência do aumento na quantidade e diversidade de espécies bacterianas. É mais fino devido às restrições anatômicas e pode ser dividido microscopicamente em três porções distintas:

- *Biofilme aderido:* associado ao dente.
- *Biofilme não aderido:* associado ao epitélio do sulco gengival.
- *Camada interposta entre o biofilme aderido e o não aderido:* é frouxamente organizada e os micro-organismos parecem flutuar no exsudato gengival.

A matriz do biofilme subgengival é menos densa; cocos, bastonetes e filamentos são numerosos. O estado periodontal depende dos tipos morfológicos que colonizam a região apical. Espiroquetas de diferentes dimensões (pequenas, médias e grandes), são encontradas no biofilme dentário subgengival de dentes com o periodonto comprometido.

### Heterogeneidade do biofilme

O biofilme dentário é muito heterogêneo. Através de microscopia eletrônica verificam-se diferenças na composição microbiana de diversas amostras. Algumas são constituídas principalmente de formas filamentosas, enquanto outras de cocos. Existe diferença no biofilme dentário entre indivíduos ou entre amostras em diversos dentes do mesmo indivíduo, ou ainda nas áreas do mesmo dente. Aparecem também diferenças entre coletas feitas em várias ocasiões.

### Fatores que afetam o desenvolvimento do biofilme dentário

A formação do biofilme dentário é influenciada por fatores físicos como anatomia dos dentes e tecidos, estrutura dentária, higiene bucal e atrito com a dieta. Os nutrientes para os micro-organismos do biofilme podem ser provenientes do fluido bucal e gengival, células presentes na cavidade bucal e dieta do indivíduo.

Bactérias do biofilme dentário estão em íntimo contato com resíduos alimentares, celulares e fluidos bucais que são usados como substrato. Os produtos finais do metabolismo das bactérias do biofilme dentário afetam os tecidos bucais, tais como esmalte e periodonto, determinando o desenvolvimento de doença ou a manutenção da saúde.

As mais importantes reações que acontecem no biofilme dentário estão relacionadas com a utilização metabólica de substratos fornecidos pela mistura alimento-saliva. Portanto, tipos de alimentos e frequência de ingestão são de máxima importância na determinação da natureza do biofilme dentário formado, bem como seu potencial patogênico em termos de cárie e doença periodontal.

### Potencial patogênico do biofilme dentário

O biofilme dentário não representa uma estrutura definitiva e estável, mas constitui-se por um conglomerado dinâmico e complexo de micro-organismos, matéria orgânica e inorgânica, tornando-se responsável pelo desenvolvimento de doenças bucais específicas. Cárie dentária e doença periodontal são as principais enfermidades da cavidade bucal influenciadas pela atividade patológica do biofilme dentário. Nele podem estar presentes micro-organismos que produzem ácidos (fórmico, acético, butírico, lático e sulfídrico) a partir do metabolismo de açúcares, que provocam desmineralização do dente ou ainda enzimas e outros produtos potencialmente tóxicos que lesam o epitélio e penetram na intimidade do tecido conjuntivo. Lipopolissacarídeos (LPS) de bactérias Gram-negativas são capazes de penetrar o epitélio intacto do sulco, ativando o sistema complemento e desencadeando o processo inflamatório agudo.

### Hipótese do biofilme dentário específico e exógeno

Inúmeros autores estudaram o relacionamento biofilme dentário/cárie e biofilme dentário/doença periodontal, notando o envolvimento de várias espécies de bactérias na cárie e nas diversas manifestações da doença periodontal.

O conceito de que determinados micro-organismos são responsáveis pela gravidade da doença periodontal levou ao desenvolvimento da teoria do "biofilme dentário específico" e ainda de "sítio específico". Proposta por Loeshe (1976), essa hipótese afirma que micro-organismos específicos do biofilme são responsáveis pela patogenicidade do mesmo. Desta forma não bastaria a presença do biofilme dentário, mas seriam necessários micro-organismos periodontopatogênicos ou cariogênicos no mesmo para ocorrer doença.

Genco (1987) propôs a hipótese do biofilme dentário exógeno, na qual micro-organismos patogênicos seriam exógenos à microbiota bucal e apenas se instalariam na ocorrência de alterações que predispusessem o crescimento dos mesmos. Essa hipótese não explica, entretanto, a presença de micro-organismos potencialmente patogênicos na microbiota bucal, quando os tecidos encontram-se saudáveis.

## FORMAÇÃO DO BIOFILME DENTÁRIO

### Fase inicial

As teorias sobre esta fase se baseiam nas pesquisas de Marshall *et al.* (1971) sobre a adsorção de bactérias marinhas sobre superfícies duras. Segundo esses autores, a bactéria possui carga negativa e por energia cinética pode alcançar uma superfície natural que também possui carga negativa.

No esmalte, os vários grupos químicos que formam a hidroxiapatita são arranjados com os grupos fosfato localizados próximos da superfície, desta forma, os grupos contendo cálcio ficam protegidos pelas cargas negativas dos grupos fosfato. Consequentemente, a superfície da hidroxiapatita apresenta carga negativa.

Como a superfície da hidroxiapatita e as bactérias têm cargas negativas, começa a ocorrer atração das bactérias devido às forças de Van der Waals (energia cinética); porém as cargas negativas livres na célula bacteriana e na superfície do dente se repelem. O micro-organismo fica num estado de equilíbrio, resultante de um lado dos efeitos repulsivos entre as cargas negativas e de outro das forças atrativas de Van der Waals.

Nesta fase, a adsorção é reversível e as bactérias estão acerca de 50 a 100 μm de distância da superfície dentária. Essa distância pode ser preenchida ou diminuída, tornando a bactéria fixa à superfície, pelos mecanismos da fase de acumulação.

### Fase de acumulação

Os mecanismos apresentados a seguir podem agir de tal forma que as bactérias se tornam aderidas à superfície dos tecidos bucais.

#### *Camada de hidratação*

Quando imersa em saliva, a carga negativa da superfície do esmalte é neutralizada por uma camada de íons de cargas opostas, os chamados íons de oposição. Esses íons podem atuar como mediadores da aderência entre bactérias e superfície dentária.

#### *Glicocálice*

É definido como um conjunto de estruturas de natureza polissacarídica que se acham situadas externamente à parede celular. Essa estrutura poderia funcionar neutralizando as cargas negativas da superfície bacteriana. O glicocálice desempenha importante papel na aderência de certos micro-organismos patogênicos a seus hospedeiros.

#### *Pili ou fímbrias*

Fímbrias (do latim, pelos) ou *pili* (do latim, franjas) são organelas filamentosas mais curtas e delicadas que os flagelos, apresentando entre 5 a 11 nm de largura e comprimento de 20 ou mais nm. Originam-se de corpúsculos basais na membrana citoplasmática e são constituídos por proteína chamada pilina, associada a pequenas quantidades de carboidratos. Duas classes principais podem ser observadas:

Fímbrias sexuais ou *pili F*: responsáveis pela ligação entre células doadoras e receptoras durante a conjugação bacteriana. Atuam também como receptores para vírus bacteriófagos. Estão presentes em número de um a no máximo 10 por célula. Alguns autores preferem reservar o termo *pili* para essas estruturas, denominando as demais de fímbrias.

Fímbrias comuns: são numerosas (100 a 200 por bactéria) e participam na aderência (adesinas) de determinadas bactérias sobre a superfície de células do hospedeiro. Essas fímbrias estão também envolvidas na aglutinação de células e eritrócitos de algumas aves e mamíferos.

A patogenicidade de várias bactérias Gram-negativas depende da presença ou não de fímbrias. *Neisseria gonorrhoeae*, por exemplo, não apresenta fímbrias quando cultivada em meios de cultura com ágar, perdendo sua capacidade de aderência às células humanas, tornando-se avirulentas. A aderência de *Pseudomonas aeroginosa* aos tecidos alveolares e de *Escherichia coli* a mucosa intestinal são mediadas por fímbrias tipo-específicas.

Estrutura semelhante às fímbrias pode ser observada em algumas bactérias Gram-positivas. *Corynebacterium renale* e componentes da microbiota bucal como *Streptococcus sanguis* e *Actinomyces naeslundii* parecem ter sua aderência mediada por fímbrias. *Streptococcus pyogenes* apresenta estruturas compostas por proteína M em sua superfície, relacionadas com a sua aderência às células epiteliais da garganta, também consideradas como fímbrias. Atualmente foi demonstrada a presença de ácido lipoteicoico nessas estruturas, as quais são chamadas de fibrilas por alguns autores.

As fímbrias são geralmente bastante alongadas para fora do glicocálice e podem, portanto, auxiliar na formação de uma ponte que estabelece contato entre as bactérias e a superfície dentária.

### *Adesinas*

São moléculas encontradas nas bactérias que reconhecem receptores específicos localizados na superfície dentária, nos constituintes da película adquirida ou nas células epiteliais das mucosas (Figura 4.5).

### *Polímeros bacterianos extracelulares*

Representam material de reserva, formados por carboidratos durante períodos de excesso de substrato. Estes polímeros fornecem, em termos ecológicos, fontes de reserva alimentar alternativa. Realizam também função de retenção mecânica. Vários micro-organismos da microbiota bucal apresentam capacidade de produzir polímeros intra e extracelulares.

Os polímeros extracelulares formados pelas bactérias bucais podem ser formadas por um único composto (polissacarídeos, como por exemplo glicanos e frutanos) ou vários compostos (heteropolissacarídeos). Os polissacarídeos extracelulares representam parte da matriz do biofilme dentário fortalecendo mecanicamente o mesmo, possibilitando resistência às forças de limpeza e facilitando a retenção e agregação bacteriana na superfície do dente.

Os polímeros intracelulares presentes em bactérias bucais são representados pelo glicogênio (ou amilopectina), que corresponde a um polímero da glicose. O glicogênio é utilizado como reservatório de carbono e energia, sendo produzido quando ocorre excesso de substrato no meio.

A utilização metabólica dos polímeros intra e extracelulares podem contribuir para a produção de ácidos no biofilme, durante períodos relativamente longos, na escassez de fontes de carboidratos. Como exemplo, temos a síntese de polímeros por *Streptococcus mutans*, esquematizada nas Figuras 28.1 e 28.2.

*Actinomyces naeslundii* genótipos 1 e 2 também sintetizam polissacarídeos extracelulares levanos e heteropolissacarídeos constituídos de hexoses e hexosaminas. A formação de biofilme dentário por *Actinomyces* ocorre na ausência de sacarose, tanto *in vitro* como *in vivo*. Tal biofilme den-

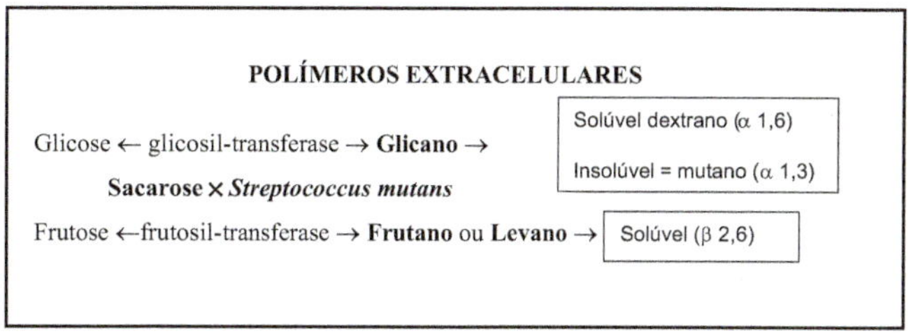


**FIGURA 28.1** Polímeros extracelulares produzidos por *Streptococcus mutans*.

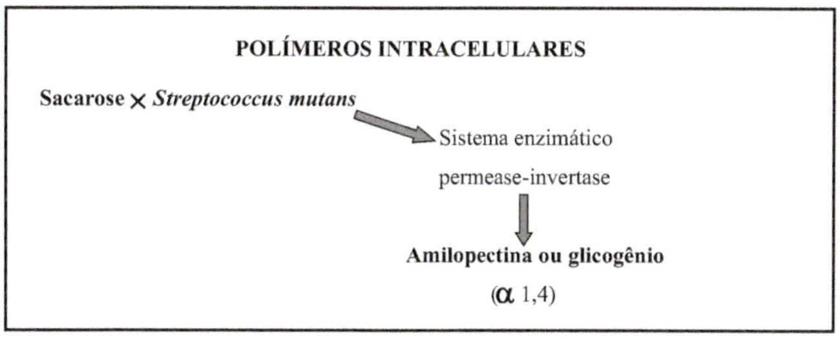


**FIGURA 28.2** Polímeros intracelulares produzidos por *Streptococcus mutans*.

tário resulta em doença periodontal e lesões de cárie na superfície radicular.

A seguir encontra-se resumidamente o significado biológico dos polímeros no biofilme dentário:

- Sacarose é o substrato para glicosil-transferase;
- Formação de polissacarídeos de reserva representa um mecanismo para armazenar energia dentro e em torno das células;
- A síntese de polissacarídeos também representa uma via metabólica que possibilita às células bacterianas manipular grandes concentrações de carboidratos, sem terem que usar as vias glicolítica e oxidativa;
- Polissacarídeos extracelulares são importantes nos processos de adesão entre bactérias e destas com outras estruturas do dente (película e hidroxiapatita).

### *Aderência entre micro-organismos (coagregação)*

Constituintes de superfície de uma espécie bacteriana ligam-se aos da mesma espécie ou de espécies diferentes. Em amostras de biofilme dentário, por exemplo, observamos cocos revestindo filamentos (espiga de milho). Tal fato é observado em *Veillonella* e *Actinomyces naeslundii* genótipo 2, e entre *Corynebacterium matruchotti* e estreptococos. Outra forma encontrada de associação entre micro-organismos é a chamada "escova de tubo de ensaio", na qual bastonetes Gram-negativos se aderem a bastonetes Gram-positivos.

### *Constituintes salivares*

Alguns micro-organismos possuem capacidade de interagir com substâncias presentes no ambiente bucal, como saliva e fluido gengival. Amostras de *Streptococcus mitis*, *Streptococcus mitior*, *Streptococcus sanguis* e *Actinomyces* agregam-se quando incubadas com saliva total ou secreção da parótida ou submandibular. Diferentes glicoproteínas salivares agem como aglutininas (lectinas salivares) para *Streptococcus sanguis*, *Streptococcus mitior* e *Streptococcus mutans*, sugerindo a existência de um considerável grau de especificidade nessas interações. Estudos *in vitro*, utilizando glicoproteínas salivares purificadas, sugeriram que essa especificidade depende da composição e distribuição das cadeias oligossacarídicas laterais. Tais reações são semelhantes àquelas que ocorrem entre certas proteínas de plantas (lectinas) e células animais, em que a aglutinação ou precipitação é devida a interações com frações específicas de açúcares. Experimentalmente, certas lectinas mostram-se capazes de inibir *in vitro* a agregação de *Streptococcus mutans* induzida pela saliva.

A IgA secretora encontrada na saliva possui também atividade aglutinante, mas constituintes salivares de alto peso molecular associados com frações de mucina constituem um sistema mais efetivo de agregação bacteriana.

Tem sido sugerido que polímeros mucinosos estão envolvidos na agregação de *Streptococcus sanguis* e *Streptococcus mitis*, e que íons cálcio são necessários em ambos os casos, uma vez que EDTA não só inibe a agregação, como também desagrega bactérias previamente aglutinadas. Os componentes salivares, além de se adsorverem a superfície desses estreptococos causando sua agregação, podem ainda agir com moléculas, e consequentemente formar complexos insolúveis. Os componentes salivares envolvidos nessa coagregação também se adsorvem seletivamente a hidroxiapatita constituindo provavelmente a película adquirida.

Quatro fatores sugerem o envolvimento dos constituintes salivares na fixação inicial da bactéria ao esmalte, bem como na acumulação e coesão do biofilme dentário: a) capacidade de agregação do material salivar; b) adsorção dos constituintes salivares às superfícies bacterianas; c) presença de proteínas da saliva na matriz do biofilme dentário; d) adsorção de constituintes salivares a hidroxiapatita.

Como polímeros salivares geralmente não são encontrados no sulco gengival, provavelmente não estão envolvidos no biofilme dentário subgengival. Neste caso, os componentes do fluido gengival desempenham papel análogo.

### Características dos polímeros extracelulares

#### *Glicanos*

São produzidos pela ação enzimática de certos micro-organismos sobre a sacarose. São longas cadeias de glicose, caracterizando poli-homoglicosanos em que umas cadeias são lineares e outras ramificadas, sintetizados pelas enzimas bacterianas conhecidas como glicosil-transferase ou dextrana-sucrase. Sua solubilidade em água parece estar ligada ao alto grau de ramificações. O glicano hidrossolúvel tem predominantemente ligações do tipo alfa 1,6 (DEXTRANO) e é afetado *in vitro* pela dextranase. Os glicanos insolúveis em água são pouco ou nada afetados pela dextranase, têm ligações alfa 1,3 (MUTANO) e são muito ramificados.

*Streptococcus mutans* é capaz de sintetizar mutano de alto peso molecular e outros glicanos da sacarose, mas não de outros açúcares. A formação deste polissacarídeo auxilia na aderência de micro-organismos às superfícies lisas dos dentes. Uma característica notável desse micro-organismo é que as células que crescem em presença de glicose e que não contêm mutano rapidamente se agregam quando quantidades mínimas de mutano de alto peso molecular são adicionadas às suspensões de células. Esse fenômeno de agregação parece específico para o mutano, bem como para *Streptococcus mutans*. Com outros estreptococos, como *Streptococcus sanguis*, *Streptococcus salivarius* e *Streptococcus mitis* não se verifica agregação com o mutano; entretanto, *Streptococcus sanguis* e *Streptococcus salivarius* são capazes de sintetizar dextrano. Evidentemente, *Streptococcus mutans* possuem receptores locais específicos na sua superfície, os quais se integram com as moléculas de mutano, de modo a mantê-los juntos.

#### *Levanos*

São definidos como frutanos e caracterizados por cadeias homogêneas de 10 a 12 unidades de frutose, com ligações do tipo beta 2,6. Os levanos de baixo peso molecular (menos de 5.000) são encontrados em muitos tecidos vegetais como material de reserva. Os de alto peso molecular são polissacarídeos extracelulares e formados por muitos micro-organismos a partir da sacarose. Alguns investigadores afirmam que o levano extracelular formado por micro-organismos bucais pode funcionar como material de reserva. Uma grande quantidade de micro-organismos do biofilme dentário é capaz de hidrolisar levanos, destacadamente os estreptococos. A metabolização do levano é feita através da enzima frutosil-transferase ou frutan-hidrolase, que remove a frutose terminal da molécula.

Embora o glicano e o frutano sejam os principais polissacarídeos formados no biofilme dentário a partir da sacarose, não devem ser considerados como os únicos polímeros do biofilme. Também não se deve achar que outros açúcares não podem ser usados por outros sistemas enzimáticos para a produção de diferentes polissacarídeos. Pesquisas demonstraram que os polissacarídeos do biofilme dentário podem ser formados na ausência da sacarose na dieta. Permanece ainda para ser determinado se esses outros polímeros desempenham ou não papel importante em processos patológicos.

## MÉTODOS DE CONTROLE DE BIOFILME DENTÁRIO

### Físicos

A escovação e outros procedimentos de limpeza mecânica dos dentes constituem ainda os meios mais eficazes de controle do biofilme dentário, desde que realizados com suficiente frequência e cuidado. Infelizmente a maioria das pessoas pratica uma escovação negligenciada, o que é insuficiente para manter um controle adequado do biofilme dentário.

Escova e fio dental associados representam os recursos mecânicos mais eficientes para a remoção do biofilme em todas as superfícies dentárias. É importante ressaltar que o biofilme dentário pode ser evidenciado com o uso de corantes, como a fucsina básica (solução aquosa 1%), verde de malaquita (1%), eritrosina (0,5 a 1%), entre outros, orientando o profissional e o paciente no controle mecânico do biofilme dentário.

### Químicos

Baseados na composição do biofilme dentário, estudos têm sido realizados para verificar a possibilidade de impedir sua formação, lançando mão de substâncias químicas, administradas topicamente em dentifrícios, colutórios e gomas de mascar. Abaixo as principais substâncias testadas.

#### *Enzimas*

Dextranase produzida pelo fungo *Penicillium funiculosum* foi eficaz no controle do biofilme dentário em hâmsters, porém quando aplicada topicamente em humanos não houve redução significativa na formação do biofilme. Foram tentados experimentos também com mucinase e mutanase, porém elas mostraram-se ineficientes para o controle do biofilme dentário.

#### *Antibióticos*

Antibióticos β-lactâmicos, tetraciclinas, macrolídeos e aminoglicosídeos têm sido utilizados no controle do biofilme dentário, contudo, seu uso contínuo não é aceito porque:

- alguns antibióticos induzem reações alérgicas;
- dificuldade de muitos antibióticos em penetrar efetivamente no biofilme dentário;
- aumento na seleção de micro-organismos resistentes às drogas;
- aplicações prolongadas de certos antibióticos pode possibilitar o desenvolvimento de micro-organismos superinfectantes, como *Candida albicans*, *Staphylococcus*, bacilos entéricos e *Pseudomonas*.

#### *Fluoretos*

Seu uso tópico tem sido inquestionavelmente eficaz na prevenção da cárie. Com relação ao biofilme dentário, os fluoretos:

- têm ação bactericida direta;
- interferem nos processos enzimáticos das bactérias;
- interferem na aderência de micro-organismos aos dentes.

#### *Antissépticos*

Vários agentes antissépticos foram usados com a finalidade de controlar o biofilme dentário; entretanto, a quantidade foi reduzida a um pequeno número, devido a inconvenientes os mais diversos, destacadamente por serem prejudiciais ao organismo. É importante mencionar os seguintes:

- *Clorexidina e alexidina (biguanidas):* repetidos ensaios clínicos mostraram serem estes agentes eficazes como agentes antibiofilme dentário. A clorexidina tem uma alta afinidade pelos íons fosfato formando fosfato de clorexidina de baixa solubilidade na superfície dentária. Essa camada pode inibir a formação do biofilme dentário e ser a causa de supressão da microbiota bucal. A clorexidina adere-se à superfície dos dentes e tecidos moles, possuindo capacidade de reduzir significantemente a população de *Streptocccus mutans*. Apresenta gosto amargo e seu uso prolongado proporciona o surgimento de efeitos negativos como atrofia de papilas gustativas, coloração nos dentes, seleção de bactérias resistentes e irritabilidade na mucosa.
- *Iodo:* estudos *in vitro* revelaram que soluções de iodo (0,04 a 0,2%) são eficazes na destruição de micro-organismos bucais (inclusive *Streptococcus mutans*) no interior de biofilmes dentários densos pré-formados. Provoca desnaturação e precipitação do conteúdo citoplasmático das bactérias. Possuem, entretanto, pouca penetração em fissuras e sulcos oclusais. Como desvantagens apresenta gosto metálico, tendência a corar restaurações estéticas e possibilidade de desenvolvimento de reações alérgicas.

### Biológicos (vacinação)

Estudos de imunização de animais e seres humanos contra bactérias do biofilme dentário, principalmente com *S. mutans*, têm sido tentados (Ver Capítulo 7 – Imunologia da Cárie, Resposta imune à *Streptococcus mutans)*. Até o momento, apesar de resultados parcialmente satisfatórios, as pesquisas deparam com as seguintes dificuldades:

- complexidade microbiana do biofilme;
- dificuldade de acesso dos anticorpos ao biofilme dentário;
- micro-organismos formadores do biofilme dentário são pouco imunogênicos;
- anticorpos salivares aparecem em níveis mais baixos na saliva, quando comparados com os obtidos no plasma;
- produção e presença de polissacarídeos no biofilme dentário dificulta a ação de anticorpos e fagocitose.

Estudo promissor quanto ao controle biológico da cárie está na modificação genética de *Lactobacillus zeae* para a imunização passiva. Esses lactobacilos passariam a produzir anticorpos antiadesina de *Streptococcus mutans* e o iogurte poderia ser utilizado como meio de administração.

### Dieta

A dieta pode ser tal que exija uma mastigação vigorosa estimulando assim a ação removedora da saliva, lábios, bochechas e língua, ou pode apresentar-se de modo a favorecer a formação do biofilme dentário pela sua composição.

#### *Consistência da dieta*

O efeito redutor de uma dieta consistente e fibrosa sobre o biofilme dentário foi demonstrado em cães que consumiam traqueia bovina crua (Egelberg, 1965). No entanto, esse efeito acentuado de dietas que requerem mastigação vigorosa não tem sido demonstrado em humanos. A explicação mais provável para a ausência desse efeito é baseada nas diferenças da anatomia dentária. As formas pontiagudas dos dentes em cães e o diastema existente entre eles provavelmente tornam as superfícies mais acessíveis à ação removedora.

Em humanos o biofilme dentário, localizado na margem gengival dos dentes e na região interproximal, não está sujeito ao atrito com comida durante a mastigação. Portanto, não é surpreendente que diversos pesquisadores não tenham conseguido demonstrar qualquer efeito sobre o acúmulo de biofilme dentário em humanos, mesmo após mastigação excessiva de cenouras, maçãs e outros alimentos crus.

### *Composição da dieta*

A composição tem sido considerada como um fator de significativa influência na formação do biofilme dentário porque a dieta juntamente com a saliva fornece nutrientes para os micro-organismos. A maioria dos estudos sobre o efeito da dieta no biofilme dentário aborda os carboidratos. Tem-se comprovado, mediante estudos estatísticos e epidemiológicos, que a incidência e prevalência do processo carioso humano diminuem, consideravelmente, quando se reduz o consumo de açúcar. Evitar ingestão frequente de carboidratos (sacarose e outros que são fermentados com rapidez) é recomendação essencial na prevenção à formação do biofilme dentário e consequentemente de cárie. A frequência de ingestão, o tempo de permanência desses carboidratos na boca e a quantidade total consumida são fatores de importância. A administração de uma solução de 0,1% de sacarose à cavidade bucal diminui o pH do biofilme dentário em uma unidade dentro de 5 minutos e só retorna ao normal após 20-30 minutos. Concentrações de sacarose a 10% produzem pH no biofilme dentário abaixo de 4. O pH crítico para que ocorra desmineralização do esmalte está entre 4,5 e 5,5.

Sabe-se que altos números de lactobacilos na saliva estão relacionados com o consumo de carboidratos fermentáveis e que, após a restrição desse consumo, as contagens de lactobacilos ficam reduzidas. No entanto, os lactobacilos constituem uma pequena proporção da microbiota do biofilme dentário. Considera-se também que os estreptococos podem ser influenciados pelos açúcares da dieta, já que *Streptococcus mutans* e *Streptococcus sanguis* produzem polissacarídeos extracelulares a partir da sacarose, mas não de outros açúcares. A sacarose parece favorecer *Streptococcus mutans*, mas não *Streptococcus sanguis* no biofilme dentário. Assim, nos estudos de longa duração (semana ou meses), o consumo frequente de sacarose determina um aumento nos números de *S. mutans* e a restrição da sacarose na dieta é acompanhada de menores proporções de *S. mutans* e maiores proporções de *S. sanguis* no biofilme dentário. Por outro lado, em experimentações de curto período com biofilmes dentários de 1, 3 e 4 dias, o uso frequente de glicose ou sacarose não demonstrou influência na proporção de *S. mutans*, que estava baixa em todos os grupos estudados. Concluindo, a microbiota do biofilme dentário é aparentemente mais dependente do ambiente da cavidade bucal do que a presença transitória do alimento. No entanto, é evidente que as proporções de algumas espécies bacterianas podem ser influenciadas pela dieta.

Entre as principais fontes de carboidratos na cavidade bucal, podemos citar:

- *Glicoproteínas salivares:* são metabolizadas pelas bactérias do biofilme dentário originando monossacarídeos.
- *Polímeros extracelulares (glicanos e frutanos) e intracelulares (amilopectina):* são utilizados como material de reserva pelas bactérias do biofilme dentário.
- Carboidratos da dieta:
- *Amido:* degradado a maltose e dextrinas e, a partir destas, a moléculas de glicose.
- *Dissacarídeos:* sacarose (D-glicose e D-frutose), maltose (2 moléculas de D-glicose), lactose (D-galactose e D-glicose).
- *Monossacarídeos:* frutose, glicose, galactose – são metabolizados através da glicólise pelas bactérias originando ácido lático, acético, propiônico e fórmico.
- Outros açúcares alternativos como o manitol e o sorbitol também são metabolizados por bactérias da microbiota, sendo transformados em frutose – 6-fosfato. Além disso, o sorbitol parece ter outros efeitos ainda não bem estudados sobre o organismo. O xilitol não é metabolizado por estreptococos do biofilme dentário, porém não foi ainda confirmado se pode ser metabolizado por outras bactérias da microbiota bucal.

## BIBLIOGRAFIA


Black GV. Gelatine-forming microrganisms. Independent Practioner, v. 7, p. 546, 1886.

Black GV. Dr. Black's conclusions reviewed again. Dent Cosmos, v. 40, p. 440, 1898. Bowden GHW. Effects of fluoride on the microbial ecology of dental plaque. J Dent Res 1990; 69:653-9.

Bowden GHW. Microbiology of root surface caries in humans. J Dent Res 1990; 69:1.205-1.210.

Bowen WH, Tabak LA. Cariologia para a década de 90. São Paulo: Livraria Editora Santos; 1995:462.

Costerton JW. How bacteria stick. Sci American, v. 238; 1978. p. 86-95.

De Lorenzo JL. Microbiologia para o estudante de Odontologia. 1 ed. São Paulo: Editora Atheneu; 2004.

Edgar WM, Dodds MWJ. The effect of sweeteners on acid production in plaque. Int Dent J, v. 35; 1985. p. 18-22.

Egelberg J. Local effect of diet on plaque formation and development of gingivitis in dogs I. Effect of hard and soft diets. Odont Revy, v. 16; 1965. p. 31-41.

Emilson CG, Krasse B. Support for and implications of the specific plaque hypothesis. Scand J Dent Res, v.93, 1985. p. 96-104.

Fabio U et al. Production of bacteriocin-like substances by human oral streptococci. Microbiologica, v. 10; 1987. p. 363-70.

Fardal O, Turnbull RS. A review of the literature on use of chlorexidine in dentistry. J Amer Dent Assoc, v. 112; 1986. p. 863-9.

Fejerskov O, Kidd E. Cárie dentária: a doença e seu tratamento clínico. São Paulo: Santos; 2005. p. 341.

Filoche S, Wong L, Sissons CH. Oral biofilms: emerging concepts in microbial ecology. J Dent Res, v. 89; 2010. p. 8-18.

Fitzgerald RJ. Plaque microbiology and caries. Alab J Med Science, v. 5; 1968. p. 239-46.

Genco RJ. Highlights of the conference and perspectives for the future. J Periodontol Res, v. 22, p. 164-71, 1987. Gibbons RJ et al. Studies of the predominant cultivable microbiota of dental plaque. Arch Oral Biol, v. 9; 1964. p. 365-70.

Gibbons RJ et al. The microbiota of the gingival cronice area of man 1. The predominante cultivable organisms. Arch Oral Biol, v. 8; 1963. p. 281-9.

Gibbons RJ, Banghart SB. Synthesis of extracelular dextran by cariogenic bacteria and its presence in human dental plaque. Arch Oral Biol, v. 12; 1967. p. 11-24.
Gibbons RJ, Fitzgerald RJ. Dextran-induced agglutination of *Streptococcus mutans*, and its potential role in the formation of microbial dental plaques. J Bacteriol, v. 98; 1969. p. 341-6.
Griffiths GS. Formation, collection and significance of gingival crevice fluid. Periodontol, v. 31; 2003. p. 32-42.
Guggenheimer J, Moore PA. Xerostomia: etiology, recognition and treatment. J Am Dent Assoc, v. 134; 2003. p. 61-9.
Jorge AOC. Microbiologia bucal. 1 ed. São Paulo: Livraria Editora Santos; 1995. 121 p.
Jorge AOC. Microbiologia bucal. 2 ed. São Paulo: Livraria Editora Santos, 1997. 122 p.
Lehner T. Imunologia das doenças da boca. 3 ed. São Paulo: Santos; 1996. p. 191.
Lima JO, Lima MGGL. Nos domínios da microbiologia oral. Salvador: Gráfica Universitária da UFBA; 1981. p. 227.
Listgarten MA. The structure of dental plaque. Periodontol 2000, v. 5; 1994. p. 52-65.
Loesche WJ. Chemotherapy of dental plaque infection. Oral Sci Rev, v.9; 1976. p 65-107.
Lorenzo JL. Microbiologia para o estudante de odontologia. São Paulo: Editora Atheneu; 2004. p. 274.
Mariotti A. Dental plaque-induced gingival diseases. Ann Periodontol, v. 4; 1999. p. 7-17.
Marsh P, Martin MV. Microbiologia Oral. 1 ed. São Paulo: Editora Santos; 2005.
Marsh PD, Bradshaw DJ. Microbial community aspects of dental plaque. In: Microbiologia Oral. 1 ed. São Paulo: Editora Santos; 2005.
Marshall KC et al. Mechanism of the initial events in the sorption of marine bacteria to surfaces. J Gen Microbiol, v. 68, p. 337-48, 1971
Mc Ghee JR et al. Dental microbiolgy. Philadelphia: Harper Row; 1982. 914 p..
Micheli G et al. Recursos para o controle da placa bacteriana. Rev Assoc Paul Cirurg Dent, v. 40; 1986. p. 346-54.
Newman HN, Wilson M. Dental plaque revisited: oral biofilms in health and disease. Philadelphia: Bioline; 1999. p. 600.
Nisengard RJ, Newman MG. Oral microbiology and immunology. 2 ed. Philadelphia: W.B. Saunders; 1994. p. 477.
Nisengard R J, Newman MG. Microbiologia oral e imunologia. 2 ed. Rio de Janeiro: Guanabara-Koogan; 1997. p. 395.
Paster BJ, Boches SK, Galvin JL, et al. Bacterial diversity in human subgingival plaque. J Bacteriol, v. 183; 2001. p. 3770-83.
Quirynen M, Bollen CML. The influence of surface roughness and surface-free energy on supra and subgengival plaque formation in man. J Clin Microbiol, v. 22; 1995. p.1-14.
Razak FA, Rahim ZH. The anti-adherence effect of *Piper betle* and *Psidium guajava* extracts o the adhesion of early settlers in dental plaque to saliva-coated glass surfaces. J Oral Sci, v. 4; 2003. p. 201-6.
Roith G, Calmes R. Oral biology. St. Louis: Mosby; 1981. p. 428.
Rosan B, Lamont RJ. Dental plaque formation. Microbes Infect, v. 2; 2000. p. 1599-607.
Samaranayake LP. Essencial microbiology for destistry. New York: Churchill Livingstone; 1996. p. 357.
Silva AS. Flora normal da cavidade oral e mecanismo de defesa do hospedeiro. Rev Assoc Paul Cir Dent, v. 37; 1983. p. 108-15.
Silva CPM, Jorge AOC. Efeitos de um programa educativo-preventivo na higiene bucal de escolares. Rev Biociên, v. 6; 2000. p. 67-72.
Silva Neto DR, Gonçalves AR, Kimpara ET, et al. Análise comparativa da aderência de biofilme à superfície de materiais estéticos indiretos. J Brás Clín Odontol Integr, v. 6; 2002. p. 461-5.
Socransky SS, Haffajee AD. Dental biofilms: difficult therapeutic targets. Periodontol 2000, v. 28; 2002. p. 12-55.
Theilade E et al. Predominant cultivable microflora of human dental fissure plaque. Infect Immun, v. 36; 1982. p. 977-82.
Theilade E, Theilade J. Formation and ecology of plaque at different locations in the mouth. Scand J Dent Res, v. 93; 1984. p. 90-5.
Wade GW, Slayne MA. Controlling plaque by disruptding the process of plaque formation. Periodontol 2000, v. 15; 1997. p. 25-31.
Williams HN, Baer ML, Kelley JI. Contribution of biofilm bacteria to the contamination of the dental unit water supply. J Am Dent Assoc, v.126, n.9; 1995. p.1255-60.

CAPÍTULO

# 29

# Cárie Dentária: Aspectos Microbiológicos e Imunológicos

*Antonio Olavo Cardoso Jorge*

*Mariella Vieira Pereira Leão*

*Marcos Augusto do Rego*

A cárie dentária pode ser definida como uma perda localizada dos tecidos calcificados dos dentes, decorrentes da fermentação de carboidratos da dieta por micro-organismos do biofilme dentário. O termo cárie deriva do latim *cariosus*, que significa destruição ou putrefação. As lesões de cárie caracterizam-se pela destruição localizada de tecidos dentários mineralizados.

A cárie dentária é uma doença multifatorial que depende da interação de três fatores principais: o hospedeiro, representado pelos dentes, saliva e sistema imunológico, a constituição da microbiota e o tipo de frequência da dieta consumida. Para que a cárie ocorra é necessária a presença dos fatores predisponentes, interagindo em condições críticas, por determinado período de tempo: o hospedeiro com dentes suscetíveis, colonizados por micro-organismos cariogênicos e dieta rica em carboidratos (principalmente a sacarose), consumida frequentemente (Figura 29.1).

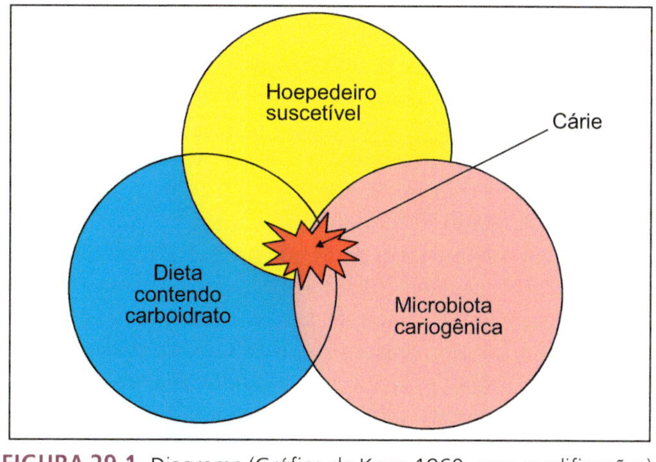


FIGURA 29.1 Diagrama (Gráfico de Keys, 1960, com modificações), representando os fatores que interagem na formação das cáries: microbiota cariogênica, dieta contendo carboidratos (principalmente sacarose) consumida frequentemente (fatores externos), hospedeiro suscetível (fatores internos) e tempo de exposição.

As observações de vários autores de que animais experimentais (hâmsters e ratos, principalmente) não desenvolviam lesões de cárie, mesmo quando alimentados com dieta rica em sacarose, a não ser quando infectados com determinadas espécies de bactérias (*Streptococcus,* principalmente), mudaram os conceitos microbiológicos da cárie dentária. A cárie não é produzida por todos os componentes da microbiota residente, mas micro-organismos específicos são necessários para que ocorra cárie. Desta forma, apenas a presença de biofilme dentário (placa bacteriana inespecífica) não é suficiente para provocar lesões de cárie, sendo, portanto, necessária a presença de biofilme específico, contendo micro-organismos virulentos (cariogênicos) para que ocorra a doença.

A cárie dentária é uma doença que se estabelece na boca antes de se manifestar clinicamente sob a forma de lesões visíveis. Isto significa que é possível estimar a gravidade da doença em um paciente, ou em uma população, antes que lesões visíveis de cárie se desenvolvam.

## DEFINIÇÕES IMPORTANTES

### Atividade de cárie

É a velocidade com que a dentição é destruída pela cárie.

### Prevalência de cárie

Representa o número total de dentes ou superfícies cariadas em uma população, independente de terem ou não recebido tratamento. São geralmente registrados pelos índices CPOD (cariados, perdidos e obturados por dente) ou CPOS (cariados, perdidos e obturados por superfície). Para dentição decídua, utiliza-se o índice CEO (cariados, extração indicada e obturados). Prevalência corresponde ao número de lesões de cárie encontrada no momento do exame.

### Incidência de cárie

Representa o aumento no número de lesões de cárie em um indivíduo ou população, em um determinado período de tempo. Registrados geralmente pelos índices CPOD/ceo e CPOS. Incidência corresponde aos resultados obtidos em dois exames realizados em datas distintas.

### Risco real de cárie

Descreve até que ponto um indivíduo, em determinada época, corre o risco de desenvolver lesões de cárie. Em geral, é considerado alto ou baixo. A avaliação está baseada na anamnese, exame clínico (estado atual dos dentes), testes microbiológicos e bioquímicos da saliva. Deve-se considerar que caso a doença cárie ocorra, vai trazer prejuízo para o indivíduo. Paciente de risco é o indivíduo com alto potencial para adquirir uma doença, devido a condições genéticas ou ambientais.

## PREVALÊNCIA DE CÁRIE

Os primeiros achados de cárie dentária foram em fósseis de peixes, há cerca de 280 milhões de anos. A prevalência e gravidade das lesões de cárie, segundo relatos arqueológicos no homem pré-histórico, eram insignificantes em relação ao que se observa na atualidade. No entanto, nesse período as informações preciosas do ponto de vista arqueológico não são suficientemente minuciosas para fornecer informações clínicas confiáveis. Os primeiros relatos a respeito da cárie dentária em nossos antepassados diretos datam de 2 milhões a 800.000 anos a.C. Existem evidências concretas da existência de cáries no homem de Neanderthal (*Homo sapiens* Neanderthalensis) há 150.000-35.000 anos a.C. (Brown et al., 1994).

Registros sobre cárie dentária foram encontrados na Ásia e América nas pinturas em paredes do período Cro-Magnon (22.000 anos atrás). Placas de argila de 4.000 anos a.C. na Mesopotâmia relataram a presença de cárie correlacionando sua presença com vermes. Ossos de oráculos chineses datando de 1000 a.C. descrevem a ideia de cárie e vermes. Hipócrates (460-377 a.C.) deu importância à presença de alimentos na boca, sugerindo que fatores locais e gerais interferiam na presença de cárie. Aristóteles (384-322 a.C.) descreveu que figos macios e doces aderiam aos dentes, apodreciam e causavam lesões de cárie. Guy de Cabuliac (1300 – 1368), considerado o grande cirurgião da Idade Média, acreditava que a cárie dentária era uma verminose. Antony van Leeuwenhoek (1683), o pai da moderna microscopia, escreveu cartas para a Real Sociedade de Londres, descrevendo pequenos micro-organismos "extraídos de um dente comprometido", afirmando que eles causavam desconforto e dor de dente. Em 1843, Erdl descreveu parasitas filamentosos na superfície dos dentes, porém apenas no final do século XX, Miller (1890) deu cunho científico às investigações, afirmando que a cárie era causada por ácidos produzidos pelos micro-organismos presentes na cavidade bucal.

Na era pré-histórica a incidência de cárie era muito baixa. Brown et al. (1994) relataram que o aumento da prevalência das lesões de cáries correlaciona-se ao período de agrupamento social do homem e ao desenvolvimento de comunidades. Nas grandes civilizações antigas, tais como Babilônia, Egito e Grécia, em conjunto com as modificações de hábitos e esplendor cultural, ocorreu paralelamente uma situação propícia para o aumento da ocorrência de cárie.

Durante o século XIX, o Mundo Ocidental enfrentou um crescente aumento na incidência de lesões de cárie, o qual teve continuidade durante a primeira parte do século XX. A industrialização e a abundante disponibilidade de açúcar são consideradas as maiores causas do aumento da incidência e da gravidade da cárie em crianças e adultos jovens. Atualmente, a cárie dentária tem distribuição mundial, no entanto, sua prevalência e gravidade variam significativamente em diferentes populações.

Na década de 1980, um definitivo declínio dessa incidência foi observado em algumas regiões do planeta, tais como Estados Unidos, Canadá e países escandinavos, decorrente da implementação de ações preventivas em relação à doença. Nos países em desenvolvimento observam-se ainda altas prevalências, principalmente porque muitos utilizam o açúcar como principal fonte de energia.

No Brasil, a diversidade do índice CPOD (número de dentes cariados, perdidos e obturados por dente) nas regiões do país reflete as diferenças culturais e econômicas. O Levantamento Epidemiológico em Saúde Bucal, zona urbana, realizado pelo Ministério da Saúde em 1986, revelou altos índices de cárie entre as crianças brasileiras, as quais apresentavam um dos maiores índices CPOD do mundo, em todas as idades analisadas. O CPOD médio evoluiu de 1,25 aos 6 anos para 3,61 aos 9 anos, atingindo 6,72 aos 12 anos.

Em 2003, o Levantamento Epidemiológico realizado pelo Ministério da Saúde relatou declínio de cerca de 60% na prevalência das lesões de cárie aos 12 anos de idade (CPOD= 2,78). O valor nacional estaria abaixo da meta proposta pela Organização Mundial da Saúde (menor que 3,0). Analisando as médias das regiões brasileiras isoladamente, observa-se que o índice foi satisfatório para as regiões Sul e Sudeste (CPOD: 2,31 e 2,30, respectivamente). Por outro lado, a realidade é diferente nas outras regiões (índices CPOD: Região Norte: 3,13; Nordeste: 3,19; Centro-Oeste: 3,16). Em outras faixas etárias avaliadas, o levantamento epidemiológico de 2003 apresenta índices mais elevados: entre os indivíduos de 35 a 44 anos o índice CPOD foi de 20,13; sendo 76% do índice composto por dentes perdidos. Na faixa etária de 65 a 74 anos o índice foi de 27,79, sendo 98% dentes perdidos.

Em 2006, o Ministério da Saúde no Brasil realizou novo levantamento epidemiológico sobre cárie, demonstrando que crianças com 12 anos de idade, residentes em 15 capitais brasileiras apresentaram índice CPOD médio menor que 3,0. Importante salientar que as crianças avaliadas eram residentes apenas em capitais de estado, o que pode ter influenciado nos resultados. Por outro lado, algumas capitais ainda persistiam índices elevados de doenças bucais como, por exemplo, Porto Velho (CPOD médio 4,99), Rio Branco (4,37), Boa Vista (6,30), Belém (4,49), Palmas (4,62), São Luiz (3,51), Natal (3,78) e João Pessoa (3,94).

## ESTUDO EXPERIMENTAL INICIAL SOBRE CÁRIE

A obtenção de animais assépticos ou *germ-free* possibilitou grande impulso no estudo da etiologia da cárie. Esses animais são nascidos por procedimentos assépticos (cesariana) e mantidos em condições especiais de isolamento do meio ambiente que os mantêm isentos de micro-organismos. Quando esses animais são inoculados com micro-organismos conhecidos são denominados gnotobióticos. Os animais que nascem em condições normais e são mantidos no ambiente natural do laboratório são chamados convencionais e possuem a microbiota característica da espécie.

### Experimentos sobre cárie

Vários experimentos importantes foram realizados, na década de 50, para comprovar que as bactérias eram essenciais na produção das lesões de cárie e também para estudar os outros fatores relacionados. A seguir são apresentados, resumidamente, os primeiros estudos experimentais sobre etiologia da cárie:

- Mc Clure e Hewit (1946) observaram que a administração de dieta cariogênica para ratos convencionais provocava lesões de cáries nesses animais. Quando o antibiótico penicilina era administrado juntamente com a dieta cariogênica, os autores observaram diminuição ou ausência da ocorrência de lesões de cárie.
- Kite et al. (1950) compararam os efeitos de dietas cariogênicas ricas em carboidratos em dois grupos de cães. O primeiro grupo se alimentou por via oral e o segundo grupo foi alimentado com a mesma dieta, porém administrada diretamente no estômago por meio de sonda gástrica (gavagem). Os resultados demonstraram que a frequência de cáries aumentou significativamente no grupo de cães que ingeria os carboidratos pela cavidade bucal. Por outro lado, a ocorrência de cáries foi muito reduzida quando a dieta era administrada por gavagem. Esse experimento demonstrou que a presença de carboidratos em contato direto com os dentes é necessária para a ocorrência de cáries.
- Orland et al. (1954) demonstraram que animais assépticos (*germ-free*) não desenvolviam lesões de cárie mesmo quando alimentados com dieta cariogênica, ao contrário dos animais convencionais. Quando estes animais assépticos eram inoculados experimentalmente com enterococos, tornando-se desta forma gnotobióticos, e eram alimentados com dieta cariogênica passavam a desenvolver lesões de cárie. Por outro lado, se fossem inoculados com bactérias proteolíticas mesmo recebendo dieta cariogênica não desenvolviam lesões de cárie.
- Fitzgerald e Keyes (1960) relataram que ratos gnotobióticos inoculados com estreptococos bucais e alimentados com dieta cariogênica desenvolviam lesões de cárie. Os autores isolaram estreptococos cariogênicos de hamsters e ratos.
- Keyes (1960) realizou experimento clássico que se tornou base para a cariologia. Inicialmente, fêmeas de hamsters albinos receberam penicilina, para suprimir a microbiota cariogênica, e dieta rica em carboidratos. Esses animais não desenvolveram lesões de cárie. Quando os descendentes dessas fêmeas foram alimentados com dieta cariogênica, eles permaneceram livres de cárie.
- No passo seguinte do experimento, os descendentes dos animas cárie-inativos foram colocados em contato com cárie-ativos ou com suas fezes, e alimentados com dieta cariogênica, e passaram a desenvolver cárie. Com esse experimento, Keyes sugeriu que a cárie é uma doença infecciosa e transmissível para hamsters e para o rato, e que a suscetibilidade depende da interação simultânea de três fatores: microbiota, dieta e hospedeiro.
- Krasse et al. (1968) realizaram estudos sobre a implantação de *Streptococcus mutans* em humanos. Os autores observaram que quando o indivíduo recebia dieta convencional verificava-se a implantação dificultada de *Streptococcus mutans*, os quais permaneciam na cavidade bucal por período máximo de 10 dias. Por outro lado, quando foi administrado sacarose de hora em hora, essa implantação se demonstrou duradoura. Krasse et al. (1968) concluíram que *Streptococcus mutans* cresce *in vitro* em meio com glicose e sacarose e que na boca ele não se implanta com glicose. Gibbons et al. (1966) concluíram que a implantação de *S. mutans* depende de outros fatores além da capacidade de crescer e que ele não se implanta em condições normais porque tem pequena capacidade de adesão aos dentes e às mucosas.

Os resultados das experiências com ratos assépticos e gnotobióticos (Tabela 29.1) demonstraram, resumidamente, que: a) as lesões de cárie não se desenvolvem na ausência de micro-organismos; b) as lesões de cárie só se desenvolvem em animais alimentados com uma dieta que contenha carboidratos fermentáveis; c) os micro-organismos cariogênicos fermentam os carboidratos sendo capazes de provocar lesões de cárie; d) não são todos os micro-organismos produtores de ácidos que provocam cárie.

Os resultados dos estudos experimentais com roedores (ratos, hamsters e camundongos) e primatas convencionais podem ser resumidos da seguinte maneira: a) a microbiota residente dos animais convencionais dificulta a fixação de micro-organismos que não pertençam a ela; b) os micro-organismos que provocam cárie em animais convencionais são estreptococos do grupo *mutans*, algumas amostras de *Streptococcus salivarius*, *Actinomyces viscosus*, *Lactobacillus fermentum*, *Lactobacillus salivarius* e *Streptococcus sanguis*. Esses micro-organismos são acidogênicos e capazes de competir com êxito com os membros da microbiota indígena, estabelecendo-se nos dentes; c) a propriedade de induzir cárie é variável. As amostras de estreptococos do grupo *mutans* são quase sempre cariogênicas, outros micro-organismos são muito variáveis em sua cariogenicidade; d) antibióticos administrados aos animais levam à redução da incidência e severidade das lesões de cárie.

### Dinâmica da formação da lesão de cárie

Atualmente, considera-se a cárie dentária como consequência do desequilíbrio entre os fatores de desmineralização

**TABELA 29.1 Cáries dentárias iniciadas por espécies de bactérias em ratos gnotobióticos**

| Lesões de superfícies lisas de esmalte | Lesões de fissura | Lesões de superfícies radiculares |
|---|---|---|
| *Streptococcus mutans** | *Streptococcus mutans* | *Streptococcus mutans* |
| *S. sobrinus* | *S. sobrinus* | *S. sanguis* |
| *S. rattus* | *S. rattus* | *S. salivarius* |
| *S. cricetus* | *S. cricetus* | *A. naeslundii* |
| | *S. sanguis* | *A. viscosus* |
| | *S. salivarius* | |
| | *Actinomyces naeslundii* | |
| | *viscosus* | |
| | *Lactobacillus casei* | |
| | *L. acidophilus* | |

* Todos os tipos de *Streptococcus mutans* selvagens exibem algum grau de cariogenicidade, enquanto somente algumas linhagens de outras espécies são ativas. Baseado em Menaker (1984) com modificações.

e remineralização, sendo função direta das condições que mantenham o pH bucal abaixo do valor crítico.

O esmalte dentário apresenta superfície com comportamento altamente dinâmico com o meio ambiente bucal. Enquanto for mantido um pH superior a 5,5, a composição da saliva em cálcio e fosfato é supersaturante em relação à solubilidade da hidroxiapatita. Nesta situação, a tendência físico-químico do dente é ganhar cálcio e fosfato do meio bucal (saliva).

Quando se atinge um pH menor que 5,5 na cavidade bucal, a composição da saliva torna-se subsaturante em relação ao produto de solubilidade da hidroxiapatita. Desta forma, a tendência físico-química é o dente perder cálcio e fosfato para o meio bucal até atingir novo estado de equilíbrio, ocorrendo consequente dissolução do esmalte. Esse fenômeno é chamado desmineralização.

O pH abaixo de 5,5 é chamado "crítico". Quando carboidratos fermentáveis são ingeridos, absorvidos pelo biofilme dentário e os micro-organismos bucais presentes no biofilme produzem ácido a partir desses carboidratos levando à diminuição do pH que pode atingir valores abaixo de 5,5. Em função de uma série de fatores e após decorrido certo tempo, o pH retorna ao normal. Quando são novamente restabelecidas condições físicas supersaturantes, a tendência do esmalte é ganhar cálcio e fosfato do meio bucal, tentando repor o perdido pelo processo de desmineralização. Esse fenômeno é chamado de remineralização.

## CARIOGENICIDADE DOS MICRO-ORGANISMOS BUCAIS

Os fatores que determinam a cariogenicidade ou virulência dos micro-organismos bucais têm sido extensivamente estudados em diversas pesquisas laboratoriais e clínicas.

Virulência é definida como a capacidade de um micro-organismo de superar os mecanismos de defesa do hospedeiro e causar danos aos seus tecidos. Essa definição sugere que a virulência não é uma característica absoluta, uma vez que a resistência do hospedeiro e os fatores ambientais também estão envolvidos. Algumas vezes, a virulência é também definida em termos de tecido-alvo; *Neisseria meningitidis*, por exemplo, pode estar presente na cavidade nasal sem apresentar virulência à mucosa, porém ao alcançar as meninges pode produzir doença. Linhagens de *Streptococcus mutans* e *Streptococcus mitior* podem causar tanto endocardite como cáries dentárias.

Devido à complexidade da cárie como um processo de doença, torna-se difícil explicar o que é virulência nos micro-organismos associados à doença, pois não há uma característica única que possa ser responsabilizada pela virulência. Em *Corynebacterium diphtheriae* ou em *Clostridium botulinum*, a virulência pode ser diretamente relacionada à produção de toxinas específicas; ao contrário, os micro-organismos bucais devem apresentar uma série de características para serem potencialmente cariogênicos.

São considerados fatores intrínsecos da cariogenicidade (virulência) dos micro-organismos bucais: a) mecanismos de aderência à cavidade bucal; b) capacidade de produzir ácido (acidogenicidade); c) capacidade de sobreviver em meio ácido (potencial acidúrico); d) formação e utilização de polissacarídeos intra e extracelulares.

Os agentes etiológicos primários da cárie dentária supragengival são os estreptococos do grupo *mutans* (*Streptococcus mutans* e *S. sobrinus*) e os lactobacilos, enquanto para cárie radicular *Actinomyces* spp. são envolvidos. A cárie dentária é o resultado da seleção de uma microbiota cariogênica, em decorrência da ingestão frequente de açúcar (principalmente sacarose) pelo hospedeiro.

O biofilme dentário apresenta um microecossistema de micro-organismos que exibem características fisiológicas muito variadas, incluindo o metabolismo de carboidratos que resulta na produção de ácidos com subsequente decréscimo no pH do meio ambiente e desmineralização das superfícies dentárias e formação da cárie dentária. No ecossistema microbiano do biofilme dentário, as bactérias não *mutans* (principalmente *Streptococci* não *mutans* e *Actinomyces*) representam micro-organismos chave responsáveis pelo estágio de estabilidade dinâmica do biofilme. A adaptação dos micro-organismos ao pH ácido e a subsequente seleção de bactérias não *mutans* acidogênicas apresentam papel significativo, desestabilizando a homeostasia do biofilme e facilitando a perda de mineral da superfície dentária (desmineralização), o que caracteriza o estágio acidogênico. Com o estabelecimento do pH ácido, estreptococos do grupo *mutans* e outras bactérias acidúricas se estabelecem e aumentam em número, promovendo maiores períodos de desmineralização e desenvolvimento da lesão (estágio acidúrico).

Os micro-organismos não *mutans* apresentam atividades fisiológicas muito diversificadas, sugerindo que os mesmos são generalistas, versáteis o suficiente para se adaptar às variadas condições do biofilme supragengival, o que explica sua dominância no biofilme. Por outro lado os estreptococos do grupo *mutans* são mais especializados no metabolismo dos açúcares (principalmente sacarose) e produção de ácidos, o que os torna menos competitivos para sobreviver no meio ambiente do biofilme supragengival.

## Estreptococos bucais

Os estreptococos bucais são as espécies que predominantemente habitam a cavidade bucal e o trato respiratório superior de humanos e animais. Esses estreptococos não eram tipáveis pela classificação de Lancefield (1933) e foram classificados por meio de estudos genéticos baseados na análise da sequência do gene 16S rRNA (Figura 29.2). O gênero *Streptococcus* é dividido atualmente em grupo beta-hemolítico piogênico e grupo *viridans* alfa-hemolítico. As espécies classificadas no grupo *viridans* são as comumente encontradas na cavidade bucal e são consideradas estreptococos bucais. Os estreptococos viridans podem ser subdivididos em grupos *mutans, bovis, salivarius, mitis e anginosus*. Algumas espécies dos grupos *mitis* e *anginosus* são consideradas patógenos nos tecidos e órgãos além da cavidade bucal, enquanto as espécies do grupo *mutans* são geralmente associadas às lesões de cárie dentária (Figura 29.2). No grupo dos estreptococos do grupo *bovis* estão incluídas espécies encontradas na garganta e intestino de humanos e animais.

## Estreptococos do grupo *mutans*

*Streptococcus mutans* foi isolado por Clarke (1924) a partir da lesão de cárie, associando-o à etiologia da doença. Como sua forma era mais oval que esférica, parecendo ser uma forma mutante de estreptococo, o autor denominou o isolado de *S. mutans*. Em 1986, a espécie *S. mutans* foi reclassificada em 7 espécies, sendo denominados como estreptococos do grupo *mutans*, considerando-se diferenças de virulência e sorotipagem.

Os estreptococos são cocos Gram-positivos, imóveis, catalase-negativos, que formam cadeias curtas ou médias em meio líquido. No ágar sangue produzem hemólise tipo alfa (viridante) ou ausência de hemólise. Quando cultivados em presença de sacarose, apresentam cápsula de glicano e levano e produzem polissacarídeos extracelulares insolúveis. Fermentam manitol e sorbitol e não são exigentes para seu crescimento como os demais estreptococos. Desenvolve-se bem em pH ácido (4,3).

O meio seletivo mais utilizado para estreptococos do grupo *mutans* é o ágar *Mitis salivarius* com 20% de sacarose e 0,2 unidade internacionais (UI) de bacitracina por mL de meio (MSBS). O meio de cultura *Mitis salivarius* foi desenvolvido por Chapman em 1946 e contém azul tripan e cristal violeta como agentes seletivos. Esse meio, acrescido de telurito de potássio a 1% (Chapman, 1947) foi utilizado por muito tempo no isolamento de estreptococos da cavidade bucal (*Streptococcus mitis, Streptococcus salivarius* e enterococos). Posteriormente, Gold et al. (1973) propuseram a adição de 15% de sacarose e 0,2 UI de bacitracina por mililitro ao meio *Mitis salivarius*, surgindo o MSBS,

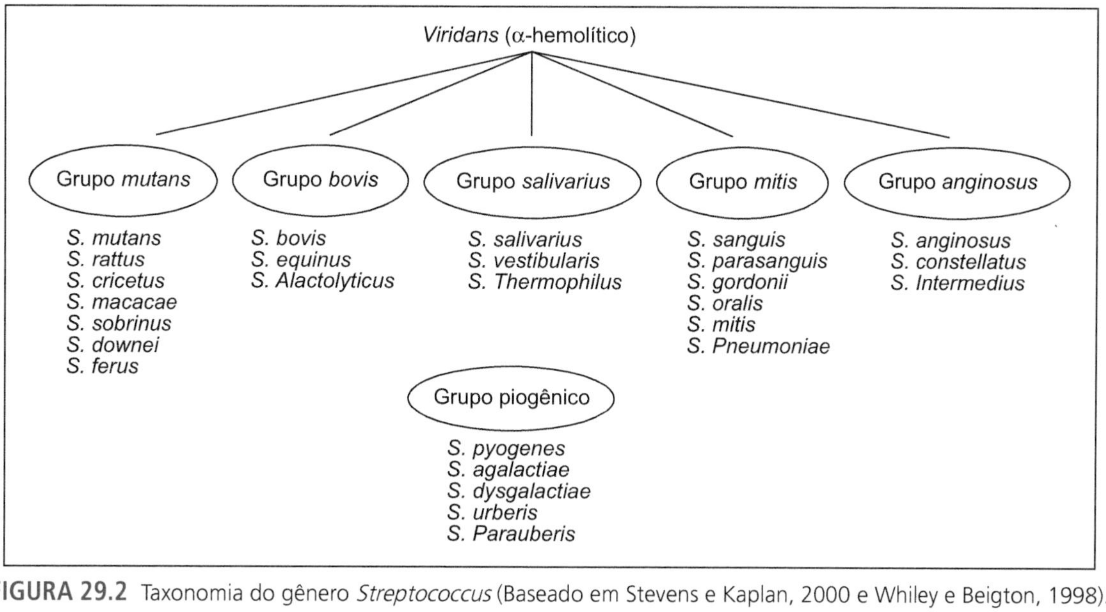


FIGURA 29.2 Taxonomia do gênero *Streptococcus* (Baseado em Stevens e Kaplan, 2000 e Whiley e Beigton, 1998).

que tem sido extensivamente utilizado. Uma desvantagem desse meio de cultura é o prazo de validade (7 dias), devido a presença da bacitracina em sua constituição. Em ágar *Mitis Salivarius* Bacitracina Sacarose, os estreptococos do grupo *mutans* crescem como colônias convexas, opacas, com aparência de vidro esmerilhado.

Existem outros meios de cultura que podem ser utilizados para o isolamento de estreptococos do grupo *mutans*: a) $SB_{20}$, contendo sacarose e bacitracina (Darvey e Rogers, 1984); b) ágar GSTB, contendo glicose, sacarose, telurito de potássio e bacitracina (Tanzer et al., 1984); e c) ágar MSKB constituído pelo *Mitis salivarius* acrescido de sorbitol, sulfato de canamicina e bacitracina (Hirasawa & Takada, 2003).

Os estreptococos do grupo *mutans* foram originalmente descritos como uma única espécie: *Streptococcus mutans*. Posteriormente, foram classificados por Bratthall (1970) em cinco tipos sorológicos com base em seus carboidratos antigênicos da parede celular: *a*, *b*, *c*, *d*, *e*. Perch et al. (1974) identificaram mais 2 tipos: *f*, *g*. Beighton et al. (1981) identificaram no biofilme dentário de macaco mais um tipo: *h*. Posteriormente, esses vários sorotipos foram classificados em espécies independentes:

- *Streptococcus mutans* (que inclui os sorotipos *c*, *e* e *f*): principal espécie em biofilme dentário humano e relacionado com a etiopatologia da cárie;
- *Streptococcus sobrinus* (sorotipos *d* e *g*): isolado a partir da microbiota bucal humana e tem provável participação no processo da cárie dentária;
- *Streptococcus cricetus* (sorotipo *a*): encontrado em hâmsters e ratos, raramente em humanos.
- *Streptococcus rattus* (sorotipo *b*): encontrado em microbiota bucal e biofilme dentário de ratos e raramente no homem.
- *Streptococcus macacae* (sorotipo *c*): encontrado na microbiota bucal e biofilme dentário de símios;
- *Streptococcus downei* (sorotipo *c*): também encontrado como parte da microbiota bucal de símios;
- *Streptococcus ferus* (sorotipo *c*): isolado a partir da microbiota bucal e biofilme dentário de ratos selvagens.

Estudos realizados sobre o biofilme dentário de humanos indicaram que *Streptotococcus mutans* é pandêmico, sendo isolado de populações de diversas origens étnicas e socioeconômicas. *Streptococcus mutans* é encontrado em grande número na placa isolada de populações cárie-ativas e mais frequentemente de biofilme de lesões de cárie do que de biofilmes que recobrem superfícies dentárias sadias. A concentração de estreptococos do grupo *mutans* na saliva humana pode apresentar variação desde não detectável até $10^7$ unidades formadoras de colônias por mililitro (ufc/mL), com concentração média de $10^5$ ufc/mL de saliva.

*Streptococcus sobrinus* é isolado a partir das superfícies dentárias e lesões de cárie em seres humanos; *Streptococcus cricetus* e *Streptococcus rattus* são endontrados na cavidade bucal de ratos, hâmsters e ocasionalmente humanos. *Streptococcus downei* e *Streptococcus macacae* podem ser isolados de biofilme dentário de macacos, principalmente de *Macaca fascicularis*. *S. ferus* é encontrado em cavidade bucal de ratos selvagens.

A transmissibilidade de *Streptococcus mutans* e *Streptococcus sobrinus* entre humanos tem sido amplamente estudada na literatura com relatos de resultados consistentes principalmente com a aplicação de técnicas de biologia molecular. A contaminação salivar de xícaras, copos ou talheres que poderia explicar a transmissão de *Streptococcus mutans* de pais para crianças já foi relatada. Existem também relatos de transmissão de *Streptococcus mutans* para crianças a partir de suas babás ou entre crianças que frequentavam a mesma creche. Mães com alta concentração salivar de *Streptococcus mutans* ($10^5$ ufc/mL) têm maior probabilidade de infectar seus filhos do que mães com baixos níveis desses micro-organismos na saliva.

A disseminação intrabucal de *Streptococcus mutans* em um mesmo indivíduo não ocorre facilmente, mas pode ocorrer pelo uso de uma sonda exploradora infectada, ou ainda pelo uso incorreto do fio dental.

O importante papel etiológico dos estreptococos do grupo *mutans* no processo de cárie foi estudado por vários autores, sendo a contagem desse grupo de micro-organismos frequentemente utilizada para o diagnóstico e propósitos preditivos em cariologia. A relação entre alta contagem de estreptococos do grupo *mutans* e alta atividade de cárie já foi estabelecida na literatura. Contagens desse grupo de micro-organismos também têm sido utilizadas na avaliação dietética, já que seus níveis são bastante sensíveis à dieta. A relação entre o nível de infecção por estreptococos do grupo *mutans* e o risco de cárie em fissuras e nas superfícies interproximais já foi demonstrado.

Estreptococos do grupo *mutans* podem induzir cárie quando implantados em modelos animais experimentais (macacos, ratos e hamsters). Observou-se, entretanto, que lesões de cárie obtidas com a participação de *Streptococcus mutans* e da microbiota normal da boca são mais extensas e frequentes do que só com *Streptococcus mutans*. As principais propriedades que podem ser relacionadas à capacidade dos estreptococos *mutans* de produzir lesões cariosas são: a) sintetizar polissacarídeos insolúveis no metabolismo da sacarose; b) formar ácido lático por meio da fermentação de carboidratos (acidogenicidade); c) colonizar superfícies dentárias; d) apresentar maior potencial acidúrico em relação aos outros estreptococos.

*Streptococcus mutans* desenvolveram um sistema enzimático para o metabolismo da sacarose, considerada a substância mais cariogênica consumida por seres humanos. *Streptococcus mutans* converte sacarose em glucano, polímero de glicose extracelular, utilizando três enzimas denominadas glicosiltransferases (GtfB, GtfC e GtfD). As enzimas GtfB e GtfC estão associadas à parede celular bacteriana e sintetizam glicano insolúvel em água, enquanto GtfD é secretada e sintetiza primariamente glicano solúvel em água. Os glicanos de alto peso molecular são principalmente mutano (ligações alfa – 1,3 – insolúvel) e dextrano (ligações alfa –1,6 – solúvel).

Os produtos de GtfB e GtfC insolúveis em água parecem ser os maiores responsáveis pela adesão de *Strepto-*

*coccus mutans* aos dentes e promoção de cárie dentária em superfícies lisas. Essa reação também é responsável pela agregação de *Streptococcus mutans* quando cultivados em meio contendo sacarose. As células de *Streptococcus mutans* possuem receptores na superfície celular, semelhantes a lectinas, que permitem que o mesmo se una às superfícies dentárias e outras superfícies sólidas na cavidade bucal. Os glicanos conferem aos micro-organismos a capacidade de aderir às superfícies lisas dos dentes e formar a matriz do biofilme dentário.

Enzimas associadas à célula do micro-organismo utilizam a sacarose como substrato, separando-a em glicose e frutose, e por fermentação clássica produzem energia e grande quantidade de ácido láctico. Algumas moléculas de glicose provenientes da sacarose são convertidas em polissacarídeo intracelular de alto peso molecular (amilopectina ou glicogênio). Esse processo proporciona armazenamento de material para o metabolismo energético quando nenhum substrato exógeno for encontrado no organismo. Além disso, *Streptococcus mutans* pode produzir hidrolases glicosídicas que extraem hidratos de carbono da saliva para usar como fonte de energia.

*Streptococcus mutans* são classificados como homofermentadores, ou seja, o único produto da fermentação da glicose é o ácido lático. São altamente acidogênicos, podendo levar um pH inicial de 7,0 a um valor final de 3,4 em um período de 18 a 24 horas de crescimento em meio de cultura. Esse micro-organismo tem a habilidade de permanecer em meio ácido (acidúrico) e, quando comparado com outras espécies bucais de estreptococos, permanece viável em pH baixo por um período de tempo muito maior.

Amostras cariogênicas de *Streptococcus mutans* contêm bacteriófagos lisogênicos que não têm sido isolados de amostras não cariogênicas. *Streptococcus mutans* não cariogênicos não têm capacidade de aderência ao vidro e capacidade diminuída para formar polissacarídeos insolúveis. Se esses mutantes são infectados com fagos lisogênicos, eles se transformam, adquirindo habilidade para aderir-se e formar abundante quantidade de polissacarídeos insolúveis.

*Streptococcus mutans* produzem bacteriocinas, conhecidas como mutacinas, capazes de inibir o crescimento de várias bactérias Gram-positivas e algumas Gram-negativas. Fabio et al. (1987) observaram, em amostras de placa, que a relação entre *S. mutans* e outros estreptococos era favorável aos primeiros quando estes produziam mutacinas, e desfavorável quando em placas colonizadas por fracos produtores ou não produtores.

### Estreptococos do grupo *salivarius*

Os estreptococos do grupo salivarius são usualmente não hemolíticos em ágar sangue, entretanto, algumas cepas podem levar à α ou β-hemólise. Quando cultivados em meios sólidos contendo sacarose, crescem como colônias mucosas grandes devido à alta produção de frutano solúvel.

*Streptococcus salivarius* é encontrado no biofilme dentário, garganta e nasofaringe, entretanto, seu habitat natural é considerado o dorso da língua. Algumas cepas de *S. salivarius* podem colonizar sobre os dentes de hamsters e ratos gnotobióticos, resultando em atividade de cárie moderada. Em humanos apresentam pequeno grau de cariogenicidade, estabelecendo-se muito cedo na boca de recém-nascidos. Aparecem na microbiota bucal logo após o nascimento. Quando cultivado em caldo sacarosado produz levano e algumas amostras podem produzir dextrano. Em ágar *Mitis Salivarius* Bacitracina Sacarose (MSBS) crescem como colônias grandes, mucoides ou viscosas. Não produzem hemólise em ágar sangue e em caldo glicosado podem levar a um pH final de 4,0 a 4,4. Produzem ácido a partir de glicose, sacarose, maltose, rafinose e usualmente trealose e lactose.

*Streptococcus vestibularis* é comumente isolado da cavidade bucal de humanos, em particular da região de mucosa vestibular. *Streptococcus thermophilus* é geralmente isolado do leite, porém seu hábitat natural não é conhecido.

### Estreptococos do grupo *anginosus*

A maioria das amostras dos estreptococos do grupo anginosus produzem α-hemólise ou não são hemolíticos em ágar sangue. Não produzem polissacarídeos extracelulares em ágar contendo sacarose. O crescimento é aumentado na presença de $CO_2$ e algumas amostras requerem condições de anaerobiose para o seu desenvolvimento. *Streptococcus constellatus* e *Streptococcus intermedius* podem ser isolados da cavidade bucal humana, trato respiratório superior e a partir de infecções purulentas em humanos.

### Estreptococos do grupo *mitis*

Os estreptococos do grupo *mitis* são geralmente α-hemolíticos em ágar sangue. Não produzem polissacarídeos extracelulares em ágar contendo sacarose.

*Streptococcus sanguis* é um dos estreptococos predominantes que colonizam os dentes. Alguns autores preferem denominar *Streptococcus sanguis* de *Streptococcus sanguinis*, porém as duas nomenclaturas são encontradas na literatura. Algumas cepas de *S. sanguis* têm cariogenicidade mínima para animais, mas a maioria não apresenta essa característica. As lesões de cárie produzidas por *S. sanguis* ocorrem principalmente em sulcos e são significantemente menores que as produzidas por estreptococos do grupo *mutans*. *S. sanguis* são isolados de biofilmes dentários e também do dorso da língua, sendo dificilmente encontrado na garganta. Algumas cepas são alfa-hemolíticas e outras são beta e não hemolíticas. A maioria das amostras produz polissacarídeo extracelular glicano. Produzem ácido a partir da glicose, sacarose e trealose. *Streptococcus sanguis* tipo II atualmente é designado de *Streptococcus oralis* (Dahlén, 1993).

*Streptococcus gordonii* e *Streptococcus oralis* são isolados da cavidade bucal humana e faringe, *Streptococcus parasanguis* pode ser encontrado na garganta e em isolados clínicos humanos de sangue e urina. A fonte de *Streptococcus crista* é a garganta e cavidade bucal humanas. *Streptococcus pneumoniae* é encontrado no trato respiratório superior de humanos e animais domésticos, exsudados inflamatórios e vários tipos de fluidos de humanos com alguma patologia.

### Lactobacilos e cárie

Historicamente, os lactobacilos foram os primeiros micro-organismos implicados no desenvolvimento das lesões de cárie. Os lactobacilos estão diretamente correlacionados com a alta e frequente ingestão de carboidratos. Assim, a contagem de lactobacilos pode ser usada tanto para avaliação do risco de cárie quanto para avaliar o efeito das alterações dietéticas. Alguns trabalhos na literatura demonstram correlação entre altas contagens desse micro-organismo e atividade clínica de cárie. Outros trabalhos demonstraram, entretanto, melhor correlação entre contagens negativas de lactobacilos e ausência de atividade de cárie. Já em 1978, Burnett et al. relatam, em clássico livro de microbiologia bucal, que as numerosas investigações sobre cárie e lactobacilos permitiam as seguintes conclusões sobre os lactobacilos: a) raramente estão ausentes de bocas de adultos portadores de dentes; b) aumentam em número nas superfícies do esmalte e nas placas, antes do aparecimento da cárie; c) o aumento do número de lactobacilos da saliva precede de 3-6 meses o aparecimento de lesões de cárie; d) aumentam na saliva, quando há aumento na predisposição à cárie; e) a ingestão de quantidades maiores de carboidratos refinados aumenta a população de lactobacilos na saliva e a atividade de cárie.

Lactobacilos são bastonetes Gram-positivos, não esporulados, que em geral crescem melhor sobre condições de microaerofilia. O isolamento e a contagem de lactobacilos são facilitados pelo uso do meio seletivo de Rogosa, que evita o crescimento de muitos outros micro-organismos bucais pelo seu baixo pH (5,4) (Rogosa et al., 1951).

Os lactobacilos representam cerca de 1% da microbiota bucal, estando presentes na saliva em taxa de 0,1%. As espécies *Lactobacillus casei* e *Lactobacillus fermentum* são as mais comuns; *Lactobacillus acidophilus* é mais encontrado na saliva, enquanto *Lactobacillus casei* predomina no biofilme dentário e dentina cariada. Os lactobacilos instalam-se na cavidade bucal nos primeiros anos de vida e estão presentes em números elevados na saliva, no dorso da língua, nas membranas mucosas, no palato duro e no biofilme dentário. Estão correlacionados com progressão de cárie em dentina e cárie radicular, entretanto, quando presentes no biofilme podem auxiliam na acidificação do meio ambiente, favorecendo desmineralização. O número de lactobacilos também está aumentado na hipossalivação ou xerostomia. A presença de *L.acidophilus* e *L.casei* pode substituir outros lactobacilos do biofilme, atuando como efeito protetor. Esses micro-organismos são capazes de inibir o crescimento de *S. mutans*, outros estreptococos bucais e alguns periodontopatógenos *in vitro*. Os lactobacilos apresentam significante papel no ecossistema bucal, tanto na saúde quanto na cárie dentária. Não existe comprovação, entretanto, de uma espécie de lactobacilo que seja especialmente implicada na etiologia da cárie dentária. Por outro lado, espécies do grupo casei estão associadas com sua ocorrência.

### Actinomices e cárie

Actinomices são micro-organismos Gram-positivos, imóveis, não formadores de esporos, que se apresentam como bastonetes e filamentos variáveis consideravelmente em tamanho. Os filamentos geralmente são longos e finos, e podem ser ramificados. Na cavidade bucal as espécies *Actinomyces israelli* (anaeróbio obrigatório), *Actinomyces naeslundii* (genótipos I e II) e *Actinomyces odontolyticus* são as mais encontradas.

As espécies de *Actinomyces* fermentam glicose, produzindo em sua maioria ácido láctico, menor quantidade de ácido acético e succínico, e traços de ácido fórmico. O maior interesse está centrado em *A. naeslundii* devido a sua habilidade para induzir cárie radicular e destruição periodontal quando inoculados em ratos assépticos.

*Actinomyces* são bons formadores de biofilme, apresentando firmes depósitos sobre as superfícies dentárias em animais infectados. É o grupo de micro-organismos mais isolado da microbiota subgengival e da placa em indivíduos com cárie de superfície de raiz. *A. viscosus* forma levanos extracelulares e heteropolissacarídeos que consistem em hexosamina e hexoses.

Em ágar sangue, *Actinomyces israelli* pode crescer lentamente, formando colônias rugosas. Após 7 a 14 dias de incubação, as colônias são brancas, elevadas, opacas, apresentando bordos irregulares ou lobulados, e são denominadas colônias em dente molar.

## TESTES MICROBIOLÓGICOS DE ATIVIDADES DE CÁRIE

São recursos laboratoriais empregados para auxiliar na avaliação da atividade de cárie de um indivíduo. Os testes têm sido utilizados na pesquisa odontológica há muitos anos, e alguns deles têm sido adaptados para uso rotineiro na prática odontológica. Não há até o momento um teste ideal, porém, eles têm valor adicional para a motivação dos pacientes em programas de controle do biofilme dentário.

Inúmeros testes foram descritos na literatura. O fato de vários testes terem sido tentados pelos investigadores, para prognóstico da suscetibilidade individual à cárie, sugere que há necessidade de um bom teste e que nenhum dos métodos disponíveis é completamente satisfatório.

### Indicações

Os testes de atividade de cárie apresentam as seguintes finalidades para o cirurgião dentista (clínico) em sua clínica: a) determinar a necessidade de medidas para o controle e a prevenção de cárie; b) indicar a cooperação do paciente; c) atuar como auxílio na avaliação dos dados obtidos na anamnese; d) guiar o profissional na inserção de restaurações dispendiosas; e) auxiliar na avaliação do prognóstico; f) indicar sinal de cautela para o ortodontista na colocação de bandas e braquetes; g) identificar pacientes ou grupos de indivíduos com alto risco de cárie; h) determinar a frequência (necessidade) dos retornos periódicos.

Os testes de atividade de cárie podem ser utilizados para pesquisa, apresentando as seguintes finalidades: a) auxiliar na seleção de pacientes para estudo da doença cárie; b) auxiliar na avaliação do potencial dos agentes terapêuticos; c) indicar períodos de exacerbação e remissão da cárie.

Um teste adequado de atividade de cárie deve apresentar os seguintes requisitos: a) apresentar máxima correlação com o estado clínico do paciente; b) demonstrar máxima correlação com o aumento no número de novas lesões de cárie; c) ser acurado quanto à duplicação de resultados; d) ser de simples execução e requerer o mínimo de procedimentos e equipamentos; e) não ser dispendioso; f) apresentar resultados rapidamente.

## Contagem de lactobacilos (Rogosa et al., 1951)

Para determinação da concentração de lactobacilos na saliva, utiliza-se o meio de Rogosa (meio SL), que é ácido e apresenta altas concentrações de acetato de sódio e outros sais, bem como baixa tensão superficial. É seletivo para lactobacilos, entretanto, como sua seletividade não é absoluta, considera-se que esse método estima o número de micro-organismos acidúricos da saliva. A saliva colhida após estimulação com parafina é diluída em solução salina tamponada e 0,1 mL das diluições $10^{-1}$, $10^{-2}$, bem como da saliva pura são semeados em *pour-plate* em placas de Petri, e incubados a 37°C por 3 a 4 dias. A seguir as colônias características (discoides) são contadas, sendo calculada as unidades formadoras de colônias por mililitro (ufc/mL).

O número de lactobacilos na saliva parece ser estável durante o dia. Contudo, se a saliva é coletada antes do café da manhã e da escovação, números significantemente mais elevados de lactobacilos são obtidos, principalmente em indivíduos com número elevado desses micro-organismos. Além disso, o emprego da parafina para estimular a salivação pode levar a contagens variadas, assim como o tipo de alimento que o indivíduo comeu antes do teste (queijo, por exemplo, aumenta a contagem de lactobacilos). Essa variabilidade limita a utilização de uma única contagem de lactobacilos como análise quantitativa da atividade de cáries. Por conseguinte, amostragens repetidas são recomendadas. O teste é, portanto, relativamente demorado e o material empregado complexo.

A contagem de lactobacilos tem apresentado boa correlação com atividade de cárie na clínica, principalmente em comparações entre pacientes cárie-ativos e cárie-inativos. A quantificação de lactobacilos na saliva deve ser usada como parte da determinação do risco de cárie, podendo também ser utilizada no monitoramento da dieta do paciente, pois altos níveis desse micro-organismo na saliva apresentam correlação com o consumo de carboidratos (Tabela 29.2).

Indivíduos com baixa concentração de lactobacilos na saliva usualmente não desenvolvem novas lesões de cárie, entretanto, indivíduos com altas contagens são mais suscetíveis a desenvolver a doença. Por outro lado, resultados isolados de contagens de lactobacilos na saliva não devem ser considerados como prognóstico de cárie.

## Teste de Snyder

Mede a rapidez de formação de ácidos quando uma amostra de saliva estimulada é inoculada em ágar glicose contendo verde de bromocresol e pH entre 4,7 e 5,0. Indiretamente, o teste é uma medida de bactérias acidogênicas e acidúricas. É de simples execução, requer pouco equipamento, é necessário pouco treino e o custo é moderado.

Snyder (1951) e outros pesquisadores encontraram correlação entre o teste de Snyder e a contagem de lactobacilos, assim como alta correlação entre atividade clínica de cárie e o referido teste positivo. A melhor concordância ocorre, entretanto, entre teste negativo de Snyder e ausência de atividade de cárie. Alguns autores afirmam, entretanto, que nem o teste de Snyder nem a contagem de lactobacilos podem prever com exatidão para um indivíduo a extensão da expectativa de cárie (Tabela 29.3).

## Testes de avaliação de estreptococos do grupo *mutans*

Para correlação com atividade de cárie, os resultados da avaliação de estreptococos do grupo *mutans* são considerados: a) valor alto: acima de 1.000.000 de estreptococos do grupo *mutans*; valor baixo: menos de 100.000 de estreptococos do grupo *mutans*. Quando da obtenção dos valores intermediários, recomenda-se nova realização do teste.

### *Método convencional da placa de Petri*

A avaliação é realizada a partir de uma amostra diluída de biofilme dentário ou de saliva, semeada sobre o meio de cultura ágar *Mitis Salivarius* Bacitracina acrescido de 15% de sacarose (MSBS). Após 72 horas de incubação conta-se o número de colônias observando-se em microscópio estereoscópico. Representa um método semiquantitativo de avaliação de estreptococos do grupo *mutans* e parece haver correlação entre o número de colônias desses micro-organismos com a incidência de cárie. O valor é alto quando acima de 1.000.000 e baixo quando abaixo de 100.000. Existem

**TABELA 29.2 Contagem de lactobacilos na saliva (ufc/mL) e sua correlação com atividade de cárie**

| ufc de lactobacilos/mL saliva | Atividade de cárie |
|---|---|
| 0 - 1.000 | Pequena ou negativa |
| 1.000 - 5.000 | Discreta |
| 5.000 - 10.000 | Moderada |
| Maior que 10.000 | Acentuada |

**TABELA 29.3 Leituras do teste de Snyder após 24, 48 e 72 horas e sua interpretação da atividade de cárie**

| | Resultado após incubação durante | | |
|---|---|---|---|
| Atividade de cárie | 24 horas | 48 horas | 72 horas |
| Acentuada | Positivo | – | – |
| Moderada | Negativo | Positivo | – |
| Pequena | Negativo | Negativo | Positivo |
| Negativa | Negativo | Negativo | Negativo |

outros meios seletivos para estreptococos do grupo *mutans*, entretanto o MSBS é um dos mais utilizados.

### *Método da espátula saliva/língua*

Este método foi proposto por Köhler e Bratthall (1979) e avalia o número de estreptococos do grupo *mutans* na saliva, quando cultivada em ágar *Mitis salivarius* Bacitracina Sacarose. Mascando parafina por 1 minuto, o paciente desloca micro-organismos do biofilme para a saliva e então se introduz em sua boca um abaixador de língua esterilizado e faz-se 10 movimentos de rotação, de maneira que as duas faces do abaixador fiquem inoculados com a microbiota do indivíduo. O excesso de saliva é removido, retirando-se o instrumento da boca com o paciente de lábios fechados. Ambos os lados do abaixador de língua são pressionados sobre o meio de cultura vertido em placas para cultivo de superfícies (Rodac). Após 48 horas de incubação contam-se as colônias, obtendo-se a média das duas regiões semeadas da placa. Esse método evita a necessidade de se coletar a saliva e não necessita meio de transporte. A correlação com ufc/mL proposta pelos autores encontra-se na Tabela 29.4. Kristoffersson e Bratthall (1982) propuseram uma adaptação dessa técnica para quantificação de estreptococos do grupo *mutans* em espaços interproximais, utilizando cunha de madeira esterilizada para coleta.

### *Método da lâmina molhada* (Dip-Slide Test)

Proposto por Alaluusua et al. (1983), a saliva estimulada não diluída é colocada sobre a superfície de uma lâmina escavada de plástico (2 × 5 cm), contendo *Mitis salivarius* com 20% de sacarose. O excesso de saliva é retirado colocando-se a lâmina na posição vertical por 3 minutos. A seguir dois discos de papel contendo bacitracina são colocados na superfície do ágar, separados 2 cm um do outro. A lâmina é colocada dentro do tubo plástico protetor, ao qual é adicionado um comprimido gerador de $CO_2$. O conjunto é incubado a 37°C/48 horas, e após crescimento a quantidade de colônias que crescem dentro do halo de inibição da bacitracina é comparada a uma tabela fornecida pelo fabricante.

**TABELA 29.4 Correlação entre o número de colônias encontradas pelo método de Köhler e Bratthall (1979) e o número de ufc/mL de estreptococos de grupo *mutans* na saliva**

| Número de colônias | Valor correspondente de ufc/mL |
|---|---|
| 0 | < 400 |
| 0-20 | $0 - 10^5$ |
| 21-100 | $10^5 - 10^6$ |
| > que 100 | $> 10^6$ |

### *Técnica da imersão da lâmina* (Cariescreen-SM ou Dentocult-SM)

Proposto por Jordan (1986), utiliza o meio *Mitis salivarius* Sacarose sobre uma lâmina plástica. A saliva é coletada num tubo contendo tampão, no qual se dissolve previamente uma pastilha de bacitracina. A lâmina contendo meio de cultura é imersa na saliva diluída contendo bacitracina e recolocada dentro do tubo plástico que a protege. Coloca-se uma pastilha geradora de $CO_2$ dentro do tubo, e o conjunto é incubado a 37°C/48 horas. A quantidade de colônias é calculada comparando-se a uma tabela fornecida pelo fabricante.

### *Técnica de crescimento em superfícies sólidas*

Baseia-se na capacidade de crescimento dos estreptococos do grupo *mutans* em superfícies sólidas quando imersas em meio seletivo. O sistema *Strip mutans* encontrado no comércio (Dentocult Strip *Mutans*) é realizado seguindo-se a técnica: colocar com pinça esterilizada uma pastilha contendo bacitracina em um tubo contendo meio de cultura seletivo (alta concentração de sacarose e de bacitracina) e aguardar 15 minutos. A seguir estimular mastigação do paciente utilizando-se pedaço de parafina, utilizar uma tira plástica do teste, tocando em apenas um lado da mesma e colocar o outro lado na boca do paciente, realizando 10 movimentos de rotação. Remover a tira, solicitando que o paciente feche os lábios. A tira é imersa no meio de cultura e o conjunto é incubado a 37°C por 48 horas. Após esse período deixar a tira secar ao ar e o crescimento de colônias azuis características é comparado com padrão fornecido pelo fabricante. As tiras podem ser armazenadas, após correta fixação em álcool para comparações posteriores. Os resultados são classificados em escores 0, 1, 2 e 3, correspondendo aproximadamente às concentrações de $10^3$, $10^4$, $10^5$ ou $10^6$ UFC/mL de estreptococos do grupo *mutans* na saliva, respectivamente.

### Contagem de leveduras

A contagem de leveduras foi desenvolvida por Pienihakkinen et al. (1987), os quais correlacionam o número de leveduras com o número de novas lesões cariosas. Os fungos, apesar de não estarem diretamente relacionados à etiologia da cárie, são usados como micro-organismos indicadores. Saliva coletada sem estimulação é diluída até $10^{-2}$ e cada diluição, inclusive saliva pura, é semeada em placas contendo ágar Sabouraud Dextrose com Cloranfenicol (0,1 mg/mL de meio) e incubada a 37°C/48 horas. Contagens de leveduras acima de 400 ufc/mL de saliva são consideradas como indicadoras de alta atividade de cárie.

## TESTES SALIVARES PARA AVALIAR ATIVIDADE DE CÁRIE

Dois fatores devem ser considerados na avaliação do risco de cárie: fluxo salivar e capacidade-tampão.

### Velocidade do fluxo salivar

O paciente retém um pedaço de parafina na boca até que ele fique amolecido. Então a saliva produzida é deglutida e passa-se a contar o tempo quando ele começar a mastigar a parafina. A saliva é colhida em intervalos de tempo sobre um funil colocado em um tubo calibrado. Após 5 minutos cessa-se a mastigação e colhe-se a última porção de saliva estimulada. O volume é medido e a velocidade avaliada em mililitro/minuto. Para avaliação dos resultados considera-se: a) velocidade normal adulto: 1-2 mL/minuto; b) velocidade acentuadamente diminuída: menor que 0,7 mL/minuto; c) xerostomia: menor que 0,1 mL/minuto.

### Capacidade-tampão

Avalia a medida do pH da saliva após ser adicionado à mesma um ácido fraco. Nessa técnica 1 mL de saliva é adicionada em 3 mL de uma solução de HC1 0,005 N, e após agitação o tubo é mantido aberto durante 10 minutos para a remoção de $CO_2$, a seguir o pH é medido em pH metro ou com fita indicadora. Há tendência de uma relação inversa entre a capacidade-tampão da saliva e atividade de cárie. A saliva de indivíduos cujas bocas contêm um número considerável de lesões cariosas frequentemente tem capacidade-tampão mais baixa do que a saliva daqueles que são relativamente livres de cáries. Esse teste, contudo, não oferece uma correlação adequada com a atividade de cárie. Para avaliação dos resultados, considera-se: a) capacidade-tampão normal: pH final entre 5 e 7; b) capacidade-tampão baixa: pH final menor que 4; c) valores-limite: pH 4 a 5.

## FATORES RELEVANTES NA AVALIAÇÃO DO RISCO DE CÁRIE

A determinação do risco de cárie do paciente é considerada uma importante fase do plano de tratamento, portanto, os cirurgiões dentistas devem realizam essa avaliação na sua prática diária pelas seguintes razões: a) determinar tratamento preventivo efetivo de acordo com o grupo de risco; b) determinar o período de retorno do paciente; c) alertar o paciente sobre o seu risco de cárie de maneira que o mesmo possa ser estimulado a utilizar as medidas preventivas preconizadas; d) estimar o tempo para os retornos periódicos do paciente; e) alertar o paciente de que o risco de cárie pode mudar.

A Tabela 29.5 apresenta os principais fatores a serem considerados para avaliação do risco de cárie do paciente.

## CARIOGRAMA

Bratthall et al. (1997) desenvolveram um programa de computador interativo, chamado Cariograma, que foi desenvolvido para adultos, criado para ilustrar a inter-relação entre os fatores que contribuem para o desenvolvimento da cárie dentária. A finalidade do programa é educacional, ilustrando uma possível avaliação de risco, não

**TABELA 29.5 Fatores a serem considerados para avaliação do risco de cárie**

| Fatores primários | Fatores de avaliação | Fatores positivos | Fatores negativos |
|---|---|---|---|
| Hospedeiro | Gerais | Saúde boa<br>Ausência no uso de medicamentos | Doenças sistêmicas<br>Fármacos que afetam o fluxo salivar*<br>Medicamentos contendo sacarose |
| | Sociais | Condição sócioeconômica adequada<br>Horário regular de trabalho (ou estudo) | Condição socioeconômica inadequada<br>Mudanças de trabalho (ou estudo)<br>Estresse |
| | Dentes | Suplementação de flúor<br>CPOD/ceo baixo<br>Cárie em superfície de risco<br>Lesões de cárie duras e escurecidas | Ausência de Flúor<br>CPOD/ceo alto<br>Cárie em superfície não de risco<br>Lesões de cárie brancas e amolecidas |
| | Saliva | Fluxo salivar normal<br>Capacidade tampão da saliva normal | Fluxo salivar baixo<br>Capacidade tampão da saliva baixo |
| Dieta | Tipo | Balanceada | Deficiente |
| | Presença sacarose | Baixo consumo de sacarose<br>Sacarose apenas às refeições | Ingestão frequente de sacarose<br>Ingestão de grande quantidade de sacarose |
| Microbiota | Estreptococos | Baixo número | Alto número |
| | Lactobacilos | Baixo número | Alto número |
| | Leveduras | Baixo número | Alto número |
| | Biofilme dentário | Controlado<br>Boa higiene bucal | Acúmulo de biofilme dentário<br>Má higiene bucal |

* Antidepressivos, antipsicóticos, tranquilizantes, anti-hipertensivos, diuréticos.

substituindo, porém, a responsabilidade do profissional em fazer um correto exame clínico e anamnese detalhada, auxiliando na tomada de decisões adequadas. O programa avalia o risco da doença cárie, expressando seu resultado como a probabilidade de evitar lesões de cárie. É útil em várias situações, principalmente quando se deseja discutir com o paciente a importância dos fatores etiológicos da doença cárie. Possibilita demonstrar que o risco do paciente à doença pode ser alterado, através da adoção de medidas específicas.

Arai et al. (2003) avaliaram o risco de cárie em crianças de cinco a dez anos de idade pelo método convencional e pelo uso do programa Cariograma (versão 1.0 para PC Windows). Participaram do estudo 21 crianças nas quais foram realizados exame clínico, índice de placa bacteriana, de sangramento, CPOD, contagem de estreptococos do grupo *mutans*, determinação do fluxo salivar e capacidade tampão da saliva. Avaliou-se também a utilização de fluoretos, hábitos alimentares e doenças sistêmicas associadas. A seguir, os dados foram avaliados atribuindo-se escores de 0 a 3, os quais foram aplicados no Cariograma. Os resultados obtidos pelos autores demonstraram existência de correlação estatisticamente significativa entre a avaliação convencional de risco de cárie em crianças e a utilização do programa Cariograma.

## ASPECTOS IMUNOLÓGICOS DA CÁRIE DENTÁRIA

Os tecidos da cavidade bucal estão sob a proteção de componentes de defesa inatos e adaptativos. A função desses componentes é regular a colonização de micro-organismos, assim como prevenir a penetração de patógenos ou de substâncias nocivas nesses tecidos.

Os mecanismos de defesa inatos presentes na saliva não apresentam especificidade aos antígenos e não desenvolvem memória imunológica. Entretanto, os componentes desse tipo de resposta podem interagir com as imunoglobulinas salivares (da resposta adaptativa), resultando em aumento de suas atividades.

Os componentes imunes específicos são representados principalmente pelas imunoglobulinas. A secretoras (IgA-S), embora quantidades menores de IgG, IgM, IgD e IgE e fatores do complemento possam estar presentes, oriundos do sulco gengival como constituintes do fluido gengival. Também pelo sulco gengival podem migrar algumas células do sistema imunológico, que acabam atingindo a cavidade bucal.

As lesões de cárie de superfície lisa ocorrem pela interação de uma microbiota cariogênica, uma dieta contendo frequentemente carboidratos (principalmente a sacarose) e um hospedeiro suscetível. Como discutido no Capítulo 6, "Microbiologia da Cárie Dentária", a correlação entre os estreptococos do grupo *mutans* (principalmente *Streptococcus mutans* e *Streptococcus sobrinus*) e a cárie dentária de superfície lisa está bem estabelecida atualmente.

Como todo micro-organismo Gram-positivo, *Streptococcus* do grupo *mutans* possuem parede celular constituída de peptideoglicano, composto por N-acetilglicosamina, ácido N-acetil-murâmico e peptídeos, e ácidos teicoico ou lipoteicoico.

Vários antígenos proteicos foram identificados em sobrenadantes de cultura ou extratos celulares de *Streptococcus mutans* e foram chamados de antígenos estreptocócicos I, II, III e IV e antígenos A, B, C e D. Os antígenos I e II parecem ser uma única molécula denominada Ag I/II e é similar ao antígeno B. Os antígenos P1, SpaA e IF foram posteriormente identificados. Micro-organismos mutantes que não expressam antígeno I/II em suas paredes celulares são incapazes de aglutinar com componentes salivares ou de se ligar com hidroxiapatita coberta por aglutininas, o que indica a importância desse antígeno na aderência ao dente ou colonização do biofilme dentário.

*Streptococcus mutans* converte sacarose em glucano, polímero de glicose extracelular, utilizando três enzimas denominadas glicosiltransferases B, C e D (GtfB, GtfC e GtfD). As enzimas GTFB e GTFC são associadas à parede celular bacteriana e sintetizam primariamente glucano insolúvel em água, enquanto GtfD é secretada e sintetiza glucano solúvel em água. Esses polímeros associados às células bacterianas podem ligar-se à superfície dos dentes ou a outras bactérias, via glicosiltransferase ou por outros meios independentes de componentes ligadores de glucose. Esses polissacarídeos consolidam a fixação das bactérias aos dentes e contribuem para aumentar a estabilidade da matriz do biofilme dentário. Além de glucano, *Streptococcus mutans* sintetiza proteínas ligadoras de glucano, que também participam da aderência à superfície dos dentes e contribuem para cariogenicidade do micro-organismo, frutano em quantidades limitadas e amilopectina intracelular como carboidrato de reserva. Quando o carboidrato externo torna-se escasso, o micro-organismo metaboliza amilopectina intracelular produzindo ácido lático.

## MECANISMOS INESPECÍFICOS DE DEFESA PRESENTES NA CAVIDADE BUCAL

A saliva atua como defesa primária contra cárie. De fato, a diminuição do fluxo salivar pode levar ao aumento do aparecimento de cáries rampantes. Vários componentes inespecíficos presentes na saliva favorecem a eliminação dos micro-organismos bucais. Alguns componentes são secretados pelas próprias glândulas salivares e outros, provenientes do plasma, podem chegar às superfícies dentais e epiteliais da boca por meio do fluxo do fluido gengival que atravessa o epitélio juncional da gengiva. Esse fluido passa pelo sulco e chega à boca se misturando com a saliva e proporcionando novas características à saliva total.

Alguns componentes imunológicos inespecíficos também atuam na defesa da cavidade bucal e geralmente são provenientes do fluido gengival. Encontramos próximas às margens gengivais células fagocíticas, predominantemente neutrófilos (92%), capazes de ingerir e digerir *Streptococcus mutans*. Para que ocorra a fagocitose, os micro-organismos precisam ser reconhecidos pelos fagócitos por meio de receptores de reconhecimento padrão (PRRs) ou receptores para Fc de IgG ou proteínas do sistema complemento como C3b. Os PRRs reconhecem padrões moleculares associados aos patógenos (PAMPs), como o lipopolissacarídeo (LPS) e o peptideoglicano.

Depois da adesão, o fagócito emite pseudópodes e engloba totalmente os micro-organismos, mantendo-os em vacúolos chamados fagossomos. Uma vez no interior dos fagossomos, grânulos citoplasmáticos são transportados rapidamente e descarregam uma série de enzimas sobre os micro-organismos aprisionados. Os neutrófilos, por exemplo, secretam mieloperoxidase, lactoferrina, lisozima e fosfatase alcalina, que destroem os micro-organismos. Além disso, o fagócito ativado produz vários produtos derivados do oxigênio, como peróxido de hidrogênio, ânion superóxido e óxido nítrico, que são tóxicos para as bactérias. Muitas das enzimas utilizadas na fagocitose acabam sendo liberadas no meio e ajudam a controlar o crescimento microbiano.

Alguns componentes do sistema complemento, como C3, C4 e C5, são também encontrados no fluido gengival. Na presença de complexos antígeno-anticorpo, a cascata do sistema complemento pode ser ativada pela via clássica, auxiliando e completando a imunidade específica. Inespecificamente, a ativação da cascata pode ocorrer pela via alternativa, pela presença do biofilme dentário e alguns de seus constituintes, como LPS de bactérias Gram-negativas.

Em qualquer forma de ativação, o C3 é clivado em C3a e C3b, que desencadeiam os eventos subsequentes que levarão à citólise dos micro-organismos, facilitação da fagocitose e inflamação. A citólise é mediada pelo complexo de ataque à membrana formado pelos componentes C5-9, que chegam à superfície do micro-organismo depois da ativação de C5 pelos componentes do início da cascata, incluindo C3b. A ligação de C3b à superfície do micro-organismo também promove a interação com receptores especiais nos fagócitos, facilitando a sua fagocitose. Os componentes C3a e C5a, produtos da clivagem de C3 e C5, respectivamente, contribuem para o desenvolvimento do processo inflamatório, por meio da ligação a mastócitos, basófilos e plaquetas, que liberam substâncias vasoativas, e por atuarem como fatores quimiotáticos atraindo mais fagócitos ao local de ativação.

## MECANISMOS ESPECÍFICOS DE DEFESA PRESENTES NA CAVIDADE BUCAL

Como outras secreções de glândulas exócrinas a saliva possui anticorpos, predominantemente IgA secretória (IgAs). Os anticorpos são importantes componentes da resposta imune específica e fazem parte de um grupo de proteínas solúveis chamadas coletivamente de imunoglobulinas.

A estrutura molecular mais simples de anticorpo é denominada monômero. Um monômero típico tem a forma aproximada de um Y e possui duas cadeias leves de proteínas e duas pesadas, ligadas entre si por ligações dissulfeto. A digestão com papaína, uma enzima proteolítica, cliva a molécula de anticorpo em três fragmentos. Dois fragmentos

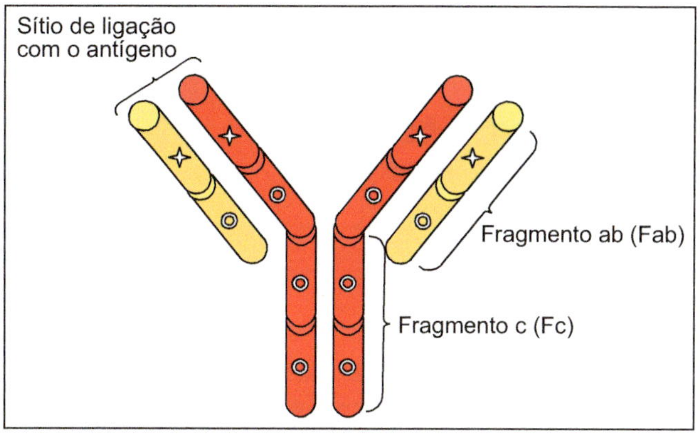


**FIGURA 29.3** Esquema de uma molécula de anticorpo mostrando duas cadeias leves (amarelo) e duas pesadas (vermelho), extremidades variáveis (✧) e regiões constantes (◎). A digestão com papaína separa a molécula em um fragmento Fc e dois fragmentos Fab.

idênticos, com atividade de ligação com antígeno, denominados Fab, e outro, sem atividade de ligação com antígeno, que cristaliza facilmente, denominado Fc. As regiões de ligação com antígeno são os braços do Y e suas pontas são regiões variáveis. A outra região da molécula, que inclui o fragmento Fc, é constante (Figura 29.3). A estrutura da cadeia pesada constante define a classe de um anticorpo e ela pode ser de 5 tipos principais nos seres humanos. As classes são designadas IgG, IgM, IgA, IgE e IgD, e desempenham diferentes papéis na resposta imune.

As classe IgG, IgD e IgE apresentam-se como monômeros, enquanto IgM e IgA geralmente apresentam-se como dois ou mais monômeros unidos.

A IgA é encontrada em pequenas concentrações no soro, mas é a forma mais comum nas membranas mucosas e nas secreções corporais como saliva, muco e lágrima. A IgA sérica circula como monômero enquanto a IgA secretória é um dímero, conectado por uma cadeia J. O dímero é envolvido por um componente secretório que protege as moléculas da degradação proteica (Figura 29.4). Nos humanos, existem duas subclasses de IgA, IgA1 e IgA2, que ocorrem em proporções similares na saliva e em outras secreções.

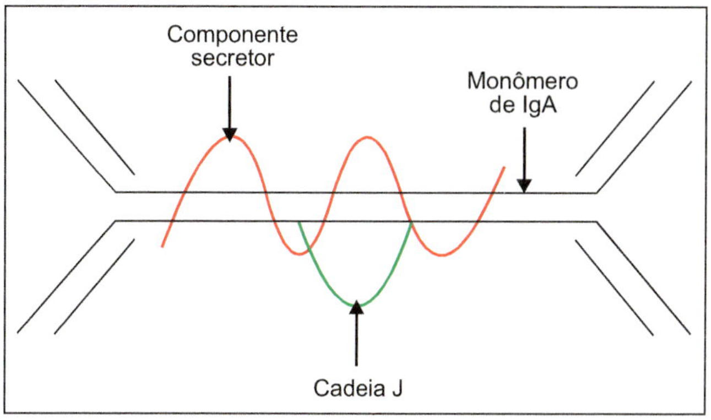


**FIGURA 29.4** Esquema da estrutura da IgA secretória, mostrando dois monômeros unidos pela cadeia J. O componente secretor atribui maior estabilidade a imunoglobulina na saliva e resistência a ação de enzimas proteolíticas e bacterianas.

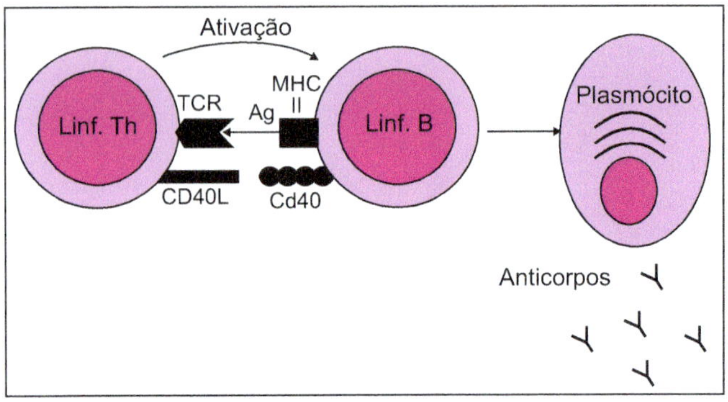


**FIGURA 29.5** Ativação de linfócito B pelo linfócito Th, diferenciação em plasmócito e secreção de anticorpos.

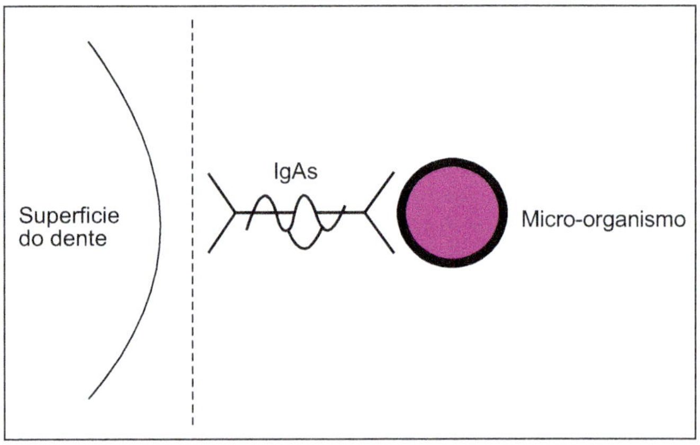


**FIGURA 29.6** Esquema ilustrando IgAs impedindo a aderência do micro-organismo à superfície dos dentes.

Como todo anticorpo, a IgA é produzida em resposta a seu antígeno específico. As células apresentadoras de antígeno, células dendríticas, macrófagos ou linfócitos B, precisam primeiramente endocitar, processar e apresentar o antígeno ao linfócito T auxiliar (CD4+). A ligação com o antígeno específico e a presença de sinais coestimulatórios ativam o linfócito T auxiliar, que passa a secretar citocinas ou expressar moléculas de superfícies capazes de ativar o linfócito B, também específico para o antígeno. O linfócito B ativado se diferencia em plasmócito que inicia a produção e secreção de imunoglobulinas, inicialmente da classe IgM (Figura 29.5).

Dependendo das citocinas secretadas pelo linfócito T auxiliar os linfócitos B podem trocar a classe das imunoglobulinas produzida para IgG, IgA, IgE ou IgD, sem alterar a sua especificidade.

As principais citocinas responsáveis pela troca de classe para IgA são TGF-alfa e IL-5. A maior produção de IgA nas mucosas acontece pela presença de linfócitos B com capacidade de produzir IgA na lâmina própria e nos folículos linfoides desses locais e da grande população de linfócitos T auxiliares secretores de citocinas indutoras da troca de classe para IgA. O porquê do predomínio destas populações nas mucosas ainda não foi esclarecido.

As IgA e a cadeia J são produzidas pelos plasmócitos presentes nas glândulas salivares e o componente secretor é produzido pelas células epiteliais secretórias dos ácinos das glândulas salivares.

Os antígenos estreptocócicos podem estimular a proliferação e diferenciação de células linfoides localizadas nas glândulas salivares, e a secreção de IgA. Uma vez produzidas, as IgA agem como aglutininas específicas, impedindo a aderência dos micro-organismos a receptores específicos nas superfícies mucosa ou dentária, e levando a sua remoção da cavidade da boca (Figura 29.6).

São secretados diariamente na cavidade bucal em média 100 mg de IgA, 1,4 mg de IgG e 0,2 mg de IgM, sendo a maior parte da IgG e IgM provenientes do fluido gengival.

Os anticorpos da classe IgG podem ligar células de *Streptococcus mutans* e facilitar sua destruição pelas células fagocíticas. Os fagócitos reconhecem a porção Fc das IgGs que recobrem a bactéria. As IgG também podem, juntamente com IgM, ativar o sistema complemento. O sistema complemento pode destruir diretamente as bactérias ou facilitar a fagocitose (Figura 29.7).

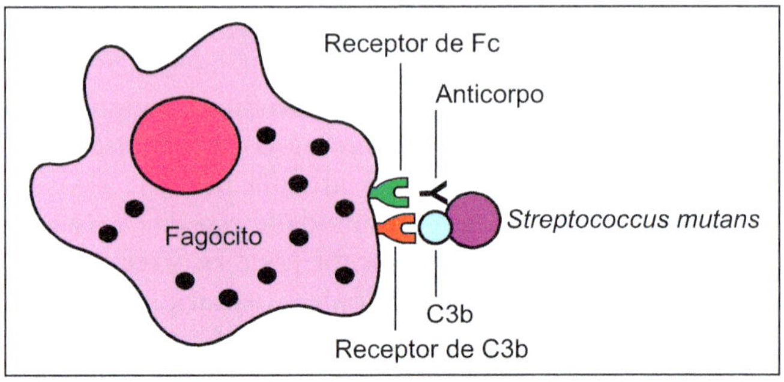


**FIGURA 29.7** Esquema ilustrando a facilitação da fagocitose dos micro-organismos por IgG e proteínas do sistema complemento.

Embora a resposta de linfócitos seja modesta, ela pode ser aumentada pelo acúmulo de biofilme dentário. As células estimuladas são predominantemente linfócitos T CD4+ que auxiliam os linfócitos B na produção de anticorpos.

## RESPOSTA IMUNE A *STREPTOCOCCUS MUTANS*

A reposta imune do hospedeiro a *Streptococcus mutans* é iniciada antes mesmo do nascimento. Anticorpos séricos IgG anti-*Streptococcus mutans* são transferidos passivamente da mãe para o feto pela placenta e também podem desempenhar papel importante no processo de imunização ativa anti-*Streptococcus mutans* na criança.

A saúde bucal da mãe durante a gestação pode influenciar a resposta imune da criança ante *Streptococcus mutans*. Foi observado que recém-nascidos de mães com cárie ativa apresentavam altos índices de IgA-S salivar, quando comparados com recém-nascidos de mães com dentes restaurados. Parece haver correlação significativa entre o índice de cárie em mães e a resposta proliferativa ante *Streptococcus mutans*, de linfócitos do sangue do cordão umbilical do neonato.

Entretanto, não existem resultados conclusivos sobre a influência do tratamento dentário a que a mãe é submetida durante a gravidez e a suscetibilidade à cárie da criança. Níveis séricos altos de IgG anti-*Streptococcus mutans* parecem ter efeito protetor contra o desenvolvimento de cárie dentária, e mães submetidas a tratamento odontológico durante a gestação apresentam menores níveis de IgG anti-*Streptococcus mutans*. De fato, tem sido demonstrado que indivíduos com cárie ativa apresentam títulos mais elevados de IgG sérica para antígenos de *Streptococcus mutans*.

Após o nascimento, a criança passa a ser imunizada naturalmente contra *Streptococcus mutans*. As mães transferem o micro-organismo pelo uso comum de colheres ou outros contatos bucais. Componentes celulares bacterianos passam pelo estômago, cuja acidez gástrica é ainda baixa, e chegando ao intestino podem induzir resposta imune sistêmica. Qualquer atraso na imunização natural contra *Streptococcus mutans* pode ocasionar maior suscetibilidade à cárie.

Vários anticorpos reativos contra *Streptococcus mutans* têm sido detectados no soro, na saliva e no colostro por vários pesquisadores, utilizando diferentes métodos.

Na saliva de qualquer indivíduo são encontradas IgA contra vários polissacarídeos tipo-específicos, ácidos lipoteicoicos, peptideoglicanos e AgI/II de *Streptococcus mutans*. Várias observações interessantes têm sido feitas com relação às respostas séricas e salivares para glicosil transferases (GTF) na população humana. Adultos jovens exibem diferentes níveis de anticorpos para GTF com níveis significativamente maiores para GTFD, quando comparados a GTFB ou GTFC. Também uma resposta de linfócitos T predominantemente para GTFD é encontrada. Portanto, as formas secretadas de GTF estimulam uma resposta mais forte que as formas associadas à parede celular, sugerindo que o micro-organismo direciona a resposta do hospedeiro para determinantes antigênicos não estruturais e, portanto, mais irrelevantes para sua eliminação.

Correlação positiva entre alta incidência de cárie e baixos níveis de IgA salivar total (independente da especificidade) tem sido demonstrada em alguns estudos, mostrando um papel para IgA na proteção contra cárie. Foi observado que *Streptococcus mutans* era mais rapidamente eliminado da cavidade bucal de pessoas com altos níveis de anticorpos que de pessoas com baixa atividade de anticorpos. De fato, pacientes com disfunção de imunoglobulinas mostram maior suscetibilidade à cárie.

Quanto à correlação dos níveis IgA salivar específica para *Streptococcus mutans* e cárie, alguns autores não relacionam níveis elevados com baixa experiência de cárie. Entretanto, alguns trabalhos observam títulos mais elevados de IgA na saliva de indivíduos sem lesão de cárie e também sugerem um papel protetor para essa imunoglobulina.

Portanto, o papel da IgA salivar tem sido discutido, seja em relação à inibição da colonização de *Streptococcus mutans*, seja na redução da atividade cariogênica do micro-organismo, sem que se tenha obtido resultados conclusivos. As diferenças na resposta imunológica para *Streptococcus mutans* parece depender do antígeno e do hospedeiro.

## IMUNIZAÇÃO COM *STREPTOCOCCUS MUTANS*

A imunização com *Streptococcus mutans* tem sido muito estudada e pode ser uma ferramenta importante no controle da cárie dentária. Duas diferentes hipóteses foram propostas para o mecanismo de controle imunológico contra cárie. A primeira hipótese afirma que as imunoglobulinas séricas são as principais responsáveis pelo efeito protetor, enquanto a segunda hipótese sugere que as IgA-S na saliva inibem a aderência de *Streptococcus mutans* à superfície dos dentes. Devemos lembrar que esses mecanismos não são necessariamente excludentes.

Foi observado que macacos imunizados por via subcutânea com células inteiras de *Streptococcus mutans* demonstravam altos títulos de anticorpos séricos da classe IgG e IgM, enquanto pouco aumento de IgA-S na saliva foi encontrado. Esses animais apresentavam números reduzidos de unidades formadoras de colônia (ufc) de *Streptococcus mutans* nas fissuras dentárias e desenvolviam pouca ou nenhuma cárie.

Diferente do estudo acima, outros evidenciaram a importância da imunidade local representada pela IgA secretória. Imunização local com células de *Streptococcus mutans* pode aumentar resposta de IgA-S salivar e reduzir o desenvolvimento de cárie em animais.

Originalmente, células inteiras de *Streptococcus mutans* eram usadas como antígenos, entretanto, foi observado que os animais imunizados desenvolviam não só anticorpos reativos com *Streptococcus mutans* mas também anticorpos reativos com tecido cardíaco. Diante do risco de desenvolvimento de lesões cardíacas e doenças autoimunes, iniciou-se uma busca pelo antígeno ideal, que pudesse induzir proteção contra cárie, mas não demonstrasse reatividade cruzada com antígenos próprios.

Componentes específicos da parede celular ou produtos celulares têm sido testados. Animais imunizados com AgI/II e com antígenos A e C têm demonstrado imunidade protetora contra cárie. O Ag I/II parece não induzir a produção de anticorpos de reatividade cruzada com o tecido cardíaco, diferente dos antígenos B, IF e P1, embora exista similaridade entre eles.

Imunizações com glicosiltransferase podem levar à proteção contra a colonização de *Streptococcus mutans* e cáries dentárias, e não estimulam reações cruzadas com tecidos humanos.

Preparações ribossomais de *Streptococcus mutans* demonstraram propriedades imunogênicas e protetoras contra cárie. Anticorpos antiribossomais inibem a produção de ácidos e o crescimento microbiano, e não apresentaram reações cruzadas com tecido cardíaco.

Os antígenos citados acima mais proteínas fibrilares de superfície, antígeno A, C, III, lipossomas contendo *Streptococcus mutans*, produtos de DNA recombinante são alguns dos antígenos candidatos à vacina anticárie.

Além da imunização ativa, a imunização passiva tem sido investigada. O uso de anticorpos monoclonais *anti-Streptococcus mutans* também leva à inibição da aderência dos estreptococos e resistência ao desenvolvimento de cárie.

Estuda-se a possibilidade da inserção de genes responsáveis pela síntese desses anticorpos em plantas ou alimentos.

A avaliação da segurança e efetividade clínica é provavelmente a parte mais importante dos futuros trabalhos. Deve ser lembrado, entretanto, que se trata do desenvolvimento de uma vacina contra uma doença que não é fatal e para a qual existem eficientes métodos preventivos.

## BIBLIOGRAFIA


Aaltonen AS et al. Maternal caries incidence and salivary close-contacts with children affect antibody levels to Streptococcus mutans in children. Oral Microbiol Immunol 1990; 5:12-18.

Aaltonen AS, Tenovuo J, Lehtonen OP. Antibodies to the oral bacterium Streptococcus mutans and the development of caries in children in relation to maternal dental treatment during pregnancy. Arch Oral Biol 1988; 33:33-39.

Alaluusua S et al. Slide-scoring method for estimation of Streptococcus mutans levels in saliva. Scand J Dent Res 1983; 92:127-133.

Alaluusua S. Salivary counts of mutans streptococci and lactobacilii and past caries experience in caries prediction. Caries Res 1993; 27:68-71.

Albrektsson TO, Bratthall D, Glantz POJ, Lindhe JT. Tissue preservation in caries treatment. London: Quintessence Books; 2001: 367.

Allen CM. Animal models of oral candidiasis: a review. Oral Surg Oral Med Oral Pathol 1994; 78:216-221.

Anderson MH, Bales DJ, Omnell K. Modern management of dental caries: the cutting edge is not the dental bur. J Am Dent Assoc 1993; 124:37-44.

Arai PS, Camargo ALR, Jorge AOC, Rego MA. Avaliação do risco de cárie em crianças através de método convencional e do programa Cariograma. J Bras Odontop Odontol Bebê 2003; 6:317-324.

Axelsson P. Diagnosis and risk prediction of dental caries. Chicago: Quintessence Books; 2000:307p.

Axelsson P. An introduction to risk prediction and preventive dentistry. Chicago: Quintessence Books; 1999:159p.

Barbachan-e-Silva B, Maltz M. Prevalence of dental caries, gingivitis, and fluorosis in 12-years old students from Porto Alegre–RS, Brazil, 1998/1999. Pesqui Odontol Bras 2001; 15:208-214.

Batoni G et al. Effect of removable orthodontic appliances on oral colonization by mutans streptococci in children. Eur J Oral Sci 2001; 109:388-392.

Beck J. The epidemiology of root surface caries. J Dent Res 1990; 69:1.216-1.221.

Beighton D et al. A simple biochemical scheme for the differentiation of Streptococcus mutans and Streptococcus sobrinus. Caries Res 1991; 25.

Beighton D, Russel RPB, Hayday, H. The isolation and characterization of Streptococcus mutans serotype h from dental plaque of monkeys (Macaca fascicularis). J Gen Microbiol 1981; 124:271-279.

Black GV. Dr. Black's conclusions reviewed again. Dent Cosmos, 1898; 40:440.

Bleiweis, AS et al. Cloning and inactivation of the gene responsible for a major surface antigen of Streptococcus mutans. Arch Oral Biol 1990; 35:15S-23S.

Bowden GHW. Microbiology of root surface caries in humans. J Dent Res 1990; 69:1.205-1.210.

Bowen WH, Tabak LA. Cariologia para a década de 90. São Paulo: Livraria Editora Santos; 1995:462.

Brasil. Ministério da Saúde. Secretaria Nacional de Programas Especiais de Saúde. Levantamento epidemiológico em saúde bucal: Brasil, zona urbana; 1986. Brasília; 1988. p. 137.

Bratthal D, Peterson GH, Stjernswärd JR. Cariograma: manual. São Paulo: Bios Comunicação; 1977:46.

Bratthall D. Demonstration of fine sorological groups of streptococcal strains resembling Streptococcus mutans. Odont Revy 1970; 21:143-152.

Brill N, Krasse B. The passage of tissue fluid into the clinically healthy gingival pocket. Acta Odontol Scand 1958; 16:233-237.

Brown LR et al. Quantitative comparisons of potencially cariogenic microrganisms cultures from noncarious root and coronal tooth surfaces. Infect Immun 1986; 51;765-770.

Brown P et al. Caries. Valparaíso: Ed.Universidad de Vina del Mar; 1994.

Burnett GW et al. Microbiologia oral e doenças infecciosas. 4 ed. Rio de Janeiro: Guanabara -Koogan; 1978. p. 765..

Camling E, Kohler, B. Infection with the bacterium Streptococcus mutans and salivary IgA antibodies in mothers and their children. Arch Oral Biol, v. 32; 1987. p. 817-23.

Carlsson J. A levansucrase isolated from Streptococcus mutans. Caries Res, v. 4; 1970. p. 97-113.

Caufield PW, Dasanayake AP, Li Y et al. Natural history of Streptococcus sanguinis in the oral cavity of infants: evidence for a discrete window of infectivity. Infect Immun, v. 68; 2000. p. 4018-23.

Chapman JT. A selective medium for oral streptococci. Am J Digest Dis, v. 13; 1946. p. 105.

Chapman JT. Relationship of non hemolytic and viridans streptococci in man. Trans NY Acad Sci, v. 10; 1947. p. 45.

Chia JS et al. Human T-cell responses to glucosyltransferases of Streptococcus mutans. Clin Diag lab Immunol, v. 8, n. 2; 2001. p.441-5.

Childers NK, Tong G, Michalek SM. Nasal immunization of humans with dehydrated liposomes containing Streptococcus mutans antigen. Oral Microbiol. Immunol., v. 12; 1997. p. 329-35.

Clarke JK. On the bacterial factor in the aetiology of dental caries. Br J Exp Pathol, v. 5; 1924. p. 141-7.

Consolaro A. Cárie dentária: histopatologia e correlações clínico-radiográficas. Bauru: Consolaro Editora; 1996. p. 48.

Costa AC, Chibebe Junior J, Pereira CA, et al. Susceptibility of planktonic cultures of Streptococcus mutans to photodynamic therapy with a light-emitting diode. Braz Oral Res; 2010; 24(4):413-8.

Costerton JW. How bacteria stick. Sci American, v. 238; 1978. p. 86-95.

Crossner CG. Salivary lactobacillus counts in the prediction of caries activity. Comm Dent Oral Epidemiol, v. 9; 1981. p. 182-90.

Cury JA. Uso do flúor. In: Baratieri LN et al. Dentística: procedimentos preventivos e restauradores. Rio de Janeiro: Quintessence; São Paulo: Editora Santos; 1992. p. 43-67.

Dahlén G, Wilkströn M. Occurrence of enteric rods, staphylococci and Candida in subgingival samples. Oral Microbiol Immun, v. 10; 1995. p. 42-6.

Darvey AL, Rogers AH. Multiple types of the bacterium Streptococcus mutans in the human mouth and their intra-family transmission. Arch Oral Biol, v. 29; 1984. p. 453-60.

Dawes C. How much saliva is enough for avoidance of xerostomia? Caries Res, v. 38; 2004. p. 236-40.

De Lorenzo JL. Microbiologia para o estudante de Odontologia. 1 ed. São Paulo: Editora Atheneu; 2004.

Edgar WM, Dodds MWJ. The effect of sweeteners on acid production in plaque. Int Dent J, v. 35; 1985. p. 18-22.

Edmondson EMS. Food composition and food cariogenicity factors affecting the cariogenic potencial of foods. Caries Res, v. 24; 1990. p. 60-71.

Edwardson S, Mejare B. Streptococcus milleri (Guthof) and Streptococcus mutans in the mouth of infants before and after tooth eruption. Arch Oral Biol, v. 23; 1978. p. 881-4.

Emilson CG, Krasse B. Support for and implications of the specific plaque hypothesis. Scand J Dent Res, v.93, 1985. p. 96-104.

Fabio U et al. Production of bacteriocin-like substances by human oral streptococci. Microbiologica, v. 10; 1987. p. 363-70.
Fantinato V, Rego MA, Jorge AOC. Avaliação do risco de cárie em crianças com e sem orientação domiciliar de saúde bucal. Rev Facul Odontol UNICID, v. 12; 2000. p. 23-33.
Fantinato V, Jorge AOC. Production of bacteriocin-like inhibitory substances (BLIS) by Streptococcus salivarius strains isolated from the tongue and thorat of children with and without sore thorat. Revista de Microbiologia, v. 30, n. 4; 1999. p. 332-334.
Fardal O, Turnbull RS. A review of the literature on use of chlorexidine in dentistry. J Amer Dent Assoc, v. 112; 1986. p. 863-9.
Fejerskov O, Kidd E. Cárie dentária: a doença e seu tratamento clínico. São Paulo: Santos; 2005. p. 341.
Filler SJ et al. Effect of immune bovine milk on Streptococcus mutans in human dental plaque. Arch Oral Biol, v. 36; 1991. p. 41-7.
Fitzgerald RJ, Keyes PH. Demonstration of the etiologic role of streptococci in experimental caries in the hamster. J Am Dent Assoc, v. 61; 1960. p. 24-33.
Fitzgerald RJ. Plaque microbiology and caries. Alab J Med Science, v. 5; 1968. p. 239-46.
Frandsen EPG et al. Ecology of viridans streptococci in the oral cavity and pharynx. Oral Microbiol Immunol, v. 6; 1991. p. 129-33.
García-Godoy F et al. Pediatric dentistry. Dent Clin North Amer, v. 44; 2000. p. 443-716.
Germaine GR. Infant infection with Streptococcus mutans: source and prevention. North Dent, v. 63; 1984. p. 18-20.
Gibbons RJ et al. Dental caries and alveolar bone loss in gnotobiotic rats infected with capsule forming streptococci of human origin. Arch Oral Biol, v. 11; 1966. p. 549-60.
Gibbons RJ, Banghart SB. Synthesis of extracelular dextran by cariogenic bacteria and its presence in human dental plaque. Arch Oral Biol, v. 12; 1967. p. 11-24.
Gibbons RJ, Fitzgerald RJ. Dextran-induced agglutination of Streptococcus mutans, and its potential role in the formation of microbial dental plaques. J Bacteriol, v. 98; 1969. p. 341-6.
Gibbons RJ, Nygaard, M. Synthesis of insoluble dextran and its significance in the formation of gelatinous deposits by plaque-forming Streptococci. Arch Oral Biol, v.13, p. 1249-62.
Gibbons RJ, Van Houte J. On the formatiom of dental plaques. J Periodontol, v. 44; 1973. p. 347-60.
Gold OG et al. A selective medium for Streptococcus mutans. Arch Oral Biol, v. 18; 1973. p. 1357-64.
Gomes-Pinto V. Índice de cárie no Brasil e no mundo. RGO, v. 44; 1996. p. 8-12.
Grindefjord M et al. Prevalence of mutans streptococci in one-year-old children. Oral Microbiol Immunol, v. 6; 1991. p. 280-3.
Guggenheimer J, Moore PA. Xerostomia: etiology, recognition and treatment. J Am Dent Assoc, v. 134; 2003. p. 61-9.
Hahn CL, Best AM, Tew JG. Comparison of type 1 and type 2 cytokine production by mononuclear cells cultured with Streptococcus mutans and selected other caries bacteria; 2004; 30(5):333-8.
Hajishengallis G, Michalek SM. Current status of a mucosal vaccine against dental caries. Oral Microbiol Immunol, v. 4; 1999. p. 1-20.
Hamada S, Slade HD. Biology, immunology and cariogenicity of Streptococcus mutans. Microbiol Rev, v. 44; 1980. p. 331-84.
Hardie JM. Genus Streptococcus Rosenback 1884, 22AL. In: Bergey's manual of systematic bacteriology. Baltimore: Willians Wilkins, v. 2; 1986 2. p. 1266-76.
Imparato JCP. Tratamento restaurador atraumático: técnicas de mínima intervenção para o tratamento da doença cárie dentária. Curitiba: Editora Maio; 2005. p. 400.
Jordan C, Le-Blanc DJ. Influences of orthodontic appliances on oral populations of mutans streptococci. Oral Microbiol Immunol, v. 17; 2002. p. 65-71.
Jordan HW. Cultural methods for the identification and quantification of Streptococcus mutans and lactobacilli in oral samples. Oral Microbiol Immunol, v. 1; 1986. p. 23-7.
Jorge AOC et al. Adsorção de Streptococcus mutans pela cenoura – observações experimentais em ratos. Rev Odontol UNESP, v. 20; 1991. p. 67-74.
Jorge AOC. Microbiologia bucal. 1 ed. São Paulo: Livraria Editora Santos; 1995. 121 p.
Jorge AOC. Microbiologia bucal. 2 ed. São Paulo: Livraria Editora Santos, 1997. 122 p.
Jorge AOC. Microbiologia: atividades práticas. São Paulo: Livraria Editora Santos, 1997. 146 p.
Jorge AOC. Influência da síndrome do respirador bucal na presença de estreptococos do grupo mutans na saliva. Revista de Odontologia da UNESP, v. 25, n.2; 1996. p.207-216.
Junqueira JC, Jorge AOC. Contagem de estreptococos de grupo mutans e lactobacilos em espaços interproximais de jovens entre 18 e 25 anos de idade. Rev Odontol UNESP, v. 28; 1999. p. 167-76.
Keene HJ. Primary reservoirs of Streptococcus mutans and their relationship to caries experience in adults with good oral hygiene. Oral Microbiol Immunol, v. 5; 1990. p. 19-23.
Keene HJ. Sampling of cariogenic microrganisms in human populations. Oral Microbiol Immunol, v. 1; 1986. p. 7-12.
Keyes PH. Present and future measures for dental caries control. J Am Dent Assoc, v. 79; 1969. p. 1395-404.
Keyes PH. Research in dental caries. J Am Dent Assoc, v. 76; 1968. p. 1357-73.
Keyes PH. The infectious and transmissible nature of experimental dental caries. Arch Oral Biol, v. 1; 1960. p. 304-20.
Kidd EAM, Joyston-Bechal S. Essentials of dental caries. Oxford: Oxford University Press, 2 ed; 1997.
Kimmel L, Tinanoff NA. A modified mitis salivarius medium for a caries diagnostic test. Oral Microbiol Immunol, v. 6; 1991. p. 275-9.
Kite OW, Shaw JH, Sognnaes RF. The prevention of experimental tooth decay by tubefeeding. J Nutrition, v. 42; 1950. p. 89-105.
Klock B, Krasse B. The effect of caries preventive measures in children with high numbers of Streptococcus mutans and lactobacilli. Scand J Dent Res, v. 86; 1978. p. 221-30.
Koga T et al. Immunization against dental caries. Vaccine, v. 20; 1994. p. 52-65.
Köhler B, Bratthal D. Pratical method to facilitate estimation of Streptococcus mutans levels in saliva. J Clin Microbiol, v. 9; 1979. p. 584-8.
Koka S et al. Microbial colonization of dental implants in partially edentulous subjects. J Prosthet Dent, v. 70; 1993. p. 141-44.
Komiyama EY, Jorge AOC, Martins CAP, et al. Avaliação do meio LAPTg como alternativa para o isolamento de estreptococos do grupo mutans e lactobacilos da saliva. Rev Biociên, v. 9; 2003. p. 61-6.
Krasse B et al. The occurrence of certain "caries-inducing" streptococci in human dental plaque material. Arch Oral Biol, v. 13; 1968. p. 911-8.
Krasse B. The cariogenic potencial of foods: a critical review of current methods. Int Dent J, v. 36; 1985. p. 36-42.
Krasse B. The effect of the diet on the implantation of caries inducing streptococci in hamsters. Arch Oral Biol, v. 10; 1965. p. 215-21.
Krasse B. Risco cáries: guia prático para controle e assessoramento. São Paulo: Quintessence; 1986. p. 113.
Krasse B, Emilson CG, Gahnberg L. An anticaries vaccine: Report on the status of research. Caries Res, v. 21; 1987. p. 255-76.
Kristoffersson K, Bratthall D. Transient reduction of Streprococcus mutans interdentally by chlorhexidine gel. Scand. J Dent Res, v. 90; 1982. p. 417-22.
Kruge C et al. In situ delivery of passive immuniaty by lactobacilli producing single-chain antibodies. Nat Biotechnol, v. 20; 2002. p. 702-6.

Landucci LF, Oliveira LD, Brandão EHS, et al. Efeitos de Coffea arabica sobre a aderência de Streptococcus mutans à supefície de vidro. Ciên Odontol Bras, v. 6; 2003. p. 58-64.
Lehner T, Challacombe SJ, Caldwell J. An experimental model for immunological studies of dental caries in the rhesus monkey. Archs. Oral Biol., v. 20; 1975. p. 299-304.
Lehner T. Imunologia das doenças da boca. 3 ed. São Paulo: Santos; 1996. p. 191.
Liebana J et al. Antimicrobial susceptibility of 1042 strains of Streptococcus mutans and Streptococcus sobrinus: comparison from 1985 to 1989. Oral Microbiol Immunol, v. 6; 1991. p. 146-50.
Ligier-Vargas K et al. Effects of sodium bicarbonate dentifrices on the levels of cariogenic bacteria in human saliva. Caries Res, v. 29; 1995. p. 143-7.
Lima JO, LIMA MGGL. Nos domínios da microbiologia oral. Salvador: Gráfica Universitária da UFBA; 1981. p. 227.
Lindquist B, Emilson CG. Distribuition and prevalence of Mutans streptococci in human dentition. J Dent Res, v. 69; 1988. p. 116-66.
Loesche WJ, STRAFFON LH. Longitudinal investigation of the role of Streptococcus mutans in human fissure decay. Infect Immun, v. 26; 1979. p. 498-507.
Loesche WJ. Cárie dental: uma infecção tratável. Rio de Janeiro: Cultura Médica; 1993. p. 350.
Loesche WJ. Chemotherapy of dental plaque infection. Oral Sci Rev, v.9; 1976. p 65-107.
Loesche WJ. The rationale for caries prevention through the use of sugar substitutes. Int Dent J, v. 35; 1985. p. 1-8.
Long SM, Fraiz, FC, Rego, MA, Jorge, AOC. Cárie dentária: transmissibilidade. Rev Odontoped, v.2; 1993. p.35-43.
Lorenzo JL. Microbiologia para o estudante de odontologia. São Paulo: Editora Atheneu; 2004. p. 274.
Maltz M, Barcharan-e-Silva B. Relação entre cárie, gengivite e fluorose e nível socioeconômico em escolares. Rev Saúde Pública, v. 35; 2001. p. 170-6.
Marsh P, Martin MV. Microbiologia Oral. 1 ed. São Paulo: Editora Santos; 2005.
Marsh PD, Bradshaw DJ. Microbial community aspects of dental plaque. In: Microbiologia Oral. 1 ed. São Paulo: Editora Santos; 2005.
Marsh PD. Microbiologic aspects of dental plaque and dental caries. Cariology, v. 43; 1999. p. 599-614.
Matsumura M et al. The role of glucan-binding proteins in the cariogenicity of Streptococcus mutans. Microbiol Immunol, v. 47, n. 3; 2003. p. 213-15.
Mc Clure FJ, Hewitt WL. The relation of pennicillin to induced rat dental caries and oral L. acidophilus. J Dent Res, v. 25; 1946. p. 441-6.
Mc Ghee JR et al. Dental microbiolgy. Philadelphia: Harper Row; 1982. 914 p..
Mc Ghee JR, Michalek SM. Immunobiology of dental caries: microbial aspects and local immunity. Ann Rev Microbiol, v. 35; 1981. p. 595-638.
Michalek SM, Childers NK. Development and outlook for a caries vaccine. Crit Rev Oral Biol, v. 1, n. 1; 1990. p. 37-54.
Ministério da Saúde. Levantamento Epidemiológico em saúde bucal: Brasil, zona urbana, Brasília; 2003.
Ministério da Saúde. Secretaria Nacional de Programas Especiais de Saúde. Levantamento epidemiológico em saúde bucal: Brasil, zona urbana, Brasília; 1988. p. 137.
Momose DR, Neves ACC, Patrocínio MC, Jorge AOC. Quantificação de estreptococos do grupo mutans em crianças portadoras de manchas extrínsecas nos dentes. Rev Biociên, v. 9; 2003. p. 53-9.
Moore WEC. Microbiology of periodontal disease. J Periodont Res, v. 22; 1987. p. 335-41.
Murray JJ. Prevention of oral disease. 3 ed. Oxford: Oxford University Press; 1996. 280p.
Nisengard RJ, Newman MG. Oral microbiology and immunology. 2 ed. Philadelphia: W.B. Saunders; 1994. p. 477.
Nisengard R J, Newman MG. Microbiologia oral e imunologia. 2 ed. Rio de Janeiro: Guanabara-Koogan; 1997. p. 395.
Orland FJ et al. Use of the germ free animal technique in the study of experimental dental caries. J Dent Res, v. 33; 1954. p. 147-74.
Patto GD, Ueno M, Koga-Ito CYK, Jorge AOC. Produção de ácido in vitro por Streptococcus mutans e correlação com a experiência de cárie. Rev Odontol UNESP, v. 28; 1999. p. 329-43.
Pelino JEP, Mello JB, Eduardo CP, Jorge AOC. In-vitro study of the Nd:YAG laser effect on human dental enamel: optical and scanning electron microrscope analysis. J Clin Laser Med & Surg, v. 17; 1999. p. 171-7.
Perch B et al. Biochemical and serological properties of Streptococcus mutans from various human and animal soucers. Acta Pathol Microbiol Scand, v. 82; 1974. p. 357-70.
Pereira CA, Eskelson E, Cavalli V, et al. Streptococcus mutans biofilm adhesion on composite resin surfaces after different finishing and polishing techniques. Oper Dent; 2011; 36(3):311-7.
Pereira CA, Romeiro RL, Costa AC, et al. Susceptibility of Candida albicans, Staphylococcus aureus, and Streptococcus mutans biofilms to photodynamic inactivation: an in vitro study. Lasers Med Sci; 2011; 26(3):341-8.
Pienihakkinen K. et al. Sreening of caries in children through salivary lactobacilli and yeasts. Scand J Dent Res, v. 95; 1987. p. 397-404.
Quigley GA, Hein JW. Comparative cleasing efficiency of manual and power brushing. J Am Dent Assoc, v. 65; 1962. p. 26-9.
Rego MA, Jorge AOC. Diagnóstico de cárie interproximal: discussão de métodos. Rev Biociên, v. 5; 1999. p. 53-60.
Rogosa M, Mitchell JA, Wiseman RF. A seletive medium for the isolation and enumeration of oral lactobacilli. J Dent Res, v. 30; 1952. p. 682-9.
Roith G, Calmes R. Oral biology. St. Louis: Mosby; 1981. p. 428.
Rolla G et al. Role of sucrose in plaque formation. Scand J Dent Res, v. 93; 1985. p. 105-11.
Russell MW et al. Proteins antigens of Streptococcus mutans: purification and properties of a double antigen and its protease-resistant component. Infect Immun, v.28; 1980. p. 486-93.
Russell MW, Lehner T. Characterisation of antigens extracted from cells and culture fluids of Streptococcus mutans serotype c. Archs Oral Biol, v. 23; 1978. p. 7-15.
Russell RRB, Beighton D, Cohen B. Immunisation of monkeys (Macaca fascicularis) with antigens purified from Streptococcus mutans. Br Dent J, v. 152; 1982. p. 81-4.
Sakay VT et al. Estágio atual das vacinas anticárie. Rev Assoc Paul Cir Dent, v. 58; 2004. p. 111-5.
Samaranayake LP. Essencial microbiology for destistry. New York: Churchill Livingstone; 1996. p. 357.
Schalgenhauf V, Rosendahl R. Clinical and microbiological caries-risk parameters at different stages of dental development. J Pedod, v. 14; 1990. p. 141-3.
Schlagenhauf U, Rosendhal R. Clinical and microbiological caries-risk parameters at different stages of dental development. J Pedodontics, v. 14; 1990. p. 141-6.
Schneider JO, Araújo WC, Bier LC. Estudo sobre a microbiota da placa dental de pacientes com dentição decídua. Rev Bras Pesq Med Biol, v. 2; 1969. p. 227-34.
Schroeder U, Edwardsson S. Dietary habits, gingival status and ocurrence of Streptococcus mutans and lactobacilli as predictors of caries in 3-year-olds in Sweden. Community Dent Oral Epidemiol, v. 15; 1987. p. 320-4.
Seki M et al. Evaluation of mutans streptococci in plaque and saliva: correlation with caries development in preschool children. J Dent, v. 31; 2003. p. 283-90.
Sigurjóns H et al. Cariogenic bacteria in a longitudinal study of approximal caries. Caries Res, v. 29; 1995. p. 42-5.

Sims W. The interpretation and use of Snyder tests and lactobacillus counts. J Am Dent Assoc, v. 80; 1970. p. 1315.

Siqueira-JR JF et al. Actinomyces species, Streptococci, and Enterococcus faecalis in primary root canal infections. J Endod, v. 28; 2002. p. 168-72.

Snyder ML. Laboratory methods in the clinical evaluation of caries activity. J Amer Dent Assoc, v. 42; 1951. p. 400-13.

Socransky SS. Criteria for infectious agents in dental caries and periodontal disease. J Clin Periodontol, v. 6; 1979. p. 16-21.

Soet JJ et al. Differences in cariogenicity between fresh isolates of Streptococcus sobrinus and Streptococcus mutans. Caries Res, v. 25; 1991. p. 116-22.

Stephan RM. Effects of different types of human foods on dental health in experimental animais. J Dent Res, v. 45; 1966. p. 1551-61.

Stephan RM. Intra-oral hydrogen-ion concetrations associated with dental caries activity. J Dent Res, v. 23; 1944. p. 257.

Tanzer JM et al. Glucose-sucrose-potassium tellurite-bacitracin agar, an alternative to mitis salivarius-bacitracin agar for enumeration of Streptococcus mutans. J Clin Microbiol, v. 20; 1984. p. 653-9.

Tanzer JM, Clive J. Quantitative considerations in microbiological evaluations for caries: risks for type II errors resulting from use of MSB agar. Oral Microbiol Immunol, v. 1; 1986. p. 28-30.

Tatevossian A. Fluoride in dental plaque and its effects. J Dent Res, v. 69; 1997. p. 645-52.

Tenovuo J, Lehtonen OP, AALTONEN AS. Caries development in children in relation to the presence of mutans streptococci in dental plaque and of serum antibodies against whole cells and protein antigen I/II of Streptococcus mutans. Caries Res, v. 24; 1990. p. 59-64.

Theilade E et al. Predominant cultivable microflora of human dental fissure plaque. Infect Immun, v. 36; 1982. p. 977-82.

Thylstrup A, Fejerskov O. Cariologia clínica. 3 ed. São Paulo: Santos; 2001. p. 421.

Thylstrup A, Fejerskov O. Tratado de cariologia. Rio de Janeiro: Editora Cultura Médica; 1988. p. 388.

Tiradentes N, Kretchtoff FY, Leão MVP, Unterkircher CS. Anticorpos específicos anti-Streptococcus mutans na cárie dentária. Rev Odontol UNESP, v. 28, n. 2; 1999. p. 273-84.

Van-de-Rijn I, Bleiweis AS, Zabriskie JB. Antigens in Streptococcus mutans cross reactive with human heart muscle. J Dent Res, v. 55; 1976. p. 59-64.

Van-Houte J. Role of micro-organisms in caries etiology. J Dent Res, v. 73; 1994. p. 672-81.

Van-Loveren C. Antimicrobial activity of fluoride and in vivo importance: identification of research questions. Caries Res, v. 35; 2001. p. 65-70.

Van-Loveren C. Sugar alcohols: what is the evidence for caries-preventive and caries-therapeutic effects? Caries Res, v. 38; 2004. p. 286-293.

Wallace MC, Petrusneck F. The dental implications of xerostomia: a review of the literatura. J Alab Dent Assoc, v. 69; 1985. p. 44-7.

Weyne S. Cariologia. In: Baratieri LN et al. Dentística: procedimentos preventivos e restauradores. Rio de Janeiro: Quintessence, São Paulo: Editora Santos; 1992. p. 1-42.

Williams JC et al. Noncultivable microbial communities in dentine and cementum: a molecular analytical approach. Clin Infect Dis, v. 25; 1997. p. 233-4.

Williams JL. A contribution to the study of emanel. Dental Cosmos, v. 41; 1897. p. 317.

Yazaki SC, Koga-Ito CY, Jorge AOC, Unterkircher CS. IgA anti-Streptococcus mutans em crianças com e sem cárie dentária. Rev Odontol Univer São Paulo, v. 13; 1999. p. 211-7.

Zickert I et al. Streptococcus mutans, lactobacilii and dental health in 13-14 year-old Swedish children. Comm Dent Oral Epidemiol, v. 10; 1982. p. 71-81.

# 30

# Microbiota Periodontal e Aspectos Imunológicos do Periodonto

*Antonio Olavo Cardoso Jorge*

As doenças periodontais são infecções iniciadas pelos micro-organismos que habitam o biofilme e sua severidade varia significativamente na população, na dependência da resposta imunológica do hospedeiro ao desafio microbiano. Tendo em vista o grande número de bactérias presentes no periodonto (em torno de 700 espécies) que já foram cultivadas *in vitro* e a microbiota que ainda não foi cultivada, um limitado número de espécies bacterianas têm sido, comprovadamente associadas com periodonto saudável e com as diversas formas de infecções periodontais.

O termo *doença periodontal* é utilizado para diferentes doenças do periodonto, cada uma com padrões clínicos, microbiológicos, patológicos, bioquímicos e imunológicos próprios. Pode-se definir doença periodontal como complexas e distintas entidades patológicas, causadas pela interação do biofilme dentário com o hospedeiro. Essa interação pode resultar em destruição do osso alveolar de suporte e do tecido conjuntivo. Quando o desvio da saúde perfeita é escolhido como critério, praticamente todos os seres humanos apresentam doença periodontal. Na maioria das áreas geográficas, essa doença tem uma alta prevalência, ocorrendo em maior ou menor grau em cerca de 1% da população infantil e provavelmente em toda a população adulta.

A doença periodontal não é peculiar aos tempos modernos. Fósseis humanos primitivos demonstraram perda óssea alveolar antes da morte, com as mesmas características das reabsorções ósseas observadas na doença periodontal atual. Observaram-se em antigas múmias egípcias características de doença periodontal.

A periodontite, doença inflamatória associada com o biofilme, é atualmente a principal causa de perda de dentes no mundo. Essa doença apresenta etiologia multifatorial, sendo a microbiota bucal e os aspectos imunológicos os aspectos mais estudados. O fator microbiano primário que contribui com a doença é a especificidade da microbiota bucal e o fator imunológico primário é representado pela resposta inflamatória destrutiva do hospedeiro.

## MICROBIOLOGIA DA DOENÇA PERIODONTAL

A microbiota bucal é numerosa tanto na quantidade de espécies quanto no total de micro-organismos. A contagem total de bactérias do sulco gengival e de bolsas periodontais está em torno $10^{11}$ micro-organismos por grama de peso seco. O número de espécies presentes no sulco gengival em indivíduos com periodonto saudável, ou com algum tipo de doença periodontal, apesar de muito variável individualmente, oscila entre 700 a 900, sendo que muitas espécies ainda não foram cultivadas *in vitro*. A presença de elevado número de micro-organismos e de diversas espécies bacterianas em contato direto com os tecidos bucais é uma lembrança constante do potencial para a destruição patológica desses tecidos. Calcula-se a existência aproximada de um milhão de espécies bacterianas na natureza. Cerca de 700 a 900 espécies habitam o periodonto, das quais 10 a 20 apresentam comprovada capacidade de produzir doença.

Quando ocorre formação de bolsa periodontal, superfícies com novas características para colonização microbiana tornam-se expostas. A superfície radicular de cemento fica recoberta por uma película orgânica composta de proteínas do líquido gengival, em vez das proteínas salivares que recobrem o esmalte. Embora haja um fluxo de células e líquidos para fora da bolsa gengival, esse ambiente é de estagnação quando comparado com as demais áreas da cavidade bucal. Assim, a capacidade de aderência das bactérias não é fator tão decisivo para que ocorra colonização nessa área, quanto na maioria das outras estruturas da cavidade bucal. No sulco gengival e na bolsa periodontal, predominam bactérias com mobilidade, sendo provável que essa característica favoreça o estabelecimento desses micro-organismos. Na bolsa periodontal mesmo os micro-organismos mais exigentes encontram todos os nutrientes necessários para o seu crescimento.

A periodontite é uma doença multifatorial e o biofilme, dependendo de sua constituição, representa seu agente desencadeador. Devido à presença de muitos micro-organismos envolvidos na doença periodontal, pode-se considerar atualmente o conceito de "microbiota patogênica".

A etiologia microbiana da doença periodontal foi comprovada com experimentos iniciais com os animais de laboratório a seguir: a) Jordan e Keyes (1964) observaram que em hâmsters isentos de doença periodontal, quando inoculados com *Actinomyces viscosus* e alimentados com dieta cariogênica, ocorria acúmulo de biofilme dentário, formação de bolsa periodontal e perda óssea; b) Gibbons et al. (1964) inocularam cultura pura de determinadas bactérias bucais (estreptococos e bacilos Gram-positivos) em ratos e hâmsters gnotobióticos e produziram doença periodontal experimental; c) Lindhe & Rylander (1975) demonstraram a evolução gradual de gengivite para periodontite em cães, demonstrando perda de tecido conjuntivo de suporte e osso alveolar.

Em 1965, Loe et al., na Dinamarca, relataram clássico trabalho de pesquisa em seres humanos. Os autores suprimiram a escovação dentária de um grupo de estudantes de odontologia e observaram: a) no primeiro dia sem escovação ocorreu início de formação de biofilme, com presença de aproximadamente 90% de cocos e pequenos bacilos Gram-positivos; b) no terceiro dia sem escovação houve predominância de cocos e bacilos Gram-negativos, com início de implantação de bactérias filamentosas e fusobactérias; c) no período de cinco a sete dias sem escovação ocorreu implantação de espiralados; d) após 10 dias sem escovação desenvolveu-se gengivite marginal; e) com retorno à higiene, após 21 dias sem escovação, ocorreu desaparecimento rápido dos sinais clínicos da inflamação gengival. Esse fato é comprovado na clínica, quando quadros severos de gengivite são controlados e curados apenas com profilaxia.

Alguns micro-organismos ocorrem mais frequentemente e estão mais relacionados aos processos destrutivos, sendo chamados por alguns autores de "espécies essenciais". Para se considerar um micro-organismo como envolvido na doença periodontal alguns fatores devem ser observados: a) o micro-organismo deve ser encontrado em maiores proporções e mais frequentemente nos casos de doença; b) a eliminação do micro-organismo deve levar à resolução da doença; c) deve ocorrer produção de anticorpos e resposta imune celular para o referido micro-organismo; d) fatores de virulência do micro-organismo devem ser identificados; e) a patogenicidade deve ser reproduzida em modelos animais.

## FATOR MICROBIANO PRIMÁRIO: CONSTITUIÇÃO DO BIOFILME

As infecções periodontais são usualmente anaeróbias, polimicrobianas e endógenas. Cada espécie presente no periodonto apresenta fatores de virulência variados, mas as relações de protocooperação e anfibiose que podem ocorrer no biofilme podem originar combinações com maior patogenicidade.

### Fatores de virulência dos micro-organismos

São propriedades únicas dos micro-organismos que permitem que uma espécie bacteriana colonize um tecido-alvo, defenda-se do hospedeiro e cause dano tecidual. A infecção periodontal pode ser considerada como um desequilíbrio entre os fatores de virulência dos micro-organismos e os mecanismos de defesa do hospedeiro.

### Fatores que facilitam a colonização

#### *Adesinas*

Localizadas nas superfícies externas dos micro-organismos, podem estar presentes nas fímbrias e proteínas associadas às células bacterianas. As adesinas encontram receptores específicos nas células do hospedeiro ou na superfície dentária. Dentre os constituintes teciduais, podem atuar como receptores: resíduos galactosil, resíduos de ácido siálico, proteínas ricas em prolina, estaterina, colágeno tipos I e IV, laminina e fibronectina. A adesão às superfícies sólidas pelos micro-organismos representa o primeiro passo na formação do biofilme dentário.

#### *Coagregação*

Coagregação caracteriza-se pela aderência entre células bacterianas em culturas mistas (biofilmes). Ocorre pela união entre receptores e adesinas existentes entre as bactérias. Essa associação é altamente específica e ocorre de acordo com as diferentes espécies presentes no biofilme. Cada espécie e cepa exibem diferentes graus de coagregação com a mesma espécie ou com outras espécies/cepas.

#### *Multiplicação*

Após coagregação, ocorre adaptação da espécie microbiana ao ambiente do sulco gengival, o qual representa um nicho ideal para crescimento de grande quantidade de micro-organismos. Diversos fatores essenciais para a fisiologia dos micro-organismos são encontrados no periodonto, possibilitando a reprodução do mesmo.

#### *Relação entre os micro-organismos*

Pode ser favorável, quando da produção de fatores de crescimento ou fatores que facilitam a adesão, ou pode ser desfavorável, quando ocorre produção de bacteriocinas, peróxido de hidrogênio, ácidos orgânicos; ou competição por nutrientes e receptores de aderência.

#### *Escape dos mecanismos de defesa do hospedeiro*

Vários fatores possibilitam que os micro-organismos "escapem" dos mecanismos de defesa do hospedeiro. Alguns micro-organismos bucais produzem cápsula que mascaram seus antígenos de superfície, outros produzem enzimas que atuam sobre imunoglobulinas. *Aggregatibacter actinomycetemcomitans*, por exemplo, produz potente leucotoxina que atua sobre leucócitos destruindo-os. Outro importante mecanismo de escape dos mecanismos de defesa do hospedeiro é a invasão celular, permanecendo o micro-organismo no interior das mesmas, situação em que anticorpos e outros mecanismos de defesa não atuam.

### Fatores que resultam em dano tecidual

#### *Invasão tecidual*

A invasão tecidual de micro-organismos nos tecidos periodontais ocorre em casos de gengivite necrosante aguda (GNA), periodontite juvenil e periodontite crônica do adulto. Fusobactérias e espiroquetas foram os primeiros micro-organismos identificados no interior do tecido periodontal com doença, por meio de microscopia eletrônica de transmissão. A seguir, demonstrou-se por outros métodos, que outras bactérias também apresentam potencial de invasão, como *Porphyromonas gengivalis, Prevotella intermedia, Aggregatibacter actinomycetemcomitans* e *Actimomyces naeslundii.*

Os micro-organismos podem invadir os tecidos periodontais através do epitélio da bolsa ou outros epitélios gengivais. A invasão epitelial pode ocorrer através dos espaços intercelulares alargados ou pela penetração nas células. Essa invasão bacteriana contribui para a destruição do tecido epitelial, conjuntivo e crista óssea alveolar.

#### *Produção de enzimas bacterianas histolíticas*

Enzimas como hialuronidase, colagenase, condroitin-sulfatase, beta-glicuronidase, sulfatase, proteases, DNAse, RNAse, neuraminidase, hemolisinas e coagulase são produzidas por bactérias do periododnto. Atualmente, sabe-se que os micro-organismos do periodonto possuem em conjunto, capacidade de produzir enzimas capazes de degradar todos os constituintes da matriz extracelular e das células do periodonto.

#### *Constituintes da parede celular liberados pela lise bacteriana*

Principalmente endotoxinas (lipopolissacarídeos, LPS) nas bactérias Gram-negativas e peptideoglicano (PG) nas Gram-positivas. Os lipopossacarídeos extraídos de micro-organismos envolvidos na doença periodontal podem produzir os seguintes efeitos sobre o periodonto: a) estimular a proliferação de linfócitos B e subsequente produção de anticorpos; b) ativar o sistema complemento; c) ativar macrófagos; d) estimular células presentes no periodonto a produzir fator de necrose tumoral, fatores de crescimento celular; interleucinas, prostaglandinas e interferon; e) inibir neutrófilos.

#### *Produção de polímeros extracelulares*

Representados pelos polissacarídeos extracelulares, principalmente o dextrano e os polímero do ácido hialurônico.

#### *Produtos metabólicos finais*

Resultantes da atividade fermentativa (ácidos orgânicos) e/ou proteolítica (amônia, ácido sulfúrico, aminas fétidas, indol, escatol) dos microrganimos do pereiodonto.

## FATOR IMUNOLÓGICO PRIMÁRIO: RESPOSTA INFLAMATÓRIA DESTRUTIVA DO HOSPEDEIRO

### Liberação de enzimas pelo hospedeiro

Diversas enzimas presentes nas células do hospedeiro são liberadas em resposta à agressão pelos micro-organismos, como colagenases, hialuronidases e várias enzimas lisossômicas

### Resposta inflamatória

Representada por alterações vasculares e celulares em resposta aos micro-organismos e/ou seus produtos presentes no sulco gengival. As alterações da microcirculação, principalmente aumento de permeabilidade vascular, são devidas à liberação de histamina, cininas, componentes do complemento, prostaglandinas, fatos de avaliação de plaquetas (PAF) e interferon-gama. O aumento da permeabilidade vascular resulta em aumento do fluxo de fluido gengival, considerado como o sinal clínico mais precoce de alteração inflamatória dos tecidos periodontais. O fluido gengival favorece o acúmulo e o crescimento de bastonetes Gram-negativos e espiroquetas, dependentes de fatores séricos essenciais, como hemina e aminoácidos.

Em resposta a estímulos bioquímicos específicos, derivados de bactérias e seus produtos (antígenos), células inflamatórias migram para os tecidos do periodonto. As células envolvidas são leucócitos polimorfonucleares (principalmente neutrófilos), macrófagos, linfócitos e mastócitos.

### Ativação do complemento

Todos os componentes do complemento são encontrados nos tecidos periodontais. Estudos demonstraram que o complemento pode ser ativado no sulco gengival tanto pela via clássica quanto pela alternativa. Entre os fatores capazes de ativar a via alternativa é importante destacar o LPS que penetra no epitélio intacto do sulco gengival. Entre os efeitos da ativação do complemento podemos citar: a) lise bacteriana e celular; b) liberação de fatores quimiotáticos para neutrófilos e macrófagos (C3a, C5a); c) liberação de fatores inflamatórios (C3a, C5a); d) opsonização.

### Produção de anticorpos

Nos tecidos gengivais foram detectados anticorpos das classes lgG, lgA, lgM e lgE, sendo mais abundante no fluido sulcular de indivíduos com doença periodontal.

### Resposta imune celular

Linfócitos T são encontrados em maior número no periodonto com doença. Na lesão periodontal os linfócitos T estão relacionados com a destruição de fibroblastos (citotoxicidade medida por células) e produção de linfocinas.

### Reabsorção óssea alveolar

Diversos fatores que atuam na reabsorção óssea do periodonto já foram identificados. Atuam na ativação de osteoclastos: a) produção de fator de ativação de osteoclastos, interleucina 1, fator de necrose tumoral (TNF-α), fator de crescimento derivado de plaquetas, prostaglandina $E_2$, interferon-alfa; b) liberação de produtos do ácido araquidônico (leucotrienos, prostaglandinas e tromboxanos) e consequente ativação de polimorfonucleares, mastócitos e macrófagos; c) ativação de complemento resultando em produção de metabólicos do ácido araquidônico; d) interação direta de endotoxinas e outros produtos bacterianos com células do tecido ósseo.

## BACTERIOLOGIA DO SULCO GENGIVAL

O número de micro-organismos presentes no sulco gengival é muito grande. Contagens totais de micro-organismos revelam quantidade aproximada de $10^{11}$ micro-organismos/g de material. Contagens de viáveis revelam quantidades de 1,6 x $10^{10}$ ufc/g material para micro-organismos aeróbios e 4,1 x $10^{10}$ ufc/g material para micro-organismos anaeróbios.

### Gengiva sadia

Cocos e bacilos sem mobilidade representam cerca de 95% da microbiota da gengiva sadia, sendo 15 a 20% anaeróbios e aproximadamente 85% facultativos. Os principais micro-organismos relacionados com gengiva sadia estão representados por *Actinomyces* (*A. naeslundii, A. odontolyticus* e *A. meyeri*), *Streptococcus* (*S. sanguis, S. mitis* e *S. oralis*), *Veillonella* (*V. parvulla*) e *Rothia* (*R. dentocariosa*).

### Complexos microbianos do biofilme subgengival

O biofilme subgengival constitui-se um ecossistema complexo, no qual as comunidades microbianas interagem entre si por meio de relações sinérgicas e antagônicas de um lado e em decorrência da quantidade de nutrientes e de outro, pelos demais fatores fisiológicos presentes (Haffajee e Socransky, 1994).

Socransky e Haffajee (2002) propuseram a existência de seis complexos microbianos com características distintas que atuariam na formação do biofilme dentário subgengival de maneira sequencial (Figura 30.1).

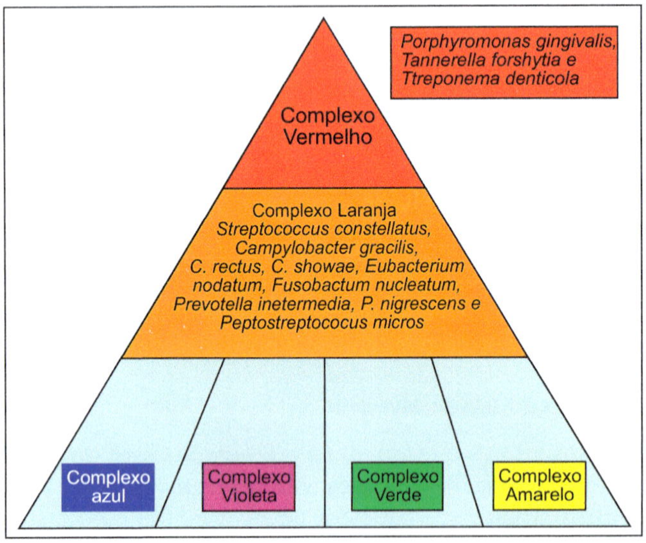


**FIGURA 30.1** Diagrama representando as associações de espécies bacterianas que participariam na formação do biofilme subgengival, baseado em Socransky e Haffajee (2002). Os complexos azul, violeta, amarelo e verde representam os colonizadores iniciais. O complexo laranja, os intermediários e o vermelho, os finais. Complexo azul: representado por *Actinomyces*; Complexo amarelo: consiste de membros do gênero *Streptococcus*; Complexo verde: espécies do gênero *Capnocitophaga*, *Actinobacillus actinomycetemcomitans* sorotipo A, *Eikenella corrodens* e *Campylobacter concisus*; Complexo violeta: *Veillonella parvula* e *Actinomyces odontolyticus*.

#### *Colonizadores iniciais*

São os primeiros a colonizar as superfícies dentárias e seu crescimento usualmente precede a multiplicação das bactérias Gram-negativas dos complexos laranja e vermelho.

- *Complexo azul:* representado por *Actinomyces.*
- *Complexo amarelo:* consiste de membros do gênero *Streptococcus.*
- *Complexo verde:* espécies do gênero *Capnocitophaga, Actinobacillus actinomicetemcomitans* sorotipo A, *Eikenella corrodens* e *Campylobacter concisus.*
- *Complexo violeta: Veillonella parvula* e *Actinomyces odontolyticus.*

#### *Complexo laranja*

Representados por *Streptococcus constellatus, Campylobacter gracilis, C. rectus, C. showae, Eubacterium nodatum, Fusobacterium nucleatum, Prevotella intermedia, Prevotella nigrescens* e *Peptostreptococcus micros*. Esse complexo ocorre em sequência aos colonizadores iniciais que criaram condições ecológicas para sua implantação, precedendo e criando condições para implantação do complexo vermelho.

#### *Complexo vermelho*

Constituído por *Porphyromonas gingivalis, Tannerella forshytia* e *Treponema denticola*, consideradas como agentes etiológicos da periodontite crônica.

### Doenças gengivais

São representadas por uma família de complexas e distintas entidades patológicas encontradas na gengiva, resultantes de variadas etiologia. Existem várias características comuns para todas as doenças gengivais que incluem sinais clínicos de inflamação, sinais e sintomas confinados a gengiva, reversibilidade da doença quando da remoção dos fatores etiológicos e presença de biofilme dentário como iniciador ou exacerbador da severidade da doença.

A gengivite está associada com mudança na microbiota Gram-positiva, predominantemente de estreptococos, para uma microbiota mais complexa incluindo bactérias anaeróbias Gram-negativas e formas espiraladas. A gengivite inicia-se com a substituição de *Streptococcus* para a predominância de *Actinomyces. Prevotela intermedia, Porphyromonas gengivalis, Tannerella forsythia* (*Bacteroides forshytus*) e espécies de *Fusobacterium* aumentam em número. Com o tempo, a microbiota torna-se mais diversa, com grandes variações individuais, predominando anaeróbios em mais de 50% das bactérias isoladas. Moore et al. (1987) enfatizaram o conceito de que a gengivite é decorrência de colonização sequencial de diferentes espécies de micro-organismos, muito mais que um simples aumento de biofilme dentário (Tabela 30.1).

### Periodontites

As periodontites caracterizam-se por perda de inserção conjuntiva e reabsorção óssea com formação de bolsa perio-

**TABELA 30.1 Bactérias associadas com gengivite**

| Gênero | Principais Espécies |
|---|---|
| *Actinomyces* | *A. israelli, A. naeslundii* |
| *Porphyromonas* | *P. gingivalis* |
| *Prevotella* | *P. intermedia, P. nigrescens* |
| *Tannerella* | *T. forsythia* |
| *Eikenella* | *E. corrodens* |
| *Peptostreptococcus* | *P. micros, P. anaerobius* |
| *Fusobacterium* | *F. nucleatum* |
| *Veilonella* | *V. parvulla* |
| *Treponema* | *T. denticola* |
| *Campylobacter* | *C. rectus, C. concisus* |
| *Selenomonas* | *S. sputigena* |

**TABELA 30.2 Bactérias associadas com a periodontite crônica**

| Gêneros | Espécies |
|---|---|
| *Porphyromonas* | *P. gingivalis* |
| *Prevotella* | *P. intermedia, P. nigrescens* |
| *Fusobacterium* | *F. nucleatum* |
| *Tannerella* | *T. forsythia (Bacteroides forsythus)* |
| *Actinobacillus* | *A. actinomycetemcomitans* |
| *Campylobacter* | *C. rectus, C. concisus* |
| *Eikenella* | *E. corrodens* |
| *Actinomyces* | *naeslundii* |
| *Capnocytophaga* | *C. sputigena* |
| *Eubacterium* | *nodatum* |
| *Peptostreptococcus* | *P. micros* |

dontal. A microbiota da periodontite é predominantemente Gram-negativa, anaeróbia e com mobilidade. A quantidade de bactérias móveis é de 1:1 na periodontite, enquanto nas gengivas normais é de 1:40. Os anaeróbios constituem mais de 75% da microbiota cultivável. Como a maioria das espécies que estão relacionadas à periodontite podem ser isoladas de biofilme dentário de indivíduos com saúde periodontal, a periodontite é considerada uma infecção oportunista. A proporção de micro-organismos Gram-negativos e anaeróbios se eleva significantemente com o aumento da severidade da doença periodontal. Na Tabela 30.2 encontram-se as principais espécies bacterianas correlacionadas com periodontite crônica e na Tabela 30.3 as espécies correlacionadas com periodontite agressiva (generalizada e localizada).

### Gengivite ulcerativa necrosante (GUN) e Periodontite ulcerativa necrosante (PUN)

As principais bactérias comprovadamente envolvidas na GUN são: gêneros *Fusobacterium, Treponema* e *Selenomonas* e as espécies *Prevotella intermedia* e *P. nigrescens.* Considerando-se a peridontite ulcerativa necrosante (PUN) os principais micro-organismos correlacionados são: *Fusobacterium nucleatun, Treponema* spp., *Prevotella intemedia, Selenomonas* spp., *Porphyromonas gingivalis* e *Candida albicans.*

### Abcesso periodontal

Caracteriza-se por uma infecção purulenta localizada nos tecidos periodontais, geralmente ocorrendo como progressão de periodontite moderada ou avançada (Meng, 1999).

Os micro-organismos que colonizam primariamente o abscesso periodontal são bacilos Gram-negativos anaeróbios. Por outro lado, *Streptococcus* spp. dos grupos *mutans*, salivarius, mitis e anginosus são os micro-organismos mais frequentemente isolados, principalmente quando cultivados em aerobiose. São isolados frequentemente, apesar de não obrigatoriamente, *Phorphyromonas gingivalis, Prevotella intermedia, Fusobacterium nucleatum, Campylobacter rectus* e *Capnocytophaga* ssp. A microbiota encontrada em abscessos periodontais é similar à encontrada em bolsa periodontais profundas.

## ASPECTOS IMUNOLÓGICOS DAS DOENÇAS PERIODONTAIS

A resposta imune provoca alterações morfológicas e bioquímicas no periodonto, induzida pela estimulação da imunidade adquirida. Essa resposta depende de macrófagos, células dendríticas apresentadoras de antígeno com receptor de Classe II do Complexo da Histocompatibilidade principal (MHC), linfócito T CD4 e linfócito B. A regulação da resposta imune também envolve linfócitos supressores. Nas lesões

**TABELA 30.3 Bactérias associadas com periodontite agressiva localizada e generalizada**

| Periodontite agressiva localizada | | Periodontite agressiva generalizada | |
|---|---|---|---|
| **Gênero** | **Espécies** | **Gênero** | **Espécies** |
| *Actinobacillus* | *A. actinomycetemcomitans* | *Actinobacillus* | *A. actinomycetemcomitans* |
| *Campylobacter* | *C. rectus* | *Porphyromonas* | *P. gingivalis* |
| *Eikenella* | *E. corrodens* | *Tannerella* | *T. forshytia* |
| *Capnocytophaga Porphyromonas* | *C. sputigena* | | |
| | *P. gingivalis* | | |

gengivais, o sistema efetor B, com a presença de plasmócitos produzindo imunoglobulinas estão presentes em grande número. Todas as categorias de células citadas estão presentes na gengiva, portanto, uma resposta imune aos componentes do biofilme pode ocorrer localmente no periodonto.

A população de leucócitos presente na gengiva inflamada é muito similar a que usualmente ocorre nos linfonodos, com predominância de linfócitos B ativados e linfócito T auxiliar (TCD4). Os efeitos protetores dos linfócitos T e B nas respostas que ocorrem nos tecidos linfoides é óbvia, e esses tecidos usualmente sobrevivem com todas as suas funções preservadas. Por outro lado, a resposta imune que ocorre no tecido conjuntivo da pele e mucosas frequentemente evolui para reações de hipersensibilidade, causando injúrias clínicas.

## Reações mediadas por anticorpos

Respostas com produção de anticorpos locais e sistêmicos contra microbiota subgengival ocorrem comumente. Plasmócitos com capacidade de produzir imunoglobulinas IgG, IgA, IgM e IgG estão presentes no periodonto. São produzidos no periodonto, principalmente as classes IgM e IgG. A produção constante desses anticorpos no sulco gengival podem resultar em:

### *Anafilaxia local*

O mecanismo da anafilaxia (hipersensibilidade tipo II) pode ser dividido em sensibilização, latência, reintrodução do antígeno e ativação das células e liberação dos mediadores químicos. Na fase da sensibilização ocorre produção de anticorpos (IgE) antígeno-específicos em resposta à primeira exposição ao antígeno. Os antígenos são englobados pelas células apresentadoras de antígeno, processados e apresentados aos linfócitos T, que liberam citocinas favorecendo a proliferação de linfócitos B e a produção de anticorpos IgE antígeno-específicos. Durante o período de latência (2-3 semanas), ocorre ligação dos anticorpos (IgE) aos receptores específicos (FcεRI) na superfície de mastócitos e basófilos. Quando houver a reintrodução do alérgeno (segundo contato) e interação com os anticorpos (IgE) ligados às células, ocorrerá a ativação das células e a liberação dos mediadores químicos.

Todas as respostas mediadas por anticorpos IgE envolvem a liberação de mediadores dos mastócitos (tecidos) e basófilos (circulação sanguínea), entretanto, as manifestações clínicas podem ser diferentes, dependendo da dose do antígeno (alérgeno) e da sua via de entrada (inalação, ingestão ou injeção). Os mediadores químicos podem atuar na célula endotelial causando vasodilatação, aumento da permeabilidade vascular e edema, podem atuar na musculatura lisa e, ainda, podem recrutar leucócitos, principalmente eosinófilos, após poucas horas, que refletirá a fase tardia da anafilaxia.

Dentre os mediadores químicos da hipersensibilidade anafilática pré-formados são importantes: a) histamina: amina vasoativa encontrada nos mastócitos, basófilos e plaquetas, que produz contração na musculatura lisa, dilatação dos capilares sanguíneos e aumento da permeabilidade capilar; b) serotonina: amina vasoativa derivada do triptofano presente nas plaquetas que causa contração da musculatura lisa, aumento da permeabilidade capilar e constrição dos vasos de maior calibre. Os mediadores neoformados são representados principalmente por: a) leucotrienos C4 e D4: derivados do ácido araquidônico pela via lipo-oxigenase. Provocam contração prolongada de certos músculos lisos e aumento da permeabilidade vascular; b) prostaglandina $D_2$: derivada do ácido araquidônico pela via ciclo-oxigenase. Provoca vasodilatação; c) fator ativador de plaquetas (PAF): derivado da fosforilcolina. Provoca aumento da permeabilidade vascular e recrutamento de leucócitos; d) citocinas (TNF, IL-1, IL-4,IL-5, IL-6): provocam o recrutamento e ativação de leucócitos.

Existem mastócitos em número relativamente elevado e todos os fatores necessários à hipersensibilidade imediata nos tecidos periodontais. Há uma correlação estatisticamente significante entre a incidência de hipersensibilidade anafilática e a gravidade da doença periodontal.

### *Reações citotóxicas*

As reações citotóxicas (hipersensibilidade tipo II) ocorrem quando anticorpos IgG ou IgM reagem com componentes antigênicos de uma célula ou antígenos ligados a uma célula ou um tecido. O dano celular pode ocorrer por dois mecanismos: a) ativação do sistema complemento pela via clássica levando à lise celular e também à geração de fatores quimiotáticos (C5a), anafilatoxinas (C3a e C5a) e opsoninas (C3b) com efeitos pró-inflamatórios; b) ligação e ativação de células efetoras, que possuem receptores para a porção Fc dos anticorpos (IgM ou IgG), como é o caso das células NK, que reagem com os anticorpos ligados à célula-alvo para produzir citólise, e dos macrófagos e neutrófilos, que possuem também receptores para C3b, potencializando a fagocitose das células-alvo.

Envolvem, portanto, a combinação de lgG ou lgM com determinantes antigênicos sobre a membrana de células do periodonto, podendo, nessas situações ocorrer: a) lise ou inativação celular pela ativação do complemento nos tecidos periodontais; b) fagocitose da célula-alvo com ou sem ativação do complemento; c) citotoxicidade mediata por células T citotóxicas ou células NK.

Os antígenos celulares podem ser representados por componentes naturais das células (p. ex., polissacarídeos) ou por antígenos que se incorporam à superfície celular. Esses antígenos associados à célula incluem aqueles derivados de bactérias, drogas ou componentes teciduais alterados.

### *Reações dependentes de complexos antígeno-anticorpo*

Acontecem em decorrência da deposição de imunocomplexos Ag-Ac nas paredes dos vasos do periodonto, ocorrendo a fixação do complemento (hipersensibilidade tipo III). Os imunocomplexos são formados pela ligação do anticorpo a um antígeno e, em geral, são removidos pelo sistema fagocitário mononuclear, entretanto, eventualmente, podem causar danos aos tecidos ou órgãos quando há depósito de imunocomplexos em determinados sítios teciduais. Acontecem quando há uma quantidade suficiente de anticorpos circulantes precipitantes para causar a formação de agregados com o antígeno solúvel, geralmente na zona de excesso de antígeno. Esses imunocomplexos tendem a se depositar nas paredes dos vasos sanguíneos ou na membrana basal dos tecidos, onde podem ativar o sistema complemento ou os leucócitos, pela ligação aos receptores Fc presentes nessas células, e causar lesão tecidual. O dano mediado pelo sistema complemento ou pelos leucócitos é chamado de reação de hipersensibilidade do tipo III.

O imunocomplexo formado promove a ativação do sistema complemento gerando anafilatoxinas (C3a e C5a), que estimulam a liberação de histamina dos mastócitos e basófilos, e o C5a, que é quimiotático para basófilos, eosinófilos e neutrófilos. O complexo pode também ligar-se a plaquetas através da porção Fc do anticorpo e causar agregação plaquetária com formação de microtombos e liberação de aminas vasoativas. Esses mediadores químicos promovem aumento da permeabilidade vascular, edema (formação de exsudato) e estimulam a migração de leucócitos para o local de deposição do complexo imune. Os leucócitos (fagócitos) ligam-se ao complexo por meio de seus receptores para Fc do anticorpo e para C3b. A lesão dos tecidos ocorre devido à liberação de enzimas lisossomais e radicais oxigenados pelos fagócitos durante uma tentativa fracassada de fagocitar o imunocomplexo, que geralmente está depositado sobre superfícies teciduais.

## Imunidade celular

As reações de hipersensibilidade celular (tipo IV), também chamada de hipersensibilidade tardia, desenvolvem-se após 12 horas, podendo durar dias, e são mediadas por linfócitos T especificamente sensibilizados, ao contrário das reações imediatas (tipos I, II, III), que são mediadas por anticorpos. A hipersensibilidade tardia se diferencia da imediata por: a) evolução lenta; b) pelo acúmulo progressivo de linfócitos T e macrófagos no local da reação (não ocorre liberação de histamina nem afluxo de polimorfonucleares); c) só pode ser transferida mediante a injeção de células linfoides de um doador sensibilizado e não pelo soro.

Os linfócitos T são sensibilizados em um primeiro encontro com o antígeno e quando esse antígeno é introduzido no organismo pela segunda vez, ele é internalizado por uma célula apresentadora de antígeno, onde será processado e expresso na superfície celular. Esse antígeno é reconhecido pelos linfócitos $T_h1$ antígeno-específicos, que liberam quimiocinas e citocinas como IFN-γ, que recrutam macrófagos para o local de deposição do antígeno, e TNF-α e TNF-β, que destroem os tecidos. Os macrófagos ativados liberam seus mediadores, enzimas lisossômicas e radicais oxigenados, que contribuem para o dano tecidual.

As reações de hipersensibilidade celular podem envolver também as células T CD8, que reconhecem peptídeos processados dentro do citosol da célula e causam danos aos tecidos matando as células ou secretando citocinas (INF-γ).

Linfócitos T são encontrados em maior número no periodonto com doença. Na lesão periodontal os linfócitos T estão relacionados com a destruição de fibroblastos (citotoxicidade medida por células). Dentre as inúmeras linfocinas produzidas são importantes na patogenia da doença periodontal: a) interleucinas: IL-1, IL-2, IL-3, IL-6; b) interferon-alfa (INF-α); c) fator de ativação de macrófagos (MAF); d) fator de inibição de macrófagos (MIF); e) linfotoxinas.

## Autoimunidade

Em certas situações a harmonia da autotolerância é quebrada ocorrendo autoimunidade, que pode levar ao desenvolvimento das doenças autoimunes. Alguns possíveis mecanismos para explicar a falha na autotolerância são:

### *Liberação de antígenos sequestrados*

Alguns antígenos próprios não entram em contato com o sistema imune por estarem anatomicamente isolados ou ocultos dentro de uma proteína. Um contato ocasional poderia levar a uma resposta imune contra tais antígenos.

### *Falhas nos mecanismos de tolerância*

Qualquer anormalidade no sistema imune poderia permitir o surgimento de linfócitos autorreativos responsivos.

### *Alteração estrutural de autoantígenos*

Os autoantígenos podem sofrer alterações por métodos físicos, químicos ou biológicos e não serem mais ignorados pelo sistema imune.

### *Ativação policlonal*

Alguns micro-organismos são capazes de estimular muitos clones de células B ou T e dessa forma alguns clones autorreativos poderiam ser estimulados.

### *Antígenos de reatividade cruzada*

Alguns micro-organismos apresentam antígenos e sequências de aminoácidos que são muito semelhantes às do hospedeiro e isto poderia estimular células autorreativas.

Evidências de autoimunidade nas doenças periodontais incluem: a) produção de autoanticorpos direcionados aos colágenos tipos I e III; b) autoanticorpos contra fragmentos de IgG e fragmentos de DNA; c) linfotoxicidade direcionadas as células do epitélio bucal e fibroblastos gengivais; d) linfotoxicidade frente a componentes da matriz extracelular (proteoglicanos e colágeno tipo I).

## BIBLIOGRAFIA

American Academy of Periodontology. International workshop for a classification of periodontal diseases and conditions. Chicago. Ann Periodontol 1999; 4:112.

Andrade IT, Rapp GE. Prevalence assessment of periodontal disease in 3-5 year old children through PSR population study. J Int Acad Periodontol 2002; 4:126-131.

Araújo WC, Mac Donald JB. The gingival crevice microbiota in fine preschool children. Arch Oral Biol 1964; 9:227-228.

Avila-Campos MJ, Velásquez-Meléndez, G. Prevalence of putative periodonto pathogens from periodontal patients and healthy subjects in São Paulo, SP, Brazil. Rev Inst Med Trop S Paulo 2002; 44:1-9.

Barbachan-e-Silva B, Maltz M. Prevalence of dental caries, gingivitis, and fluorosis in 12-years old students from Porto Alegre–RS, Brazil, 1998/1999. Pesqui Odontol Bras 2001; 15:208-214.

Belding LJ, Belding PH. An evaluation of various theories treating on the etiology of periodontoclasis. Dent Cosmos 1933; 75:140-145.

Bortolini MC, Ferreira dos Santos SS, Habitante SM, et al. Endodontic sealers: Intratubular penetration and permeability to Enterococcus faecalis. Indian J Dent Res 2010 Jan-Mar; 21(1):40-3.

Brasil. Ministério da Saúde. Secretaria Nacional de Programas Especiais de Saúde. Levantamento epidemiológico em saúde bucal: Brasil, zona urbana; 1986. Brasília; 1988. p. 137.

Brazier JS, Citron DM, Goldstein EJ. A selective medium for Fusobacterium spp. J Appl Bacteriol 1991; 71:343-346.

Bretz WA. Comportamento do hospedeiro e as doenças periodontais. Rev Assoc Paul Cir Dent 1996; 50:428-433.

Brill N. Gingival conditions related to flow of tissue fluid into gingival pockets. Acta Odontol Scand 1960; 18:421-446.

Burnett GW et al. Microbiologia oral e doenças infecciosas. 4 ed. Rio de Janeiro: Guanabara -Koogan; 1978. p. 765.

Carvalho GL, Habitante SM, Jorge AOC. Marques JLSL. Cimentos provisórios utilizados no selamento entre sessões do tratamento endodôntico: estudo microbiológico. J Bras Endod, v. 4; p. 297-300.

Caton JG, Quinones CR. Etiology of periodontal diseases. Cur Opin Dentist, v. 1; 1991. p. 17-28.

Chen C, Slots J. Microbiological tests for Actinobacillus actinomycetemcomitans and Porphyromonas gingivalis. Periodontol 2000, v. 20; 1999. p. 53-64.

Choi J, Borrello MA, Smith E, et al. Prior exposure of mice to Fusobacterium nucleatum modulates host response to Porphyromonas gingivalis. Oral Microbiol Immunol, v. 16; 2001. p. 338-44.

Christersson LA, Zambon JJ, Genco RJ. Dental bacterial plaques: nature and role in periodontal disease. J Clin Periodontol, v. 18; 1991. p. 441-6.

Colombo AP, Teles RP, Torres MC, et al. Subgingival microbiota of Brazilian subjects with untreated chronic periodontitis. J Periodontol, v. 73; 2002. p. 360-9.

Contreras A, Slots J. Mammaliam viruses in humana periodontitis. Oral Microbiol Immunol, v. 11; 1996. p. 381-6.

Contreras A, Umeda M, Chen C, et al. Relationship between herpesviruses and adult periodontitis and periodontopathic bacteria. J Periodontol, v. 70; 1999. p. 478-84.

Costerton JW. How bacteria stick. Sci American, v. 238; 1978. p. 86-95.

Dahlén G, Luan WM, Baelum V, e al. Periodontopathogens in elderly Chinese with different periodontal disease experience. J Clin Periodontol, v. 22; 1995. p. 188-200.

Dahlén G, Magnusson BC, Möller A. Histological and histochemical study of the influence of lipopolysaccharide extracted from Fusobacterium nucleatum on the periapical tissues in the monkey Macaca fascicularis. Archs Oral Biol, v. 26; 1981. p. 591-8.

Dahlén G. Role of suspected periodontopathogens in microbiological monitoring of periodontitie. Adv Dent Res, v. 7; 1993. p. 163-74.

Darby I, Curtis M. Microbiology of periodontal disease in children and young adults. Periodontol 2000, v. 26; 2001. p. 33-53.

De Lorenzo JL. Microbiologia para o estudante de Odontologia. 1 ed. São Paulo: Editora Atheneu; 2004.

Dini EL, Foschini ALR, Brandão IMG. Periodontal conditions in a 7-19 year-old student population in Araraquara, São Paulo, Brazil, 1995. Cad Saúde Pública, v. 13; 1997. p. 321-4.

Dini EL, Guimarães LO. Periodontal conditions and treatment needs (CPITN) in a worker population in Araraquara, SP, Brazil. Int Dent J, v. 44; 1994. p. 309-11.

Downes J, Stern L, andrew JH. A comparison of selective media for the isolation of anaerobic bacteria from clinical material. Pathology, v. 18; 1986. p. 141-4.

Dzink JL et al. The predominant cultivable microbiota of active and inactive lesions of destrutive periodontal disease. J Clin Periodontol, v. 15; 1988. p. 316-23.

Ebersole JL, Taubman MA. The protective nature of host responses in periodontal diseases. Periodontol 2000, v. 5; 1994. p. 112-41.

Egelberg J. Local effect of diet on plaque formation and development of gingivitis in dogs I. Effect of hard and soft diets. Odont Revy, v. 16; 1965. p. 31-41.

Emilson CG, Krasse B. Support for and implications of the specific plaque hypothesis. Scand J Dent Res, v.93, 1985. p. 96-104.

Ezzo PJ, Cutler CW. Microorganisms as risk indicators for periodontal disease. Periodontol 2000, v. 32; 2003. p. 24-35.

Fardal O Turnbull RS. A review of the literature on use of chlorexidine in dentistry. J Amer Dent Assoc, v. 112; 1986. p. 863-9.

Frank RM, Voegel JC. Bacterial bone reabsorption in adavanced cases of human periodontitis. J Periodont Res, v. 13; 1978. p. 251-61.

Frank RM. Bacterial penetration in the apical pocket wall of advanced human periodontitis. J Periodontol Res, v. 15; 1980. p. 563-73.

Frank RM. Is microbial tissue invasion a reality during periodontal breakdown? In: Guggenheim B. Periodontol today. Basel: Karger; 1988. p. 150-199.

Genco RJ et al. 1999 International workshop for a classification of periodontal disease and conditions. Ann Periodontol, v. 4; 1999. p. 1-112.

Genco RJ. Highlights of the conference and perspectives for the future. J Periodontol Res, v. 22; 1987. p. 164-71.

Gesser HC, Peres MA, Marcenes W. Condições gengivais e periodontais associadas a fatores socioeconômicos. Rev Saúde Pública, v. 35; 2001. p. 289-93.

Gibbons RJ, Van Houte J. On the formatiom of dental plaques. J Periodontol, v. 44; 1973. p. 347-60.

Gibbons RJ. Adherent interactions which may affect microbial ecology in the mouth. J Dent Res, v. 63; 1984. p. 378-85.

Gjermo P, Bellini HT, Pereira-Santos V, et al. Prevalence of bone loss in a group of brazilian teenagers assessd on bite-wing radiographs. J Clin Periodontol, v. 11; 1984. p. 104-13.

Gjermo P, Rosing CK, Oppermann R. Periodontal diseases in central and South America. Periodontol 2000, v. 29; 2002. p. 70-8.

Gomez RS, Machado JAN. Participação do sistema imunológico na evolução da doença periodontal inflamatória crônica. Arq Centro Est Curso Odontol Belo Horizonte, v. 30; 1994. p. 16-24.

González S et al. Yeast in juvenile periodontitis: preliminary obervations by scanning electron microscopy. J Periodontol, v. 58; 1986. p. 119-24.

Haffajee AD, Socransky SS. Microbial etiological agents of destructive periodontal diseases. Periodontol 2000, Copenhagen, v.5; 1994. p.78-111.

Hahn CL et al. A study of T-cells and B-cells in pulpal pathosis. J Endod, v. 15; 1989. p. 20.

Hartroth B, Seyfahrt I, Conrads G. Sampling of periodontal pathogens by paper points: evaluation of basic parameters. Oral Microbiol Immunol, v. 14; 1999. p. 326-30.

Ito VS, Jorge AOC, Novaes PD, Almeida OP. Efeitos da sialoadenectomia sobre a placa bacteriana e doença periodontal em ratos. Rev Odontol UNESP, v. 21; 1992. p. 111-8.

Jiang J et al. Calcium hydroxide reduces lipopolysaccharide-stimulated osteoclast formation. Oral Surg Oral Med Oral Pathol Oral Radiol Endod, v. 95; 2003. p. 348-54.

Jordan HU, Keyes PH. Aerobic gram positive filamentous bacteria as etiologic agents on experimental periodontal disease in hamsters. Arch Oral Biol, v. 9; 1964. p. 401-14.

Jorge AOC. Microbiologia bucal. 1 ed. São Paulo: Livraria Editora Santos; 1995. 121 p.
Jorge AOC. Microbiologia bucal. 2 ed. São Paulo: Livraria Editora Santos, 1997. 122 p.
Jorge AOC. Presença de Candida spp e anticorpos anti-Candida na cavidade bucal de pacientes com periodontite crônica do adulto. Revista de Odontologia da UNESP, v.26, n.1; 1997. p.203-218.
Jorge AOC et al. Estudo in vitro da efetividade do triclosan associado sobre micro-organismos bucais. Jornal Brasileiro de Endodontia e Periodontia, v. 3, n. 8; 2002. p.62-67.
Lamont RJ, Yilmaz O. In or out: the invasiveness of oral bacteria. Periodontol 2000, v. 30; 2002. p. 61-9.
Lee KH et al. Pre and post-implantation microbiota of the tongue, teeth, and newly-placed implants. J Clin Periodontol, v. 26; 1999. p. 822-32.
Lehner T. Imunologia das doenças da boca. 3 ed. São Paulo: Santos; 1996. p. 191.
Lima JO, Lima MGGL. Nos domínios da microbiologia oral. Salvador: Gráfica Universitária da UFBA; 1981. p. 227.
Lindhe J, Rylander H. Experimental gingivitis in young dogs. Scand J Dent Res, v. 83; 1975. p. 314-26.
Lindhe J. Tratado de periodontologia clínica. Rio de Janeiro: Interamericana; 1985. p. 454.
Listgarten MA, Helldén L. Relative distribution of bacteria at clinically healthy and periodontally diseased sites in humans. J Clin Periodontol, v. 5; 1978. p. 115-32.
Listgarten MA. Electron microscopic observations on the bacterial flora of acute necrotizing ulcerative gingivitis. J Periodontol, v. 36; 1965. p. 328-39.
Löe H, Anerud A, Boysen H, Morrison E. The natural history of periodontal disease in man: rapid, moderate and no loss of attachment in Sri Lanka laborers 14 to 46 years of age. J Clin Periodontol, v. 13; 1986. p 431-45.
Löe H, Anerud A, Boysen H, Smith M. The natural history of periodontal disease in man: study design and baseline data. J Periodontal Res, v. 13; 1978. p. 550-62.
Löe H, Theilade E, Jensen SB. Experimental gingivitis in man. J Periodontol, v. 36; 1965. p.177-88.
Loesche WJ et al. Bacterial profilies of subgengival plaques in periodontitis. J Periodontol, v. 56; 1985. p. 447-56.
Loesche WJ et al. Development of a diagnostic test for anaerobic periodontal infection based on plaque hydrolysis of Benzoyl-DL-Arginine-Naphthlamide. J Clin Microbiol, v. 28; 1990. p. 1551-59.
Loesche WJ et al. The bacteriology of acute necrotizing ulcerative gingivitis. J Periodontol, v. 53; 1981. p. 223-30.
Loesche WJ et al. Trypsin-like activity in subgingival plaque: a diagnostic marker for spirochetes and periodontal disease? J Periodontol, v. 58; 1987. p. 266-73.
Loesche WJ, Grossman NS. Periodontal disease as a specific, albeit chronic, infection: diagnosis and treatment. Clin Microbiol Reviews, v. 14; 2001. p. 727-52.
Loesche WJ, Kazor C. Microbiology and treatment of halitosis. Periodontol 2000, v. 28; 2002. p. 256.
Loesche WJ. The indentification of bacteria associated with periodontal disease and dental caries by enzimatic activity methods. Oral Microbiol Immunol, v. 1; 1986. p. 65-7.
Loomer PM. Microbiological diagnostic testing in the treatment of periodontal disease. Periodontol 2000, v34; 2004. p. 49-56.
Lorenzo JL et al. Doença periodontal experimental: etipatogenia (revisão de literatura). Rev Assoc Paul Cir Dent, v. 33; 1979. p. 82-8.
Mac Farlane TW et al. Longitudinal study of untreated periodontitis. III. Microbiological findings. J Clin Periodontol, v. 15; 1988. p. 331-7.
Machado AG, Komiyama EY, Santos SS, et al. In vitro adherence of Candida albicans isolated from patients with chronic periodontitis. J Appl Oral Sci; 2011; 19(4):384-387.
Maiden MFJ et al. Detection of high-risk groups and individuals for periodontal diseases: laboratory markers based on the microbiological analysis of subgengival plaque. J Clin Periodontol, v. 17; 1990. p. 1-13.
Mariotti A. Dental plaque-induced gingival diseases. Ann Periodontol, v. 4; 1999. p. 7-17.
Marsh P, Martin MV. Microbiologia Oral. 1 ed. São Paulo: Editora Santos; 2005.
Marsh PD, Bradshaw DJ. Microbial community aspects of dental plaque. In: Microbiologia Oral. 1 ed. São Paulo: Editora Santos; 2005.
Mc Ghee JR et al. Dental microbiolgy. Philadelphia: Harper Row; 1982. 914 p..
Meng HX, Periodontol abscess. Ann Periodontol, v. 4; 1999. p. 79-82.
Mombelli A et al. Colonization of osseointegred titanium implants in edentulous patients: early results. Oral Microbiol Immunol, v. 22; 1995. p. 124-30.
Mombelli A. Aging and the periodontal and peri-implant microbiota. Periodontol 2000, v. 16; 1998. p. 44-52.
Mombelli A. Microbiology of dental implant. Adv Dent Res, v. 7; 1993. p. 202-6.
Moncla BJ, Braham P, Dix K et al. Use of synthetic oligonucleotide DNA probes for the identification of Bacteroides gingivalis. J Clin Microbiol, v. 28; 1990. p. 324-7.
Moore LVH et al. Bacteriology of human gengivitis. J Dent Res, v. 66; 1987. p. 989-95.
Moore WEC et al. The microflora of periodontal sites showing active destructive progression. J Clin Periodontol Res, v. 18; 1991. p. 729-39.
Moore WEC, Moore LVH. The bacteria of periodontal diseases. Periodontol 2000, v. 5; 1994. p. 66–77.
Moraes ES, Valença AMG. Prevalência de gengivite e periodontite em crianças de 3 a 5 anos na cidade de Aracajú (SE). Cienc Odontol Bras, v. 6; 2003. p. 87-94.
Morillo JM, Lau L, Sanz M, Herrera D, Silva A. Quantitative real-time PCR based on single copy gene sequence for detection of Actinobacillus actinomycetemcomitans and Porphyromonas gingivalis. J Periodontal Res, v. 38; 2003. p. 518-24.
Muller HP, Flores-de-Jacoby L. Distribuition of morphologically different micro-organisms associated with active periodontal lesions. J Clin Periodontol, v. 14; 1987. p. 110-7.
Murakami Y et al. A possible mechanism of maxillofacial abscess formation: involvement of Porphyromonas endodontalis lipopolisaccharide via the expression of inflammatory cytokines. Oral Microbiol Immunol, v. 16; 2001. p. 321-5.
Murray JJ. Prevention of oral disease. 3 ed. Oxford: Oxford University Press; 1996. 280p.
Murray PR et al. Bacilos Gram-negativos anaeróbios. In: Microbiologia médica. 3 ed. Rio de Janeiro: Guanabara Koogan; 2000. p. 256-260.
Nair PNR. Apical periodontitis: a dynamic encounter between root canal infection and host response. Periodontology 2000, v. 13; 1997. p. 121-48.
Newman HN. Plaque and chronic inflammatory periodontal disease: a question of acology. J Clin Periodontol, v. 17, 1990. p. 533-41.
Newman MG, Grinenco V, Weiner M, et al. Predominant microbiota associated with periodontal health in the aged. J Periodontol, v. 49; 1978. p. 553-9.
Nisengard RJ, Newman MG. Oral microbiology and immunology. 2 ed. Philadelphia: W.B. Saunders; 1994. p. 477.
Nisengard R J, Newman MG. Microbiologia oral e imunologia. 2 ed. Rio de Janeiro: Guanabara-Koogan; 1997. p. 395.
Nozaki T, Kusumoto Y, Kitamura M. et al. A sensitive method for detecting Porphyromonas gingivalis by polymerase chain reaction and its possible clinical application. J Periodontol, v.7 2; 2001. p. 1228-35.
Nunn ME. Understanding the etiology of periodontitis: an overview of periodontal risk factors. Periodontol 2000, v. 32; 2003. p. 11-23.

Page RC. Current understanding of the aetiology and progression of periodontal disease. Int Dent J, v. 36; 1986. p. 153-61.
Page RC. Gingivitis. J Clin Periodontol, v. 13; 1986. p. 345-55.
Parra B, Slots J. Detection of human viruses in periodontal pockets using polymerase chain reaction. Oral Microbiol Immunol, v. 5; 1996. p. 289-93.
Paster BJ, Boches SK, Galvin JL, et al. Bacterial diversity in human subgingival plaque. J Bacteriol, v. 183; 2001. p. 3770-83.
Paula SHM, Jorge AOC. Participação do Fusobacterium nucleatum na doença periodontal. Revista Biociências, v. 3, n. 1; 1997. p. 39-49.
Pereira AC, Castellanos RA, Da Silva SR, et al. Oral health and periodontal status in Brazilian elderly. Braz Dent J, v. 7; 1996. p. 97-102.
Preus HR, Anerud A, Boysen H, et al. The natural history of periodontal disease: the correlation of selected microbiological parameters with disease severity in Sri Lankan tea workers. J Clin Periodontol, v. 22; 1995. p. 674-8.
Prinz H. The etiology of pyorrhea alveolaris. Dent Cosmos, v. 68; 1926. p. 1-9.
Querido NBG et al. Doença periodontal em hamsters alimentados com a dieta natural M70. Rev Bras Pesq Med Biol, v. 4; 1971. p. 5-11.
Rams TE et al. Microbiological study of HIV-related periodontitis. J Periodontol, v. 62; 1991. p. 74-81.
Roberts FA, Darveau RP. Beneficial bacteria of the periodontium. Periodontol 2000, v. 30; 2002. p. 40-50.
Rodrigues AM, Newman MG. Microbiologia e imunologia periodontal. In: Cardoso RJA, Gonçalves EANG. Periodontia/Cirurgia/Cirurgia para Implantes. São Paulo: Artes Médicas; 2002.
Roith G, Calmes R. Oral biology. St. Louis: Mosby; 1981. p. 428.
Rosebury T. Outline of a theory of periodontal disease. J Periodontol, v. 44; 1955. p. 303.
Sakamoto M, Suzuki M, Umeda M, et al. Reclassification of Bacteroides forsythus (Tanner et al., 1986) as Tannerella forsythensis corrig., gen. nov., comb. nov. Int J Syst Evol Microbiol, v. 52; 2002. p. 841-49.
Samaranayake LP. Essencial microbiology for destistry. New York: Churchill Livingstone; 1996. p. 357.
Santangelo R, D'ercole S, Graffro R et al. Bacterial and viral DNA in periodontal disease: a study using multiplex PCR. New Microbiol, v. 27; 2004. p. 133-7.
Santos SSF, Loberto JCS, Martins CAP, Jorge AOC. Prevalência e sensibilidade in vitro de Enterobacteriaceae e Pseudomonas isoladas da cavidade bucal e bolsa periodontal de pacientes com periodontite crônica. Pós Grad Rev - Facul Odontol São José dos Campos, v. 5; 2002. p.74-83.
Sedgley CM, Samaranayake LP. The oral prevalence of aerobic and facultatively anaerobic Gram-negative rods and yeasts in Hong Kong Chinese. Archs Oral Biol, v. 39; 1994. p. 459-66.
Sioux M, Duffaut-Lagarrigue D, Lodter JP. A comparison between 4 subgingival bacteriologic sampling technics. J Biol Buccale, v. 19; 1991. p. 16-21.
Slots J et al. Subgingival microflora of advanced periodontitis in Domenican Republic. J Periodontol, v. 62; 1991. p. 543-7.
Slots J, Feik D, Rams TE. Prevalence and antimicrobial susceptibility of Enterobacteriaceae, Pseudomonadaceae and Acinetobacter in human periodontitis. Oral Microbiol Immunol, v. 5; 1990. p. 149-54.
Slots J, Feik D, Rams, TE. In vitro antimicrobial sensitivity of enteric rods and pseudomonads from advanced adult periodontitis. Oral Microbiol Immunol, v. 5; 1990. p. 298-301.
Slots J, Kamma JJ, Sugar C. The herpesvirus-Porphyromonas gingivalis- periodontitis axis. J Periodontol Res, v. 38; 2003. p. 318-23.
Slots J, Listgarten MA. Bacteroides gingivalis, Bacteroides intermedius and Actinobacillus actinomycetemcomitans in human periodontal disease. J Clin Periodontol, v. 15; 1988. p. 85-93.
Slots J, Rams TE, Listgarten MA. Yeasts, enteric rods and pseudomonads in the subgingival flora of severe adult periodontitis. Oral Microbiol Immunol, v. 3; 1988. p. 47-52.
Slots J. Actinobacillus actinomycetemcomitans and Porphyromonas gingivalis in periodontal disease. Periodontol 2000, v. 20; 1999. p. 7-13.
Socransky SS, Haffajee AD, Cugini MA, et al. Microbial complexes in subgingival plaque. J Clin Periodontol, v. 25; 1998. p. 134-44.
Socransky SS, Haffajee AD, Smith C, Dibart S. Relation of counts of microbial species to clinical status at the sampled site. J Clin Periodontol, v. 18; 1991. p. 766-75.
Socransky SS, Haffajee AD. Evidence of bacterial etiology: a historical perspective. Periodontol 2000, v. 5; 1994. p. 7-25.
Socransky SS. Criteria for infectious agents in dental caries and periodontal disease. J Clin Periodontol, v. 6; 1979. p. 16-21.
Socransky SS. The role of bacteria to the aetiology of periodontal disease. J Dent Res, v. 49; 1970. p. 203.
Stashenko P et al. Levels of inlerleukin 1 beta in tissue from sites of active periodontal disease. J Clin Periodontol, v. 18; 1991. p. 548-54.
Takahashi N, Yamada T. Glucose metabolism by Prevotella intermedia and Prevotella nigrescens. Oral Microbiol Immunol, Copenhagem, v.15, n.5; 2000. p.188-195.
Tanner ACR, Maiden MF, Macuch PJ, et al. Microbiota of health, gingivitis, and initial periodontitis. J Clin Periodontol, v. 25; 1998. p. 85-98.
Teanpaisan R, Douglas CW, Nittayananta W. Isolations and genotyping of black – pigmented anaerobes from periodontal sites of HIV-positive and non-infected subjects in Thailand. J Clin Periodontol, v. 28; 2001. p. 311-8.
Ting M, Contreras A, Slots J. Herpesvirus in localized juvenile periodontitis. J Periodontol Res, v. 35; 2000. p. 17-25.
Tinoco EM, Beldi MI, Loureiro CA et al. Localized juvenile periodontitis and Actinobacillus actinomycetemcomitans in a Brazilian population. Eur J Oral Sci, v. 105; 1997. p. 9-14.
Tomita NE, Chinellato LEM, Pernambuco RA, et al. Condições periodontais e diabetes mellitus na população nipo-brasileira. Rev. Saúde Pública, v. 36; 2002. p. 607-13.
Van-Winkelhoff AJ et al. Microbial succession in recolonizing deep periodontal pockets after a single course of supra- and subgingival debridement. J Clin Periodontol, v. 15; 1987. p. 116-22.
Vianna ME, Horz HP, Conrads G, et al. Comparative analysis of endodontic pathogens using checkerboard hybridization in relation to culture. Oral Microbiol Immunol; 2008; 23(4):282-90.
Wade GW et al. Molecular detection of novel anaerobic species in dentoalveolar abcesses. Clin Infect Dis, v. 25; 1997. p. 235-6.
Walters JD et al. Relationship of human gingival crevicular fluid polyamine concentration to the percentage of spirochaetes in subgingival dental plaque. Arch Oral Biol, v. 5; 1989. p. 373-5.
Waltimo TMT et al. Fungi in therapy-resistant apical periodontitis. Int Endod J, v. 30; 1997. p. 96-101.
Ximénez-Fyvie LA, Haffajee AD, Socransky SS. Comparison of the microbiota of supra- and subgingival plaque in health and periodontitis. J Clin Periodontol, v. 27; 2000. p. 648-57.
Zambom JJ et al. Actinobacillus actinomicetemcomitans in human periodontal disease. J Periodontol, v. 54; 1983. p. 707-11.
Zambon JJ, Haraszhty VI. The laboratory diagnosis of periodontal infections. Periodontol 2000, v. 7; 1995. p. 69-82.
Zambon JJ. Periodontal diseases: microbial factors. Ann Periodontol, v. 1; 1996. p. 879-925.

CAPÍTULO

# 31

# Micro-organismos e Aspectos Imunológicos das Infecções Pulpares

*Luciane Dias de Oliveira*

*Cláudio Antonio Talge Carvalho*

*Antonio Olavo Cardoso Jorge*

A polpa é constituída por tecido conjuntivo frouxo especializado, de origem mesenquimatosa, contendo diferentes tipos celulares, incluindo células de defesa, substância fundamental, fibras, vasos sanguíneos, vasos linfáticos e nervos. Topograficamente, a polpa é dividida em duas partes: a) polpa coronária, que se localiza no interior da câmara pulpar; b) polpa radicular, que se localiza no interior dos canais radiculares, compreendendo desde a região cervical da coroa até o ápice radicular (Figura 31.1). O tecido pulpar preenche a câmara pulpar, os canais radiculares e estende-se pelo forame apical, onde faz continuidade com o tecido conjuntivo do periodonto. De forma histológica, a polpa possui quatro regiões diferentes: a) camada odontoblástica: localizada na periferia, adjacente à dentina ou pré-dentina, e onde estão presentes os odontoblastos; b) camada acelular (subodontoblástica): localizada abaixo dos odontoblastos; c) camada rica em células: localizada abaixo da zona acelular e com alta densidade de células; d) camada central: constituída pelos elementos do tecido conjuntivo frouxo especializado.

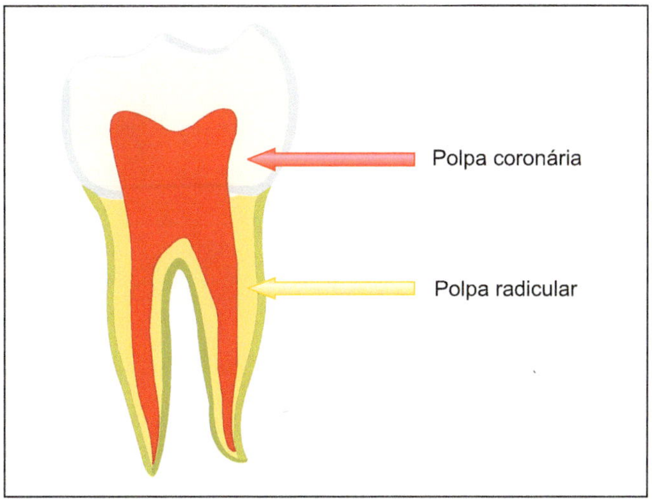


**FIGURA 31.1** Esquema representativo de um molar demonstrando a polpa coronária na câmara pulpar e a polpa radicular nos canais radiculares.

O tecido pulpar é limitado em praticamente toda sua extensão por paredes inelásticas de dentina, com exceção da região do forame apical que é revestida por cemento. A polpa está protegida no interior do dente por esmalte, dentina e cemento, entretanto, essa proteção está diretamente relacionada com a integridade desses tecidos, que podem sofrer agressões físicas, químicas ou biológicas. Quando ocorre penetração, fixação, implantação e multiplicação de micro-organismos no tecido pulpar, acarretando danos a esse tecido, tem-se uma infecção pulpar.

## AGRESSORES DO TECIDO PULPAR

O tecido pulpar pode sofrer agressão por agentes físicos, químicos ou biológicos, como demonstrado a seguir:

### Agentes físicos

As principais agressões de natureza física são representadas por:

- Traumas dentários, especialmente com fraturas coronárias e/ou radiculares, promovendo exposição pulpar direta. Os traumas sem fraturas também podem provocar distúrbios na polpa devido à lesão física do tecido;
- Iatrogenias: exposição acidental da polpa causada durante o preparo cavitário com brocas ou instrumentos manuais;
- Calor gerado durante o preparo cavitário (brocas ou uso de laser), durante a reação de presa de materiais restauradores (resinas e cimentos), durante o polimento de restaurações e durante procedimentos clareadores com laser;
- Movimentação dentária induzida: tratamento ortodôntico;
- Fatores patológicos: atrição, abrasão, erosão e abfração.

### Agentes Químicos

Os agentes químicos podem agredir ou irritar a polpa por ação direta ou à distância, por meio dos prolongamentos odontoblásticos e da permeabilidade dentinária. Dentre os principais agentes químicos, tem-se:

- Ácidos utilizados no condicionamento da dentina e/ou da polpa;
- Materiais seladores e restauradores temporários e definitivos;
- Desinfetantes utilizados na limpeza e desinfecção de preparos cavitários.

### Agentes biológicos

As agressões de origem biológica são consideradas as principais responsáveis por induzir e manter as alterações patológicas nos tecidos pulpares e periapicais, sendo representadas pelos micro-organismos e seus subprodutos. A cárie dentária é a via mais comum pela qual os micro-organismos podem alcançar o tecido pulpar, sendo a principal fonte de agressão microbiana para a polpa. Já o canal radicular infectado representa a principal via de agressão microbiana aos tecidos periapicais. Essas agressões são de grande importância, uma vez que a defesa do hospedeiro não consegue eliminar os micro-organismos das lesões de cáries ou do interior do sistema de canais radiculares com polpa necrosada (Siqueira Jr et al., 2010), tornando-se agressões persistentes a esses tecidos.

Os tecidos pulpares e periapicais são regiões normalmente estéreis, de modo que a presença microbiana nesses tecidos sugere alterações patológicas (Bammann e Estrela, 2004). A participação de micro-organismos e seus produtos na inflamação pulpar e periapical tem sido demonstrada desde o clássico estudo de Kakehashi et al. (1965), em que os autores utilizaram dois lotes de ratos, um convencional e outro asséptico (*germ-free*) e desgastaram progressivamente as câmaras pulpares até exposição do tecido pulpar à cavidade bucal. De acordo com os resultados, os animais convencionais apresentaram inflamação intensa e necrose da polpa e periápice, enquanto nos animais assépticos não ocorreu inflamação ou essa foi muito discreta até 42 dias após o experimento. Em 1974, continuando nessa mesma linha, Korzen et al. também demonstraram os efeitos da microbiota bucal na polpa e nos tecidos periapicais de ratos convencionais e assépticos. Os autores verificaram que a intensidade da inflamação pulpar e periapical estava diretamente relacionada com a quantidade de micro-organismos presentes no canal radicular e com o tempo de exposição.

A participação de micro-organismos e seus produtos nas alterações pulpares e periapicais é claramente demonstrada pelo sucesso do tratamento endodôntico em que a remoção de tecidos necrosados, detritos e micro-organismos dos canais radiculares, com a utilização de substâncias com efetiva ação antimicrobiana, promove reparação dos tecidos periapicais comprometidos.

## VIAS DE INFECÇÕES DA POLPA E PERIÁPICE

Existem muitas vias pelas quais os micro-organismos podem alcançar o tecido pulpar e periapical, dentre as principais, tem-se: túbulos dentinários, exposição pulpar direta, via hematogênica, periodontal (linfática ou retrógrada), por contiguidade e por falhas na restauração.

### Via túbulos dentinários

Em uma lesão de cárie ou durante procedimentos odontológicos, com a perda de esmalte e/ou cemento, ocorre exposição dos túbulos dentinários à cavidade bucal, de modo que os micro-organismos podem utilizar essa via numa direção centrípeta para alcançar o tecido pulpar. Essa via é a mais comumente utilizada pelos micro-organismos, sendo a cárie a fonte mais frequente de infecção. As bactérias podem alcançar a polpa quando a distância entre a borda da lesão de cárie e o tecido pulpar for de 0,2 mm ou menos (Bammann e Estrela, 2004), no entanto, durante a evolução da cárie, produtos metabólicos, enzimas e toxinas microbianas podem se difundir vias túbulos dentinários e atingir a polpa, induzindo alterações inflamatórias nesse tecido, mesmo sem a presença de micro-organismos (Figura 31.2).

### Via exposição pulpar direta

A exposição pulpar direta ocorre por fraturas (coronárias, corono-radiculares ou radiculares), iatrogenias durante procedimentos operatórios ou, especialmente, por lesões de cárie profundas. Há quebra da barreira física conferida pelas estruturas dentárias (esmalte, dentina e cemento) e a polpa fica exposta diretamente ao meio bucal rico em micro-organismos (Figuras 31.3 e 31.4).

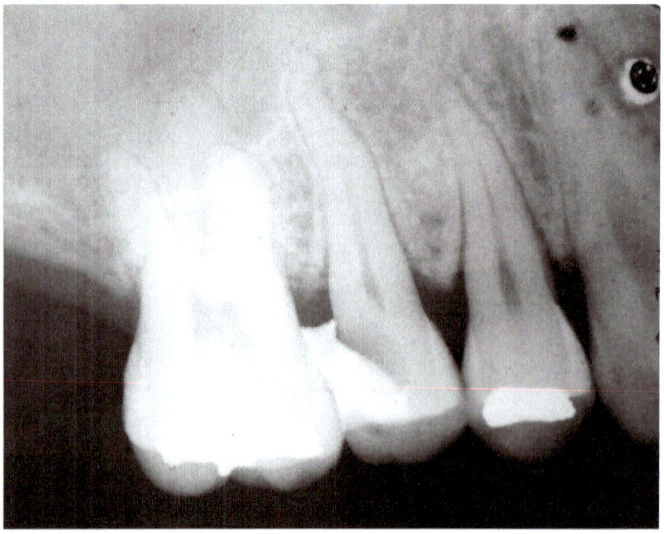

FIGURA 31. 2 Radiografia mostrando uma lesão de cárie profunda no 2º pré-molar sem exposição pulpar direta.

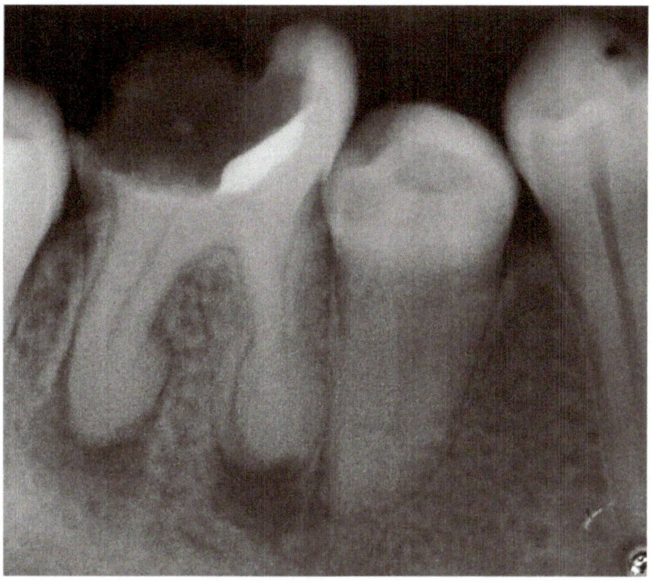

FIGURA 31.3 Radiografia mostrando um molar com extensa lesão de cárie e exposição pulpar direta.

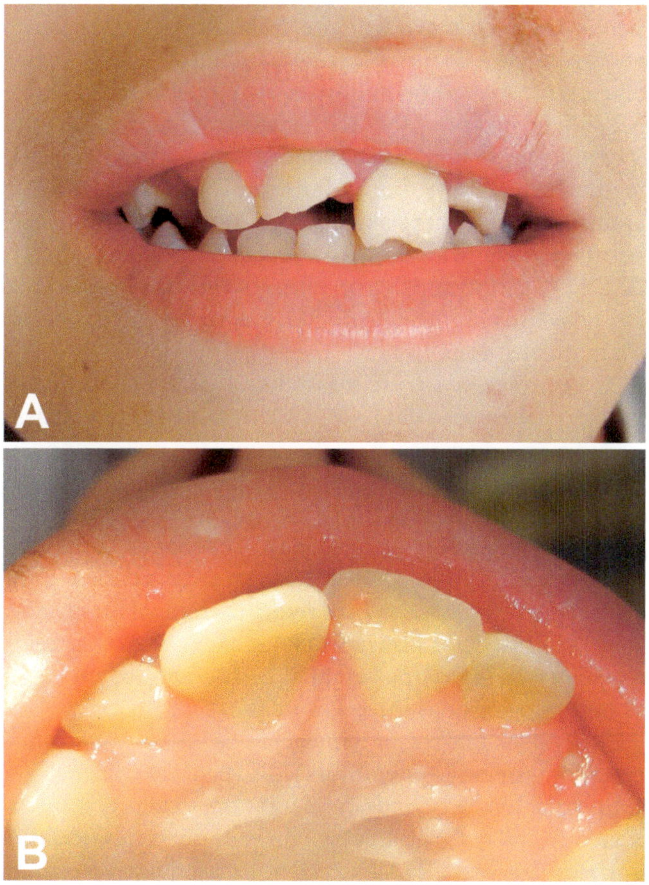

FIGURA 3.4 Fratura coronária com exposição pulpar direta – dente 11a.

### Via hematogênica

Por esta via, os micro-organismos atingem à polpa através da corrente circulatória. As bactérias presentes no sangue, devido a um quadro de bacteriemia transitória, podem ser atraídas ao tecido pulpar previamente traumatizado ou submetido a procedimentos operatórios (mecânicos, térmicos ou químicos). Esse fenômeno é conhecido como anacorese, que é o mecanismo pelo qual o micro-organismo é "atraído", durante uma bacteriemia, para uma região previamente traumatizada. Esse fenômeno é geralmente observado em dentes íntegros que sofreram traumatismos, movimentação ortodôntica ou outras alterações do tecido pulpar causadas por agentes químicos ou estímulos térmicos. Assim, um micro-organismo dotado de patogenicidade que estiver na corrente circulatória pode atingir a polpa e encontrar condições favoráveis para se implantar, uma vez que a resistência do tecido pulpar foi previamente enfraquecida.

### Via periodontal (linfática ou retrógrada)

A contaminação pode ocorrer durante o desenvolvimento da doença periodontal, em que micro-organismos e seus produtos presentes no sulco gengival e na bolsa periodontal podem alcançar a polpa através dos forames de canais laterais ou acessórios, através de túbulos dentinários expostos na região cervical de dentes com ausência de coaptação esmalte-cemento e, ainda, pelo forame ou delta apical quando a doença atinge o ápice radicular. Através da membrana periodontal, dentes com luxação também podem ser infectados com micro-organismos do sulco gengival ou bolsa periodontal, que atingem a polpa pela região apical ou pelo forame de canais laterais. Por fim, micro-organismos de bolsas periodontais podem ser disseminados devido a manobras como curetagem gengival e profilaxia e ser drenados via circulação linfática, podendo atingir o tecido pulpar devido a anastomoses frequentes dos vasos linfáticos na região.

### Por contiguidade (extensão)

Micro-organismos presentes na região periapical de um dente infectado podem alcançar o canal principal e/ou lateral de um dente com polpa saudável como consequência de uma contiguidade dos tecidos. Assim, micro-organismos infectantes na região periapical de determinado canal podem evoluir diretamente através dos tecidos periapicais para outro ápice próximo ou forame lateral, do mesmo ou de outro dente, passando a infectar o tecido pulpar correspondente (Figura 31.5). Com isso, a extensão da lesão periapical é a via de contaminação do dente vizinho ou de outra raiz no mesmo dente.

### Por falhas na restauração

Tem-se verificado na literatura que a contaminação de bactérias da saliva na região oclusal pode alcançar a região periapical em menos de 6 semanas em canais radiculares obturados com guta-percha e cimento (Torabinejad et al., 1990; Narayanan e Vaishnavi, 2011). Desta forma, se o selamento provisório quebrar ou soltar, ou se houver fraturas dentárias antes da restauração definitiva ou, ainda, se a restauração final for inadequada, as bactérias podem ter acesso ao tecido periapical resultando em infecção (Narayanan e Vaishnavi, 2011).

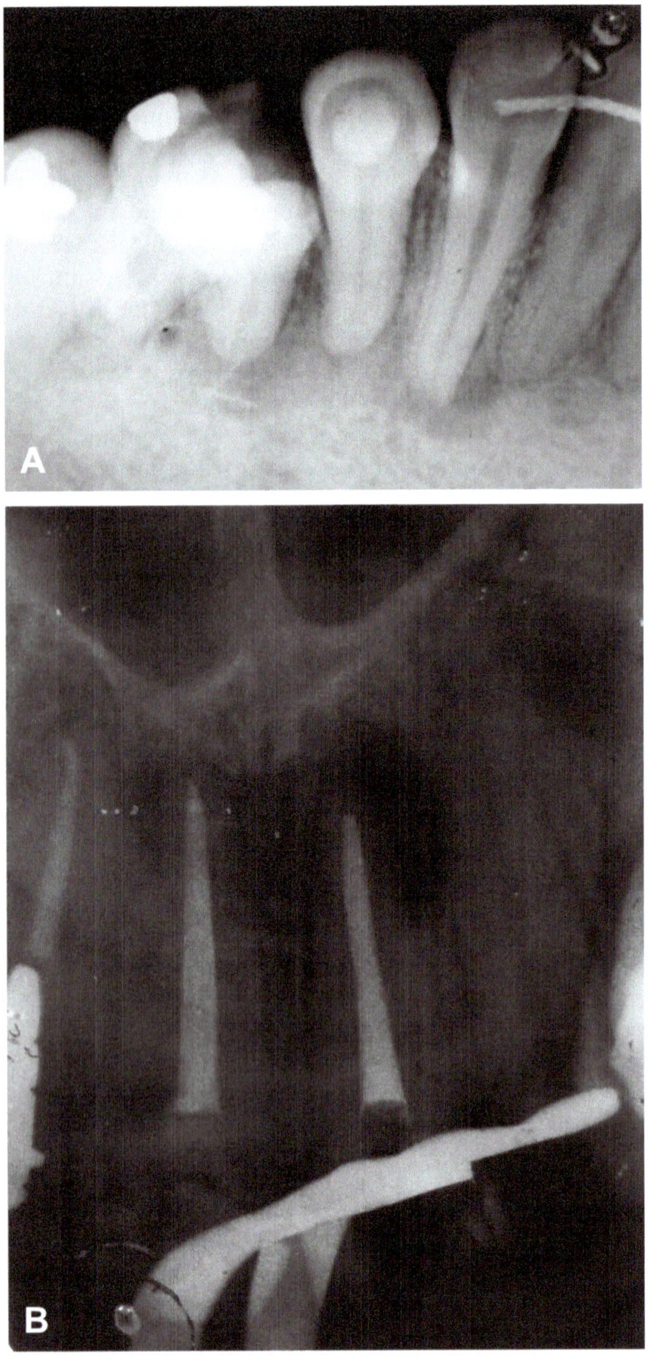


FIGURA 31.5 Radiografias sugerindo extensão de lesões periapicais para o ápice de dentes vizinhos, por contiguidade.

## MECANISMOS MICROBIANOS DE AGRESSÃO PULPAR

Depois que o micro-organismo atinge o tecido pulpar, a polpa sofre diferentes mecanismos de agressão que facilitam a colonização e multiplicação dos micro-organismos no tecido pulpar, bem como a contaminação de todo o sistema de canais radiculares, incluindo os tecidos periapicais.

Didaticamente, os estágios sequenciais de infecção bacteriana são: 1) adesão e colonização à superfície do hospedeiro (no caso, a polpa dentária); 2) invasão tecidual; 3) sobrevivência no interior do tecido pela aquisição de nutrientes e escape dos mecanismos de defesa; 4) indução de prejuízos diretos ou indiretos aos tecidos. (Siqueira Jr e Rôças, 2007).

Assim, os micro-organismos patogênicos podem causar destruição tecidual por efeitos diretos e/ou indiretos. Dentre os **efeitos diretos**, destacam-se: a) **competitivo:** ocorre competição entre os micro-organismos e o tecido pulpar por nutrientes necessários para seu metabolismo, desenvolvimento e manutenção; b) **mecânico:** com a multiplicação microbiana formam-se verdadeiras colônias que pressionam mecanicamente nervos e obliteram vasos sanguíneos. Com isso, pode haver comprometimento do suprimento sanguíneo e, consequentemente, das funções vitais da polpa, promovendo condições favoráveis à instalação de uma microbiota mais complexa; c) **químico:** representado por produtos derivados do metabolismo microbiano sobre proteínas e carboidratos teciduais. São produzidas substâncias quimicamente ativas e lesivas aos tecidos, como amônia, indol, poliaminas fétidas (putrescina, cadaverina, espermidina, espermina), compostos sulfurados e ácidos orgânicos, incluindo ácido butírico e ácido propiônico; d) **produção de toxinas e enzimas:** os micro-organismos produzem e secretam para o meio diversas toxinas e enzimas histolíticas, como hialuronidase, colagenase, condroitin sulfatase, aminopeptidase, fosfolipase, glicuronidase, DNAse, fosfatase ácida, fibrinolisina e hemolisina, dentre outras, que atuam na desintegração tecidual, criando condições ambientais protetoras e nutricionais, que permitem aos micro-organismos sua instalação adequada. Muitos desses produtos podem inclusive atingir o tecido pulpar por difusão via túbulos dentinários, nos casos de cárie profunda, e desencadear processos inflamatórios na polpa.

Já com relação aos **efeitos indiretos** de agressão pulpar, esses são mediados pelo hospedeiro e resultam na ativação de seu sistema de defesa, o qual é estimulado por componentes bacterianos como lipopolissacarídeo (LPS), peptideoglicano, ácido lipoteicoico, fímbrias, componentes capsulares, vesículas extracelulares, exotoxinas, proteínas da membrana externa, entre outros. Dependendo da intensidade e duração do agente agressor, ocorre resposta tecidual inespecífica (inata) e/ou específica (resposta imune humoral ou celular), as quais serão abordadas no final deste capítulo, em aspectos imunológicos das infecções pulpares.

Os diversos fatores de virulência dos micro-organismos, como componentes estruturais (LPS, peptideoglicano, ácido lipoteicoico, proteínas da membrana externa, vesículas da membrana externa, lipoproteínas, fímbrias, exopolissacarídeos, flagelos, DNA bacteriano) e produtos secretados (enzimas, exotoxinas, produtos metabólicos, proteínas de choque térmico) estão envolvidos em cada passo do processo infeccioso (adesão, invasão, sobrevivência e prejuízo) (Siqueira Jr e Rôças, 2007), causando destruição tecidual por efeitos diretos e/ou indiretos. Os principais fatores de virulência de importantes micro-organismos patogênicos presentes na infecção endodôntica estão apresentados na Tabela 31.1.

**TABELA 31.1 Principais fatores de virulência de alguns patógenos importantes da infecção endodôntica primária***

| Micro-organismo | Fatores de virulência |
|---|---|
| *Porphyromonas gingivalis* | LPS; fímbria; cápsula; lipoproteínas; vesículas da membrana externa; proteinases; fibrinolisina; fosfolipase; fosfatase ácida; DNAse; hialuronidase; condroitin sulfatase; hemolisinas; metabólitos ($H_2S$, metilmercaptana, ácidos butírico e propiônico, indol, amônia) e proteínas de choque térmico. |
| *Porphyromonas endodontalis* | LPS; cápsula; proteínas da membrana externa; proteinases; vesículas da membrana externa; fosfatase ácida e metabólitos (ácidos butírico e propiônico, indol, $H_2S$). |
| *Tannerella forsythia* | LPS; enzima ligada à tripsina; fosfatase ácida; metabólitos (ácidos acético, propiônico, butírico, isovalérico e fenilacético), fator indutor de apoptose e proteínas de choque térmico. |
| *Prevotella intermedia/nigrescens* | LPS; fímbria; metabólitos (indol, $H_2S$, amônia, ácidos acético e succínico), proteinases; hemolisinas; fosfatase ácida; fosfolipase e proteínas de choque térmico. |
| *Treponema denticola* | Complexo de proteases ligadas a quimotripsina; enzimas hidrolíticas e proteolíticas extracelulares ou associadas à membrana; proteínas da superfície; lipooligossacarídeo; lipoproteína; fosfolipases e metabólitos (ácidos acético e lático, $H_2S$); flagelo e proteínas de choque térmico. |
| *Fusobacterium nucleatum* | LPS; proteínas da membrana externa; cápsula; metabólitos (ácidos propiônico e butírico, amônia, indol) e proteínas de choque térmico. |
| *Parvimonas micra* | Peptidases; hialuronidase; cápsula e $H_2S$. |
| *Streptococcus anginosus* | Peptideoglicano; ácido lipoteicoico; enzimas e metabólitos. |

*Fonte: Siqueira Jr e Rôças (2007).

De modo geral, a persistência e o aumento da intensidade do estímulo antigênico, representado pelos micro-organismos e seus produtos nos tecidos pulpares e periapicais, induzem respostas teciduais proporcionais a este estímulo e, durante a progressão destas alterações, o sistema de defesa pode resultar em manifestações lesivas aos tecidos pulpares e periapicais, na tentativa de conter o avanço da infecção.

## FATORES ECOLÓGICOS QUE DETERMINAM A MICROBIOTA ENDODÔNTICA

Na cavidade bucal existe cerca de 700 espécies microbianas, entretanto, o número de micro-organismos presentes em um canal radicular infectado varia em média entre 15 a 30 espécies diferentes (Siqueira Jr et al., 2002), de modo que existem fatores ecológicos que facilitam ou prejudicam o crescimento de determinadas espécies no interior do sistema de canais radiculares (Sundqvist, 1994). Dentre os principais fatores ecológicos que determinam a microbiota endodôntica, tem-se (Lopes e Siqueira Jr, 1999; Bammann e Estrela, 2004):

### Tensão de oxigênio

No estágio inicial da infecção pulpar, a presença de oxigênio favorece as bactérias facultativas e aerotolerantes, que são os colonizadores iniciais da polpa. No entanto, devido ao metabolismo dos micro-organismos, à progressão da infecção e à necrose tecidual, a tensão de oxigênio diminui e promove um ambiente com baixo potencial de óxido-redução, facilitando a multiplicação e instalação de micro-organismos anaeróbios facultativos e estritos, especialmente na região mais apical dos canais radiculares.

### Nutrientes

A disponibilidade e o tipo de nutrientes são fatores importantes na determinação e evolução da microbiota nas infecções pulpares e periapicais. A presença de carboidratos, glicoproteínas, proteínas e aminoácidos dos fluidos teciduais e da desintegração de células e outros componentes do tecido conjuntivo determinam a dinâmica da microbiota endodôntica, onde os micro-organismos sacarolíticos são progressivamente substituídos por micro-organismos proteolíticos. Essa dinâmica é observada especialmente nas infecções mais longas, onde ocorre escassez de carboidratos e predomínio de espécies dos gêneros *Peptostreptococcus, Prevotella, Porphyromonas, Treponema* e *Fusobacterium.*

### Interações microbianas

As relações microbianas podem ser positivas, como comensalismo e protocooperação, ou negativas, como antibiose, e são de grande importância na definição da microbiota endodôntica. Por exemplo, *Fusobacterium nucleatum e Campylobacter rectus* podem utilizar peptídeos e aminoácidos provenientes da degradação de proteínas por *Porphyromonas, Prevotella e Peptostreptococcus*, sendo uma importante relação positiva entre eles. Outras fortes associações positivas têm sido demonstradas nas infecções endodônticas, como: *F. nucleatum/Parvimonas micra, Treponema denticola*/estreptococos, *Filifactor alocis*/estreptococos, *Tanerella forsythia/Selenomonas sputigena, P. micra/Olsenella uli* (Siqueira Jr e Rôças, 2009).

### pH do ambiente

O pH em tecidos saudáveis geralmente varia entre 7,2 e 7,4, no entanto, quando o tecido está inflamado, devido à produção de ácidos orgânicos, como o ácido lático, pelas células inflamatórias, o pH pode variar entre 6,5 a 6,8 e, em situações mais severas, atingir nível 5, favorecendo o predomínio de espécies acidúricas. No caso de necrose pulpar, o pH geralmente varia entre 6 e 7,4, que é ideal para a maioria das bactérias patogênicas.

### Mecanismos de defesa do hospedeiro

Quando ocorre a necrose da polpa, os mecanismos de defesa (células fagocitárias, linfócitos, anticorpos, sistema complemento, entre outros) não conseguem mais atuar no sistema de canais radiculares, pois o suprimento sanguíneo foi totalmente comprometido (ver "Aspectos imunológicos das alterações pulpares"). Com isso, os micro-organismos encontram-se numa posição privilegiada e estratégica no interior dos canais radiculares, que representam excelentes nichos de proliferação microbiana.

Assim, de acordo com a tensão de oxigênio, umidade, presença de nutrientes essenciais, pH do ambiente e relações microbianas, grupos específicos de micro-organismos sobrevivem no sistema de canais radiculares e constituem a microbiota endodôntica.

## MICRO-ORGANISMOS ISOLADOS DAS INFECÇÕES PULPARES – MICROBIOTA ENDODÔNTICA

A microbiota dos canais radiculares infectados vem sendo constantemente definida. Até início da década de 70, de acordo com as técnicas de cultivo e identificação microbiana da época, os principais micro-organismos isolados dos canais radiculares eram facultativos ou aerotolerantes, dentre eles: *Streptococcus mitis, Streptococcus salivarius, Streptococcus mutans, Streptococcus sanguis, Enterococcus* spp, *Staphylococcus epidermidis, Staphylococcus aureus, Pseudomonas* spp e leveduras (*Candida albicans*). Já a partir de meados dos anos 70, com o desenvolvimento das técnicas de isolamento e cultivo de anaeróbios estritos, foi possível constatar a participação efetiva desses micro-organismos nas infecções pulpares e periapicais (Baumgartner et al., 1999). Mais recentemente, a evolução das pesquisas utilizando diferentes ferramentas da Biologia Molecular, como PCR e *checkerboard* DNA-DNA *hybridization*, e da microespectroscopia, tem proporcionado identificação mais precisa e ampliada das principais espécies microbianas presentes nas infecções do sistema de canais radiculares e da região periapical, de modo que tem sido constante a identificação de novas espécies na composição da microbiota das infecções endodônticas.

Nas infecções primárias do sistema de canais radiculares qualquer integrante da microbiota da cavidade bucal, indígena ou transitória, pode ocasionalmente invadir e colonizar o tecido pulpar e contribuir para o estabelecimento de um processo infeccioso, sendo que geralmente em canais radiculares abertos a microbiota é mista e em canais fechados os micro-organismos isolados são anaeróbios. De modo geral, nos estágios iniciais da infecção endodôntica primária há predomínio de bactérias facultativas, no entanto, aproximadamente após sete dias, 50% dessa microbiota é composta por anaeróbios Gram-positivos e Gram-negativos e, após cerca de três meses, essa proporção alcança 85% (Lopes e Siqueira Jr, 1999). Em infecções acima de seis meses, há predomínio de anaeróbios estritos perfazendo mais de 90% da microbiota endodôntica.

As infecções primárias são de natureza polimicrobiana, com predomínio de bactérias anaeróbias estritas e facultativas (Tabela 31.2). Apesar de mais de 200 espécies microbianas terem sido identificadas de infecções dos canais radiculares, um número mais limitado de espécies, em torno de 15 a 30, tem sido considerado como principais patógenos responsáveis em induzir alterações pulpares e periapicais (Siqueira Jr et al., 2002). Nas infecções endodônticas primárias, as espécies predominantemente isoladas pertencem aos gêneros *Porphyromonas, Prevotella, Fusobacterium, Treponema, Actinomyces, Eubacterium, Propionibacterium, Tannerella, Dialister, Campylobacter* e *Streptococcus* (Tabela 31.2), dentre eles destacam-se os seguintes anaeróbios estritos: *Fusobacterium nucleatum, Prevotella intermedia/nigrescens, Porphyromonas gingivalis, Porphyromonas endodontalis, Treponema denticola, Tannerella forsythia* e *Dialister pneumosintes*.

Outras espécies de micro-organismos também podem ser isoladas nas infecções primárias, em menor grau, como: *Veillonella parvula, Eikenella corrodens, Gemella morbillorium, Capnocytophaga gingivalis, Parvimonas micra, Corynebacterium matruchotti, Bifidobacterium dentium, Anaerococcus prevotii, Tissierella praeacuta, Filifactor alocis, Enterococcus faecalis, Neisseria mucosa, Bacteroides capillosus, Leptotrichia buccalis, Agregatibacter actinomycetemcomitans, Selenomonas noxia* (Gomes et al., 2006 e 2008, Sassone et al., 2007, Vianna et al., 2008, Skucaite et al., 2010; Narayanan e Vaishnavi, 2010).

Com relação às bactérias facultativas, os estreptococos estão entre os mais comumente isolados do sistema de canais radiculares de infecções primárias, destacando-se as espécies do grupo anginosus (*Streptococcus anginosus, Streptococcus constellatus, Streptococcus intermedius*) e do grupo *mitis* (pricipalmente *Streptococcus mitis* e *Streptococcus oralis*), além de *S. salivarius, S. sanguinis, S. mutans, S. acidominimus, S. parasanguinis, S. uberis, S. sobrinus, S. gordonii, S. vestibularis* (Skucaite et al., 2010). Outros micro-organismos facultativos também têm sido isolados de infecções primárias, como espécies de *Lactobacillus, Enterococcus faecalis, Escherichia coli* e *Staphylococcus aureus*.

Já com relação às infecções secundárias (causadas por micro-organismos que penetraram no sistema de canais radiculares durante ou após o tratamento endodôntico) e/ou persistentes (causadas por micro-organismos que resistiram aos procedimentos endodônticos de desinfecção do canal), a microbiota é geralmente composta por um número bem menor de espécies que as infecções primárias, sendo as bactérias Gram-positivas predominantes. Essa microbiota tem sido foco de muitos estudos nos últimos anos por estar re-

**TABELA 31.2 Principais micro-organismos isolados de infecções primárias dos canais radiculares**

| Gêneros | Espécies | $O_2$ |
|---|---|---|
| a) Cocos Gram-positivos | | |
| *Streptococcus* | Grupo anginosus (*S. anginosus, S. constellatus, S. intermedius*), grupo mitis (*S. mitis, S. oralis, S. sanguinis, S. gordonii*), grupo mutans, *S. salivarius, S. acidominimus, S. parasanguinis, S. uberis, S. vestibularis* | Facultativos |
| *Staphylococcus* | *S. epidermidis, S. aureus, S. lentus, S. sacharolyticus* | Facultativos |
| *Parvimonas* | *P. micra* | Anaeróbios |
| *Anaerococcus* | *A. prevotti* | Anaeróbios |
| *Peptostreptococcus* | *P. anaerobius* | Anaeróbios |
| *Enterococcus* | *E. faecalis, E. duran* | Facultativos |
| *Gemella* | *G. morbillorom, G. haemolysans* | Facultativos |
| b) Cocos Gram-negativos | | |
| *Neisseria* | *Neisseria mucosa* | Facultativos |
| *Veillonella* | *Veillonella parvula* | Anaeróbios |
| c) Bacilos Gram-positivos | | |
| *Actinomyces* | *A. israelli, A. odontolyticus, A. naeslundii, A. gerencseriae* | Anaeróbios |
| *Corynebacterium* | *C. matruchotii* | Facultativos |
| *Propionibacterium* | *P. acnes, P. acidifaciens, P. propionicus* | Anaeróbios |
| *Eubacterium* | *E. saburreum, E. nodatum* | Anaeróbios |
| *Filifactor* | *F. alocis* | Anaeróbios |
| *Pseudoramibacter* | *P. alactolyticus* | Anaeróbios |
| *Bifidobacterium* | *B.dentium, B. adolescentis* | Anaeróbios |
| *Leptotrichia* | *L. buccalis* | Anaeróbios |
| *Olsenella* | *Olsenella spp.* | Anaeróbios |
| *Lactobacillus* | *L. acidophylus, L. catenaforme, L. plantarum* | Facultativos |
| d) Bacilos Gram-negativos | | |
| *Porphyromonas* | *P. gingivallis, P. endodontallis* | Anaeróbios |
| *Prevotella* | *P. intermedia/ nigrescens, P. tannerae, P. multissacharivorax, P. baroniae, P. denticola, P. melaninogenica P. buccae* | Anaeróbios |
| *Fusobacterium* | *F. nucleatum, F. periodonticum* | Anaeróbios |
| *Campylobacter* | *C. gracilis, C. rectus, C. showae* | Anaeróbios |
| *Dialister* | *D. pneumosintes, D. invisus.* | Anaeróbios |
| *Tannerella* | *T. forsythia* | Anaeróbios |
| *Tissierela* | *T. praeacuta* | Anaeróbios |
| *Bacteroides* | *B. capillosus, B. vulgatus* | Facultativos |
| *Eikenella* | *E. corrodens* | Facultativos |
| *Capnocytophaga* | *C. gingivalis, C. sputigena, C. ochracea* | Facultativos |
| *Selenomonas* | *S. sputigena, S. noxia* | Anaeróbios |
| e) Espiroquetas | | |
| *Treponemas* | *T. socranskii, T. denticola, T. maltophilum, T. parvum, T. lecithinolyticum, T. vincentii* | Anaeróbios |
| f) Fungos (leveduras) | | |
| *Candida* | *C. albicans, C. glabrata, C. guilliermondii, C. inconspicia* | Aeróbios |
| *Rhodotorula* | *R. mucilaginosa* | Aeróbios |
| g) Enterobacteriacea | | |
| *Escherichia* | *E. coli* | Facultativos |
| h) Pseudomonadacea | | |
| *Pseudomonas* | *P. aeruginosa* | Aeróbios |

lacionada com falhas no tratamento endodôntico. Os principais micro-organismos Gram-positivos associados com infecção pulpar secundária e/ou persistente pertencem aos gêneros *Enterococcus, Actinomyces, Streptococcus, Lactobacillus, Candida, Propionibacterium, Staphylococcus, Eubacterium, Bifidobacterium. Espécies como Pseudoramibacter alactolyticus, Parvimonas micra, Filifactor alocis e Olsenella uli* também podem estar presentes nessas infecções. As poucas bactérias Gram-negativas relacionadas com infecção secundária e/ou persistente são *Fusobacterium nucleatum, Campylobacter rectus, Pseudomonas aeruginosa Dialister* spp. e *Prevotella* spp. (Siqueira Jr e Rôças, 2009; Narayanan e Vaishnavi, 2010).

O gênero *Enterococcus* apresenta resistência a diversas substâncias antimicrobianas utilizadas durante o tratamento endodôntico (como hidróxido de cálcio e hipoclorito de sódio), podendo se favorecer por alterações no ecossistema do canal radicular e instituir uma infecção persistente. Dentre os principais fatores de virulência de *E. faecalis* tem-se: ácido lipoteicoico, gelatinase, hialuronidase, citolisina, substância de agregação, feromonas e proteínas de choque térmico. *Enterococcus faecalis* é a espécie mais frequentemente associada aos casos de insucesso no tratamento endodôntico, estando presente em até 90% dos casos (Siqueira Jr e Rôças, 2007; Siqueira Jr e Rôças, 2009). Outra espécie do gênero *Enterococcus* também presente em infecções secundárias é *E. durans*.

O gênero *Staphylococcus* é detectado em cerca de 30% das infecções endodônticas, sendo *S. epidermidis* a espécie mais comum, que, apesar de ser considerada não patogênica, é capaz de se instalar em áreas previamente alteradas, sendo considerada como patógeno secundário.

Com relação aos fungos, tem-se verificado a presença de leveduras do gênero *Candida*, principalmente a espécie *C. albicans*, em níveis baixos, em cerca de 10 a 20% das infecções endodônticas, entretanto, nos casos de infecções persistentes, *C. albicans* tem sido isolada em mais de 72% dos casos, sendo considerada, juntamente com *E. faecalis*, importante micro-organismo relacionado com os casos de falhas da terapia endodôntica. Dentre os diversos fatores de virulência de *Candida albicans*, tem-se: manana, fosfolipase, proteinases, hialuronidase, fosfatase ácida, condroitin sulfatase, fosfolipase e proteinas de choque térmico (Siqueira Jr e Rôças, 2007; Narayanan e Vaishnavi, 2010).

## ASPECTOS IMUNOLÓGICOS DAS INFECÇÕES PULPARES

Sempre que o tecido pulpar sofre uma agressão, os mecanismos de defesa são acionados com o propósito de eliminar ou controlar o agente agressor. O tipo de resposta imune que será elaborada depende da intensidade e duração desse agente indutor, podendo haver o desenvolvimento de resposta imune inespecífica e/ou específica. Geralmente quando a agressão é de baixa intensidade, o tecido pulpar responde de forma específica, podendo esta resposta ser celular e/ou humoral. Quando a agressão é de alta intensidade, tem-se inicialmente a ativação de uma resposta inespecífica, seguida de uma resposta inflamatória aguda, com infiltrado de grande número de células fagocitárias para o local, com intuito de eliminar o agente agressor e preparar a região para reparação. No entanto, muitas vezes essa resposta inespecífica não consegue eliminar completamente o agente agressor, mas diminui sua intensidade, de modo que a resposta imune específica é estabelecida podendo levar ao desenvolvimento de um processo crônico (equilíbrio entre agressão e defesa).

Na polpa, a intensidade da resposta tecidual depende da profundidade da invasão bacteriana e das alterações na permeabilidade dentinária, em virtude da evolução da lesão de cárie. Durante o desenvolvimento da cárie dentária, os produtos antigênicos chegam à polpa em baixas concentrações, provocando agressão de baixa intensidade. Já quando o processo carioso está bem evoluído, próximo ao tecido pulpar, tem-se uma agressão de alta intensidade, sendo o tipo de resposta tecidual diferente para cada caso.

### Agressão pulpar de baixa intensidade

Durante o desenvolvimento da cárie dentária, que pode ser um processo lento, os produtos bacterianos (enzimas, toxinas, produtos metabólitos) são drenados via túbulos dentinários e, como são diluídos pelo fluido dentinário, atingem o tecido pulpar em baixas concentrações, representando uma agressão de baixa intensidade. Quando chegam à polpa, os produtos antigênicos são capturados e processados pelas células apresentadoras de antígenos (representado especialmente pelas células dendríticas e macrófagos presentes na camada odontoblástica), as quais são drenadas pelos vasos linfáticos até os linfonodos regionais, onde ocorre apresentação de antígenos aos linfócitos T e B. Antígenos solúveis também podem ser drenados pelos vasos linfáticos até os linfonodos regionais. Nesses tecidos linfoides secundários (linfonodos), ocorre ativação das células envolvidas na resposta imune específica promovendo o desenvolvimento de resposta imune celular e/ou humoral.

As células dendríticas são migratórias e são mais efetivas na apresentação de antígenos que outras células apresentadoras de antígenos, como macrófagos. Hahn e Liwehr (2008) relataram que o número de células dendríticas na polpa aumenta com o avanço da cárie e que tanto patógenos quanto fatores derivados do hospedeiro promovem a maturação dessas células. Esses autores relataram também que estreptococos orais podem rapidamente transformar monócitos em células dendríticas maduras *in vitro*.

### Resposta imune celular – ativação de linfócitos T

A apresentação de antígenos aos linfócitos geralmente ocorre nos linfonodos regionais, pois os linfócitos circulantes migram pelos tecidos linfoides antes de retornar à corrente sanguínea, de modo que há maior chance de interação da célula apresentadora de antígeno com o linfócito. Nos órgãos linfoides periféricos (no caso, os linfonodos), ocorre o processo de seleção clonal, pois como cada clone de linfócito T possui receptores de superfície (TCR) com especificidade única, a ativação dessas células depende da ligação de alta afinidade do antígeno com o receptor específico do linfócito. Entretanto, os linfócitos T só reconhecem fragmentos peptídicos específicos quando estão associados às moléculas MHC (Complexo principal de histocompatibilidade) de classe I ou II na superfície das células. Os linfócitos T CD8 (citotóxicos) apenas reconhecem antígenos (Ag) na superfície de uma célula quando estão associados a moléculas MHC de classe I, já os linfócitos T CD4 (helper, auxiliares) apenas reconhecem antígenos associados a moléculas MHC de classe II.

Para tanto, as células apresentadoras de antígenos (células dendríticas e macrófagos) internalizam o antígeno (geralmente de origem proteica) e o processam em fragmentos peptídicos, os quais ligam-se às moléculas MHC de classe II, sendo o complexo expresso na superfície da célula. O linfócito T CD4 (T auxiliar) é ativado quando ocorre ligação de seu receptor com o complexo antígeno específico/MHC classe II, que representa o sinal um, e pela ligação de CD28 (superfície do linfócito T) com a proteína coestimuladora B7 (superfície da célula apresentadora de antígeno), que representa o segundo sinal (Figura 31.6).

Após a ativação, ocorre o processo de expansão clonal, em cerca de três a cinco dias, em que o linfócito TCD4 aumenta de tamanho e se prolifera dando origem a muitas células-filhas com a mesma especificidade. Essas células efetoras diferenciadas deixam os linfonodos e migram para o local da infecção (no caso, tecido pulpar) com o propósito de eliminar os antígenos que induziram sua ativação. Como são vários antígenos na superfície de um agente microbiano e diversos micro-organismos presentes numa lesão cariosa, ocorre a ativação de diversos clones de linfócitos TCD4 com diferentes especificidades, os quais são mobilizados para o tecido pulpar na região abaixo da lesão de cárie, onde os produtos antigênicos estão atingindo a polpa.

Durante o processo de ativação de linfócitos TCD4 (helper, auxiliares), de acordo com a presença de diversas citocinas (IL-12, IFN-γ, IL-4, IL-6), eles podem ser diferenciados em Th1 ou Th2, os quais apresentam diferentes funções na resposta imune celular e humoral (Siqueira Jr et al., 2010). Os linfócitos TCD4 do tipo Th1 ativam macrófagos através da liberação de INF-γ, induzindo a fusão de seus lisossomas com as vesículas (fagossomas) que contêm o agente agressor, facilitando sua destruição por meio de enzimas e substâncias bactericidas (Figura 31.7). Já os linfócitos TCD4 do tipo Th2, através da liberação de interleucinas (IL-4, IL-5, IL-6, IL-10, IL-13), auxiliam a resposta humoral, ativando linfócitos B, os quais se diferenciam em plasmócitos e produzem anticorpos específicos.

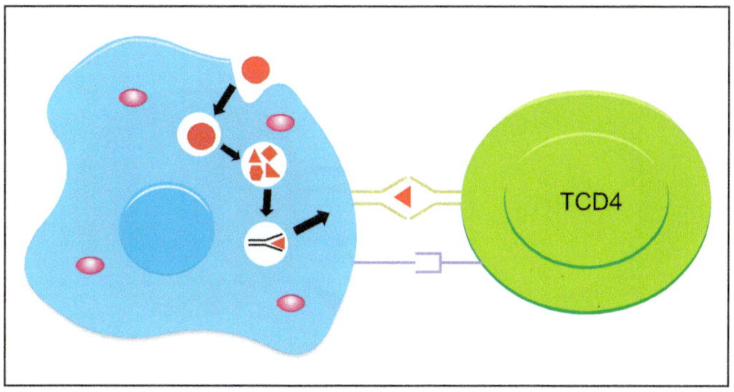


FIGURA 31.6 Esquema representativo de uma célula apresentadora de antígeno internalizando, processando e apresentando antígeno específico ao linfócito T.

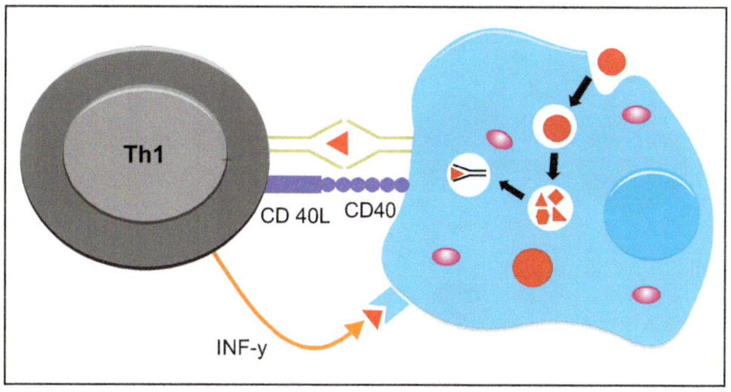


FIGURA 31.7 Esquema representativo da apresentação de Ag ao linfócito T CD4 (Th1) e ativação de macrófagos por INF-γ, com fusão dos lisossomas e fagossomas e destruição do Ag fagocitado.

A quantidade e o tipo de antígeno peptídico podem favorecer uma resposta mediada por Th1 ou Th2, por exemplo, *Streptococcus mutans* associado com lesão inicial de cárie é um indutor Th1, enquanto *Pseudoramibacter alactolyticus*, geralmente isolado de cáries profundas, é um indutor Th2 (Hahn et al., 2004; Hahn e Liwehr, 2008).

As citocinas tipo 1 e tipo 2 são produzidas por linfócitos T CD4 (Th) e também por linfócitos TCD8 e células NK. As citocinas tipo 1, como IFN-γ, IL-2, IL-12 e TNF-α, possuem grande importância na resposta imune celular e inibem a síntese das citocinas tipo 2. As citocinas tipo 2 incluem IL-10 e IL-4, as quais suprimem a ativação de macrófagos e estimulam células B a se proliferar e diferenciar em plasmócitos (Hahn e Liwehr, 2008). De acordo com esses autores, tem-se verificado na literatura níveis elevados tanto de citocinas tipo 1 (TNF-α e INF-γ) quanto do tipo 2 (IL-10 e IL-4) em polpas inflamadas.

A ativação de linfócitos TCD4 é muito importante tanto para o controle de micro-organismos intracelulares quanto para a ativação da resposta humoral frente à maioria dos antígenos proteicos. Com isso, quando o tecido pulpar sofre uma agressão de baixa intensidade, muitos linfócitos TCD4 e B específicos, além de macrófagos, estão presentes no tecido pulpar, na área adjacente aos túbulos dentinários expostos, para auxiliar na eliminação dos agentes antigênicos. Após eliminação do antígeno, a maioria das células efetoras sofre processo de morte celular programada (apoptose), enquanto alguns clones permanecem como células de memória imunológica.

### Resposta imune humoral – ativação de linfócitos B e produção de anticorpos

Os linfócitos B possuem receptores de superfície (BCR) específicos para cada antígeno e podem reconhecer tanto antígenos solúveis quanto antígenos ligados a uma célula apresentadora. A ativação de linfócitos B também ocorre principalmente nos órgãos linfoides secundários e após a

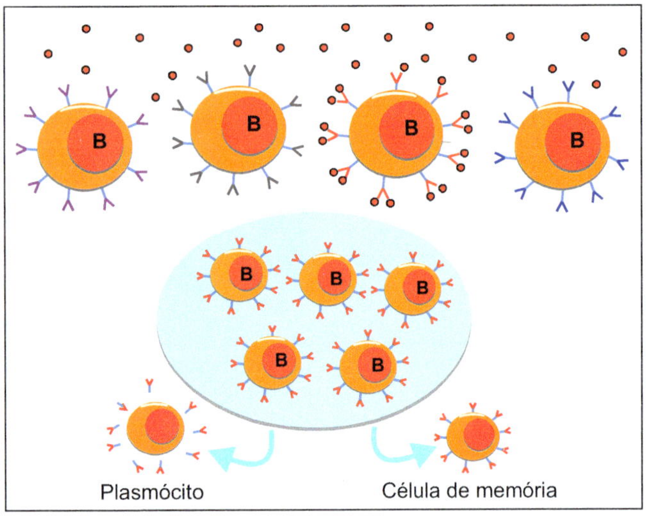


FIGURA 31.8 Esquema representativo da seleção e expansão clonal de linfócitos B e diferenciação em plasmócitos e células de memória.

ativação de um clone específico, este sofre processo de proliferação e diferenciação em plasmócitos (células produtoras de anticorpos) (Figura 31.8).

A ativação dos linfócitos B pode ser dependente ou não de células T, de acordo com a natureza do antígeno, de modo que os antígenos proteicos são geralmente T-dependentes e os antígenos polissacarídicos e lipídicos são na maioria das vezes T-independentes (como LPS, ácido lipoteicoico). A ativação de linfócitos B para antígenos T-independentes pode ocorrer de duas formas: a) quando duas ou mais moléculas antigênicas livres interagem com os receptores de superfície da célula B (BCR), há produção de sinais bioquímicos, promovendo ativação celular (Figura 31.8); b) células dendríticas podem internalizar, processar e apresentar antígenos para linfócitos B, onde a interação entre as duas células promove o reconhecimento do antígeno pelo BCR levando a ativação do linfócito B por sinais liberados pelas células dendríticas (Figura 31.9).

Quando os antígenos são T-dependentes, o linfócito B, que também tem a função de célula apresentadora de antígeno, internaliza o antígeno proteico ligado ao seu receptor, processa-o em vários fragmentos peptídicos, os quais se ligam a moléculas MHC de classe II. Esse complexo antígeno/MHC classe II na superfície do linfócito B é apresentado ao linfócito T CD4 (Th2). Há interação entre essas células através da ligação do CD40 na superfície do linfócito Th2 com CD40L (ligante) na superfície da célula B. O linfócito TCD4 Th2 libera diversas citocinas (IL-4, IL-5, IL-6, IL-10, IL-13) que promovem ativação do linfócito B (Figura 31.10). Após ativação, independente da via pela qual o clone de linfócito B é ativado, ocorre proliferação, gerando mais de 1000 células-filhas num período de 3 a 5 dias. Essas células se diferenciam em células efetoras (plasmócitos), que produzem e secretam anticorpos específicos para os antígenos que iniciaram a ativação do clone de linfócito B, e células de memória imunológica (Figura 31.10).

Após a ativação e diferenciação dos linfócitos T e B nos órgão linfoides secundários (linonodos), suas células efetoras (linfócitos T auxiliares e plasmócitos) deixam os órgãos linfoides e migram para o local da agressão com propósito de eliminar os agentes antigênicos responsáveis pela ativação dessas células. Desta forma, no tecido pulpar, na área adjacente aos túbulos dentinários expostos (lesão de cárie), onde os produtos antigênicos estão chegando em pequena concentração (agressão de baixa intensidade), tem-se a presença de macrófagos, linfócitos T, plasmócitos e anticorpos específicos (principalmente das classes IgG e IgA) para os diferentes antígenos que alcançam o tecido pulpar.

Se houver remoção da injúria pulpar, que é representada pelos micro-organismos e seus produtos provenientes da cárie dentária, ou seja, se houver remoção da cárie, proteção do complexo dentino-pulpar e restauração adequada, a maioria das células efetoras presentes no tecido pulpar terá morte programada (apoptose), permanecendo apenas algumas células de memória imunológica. Neste caso, a polpa não sofrerá danos permanentes.

### Agressão pulpar de alta intensidade

Quando ocorre progressão da cárie e a distância entre a lesão cariosa e a polpa é muito pequena (menor que 0,5 mm), os produtos microbianos chegam em grande quantidade no tecido pulpar, ou pode até mesmo ocorrer invasão microbiana. Nestes casos, como se tem uma agressão

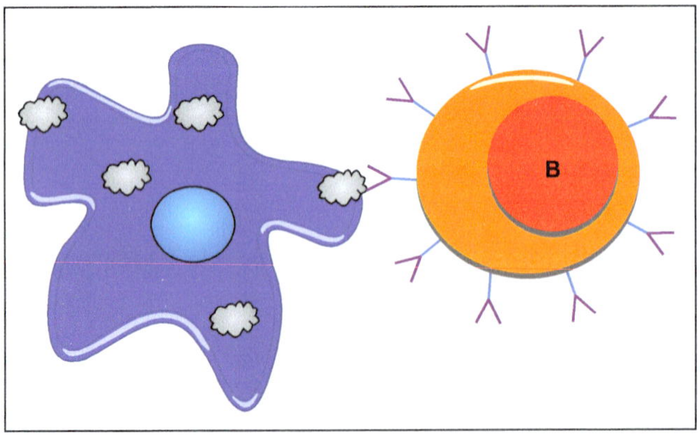


FIGURA 31.9 Esquema representativo de uma célula dendrítica apresentando antígeno ao linfócito B.

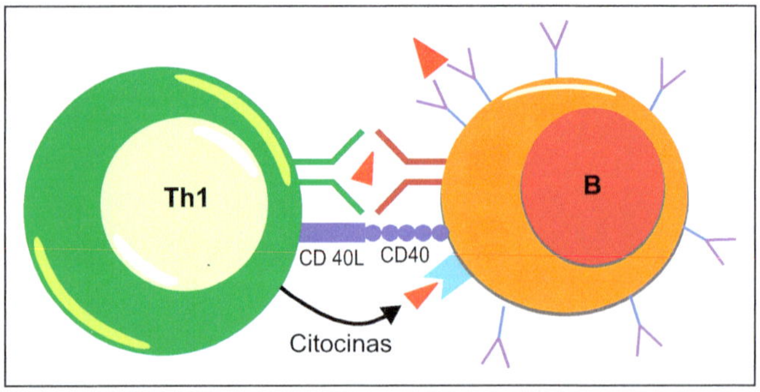


FIGURA 31.10 Esquema representativo da ativação de linfócito B por Ag T-dependente, o qual é apresentado ao linfócito TCD4 (Th2). Essa célula secreta citocinas que auxiliam ativação do linfócito B.

de alta intensidade, a resposta no tecido pulpar tem que ser imediata, na tentativa de eliminar o agente agressor ou conter o avanço da infecção. Para tanto, os mecanismos inespecíficos, imediatos, que representam a primeira linha de defesa, são acionados: sistema complemento, resposta inflamatória aguda e células fagocitárias.

### Ativação do sistema complemento

Quando os produtos antigênicos ou os próprios patógenos chegam ao tecido pulpar em grande quantidade, ocorre ativação do sistema complemento por duas vias principais: via alternativa ou pela via da lectina ligadora de manose. O sistema complemento é ativado em cascata e no final de sua ativação leva a morte do patógeno pela formação do complexo de ataque à membrana (MAC). Entretanto, durante a ativação desse sistema, há formação e liberação de produtos intermediários (fragmentos peptídicos) com importantes atividades biológicas: a) C3b (opsonina): reveste toda a superfície do micro-organismo (opsonização), sinalizando-o e permitindo seu reconhecimento pelas células fagocitárias. Os macrófagos e neutrófilos possuem na sua superfície receptor CR1 para porção C3b, desta forma, quando o patógeno está opsonizado por C3b sua fagocitose é facilitada; b) C3a, C4a e C5a (anafilatoxinas): ativam mastócitos e basófilos promovendo a liberação de mediadores químicos como histamina, importante no início da resposta inflamatória; b) C5a (fator quimiotático): atrai células fagocitárias (neutrófilos e macrófagos) para a região com grande concentração de antígeno. Assim, ao mesmo tempo em que os patógenos estão sendo opsonizados por C3b, células fagocitárias são atraídas para o local com o propósito de eliminar o agente patogênico antes mesmo da ativação final do sistema complemento.

### Inflamação aguda

Quando ocorre uma injúria no tecido, infecciosa ou não, há liberação de mediadores químicos que atuam na microcirculação local, promovendo os eventos vasculares da inflamação aguda, como vasodilatação e aumento da permeabilidade vascular. Como na polpa normal há poucos mastócitos, no início da inflamação neuropeptídeos, como CGRP (peptídeo relacionado ao gene da calcitonina) e substância P são mediadores importantes, atuando diretamente sobre vasos sanguíneos. Se houver agressão mais severa, pode ocorrer rompimento de vasos sanguíneos e o contato de proteínas do sistema da coagulação com componentes da matriz extracelular provoca ativação imediata do fator XII (fator Hagemann), levando ativação da cascata de coagulação e dos sistemas fibrinolítico e das cininas. A ativação desses sistemas plasmáticos promove a geração de peptídeos quimiotáticos e de bradicinina, que causa vasodilatação, aumento da permeabilidade vascular e dor, por atuação direta ou indireta sobre os receptores de dor (Jancar, 2001).

Quando os mediadores químicos provocam aumento da permeabilidade vascular, ocorre saída de fluido (exsudato), proteínas plasmáticas e migração de células inflamatórias, principalmente neutrófilos, dos vasos sanguíneos para a região da injúria. O exsudato tem diversas funções importantes durante o processo inflamatório na polpa, uma vez que leva proteínas do sistema complemento, nutre células inflamatórias na região agredida, dilui toxinas e aumenta a drenagem linfática, carregando antígenos solúveis e células apresentadoras de antígenos para os linfonodos regionais, o que promove o início da elaboração da resposta imune específica. Com isso, ao mesmo tempo em que ocorre a resposta imune inata (1ª linha de defesa), os mecanismos de defesa da resposta imune específica (celular e/ou humoral) já começam a ser preparados caso a resposta inespecífica não seja eficiente na eliminação do agente agressor.

### Ação das células fagocitárias

As células fagocitárias, representadas principalmente por neutrófilos e macrófagos, fazem parte da primeira linha de defesa contra muitos micro-organismos, sendo importantes no controle de diversas infecções bacterianas. Essas células possuem receptores que reconhecem alguns constituintes comuns na superfície microbiana, possibilitando a fagocitose de tais micro-organismos e a liberação de inúmeros mediadores químicos e citocinas. No entanto, com a evolução microbiana, muitos micro-organismos apresentam moléculas que não são reconhecidas pelos fagócitos ou formam cápsulas que impedem o reconhecimento das moléculas de superfície. Com isso, as células fagocitárias só conseguem reconhecer muitos patógenos quando estes estão opsonizados por moléculas C3b do complemento ou por anticorpos da classe IgG, pois os fagócitos possuem receptores para porção Fc de IgG e para C3b, sendo a opsonização um importante passo para eliminação do patógeno.

Durante o processo inflamatório agudo, as células fagocitárias (especialmente neutrófilos) são recrutadas da circulação sanguínea, por fatores quimiotáticos como C5a, e migram para o local da injúria. A participação de células fagocitárias é de grande relevância nos eventos iniciais, em que a resposta imune inespecífica (imediata) tenta controlar a infecção enquanto a resposta imune específica, mais elaborada, demora alguns dias para atuar. Essa ligação entre resposta inata e específica é mediada principalmente por macrófagos, que são células extremamente importantes no sistema imunológico, pois além de controlar a infecção nos período iniciais por meio da fagocitose também são células apresentadoras de antígenos aos linfócitos, promovendo o elo de ligação entre as respostas inata e específica.

Contudo, quando a agressão é de alta intensidade a resposta inespecífica (inata) é a responsável por tentar eliminar ou controlar o agente agressor, no entanto, essa agressão de alta intensidade pode comprometer a sobrevivência da polpa, uma vez que durante a resposta inflamatória, o aumento da permeabilidade vascular promove saída de exsudato inflamatório e, consequentemente, aumento da pressão hidrostática. Como a polpa está cercada por paredes inelásticas de dentina, ela não tem como se expandir, de modo que ocorre redução do fluxo sanguíneo e compressão das vênulas, dificultando a drenagem sanguínea. Com isso, a nutrição do tecido pulpar é diminuída (hipóxia tecidual), há aumento da concentração de produtos tóxicos do metabolismo celular e queda do pH do meio, o que acarreta necrose pulpar. A necrose da polpa ocorre por compartimentos teciduais, sendo que a região agredida sofre inflamação e necrose, a partir daí as bactérias passam a agredir a região adjacente, também promovendo inflamação e necrose, até que todo o tecido pulpar esteja necrosado. Quando ocorre a necrose de todo o tecido pulpar dos canais radiculares, os micro-organismos encontram-se num nicho privilegiado, onde os mecanismos de defesa do hospedeiro não conseguem atuar, pois o suprimento sanguíneo foi comprometido. Assim, após a completa necrose do tecido pulpar até a região do forame apical, os micro-organismos e seus produtos começam a agredir os tecidos periapicais, promovendo importantes alterações nessa região.

## BIBLIOGRAFIA


Bammann LL, Estrela C. Aspectos microbiológicos em endodontia. In: ESTRELA C. Ciência endodôntica. v. 1, São Paulo: Artes Médica; 2004:149-174.

Barroso LS, Habitante SM, JORGE AOC. Microorganims growth in endodontic citric-acid solutions with and withouth microbiological stabilizer. J Endo 2004; 30:42-44.

Barthel CR et al. TNF-release in monocytes after exposure to calcium hydroxide treated Escherichia coli LPS. Int Endod J 1997; 30:155-159.

Baumgartner JC et al. Association of black-pigmented bacteria with endodontic infection. J Endod 1999; 25:413-415.

Baumgartner JC, Saeng-USA K, Xia T. Identification of spirochetes (Treponemes) in endodontic infections. J Endod 2003; 29:794-797.

Bolan M, Lima DA, Figueiredo CP, et al. Immunohistochemical study of presence of T cells, B cells, and macrophages in periradicular lesions of primary teeth. J Clin Pediatr Dent. 2008 Summer; 32(4):287-93.

Bortolini MC, Ferreira dos Santos SS, Habitante SM, et al. Endodontic sealers: Intratubular penetration and permeability to Enterococcus faecalis. Indian J Dent Res 2010 Jan-Mar; 21(1):40-3.

Brazier JS, Citron DM, Goldstein EJ. A selective medium for Fusobacterium spp. J Appl Bacteriol 1991; 71:343-346.

Byström A et al. Healing of periapical lesions of pulpless teeth after endodontic treatment with controled asepsis. Endod Dent Traumatol, v. 3; 1987. p. 58-63.

Carvalho GL, Habitante SM, Jorge AOC, Marques JLSL. Cimentos provisórios utilizados no selamento entre sessões do tratamento endodôntico: estudo microbiológico. J Bras Endod, v. 4; p. 297-300.

Chen C, Slots J. Microbiological tests for Actinobacillus actinomycetemcomitans and Porphyromonas gingivalis. Periodontol 2000, v. 20; 1999. p. 53-64.

Cohen S, Burns RC. Caminhos da polpa. Rio de Janeiro: Guanabara Koogan; 2000. p. 839.

Cruz CW, Moura PPR, Habitante SM, Zöllner N, Jorge AOC. Avaliação do efeito antibacteriano in vitro dos cimentos obturadores Rickert, N-Rickert e Sealer 26. Rev Biociên, v. 7; 2001. p. 49-53.

Curti Junior A et al. Avaliação do teste bacteriológico realizado em faculdades de odontologia brasileiras: comparação de 10 anos. Rev Bras Odontol, v. 48; 1991. p. 35-9.

Dahlén G, Magnusson BC, Möller A. Histological and histochemical study of the influence of lipopolysaccharide extracted from Fusobacterium nucleatum on the periapical tissues in the monkey Macaca fascicularis. Archs Oral Biol, v. 26; 1981. p. 591-8.

Dahlén G. Microbiology and treatment of dental abscesses and periodontal-endodontic lesions. Periodontol 2000, v. 28; 2002. p. 206-39.

De Deus Q. Exame microbiológico dos canais radiculares. In: Endodontia. 5 ed. Rio de Janeiro: Medsi; 1992.

Desai SV, Love RM , Rich AM, Seymour GJ. Toll-like receptor 2 expression in refractory periapical lesions. Int Endod J; 2011 ;44(10):907-16.

Downes J, Stern L, Andrew JH. A comparison of selective media for the isolation of anaerobic bacteria from clinical material. Pathology, v. 18; 1986. p. 141-4.

Drazić R, Sopta J, Minić AJ. Mast cells in periapical lesions: potential role in their pathogenesis. J Oral Pathol Med; 2010; 39(3):257-62.

Dwyer GT, Torabinejad M. Radiographic and histologic evaluation of the effect of endotoxin on the periapical tissues of the cat. J Endod, v. 7; 1981. p. 31-5.

Estrela C, Figueiredo JAP. Endodontia: princípios biológicos e mecânicos. São Paulo: Artes Médicas; 2001. p. 819.

Fardal O, Turnbull RS. A review of the literature on use of chlorexidine in dentistry. J Amer Dent Assoc, v. 112; 1986. p. 863-9.

Fukushima H et al. Localization and identification of root canal bacteria in clinically asymptomatic periapical pathosis. J Endodont, v. 16; 1990. p. 534-8.

Gao Z et al. Immunocytochemical examination of immune cells in periapical granulomata and odontogenic cysts. J Oral Pathol, v. 17; 1988. p. 84-90.

Gao Z, Falitz CM, Mackenzie JC. Expression of keratonocyte growth factor in periapical lesions. J Dent Res, v. 75; 1996. p. 1658-63.

Gier RE, Mitchell DF. Anachoretic effect of pulpitis. J Dent Res, v. 47; 1968. p. 564-70.

Gomes BP, Jacinto RC, Pinheiro ET, et al. Molecular analysis of Filifactor alocis, Tannerella forsythia, and Treponema denticola associated with primary endodontic infections and failed endodontic treatment. ; 2006; 32(10):937-40.

Gomes BP, Montagner F, Jacinto RC, et al. Gemella morbillorum in primary and secondary/persistent endodontic infections. Oral Surg Oral Med Oral Pathol Oral Radiol Endod; 2008; 105(4):519-25.

Gomes BPFA et al. Microbiological examination of infected dental root canal. Oral Microbiol Immunol, v. 19; 2004. p. 71-6.

Gomes BPFA, Drucker DB, Lilley JD. Clinical significance of dental root canal microflora. J Dent, v. 24; 1996. p. 47-55.

Gomes-de-Sá Filho FP. Fisiologia oral. São Paulo: Santos; 2004. p. 247.

Grover N, Rao NN, Kotian MS. Evaluation of immunoglobulin G synthesizing plasma cells in periapical granuloma and cyst. ; 2001; 12(1):35-9.

Hahn CL, Liewehr FR. Update on the adaptive immune responses of the dental pulp. J Endod; 2007; 33(7):773-81.

Hoffling JF, Silva HCCR. Exame bacteriológico na endodontia. RGO, v. 37; 1989. p. 191-5.

Jontell M, Gunraj MN, Bergenholtz G. Immunocompetent cells in the normal dental pulp. J Dent Res, v. 66; 1987. p. 1149-53.

Jorge AOC. Microbiologia bucal. 1 ed. São Paulo: Livraria Editora Santos; 1995. 121 p.

Jorge AOC. Microbiologia bucal. 2 ed. São Paulo: Livraria Editora Santos, 1997. 122 p.

Kakehashi S et al. The effects os surgical exposures of dental pulps in germ-free and conventional laboratory rats. Oral Surg Oral Med Oral Pathol, v. 20; 1965. p. 340-9.

Korzen BH, Krakow AA, Green DB. Pulpal and periapical tissues responses in conventional and monoinfected gnotobiotic rats. Oral Surg Oral Med Oral Pathol, v. 37; 1974. p. 783-802.

Le J, Vilcek J. Tumor necrosis factor and interleukin-1: cytokines with multiple overlapping biological activities. Lab Invest, v. 56; 1987. p. 234-48.

Lehner T. Imunologia das doenças da boca. 3 ed. São Paulo: Santos; 1996. p. 191.
Leonardo MR, Leal JM. Endodontia: tratamento de canais radiculares. São Paulo: Panamericana; 1998. p. 902.
Lima JO, Lima MGGL. Nos domínios da microbiologia oral. Salvador: Gráfica Universitária da UFBA; 1981. p. 227.
Lopes HP, Siqueira-JR JF. Endodontia biologia e técnica. Rio de Janeiro: Medsi; 1999. p. 650.
Lopes HP, Siqueira-JR JF. Microbiologia endodôntica. In: Endodontia biologia e técnica. Rio de Janeiro: Medsi; 1999. p.185-216.
Maekawa LE, Valera MC, De Oliveira LD, et al. In vitro evaluation of the action of irrigating solutions associated with intracanal medications on Escherichia coli and its endotoxin in root canals. J Appl Oral Sci; 2011; 19(2):106-12.
Marsh P, Martin MV. Microbiologia Oral. 1 ed. São Paulo: Editora Santos; 2005.
Marsh PD, Bradshaw DJ. Microbial community aspects of dental plaque. In: Microbiologia Oral. 1 ed. São Paulo: Editora Santos; 2005.
Mc Ghee JR et al. Dental microbiolgy. Philadelphia: Harper Row; 1982. 914 p..
Menezes MM, Valera MC, Jorge AOC, et al. In vitro evaluation of effectiveness of irrigants and intracanal medicaments on microorganisms within root canal. Inter Endo J, v. 37; 2004. p. 311-9.
Möller AJR et al. Influence on periapical tissues of indigenous oral bacteria and necrotic pulp tissues in monkeys. Scand J Dent Res, v. 89; 1981. p. 475-84.
Montagner F, Jacinto RC, Signoretti FG, Gomes BP. Treponema species detected in infected root canals and acute apical abscess exudates. J Endod; 2010; 36(11):1796-9.
Morse DR. Microbiologia e farmacologia. In: COHEN S, BURNS RC. Caminhos da polpa. 2 ed. Rio de Janeiro: Guanabara-Koogan; 1982. p. 307-22.
Närhi TO et al. Mutans streptococci and lactobacilli in the elderly. Scan J Dent Res, v. 102; 1994. p. 97-102.
Nelson-Filho P et al. Radiographic evaluation of the effect of endotoxin (LPS) plus calcium hydroxide on apical and periapical tissues of dogs. J Endod, v. 28; 2002. p. 694-6.
Neves LSM, Jorge AOC, Munin E, Mello JB. Avaliação do efeito do laser de Nd:YAG na desinfecção do canal radicular contaminado com Enterococcus faecalis. Arqu Bras Tecnol, v. 1; 2001. p. 144-6.
Nisengard RJ, Newman MG. Oral microbiology and immunology. 2 ed. Philadelphia: W.B. Saunders; 1994. p. 477.
Nisengard R J, Newman MG. Microbiologia oral e imunologia. 2 ed. Rio de Janeiro: Guanabara-Koogan; 1997. p. 395.
Oliveira LD, Carvalho CT, Camargo CH, et al. In vitro effects of calcium hydroxide and polimyxin B on endotoxins in root canal. J Dent, v. 33; 2005. p. 107-14.
Oliveira Rodini C, Batista AC, Lara VS. Comparative immunohistochemical study of the presence of mast cells in apical granulomas and periapical cysts: possible role of mast cells in the course of human periapical lesions. Oral Surg Oral Med Oral Pathol Oral Radiol Endod; 2004; 97(1):59-63.
Peculiene V et al. Isolation of Enterococcus faecalis in previously root-filled canals in Lithuanian population. J Endod, v. 26; 2000. p. 593-5.
Pinheiro et al. Evaluation of root canal microorganisms isolated from teeth with endodontic failure and their antimicrobial susceptibility. Oral Microbiol Immunol, v. 18; 2003. p. 100-3.
Pitts DL, Williams BL, Morton Junior TH. Investigation of the role of endotoxin in periapical inflammation. J Endod, v. 8; 1982. p. 10-8.
Rôças IN et al. Oral treponemes in primary root canal infections as detected by nested PCR. Int Endod J, v. 36; 2003. p. 20-6.
Rôças IN Siqueira JF JR. Root canal microbiota of teeth with chronic apical periodontitis. J Clin Microbiol; 2008; 46(11):3599-606.
Rodini CO, Batista AC, Lara VS. Comparative immunohistochemical study of the presence of mast cells in apical granulomas and periapical cysts: possible role of mast cells in the course of human periapical lesions. Oral Surg Oral Med Oral Pathol Oral Radiol Endod, v. 97; 2004. p. 59-63.
Rodini CO, Lara VS. Study of the expression of CD68+ macrophages and CD8+ T cells in human granulomas and periapical cysts. Oral Surg Oral Med Oral Pathol Oral Radiol Endod; 2001; 92(2):221-7.
Roith G, Calmes R. Oral biology. St. Louis: Mosby; 1981. p. 428.
Sabeti M, Slots J. Herpesviral-bacterial coinfection in periapical pathosis. J Endod, v. 30; 2004. p. 69-72.
Sakamoto M, Siqueira JF JR, Rôças IN, Benno Y. Molecular analysis of the root canal microbiota associated with endodontic treatment failures. ;; 23(4):275-81.
Sakamoto M, Suzuki M, Umeda M, et al. Reclassification of Bacteroides forsythus (Tanner et al., 1986) as Tannerella forsythensis corrig., gen. nov., comb. nov. Int J Syst Evol Microbiol, v. 52; 2002. p. 841-49.
Sassone L, Fidel R, Figueiredo L, et al. Evaluation of the microbiota of primary endodontic infections using checkerboard DNA-DNA hybridization. Oral Microbiol Immunol; 2007 ; 22(6):390-7.
Segundo ASG, Jorge AOC, Marques JLSL, Ribeiro MS. Redução bacteriana intracanal com laser em baixa intensidade (685NM) estudo in vitro. Ablo News Rev, v. 1; 2003. p. 10-3.
Sen BH, Piskin B, Demirci T. Observation of bacteria and fungi in infected root canals and dentinal tubules by SEM. Endod Dent Traumatol, v. 11; 1995. p. 6-9.
Silva LAB et al. Effect of calcium hydroxide on bacterial endotoxin in vivo. J Endod, v.38; 2002. p.94-8.
Silva OP, Marques ALV. Imunologia das doenças da polpa e periápice. Ars Curandi Odontol, v. 8; 1980. p. 368-76.
Siqueira JF Jr, Rôças IN. Distinctive features of the microbiota associated with different forms of apical periodontitis. ; 2009; 10;1-12.
Siqueira JF Jr, Rôças IN. The microbiota of acute apical abscesses. J Dent Res; 2009; 88(1):61-5.
Siqueira Jr, Rôças IN, Lopes HP. Patologias Pulpar e Periapical. In: Lopes HP, Siqueira FR Jr. Endodontia Biologia e Técnica. Rio de Janeiro: Guanabara-Koogan; 2010. p. 21-82.
Siqueira-JR JF. Tratamento das infecções endodônticas. Rio de Janeiro: Medsi; 1997. p. 196.
Siqueira-JR JF Taxonomic changes of bacteria associated with endodontic infections. J Endod, v.29; 2003. p.619-23.
Siqueira-JR JF et al. Direct amplification of rRNA gene sequences for identification of selected oral pathogens in root canal infections. Int Endod J, v. 35; 2002. p. 345-51.
Siqueira-JR JF et al. Microbiological evaluation of acute periradicular abscesses by DNA-DNA hybridization. Oral Surg Oral Med Oral Pathol Oral Radiol Endod, v. 92; 2001. p. 451-7.
Siqueira-JR JF et al. Pathogenicity of facultative and obligate anaerobic bacteria in monoculture and combined with either Prevotella intermedia or Prevotella nigrescens. Oral Microbiol Immunol, v. 13; 1998. p. 368-72.
Siqueira-JR JF, Lopes HP. Patologia da polpa e dos tecidos perirradiculares. In: Endodontia Biologia e Técnica. Rio de Janeiro: Medsi; 1999. p. 13-60.
Siqueira-JR JF. Endodontic infections: concepts, paradigms, and perspectives. Oral Surg Oral Med Oral Pathol, v. 94; 2002. p. 281-93.
Sirén EK et al. Microbiological findings and clinical treatment procedures in endodontic cases selected for microbiological investigation. Int Endod J, v. 30; 1997. p. 91-5.
Skucaite N, Peciuliene V, Vitkauskiene A, Machiulskiene V. Susceptibility of endodontic pathogens to antibiotics in patients with symptomatic apical periodontitis. 2010; 36(10):1611-6.
Sobrinho R et al. Cytokine production in response to endodontic infection in germ-free mice. Oral Microbiol Immunol, v. 17; 2002. p. 344-53.

Sousa ELR et al. Bacteriological study of root canals associated with periapical abcesses. Oral Surg Oral Med Oral Pathol Oral Radiol Endod, v. 96; 2003. p. 332-9.
Stashenko P et al. Pathogenesis of induced rat periapical lesions. Oral Surg Oral Med Oral Pathol, v. 78; 1994. p. 494-502.
Stashenko P, Teles R, De Souza R. Periapical inflammatory responses and their modulation. Crit Rev Oral Biol Med, v. 9; 1998. p. 498-521.
Stashenko P, Yu SM. T helper and T suppressor cell reversal during the development of induced rat periapical lesions. J Dent Res, v.68; 1989. p. 830-4.
Stern MH et al. Analysis of positive cultures from endodontically treated teeth: a retrospective study. Oral Surg Oral Med Oral Pathol, v. 69; 1990. p. 366-71.
Stern MH et al. Antibody-producing cells in human periapical granulomas and cyst. J Endod, v. 7; 1981. p. 117-22.
Sunde PT et al. Microbiota of periapical lesions refratory to endodontic therapy. J Endod, v. 28; 2002. p. 304-10.
Sundqvist G et al. Microbiologic analysis of teeth with failed endodontic treatment and the outcome of conservative re-treatment. Oral Surg, v. 85; 1998. p. 86-93.
Sundqvist G, Johansson E, Sjögren U. Prevalency of black-pigmented bacteroides species in root canal infections. J Endod, v. 15; 1989. p. 13-9.
Sundqvist G. Associations between microbial species in dental root canal infections. Oral Microbiol Immunol, v. 7; 1992. p. 257-62.
Sundqvist G. Taxonomy, ecology and pathogenicity of the root canal flora. Oral Surg Oral Med Oral Pathol, v. 78; 1994. p. 522-30.
Sundqvist G. Association between microbiota species in dental root canal infections. Oral Microbio Immunol, Copenhagem, v.14; 1999. p.122-126.
Susuki N, Okiji T, Suda H. Enhance expression of activation associated molecules on macrophages of heterogeneous populations in expanding periapical lesions in rat molars. Arch Oral Biol, v. 44; 1999. p. 67-79.
Tani N et al. Changes in root canal microbiota during the development of rat periapical lesions. Oral Microbiol Immunol, v. 9; 1994. p. 129-35.
Tani N et al. Comparative immunohistochemical identification and relative distribution of immunocompetent cells in sections of frozen or formalin-fixed tissue from human periapical lesions. J Endod, v. 8; 1992. p. 163-9.
Tani N et al. Immunobiological activities of bacteria isolated from the root canals of postendodontic teeth with persistent periapical lesions. J Endod, v. 18; 1992. p. 58-62.
Teixeira-Salum TB, Rodrigues DB, Gervásio AM, et al. Distinct Th1, Th2 and Treg cytokines balance in chronic periapical granulomas and radicular cysts. Oral Pathol Med; 2010; 39(3):250-6.
Ten Cate AR. The ephitelial cell rests of Malassez and the genesis of dental cyst. Oral Surg Oral Med Oral Pathol, v. 34; 1972. p. 956-64.
Torabinejad M, Kettering JD, Calif LL. Detection of immune complex in human dental periapical lesions by anticomplement immunofluoresce technique. Oral Surg Oral Med Oral Pathol, v. 48; 1979. p. 256-61.
Torabinejad M, Kettering JD. Identification and relative concentration of B and T lymphocytes in human chronic periapical lesions. J Endod, v. 3; 1985. p. 122-5.
Torabinejad M. Mediators of pulpal and periapical pathosis. J Calif Dent Assoc, v, 14; 1986. p. 21-5.
Trowbridge HO, Shibata F. Mitotic activity in epithelial rests of Malassez. Periodontics, v. 5; 1967. p. 109-12.
Trowbridge HO. Immunological aspects of chronic inflammation and repair. J Endod, v. 16; 1990. p. 54-61.
Valera MC, Da Rosa JA, Maekawa LE, et al. Action of propolis and medications against Escherichia coli and endotoxin in root canals. Oral Surg Oral Med Oral Pathol Oral Radiol Endod; 2010; 110(4):e70-4.
Valera MC, Rego JM, Jorge AOC. Effect of Sodium Hypoclhlorite and five intracanal medications on Candida albicans in root canals. Journal of Endodontics, v. 27, n. 6; 2001. p. 401-403.
Wade GW et al. Molecular detection of novel anaerobic species in dentoalveolar abcesses. Clin Infect Dis, v. 25; 1997. p. 235-6.
Wang C, Stashenko P. The role of interleukin-1 in the pathogenesis of periapical bone destruction in a rat model system. Oral Microbiol Immunol, v. 8; 1993. p. 50-6.
Watts A, Pattersen RC. Cellular responses in the dental pulp: a review. Inter Endod J, v. 14; 1981. p. 10-21.
White E. Aspectos microbiológicos da endodontia. In: Ingle JI, Beveridge EE. Endodontia. 2 ed. Rio de Janeiro: Interamericana; 1979. p. 518-31.
Yumoto H et al. Soluble products from Eikenella corrodens stimulate oral epithelial cells to induce inflammatory mediators. Oral Microbiol Immunol, Copenhagem, v.16, n.5; 2001. p.296-305.
Zelante F et al. Participação das manifestações imunitárias na circulação e inflamação pulpar e periapical. Rev Assoc Paul Cir Dent, v. 34; 1980. p. 420-5.
Zelante F, Simões W. Aspectos microbiológicos dos canais radiculares. In:_____Paiva JG, Antoniazzi JH. Endodontia: bases biológicas para a prática clínica. São Paulo: Artes Médicas; 1991. p. 19-36.

CAPÍTULO

# 32

# Micro-organismos e Aspectos Imunológicos das Infecções Periapicais

*Luciane Dias de Oliveira*
*Cláudio Antonio Talge Carvalho*
*Antonio Olavo Cardoso Jorge*

Após necrose da polpa, os micro-organismos e seus produtos podem atingir a região do periápice, através dos canais radiculares ou do sistema circulatório, e induzir o desenvolvimento de lesões periapicais, de acordo com seu grau de virulência e a defesa do hospedeiro. De modo geral, existe correlação entre número e quantidade de espécies bacterianas presentes nos canais radiculares com o tamanho da lesão periapical, sendo que dentes com extensa lesão apresentam geralmente mais espécies bacterianas e em maior densidade que dentes com pequenas lesões. Em 2008, Rôças e Siqueira Jr demonstraram que o número médio de espécies bacterianas no canal foi proporcional ao tamanho das lesões periapicais, sendo 12 espécies em dentes com lesões pequenas (< 5 mm), 16 espécies em lesões de 5 a < 10 mm, 20 espécies em dentes com lesões maiores que 10 mm de diâmetro e em dentes com lesões extensas foram encontradas mais de 40 espécies.

Os principais micro-organismos presentes nas infecções periapicais são bactérias anaeróbias, como: *Actinomyces* spp., *Propionibacterium propionicum, Treponema* spp., *Porphyromonas endodontalis, Porphyromonas gingivalis, Tanerella forsythia, Prevotella* spp. *e Fusobacterium nucleatum* (Narayanan e Vaishnavi, 2010).

As infecções primárias dos canais radiculares são a causa de periodontites apicais, que podem se manifestar como alterações agudas ou crônicas. Nas lesões periapicais crônicas, os micro-organismos mais comumente associados são anaeróbios Gram-positivos e Gram-negativos, pertencentes aos gêneros: *Porphyromonas, Fusobacterium, Prevotella, Treponema, Actinomyces, Campylobacter, Streptococcus, Tannerella, Eggerthella, Peptostreptococcus, Dialister, Olsenella* e *Pseudoramibacter*, além de *Parvimonas micra, Eikenella corrodens* e *Filifactor alocis* (Siqueira Jr e Rôças, 2009) (Tabela 32.1).

Com relação aos abcessos periapicais agudos, os micro-organismos predominantes são anaeróbios Gram-negativos, pertencentes aos gêneros *Porphyromonas, Treponema, Fusobacterium, Prevotella, Dialister, Olsenella* e *Tannerella, Parvimonas, Eikenella*, além de estreptococos (cocos Gram-positivos). Em 2009, Siqueira Jr e Rôças verificaram que as espécies mais prevalentes em abscessos apicais agudos foram: *Fusobacterium nucleatum, Parvimonas micra, Porphyromonas endodontalis, Olsenella uli, Eikenella corrodens, Prevotella baroniae, Dialistes invisus* e estreptococos. Em 2007, Gomes et al. sugeriram que *Porphyromonas gingivalis, Treponema denticola* e *Tanerella forsythia* estão relacionadas com etiologia de lesões periapicais sintomáticas e, de acordo com Montagner et al. (2010), a alta incidência de diferentes espécies de *Treponema* nos casos agudos de lesões periapicais indica importante papel desses patógenos nas infecções endodônticas agudas.

## ASPECTOS IMUNOLÓGICOS DAS INFECÇÕES PERIAPICAIS

Quando a polpa sofre processo de necrose, os micro-organismos ficam numa posição privilegiada no interior dos canais radiculares, onde o sistema de defesa não consegue atuar devido ao comprometimento do suprimento sanguíneo. Com isso, os micro-organismos e seus produtos presentes no sistema de canais radiculares infectados representam uma agressão persistente aos tecidos periapicais, sendo responsáveis pelo desenvolvimento e manutenção de alterações periapicais (Figura 32.1).

A injúria periapical pode ocorrer por traumas mecânicos (sobreinstrumentação, sobreobturação, traumatismo dentário) e químicos (extravasamento de cimentos endodônticos e uso de substâncias irritantes aos tecidos periapicais, como hipoclorito de sódio), entretanto, na maioria dos casos, os danos periapicais são causados por bactérias de canais radiculares infectados. De acordo com a intensidade e duração com que os micro-organismos e/ou seus produtos saem pelo forame apical e alcançam os tecidos periapicais tem-se o estabelecimento de diferentes respostas teciduais, de caráter agudo ou crônico, incluindo reabsorção óssea e destruição do ligamento periodontal perirradicular. Clinica-

**TABELA 32.1 Principais micro-organismos relacionados com infecções periapicais**

| Gêneros | Espécies | $O_2$ |
|---|---|---|
| a) Cocos Gram-positivos | | |
| *Streptococcus* | *Grupo anginosus (S. anginosus, S. constellatus, S. intermedius), grupo mitis (S. mitis, S. oralis, S. sanguinis, S. gordonii), grupo mutans, S. salivarius, S. acidominimus, S. parasanguinis, S. uberis, S. vestibularis* | Facultativos |
| *Parvimonas* | *P. micra* | Anaeróbios |
| *Anaerococcus* | *A. prevotti* | Anaeróbios |
| *Peptostreptococcus* | *P. anaerobius* | Anaeróbios |
| b) Bacilos Gram-positivos | | |
| *Actinomyces* | *A. israelli, A. odontolyticus, A. naeslundii, A. gerencseriae* | Anaeróbios |
| *Propionibacterium* | *P. acnes, P. acidifaciens, P. propionicum* | Anaeróbios |
| *Eggertella* | *E. lenta* | |
| *Filifactor* | *F. alocis* | Anaeróbios |
| *Pseudoramibacter* | *P. alactolyticus* | Anaeróbios |
| *Olsenella* | *Olsenella* spp. | Anaeróbios |
| d) Bacilos Gram-negativos | | |
| *Porphyromonas* | *P. gingivallis, P. endodontallis* | Anaeróbios |
| *Prevotella* | *P. intermedia/ nigrescens, P. tannerae, P. multissacharivorax, P. baroniae, P. denticola, P. melaninogenica P. buccae* | Anaeróbios |
| *Fusobacterium* | *F. nucleatum, F. periodonticum* | Anaeróbios |
| *Campylobacter* | *C. gracilis, C. rectus, C. showae* | Anaeróbios |
| *Dialister* | *D. pneumosintes, D. invisus.* | Anaeróbios |
| *Tannerella* | *T. forsythia* | Anaeróbios |
| *Eikenella* | *E. corrodens* | Facultativos |
| e) Espiroquetas | | |
| *Treponemas* | *T. socranskii, T. denticola, T. maltophilum, T. parvum, T. lecithinolyticum, T. vincentii* | Anaeróbios |

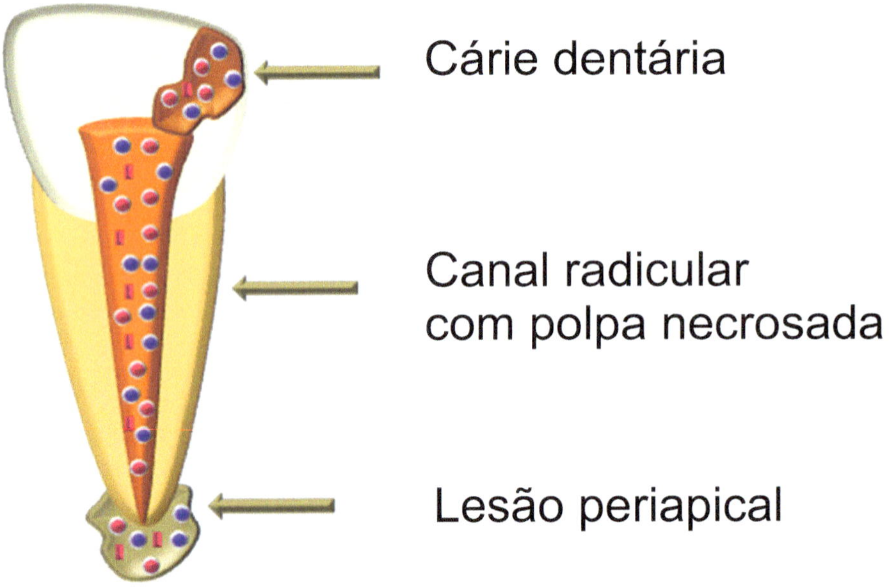


FIGURA 32.1 Esquema representativo da infecção endodôntica progredindo para os tecidos periapicais através do forame apical, induzindo lesões nesses tecidos.

mente, pode haver o desenvolvimento de uma periodontite apical aguda, abcesso periapical agudo ou se o processo for crônico, abcesso crônico, granuloma ou cisto periapical. O desenvolvimento de patologias periapicais está associado às respostas inflamatória e imunológica do indivíduo com intuito de conter o avanço da infecção endodôntica para o tecido ósseo e para o restante do organismo.

As alterações nos tecidos periapicais podem ser consequência de efeitos diretos e indiretos causados pelos micro-organismos. Dentre os efeitos diretos, destacam-se os mecânicos, químicos (produção de amônia, indol, poliaminas fétidas, como putrescina e cadaverina, além de compostos sulfurados e ácidos orgânicos, como ácidos butírico e propiônico) e principalmente a produção de diversas toxinas e enzimas histolíticas, como hialuronidase, colagenase, condroitin sulfatase, fibrinolisina, aminopeptidase, fosfolipase, glicuronidase, DNAse, e hemolisina, que atuam sobre os tecidos periapicais promovendo sua destruição.

Os micro-organismos podem também provocar efeitos destrutivos indiretos, mediados pelo hospedeiro, que resulta na ativação do sistema imunológico por componentes bacterianos como lipopolissacarídeo (LPS), peptideoglicano, ácido lipoteicoico, fímbrias, componentes capsulares, vesículas extracelulares, exotoxinas, proteínas da membrana externa, entre outros. A ativação do sistema de defesa muitas vezes torna-se causa de alterações, em que ocorre destruição tecidual para controlar e conter o avanço da infecção para outros tecidos e órgãos.

Como já mencionado anteriormente, as defesas do organismo não conseguem atuar sobre micro-organismos presentes nos canais radiculares com polpa necrosada, entretanto, quando esses micro-organismos saem pelo forame em direção ao ligamento periodontal e demais tecidos periapicais, eles podem ser rapidamente combatidos pelas defesas do organismo presentes nesses tecidos. Quando é alta a intensidade com que os micro-organismos e/ou produtos chegam na região periapical tem-se o desenvolvimento de uma resposta imune inata (imediata), com a participação de células fagocitárias, ativação do sistema complemento e resposta inflamatória aguda. Já quando a agressão é de baixa intensidade, tem-se o estabelecimento de resposta imune específica (celular e/ou humoral).

## Resposta imune inata nos tecidos periapicais

Os micro-organismos e seus produtos que saem pelo forame apical provocam uma resposta inespecífica imediata nos tecidos periapicais, na área adjacente à invasão microbiana, que é representada por:

### *Ação de células fagocitárias*

Nos tecidos periapicais existem macrófagos residentes que reconhecem e fagocitam diversos micro-organismos. Essas células estão amplamente distribuídas nos tecidos perirradiculares, sendo que em processos agudos, os macrófagos formam grandes agregados próximo ao ápice do dente infectado, ao contrário de sua distribuição difusa em processos crônicos. Conforme citado por Siqueira Jr et al. (2010), macrófagos e outras células de defesa possuem receptores que reconhecem componentes da superfície bacteriana e geram sinais que ativam funções antimicrobianas e pró-inflamatórias, além de poderem favorecer a fagocitose, sendo eles: receptores tipo *Toll*, como TLR-4 (reconhece LPS), TLR-2 (peptidoglicano, ácido lipoteicóico e LPS de algumas espécies), TLR-5 (flagelos), TLR-9 (DNA bacteriano), receptor de manose e de glicana, entre outros (Abbas et al., 2008).

Durante a atuação da resposta imune inata, os macrófagos podem ser ativados por diferentes componentes microbianos, como endotoxinas (LPS), liberados de bactérias Gram-negativas. Estas moléculas ligam-se primeiro à proteína ligadora de LPS (LBP), solúvel no sangue ou líquido extracelular, e este complexo facilita a ligação de LPS ao receptor CD14 na superfície dos macrófagos. Quando LPS se liga a CD14, a proteína LBP se dissocia e o complexo LPS-CD14 se associa fisicamente a TLR4 (Abbas et al., 2008). Os macrófagos ativados apresentam capacidade fagocitária aumentada, sintetizam e liberam grande variedade de mediadores químicos (prostaglandinas e leucotrienos) e citocinas (IL-1, IL-6, IL-8, TNF-$\alpha$), importantes tanto no processo inflamatório quanto na ativação de outras células, além de enzimas lisossomais e intermediários reativos do oxigênio e nitrogênio, que promovem degradação tecidual.

Os macrófagos têm papel especial dentre as células fagocitárias, pois também apresentam antígenos aos linfócitos. Quando o macrófago fagocita, mas não consegue destruir o material fagocitado (principalmente antígenos proteicos), ele o processa em fragmentos peptídicos, os quais são associados a moléculas MHC de classe II. Os macrófagos são drenados via linfática para os linfonodos regionais onde apresentam esses antígenos aos linfócitos. Com isso, mesmo durante a atuação da resposta inata, os elementos da resposta imune específica (celular e humoral) já começam a ser elaborados caso a resposta inespecífica não consiga eliminar o agente agressor.

### *Ativação do sistema complemento*

Além da ação das células fagocitárias, os patógenos que saem pelo forame apical em direção ao ligamento periodontal podem ser alvos da ativação do sistema complemento, que tem como função final formar um complexo de ataque à membrana do patógeno. Esse sistema é ativado principalmente pela via alternativa por meio da ligação da molécula C3b a diversos componentes da superfície microbiana como LPS, peptideoglicano e ácido lipoteicoico e também pela via da lectina ligadora de manose. Como demonstrado no capítulo anterior, durante sua ativação em cascata, os produtos intermediários liberados para o meio, especialmente C3a e C5a, são muito importantes no processo inflamatório e na atração de mais células fagocitárias para o local da agressão. E ainda, o evento central da ativação do sistema complemento libera grande quantidade de C3b que promove a opsonização dos micro-organismos, facilitando a fagocitose de bactérias que as células fagocitárias não conseguem reconhecer naturalmente.

### Resposta inflamatória aguda

Em resposta à agressão aos tecidos periapicais, ocorre formação e/ou liberação de mediadores químicos, como histamina, prostaglandinas, bradicinina e neuropeptídeos, entre outros, que atuam na microcirculação local levando aos eventos vasculares (vasodilatação e aumento da permeabilidade vascular). Quando ocorre uma agressão de alta intensidade na região do ligamento periodontal, tem-se o desenvolvimento de uma resposta aguda, com formação de edema na região do ligamento, classificada clinicamente como periodontite apical aguda.

Essa resposta inespecífica, imediata, é importante para manter o equilíbrio entre agressão e defesa, entretanto, os micro-organismos e seus produtos podem saturar os mecanismos de defesa e o processo pode ser exacerbado, de acordo com o grau de virulência dos micro-organismos e resistência do hospedeiro, havendo o desenvolvimento de uma inflamação purulenta (supurativa), caracterizada clinicamente como abscesso periapical agudo. Neste quadro, geralmente tem-se a participação de bactérias piogênicas como *Staphylococcus* e muitos bacilos Gram-negativos e a migração de grande quantidade de neutrófilos, na tentativa de fagocitar tais micro-organismos. Como essas bactérias piogênicas podem ser resistentes à fagocitose e morte, há uma contínua migração de neutrófilos, os quais apresentam vida útil de apenas poucas horas a um ou dois dias e quando morrem liberam enzimas lisossomais que promovem digestão de componentes macromoleculares do tecido conjuntivo (liquefação tecidual).

Como a fonte de agressão aos tecidos periapicais está nos canais radiculares com polpa necrosada, enquanto não for realizado o tratamento endodôntico, a agressão persistirá. Contudo, na maioria das vezes, a resposta inespecífica (imediata) consegue diminuir a intensidade do agente agressor na região periapical, embora não consiga eliminar os micro-organismos presentes no canal radicular, com isso, ocorre transição do processo agudo para o crônico e tem-se a ativação e mobilização dos elementos da resposta imune específica para o local da injúria.

### Resposta imune específica nos tecidos periapicais

Esta resposta acontece quando a agressão aos tecidos periapicais é baixa, seja pela instalação anterior da resposta imune inata que diminui a intensidade da agressão ou devido à saída pelo forame dos produtos antigênicos (micro-organismos e seus produtos) em baixas concentrações. Como essa resposta é mais elaborada, com especificidade, ela demora no mínimo de 3 a 5 dias para completar sua ativação e diferenciação em células efetoras (linfócitos T e plasmócitos), quando do primeiro contato com o antígeno.

Após ativação, as células efetoras migram para a região periapical, sendo esse tipo de resposta muito importante para manter um equilíbrio dinâmico entre a agressão persistente, representada pelos micro-organismos no interior do sistema de canais radiculares, e os mecanismos de defesa, a fim de evitar a progressão da infecção para os tecidos vizinhos, evitando, por exemplo, uma osteomielite ou até mesmo para o restante do organismo, evitando uma septicemia. Com isso, para formar uma barreira circunscrita efetiva, muitas vezes é preciso haver destruição dos tecidos periapicais, incluindo reabsorção óssea, com a finalidade de abrigar os elementos de defesa do organismo. Durante o desenvolvimento dessas alterações periapicais, uma diversidade de células inflamatórias e não inflamatórias estão envolvidas nesse processo altamente complexo. Células da resposta imune inata (como polimorfonucleares, macrófagos e células dendríticas), bem como células da resposta imune adaptativa (linfócitos T e B) estão presentes em diferentes proporções no interior do tecido granulomatoso das lesões periapicais (Desai et al., 2011). Clinicamente, esse processo crônico pode resultar em periodontite apical crônica, granuloma ou cisto periapical.

A ativação da resposta imune específica inicia quando os antígenos solúveis presentes na região periapical e as células apresentadoras de antígenos, como macrófagos e células dendríticas que capturaram o patógeno, são drenados para os linfonodos regionais, local em que ocorre apresentação de antígenos aos linfócitos. Após o processo de seleção e expansão clonal, as células efetoras migram para o local de maior concentração dos antígenos, de modo que na região logo abaixo do(s) forame(s) apical(is) ou delta apical, tem-se a presença dos seguintes elementos de defesa: a) resposta imune humoral: linfócitos B, plasmócitos e anticorpos antígeno-específicos; b) resposta imune celular: linfócitos T CD4 (auxiliar), T CD8 (citotóxico / supressor) e macrófagos. Em 2008, Bolan et al. verificaram que linfócitos T, B e macrófagos compreendem a maioria das células do infiltrado inflamatório periapical, demonstrando que tanto a resposta humoral quanto celular têm importante papel nas lesões periapicais de canais radiculares com infecção primária.

A formação das lesões periapicais crônicas envolve a ativação da resposta imune e reabsorção óssea na região periapical, sendo que linfócitos T CD4 e TCD8, macrófagos, plasmócitos, mastócitos e eosinófilos, bem como diferentes citocinas (IL-1, IL-3, IL-6, IL-8, IL-10, IL-12, IL-17, INF-$\gamma$, TNF-$\alpha$), fator de crescimento transformante-$\beta$ e fator estimulador de colônias de granulócitos-macrófagos (GM-CSF) têm sido detectados em diferentes quantidades nas lesões periapicais (Marçal et al., 2010).

### Resposta imune humoral

Tem-se verificado a presença marcante de plasmócitos, em torno de 20%, nas lesões periapicais, com produção de anticorpos específicos de diferentes classes de imunoglobulinas, sendo concentrações médias mais altas de IgG (em torno de 76%) e IgA (entre 11% e 20%) e concentrações menores de IgE (entre 4 a 8%) e IgM (menos de 5%). Altas concentrações de IgG e IgA foram observadas em granulomas e cistos periapicais bem como em exsudato periapical. Grover et al. (2001) verificaram que anticorpos da classe IgG foram predominantes em lesões císticas em comparação com granulomas.

Com relação à ativação de linfócitos B, um fato bastante interessante é a ativação policlonal que essas células podem sofrer pelo LPS, o qual induz ativação e proliferação de diferentes clones de linfócitos B com diferentes especificidades.

Sabendo-se que as infecções primárias dos canais radiculares são causadas, principalmente, por bactérias anaeróbias Gram-negativas, que liberam LPS durante duplicação ou morte celular, a presença de LPS na região periapical pode provocar a liberação de anticorpos específicos para diversos antígenos.

Embora o anticorpo não seja capaz de destruir por si só o antígeno, ele apresenta diversas funções efetoras na resposta imune específica, tais como: 1) neutralização do antígeno pela ligação da porção Fab do anticorpo específico; 2) recrutamento de células fagocitárias e facilitação da fagocitose quando o patógeno é opsonizado por anticorpos da classe IgG; 3) ativação do sistema complemento pela via clássica quando anticorpos da classe IgG ou IgM se ligam na superfície do agente microbiano. Assim, a presença de anticorpos nas lesões periapicais sinaliza para a participação efetiva da resposta imune humoral nessas lesões.

A função principal do sistema imunológico é proteger o organismo contra agressões externas, no entanto, algumas vezes ele pode falhar na sua função de defesa e causar patologias indesejáveis. Isto pode ocorrer como resposta a antígenos próprios do organismo (reações autoimunes), como resposta imune deficiente, nos casos das imunodeficiências hereditárias ou adquiridas e por resposta imune exagerada (hipersensibilidade), em que ocorre reações imunológicas exageradas ante um determinado antígeno, muitas vezes inócuo, causando prejuízos aos tecidos. Essas reações de hipersensibilidade podem estar envolvidas com o desenvolvimento das lesões periapicas, pois com a agressão persistente e a presença de diferentes classes de imunoglobulinas nessas lesões, pode haver o desenvolvimento de três tipos de reações de hipersensibilidade mediadas por anticorpos: tipo I (anafiláticas), tipo II (citotóxicas) e tipo III (mediada por imunocomplexos).

A presença de anticorpos da classe IgE (em cerca de 4 a 8%) em lesões periapicais juntamente com o aumento no número de mastócitos nessas lesões indicam que as reações anafiláticas podem ser importantes na patogênese das alterações pulpares e periapicais, entretanto, mais estudos são necessários para confirmar tal participação. Quanto às reações citotóxicas (tipo II), pode haver deposição de antígenos em diferentes tipos celulares presentes na região periapical, provocando uma resposta citotóxica do organismo contra tais antígenos, que culminam na destruição das células-alvo. As reações citotóxicas ocorrem quando anticorpos, especialmente da classe IgG, reagem com componentes antigênicos de uma célula ou antígenos ligados a uma célula ou tecido. O dano celular pode ocorrer pela ativação do sistema complemento (citotoxicidade dependente do sistema complemento) ou por células dependentes de anticorpos, como as células NK, que reagem com os anticorpos ligados à célula-alvo e promovem citólise (citotoxicidade mediada por células dependentes de anticorpos – ADCC). A reação por imunocomplexos (tipo III) também pode ter relação com a patogênese das alterações periapicais, pois com alta produção local de anticorpos pode haver formação de imunocomplexos, os quais podem se depositar em determinados sítios teciduais na região periapical e provocar destruição típica de uma reação de hipersensibilidade mediada por imunocomplexo (Ag-Ac).

### *Resposta imune celular*

A resposta imune celular mediada por linfócitos T tem importante papel no desenvolvimento das lesões periapicais e, embora os linfócitos B e os plasmócitos representem uma grande população celular no infiltrado inflamatório periapical, há excesso de linfócitos T em relação aos linfócitos B (Márton e Kiss, 2000), indicando que a resposta mediada por células T tem predomínio nessas lesões.

A resposta imune celular depende de interações diretas entre linfócitos T e células apresentadoras de antígeno. Os linfócitos T reconhecem antígenos proteicos na superfície celular, liberam diversas citocinas ativando outros tipos celulares, que são os efetores da imunidade celular, promovendo a eliminação do micro-organismo ou das células portadoras/apresentadoras de antígeno que iniciaram a resposta. Os linfócitos T CD4 reconhecem antígenos quando estão associados às moléculas MHC de classe II na superfície de uma célula apresentadora de antígeno (macrófago, célula dendrítica, linfócito B). Após o reconhecimento antigênico, essas células são diferenciadas em Th1 ou Th2, de acordo com as diversas citocinas presentes durante sua ativação e, assim, auxiliam diferentes tipos celulares: macrófagos ou linfócitos B, respectivamente.

As células dendríticas, presentes em grande número nas lesões periapicais, expressam constitutivamente altos níveis de moléculas MHC de classe II e atuam como células apresentadoras de antígenos profissionais, tendo importante papel na iniciação e regulação da resposta imune mediada por células Th1, Th2 ou T regulatórias (Treg) (Kaneko et al., 2008, Colić et al., 2009). Kaneko et al. (2008) sugeriram que células dendríticas maduras e ativadas atuam como eficientes células apresentadoras de antígenos para linfócitos T em áreas de granulomas periapicais ricas em linfócitos, em comparação com macrófagos.

Tem-se verificado na literatura que a resposta imune Th1, mediada por INF-γ juntamente com outras citocinas pró-inflamatórias (IL-1, IL-6 e TNF-α) parece estar envolvida com a progressão das lesões periapicais, incluindo reabsorção óssea, enquanto que mecanismos imunossupressores mediados por fator de crescimento transformante-β (TGF-β) e citocinas Th2 (IL-4, IL-5, IL-10) são responsáveis pelo processo de cura, numa fase tardia de desenvolvimento das lesões, e restrição dos mecanismos imune/inflamatórios (Colić et al., 2009). Hren e Ihan sugeriram que micro-organismos anaeróbios, como *Porphyromonas gingivalis*, por exemplo, induzem forte resposta Th1, que inclui a secreção de IL-1, IL-6 e TNF-α, que são citocinas ativadoras de osteoclastos, promovendo reabsorção óssea e consequente crescimento de granulomas e cistos periapicais.

Como a saída de antígenos pelo forame apical representa uma agressão persistente aos tecidos periapicais, pode ocorrer uma resposta exagerada do sistema imune na tentativa de eliminar o agente agressor, caracterizando uma hipersensibilidade do tipo IV (tardia), mediada por células. Nessa reação, os linfócitos T CD4 (Th1) são sensibilizados em um primeiro encontro com o antígeno e quando esse antígeno é introduzido no organismo pela segunda ou mais vezes, os linfócitos Th1 antígeno-específicos são ativados e liberam mediadores químicos e citocinas como IFN-γ, linfotoxina, IL-3 e fator estimulador de colônias de granulócitos-macrófagos (GM-CSF). Essas citocinas ativam e recrutam macrófagos para o sítio de deposição do antígeno, ao mesmo tempo em que os macrófagos liberam IL-12, que ativam os linfócitos Th1. Assim, a liberação de citocinas por essas células aumenta a resposta imune celular.

Quando os macrófagos são ativados, eles apresentam maior habilidade em fagocitar e apresentar antígenos aos linfócitos T, maior eficiência antimicrobiana, metabolismo mais ativo, além de secretar para o meio extracelular diversos mediadores químicos (prostaglandinas e leucotrienos), citocinas (IL-1, TNF), enzimas lisossomais (colagenase, elastase, hialuronidase, entre outras), radicais livres derivados do oxigênio (ânion superóxido) e óxido nítrico, provocando necrose tecidual. Diversas citocinas (IL-1 e TNF-α) são ativadores de osteoclastos, contribuindo também para o processo de reabsorção óssea.

Devido à persistência de agentes infecciosos atingindo a região periapical, geralmente desenvolve-se uma reação tipo granulomatosa, que, do ponto de vista clínico, é a mais importante reação de hipersensibilidade tardia. Um granuloma imunológico típico possui um centro de células epitelioides e macrófagos, o qual é circundado por uma bainha de linfócitos, podendo haver deposição de fibras colágenas (fibrose). Nas reações granulomatosas o acúmulo de macrófagos promove constante liberação de TNF, que potencializa o processo inflamatório e o próprio desenvolvimento do granuloma. Há diferenciação de macrófagos em células epitelioides, que muitas vezes se fundem formando células gigantes multinucleadas. Essas células secretam TNF continuamente, que é fundamental para o desenvolvimento dos granulomas.

Assim, na tentativa de conter o avanço da infecção, o sistema imunológico pode produzir uma reação exacerbada, podendo causar danos teciduais, entretanto, mesmo promovendo prejuízos aos tecidos, o sistema imune consegue manter um equilíbrio entre agressão e defesa, enquanto persiste o agente agressor nos canais radiculares.

Clinicamente, desenvolve-se periodontite apical crônica quando a agressão de alta intensidade na região periapical for diminuída pela ação da resposta imune inata, ou se a agressão inicial à região periapical for de baixa intensidade. Entretanto, se o canal radicular, que representa a fonte de infecção para os tecidos periapicais, não for tratado, o processo pode evoluir para um granuloma. A resposta imune celular é bastante importante neste momento, pois pode se estabelecer uma reação de hipersensibilidade do tipo IV, onde diversas citocinas (IL-1α, IL-1β, TNF-α, IL-3, GM-CSF) e mediadores químicos são liberados por linfócitos T e macrófagos ativados, juntamente com enzimas histolíticas. O tecido ósseo presente na região é reabsorvido dando lugar ao tecido de granulação composto por linfócitos, plasmócitos e macrófagos, envolvidos pelos elementos de reparação (fibroblastos, fibras colágenas e vasos sanguíneos). Essa reabsorção, embora pareça prejudicial para o hospedeiro, é muito importante para que os mecanismos de defesa possam atuar, pois cria espaço que permite abrigar um grande número de células imunocompetentes na região logo abaixo do forame apical (Siqueira Jr et al., 2010), onde os micro-organismos e seus produtos estão atuando.

O principal propósito deste tecido de granulação é formar uma barreira circunscrita e impedir que a infecção se dissemine para o tecido ósseo, que poderia acarretar osteomielite, ou para o restante do organismo (septicemia), promovendo, desta forma, um equilíbrio entre agressão e defesa (Siqueira Jr et al., 2010). Clinicamente, caracteriza-se granuloma periapical (Figura 32.2).

Tem-se evidenciado predomínio de resposta Th1 em granulomas e Th2 em cistos radiculares. Fukada et al. (2009) demonstraram predomínio de atividade osteoclástica em granulomas que foi correlacionado com resposta Th1. Entretanto, houve expressão concomitante de marcadores de células Treg sugerindo uma possível supressão da resposta Th1 em granulomas. Teixeira-Salum et al. (2010) demonstraram que em granulomas periapicais houve um ambiente regulatório caracterizado por níveis altos de TGF-β e baixos de citocinas inflamatórias, enquanto que os cistos radiculares tiveram um misto de reação inflamatória Th1 e Th2 com presença de IFN-γ, TNF-α e IL-4. O fator de crescimento

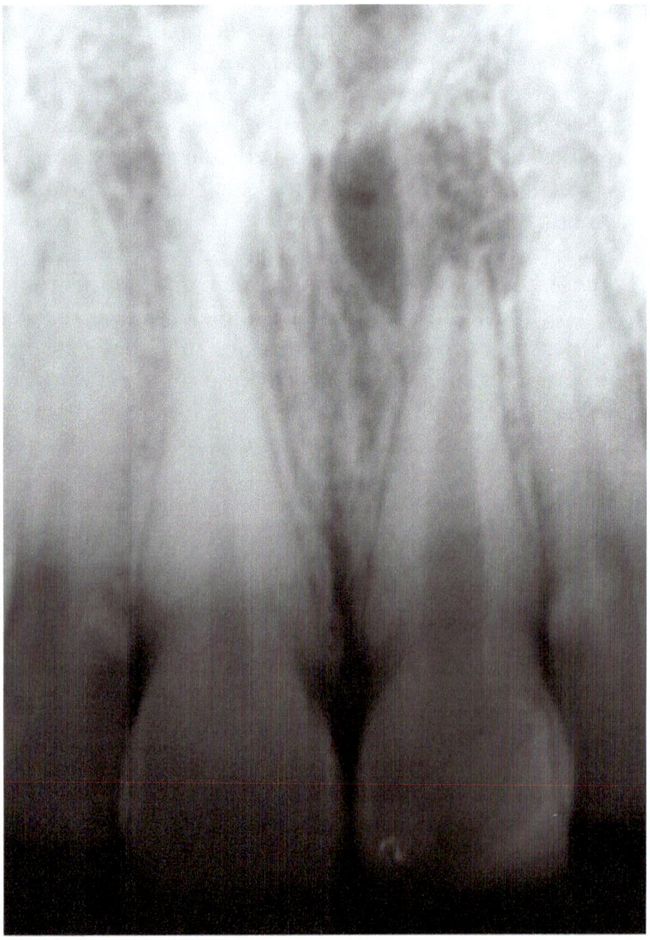

**FIGURA 32.2** Radiografia demonstrando área radiolúcida na região periapical do incisivo central superior, sugerindo granuloma periapical.

TGF-β, produzido por células Treg, tem sido identificado em muitas doenças osteolíticas, como nas lesões periapicais, e é conhecido por estar associado com efeito inibitório da reabsorção óssea durante formação e diferenciação de osteoclasto. TGF-β1 é uma importante citocina regulatória com potente efeito imunossupressor sobre linfócitos T e B (Teixeira-Salum et al., 2010). Assim, pode-se verificar que os mecanismos de desenvolvimento das lesões periapicais ainda não estão totalmente compreendidos, mas o desequilíbrio da atividade de célula osteoclástica e imune parece estar criticamente regulada por células Treg (Fukada et al., 2009).

Os granulomas podem dar origem aos cistos periapicais. Em cerca de 45% dos granulomas ocorre crescimento de células epiteliais no seu interior, formando ilhotas de tecido epitelial. Essas células epiteliais são remanescentes da bainha epitelial de Hertwig, conhecidas como restos epiteliais de Malassez, que estavam quiescentes, entretanto, com capacidade latente para proliferar. A divisão e proliferação de restos de células epiteliais podem ser induzidas por mediadores inflamatórios, citocinas pró-inflamatórias e fatores de crescimento liberados pelas células do hospedeiro durante inflamação periapical (Lin et al., 2007). Dentre os principais fatores, tem-se: a) fator de crescimento epidermal (EGF), produzido e liberado por macrófagos ativados, os quais se ligam fortemente a receptores na superfície das células epiteliais induzindo sua proliferação; b) fator de crescimento transformante-α (TGF-α) é também um potente agente mitogênico para célula epitelial e compartilha o mesmo receptor e atividades biológicas com EGF; c) fator de crescimento de queratinócitos (KGF), produzido por fibroblastos, quando são estimulados por citocinas; d) diversas citocinas (TNF, IL-1, IL-6) e mediadores químicos (como prostaglandinas) liberados pelas células presentes no tecido de granulação; d) endotoxinas (LPS), liberadas de bactérias Gram-negativas, podem afetar a proliferação das células epiteliais. De acordo com Lin et al. (2007), tem-se sugerido que $PGE_2$, IL-1, IL-6, TNF e TGF-α podem modular a atividade bioquímica dos receptores de EGF ou regular a expressão gênica do receptor EGF influenciando os fatores de transcrição e, desta forma, aumentar a afinidade de ligação entre ligante-receptor, estimulando a proliferação de restos de células epiteliais.

Além desses fatores, alterações no tecido conjuntivo, como mudanças locais no pH ou na tensão de dióxido de carbono também podem estar envolvidos na ativação da proliferação epitelial. Independente da via pela qual os restos epiteliais de Malassez voltem a proliferar, se os canais radiculares permanecerem sem tratamento durante um período de tempo mais longo, os granulomas periapicais epiteliados podem dar origem aos cistos periapicais.

O cisto é uma cavidade que contém material fluido ou semissólido e restos de células epiteliais, sendo revestida por epitélio pavimentoso estratificado em contato com tecido de granulação (proveniente do granuloma epiteliado) (Figura 32.3). Existem várias teorias para explicar a formação do cisto periapical como, por exemplo, a teoria da deficiência nutricional, pois como as ilhas de epitélio se expandem, as células epiteliais mais centrais ficam distantes do suprimento nutricional e sofrem necrose, levando a formação da cavidade cística (Lin et al., 2007). No entanto, uma teoria bem aceita a respeito da transição entre granuloma periapical epiteliado e cisto periapical é a que tem participação efetiva do sistema imune. De acordo com essa teoria, quando as células epiteliais que estavam quiescentes voltam a se proliferar, elas provavelmente adquirem características antigênicas que são reconhecidas como não próprias do organismo. Com isso, vários mecanismos citotóxicos de defesa contra tais células podem ser acionados, de modo que as ilhotas de epitélio no interior dos granulomas são destruídas, dando origem à cavidade cística.

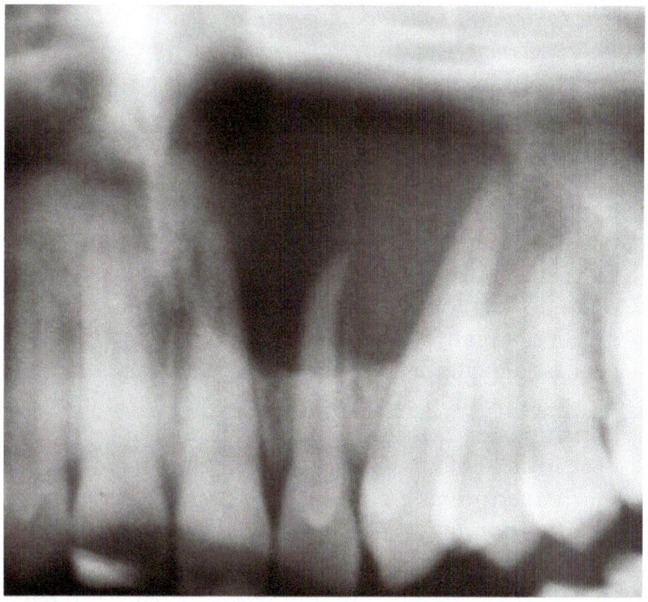

FIGURA 32.3 Radiografia demonstrando extensa área radiolúcida na região do incisivo lateral superior, sugerindo cisto periapical.

Os mecanismos pelos quais as células epiteliais assumem características antigênicas ainda não foram completamente elucidados, entretanto, existem várias suposições, dentre elas (Siqueira Jr et al., 2010):

- *Alterações genéticas:* os restos epiteliais de Malassez, durante sua proliferação, podem expressar diferentes moléculas em sua superfície, as quais podem ser reconhecidas como não próprias;
- *Similaridade antigênica entre antígenos bacterianos e da célula epitelial:* de modo que o sistema de defesa reage também contra essas células;
- *Ativação policlonal de linfócitos B por endotoxinas (LPS):* LPS ativa linfócitos B com diferentes especificidades e se for ativado um clone de linfócito com especificidade para uma determinada molécula da superfície da célula epitelial, haverá produção de autoanticorpos e, consequente destruição celular.

Quando o epitélio no interior do granuloma é reconhecido como não próprio, ele pode ser destruído por mecanismos mediados por anticorpos, sistema complemento e células, como macrófagos, células NK e linfócito T citotóxico (CD8). Assim, ocorre formação do cisto periapical de acordo com os seguintes efeitos citotóxicos:

- *Citotoxicidade mediada por células dependentes de anticorpos (ver reação de hipersensibilidade do tipo II):* após a produção de anticorpos específicos (especialmente da classe IgG) contra antígenos da célula epitelial, estes se ligam às moléculas antigênicas na superfície epitelial e podem promover a lise celular de diferentes formas: a) pela ativação do sistema complemento (via clássica), que forma um complexo de ataque à membrana (MAC) da célula epitelial, b) ação de células fagocitárias que já estão no local ou são atraídas por fatores quimiotáticos gerados pela ativação do sistema complemento (C5a). As células fagocitárias reconhecem a célula epitelial como estranha quando ela está opsonizada por C3b ou por anticorpos da classe IgG, potencializando a fagocitose; c) ação de células NK: essas células mandam um sinal de morte (perforinas e granzinas) para as células epiteliais cobertas por anticorpos, induzindo apoptose (morte celular programada) (Figura 32.4).
- *Ação de linfócitos T CD8 citotóxicos:* as células epiteliais podem expressar na sua superfície peptídeos antigênicos associados às moléculas MHC de classe I, as quais podem ser reconhecidas por linfócitos T citotóxicos específicos. Essas células liberam diversas substâncias (perforinas e granzimas) que promovem formação de poros na membrana celular e ativação de nucleases endógenas, com isso, há fragmentação do DNA da célula provocando apoptose.

Com isso, até que o canal radicular, que é a fonte de infecção persistente seja tratado, a lesão cística periapical será mantida como resultado dos mecanismos de defesa do organismo, pois enquanto houver infecção/inflamação haverá estímulo para proliferação das células epiteliais, as quais sofrerão os efeitos citotóxicos do sistema imunológico (Figura 32.4).

Os linfócitos T CD8 também podem ser supressores, estando envolvidos nos mecanismos de regulação e controle das respostas imunes. Granulomas e cistos periapicais representam dois estágios diferentes no desenvolvimento das alterações periapicais crônicas, com presença marcante de macrófagos, linfócitos T e B. Stashenko e Yu (1989) verificaram em ratos que durante a fase inicial de expansão da lesão, o número de células T CD4 auxiliar foi mais alto do que de T CD8 supressora, entretanto, quando a velocidade de expansão da lesão diminuiu, a relação TCD4/TCD8 foi invertida. Os autores concluíram que a atividade mediada por células T CD4 pode envolver reabsorção óssea e progressão da lesão, enquanto as funções das células T CD8 supressoras representam estabilização da lesão. Durante a fase ativa de expansão das lesões, interações imunoestimulatórias entre macrófagos e células T CD4 assumem papel de extrema importância. Por outro lado, células T CD8 supressoras e plasmócitos são abundantes quando essa expansão para de ocorrer. O aumento contínuo de plasmócitos pode indicar a participação da resposta imune mediada por anticorpos na manutenção da lesão periapical.

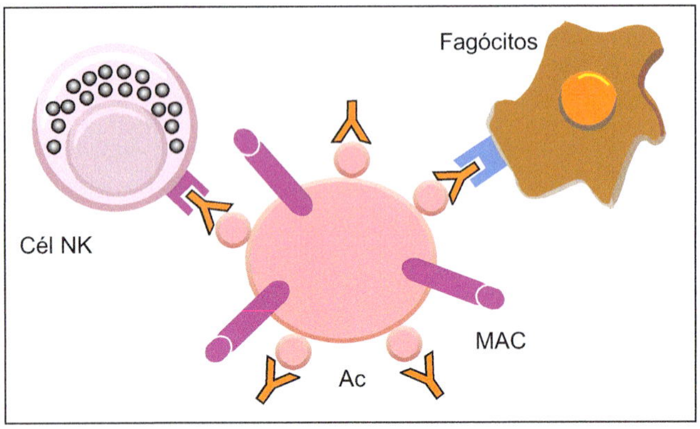


FIGURA 32.4 Esquema representativo demonstrando diversos efeitos citotóxicos sobre as células epiteliais no interior de granulomas: ligação de anticorpos, ativação do sistema complemento com formação de MAC, ação de células NK e de células fagocitárias.

Rodini e Lara (2001) verificaram predomínio significante de linfócitos TCD8 em cistos periapicais quando comparados com granulomas e sugeriram que essas células apresentam um importante papel numa fase tardia de progressão da lesão periapical, exercendo provavelmente funções citotóxicas e regulatórias na resposta imune celular, que podem levar à estabilização dessas lesões. Tem-se verificado também participação de mastócitos na modulação da resposta mediada por linfócito T CD8 (Rodini et al., 2004; Drazic et al., 2010). Os mastócitos quando interagem com linfócitos T podem secretar citocinas tipo Th1 e Th2 e influenciar na diferenciação de células T, sendo que os mastócitos podem estar envolvidos na geração de células T citotóxicas e T supressoras produzindo um mecanismo supressor da resposta imune. Rodini et al. (2004) verificaram número maior de mastócitos em cistos periapicais em relação a granulomas. Drazic et al. (2010) demonstraram a presença de mastócitos em 70% das lesões periapicais e também verificaram presença significativamente maior em cistos que em granulomas, sugerindo o papel de mastócitos na regulação dos mecanismos imune celulares nas lesões periapicais.

Como observado na literatura, o desenvolvimento e regulação das lesões periapicais é um processo dinâmico que envolve diferentes tipos celulares e produtos secretados. Com relação a citocinas e fatores de crescimento, TGF-β e IL-10 são as duas citocinas imunorreguladoras mais importantes, com capacidade de inibir resposta imune Th1 (Colić et al., 2009), que está relacionada a progressão da lesão periapical e reabsorção óssea. Já a resposta Th2 e as citocinas imunorreguladoras são mais significantes nas lesões já avançadas, estando relacionadas com processo de restrição dos mecanismos imunes.

Contudo, nas lesões periapicais a principal função do sistema imune é conter o avanço da infecção para os tecidos vizinhos, uma vez que o agente agressor persistente, representado pelos micro-organismos e seus produtos, está se proliferando num lugar inacessível aos elementos de defesa (sistema de canais radiculares em dentes com polpa necrosada). Como o sistema imune não consegue eliminá-lo, mantém um equilíbrio entre agressão e defesa enquanto o canal radicular permanecer sem tratamento adequado.

## BIBLIOGRAFIA


Abbas AK, Lichtman AH, Pillai S. Imunologia celular e molecular. Elsevier: São Paulo. 6. ed. 564p. 2008.

Bammann LL, Estrela C. Aspectos microbiológicos em endodontia. In: Estrela C. Ciência endodôntica. v. 1, São Paulo: Artes Médica; 2004:149-174.

Bolan M, Lima DA, Figueiredo CP, et al. Immunohistochemical study of presence of T cells, B cells, and macrophages in periradicular lesions of primary teeth. J Clin Pediatr Dent 2008 Summer; 32(4):287-93.

Brazier JS, Citron DM, Goldstein EJ. A selective medium for *Fusobacterium* spp. J Appl Bacteriol 1991; 71:343-346.

Byström A et al. Healing of periapical lesions of pulpless teeth after endodontic treatment with controled asepsis. Endod Dent Traumatol, v. 3; 1987. p. 58-63.

Chen C, Slots J. Microbiological tests for *Actinobacillus actinomycetemcomitans* and *Porphyromonas gingivalis*. Periodontol 2000, v. 20; 1999. p. 53-64.

Cohen S, Burns RC. Caminhos da polpa. Rio de Janeiro: Guanabara Koogan; 2000. p. 839.

Colić M, Gazivoda D, Vucević D, et al. Regulatory T-cells in periapical lesions. J Dent Res. 2009; 88(11):997-1002.

Colić M, Gazivoda D, Vucević D, et al. Proinflammatory and immunoregulatory mechanisms in periapical lesions. Mol Immunol. 2009; 47(1):101-13.

Costerton JW. How bacteria stick. Sci American, v. 238; 1978. p. 86-95.

Cruz CW, Moura PPR, Habitante SM, et al. Avaliação do efeito antibacteriano *in vitro* dos cimentos obturadores Rickert, N-Rickert e Sealer 26. Rev Biociên, v. 7; 2001. p. 49-53.

Curti Junior A et al. Avaliação do teste bacteriológico realizado em faculdades de odontologia brasileiras: comparação de 10 anos. Rev Bras Odontol, v. 48; 1991. p. 35-9.

Dahlén G, Magnusson BC, Möller A. Histological and histochemical study of the influence of lipopolysaccharide extracted from *Fusobacterium nucleatum* on the periapical tissues in the monkey *Macaca fascicularis*. Archs Oral Biol, v. 26; 1981. p. 591-8.

Dahlén G. Microbiology and treatment of dental abscesses and periodontal-endodontic lesions. Periodontol 2000, v. 28; 2002. p. 206-39.

De Deus Q. Exame microbiológico dos canais radiculares. In: Endodontia. 5 ed. Rio de Janeiro: Medsi; 1992.

De Lorenzo JL. Microbiologia para o estudante de Odontologia. 1 ed. São Paulo: Editora Atheneu; 2004.

Desai SV, Love RM, Rich AM, Seymour GJ. Toll-like receptor 2 expression in refractory periapical lesions. Int Endod J; 2011;44(10):907-16.

Downes J, Stern L, Andrew JH. A comparison of selective media for the isolation of anaerobic bacteria from clinical material. Pathology, v. 18; 1986. p. 141-4.

Drazic R, Sopta J, Minić AJ. Mast cells in periapical lesions: potential role in their pathogenesis. J Oral Pathol Med; 2010; 39(3):257-62.

Dwyer GT, Torabinejad M. Radiographic and histologic evaluation of the effect of endotoxin on the periapical tissues of the cat. J Endod, v. 7; 1981. p. 31-5.

Estrela C, Figueiredo JAP. Endodontia: princípios biológicos e mecânicos. São Paulo: Artes Médicas; 2001. p. 819.

Fardal O, Turnbull RS. A review of the literature on use of chlorexidine in dentistry. J Amer Dent Assoc, v. 112; 1986. p. 863-9.

Fukada SY, Silva TA, Garlet GP, et al. Factors involved in the T helper type 1 and type 2 cell commitment and osteoclast regulation in inflammatory apical diseases. Oral Microbiol Immunol; 2009 ; 24(1):25-31.

Fukushima H et al. Localization and identification of root canal bacteria in clinically asymptomatic periapical pathosis. J Endodont, v. 16; 1990. p. 534-8.

Gao Z et al. Immunocytochemical examination of immune cells in periapical granulomata and odontogenic cysts. J Oral Pathol, v. 17; 1988. p. 84-90.

Gao Z, Falitz CM, Mackenzie JC. Expression of keratonocyte growth factor in periapical lesions. J Dent Res, v. 75; 1996. p. 1658-63.

Gibbons RJ. Adherent interactions which may affect microbial ecology in the mouth. J Dent Res, v. 63; 1984. p. 378-85.

Gier RE, Mitchell DF. Anachoretic effect of pulpitis. J Dent Res, v. 47; 1968. p. 564-70.

Gomes BP, Jacinto RC, Pinheiro ET, et al. Molecular analysis of *Filifactor alocis, Tannerella forsythia*, and *Treponema denticola* associated with primary endodontic infections and failed endodontic treatment. ; 2006; 32(10):937-40.

Gomes BP, Montagner F, Jacinto RC, et al. *Gemella morbillorum* in primary and secondary/persistent endodontic infections. Oral Surg Oral Med Oral Pathol Oral Radiol Endod; 2008; 105(4):519-25.

Gomes BPFA et al. Microbiological examination of infected dental root canal. Oral Microbiol Immunol, v. 19; 2004. p. 71-6.

Gomes BPFA, Drucker DB, Lilley JD. Clinical significance of dental root canal microflora. J Dent, v. 24; 1996. p. 47-55.

Gomes-de-Sá Filho FP. Fisiologia oral. São Paulo: Santos; 2004. p. 247.

Grover N, Rao NN, Kotian MS. Evaluation of immunoglobulin G synthesizing plasma cells in periapical granuloma and cyst. ; 2001; 12(1):35-9.

Hahn Cl, Liewehr Fr. Update on the adaptive immune responses of the dental pulp. J Endod; 2007; 33(7):773-81.

Iwu C et al. The microbiology of periapical granulomas. Oral Surg Oral Med Oral Pathol, v. 69; 1990. p. 502-5.

Jontell M, Gunraj MN, Bergenholtz G. Immunocompetent cells in the normal dental pulp. J Dent Res, v. 66; 1987. p. 1149-53.

Jorge AOC. Microbiologia bucal. 1 ed. São Paulo: Livraria Editora Santos; 1995. 121 p.

Jorge AOC. Microbiologia bucal. 2 ed. São Paulo: Livraria Editora Santos, 1997. 122 p.

Kakehashi S et al. The effects os surgical exposures of dental pulps in germ-free and conventional laboratory rats. Oral Surg Oral Med Oral Pathol, v. 20; 1965. p. 340-9.

Kaneko T, Okiji T, Kaneko R, et al. Antigen-presenting cells in human radicular granulomas.J Dent Res; 87(6):553-7; 2008.

Korzen BH, Krakow AA, Green DB. Pulpal and periapical tissues responses in conventional and monoinfected gnotobiotic rats. Oral Surg Oral Med Oral Pathol, v. 37; 1974. p. 783-802.

Le J, Vilcek J. Tumor necrosis factor and interleukin-1: cytokines with multiple overlapping biological activities. Lab Invest, v. 56; 1987. p. 234-48.

Lehner T. Imunologia das doenças da boca. 3 ed. São Paulo: Santos; 1996. p. 191.

Leonardo MR, Leal JM. Endodontia: tratamento de canais radiculares. São Paulo: Panamericana; 1998. p. 902.

Liapatas S, Nakou M, Rontogianni D. Inflammatory infiltrate of chronic periradicular lesions: an immunohistochemical study. Int Endod J, v. 36; 2003. p. 464-71.

Lima JO, Lima MGGL. Nos domínios da microbiologia oral. Salvador: Gráfica Universitária da UFBA; 1981. p. 227.

Lin LM et al. Detection of epidermal growth factor receptor in inflammatory periapical lesions. Int Endod J, v. 29; 1996. p. 179-84.

Lin LM, Huang GT, Rosenberg PA. Proliferation of epithelial cell rests, formation of apical cysts, and regression of apical cysts after periapical wound healing. J Endod; 2007; 33(8):908-16.

Lopes HP, Siqueira-JR JF. Endodontia biologia e técnica. Rio de Janeiro: Medsi; 1999. p. 650.

Lopes HP, Siqueira-JR JF. Microbiologia endodôntica. In: Endodontia biologia e técnica. Rio de Janeiro: Medsi; 1999. p.185-216.

Lorenzo JL. Microbiologia para o estudante de odontologia. São Paulo: Editora Atheneu; 2004. p. 274.

Maekawa LE, Valera MC, De Oliveira LD, et al. *In vitro* evaluation of the action of irrigating solutions associated with intracanal medications on *Escherichia coli* and its endotoxin in root canals. J Appl Oral Sci; 2011; 19(2):106-12.

Marçal JR, Samuel RO, Fernandes D, et al. T-helper cell type 17/ regulatory T-cell immunoregulatory balance in human radicular cysts and periapical granulomas. ; 2010; 36(6):995-9.

Marsh P, Martin MV. Microbiologia Oral. 1 ed. São Paulo: Editora Santos; 2005.

Marsh PD, Bradshaw DJ. Microbial community aspects of dental plaque. In: Microbiologia Oral. 1 ed. São Paulo: Editora Santos; 2005.

Marton IJ, Kiss C. Characterization of inflammatory cell infiltrate in dental periapical lesions. Int Endod J, v. 26; 1993. p. 131-6.

Márton IJ, Kiss C. Protective and destructive immune reactions in apical periodontitis. Oral Microbiol Immunol; 2000; 15(3):139-50.

Matsuo T et al. Quantitative analysis of immunocompetent cells in human periapical lesions: correlations with clinical findings of the involved teeth. J Endod, v. 18; 1992. p. 497-500.

Matthew JB, Mason GI. Immunoglobulin producing cells in human periapical granulomas. Brit J Oral Surg, v. 21; 1983. p. 192-7.

Mc Ghee JR et al. Dental microbiolgy. Philadelphia: Harper Row; 1982. 914 p..

Meghji S. et al. The role of endotoxin and cytokines in the pathogenesis of odontogenic cysts. Arch Oral Biol, v. 41; 1996. p. 523-31.

Menaker L. Cáries dentárias: bases biológicas. Rio de Janeiro: Guanabara-Koogan; 1984. p. 461.

Menezes MM, Valera MC, Jorge AOC, et al. *In vitro* evaluation of effectiveness of irrigants and intracanal medicaments on microorganisms within root canal. Inter Endo J, v. 37; 2004. p. 311-9.

Molander A et al. Microbiological status of root-filled teeth with apical periodontitis. Int Endod J, v.31; 1998. p.1-7.

Möller AJR et al. Influence on periapical tissues of indigenous oral bacteria and necrotic pulp tissues in monkeys. Scand J Dent Res, v. 89; 1981. p. 475-84.

Montagner F, Jacinto RC, Signoretti FG, Gomes BP. Treponema species detected in infected root canals and acute apical abscess exudates. J Endod; 2010; 36(11):1796-9.

Morse DR. Microbiologia e farmacologia. In: Cohen S, Burns RC. Caminhos da polpa. 2 ed. Rio de Janeiro: Guanabara- Koogan; 1982. p. 307-22.

Narayanan LI, Vaishnavi C. Endodontic microbiology. ; 2010; 13(4):233-9.

Närhi TO et al. Mutans streptococci and lactobacilli in the elderly. Scan J Dent Res, v. 102; 1994. p. 97-102.

Nelson-Filho P et al. Radiographic evaluation of the effect of endotoxin (LPS) plus calcium hydroxide on apical and periapical tissues of dogs. J Endod, v. 28; 2002. p. 694-6.

Neves LSM, Jorge AOC, Munin E, Mello JB. Avaliação do efeito do laser de Nd:YAG na desinfecção do canal radicular contaminado com Enterococcus faecalis. Arqu Bras Tecnol, v. 1; 2001. p. 144-6.

Nisengard RJ, Newman MG. Oral microbiology and immunology. 2 ed. Philadelphia: W.B. Saunders; 1994. p. 477.

Nisengard R J, Newman MG. Microbiologia oral e imunologia. 2 ed. Rio de Janeiro: Guanabara-Koogan; 1997. p. 395.

Oliveira LD, Carvalho CT, Camargo CH, . *In vitro* effects of calcium hydroxide and polimyxin B on endotoxins in root canal. J Dent, v. 33; 2005. p. 107-14.

Oliveira Rodini C, Batista AC, Lara VS. Comparative immunohistochemical study of the presence of mast cells in apical granulomas and periapical cysts: possible role of mast cells in the course of human periapical lesions. Oral Surg Oral Med Oral Pathol Oral Radiol Endod; 2004; 97(1):59-63.

Peculiene V et al. Isolation of *Enterococcus faecalis* in previously root-filled canals in Lithuanian population. J Endod, v. 26; 2000. p. 593-5.

Pinheiro et al. Evaluation of root canal microorganisms isolated from teeth with endodontic failure and their antimicrobial susceptibility. Oral Microbiol Immunol, v. 18; 2003. p. 100-3.

Pitts DL, Williams BL, Morton Junior TH. Investigation of the role of endotoxin in periapical inflammation. J Endod, v. 8; 1982. p. 10-8.

Rôças IN et al. Oral treponemes in primary root canal infections as detected by nested PCR. Int Endod J, v. 36; 2003. p. 20-6.

Rôças IN, Siqueira Jr JF. Root canal microbiota of teeth with chronic apical periodontitis. J Clin Microbiol; 2008; 46(11):3599-606.

Rodini CO, Batista AC, Lara VS. Comparative immunohistochemical study of the presence of mast cells in apical granulomas and periapical cysts: possible role of mast cells in the course of human periapical lesions. Oral Surg Oral Med Oral Pathol Oral Radiol Endod, v. 97; 2004. p. 59-63.

Rodini CO, Lara VS. Study of the expression of CD68+ macrophages and CD8+ T cells in human granulomas and periapical cysts. Oral Surg Oral Med Oral Pathol Oral Radiol Endod; 2001; 92(2):221-7.

Roith G, Calmes R. Oral biology. St. Louis: Mosby; 1981. p. 428.

Sabeti M, Slots J. Herpesviral-bacterial coinfection in periapical pathosis. J Endod, v. 30; 2004. p. 69-72.

Sakamoto M, Siqueira JF JR, Rôças IN, Benno Y. Molecular analysis of the root canal microbiota associated with endodontic treatment failures. ;; 23(4):275-81.

Sakamoto M, Suzuki M, Umeda M, et al. Reclassification of *Bacteroides forsythus* (Tanner et al., 1986) as *Tannerella forsythensis* corrig., gen. nov., comb. nov. Int J Syst Evol Microbiol, v. 52; 2002. p. 841-49.

Samaranayake LP. Essencial microbiology for destistry. New York: Churchill Livingstone; 1996. p. 357.

Sassone L, Fidel R, Figueiredo L, et al. Evaluation of the microbiota of primary endodontic infections using checkerboard DNA-DNA hybridization. Oral Microbiol Immunol; 2007 ; 22(6):390-7.

Segundo ASG, Jorge AOC, Marques JLSL, Ribeiro MS. Redução bacteriana intracanal com laser em baixa intensidade (685NM) estudo *in vitro*. Ablo News Rev, v. 1; 2003. p. 10-3.

Sen BH, Piskin B, Demirci T. Observation of bacteria and fungi in infected root canals and dentinal tubules by SEM. Endod Dent Traumatol, v. 11; 1995. p. 6-9.

Silva LAB et al. Effect of calcium hydroxide on bacterial endotoxin in vivo. J Endod, v.38; 2002. p.94-8.

Silva OP, Marques ALV. Imunologia das doenças da polpa e periápice. Ars Curandi Odontol, v. 8; 1980. p. 368-76.

Siqueira Jr JF, Rôças IN. Distinctive features of the microbiota associated with different forms of apical periodontitis. ; 2009; 10;1-12.

Siqueira Jr JF, Rôças IN. The microbiota of acute apical abscesses. J Dent Res; 2009; 88(1):61-5.

Siqueira Jr JF, Rôças IN, Lopes HP. Patologias Pulpar e Periapical. In: Lopes HP e Siqueira FR Jr. Endodontia Biologia e Técnica. Rio de Janeiro: Guanabara & Koogan; 2010. p. 21-82.

Siqueira-Jr JF. Tratamento das infecções endodônticas. Rio de Janeiro: Medsi; 1997. p. 196.

Siqueira-Jr JF Taxonomic changes of bacteria associated with endodontic infections. J Endod, v.29; 2003. p.619-23.

Siqueira-Jr JF et al. Direct amplification of rRNA gene sequences for identification of selected oral pathogens in root canal infections. Int Endod J, v. 35; 2002. p. 345-51.

Siqueira-Jr JF et al. Microbiological evaluation of acute periradicular abscesses by DNA-DNA hybridization. Oral Surg Oral Med Oral Pathol Oral Radiol Endod, v. 92; 2001. p. 451-7.

Siqueira-Jr JF et al. Pathogenicity of facultative and obligate anaerobic bacteria in monoculture and combined with either *Prevotella intermedia* or *Prevotella nigrescens*. Oral Microbiol Immunol, v. 13; 1998. p. 368-72.

Siqueira-Jr JF, Lopes HP. Patologia da polpa e dos tecidos perirradiculares. In: Endodontia Biologia e Técnica. Rio de Janeiro: Medsi; 1999. p. 13-60.
Siqueira-Jr JF. Endodontic infections: concepts, paradigms, and perspectives. Oral Surg Oral Med Oral Pathol, v. 94; 2002. p. 281-93.
Sirén EK et al. Microbiological findings and clinical treatment procedures in endodontic cases selected for microbiological investigation. Int Endod J, v. 30; 1997. p. 91-5.
Skucaite N, Peciuliene V, Vitkauskiene A, Machiulskiene V. Susceptibility of endodontic pathogens to antibiotics in patients with symptomatic apical periodontitis. ; 2010; 36(10):1611-6.
Sobrinho R et al. Cytokine production in response to endodontic infection in germ-free mice. Oral Microbiol Immunol, v. 17; 2002. p. 344-53.
Sousa ELR et al. Bacteriological study of root canals associated with periapical abcesses. Oral Surg Oral Med Oral Pathol Oral Radiol Endod, v. 96; 2003. p. 332-9.
Stashenko P et al. Pathogenesis of induced rat periapical lesions. Oral Surg Oral Med Oral Pathol, V. 78; 1994. P. 494-502.
Stashenko P, Teles R, De Souza R. Periapical inflammatory responses and their modulation. Crit Rev Oral Biol Med, v. 9; 1998. p. 498-521.
Stashenko P, Yu SM. T helper and T suppressor cell reversal during the development of induced rat periapical lesions. J Dent Res, v.68; 1989. p. 830-4.
Stern MH et al. Analysis of positive cultures from endodontically treated teeth: a retrospective study. Oral Surg Oral Med Oral Pathol, v. 69; 1990. p. 366-71.
Stern MH et al. Antibody-producing cells in human periapical granulomas and cyst. J Endod, v. 7; 1981. p. 117-22.
Sunde PT et al. Microbiota of periapical lesions refratory to endodontic therapy. J Endod, v. 28; 2002. p. 304-10.
Sundqvist G et al. Microbiologic analysis of teeth with failed endodontic treatment and the outcome of conservative re-treatment. Oral Surg, v. 85; 1998. p. 86-93.
Sundqvist G, Johansson E, Sjögren U. Prevalency of black-pigmented bacteroides species in root canal infections. J Endod, v. 15; 1989. p. 13-9.
Sundqvist G. Associations between microbial species in dental root canal infections. Oral Microbiol Immunol, v. 7; 1992. p. 257-62.
Sundqvist G. Taxonomy, ecology and pathogenicity of the root canal flora. Oral Surg Oral Med Oral Pathol, v. 78; 1994. p. 522-30.
Sundqvist G. Association between microbiota species in dental root canal infections. Oral Microbio Immunol, Copenhagem, v.14; 1999. p.122-126.
Susuki N, Okiji T, Suda H. Enhance expression of activation associated molecules on macrophages of heterogeneous populations in expanding periapical lesions in rat molars. Arch Oral Biol, v. 44; 1999. p. 67-79.
Takahashi K. Microbiological, pathological, inflammatory, immunological and molecular biological aspects of periradicular disease. Int Endod J, v. 31; 1998. p. 311-25.
Tani N et al. Changes in root canal microbiota during the development of rat periapical lesions. Oral Microbiol Immunol, v. 9; 1994. p. 129-35.
Tani N et al. Comparative immunohistochemical identification and relative distribution of immunocompetent cells in sections of frozen or formalin-fixed tissue from human periapical lesions. J Endod, v. 8; 1992. p. 163-9.
Tani N et al. Immunobiological activities of bacteria isolated from the root canals of postendodontic teeth with persistent periapical lesions. J Endod, v. 18; 1992. p. 58-62.
Teixeira-Salum TB, Rodrigues DB, Gervásio AM, et al. Distinct Th1, Th2 and Treg cytokines balance in chronic periapical granulomas and radicular cysts. Oral Pathol Med; 2010; 39(3):250-6.
Ten Cate AR. The ephitelial cell rests of Malassez and the genesis of dental cyst. Oral Surg Oral Med Oral Pathol, v. 34; 1972. p. 956-64.
Torabinejad M, Kettering JD, Calif LL. Detection of immune complex in human dental periapical lesions by anticomplement immunofluoresce technique. Oral Surg Oral Med Oral Pathol, v. 48; 1979. p. 256-61.
Torabinejad M, Kettering JD. Identification and relative concentration of B and T lymphocytes in human chronic periapical lesions. J Endod, v. 3; 1985. p. 122-5.
Torabinejad M. Mediators of pulpal and periapical pathosis. J Calif Dent Assoc, v, 14; 1986. p. 21-5.
Trowbridge HO, Shibata F. Mitotic activity in epithelial rests of Malassez. Periodontics, v. 5; 1967. p. 109-12.
Trowbridge HO. Immunological aspects of chronic inflammation and repair. J Endod, v. 16; 1990. p. 54-61.
Valera MC, Da Rosa JA, Maekawa LE, et al. Action of propolis and medications against *Escherichia coli* and endotoxin in root canals. Oral Surg Oral Med Oral Pathol Oral Radiol Endod; 2010; 110(4):e70-4.
Valera MC, Rego JM, Jorge AOC. Effect of Sodium Hypoclhlorite and five intracanal medications on Candida albicans in root canals. Journal of Endodontics, v. 27, n. 6; 2001. p. 401-403.
Wade GW et al. Molecular detection of novel anaerobic species in dentoalveolar abcesses. Clin Infect Dis, v. 25; 1997. p. 235-6. Wang C, Stashenko P. The role of interleukin-1 in the pathogenesis of periapical bone destruction in a rat model system. Oral Microbiol Immunol, v. 8; 1993. p. 50-6.
Watts A, Pattersen RC. Cellular responses in the dental pulp: a review. Inter Endod J, v. 14; 1981. p. 10-21.
White E. Aspectos microbiológicos da endodontia. In: Ingle JI, Beveridge EE. Endodontia. 2 ed. Rio de Janeiro: Interamericana; 1979. p. 518-31.
Yumoto H et al. Soluble products from *Eikenella corrodens* stimulate oral epithelial cells to induce inflammatory mediators. Oral Microbiol Immunol, Copenhagem, v.16, n.5; 2001. p.296-305.
Zelante F et al. Participação das manifestações imunitárias na circulação e inflamação pulpar e periapical. Rev Assoc Paul Cir Dent, v. 34; 1980. p. 420-5.
Zelante F, Simões W. Aspectos microbiológicos dos canais radiculares. In:_____Paiva JG, Antoniazzi JH. Endodontia: bases biológicas para a prática clínica. São Paulo: Artes Médicas; 1991. p. 19-36.

CAPÍTULO

# 33

# Candidoses Bucais

*Antonio Olavo Cardoso Jorge*

Candidose é definida como uma infecção micótica oportunista, causada por fungos do gênero *Candida*, principalmente *C. albicans*. Os termos "candidose" e "candidíase" são sinônimos, entretanto, candidose é usado preferencialmente, já que o sufixo "osis" é consistentemente utilizado para a maioria das infecções fúngicas, enquanto a terminação "íase" é mais usada nas parasitoses.

As candidoses bucais são muito comuns: cerca de 5% das crianças apresentam essa micose na boca nas primeiras semanas de vida. Por outro lado, infecções profundas por *C. albicans* são raras e restritas a pacientes com doenças graves. A candidose bucal pode manifestar-se clinicamente como infecções agudas, crônicas ou lesões associadas a *Candida* spp.

## CANDIDOSES AGUDAS

### Candidose pseudomembranosa aguda

Ocorre com frequência em recém-nascidos e adultos debilitados. As lesões geralmente assumem aspecto de placas brancas e cremosas, que podem se estender por toda a mucosa, com localização preferencial na língua, palato e bochechas, atingindo eventualmente gengiva e assoalho da boca. Histologicamente, a forma pseudomembranosa constitui-se de tecido necrótico, restos alimentares, leucócitos e bactérias emaranhados e ancorados ao epitélio bucal por leveduras e pseudohifas de *Candida*, que invadem a superfície queratinizada do epitélio. Usualmente a *Candida* não atinge as camadas profundas do epitélio, que, entretanto, mostram acantose, edema e microabscessos. O conjuntivo apresenta reação inflamatória, com presença de polimorfonucleares, linfócitos e macrófagos. Alterações semelhantes são observadas em animais com candidose bucal induzidas experimentalmente.

### Candidose eritematosa aguda

Particularmente visível no dorso da língua, está geralmente relacionada com o uso de antibióticos, caracterizando-se por áreas avermelhadas, com bordos mal definidos. É dolorosa, podendo estender-se às comissuras labiais e à faringe. No exame histopatológico é semelhante à forma pseudomembranosa, entretanto, com menor quantidade de hifas e infiltrado inflamatório mais intenso no conjuntivo.

## CANDIDOSES CRÔNICAS

As formas crônicas de candidose (pseudomembranosa e eritematosa) ocorrem frequentemente em pacientes imunodeprimidos ou que utilizam corticosteroides inaláveis. Candidose tipo "placa" e nodular apresentam-se apenas na forma crônica. As lesões em "placa" são caracterizadas pela presença de placas brancas, geralmente firmes e persistentes, envolvidas por eritema, localizando-se preferencialmente no lábio, língua e bochechas. A lesão nodular caracteriza-se pela formação de pápulas ou nódulos. Histologicamente, as formas crônicas caracterizam-se pela presença de pseudo-hifas na superfície do epitélio.

## LESÕES ASSOCIADAS À *CANDIDA*

A queilite angular, estomatite por prótese e glossite romboide mediana são lesões onde *C. albicans* e outras espécies de *Candida* são frequentemente isoladas. Essas três lesões estão geralmente relacionadas com outras entidades clínicas, possuem etiologia discutida, podendo ser decorrentes da associação entre bactérias e fungos.

A estomatite por prótese é relatada em 11 a 67% dos usuários de prótese total, sendo mais comum na mucosa do palato. Histologicamente, a lesão caracteriza-se por reação inflamatória severa, atrofia e hiperplasia do epitélio, frequentemente não demonstrando invasão dos tecidos pela *Candida*.

A hipótese de que *C. albicans* é o fator etiológico da estomatite por prótese total é suportada pela produção de lesões no palato de macacos e de ratos, após adaptação de placas acrílicas e inoculações da levedura. Entretanto, como não foram utilizados animais gnotobióticos nesses modelos, não se pode descartar o envolvimento da microbiota bacteriana.

## CANDIDOSE MUCOCUTÂNEA CRÔNICA (CMC)

Outra forma de candidose que frequentemente provoca infecção na cavidade bucal é a candidose mucocutânea crônica, termo dado a um grupo heterogêneo de desordens raras, que são caracterizadas por infecção superficial por *Candida* na orofaringe, pele e unhas. Apresentam caráter crônico e recidivante, difícil tratamento e geralmente estão associadas a deficiências imunológicas, endócrinas e metabólicas.

A candidose mucocutânea crônica inicia-se geralmente com lesões pseudomembranosas, podendo, entretanto, apresentar características hiperplásicas, com a língua podendo tornar-se alargada, fissurada, e com nódulos hiperplásicos nas bordas laterais. A candidose bucal é notada em mais de 90% dos casos, com características histopatológicas semelhantes às candidoses bucais crônicas. Ocasionalmente, a candidose mucocutânea crônica pode estender-se para faringe, laringe ou esôfago, entretanto, o comprometimento visceral é raro.

## FATORES PREDISPONENTES ÀS CANDIDOSES BUCAIS

Múltiplos fatores predisponentes à infecção por fungos na boca são citados na literatura, sendo rara a ocorrência de infecção sem a presença de um ou mais desses fatores. Entre eles incluem-se fatores locais e sistêmicos.

### Fatores locais

#### *Xerostomia*

A prevalência de *C. albicans* em pacientes com síndrome de Sjögren é maior em comparação com indivíduos saudáveis, existindo uma relação inversa entre a quantidade de *Candida* e o fluxo salivar. Efeitos da xerostomia produzida por radiação em pacientes induzem aumento pronunciado no número de *Candida* na boca.

#### *Uso de antibióticos e quimioterápicos*

O uso de antibióticos de amplo espectro é um fator importante no estabelecimento de candidoses bucais, pela supressão da população bacteriana. Em candidose experimental de palato em macacos, o uso de tetraciclina por períodos prolongados resultou em proliferação contínua de *C. albicans* e inflamação mais intensa do que àquela causada apenas pela levedura. A utilização de aerossóis de corticoides inaláveis e o uso excessivo de enxaguatórios bucais também são relacionados com micoses orais por *Candida*.

#### *Dieta rica em carboidratos*

A presença de sacarose na dieta pode predispor à candidose bucal, sendo essa hipótese suportada por estudos *in vitro*, que demonstraram crescimento elevado de *Candida* na saliva com glicose, mesmo na presença de bactérias. Espécies de *Candida* produzem ácido a partir da saliva suplementada com glicose, o que possivelmente contribui para a patogênese das candidoses bucais. *C. albicans, C. tropicalis, C. glabrata* e *C. krusei* apresentam acentuado crescimento em saliva humana suplementada com glicose, produzindo redução do pH de 7,5 para 3,3 em 72 horas.

#### *Radioterapia de cabeça e pescoço*

*Candida* é frequentemente isolada de pacientes com câncer, existindo consideráveis evidências sugerindo que espécies de *Candida* apresentam importante papel na carcinogênese bucal. *C. albicans*, *C. tropicalis*, *C. parapsilosis*, *C. krusei* e *C. guilliermondii* têm sido isoladas de pacientes com câncer.

Foram avaliadas as alterações ocorridas na microbiota bucal fúngica de pacientes com carcinoma bucofaringeano durante e após o tratamento radioterápico. Coleta de material microbiológico foi realizada durante o tratamento, 2 semanas e 4 meses após o término da radioterapia. Verificou-se aumento do número de micro-organismos e de espécies fúngicas após o início do tratamento, número que persistiu aumentado por no mínimo 4 meses. *Candida albicans e Candida. tropicalis* foram as principais leveduras isoladas. Todas as espécies isoladas se mostraram sensíveis, *in vitro*, ao miconazol, cetoconazol, anfotericina B e nistatina.

Em 1984, Al-Tikriti comparou os efeitos clínicos da radiação na mucosa bucal de pacientes com carcinoma bucal e de laringe. Todos os pacientes receberam 6000 cGy de radiação em doses divididas durante cinco semanas. Após uma semana de radioterapia, os pacientes com carcinoma bucal apresentavam diminuição da secreção salivar, eritema e dor na região e, após três semanas, alterações clínicas diversas estavam presentes, as quais se agravaram com o seguimento do tratamento. De quatro a seis meses após o término do tratamento, a maioria das alterações bucais tinha se resolvido no grupo com carcinoma bucal, mas a produção de secreção salivar continuava diminuída. Os pacientes com carcinoma de laringe apresentaram poucas alterações bucais detectáveis clinicamente, entretanto, a secreção salivar produzida pela glândula parótida se mostrava diminuída após seis meses do término do tratamento. Os dois grupos de pacientes apresentaram aumento acentuado no número de colônias fúngicas, com pequena diminuição seis meses após o término do tratamento.

Em 1985, Bernhoft e Skaug pesquisaram alterações bucais decorrentes da radioterapia, em pacientes edentulos, com câncer bucal ou faringeano. Os pacientes foram examinados clínica e microbiologicamente antes, durante e após o término do tratamento radioterápico e um programa de higiene bucal supervisionado e uso de saliva artificial foram instituídos. Os pacientes mostraram xerostomia e mucosite aumentadas com a dose da radiação; o número de bactérias acidófilas era alto; *C. albicans* estava presente em baixo número e bactérias entéricas ocorreram mais que o normal. Foi observada redução no número de micro-organismos após a aplicação do programa de higiene supervisionado, levando os autores a concluírem que um planejamento cuidadoso, exame bucal pré-irradiação e controle das próteses são necessários para reduzir as complicações bucais nesse grupo de pacientes.

Rossie et al. (1987) avaliaram a colonização e infecção por *Candida* em pacientes submetidos à radioterapia. Material microbiológico foi coletado antes do início do tratamento radioterápico, no 21º e no 30º dia depois de terminado o tratamento. Os autores utilizaram ágar Pavano Levin, e contaram unidades formadoras de colônias (UFC). Os micro-organismos foram identificados pela morfologia da colônia e microscopia de luz, e as espécies, por formação de tubo germinativo e de clamidoconídeos e teste de assimilação de açúcares. O número de unidades formadoras de colônias mostrou aumento significativo no 21º e 30º dia pós-radiação. A alteração no número de UFC mostrou correlação positiva com a dose de radiação e com a porcentagem da glândula parótida envolvida no campo de radiação. Durante o tratamento radioterápico e após o término do mesmo, 7 dos 15 pacientes que tinham cultura negativa antes do tratamento demonstraram cultura positiva.

Makkonen et al., em 1989, avaliaram mucosite radioinduzida e colonização orofaringeana por fungos e bacilos Gram-negativos em pacientes submetidos a radioterapia para tratamento de tumores malignos na região de cabeça e pescoço. A colonização microbiana aumentou de 20% para 80% durante o tratamento radioterápico e os pacientes eram colonizados principalmente por fungos, mas também por bacilos Gram-negativos.

Paula et al. (1990) estudaram, antes e durante o tratamento radioterápico, a microbiota fúngica de pacientes com câncer bucal, por meio de microscopia de luz. Esfregaços corados pelo método de Gram e ácido periódicco de Schift (PAS), realizados antes e após o tratamento, evidenciaram leveduras em 56% e 72% dos pacientes, respectivamente.

Epstein et al. (1993) avaliaram 27 pacientes que receberam mais que 5000 cGy de radiação na região de cabeça e pescoço. Destes pacientes, 15 usavam prótese removível, 19 eram fumantes, 9 ingeriam álcool diariamente, 13 usavam álcool socialmente e 4 não consumiam álcool. O material microbiológico coletado da mucosa bucal foi semeado em ágar Sabouraud dextrose e ágar sangue. Identificação de *Candida albicans* foi realizada através do teste do tubo germinativo e a contagem de colônias relatada como leve, moderada ou forte. Nove pacientes desenvolveram candidose durante ou após o tratamento radioterápico, sendo 8 fumantes, 7 com história de uso de álcool e 6 usuários de prótese. Xerostomia mostrou correlação positiva com o desenvolvimento de candidose. Durante a radioterapia a colonização por *Candida* se mostrou mais significativa nos pacientes que usavam álcool ou eram fumantes.

Ramirez-Amador et al. (1997) avaliaram 46 pacientes submetidos à radioterapia para tratamento de carcinoma de células escamosas na região da bucofaringe, antes, durante e após a radiação. Aumento significativo de cultura positiva para *Candida* foi observado em 43% dos pacientes antes da emanoterapia, 62% imediatamente após o término da mesma e 75% nas consultas de seguimento. Oito pacientes desenvolveram candidose clínica e *Candida albicans* foi a espécie predominantemente encontrada.

Mucke et al. (1998) compararam a incidência de candidose e sua influência na interrupção da radio e quimioterapia em 50 pacientes com carcinomas na região de cabeça e pescoço recebendo fluconazol, com um grupo controle sem profilaxia específica. Candidose foi diagnosticada em 40% dos pacientes do grupo controle, com 14% deles requerendo interrupção da terapia anticâncer. *Candida albicans* foi identificada com menor frequência após a terapia e, *Candida glabrata* e *Candida krusei* foram isoladas em alguns dos pacientes, provavelmente devido à resistência dessas espécies ao fluconazol.

Segundo Redding et al. (1999), colonização e infecção da mucosa bucal por *Candida* são comuns em pacientes submetidos ao tratamento radioterápico de neoplasias na região de cabeça e pescoço. A infecção é marcada por dor e/ou ardência da mucosa bucal e pode determinar significativa morbidade. Os autores identificaram diversas cepas de *Candida* na população estudada, utilizando meio cromogênico, cultura e tipagem molecular. Testes de susceptibilidade antifúngica também foram realizados. Material coletado de 30 pacientes foi semanalmente semeado para *Candida*. Pacientes com diagnóstico clínico de infecção foram tratados com fluconazol oral. *Candida* foi isolada de 73% dos pacientes. Infecção foi evidenciada em 27% dos pacientes e eram causadas predominantemente por *Candida albicans* (78%). Outras espécies que não *Candida albicans* foram isoladas de 59% dos pacientes. Todas as espécies isoladas se mostraram sensíveis ao fluconazol. A tipagem molecular mostrou que a maioria dos pacientes apresentava cepas similares durante todo o tempo de tratamento; apenas um paciente evidenciou nova cepa. Segundo os autores, com essa média de infecção (27%), profilaxia deve ser avaliada para esses pacientes.

Segundo Redding et al. (2001), *Candida dubliniensis* pode causar candidose orofaringeal em pacientes HIV positivos. Os autores apresentaram a evolução detalhada de um paciente com câncer oral e que desenvolveu infecção mixta por *Candida albicans* e *Candida dubliniensis*. Segundo os autores esse é o primeiro relato de *Candida dubliniensis* produzindo infecção orofaringeal nesse grupo de pacientes.

Spolidorio et al. (2001) analisaram quantitativamente *Streptococcus* do grupo mutans e *Candida* spp., da cavidade bucal de pacientes com carcinoma de orofaringe antes, durante e após o tratamento com radioterapia e correlacionaram com fatores salivares como pH, capacidade tampão (CT) e fluxo salivar (FS). Amostras de saliva foram coletadas, diluídas e inoculadas em ágar SB-20 e ágar Sabouraud dextrose, respectivamente para *Streptococcus* do grupo mutans e *Candida* spp. Previamente à diluição, a saliva concentrada foi analisada, determinando-se os fatores salivares. Após crescimento das colônias, o número de micro-organismos foi determinado em UFC/mL. Os resultados evidenciaram correlação positiva entre os fatores salivares e a presença de micro-organismos, ilustrada pelo aumento no número de UFC/mL dos micro-organismos analisados concomitantemente com a diminuição do fluxo salivar. Os autores concluíram que os efeitos da radiação comprometeram a homeostasia salivar e favoreceram o aumento das infecções por leveduras e bactérias durante o tratamento radioterápico.

Davies et al. (2002) estudaram a colonização fúngica bucal em pacientes com câncer avançado. Amostras de enxague bucal foram obtidas de 120 indivíduos e leveduras foram isoladas utilizando-se ágar Sabouraud dextrose e CHROMagar. Fungos foram identificados em 66% dos sujeitos, sendo a frequência das principais espécies isoladas: *Candida albicans*, 46%; *Candida glabrata*, 18%; e, *Candida dubliniensis*, 5%. O aumento da identificação das espécies não *Candida albicans* foi clinicamente importante, já que as mesmas são frequentemente mais resistentes aos medicamentos antifúngicos. A colonização fúngica estava associada com o uso de prótese e com o fluxo salivar baixo.

Redding et al. (2002) investigaram a colonização bucal por *Candida glabrata* em três pacientes submetidos à radioterapia na região de cabeça e pescoço. O primeiro paciente apresentou *Candida glabrata* na orofaringe (OPC) e requereu 800 mg/dia de fluconazol para a resolução clínica desse micro-organismo. O tempo decorrido da cultura inicial até o início do tratamento foi de 7 dias. Os pacientes 2 e 3 apresentaram *Candida glabrata* na orofaringe e culturas em placas de CHROMagar, e placas contendo 0, 8 e 16 µg de fluconazol/mL foram realizadas imediatamente. Colônias características de *Candida glabrata* cresceram nas placas com 0 e 8 µg dos dois pacientes e em 3 placas com 16 µg de fluconazol/mL de meio de cultura do paciente 3. Baseados nesses dados, 200 mg/dia de fluconazol foi prescrita para o paciente 2 e 400 mg/dia para o paciente 3, com resolução clínica adequada. O tempo decorrido desde a cultura inicial até o início do tratamento foi de apenas dois dias. Segundo os autores, *Candida glabrata* causa candidose na orofaringe de pacientes irradiados na região de cabeça e pescoço, e o uso do ágar cromogênico acrescido de fluconazol pode reduzir significativamente o tempo de decisão de tratamento, comparado com aquele com cultura convencional e teste de susceptibilidade antifúngica.

Kamath et al., 2002, estudaram os efeitos da radioterapia na microbiota orofaringeana bacteriana e fúngica de 35 pacientes portadores de câncer na região de cabeça e pescoço e 15 indivíduos saudáveis que constituíram o grupo controle. Os resultados revelaram redução significativa de *Streptococcus pneumoniae* ao final do tratamento radioterápico, entretanto, *Staphylococcus aureus*, *Pseudomonas*, *Bacteroides* e espécies de *Candida* haviam aumentado.

De acordo com Koc e Aktas (2003), pacientes submetidos a tratamento radioterápico na região de cabeça e pescoço têm risco aumentado de desenvolver candidose. Os autores realizaram um estudo duplo-cego objetivando investigar a mucosite associada à *Candida* e sua influência na interrupção no tratamento de pacientes recebendo fluconazol e um grupo controle sem a medicação. Oitenta pacientes participaram do estudo. Um grupo de pacientes (grupo A, n = 40) recebeu tratamento radioterápico e Fluconazol/100 mg/dia, a partir do sexto dia do tratamento radioterápico. Os participantes do grupo B (n=40) receberam o mesmo tratamento, entretanto, o medicamento (fluconazol) só era administrado quando infecção fúngica era diagnosticada. Três pacientes do grupo A (8.1%) e 14 do grupo B (37.8%) evidenciaram candidose clínica, que determinou a interrupção do tratamento radioterápico em todos os casos. A diferença entre os dois grupos foi estatisticamente significativa com relação à candidose clínica. O tempo médio de interrupção do tratamento foi de 5 dias no grupo A e 7 dias no grupo B. A dose média de radiação que provocou candidose clínica foi de 4200 cGy no grupo A e 2800 cGy no grupo B. Os resultados permitiram aos autores concluir que pacientes sob tratamento radioterápico têm risco alto de desenvolver candidose clínica e que o fluconazol pode ser usado para reduzir a frequência dessa infecção fúngica.

Dahiya et al. (2003) caracterizaram a infecção por espécies que não *Candida albicans* em pacientes com câncer de cabeça e pescoço submetidos à radioterapia, com e sem tratamento quimioterápico simultâneo. Participaram do estudo 37 pacientes, que receberam 2000 Gy de radiação/dia e que foram clinicamente diagnosticados com candidose orofaringeana (COF). A candidose foi confirmada por exame positivo em esfregaços corados com KOH e/ou cultura de material coletado com *swab*. Amostras foram identificadas e plaqueadas em meio cromogênico para identificação de outras espécies de *Candida*, que não *Candida albicans*. Colônias foram plaqueadas em ágar Sabouraud dextrose e a seguir foi realizado teste de susceptibilidade antifúngica ao fluconazol, pela técnica de microdiluição em caldo. Tipagem de DNA, incluindo carotipagem, foi realizada nas espécies isoladas selecionadas para confirmação genotípica das espécies. Dos 37 pacientes, 10 (27%) desenvolveram candidose orofaringeana e 26 (70.3%) evidenciaram colonização por *Candida*. A dose de radiação no momento da cultura positiva era de 2250 Gy e no tempo da candidose orofaringeana de 2860 Gy. Dos 6 pacientes que receberam quimio e radioterapia, 4 (66%) desenvolveram candidose orofaringeana com dose média de 2760 Gy. Três (8%) dos 37 pacientes apresentavam espécies que não *Candida albicans* e 3 (30%), das 10 infecções, haviam sido causadas por esses micro-organismos. Os autores concluíram que outras espécies de *Candida* que não *Candida albicans* estão emergindo como causa relativamente comum de candidose orofaringeana em pacientes com câncer de cabeça e pescoço e que o meio cromogênico (CHROMagar) foi útil para diagnosticar essas espécies. Os dados desse estudo sugeriram maior probabilidade do desenvolvimento de candidose orofaringeana em pacientes que receberam radio e quimioterapia concomitantemente.

De acordo com Muthu, Raman e Gopalakrishnan (2004), a radioterapia é uma modalidade válida para tratar neoplasias localizadas na região de cabeça e pescoço, e parece ter efeito bactericida direto na microbiota da orofaringe. Os autores estudaram as alterações na microbiota orofaringeana decorrentes da radioterapia. O estudo foi realizado para identificar os microrganimos envolvidos nas infecções, de maneira a auxiliar na escolha correta dos antibióticos para os procedimentos cirúrgicos em pacientes irradiados. Quarenta pacientes com vários tipos de câncer na região de cabeça e pescoço e trinta pacientes saudáveis (grupo controle) participaram do estudo. Coleta de material da orofaringe foi realizada antes da radioterapia, no final e um mês após o término do tratamento. Uma única coleta foi realizada no grupo controle. A análise microbiológica do material evidenciou redução significativa de *Streptococcus* alfa hemolíticos e espécies de *Neisseria* após a radioterapia. Foi encontrado aumento significativo de *Proteus* e *Candida albicans* imediatamente e 30 dias após o término do tratamento radioterápico.

Belazi et al. (2004) avaliaram a presença de candidose pseudomembranosa e mucosite em 39 pacientes submetidos à radioterapia para tratamento de neoplasias malignas localizadas na região de cabeça e pescoço. Os autores verificaram que o principal agente etiológico da candidose era *Candida albicans,* seguida pela *Candida glabrata, Candida krusei, Candida tropicalis* e *Candida kefyr.*

Nicolatou-Galitis et al. (2005) avaliaram o efeito do antifúngico fluconazol na profilaxia e severidade da mucosite em pacientes submetidos à radioterapia para tratamento de câncer na região de cabeça e pescoço. Sessenta e três pacientes participaram do estudo e foram divididos em dois grupos. O grupo A foi constituído por 34 pacientes que receberam 100 mg/dia de fluconazol durante todo o tratamento radioterápico. Esses pacientes foram comparados com 29 pacientes que compuseram o grupo B, os quais não receberam fluconazol. Cultura para avaliar a presença de Candida foi realizada antes e após a radioterapia. Ao término do tratamento radioterápico, uma significativa redução dos episódios de mucosite severa foi observada no grupo A. Adicionalmente, candidose e colonização por *Candida* também evidenciaram redução significativa; 34,5% e 40,7%, respectivamente. De acordo com os autores, profilaxia com fluconazol tem efeito benéfico em pacientes submetidos à radioterapia para tratamento de câncer na região de cabeça e pescoço.

### *Uso de próteses e aparelhos ortodônticos*

O uso de próteses e aparelhos ortodônticos favorece a permanência de *Candida* na boca. A estomatite por prótese afeta cerca de 65% de seus usuários, sendo o trauma e a infecção por *Candida* os principais fatores implicados na doença. A presença de *Candida* em associação com estomatite sob prótese total é demonstrável em 78% a 100% dos casos.

### *Associação com doenças bucais*

Outras lesões como queilite angular, glossite romboide mediana, leucoplasia e líquen plano demonstram frequente isolamento do gênero *Candida.* O tabaco associado à prótese também parece influenciar colonização por espécies de *Candida.*

## Fatores sistêmicos

### *Desordens endócrinas: diabetes e hipertireoidismo*

Pacientes diabéticos possuem concentrações elevadas de glicose na saliva, o que sugere forte associação com aumento de crescimento de *Candida.* Fisher et al. (1987) verificaram a presença de *Candida* em 210 (51%) dos 412 pacientes diabéticos examinados. Darwazeh et al. (1990) demonstraram maior quantidade de *Candida* na cavidade bucal de pacientes diabéticos em relação aos controles, porém sem diferença estatística. Quirino et al. (1994) verificaram a presença de fungos na cavidade bucal de diabéticos controlados e não controlados, encontrando resultados semelhantes nos grupos estudados. C. *albicans* foi encontrada em 57,1% dos diabéticos controlados e em 62,5% dos não controlados.

### *Deficiências nutricionais*

Fatores nutricionais incluindo deficiência de ferro e vitaminas têm sido implicados na patogênese de infecções bucais por *Candida.* Hipovitaminose A foi detectada por Montes et al. (1973) em 7 de 12 pacientes com candidose mucocutânea e Lundström et al. (1984) verificaram aumento do número de *Candida* em pacientes com decréscimo nos níveis de ácido fólico e vitamina $B_{12}$ no soro.

### *Comprometimento do sistema imunológico*

Nas últimas décadas, observou-se um aumento expressivo das infecções causadas por micro-organismos pertencentes ao gênero *Candida* correlacionado principalmente com a era dos transplantes e a emergência da síndrome da imunodeficiência humana adquirida (AIDS). C. *tropicalis* é considerada como a segunda espécie de *Candida* que mais produz doença nesses pacientes.

Candidoses bucais são manifestações frequentes associadas à AIDS, ocorrendo em 1/3 à metade dos indivíduos adultos HIV-soropositivos e em mais de 90% dos pacientes com AIDS, podendo aumentar sua frequência com o avanço progressivo da infecção.

## BIBLIOGRAFIA


Allen CM Diagnosing and managing oral candidiasis. J Am Dent Assoc 1992; 123:77-82.

Bremenkamp RM, Caris AR, Jorge AO, et al. Prevalence and antifungal resistance profile of Candida spp. oral isolates from patients with type 1 and 2 diabetes mellitus. Arch Oral Biol 2011 Jun; 56(6):549-555.

Budtz-Jörgensen E. Etiology, pathogenesis, therapy, and prophylaxis of oral yeast infections. Acta Odontol Scand 1990; 48:61-69.

Budtz-Jörgensen E. Histopathology, immunology, and serology of oral yeast infections. Acta Odontol.Scand., v.48; 1990. p.37-43. CHALLACOMBE SJ. Immunologic aspects of oral candidiasis. Oral Surg. Oral Med. Oral Pathol., v.78; 1994. p.202-10.

Clemons KV, Feroze F, Holmberg K., Stevens DA. Comparative analysis of genetic variability among Candida albicans isolates from different geographic locales by three genotypic methods. J Clin Microbiol, v. 5; 1997. p. 1332-6.

Coogan MM, Sweet SP, Challacomb SJ. Immunoglobulin A (IgA), IgA1, and IgA2 antibodies to Candida albicans in whole and parotid saliva in human immunodeficiency virus infection and AIDS. Infect Immun, v.62; 1994. p.892-6.

Eversole LR et al. The effects of human immunodeficiency virus infection on macrophage phagocytosis of Candida. Oral Microbiol Immunol, v.9; 1994. p.55-9.

Goodson JM. Gingival crevice fluid flow. Periodontol, v. 31; 2000. p. 43-54.

Greenspan D. Treatment of oral candidiasis in HIV infection. Oral Surg Oral Med OralPathol, v.78; 1994. p.211-5.

Jeganathan S, Chan YC. Immunodiagnosis in oral candidiasis. Oral Surg Oral Med Oral Pathol, v.74; 1992. p.451-4.

Jorge AOC et al. Estomatite por prótese total: presença de bactérias e fungos. Rev Arq Centro Est Curso Odontol UFMG, v. 27; 1990. p. 9-15.

Jorge AOC. et al. Estomatite por prótese total: presença de bactérias e fungos. Rev Arq Centro Est Curso Odontol. UFMG, v.27; 1990. p.9-15.

Kontou-Kastellanou C et al. A case of Candida parapsilosis endocarditis. Mycoses, v.33; 1990. p.427-9.
Lacaz CS, Porto E, Martins JEC, et al. Tratado de micologia médica Lacaz. São Paulo: Sarvier; 2002. p. 1104.
Lacaz CS, Porto E, Heins-Vaccari EM, Melo NT. Guia de identificação fungos actinomicetos algas de interesse médico. São Paulo: Sarvier; 1998. p. 445.
Lacaz CS, Porto E, Martins JEC, et al. Tratado de micologia médica. São Paulo: Sarvier; 2002. p. 1104.
Larone DH. Medically important fungi: a guide to identification. 3 ed. Washington: ASM Press; 1995. p. 274.
Lorenzo JL. Microbiologia para o estudante de odontologia. São Paulo: Editora Atheneu; 2004. p. 274.
Lynch DP. Oral candidiasis. Oral Surg Oral Med Oral Pathol, v.78; 1994. p.189-93.
Paula CR et al. Oral yeasts in patients with cancer of the mouth, before and during radiotherapy. Mycopathologia, v.112, p.119-24, 1990. Samaranayake LP, MacFarlane TW. Oral candidosis. London: Wright; 1990. p. 265.
Samaranayake LP. Oral mycoses in HIV infection. Oral Surg Oral Med Oral Pathol, v.73; 1992. p.171-80.
Samaranayake LP, MacFarlane TW. Oral candidosis. London: Wright; 1990. p. 265.
Sidrim JJC, Moreira JLB. Fundamentos clínicos e laboratoriais da micologia médica. Rio de Janeiro: Guanabara Koogan; 1999. p. 287.
Stenderup A. Oral mycology. Acta Odontol Scand, v.48; 1990. p. 3-10.
Wilkieson C et al. Oral candidosis in the elderly in long term hospital care. J Oral Pathol Med, v.20; 1991. p.13-6.
Zaitz C, Canpbell I, Marques AS, et al. Compêndio de micologia médica. Rio de Janeiro: Medsi; 1998. p. 434.

CAPÍTULO

# 34

# Imunologia das Infecções por *Candida*

*Luciane Dias Oliveira*
*Antonio Olavo Cardoso Jorge*

A imunidade das infecções por Candida spp. em humanos é bastante complexa devido aos diferentes tipos de candidose e à inter-relação dos sistemas imunes sistêmico e secretório.

As leveduras do gênero *Candida* são comensais na cavidade bucal e são isoladas entre 35 a 60% dos indivíduos saudáveis. Pode-se, portanto, inferir que em pacientes sadios imunocompetentes os mecanismos locais de defesa do hospedeiro são suficientes para prevenir infecções por *Candida*. Por outro lado, quando as defesas locais ou sistêmicas estão diminuídas, *Candida* apresenta a capacidade de invadir os tecidos e causar doença, sendo, portanto, sua virulência determinada mais pelo hospedeiro do que pelo fungo.

O desenvolvimento da infecção depende de fatores determinantes locais e sistêmicos, sendo que os fatores de risco para candidose sistêmica incluem: presença de cateteres intravasculares, uso de antibiótico de largo espectro, injúrias à mucosa gastrointestinal e neutropenia. Pacientes com malignidades hematológicas ou teciduais e receptores de transplantes são especialmente vulneráveis (Shoham e Levitz, 2005). A incidência de micoses profundas tem aumentado com o uso de quimioterapia para doenças malignas e a popularização de transplante de medula e de órgãos (Clark, 2002, Ishibashi et al., 2005). Além disso, alterações no uso de fármacos imunossupressores, antibióticos e antifúngicos estão afetando a incidência da doença (Singh, 2003).

Muitas das funções biológicas relacionadas à patogenicidade e virulência residem na parede celular do fungo, assim, na parte externa da célula ocorre a interação fungo-hospedeiro (López-Ribot et al., 2004). A parede celular de *C. albicans* é uma fonte significante de antígenos. Vários antígenos imunodominantes em candidose têm sido caracterizados como componentes da parede celular (Martinez et al., 1998; López-Ribot et al., 2004).

Durante a interação fungo-hospedeiro, a parede celular dispara e modula a resposta imune, a qual no caso de *C. albicans* parece ocorrer em uma complexa interação entre imunidade natural e adaptativa, impondo interessantes desafios ao hospedeiro. A resposta imune mediada por células (linfócitos T) e a imunidade inata (macrófagos, neutrófilos e células NK) são consideradas as principais linhas de defesa contra infecção por *Candida* (Levitz, 1992; López-Ribot et al., 2004).

Embora existam controvérsias sobre o papel dos anticorpos na proteção contra candidose, diversas evidências demonstraram que anticorpos com especificidade definida possuem diferentes graus de proteção contra candidose local e sistêmica (Han et al., 1998, Matthews e Burnie, 2001, López-Ribot et al., 2004). Em geral, tem-se aceitado que uma resposta imune tipo Th1 é protetora contra candidose, enquanto que uma resposta tipo Th2 pode ser deletéria (Romani, 1999). Assim, deve ser enfatizado que durante a candidose, diferentes armas do sistema imune (resposta inata, adaptativa: mediada por células e por anticorpos) podem funcionar sinergicamente, cooperando e modulando uma com a outra, com objetivo final de eliminar a infecção.

Infecção por leveduras do gênero *Candida* ocorre principalmente em pacientes com imunodeficiência celular severa, não sendo de importância em pacientes que apresentam deficiências apenas de linfócitos B. Pacientes com síndrome da imunodeficiência adquirida (AIDS) apresentam acentuada ocorrência de candidose. Assim, teoricamente, em indivíduos imunocompetentes e na ausência de fatores predisponentes, pode-se esperar que a presença de imunoglobulina A secretória (IgA-s) e da imunidade celular sejam suficientes para impedir ocorrência de candidose. Pacientes com deficiências de IgA-s apresentam prevalência aumentada de candidose, assim como pacientes com candidose mucocutânea crônica revelam quantidade reduzida de anticorpos IgA-s na saliva.

Contudo, todas as respostas imunes (inata, humoral e mediada por células) estão envolvidas na proteção contra infecções por *Candida*, de modo que cada uma contribui até certo ponto em cada sítio tecidual: a imunidade natural por leucócitos polimorfonucleares (PMN) e macrófagos dominam proteção contra candidemia, enquanto imunidade mediada por células (células T) e citocinas protegem predominantemente os tecidos (mucosa) da infecção. A imunidade humoral apresenta grandes controvérsias com relação a seus efeitos protetores da infecção por *Candida*, com dados discordantes em estudos clínicos e modelos animais (Fidel Jr, 2002).

A resposta imune varia de acordo com as espécies de fungos encontradas. A importância relativa dos mecanismos de defesa inata e adaptativa difere dependendo do organismo e do sítio anatômico da infecção. Assim, as características principais da resposta imune são a interdependência de várias armas do sistema imune e a interação entre as defesas do hospedeiro e os mecanismos patogênicos do fungo (Shoham e Levitz, 2005).

## MECANISMOS DA RESPOSTA IMUNE INATA A INFECÇÃO POR *CANDIDA*

A imunidade inata representa mecanismo protetor dominante na candidose disseminada (Shoham e Levitz, 2005). A primeira linha de defesa contra infecção por *Candida* são as células fagocitárias (Kagaya e Kukazawa, 1981; Jensen et al., 1993; Showan e Levitz, 2005), que atuam como células efetoras no controle e eliminação de *C. albicans* do organismo. Outros mecanimos inatos importantes são representados pelas células NK e pelo sistema complemento.

### Fagocitose

Os fagócitos são as principais células responsáveis pela eliminação dos fungos de tecidos e órgãos infectados, sendo que diferenças quantitativas e qualitativas na sua função podem ser responsáveis, em parte, pelas variações na susceptibilidade ou resistência do organismo à infecção por *Candida* (Hu et al., 2006). Fagócitos residentes em órgãos no momento da infecção tentam destruir ou danificar os fungos. Células efetoras adicionais, incluindo neutrófilos e monócitos, são recrutadas ao sítio da infecção por ação dos sinais da inflamação, como citocinas e componentes do sistema complemento. As células fagocitárias usam mecanismos antifúngicos intra ou extracelulares dependendo das espécies que estão causando infecção, morfotipos e rota de infecção (Diamond et al., 1978; Schaffner et al., 1982; Shoham e Levitz, 2005). Os fungos são, geralmente, destruídos ou danificados pela produção e liberação de intermediários reativos de oxigênio e peptídeos antimicrobianos (Diamond et al., 1980; Shoham e Levitz, 2005).

Neutrófilos e macrófagos danificam ou destroem células leveduriformes, hifas e pseudohifas (Diamond et al., 1980). As pseudo-hifas e hifas de grandes tamanhos podem impedir a fagocitose. Nestes casos, várias células realizando fagocitose, colaboram com o efeito de destruição extracelular (Shoham e Levitz, 2005). Estudos experimentais com diferentes modelos animais têm confirmado o importante papel das células fagocitárias, especialmente polimorfonucleares (PMN), na resistência às infecções sistêmicas causadas por *Candida* (Elin et al., 1974; Ehrensaft et al., 1979; Fidel Jr, 2002). Esse fato pode ser evidenciado também pela alta incidência de candidose sistêmica e invasiva em pacientes neutropênicos ou com desordens funcionais de neutrófilos e monócitos (Fidel Jr, 2002; Shoham e Levitz, 2005).

A parede celular do fungo promove proteção física, podendo tornar-se resistente a certas defesas do hospedeiro, como a lise mediada pela ativação do sistema complemento. A defesa imune inata inclui receptores de glicanos, manose e receptor para linfócito T (TLR), que evoluíram para reconhecer e responder aos componentes da parede celular dos fungos. Por exemplo, a superfície das células fagocitárias possui TLR, que identifica padrões moleculares conservados encontrados nos produtos fúngicos (Akira et al., 2001; Levitz, 2004; Shoham e Levitz, 2005). Esses receptores são compostos de um domínio extracelular que distingue produtos microbianos e um domínio citoplasmático que transmite sinais para proteínas intracelulares mensageiras. Um dado mensageiro, MyD88 por exemplo, inicia uma cascata de sinalização levando a expressão de moléculas microbicidas e citocinas. O papel proporcional dos receptores individuais, como TLR2, TLR4 e TRL9, na ativação de MyD88, varia dependendo da infecção fúngica e do sítio da infecção, sendo que receptores específicos iniciam diferentes funções antifúngicas, as quais podem resultar ou não em respostas antifúngicas similares e diferenças na suscetibilidade à infecção (Bellocchio et al., 2004; Shoham e Levitz, 2005).

Poucos estudos têm correlacionado a atividade funcional das células fagocitárias aos fatores de virulência de diferentes cepas de *C. albicans* (Hu et al., 2006). Segundo Skoutelis et al. (1995), cepas de *Candida* de amostras ambientais foram mais resistentes à destruição por neutrófilos humanos do que cepas isoladas de seres humanos ou pássaros, entretanto, as propriedades das leveduras que foram associadas com resistência ou susceptibilidade não foram identificadas no estudo. A comparação de duas cepas de *Candida* que apresentavam diferenças na hidrofobicidade da parede celular e na capacidade de ligação à fibronectina demonstraram que a cepa que expressou menor hidrofobicidade e menor ligação à fibronectina solúvel foi mais resistente aos neutrófilos e promoveu infecção persistente em ratos por um período de tempo mais longo do que a cepa com alta hidrofobicidade e alta ligação à fibronectina solúvel (Rozalska et al., 1995; Hu et al., 2006). Diferenças em outras propriedades, como produção de proteinases, também estão associadas com diferenças na suscetilidade à destruição das leveduras por células fagocitárias (Walther et al., 1986; Hu et al., 2006).

Hu et al. (2006) compararam a fagocitose e destruição de três diferentes cepas de *C. albicans* por neutrófilos e macrófagos de camundongos com moderado (BALB/c) ou severo (CBA/CaH) dano tecidual iniciado pelas cepas de *Candida* e avaliaram os efeitos de opsoninas séricas nessas respostas. Os resultados demonstraram que, na ausência de opsonização, a fagocitose dos neutrófilos de camundongos BALB/c ou CBA/CaH foi comparável, mas os efeitos na destruição das leveduras foram bem diferentes, aumentando ou inibindo a atividade anti-*Candida*, dependendo da combinação da cepa de levedura e das células dos camundongos. Por outro lado, macrófagos BALB/c demonstraram altos níveis de fagocitose e morte de todas as leveduras, opsonizadas ou não, enquanto que a morte de leveduras não opsonizadas por macrófagos CBA/CaH foi pequena, sendo consideravelmente aumentada pela opsonização. Assim os autores concluíram que as três cepas de *C. albicans* usadas no experimento demonstraram diferenças consideráveis nos padrões de virulência *in vivo* e também na suscetibilidade à destruição por fagócitos derivados de ratos suscetíveis e resistentes ao dano tecidual iniciado por *Candida*.

Challacombe (1994) salientou que neutrófilos e macrófagos podem fagocitar e destruir *Candida* mesmo na ausência de anticorpos opsonizantes, entretanto, a atividade desses fagócitos é aumentada na presença deles. Neutrófilos e macrófagos reconhecem e fagocitam células de leveduras opsonizadas ou não, via reconhecimento de receptores padrões na superfície celular, incluindo TLR, receptor de manose e de β-glicanos. A ligação aos receptores TLR individuais e de IL-1 ativam funções efetoras antifúngicas especializadas em neutrófilos e outros fagócitos (Bellocchio et al., 2004). A destruição celular ocorre por mecanismos oxidativos, incluindo a geração de intermediários reativos de oxigênio e nitrogênio, e por mecanismos não oxidativos (Shoham e Levitz, 2005). Alguns autores relataram que os neutrófilos fazem fagocitose de *Candida*, porém, nem sempre conseguem destruí-la internamente por apresentar deficiências nos mecanismos oxidativos (sistema peróxido de hidrogênio-mieloperoxidase). Nesses casos, as leveduras podem germinar no interior deles. Estudos têm demonstrado também que macrófagos de camundongos ativados por vacina BCG são capazes de controlar infecções por *Candida* mesmo quando da ausência de neutrófilos. A habilidade dos macrófagos em destruir tanto leveduras quanto hifas de *C. albicans* sugere que essas células são importantes elementos na defesa do hospedeiro às candidoses.

A habilidade intrínseca anti-*Candida* de neutrófilos e macrófagos é limitada e a expressão total de sua função efetora é dependente de estímulo dado pela síntese de citocinas ou indução pelas células T. Com isso, fagocitose e morte celular são aumentadas pela opsonização e por citocinas pró-inflamatórias. Sabendo-se que as interleucinas (IL-1α e IL-1β) são citocinas pró-inflamatórias protetoras envolvidas na defesa do hospedeiro contra *C. albicans* (Kullberg et al., 1990), Vonk et al. (2006) investigaram os efeitos endógenos destas citocinas na infecção disseminada de *C. albicans* em ratos, avaliando semelhanças e diferenças nos mecanismos protetores de ambas citocinas. Os resultados demonstraram que as duas citocinas apresentaram efeitos protetores anti-*Candida*, entretanto, os mecanismos de defesa foram diferentes. A ausência de IL-1β demonstrou diminuição no recrutamento de polimorfonucleares e diminuição na geração de superóxidos. A ausência de IL-1α diminuiu a capacidade de polimorfonucleares danificarem pseudohifas de *C. albicans*. Respostas protetoras tipo Th1 foram deficientes na ausência de ambas as citocinas. Assim, este estudo demonstrou que as interleucinas (IL-1α e IL-1β) apresentam diferentes efeitos nas várias armas do sistema de defesa, sendo que as duas citocinas são essenciais para a montagem da resposta do hospedeiro contra infecção invasiva de *C. albicans*.

A invasão de estruturas vasculares facilita a disseminação de *Candida*. Células endoteliais resistem à invasão pela secreção de mediadores pró-inflamatórios e expressão de moléculas de adesão de leucócitos, que recrutam e ligam os leucócitos ativados. Mediadores da inflamação no sítio do dano às superfícies endoteliais induzem a liberação de peptídeos antimicrobianos das plaquetas humanas (Shoham e Levitz, 2005). Estudos *in vitro* demonstraram que o fator de plaquetas (PF-4) e proteína microbicida indutora de trombina (tPMP) são ativos contra *Candida* (Yeaman et al., 1996; Tang et al., 2002; Shoham e Levitz, 2005).

Os polimorfonucleares apresentam importante papel na resposta inata contra infecção por *Candida* em qualquer sítio de mucosa, contudo, esse tipo de resposta nos tecidos de mucosa não tem recebido a mesma atenção que o da circulação periférica (Fidel Jr, 2002). Macrófagos são considerados importantes como um mecanismo de defesa tipo TCD4 Th1 e polimorfonucleares se infiltram na mucosa. Apesar do potente papel dos polimorfonucleares contra *Candida* nos sítios de mucosa, estudos em animais não conseguiram revelar o papel dessas células na mucosa vaginal. Embora polimorfonucleares estejam presentes no lúmen vaginal, simultaneamente com infecção vaginal, a depleção de PMN não teve efeito nessa infecção fúngica (Black et al., 1998; Fidel Jr, 2002). Além disso, mulheres neutropênicas não são reconhecidas como susceptíveis à candidose vulvovaginal. Segundo Fidel Jr (2002), o papel do PMN na mucosa bucal é bem menos definido que o da mucosa vaginal, embora algum papel seja esperado baseado na evidência que candidose orofaríngea pode ser bastante comum em pacientes neutropênicos.

Devido às incertezas do papel da resposta inata convencional contra *C. albicans* na mucosa vaginal, tem-se dado atenção às células imunes não convencionais (como células epiteliais e endoteliais) como potentes células efetoras contra *C. albicans*, especialmente na mucosa vaginal (Fidel Jr, 2002). Estudos têm demonstrado que as células epiteliais produzem uma variedade de citocinas e quimiocinas (Hedges et al., 1995; Fidel Jr, 2002) e células epiteliais têm-se mostrado fagocíticas para *Candida* (Fratti et al., 1996; Fidel Jr, 2002). As células epiteliais são particularmente intrigantes como células efetoras da imunidade inata, representando o tipo de célula mais frequentemente associado com *Candida* em mucosa. Tem-se verificado *in vitro* que células epiteliais coletadas de lavagens vaginais de humanos e primatas e células bucais coletadas de saliva inibiram o crescimento de *C. albicans* (Steele et al., 2000; Fidel Jr, 2002), de modo que essas células apresentam a mesma atividade anti-*Candida*. Em 2000, Steele et al. avaliaram a atividade das células epiteliais em pacientes HIV-positivos e HIV-negativos, com e sem candidose orofaríngea, e verificaram que as células epiteliais de pacientes HIV-positivos com candidose tinham reduzido significativamente a atividade anti-*Candida*, provendo o primeiro correlato *in vivo* da sua atividade e sugerindo algum papel dessas células na resistência natural contra candidose orofaríngea (Fidel Jr, 2002).

## Células *Natural Killer* (NK)

A célula Natural *Killer* (NK) parece participar na resposta imune inata contra *Candida,* apesar de os estudos demostrarem resultados conflitantes. A participação das células NK na ativação de macrófagos ou na resistência à candidose sistêmica é ainda questão de debate (Gaforio et al., 2002). Segundo alguns autores (Djeu e Blanchard, 1987; Arancia et al., 1995; Fidel Jr, 2002), a célula NK não é considerada efetiva contra *Candida.* Por outro lado, Tran et al. (2003) demonstraram que a exposição de células mononucleares do sangue periférico humano a *Candida albicans* resultou em aumento imediato de células NK citotóxicas e, ainda, revelaram que a indução de IL-15 tem um papel predominante na ativação de células NK. Esses resultados indicaram que a IL-15 está também envolvida na resposta imune inata contra infecção fúngica. Palma-Carlos et al. (2002) verificaram a presença de células NK em candidoses mucocutâneas e verificaram a presença dessas células em 55% dos 51 pacientes avaliados. Em muitos casos, foi possível observar que na candidose mucocutânea ocorre mecanismo citotóxico dependente de anticorpos (IgG) mediado por células NK e TCD8.

Segundo Algarra et al. (2002), existe correlação entre ativação de células NK e resistência à candidose sistêmica. Esses autores avaliaram em camundongos o papel das células NK no controle da fagocitose de *C. albicans* por macrófagos esplênicos e verificaram que as células NK são os principais indutores da atividade fagocitária de macrófagos esplênicos e que elas medeiam proteção contra infecção sistêmica por *C. albicans.* Em 2001, Balish et al. já haviam observado o importante papel das células NK na proteção contra candidose sistêmica e orofaríngea em camundongos. Com isso, são necessários mais estudos que avaliem os reais mecanismos de proteção das células NK em infecções fúngicas.

## Sistema complemento

Os fungos têm sido estudados como protótipos ativadores da cascata do complemento desde o início do século passado e, mais recentemente, atenção tem sido focada no papel do complemento na patogênese da infecção fúngica. Os mecanismos moleculares para início e regulação da cascata do complemento diferem de um fungo para outro, de acordo com diferenças na superfície externa da parede celular. Estudos em animais com deficiências congênitas ou induzidas no sistema complemento demonstraram sua importância como um sistema inato para controle da infecção por *Candida.* Além disso, a inflamação induzida por produtos quimiotáticos do sistema complemento pode contribuir para a patogênese de muitas infecções fúngicas (Kozel, 1996).

As leveduras do gênero *Candida* ativam as três vias do complemento, promovendo opsonização e anafilaxia. Triebel et al. (2003) avaliaram a influência dos componentes terminais do complemento na infecção por *C. dubliniensis.* Esses autores demonstraram que a presença dos fatores terminais do sistema complemento e a formação do complexo de ataque à membrana induziu uma alta ativação mitocondrial fúngica e teve um efeito na defesa do hospedeiro contras as células leveduriformes pelo aumento da fagocitose. Heidenreich e Diericha (1985) demonstraram que *C. albicans* e *C. stellatoidea*, mas não outras espécies menos patogênicas, podem ligar iC3b e C3d na sua superfície por meio de receptores proteicos da parede celular, sugerindo a participação do complemento como fator inespecífico de defesa às candidoses.

Mananas da parede celular de *Candida* podem ativar complemento pela via alternativa ou via lectina ligadora de manose. Ip e Lau (2004) investigaram o papel da lectina ligadora de manose (MBL) na primeira linha de defesa contra *C. albicans.* A MBL liga-se a *C. albicans* via seu domínio lectina, resultando na aglutinação das células e suas hifas. Em um sistema MBL humano *in vitro*, a deposição de fragmentos de C4 sobre *C. albicans* foi aumentada quando MBL exógena foi adicionada às amostras séricas de indivíduos deficientes de MBL. Aumento similar também foi observado para iC3b. Os autores verificaram que o aumento de fragmentos de C3 (opsoninas) mediada por MBL não facilitou a fagocitose das células fúngicas pelas células dendríticas derivadas de monócitos. No entanto, MBL foi capaz de inibir o crescimento de *C. albicans.* Desta forma, os autores concluíram que MBL representa papel importante na primeira linha de defesa contra *C. albicans,* pois uma interação direta de MBL com *C. albicans* resulta em aglutinação e ativação acelerada do complemento via lectina, levando à inibição do crescimento da *Candida.*

Tem-se verificado também que a imunoglobulina G policlonal antimanana ativa a via clássica do sistema complemento e acelera a iniciação da via alternativa por *C. albicans* (Zhang et al., 1997; Zhang et al., 1998), de modo que anticorpos (IgG) antimanana apresentam importante papel regulatório nas interações entre o sistema complemento do hospedeiro e *C. albicans.* Zhang et al. (1998) avaliaram o papel de duas imunoglobulinas (IgM) monoclonais antimanana e verificaram que ambas foram potentes ativadoras da via clássica, mas pobres facilitadoras do início da via alternativa. Kozel et al. (1996) verificaram que o soro de indivíduos adultos saudáveis contém altos níveis de anticorpos reativos com manana da parede celular de *C. albicans*, sendo que a ocorrência natural de anticorpos antimanana e a ativação do sistema complemento são funcionalmente importantes na opsonização de *C. albicans* para fagocitose por neutrófilos.

Além da capacidade de ativar o sistema complemento, *Candida* também desenvolveu algumas maneiras de escapar ou inibir sua ativação. Meri et al. (2002) analisaram a capacidade de *C. albicans* de se ligar a proteínas reguladoras do sistema complemento (fator H e FHL-1), controlando assim, a ativação do complemento na sua superfície. Nesse estudo, *C. albicans* foi capaz de regular a ativação da via alternativa do complemento e também de inativar os produtos da ativação do sistema complemento. Meri et al. (2004) demonstraram que as formas hifal e leveduriforme de *C. albicans* também podem se ligar à proteína ligadora de C4b, componente regulador da via clássica do complemento. Esse mecanismo pode ainda contribuir para adesão de *C. albicans* às células endoteliais. Com isso, mesmo que ocorra ativação do sistema complemento sobre *Candida*, esta possui recursos capazes de impedir sua completa ativação.

Assim, a ativação do sistema complemento por *Candida* pode ocorrer pelas três vias: clássica, alternativa e MBL, a fim de formar opsoninas, fatores quimiotáticos para fagócitos e mediadores pró-inflamatórios. Contudo, pode-se também verificar que os fungos desenvolveram algumas estratégias, como a capacidade de se ligar às proteínas reguladoras, para inativar ou escapar da ativação do complemento na sua superfície, de modo que outras respostas do sistema de defesa devem acontecer simultaneamente a fim de somar ao sistema complemento a capacidade do hospedeiro de eliminar a infecção por *Candida*.

### Papel da saliva

A saliva apresenta importantes mecanismos inespecíficos de defesa às mucosas da boca, por meio de sua capacidade tampão, do fluxo salivar e da presença de fatores antimicrobianos, como algumas proteínas e glicoproteínas salivares (lactoferrinas, lactoperoxidases, betadefensinas, histatinas, lisozimas, transferrinas e mucinas) e imunoglobulina A secretória (IgAs). Além disso, células epiteliais bucais saudáveis inibem o crescimento de hifas e/ou blastoconídeo de várias espécies de *Candida* (Steele et al., 2000), de modo que esses fatores prejudicam a adesão e crescimento de *Candida* na cavidade bucal e orofaríngea.

Por outro lado, tem-se verificado que pacientes com xerostomia causada por radioterapia de cabeça e pescoço, presença de cálculos nas glândulas salivares, terapia citotóxica ou algumas patologias como síndrome de Sjögren e mal de Parkinson apresentam maior susceptibilidade à candidose. Em animais, os efeitos da xerostomia na presença e patogenicidade de *C. albicans* também têm sido estudados. Em 1970, Jones e Adans não observaram alterações na frequência de infecção por *C. albicans* em ratos com diminuição no fluxo salivar. Entretanto, Olsen e Haanaes (1977) verificaram que macacos com diminuição do fluxo salivar apresentaram candidose mais intensa e de regressão mais lenta em relação aos animais normais. Jorge et al. (1993ab) recuperaram maior número de *C. albicans* da boca de ratos sialoadenectomizados e relataram maior incidência de candidose nesses animais. Totti (1994) também relataram maior permanência de *C. albicans* na boca de ratos xerostômicos, porém, para *C. parapsilosis*, *C. tropicalis, C. guilliermondii* e *C. krusei*, a sialoadenectomia não interferiu, segundo os autores, na recuperação dessas espécies da boca de ratos.

### Microbiota bucal residente

As bactérias residentes inibem a colonização de espécies de *Candida*, enquanto sua supressão pelo uso prolongado de antibióticos pode aumentar seu número na boca e a susceptibilidade às candidoses. Com o uso de antibióticos, os receptores encontrados nas células tornam-se livres de bactérias e, assim, podem ser ocupados pelas adesinas de *Candida*. Experimentos com animais assépticos têm demonstrado que *C. albicans* coloniza prontamente e com maior intensidade esses animais em relação aos convencionais. A microbiota comensal pode regular o número de leveduras por meio dos seguintes mecanismos: a) inibição da aderência de leveduras às superfícies bucais; b) competição entre bactérias e leveduras pelos nutrientes; e c) produção de fatores antifúngicos pelos membros da microbiota. Assim, a imunidade local da mucosa parece ser tão importante quanto à imunidade mediada por células sistêmicas (Shoham e Levitz, 2005).

### Resposta imune inata: considerações finais

De acordo com a literatura, pode-se verificar que a resposta imune inata tem papel de grande importância no combate à infecção fúngica, seja pela ação de células fagocitárias, células NK, ativação do sistema complemento e fatores locais. Contudo, em muitos casos ela não é suficiente para eliminar ou controlar a infecção por *Candida*, sendo necessária a ativação dos mecanismos específicos de defesa, representados pela resposta imune humoral e celular. A ligação entre as respostas inata e específica, muitas vezes, é mediada pelas células dendríticas, que apresentam os antígenos aos linfócitos. As células dendríticas fagocitam e destroem hifas e leveduras por um processo que utiliza receptores distintos para cada morfotipo, de modo que o tipo de resposta depende em parte do morfotipo de *Candida* encontrada (Shohan e Levitz, 2005). Células dendríticas que fagocitam a forma leveduriforme induzem diferenciação de células TCD4 em Th1 e, ao contrário, hifa induz resposta Th2 (d'Ostiani et al., 2000; Shohan e Levitz, 2005). Em nível molecular, a patrulha do ambiente extracelular por células dendríticas e neutrófilos é mediada por diferentes receptores de superfície. Ativação do mensageiro MyD88 associado ao TLR pode ocorrer por meio de sinalização por diferentes membros da superfamília IL-1R/TLR, com variações no papel proporcional dos receptores individuas, dependendo das espécies fúngicas, morfotipos e rotas de infecção (Shohan e Levitz, 2005). A ativação de MyD88 em células dendríticas é crucial para promover resposta Th1 anti-fúngica (Bellocchio et al., 2004; Shohan e Levitz, 2005).

Neutrófilos, macrófagos e células NK também modulam respostas imunes adaptativas para fungos. Neutrófilos induzem diferentes respostas Th1 e Th2 dependendo se a exposição for levedura ou hifa. Macrófagos ativam respostas imunes por apresentação de antígenos e secreção de sinais pró-inflamatórios indutores de Th1. Células NK induzem atividade anti-*Candida* especialmente em fagocitoses (Algarra et al., 2002; Shohan e Levitz, 2005). Desta forma, podemos ter a participação de todos os mecanismos de defesa do hospedeiro numa infecção fúngica.

## MECANISMOS DA IMUNIDADE ESPECÍFICA À INFECÇÃO POR *CANDIDA*

O epitélio bucal contém todos os elementos necessários para desencadear e manter efetiva resposta imune. Apresentação de antígeno pode ocorrer por meio das células de Langerhans do epitélio, ou então, quando os antígenos penetram no tecido conjuntivo, células da linhagem macrofágica são encontradas em abundância. Células com receptores CD1 são verificadas na camada basal do epitélio e no estrato córneo. Linfócitos intraepiteliais podem ser encontrados na mucosa bucal, geralmente próximos às células basais. Tanto células TCD4 quanto TCD8 positivas estão presentes em quantidades semelhantes. Assim, parece possível que ocorra apresentação dos antígenos para os linfócitos, dentro do epitélio. Esse fato parece ser particularmente relevante nas candidoses hiperplásicas crônicas em que a invasão por hifas ocorre na camada basal do epitélio (Challacombe, 1994).

## Resposta imune humoral

A mucosa bucal é protegida por dois sistemas imunes independentes, o sistêmico e o secretório, os quais podem ser estimulados local e sistemicamente. Doenças como as candidoses são de particular interesse porque podem envolver tanto o sistema imune secretório quanto o sistêmico na manutenção da saúde bucal (Challacombe, 1994).

O sistema imune secretório é um sistema de imunidade local que protege as superfícies de mucosas e pode ser estimulado independentemente da imunidade sistêmica. Esse sistema inclui as secreções que banham as membranas mucosas do organismo e suas glândulas associadas. Para tanto, existe um tecido linfoide especializado associado com o sistema secretório no intestino e nos pulmões, de modo que a estimulação deles pode promover anticorpos na saliva e em outras secreções. Desta forma, a mucosa bucal tem muitas características comuns com outras regiões de mucosas do organismo (Challacombe, 1994).

O papel da imunidade humoral na defesa do hospedeiro contra infecção sistêmica ou local (mucosa) por *Candida* é ainda pouco conhecido. Poucos antígenos de *Candida* têm sido caracterizados por sua capacidade de induzir produção de anticorpos protetores. Assim, mesmo sabendo que anticorpos beneficiam a defesa do hospedeiro contra patógenos por promover opsonização, aumentar a apresentação de antígenos e modificar a produção de citocinas, o papel dos anticorpos na infecção fúngica é controverso (Ishibashi et al., 2005). Existem poucos dados, *in vitro*, para sugerir que anticorpos séricos e sistema complemento possam destruir *C. albicans* independentemente (Rogers e Balish, 1980; Fidel Jr, 2002).

A compreensão do papel dos anticorpos na resposta do hospedeiro a *Candida* está, entretanto, evoluindo. A deficiência de células B não está clinicamente associada com aumento na susceptibilidade à infecção fúngica (Shoham e Levitz, 2005). Por outro lado, candidose é bastante frequente em pacientes imunossuprimidos, sendo um achado clínico quase universal em pacientes com imudeficiência severa de células T, o que normalmente não é visto em pacientes com defeitos em células B na ausência de defeitos concomitantes de células T (Challacombe, 1994). Assim, não são encontrados dados na literatura demonstrando que pacientes, incluindo crianças, com anormalidades de células B, tanto congênita quanto adquirida, sejam mais suscetíveis à infecção sistêmica ou de mucosa por *Candida* (Rogers e Balish, 1980; Fidel Jr, 2002). Na realidade, a maioria dos pacientes com infecção na mucosa por *Candida*, como indivíduos HIV-positivos com candidose orofaríngea (com ou sem AIDS) e mulheres HIV-negativas com candidose vulvovaginal recorrente apresentam níveis normais ou elevados de anticorpos séricos ou locais (mucosa) anti-*Candida* (Mathur et al., 1977; Coogan et al., 1994; Fidel Jr, 2002). Isto não quer dizer que anticorpos IgA ou IgG não tenham papel protetor em mucosa, pelo contrário, imunoglobulinas reativas específicas para *Candida* podem se ligar na levedura e reduzir a aderência de *Candida* às células epiteliais, prevenindo ou mantendo, teoricamente, baixos níveis de colonização de *Candida* (Liljemark e Gibbons, 1973; Fidel Jr, 2002). Contudo, em modelos animais (camundongos), anticorpos protetores e não protetores têm sido descritos e tentativas de uso de anticorpos monoclonais anti-*Candida* em humanos têm sido realizadas (Burnie e Mattews, 2004; Shohan e Levitz, 2005).

Estudos verificaram que anticorpos com especificidades definidas demonstraram diferentes graus de proteção contra candidose mucosa e sistêmica (De Bernardis et al., 1997; Han et al., 1998; Han et al., 1999; Matthews e Burnie, 2001; Lopes-Ribot et al., 2004; Farah e Ashman, 2005; Sevilla et al., 2006). Os mecanismos exatos pelos quais os anticorpos protegem contra infecção por *Candida* são desconhecidos, mas é provável que incluam inibição da adesão ou formação de tubo germinativo, opsonização e neutralização de enzimas relacionadas com virulência, entre outros (Casadevall, 1995; López-Ribot et al., 2004).

A inibição da adesão de *C. albicans* às superfícies do hospedeiro é uma das atividades mediadas por anticorpos que são melhores documentadas e diferentes graus de inibição têm sido descritos com saliva e anticorpos monoclonais (Umazume et al., 1995; Martínez et al., 1998; López-Ribot et al., 2004). Pesquisas demonstraram um anticorpo monoclonal aglutinante contra manana, cujo mecanismo de ação é devido a uma rápida e eficiente deposição de fragmentos do sistema complemento na superfície celular do fungo, aumentando a morte por células fagocitárias (De Bernardis et al., 1997; Han et al., 1998 e 1999; López-Ribot et al., 2004). Moragues et al. (2003) descreveram um anticorpo (IgM) monoclonal, denominado C7, contra um epítopo polipeptídico de alto peso molecular (manoproteína), que é predominantemente expresso na superfície da parede celular do tubo germinativo de *C. albicans*. Esse epítopo exibe três diferentes atividades biológicas anti-*C. albicans*, que são: inibição da aderência de *C. albicans* às células epiteliais bucais, inibição da formação de tubo germinativo e atividade direta anti-*Candida* (Moragues et al., 2003; López-Ribot et al., 2004).

Sevilla et al. (2006) estudaram a proteção exercida pelo anticorpo monoclonal (IgM) C7 em modelo experimental de candidose invasiva em camundongos. Os resultados demonstraram que o anticorpo monoclonal C7 conferiu proteção contra candidose invasiva, sendo que o tratamento não apenas conferiu tempo médio de sobrevivência mais longo, como também revelou alta porcentagem de sobrevivência final. Esses resultados são comparáveis aos de outros autores que utilizaram diferentes anticorpos monoclonais anti-*C. albicans* (Matthews et al., 1991; Han e Cutler, 1995; Bromuro et al., 2002). De acordo com Sevilla et al. (2006), seus resultados indicaram que a ativação do sistema complemento pode contribuir na proteção pelo anticorpo monoclonal anti-*C. albicans* (C7). Assim, como o tratamento com anticorpo C7 estendeu a sobrevivência de camundongos com candidose invasiva, esse resultado suporta o conceito de anticorpos protetores e pode prover uma nova alternativa para o tratamento futuro de candidoses.

Estudos têm demonstrado que anticorpos IgM anti-*Candida* podem apresentar proteção contra candidose sistêmica ou vaginal (Han e Cuttler, 1995; Han et al., 1998, Fidel Jr, 2002). Matthews et al. (1991) demonstraram que anticorpos produzidos contra proteína de 47-kDa foram protetores em modelo animal de candidose sistêmica. Pesquisas em ratos têm demonstrado papel protetor de IgA anti-*Candida* em candidose vaginal (Cassone et al., 1995; Polonelli et al., 1996; De Bernardis et al., 1997; Fidel Jr, 2002). O papel controverso dos anticorpos na infecção por *Candida* foi relatado por Casadevall (1995), o qual postulou que anticorpos protetores, não protetores e indiferentes incluem qualquer *pool* de anticorpos antígeno-específicos e que alta concentração desses anticorpos podem modular o papel protetor da imunidade humoral durante a infecção.

Maiti et al. (1985) relataram que anticorpos apresentam papel importante na proteção contra infecção fúngica. Van Spriel et al. (1999) e Wellington et al. (2003) demonstraram que anticorpos anti-*Candida* aumentaram a fagocitose, a atividade fungicida e a ativação do sistema complemento. Por outro lado, a existência de anticorpos não protetores que inibem a fagocitose e que são deletérios também têm sido demonstrada (Bromuro et al., 1998). Ishibashi et al. (2005) demonstraram *in vitro* que anticorpos anti-β-glicanos podem interagir com a parede celular fúngica ou com glicano extracelular e modificar o sistema de defesa do hospedeiro. A presença desses anticorpos aumentou *in vitro* a atividade anti-*Candida* de macrófagos, de modo que seus resultados sugeriram que o anticorpo anti-β-glicano protege contra infecção fúngica.

### Anticorpos séricos

Anticorpos séricos, reativos com células inteiras ou antígenos de *Candida,* estão presentes no soro da maioria dos indivíduos (Lehner et al., 1972; Challacombe, 1994). A presença de anticorpos séricos anti-*Candida* demonstra não somente que *Candida* está presente como comensal na boca e outras superfícies mucosas (principalmente mucosa vaginal) de grande número de indivíduos, mas também que os antígenos de *Candida* são capazes de estimular resposta imune humoral específica (Challacombe, 1994). Anticorpos séricos (IgG, IgM e IgA) estão elevados em pacientes com candidose mucocutânea crônica e pacientes com endocardites por *Candida* (Lehner et al., 1972).

A quantificação de anticorpos séricos contra *C. albicans* tem sido usada como imunodiagnóstico nas candidoses bucais e sistêmicas assim como teste para verificação de pacientes com imunodeficiências humorais. Os anticorpos anti-*Candida* são normalmente dirigidos contra antígenos de *Candida* de peso molecular de 18 a 100 kDa, especialmente a um antígeno de peso molecular de 47 kDa (Challacombe, 1994).

Tem-se verificado que pacientes com candidose atrófica crônica apresentam níveis mais altos de anticorpos IgG e IgM que pacientes com candidose pseudomembranosa aguda. Níveis mais baixos foram encontrados em pacientes com candidose atrófica aguda. Em pacientes com candidose hiperplásica crônica, os anticorpos séricos não foram tão altos quanto na candidose atrófica crônica (Lehner, 1970; Challacombe te al., 1994). Assim, respostas de anticorpos séricos podem ser diferentes nas várias formas de infecção bucal por *Candida.*

A ação de anticorpos séricos e complemento na ausência de células não é suficiente para destruir *Candida*, de modo que os anticorpos agem em conjunto com sistema complemento e células fagocitárias (Shoham e Levitz, 2005). Seu principal modo de ação parece ser opsonização para neutrófilos e macrófagos. Assim, ocorre ativação do sistema complemento pelos anticorpos (neste caso, pela via clássica) e consequente liberação de fragmentos peptídicos quimiotáticos (especialmente C3a e C5a), os quais promovem quimiotaxia das células fagocitárias (neutrófilos e macrófagos) para o local da infecção. Essas células possuem receptores para opsoninas (C3b e IgG), promovendo fagocitose e destruição celular (*Candida*). Receptores para fatores do sistema complemento já foram também identificados na parede celular de *Candida*, podendo desta forma ocorrer imunoaderência (Challacombe et al., 1994).

O papel da imunidade humoral na infecção por *Candida* deve ainda ser melhor estudado a fim de elucidar sua real participação na proteção contra *Candida.* A imunização passiva de camundongos controle com soro de camundongos hiperimunizados conferiu resistência à infecção por *Candida* (Challacombe et al., 1994), enquanto que a transferência de células não promoveu resistência (Pearsall et al., 1978; Challacombe et al., 1994).

Observações clínicas indicam que anticorpos possuem importante papel na defesa do hospedeiro contra candidose disseminada, uma vez que indivíduos com defeitos na imunidade mediada por células são mais propensos à candidose superficial, mas não à candidose disseminada (López-Ribot et al., 2004). Com isso, tem-se evidenciado que alguns anticorpos específicos para *Candida* podem ser imunoprotetores durante a infecção, sugerindo a viabilidade de uma imunoterapia e/ou até mesmo vacina no tratamento de candidoses (Casadevall, 1995; De Bernardis et al., 1997; Han et al., 1998 e 1999; Matthews e Burnie, 2001; López-Ribot et al., 2004). Apesar dos resultados contraditórios sobre o papel da resposta humoral nas infecções de mucosa por *Candida*, anticorpos protetores contra *Candida* existem e podem ser efetivos em modelos animais, o que pode suportar seu uso imunoterapêutico (López-Ribot et al., 2004).

### Anticorpos salivares

A produção de anticorpos salivares anti-*Candida* pode ocorrer tanto por imunização local, em que ocorre indução diretamente no interior ou próximo às glândulas salivares ou, como forma alternativa, por estimulação do tecido linfoide associado ao intestino (placas de Peyers) por meio da ingestão de antígenos de *Candida*. Neste caso, ocorre a liberação de células precursoras de IgA das placas de Peyers, as quais migram seletivamente para os tecidos de mucosa, atravessando os nódulos linfáticos mesentéricos e o ducto torácico. Assim, a imunização local conduz à proliferação dessas células e o recrutamento de outras e, consequentemente, um aumento local de IgA secretora (IgA-s) (Challacombe et al., 1994).

A saliva contém em torno de 19 mg de anticorpo IgA-s em cada 100 mL, sendo portanto secretados cerca de 100 mg de IgA diariamante na boca. Por outro lado, somente cerca de 1,4 mg de IgG e 0,2 mg de IgM são encontrados em 100 mL de saliva, sendo o fluido gengival a principal fonte destes anticorpos na saliva total. A IgA representa 20% do total de imunoglobulinas séricas, sendo o principal anticorpo encontrado nas secreções exócrinas: saliva, secreção traqueal, brônquica e genitourinária, lágrimas, suor, leite e colostro. A IgA-s é quantitativamente a mais importante imunoglobulina secretada na saliva, demonstrando relação para IgG de cerca de 400 vezes maior que a taxa correspondente no soro.

A infecção por *Candida* não é uma característica notável de deficiência de IgA, embora mais de 50% dos pacientes com candidose mucocutânea crônica apresentem nível de IgA-s reduzidos (Lehner et al., 1966 e 1972; Challacombe et al., 1994). Além disso, embora anticorpos IgG séricos anti-*Candida* possam ser prontamente identificados em humanos, o sorodiagnóstico da infecção por *Candida* é inconsistente e a candidose também não é uma complicação notável de deficiência de IgG (Challacombe et al., 1994). Por outro lado, Lehner (1966) demonstrou por meio de imunofluorescência títulos elevados de anticorpos anti-*Candida* na saliva de pacientes com candidose em relação aos controles. Esses estudos foram confirmados por Epstein et al. (1982) e Jeganathan et al. (1987), que demonstraram por imunofluorescência maior quantidade de IgA e IgG salivares em pacientes com candidose em relação aos controles. Segundo Umazume et al. (1995), indivíduos que receberam quimioradioterapia em região de cabeça e pescoço, com consequente redução na concentração de lactoferrina e IgA-s, apresentaram maior adesão de *C. albicans*. Assim, esses pacientes revelaram grande número de *C. albicans* aderidas às células epiteliais bucais.

As principais ações de anticorpos salivares sobre microrganismos são a inibição da aderência, de enzimas e do crescimento microbiano. No caso de anticorpos IgA-s anti-*Candida*, sua ação principal é sobre aderência de *Candida* às células da mucosa bucal (Epstein et al., 1982; Challacombe et al., 1994). Nas formas de infecções por *Candida* que estão limitadas à superfície epitelial, a IgA-s parece exercer papel importante, causando agregação de fungos e prevenindo sua adesão às células epiteliais da mucosa bucal (Epstein et al., 1982). A IgA-s isolada de leite humano apresenta capacidade de inibir a aderência de *C. albicans* às células epiteliais bucais e a IgA salivar também diminui a aderência de *C. albicans* ao polistireno (San Millan et al., 2000; Vudhichamnong et al., 1982). Por outro lado, amostras de *C. albicans* e *C. glabrata* isoladas da cavidade bucal foram capazes de produzir proteinases com habilidade de degradar IgA-s, provavelmente clivando as pontes dissulfeto entre as cadeias alfa (Reinholdt et al., 1987). Parece, desta forma, ser possível que amostras altamente produtoras de proteinase possam apresentar-se mais patogênicas às mucosas bucais do que as que não produzem (Challacombe, 1994).

A saliva representa uma forma alternativa de pesquisar presença de anticorpos anti-*Candida* em pacientes com candidose, pois não necessita de técnica invasiva para sua coleta. Apesar disso, o estudo de anticorpos salivares anti-*Candida* não tem sido amplamente utilizado, provavelmente porque as imunoglobulinas estão presentes na saliva em concentrações muito menores que no soro. No entanto, com o desenvolvimento de técnicas imunológicas sensíveis, o uso da saliva para pesquisa de anticorpos tornou-se possível. Jeganathan et al. (1987), utilizando reação ELISA, relataram aumento significante de IgA anti-*Candida* na saliva de pacientes com candidose bucal. Os autores demonstraram decréscimo significativo no nível de IgA anti-*Candida* após terapia antifúngica nos pacientes. Polonelli et al. (1991) demonstraram por meio de imunofluorescência, que nos pacientes com sinais clínicos de candidose, as células de *Candida* estavam recobertas por IgA, em contraste com a maioria dos pacientes assintomáticos. Os autores encontraram correlação entre sinais clínicos, persistência da infecção, resposta à terapia antifúngica e resultados de cultivos microbiológicos com a presença de IgA recobrindo as células de *Candida* presente nas mucosas dos pacientes.

A determinação dos níveis séricos e salivares de anticorpos produzidos para antígenos citoplasmáticos de *Candida* é considerada um método de laboratório importante no diagnóstico da candidose bucal, porém, tais procedimentos também apresentam inconvenientes, pois baixos títulos de anticorpos podem ser observados em pacientes imunocomprometidos e altos títulos de anticorpos podem ser encontrados em indivíduos saudáveis, de modo que a monitoração do nível desses anticorpos pode ser usada como controle do sucesso das terapias antifúngicas.

O papel de anticorpos salivares anti-*Candida*, especialmente IgAs, na proteção da candidose é ainda muito controverso. Tem-se verificado que a IgAs reage com um grupo de manoproteínas expressas preferencialmente nas células leveduriformes crescidas a 37°C. Como nessa temperatura *C. albicans* pode induzir tubos germinativos, Ponton et al. (1996) examinaram o papel da indução do tubo germinativo sobre a reatividade da IgAs humana tanto sobre cepas de *C. albicans* germinativa e não germinativa, em uma tentativa de investigar se o tubo germinativo expressa manoproteínas reativas com IgAs. Os autores verificaram que manoproteínas da parede celular com peso molecular de 60 kDa foram responsáveis pela diminuição da reatividade da IgAs no tubo germinativo. IgA e IgG séricas não demonstraram diferenças significantes na reatividade com *C. albicans* durante germinação, sugerindo diferenças na reatividade com antígenos da parede celular de *C. albicans* entre reposta imune humoral sistêmica e local (mucosa). Contudo, os autores concluíram que a liberação dessas manoproteínas pode ser um mecanismo pelo qual *C. albicans* evita a ação de IgA-s, e isto pode ter um importante papel na relação pós-parasita na candidose bucal. Farah e Ashman (2005) estabeleceram as contribuições relativas da imunidade humoral e celular na proteção contra candidose bucal em modelo animal (camundongo) e determinaram se as respostas do hospedeiro podem ser aumentadas por diferentes estratégias de imunização. A imunização bucal ativa foi protetora tanto na redução fúngica quanto na duração da infecção após desafio secundário, enquanto que a imunização sistêmica falhou na proteção contra desafio bucal subsequente. Anticorpos IgM específicos para *Candida* foram os anticorpos predominantes encontrados no soro, porém, IgA-s anti-*Candida* não foram detectáveis. A imunização por transferência passiva de linfócitos ou soro imune não conferiu proteção significante contra infecção bucal. Os autores concluíram que não houve nenhuma evidência para suportar o papel da imunidade humoral na proteção contra candidose bucal.

Fukuizumi et al. (2006) salientaram que uma vacina de mucosa induzindo anticorpos salivares pode ser um método útil na redução bucal de células de *C. albicans*. Assim, esses autores examinaram a possibilidade de uma vacina contra infecção por *C. albicans* na cavidade bucal por meio da indução de anticorpos salivares pela imunização das tonsilas palatinas de coelhos com células mortas de *C. albicans* (ATCC 18804). Os resultados demonstraram que a reação de anticorpos salivares foi alta contra o sorotipo A de *C. albicans*, verificada por ELISA. Os anticorpos salivares promoveram grande inibição da aderência de *C. albicans* às células epiteliais clonadas de gengiva humana. Desta forma, a imunização tonsilar induziu anticorpos salivares que preveniram a aderência de *C. albicans* às células epiteliais, de modo que esse método pode ser útil na prevenção da candidose bucal causada principalmente pelo sorotipo A de *C. albicans*. Contudo, os resultados desse estudo não demonstraram o papel *in vivo* de anticorpos induzidos pela imunização tonsilar na proteção da infecção fúngica, apenas demonstraram o possível papel de anticorpos na prevenção da infecção por *C. albicans*.

De acordo com a literatura, os estudos sobre a real participação da resposta imune humoral na prevenção da infecção de *Candida* na mucosa devem ser ampliados, utilizando os mais modernos recursos imunológicos, a fim de elucidar o papel de anticorpos salivares e sistêmicos na prevenção de candidoses.

A saliva é um marcador comum do sistema imune da mucosa bucal, onde o IgA salivar e outros anticorpos atuam na proteção da mucosa bucal contra leveduras e outros microrganismos (Belazi et al., 2002). Como se tem verificado que anticorpos salivares (IgA) inibem a aderência de *C. albicans* ao epitélio bucal (Epstein et al., 1982), estudos têm sugerido que a imunidade humoral e especialmente IgA salivar possuem um papel definitivo na regulação da doença (Wray et al., 1990; Belazi et al., 2002). Assim, existe também um conflito na literatura sobre os dados relacionados com os níveis de IgA salivar em pacientes HIV-positivos (Belazi et al., 2002). Autores sugerem que os níveis de IgA salivar são aumentados em pacientes HIV-positivos, enquanto outros autores relataram que esses níveis não são alterados (Mandel et al., 1992; Belazi et al., 2002).

Belazi et al. (2002) determinaram níveis de anticorpos (IgA e IgG) para *C. albicans* na saliva total e no soro de pacientes HIV-positivos em comparação com indivíduos saudáveis. Os resultados demonstraram que os valores médios das concentrações de IgA na saliva total de pacientes HIV-positivos não foram estatisticamente diferentes dos níveis de IgA salivar encontrados em indivíduos saudáveis. Esses resultados concordam com outras pesquisas que não demonstraram níveis aumentados de IgA salivar para *C. albicans* em pacientes HIV-positivos em comparação com indivíduos saudáveis (Vudhichamnong et al., 1982; Coates et al., 1992). Por outro lado, estudos demonstraram que anticorpos salivares para *C. albicans* foram elevados em pacientes infectados com HIV e pacientes com AIDS (Coogan et al., 1994; Challacombe, 1994). E ainda, Challacombe e Sweet (1997) relataram que títulos de anticorpos IgA, subclasses IgA1 e IgA2 , para *C. albicans* estão aumentados na saliva total ou da parótida de pacientes HIV-positivos, porém, reduzidos em pacientes com AIDS, sugerindo uma resposta compensatória que é superada com a progressão da imunodeficiência. Outros estudos demonstraram que pacientes infectados por HIV e pacientes com AIDS apresentam níveis mais altos de anticorpos salivares IgA e subclasse IgA2 em comparação com indivíduos controles (Wray et al., 1990; Coogan et al., 1994; Belazi et al., 2002).

O compromisso da imunidade da mucosa na cavidade bucal é uma consequência da infecção viral. No entanto, como essa imunidade da mucosa é comprometida e em que fase da infecção do HIV isso ocorre ainda é obscuro. Do ponto de vista da resposta humoral, subclasse IgA2 é reduzida na saliva de indivíduos HIV-positivos e os níveis totais de IgA salivar são reduzidos na doença tardia. Similarmente, resposta de anticorpos na mucosa parece próximo ao normal na infecção inicial do HIV, mas reduzido na AIDS (Challacombe e Naglik, 2006). Drobacheff et al. (2001) quantificaram, pelo método imunofluorometria, níveis de anticorpos IgA, IgG e IgM anti-antígenos somáticos de *C. albicans* na saliva e soro de pacientes HIV-positivos com e sem candidose bucal. Os resultados demonstraram níveis mais altos de IgA, IgG e IgM anti-antígenos de *C. albicans* na saliva e no soro dos pacientes com candidose bucal em comparação com os indivíduos HIV-positivos sem lesão bucal e indivíduos saudáveis. Assim, os resultados desse estudo sugeriram que, na candidose bucal, pacientes infectados pelo HIV apresentam uma alta resposta de mucosa, especialmente dirigida contra antígenos virulentos de *C. albicans*.

Contudo, como observado na literatura, as pesquisas sobre anticorpos salivares específicos relacionados com a imunidade de mucosa em pacientes HIV-positivos apresentam resultados contraditórios, de modo que se torna desafiadora a interpretação do papel dos anticorpos na mucosa em pacientes HIV-positivos e pacientes com AIDS.

## Imunidade celular

A imunidade celular é importante para a defesa anti-*Candida* nos tecidos de mucosa (Fidel Jr, 2002), de modo que linfócitos T estão concentrados localmente na região infectada (Heimdahl e Nord, 1990; Fidel Jr, 2002; Badauy al., 2005). Dessa forma, infecções mucocutâneas estão comumente associadas com defeitos na resposta imune celular (Ashman et al., 2004; Farah et al., 2006). Estudos clínicos têm demonstrado alta incidência de candidose em mucosa, especialmente candidose orofaríngea, em pacientes imunocomprometidos (AIDS) (Klein et al., 1984; Fidel Jr, 2002), transplantados (Clift, 1984; Fidel Jr, 2002), em terapia com corticosteroides (Knigh e Fletcher, 1971; Fidel Jr, 2002), em tratamento com quimioterapia e radioterapia e em crianças com aplasia tímica (síndrome DiGeorge) (Farah et al, 2001).

A imunidade mediada por células para *C. albicans* tem sido demonstrada em animais e seres humanos saudáveis, pela ocorrência de reações de hipersensibilidade tardia na pele ou por meio de testes *in vitro* frente ao desafio com antígenos de *Candida*. Evidências favoráveis da significante proteção da imunidade celular às candidoses crônicas são demonstradas no estudo de pacientes com defeitos genéticos na função de linfócitos T secundários às disfunções tímicas. Tais pacientes geralmente apresentam candidose mucocutânea crônica desde o nascimento, sendo incapazes de eliminar *C. albicans* das superfícies mucosas. Verificou-se correlação entre candidose mucocutânea crônica e várias doenças que produzem imunodeficiência celular em seres humanos e animais experimentais. Por outro lado, pacientes com deficiências somente de linfócitos B não são tão sucetíveis às candidoses quanto pacientes com imunodeficiências combinadas (células B e T).

Budtz-Jörgensen (1973) produziu candidose severa e prolongada no palato de macacos *rhesus* após administração de agente imunossupressor (azathioprine) da imunidade celular, sem interferir, entretanto, com a resposta humoral e, assim, demonstrou o papel da imunidade celular nas infecções crônicas por *Candida*. Infiltração de linfócitos T foi demonstrada em queilite angular infectada por *Candida* e em estomatite por prótese total, indicando envolvimento de imunidade celular nesses tipos de lesão. O autor utilizando testes de migração de leucócitos *in vitro* demonstrou diminuição da resposta imune celular contra *C. albicans* em pacientes com estomatite por prótese total. O mesmo autor (1990) acrescentou que a imunidade mediada por células é restaurada, quando da cura da infecção, com o tratamento com antifúngicos. O autor sugeriu que candidose bucal crônica pode levar a supressão da resposta imune celular *in vitro* contra *C. albicans*.

Estudos têm relatado que indivíduos diagnosticados com candidose mucocutânea crônica apresentaram reduzida resposta sistêmica de células T específicas para *Candida* (Paterson et al., 1971; Kirkpatrick, 1989; Fidel Jr, 2002). Além disso, existe forte correlação entre a incidência de candidose orofaríngea e número reduzido de células T CD4+ no sangue (< 200 células $\mu l^{-1}$) (Samaranayake, 1992; Fidel Jr, 2002), de modo que a resposta imune celular por células TCD4+ tipo Th1 tem sido considerada o mecanismo de defesa mais importante contra *C. albicans* nas superfícies de mucosa (Romani et al., 1991; Leigh et al., 2001; Myers et al., 2003). Outros estudos demonstraram que células TCD4+ são importantes para proteção contra infecções gastrointestinais por *Candida* (Cenci et al., 1995; Fidel Jr, 2002).

Assim, além da correlação conhecida entre redução sanguínea de células TCD4+ e candidose orofaríngea, uma troca da resposta de Th1 para Th2 na circulação periférica, como tem sido relatada durante a progressão para AIDS (Landay et al., 1996; Clerici et al., 1997; Fidel Jr, 2002), pode também aumentar a susceptibilidade das infecções por *Candida* na mucosa. A resposta de células TCD4 do tipo Th1, caracterizada pela produção de IL-12 e INF-γ e reação de hipersensibilidade tardia, estão relacionadas com proteção contra infecções por *Candida*, enquanto as respostas tipo Th2, com IL-4 e IL-10 estão relacionadas com suscetibilidade à infecção ou ausência de eliminação de fungos (Fidel Jr, 2002).

A diferenciação de células TCD4+ em células T-helper (Th) tipo 1 ou tipo 2 e o desenvolvimento de respostas Th específicas é um determinante essencial para a susceptibilidade ou resistência do hospedeiro às infecções fúngicas invasivas. O desenvolvimento de respostas Th1 é influenciado pela ação combinada de citocinas, como interferon (INF-γ), interleucina (IL-6), fator de necrose tumoral (TNF-α) e IL-12, na ausência relativa de citocinas Th2, como as IL-4 e IL-10, que podem inibir a indução de respostas Th1 (Shoham e Levitz, 2005). A predominância de citocinas tipo Th1 sobre Th2 está correlacionada com proteção contra candidose (Romani et al., 1999; Shoham e Levitz, 2005). Assim, respostas Th1 estão relacionadas com proteção enquanto as respostas Th2 estão associadas com progressão da infecção (Shoham e Levitz, 2005). Por exemplo, estudos relataram que as respostas tipo Th1 protegem animais contra candidose sistêmica (Romani et al., 1991; 1994; Fidel Jr, 2002), já o desenvolvimento de candidose orofaríngea tem sido associado com um perfil de citocina salivar tipo Th2 (Leigh et al., 1998; Shoham e Levitz, 2005). Lilic et al. (2003) relataram que pacientes com candidoses mucocutâneas crônicas apresentaram produção prejudicada de citocinas tipo Th1, especialmente IL-12/IL-23, INF-γ, resultando na inabilidade de elaborar respostas celulares e em falhas na eliminação das leveduras. Esses pacientes geralmente produziram níveis mais altos de citocinas Th2, como IL-10, em resposta a *Candida*.

Para suportar o papel das células T na candidose bucal, Farah et al. (2002) estabeleceram uma infecção bucal por *C. albicans* em camundongos deficientes de células T e demonstraram o papel crítico dessas células na eliminação das leveduras dos tecidos bucais após infecção primária. A reconstituição dos camundongos imunodeficientes com células TCD4+, mas não com células TCD8+, diminuiu significativamente a colonização bucal comparado aos controles. IL-12 e INF-γ foram detectadas nos nódulos linfáticos submandibulares e cervicais dos camundongos imunodeficientes após reconstituição com linfócitos. Os resultados desse estudo demonstraram o requerimento direto por linfócitos na recuperação de candidose bucal e sugerem que isso está associado com a produção de citocinas pelas células T *helper* CD4+. Assim, os autores concluíram que as células TCD4+ possuem papel essencial na eliminação e na recuperação de candidose bucal crônica de camundongos imunodeficientes. Embora esses resultados sejam consistentes com evidências que implicam citocinas Th1 na recuperação de candidoses (Romani, 1999; Farah et al., 2001), o papel preciso dessas citocinas na recuperação de candidoses bucais precisa ser melhor determinado (Farah et al., 2001).

Farah et al. (2003) descreveram a expressão gênica de citocinas na mucosa bucal de camundongos deficientes em células T e após a reconstituição e recuperação de candidoses orofaríngeas, e sugeriram um possível papel do fator de necrose tumoral (TNF-α) na eliminação da infecção bucal de *C. albicans*. Os resultados demonstraram que das citocinas identificadas na mucosa bucal, apenas TNF-α foi expressa especificamente em camundongos se recuperando da infecção orofaríngea, podendo ser um mediador na recuperação de candidoses orofaríngeas. Esses resultados concordam com outros estudos, que relataram que TNF-α é protetor na candidose sistêmica *in vivo* (Steinshamn e Waage, 1992; Allendoerfer et al.1993; Farah et al., 2003).

Farah et al. (2001) demonstraram o requerimento de células TCD4+ na recuperação de candidose bucal induzida por irradiação de cabeça e pescoço em camundongos e seus resultados são consistentes com um papel para citocinas tipo Th1 na resistência do hospedeiro. Os autores estudaram populações celulares envolvidas na recuperação de infecções bucais com *C. albicans* em camundongos e verificaram a possibilidade de IL-12 produzida por neutrófilos selecionar resposta por células T tipo Th1. Os autores enfatizaram a importância de linfócitos T CD4+ na candidose bucal e seus resultados suportaram o papel de citocinas tipo Th1 e imunidade protetora na resolução de candidose bucal em camundongos infectados.

A eliminação de uma infecção bucal por *C. albicans* é dependente do aumento das funções de monócitos e neutrófilos sobre células TCD4+ exercida por citocinas tipo Th1, como IL-12 e INF-γ. A IL-12 é produzida por células fagocitárias e atua sobre linfócitos T promovendo sua proliferação (induzindo resposta tipo Th1) e produção de citocinas, como INF-γ (Trinchieri et al., 1993; Trinchieri, 1998; Farah et al., 2001). Por outro lado, INF-γ ativa macrófagos e aumenta sua capacidade fagocitária (Farah et al., 2001). Contudo, a produção de citocinas tipo Th1, como IL-12, INF-γ e TNF-α parece ser relevante à eliminação das leveduras dos tecidos de mucosa bucais de camundongos infectados (Farah et al., 2001). Em pacientes imunossuprimidos, Quinti et al. (1991) examinaram a proliferação de linfócitos específicos para *Candida* no sangue periférico e a produção de citocinas e verificaram uma redução de INF-γ no estágio tardio da infecção pelo HIV *versus* estágio inicial, consistente com o aumento na prevalência de candidose orofaríngea (Fidel Jr, 2002).

De acordo com Farah et al. (2003), é possível que a infiltração de linfócitos T nos tecidos bucais ative macrófagos residentes ou periféricos e neutrófilos pela liberação de TNF-α, estimulando, assim, quimiotaxia e ativando uma efetiva resposta fagocitária contra invasão de hifas. De forma alternativa, linfócitos T podem ativar a liberação de TNF-α pelas células fagocitárias. Os autores concluíram que seus resultados suportam a atividade funcional de linfócitos T em camundongos atímicos reconstituídos e em recuperação de uma infecção bucal por *C. albicans* e destaca o possível papel que TNF-α pode ter na eliminação da candidose orofaríngea crônica em camundongos imunodeficientes. Farah et al. (2006) investigaram o requerimento de citocinas Th1 e Th2 na recuperação de candidose bucal em camundongos. Os autores avaliaram IL-4, IL-10, IL-12p40, INF-γ, TNF-α e os resultados demonstraram que TNF foi uma citocina crucial, que exerceu um papel protetor nos estágios agudos tanto da candidose bucal quanto da sistêmica, enquanto IL-12p40 teve um papel dominante na candidose bucal.

Assim, durante a infecção bucal por *Candida*, um grande número de citocinas imunorregulatórias e pró-inflamatórias são geradas na mucosa bucal. As fontes principais dessas citocinas são as células epiteliais, as quais mantêm um papel central na proteção contra fungos. Essas citocinas podem direcionar a quimiotaxia e as funções efetoras de células da imunidade inata e/ou adaptativa, como a infiltração de neutrófilos e células T em indivíduos imunocompetentes e células TCD8+ em indivíduos HIV-positivos. Vários estudos têm demonstrado uma ligação potencial entre baixos níveis de certas citocinas pró-inflamatórias e susceptibilidade para infecção bucal por *C. albicans*, sugerindo que essas citocinas podem estar envolvidas na proteção imune. O papel exato dessas citocinas na proteção imune contra candidose orofaríngea não é ainda completamente compreendido, necessitando de novas pesquisas nesta área. A identificação de tais citocinas com capacidade de aumentar as atividades antifúngicas de células efetoras podem ter implicações terapêuticas no tratamento dessa infecção bucal em pacientes muito imunocomprometidos (Dongari-Bagtzoglou e Fidel, 2005).

Outras pesquisas têm demonstrado que a imunidade mediada por células tem um papel dominante na prevenção de candidose nas superfícies gastrointestinais (Shoham e Levitz, 2005). Nielsen et al. (1994) verificaram o número médio de células TCD4+ periféricas e células TCD8 em 84 pacientes HIV-positivos com candidose bucal (eritematosa ou pseudomembranosa) ou com mucosa normal e avaliaram a função de linfócitos pelo teste mitogênico. Os resultados demonstraram que os pacientes com candidose bucal de qualquer subtipo (eritematosa ou pseudomembranosa) são significativamente mais imunossuprimidos (menor número de células TCD4+) e demonstram desenvolvimento mais rápido para AIDS do que os pacientes HIV-positivos com mucosa normal. Desta forma, na AIDS, o desenvolvimento de candidose orofaríngea e esofágica está relacionado com declínio nas contagens de linfócitos TCD4+ e a terapia antiretroviral altamente ativa está associada com diminuição significante na prevalência de candidose oral e esofágica. Esse efeito da terapia pode ser devido à reconstituição imune, diminuição da carga viral e antagonismo de inibidor de protease frente aos fatores de virulência de *Candida* (Arribas et al., 2000; Blanco et al., 2003; Shoham e Levitz, 2005).

Candidose orofaríngea também está associada com imunossupressão de células T (Shoham e Levitz, 2005). Pacientes com candidose mucocutânea crônica apresentam prejudicada resposta imune celular a espécies de *Candida* e subsequentemente são incapazes de eliminar a infecção (Moraes-Vasconcelos et al., 2001; Shoham e Levitz, 2005). Em indivíduos normais, neutrófilos, monócitos, células TCD4+ e TCD8+ colaboram nas defesas da mucosa (Shoham e Levitz, 2005), porém, estudos em modelos animais têm demonstrado que a depleção seletiva de neutrófilos e macrófagos aumentou significativamente a severidade da infecção na mucosa (Farah et al., 2001; Shoham e Levitz, 2005). Tem sido também sugerido que a defesa da mucosa contra infecção por *Candida* envolve uma reação mediada por células, na qual há o recrutamento de macrófagos e a produção local de imunoglobulinas, com predomínio de IgA (Heimdahl e Nord, 1990; Badauy et al. 2005). Além disso, várias pesquisas mostraram o envolvimento de linfócitos T-*helper* (TCD4+) na resposta a *Candida* sp. com um aumento na contagem de células positivas (De Bernardis et al., 2000; Farah et al., 2002; Badauy et al., 2005).

Contudo, dados sobre o envolvimento de linfócitos T na resposta a *Candida* são derivados de uma variedade de organismos, como ratos, camundongos e humanos imunossuprimidos, bem como de uma variedade de modelos experimentais (candidose sistêmica, vaginal ou bucal) (Badauy et al., 2005), podendo acarretar diferentes resultados, uma vez que a parte genética do modelo animal interfere com o tipo de resposta imune desencadeada pela infecção por *Candida* (Chakir et al., 1994; Ashman et al., 1999; Badauy et al., 2005). Desta forma, tem-se sugerido que células TCD4+ não estão diretamente associadas com hifas de *Candida*, mas podem levar a respostas humorais e ativação de macrófagos e granulócitos, os quais agem como importantes células efetoras na resposta a *Candida*, pelo menos em pacientes imunocomprometidos (Heimdahl e Nord, 1990; Badauy et al., 2005). Segundo Badauy et al. (2005), as células TCD4+ não têm um papel essencial na resposta contra infecção por *Candida* em pacientes imunocompetentes com hiperplasia inflamatória.

Leigh et al. (2001) relataram que embora a imunidade celular mediada por células TCD4 tipo Th1 seja considerada a defesa predominante do indivíduo contra candidose de mucosa, os fatores imunes associados com suscetibilidade a candidose orofaríngea em pacientes HIV-positivos ainda não são bem compreendidos. Em seu estudo, os autores investigaram a resposta imune celular específica para *Candida* em pacientes HIV-positivos com candidose orofaríngea e/ou vulvovaginal. Os resultados demonstraram reduções no teste de reatividade para antígeno de *Candida* em pacientes HIV-positivos com número de células TCD4+ abaixo de 200 células $\mu l^{-1}$, independente da presença de infecção de mucosa. Além disso, apesar da correlação de candidose orofaríngea com contagem reduzida de células TCD4+ em pacientes HIV-positivos, diferenças na proliferação de linfócitos do sangue periférico específicos para *Candida* e na produção de citocinas Th1/Th2 entre pacientes HIV-positivos e HIV-negativos não são consistentes para sugerir que somente deficiências na resposta imune celular sistêmica específica para *Candida* devam ser consideradas para susceptibilidade à candidose orofaríngea.

Bauerle et al. (2006) analisaram a colonização bucal de *Candida* em correlação à resposta de células T-*Candida* específicas usando diferentes cepas de *C. albicas* em pacientes infectados por HIV-1. Foi observada uma significante associação de números mais altos de células TCD4 tanto com detecção de células T-*Candida* específicas e falta de colonização bucal por *Candida*, mas não houve correlação significante da colonização bucal por *Candida* à detecção de células T-*Candida* específicas, carga viral e terapia retroviral. Assim, a imunidade local de mucosa parece ser mais importante na patogênese da colonização por *Candida* que células T-*Candida* específicas circulantes. Células T-*Candida* específicas foram detectadas mais frequentemente em indivíduos controles que nos pacientes HIV-positivos. Os resultados indicaram um repertório prejudicado de células T-*Candida* específicas em pacientes HIV-positivos que pode aumentar o risco de evasão imune por *C. albicans*. Contudo, os prejuízos da imunidade protetora de mucosa que causam susceptibilidade a candidose orofaríngea em pacientes infectados por HIV permanecem indefinidos (Lewandowski et al., 2006).

Existem outros dados sugerindo que células TCD4+ não são as únicas células efetoras importantes na resposta contra infecções por *Candida*. Punzón et al. (2002) verificaram que em pacientes infectados com HIV-1 que sofrem infecção oportunista por *Candida* não foi encontrada nenhuma relação entre carga viral, número de células TCD4 ou CD8 ou estágio clínico. Campisi et al. (2002) observaram se a colonização de *Candida* na cavidade bucal de pacientes HIV-positivos estava associada com contagem de células TCD4+, carga viral (HIV-1), terapia retroviral, rota de transmissão do HIV ou uso de cigarro (pacientes fumantes). Os autores concluíram que a colonização assintomática de *Candida* e a densidade relativa foram significantemente mais altas na cavidade bucal de pacientes HIV-positivos, porém, sem associação com contagem de células TCD4+ nem com carga viral. Badauy et al. (2005) quantificaram células TCD4+ e TCD8+, específicas para *Candida*, em pacientes imunocompetentes e com hiperplasias inflamatória associada a *Candida* sp. na cavidade bucal e estabeleceram uma relação entre frequência e localização dessas células na infecção. Os resultados não demonstraram relação entre frequência e localização de células TCD4+ e infecção por *Candida* sp. O número de células TCD8+ perto de hifas de *Candida* sp. bem como o número total de células TCD8+ presente na hiperplasia inflamatória foi mais alto no grupo de *Candida* sp. do que no grupo controle não infectado ($p<0,05$). Desta forma, os autores sugeriram um papel para células TCD8+ na defesa contra *Candida* nas infecções bucais associadas com hiperplasia inflamatória em indivíduos imunocompetentes.

Com relação ao papel das células TCD8, estudos têm demonstrado que, na mucosa, células TCD8+ ativadas exercem um efeito direto contra hifas de *C. albicans* (Beno et al., 1995: Shoham e Levitz, 2005). No entanto, o papel das células TCD8+ na proteção contra candidose é ainda controverso. Diferentes estudos têm demonstrado resultados conflitantes a respeito da função e frequência dessas células em relação à infecção por *Candida* (De Bernardis et al., 2000; Punzón et al., 2002).

De acordo com Myers et al. (2003), as células TCD8+ não têm sido consideradas, historicamente, como uma defesa protetora do hospedeiro contra *Candia*. Isto provavelmente devido ao papel predominante de células TCD4+ contra infecções por *Candida*, aos poucos estudos que focam o papel protetor de células TCD8+ e a aceitação geral que as células TCD8+ são mais críticas para supressão ou regulação das respostas de células TCD4+ (Fidel Jr, 1994; Garner et al., 1990; Myers et al., 2003).

Assim, com relação ao possível papel de células TCD8 na infecção por *Candida,* Beno et al. (1995) demonstraram *in vitro* que existe evidência que linfócitos TCD8+ inibem o crescimento de hifas de *C. albicans*. Clinicamente, Colon et al. (1998) observaram uma atividade similar com linfócitos do sangue periférico de pacientes HIV positivos que tiveram episódio recente de candidose orofaríngea. Myers et al. (2003) sugeriram que células TCD8+ poderiam ser importantes na defesa bucal contra candidose orofaríngea, principalmente quando o número de células TCD4+ é reduzido, como em pacientes HIV-positivos. E ainda, esses autores propuseram que uma disfunção nessa presumida atividade das células TCD8+ contra *Candida* pode aumentar a susceptibilidade a candidose orofaríngea, porém, a confirmação dessa hipótese requer a análise de marcadores de ativação e receptores nas células TCD8+ de pacientes com e sem candidose orofaríngea.

Badauy et al. (2005) observaram aumento no número de células TCD8+ em pacientes imunocompetentes infectados por *Candida* sp. e uma relação anatômica entre a distribuição dessas células e as hifas de *Candida* sp. Esses autores relataram ainda que as células TCD8+ que penetraram no epitélio foram apenas observadas no grupo infectado, sugerindo o desenvolvimento de uma resposta imune celular local mediada por células TCD8+ em pacientes imunocompetentes e com hiperplasia inflamatória associada a *Candida*.

Existem, portanto, muitas evidências que suportam o papel de células TCD8+ na defesa do hospedeiro contra infecção por *Candida.* O envolvimento das células TCD4+ e TCD8+ na candidose orofaríngea foi postulado por Myers et al. (2003) da seguinte maneira: embora as células TCD4+ sanguíneas tenham papel primário na defesa contra candidose orofaríngea por infiltração quando recrutadas em resposta aos altos números de *Candida* ou infecção pré-aguda na cavidade bucal, células TCD8+ possuem papel central na proteção contra candidose orofaríngea e assumem um papel de defesa principal quando a contagem sanguínea de células TCD4+ é reduzida abaixo do limiar de proteção, devendo salientar, ainda, que esse limiar de proteção das células TCD4+ varia entre indivíduos.

De acordo com Leigh et al. (2006) e Fidel Jr (2006), nas lesões de candidose orofaríngea em pacientes HIV-positivos, células TCD8+ são acumuladas na interface lâmina própria-epitélio, sugerindo algum papel para essas células contra candidose orofaríngea. No entanto, a ausência de células T CD8+ próxima a *Candida* no epitélio externo indica que a suscetibilidade a candidose orofaríngea envolve uma disfunção nas células TCD8+ ou no microambiente. Esses autores também relataram que a atividade anti-*Candida* de células epiteliais bucais é reduzida em pessoas HIV positivas com candidose orofaríngea em comparação com indivíduos controles. Assim, o estado e a eficiência das defesas locais do hospedeiro, quando as células TCD4+ sanguíneas não estão disponíveis, parecem ter um importante papel na proteção ou suscetibilidade a candidose orofaríngea.

Os defeitos imunológicos críticos que são responsáveis para o começo e manutenção de candidose em mucosa em pacientes HIV-positivos não estão bem elucidados. O impacto da infecção pelo HIV sobre células de Langerhans e células TCD4+ é provavelmente o papel central para a patogênese da candidose de mucosa nesses pacientes. No entanto, esses defeitos podem ser, em parte, compensados por mecanismos de defesa preservados (células TCD8+, fagócitos, queratinócitos), os quais, individualmente ou em conjunto, podem limitar a proliferação de *C. albicans* na superfície da mucosa (Repentigny et al., 2004).

## Imunidade específica à infecção por *Candida*: considerações finais

Assim, pode-se verificar que as respostas imunes frente à infecção por *Candida* ainda não estão completamente compreendidas. De forma geral, a resposta imune tipo Th1 é protetora contra candidose, enquanto a resposta tipo Th2 pode ser deletéria, associada com progressão da infecção (Shoham e Levitz, 2005). Com relação à regulação da resposta imune, esta parece ser crítica a ponto de obter imunidade protetora na ausência de patologia imune para um organismo que é normalmente comensal dos tratos gastrointestinal e vaginal (Shoham e Levitz, 2005). Desta forma, o alcance de um equilíbrio entre citocinas Th1 e Th2 pode ser importante para uma ótima proteção antifúngica, minimizando os prejuízos da imunidade celular. Modelos *in vivo* indicam que as células T reguladoras atenuam respostas Th1 antifúngicas, induz tolerância aos fungos e participa no desenvolvimento de imunidade protetora duradoura (Shoham e Levitz, 2005).

Contudo, todas as respostas imunes, tanto a inata quanto as específicas (humoral e celular), estão envolvidas para proteger e combater as infecções causadas por *Candida*, em diferentes sítios teciduais. A resposta imune natural geralmente está mais envolvida na proteção contra candidose sistêmica enquanto que a imunidade mediada por células e citocinas protege predominantemente os tecidos de mucosa (Fidel Jr, 2002). Já o papel da imunidade humoral (anticorpos séricos e salivares) ainda apresenta resultados bastante conflitantes com relação ao seu papel na proteção da infecção por *Candida*, de modo que muitos estudos ainda devem ser realizados a fim de elucidar de forma mais precisa o envolvimento dos sistemas imunes nos diferentes tipos de infecções causadas por *Candida*.

## BIBLIOGRAFIA

Akira S, Takeda K, Kaisho T. Toll-like receptors: critical proteins linking innate and acquire immunity. Nat Immunol 2001; 2:675-80.

Algarra I, Ortega E, Serrano MJ, Alvarez de Cienfuegos G, Gaforio JJ. Suppression of splenic macrophage *Candida albicans* phagocytosis following in vivo depletion of natural kiler cells in immunocompetent BALB/c mice and T-cell-deficient nude mice. FEMS Immunol Med Microbiol 2002; 33(3):159-63.

Allendoerfer R, Magee DM, Smith JG, Bonewald L, Graybill JR. Induction of tumor necrosis factor-alpha in murine *Candida albicans* infection. J Infect Dis 1993; 167:1168-72.

Arancia G, Molinari A, Crateri P et al. Noninhibitory binding of human interleukin-2-activated natural killer vells to the germ tube forms of *Candida albicans*. Infect Immunol 1995; 63:280-8.

Arribas JR, Hernandez-Albujar S, Gonzales-Garcia JJ, Pena JM, Gonzales A, Canedo T. Impact of protease inhibitor therapy on HIV-related oropharyngeal candidiasis. AIDS 2000; 14:979-85.

Ashman RB, Farah CS, Wanasaengsakul S, Hu Y, Pang G, Clancy RL. Innate versus adaptative immunity in *Candida albicans* infection. Immunol Cell Biol 2004; 82(2):196-204.

Ashman RB, Fulurija A, Papadimitriou JM. Both CD4+ and CD8+ lynphocytes reduce the severity of tissue lesions in murine systemic candidiasis, and CD4+ cells also demonstrate strain-specific immunopathological effects. Microbiology 1999; 145:1631-40.

Badauy CM, Barbachan JJD, Rados PV, Sant'Ana Filho M, Chies JAB. Relationship between *Candida* infection and immune cellular response in inflammatory hyperplasia. Oral Microbiol Immunol 2005; 200; 89-92.

Balish E, Warner T, Pierson CJ, Bock DM, Wagner RD. Oroesophageal candidiasis is lethal for transgenic mice with combined natural killer and T-cell defects. Med Mycol 2001; 39(3):261-8.

Bauerle M, Schroppel K, Taylor B, Bergmann S, Schmitt-Haendle M, Harrer T. Analysis of the *Candida albicans*-specific T-cell response and oropharyngeal *Candida* colonization in a cohort of HIV-1 infected patients. Eur J Med Res 2006; 30(11):479-84.

Belazi M, Fleva A, Drakoulakos D, Panayiotidou D. Salivary IgA and serum IgA and IgG antibodies to *Candida albicans* in HIV-infected subjects. Int J STD & AIDS 2002; 13(6):373-7.

Bellochio S, Montagnoli C, Bozza S, Gaziano R, Rossi G, Mambula SS et al. The contribution of the Toll-like/IL-1 receptor superfamily to innate and adaptative immunity to fungal pathogens in vivo. J Immunol 2004; 172:3059-69.

Beno DW, Stover AG, Mathews HL. Growth inhibition of *Candida albicans* hyphae by CD8+ lymphocytes. J Immunol 1995; 154:5273-81.

Black CA, Eyers FM, Russel A, Dunkley ML, Clancy RL, Beagley KW. Acute neutropenia decreases inflammation associated with murine vaginal candidiasis but has no effect on the course of infection. Infect Immun 1998; 66; 1273-5.

Blanco MT, Hurtado C, Perez-Giraldo C, Moran FJ, Gonzalez-Velasco C, Gomes-Garcia AC. Effect of ritonavir and saquinavir on *Candida albicans* growth rate and in vitro activity of aspartyl proteinases. Med Mycol 2003; 41:167-70.

Bromuro C, LaValle R, Sandini S, Urbani F, Ausiello CM, Morelli L et al. A 70-kilodalton recombinant heat shock protein of *Candida albicans* is highly immunogenic and enhances systemic murine candidiasis. Infect Immun 1998; 66:2154-62.

Bromuro C, Torosantucci A, Chiani P, Conti S, Polonelli L, Cassone A. Interpjay between protective and inhibitory antibodies dictates the outcome of experimentally disseminated candidiasis in recipients of a *Candida albicans* vaccine. Infect Immun 2002; 70:5462-70.

Budtz-Jörgensen E. Cellular immunity in acquired candidiasis of the palate. European Journal of Oral Sciences, 81: 372–382, 1973.

Budtz-Jörgensen E. Etiology, pathogenesis, therapy, and prophylaxis of oral yeast infections. Acta Odontol.Scand., v.48, p.61-9, 1990.

Budtz-Jörgensen E. Histopathology, immunology, and serology of oral yeast infections. Acta Odontol.Scand., v.48, p.37-43, 1990.

Burnie J, Mattews R. Genetically recombinant antibodies: new therapeutics against candidiasis. Exp Opin Biol Theraphy 2004; 4:223-41.

Campisi G, Pizzo G, Milici ME et al. Candidal carriage in the oral cavity of human immunodeficiency virus-infected subjects. Oral Surg Oral Med Oral Pathol Oral Radiol Endod 2002; 93:281-6.

Casadevall A. Antibody immunity and invasive fungal infections. Infect Immunol 1995; 63:4211-8.

Cassone A, Boccanera M, Adriani DA, Santoni G, De Bernardis F. Rats clearing a vaginal infection by *Candida albicans* acquire specific, antibody-mediated resistance to vaginal infection. Infect Immun 1995; 63:2619-24.

Cenci E, Mancacci A, Spaccapelo R et al. T helper cell type (Th1) and Th2-like responses are present in mice with gastric candidiasis but protective immunity associated with Th1 development. J Infect Dis 1995; 171:1279-88.

Chakir J, Cote L, Coulombe C, Deslauriers N. Differential patterns of infection and immune response during experimental oral candidiasis in BALB/c aand DBA/2 (H-2d) mice. Oral Microbiol Immunol 1994; 9:88-94.

Challacombe SJ. Immunologic aspects of oral candidiasis. Oral Surg Oral Med Oral Pathol Oral Radiol Endod 1994; 78:202-10.

Challacombe SJ, Naglik JR. The effects of HIV infection in oral mucosal immunity. Adv Dent Res 2006; 19(1):29-35.

Challacombe SJ, Sweet SP. Salivary and mucosal immune responses to HIV and its co-pathogens. Oral Dis. 3(Suppl. 1):S79–S84. 47, 1997.

Clark TA, Hajjeh RA. Recent truends in the epidemiology of invasive mycoses. Curr Opin Infect Dis 2002; 15:569-74.

Clerici M, Fusi ML, Ruzzantes S et al. Tupy 1 and type 2 cytokines in HIV infection – a possible role in apoptosis and disease progression. Ann Med 1997; 29:185-8.

Clift RA. Candidiasis in the transplant patient. Am J Medical 1984; 77(suppl.4D):34-8.

Coates RA, Farewell VT, Raboud J et al. Using serial observations to identify predictors of progression to AIDS in the Toronto sexual contact study. J Clin Epidemiol 1992; 45:245-53.

Colon M, Toledo N, Valiente CL, RodriquezN, Yano N, Mathews HL. Anti-fungal and cytokine producing activities of CD8+ T loymphocytes from HIV-1 infected individuals. AIDS Res 1998; 90:21-6.

Coogan MM, Sweet SP, Challacombe SK. Immunoglobulin A (IgA), IgA1, and IgA2 antibodies to *Candida albicans* in whole and parotid saliva in human immunodeficiency virus infection and AIDS. Infect Immun 1994; 62:892-6.

D'Ostiani CF, Del Sero G, Bacci A, Montagnoli C, Spreca A, Mencacci A et al. Dendritic cells discriminate between yeasts and hyphae of the fungus *Candida albicans*. Implications for initiation of T helper cell immunity in vitro and in vivo. J Exp Med 2000; 191:1661-74.

De Bernardis F, Boccanera M, Adriani D, Spreghini E, Santoni G, Cassone A. Protective role of antimannan and anti-asparyl proteinase antibodies in an experimental model of *Candida albicans* vaginitis in rats. Infect Immunol 1997; 65:3399-3405.

Diamond RD, Krzesicki R, Epstein B, Jao W. Damage to hyphal forms of fungi by human leukocytes in vitro. A possible host defense mechanism in aspergillosis and mucormycosis. Am J Pathol 1978; 91:313-28.

Diamond RD, Clark RA, Haudenschild CC. Damage to *Candida albicans* hyphae and pseudohyphae by the myeloperoxidase system and oxidative products of neutrophil mestabolism in vitro. J Clin Invet 1980; 66:908-17.

Djeu JY, Blanchard DK. Regulation of human polymorfonuclear neutrophil (PMN) activity against *Candida albicans* by large

granular lymphocytes via release of a PMN-activating factor. J Immunol 1987; 139:2761-7.
Dongari-Bagtzoglou A, Fidel Jr PL. The host cytokine responses and protective immunity in oropharyngeal candidiasis. J Dent Res 2005; 84(11):966-77.
Drobacheff C, Millon L, Monod M, Piarroux R, Robinet E, Laurent R et al. Ivcreased serum ans salivary immunoglobulins against *Candida albicans* in HIV-infected patients with oralcandidiasis. Clin Chem Lab Med 2001; 39(6):519-26.
Ehrensaft DV, Epstein RB, Sarpel S, Andersen BR. Disseminated candidiasis in leykopenic dogs. Proc Soc Exp Biol Medical 1979; 160:6-10.
Elin RJ, Edelin JB, Wolff SM. Infection and immunoflobulin concentration in Chediak-Higashi mice. Infect Immun 1974; 10:88-91.
Epstein JB, Kimura LH, Menard TW, Truelove EL, Pearsall NN. Effects os specific antibodies on the interaction between the fungus *Candida albicans* and human oral mucosa. Arch Oral Biol 1982; 27:469-74.
Farah CS, Elahi S, Pang G, Gotjamanos T, Seymour GJ, Clancy RL et al. T cells augment monocyte and neutrophil function in host resistance against oropharyngeal candidiasis. Infect Immun 2001; 69(10):6110-8.
Farah CS, Elahi S, Drysdale K, Pang G, Gotjamanos T, Seymour GJ et al. Primary role of CD4+T lymphocytes in recovery from oropharyngeal candidiasis. Infect Immun 2002; 70:724-31.
Farah CS, Gotjamanos T, Seymour GJ, Ashman RB. Cytokines on the oral mucosa infected with *Candida albicans*. Oral Microbiol Immunol 2003; 17(6):375-8.
Farah CS, Ashman RB. Active and passive immunization against oral *Candida albicans* infection in a murine model. Oral Microbiol Immunol 2005; 20(6):376-81.
Farah CS, Hu Y, Riminton S, Ashman RB. Distinct roles for interleukin-12p40 and tumour necrosis factor in resistance to oral candidiasis defined by gene-targeting. *Oral Microbiology Immunology*, Copenhagen, v. 21, n. 4, p. 252-255, 2006.
Fidel Jr PL, Lybch ME, Sobel JD. Effects of preinduced *Candida*-specific systemic cell-mediated immunity on experimental vaginal candidiasis. Infect Immun 1994; 62:1032-8.
Fidel Jr PL. Immunity to *Candida*. Oral Dis 2002; 8(suppl.2):69-75.
Fidel Jr PL. Candida-host interaction in HIV disease: relationships in oropharyngeal candidiasis. Adv Dent Res 2006; 19(1):80-4.
Fratti RA, Ghannoum MA, Edwards Jr JE, Filler SG. Gamma interferon protects endothelial cells from damage by *Candida albicans* by inhibiting endothelial cell phagocytosis. Infect Immun 1996; 64:4714-8.
Fukuizumi T, Nagamatsu H, Kojo T, Inoue H. Induction of salivary antibodies to inhibit *Candida albicans* adherence to human epithelial cells by tonsillar immunization. FEMS Immunol Med Microbiol 2006; 47:398-404.
Gaforio JJ, Ortega E, Algarra I, Serrano MJ, Alvarez de Cienfuegos G. NK cells mediate increase of phagocyt activity but not in proinflammatory cytokine (interleukin-6 (IL-6), tumor necrosis factor alpha, and IL-12) production elicited in splenic macrophages by tilorone treatment of mice during acute systemic candidiasis. Clin Diag Lam Immunol 2002; 9(6):1282-94.
Garner RE, Childress AM, Human LG, Domey JF. Characterization of *Candida albicans* mannan-induced, mannan-specific delayed hypersensitivity supressor cells. Infect Immun 1990; 58:2613-20.
Han Y, Cutler J. Antibody response that protects against disseminated candidiasis. Infect Immun 1995; 63:2714-19.
Han Y et al. A vaccine and monoclonal antibodies that enhance mouse resistance to *Candida albicans* vaginal infection. Infect Immun 66:5771-6, 1998.
Han Y, Ulrich MA, Cutler JE. *Candida albicans*mannan extract-protein conjugates induce a protetive immune response against experimental candidiasis. J Infect Dis 1999; 179:1477-84.
Hedges SR, Agace WW, Svanborg C. Epithelial cytokine responses and mucosal cytokine networks. Trends Microbiol 1995; 3(7):266-70.
Heidenreich F, Dierich MP. *Candida albicans* and *Candida stellatoidea* in contrast to the other *Candida* species bind iC3b and Ceb. Infect Immun 1985; 50:598-600.
Heimdahl A, Nord CE. Oral yeast infections in immunocompromised and seriously disead patients. Acta Odontol Scand 1990; 48:77-84.
Hu Y, Farah CS, Ashman RB. Effector function of leucocytes from susceptible and resistance mice against distint isolates of *Candida albicans*. Immunol Cell Biol 2006; 84:455-60.
Ip WK, Lau YL. Role of mannose-binding lectin in the innate defense against *Candida albicans:* enhancement of complement activation, but lack of opsonic function, in phadocytosis by human dendritic cells. J Infect Dis 2004; 190(3):632-40.
Ishibashi KI et al. Role of anti-glucan antibody in host defense against fungi. FEMS Immunol Med Microbiol 44:99-109, 2005.
Jeganathan S, Ufomata D, Hobkirk JA, Ivanyi L. Immunoglobulin A1 and A2 subclasses of salivary antibodies to *Candida albicans* in patients with oral candidosis. Clin Exp Immunol 1987; 70:316-21.
Jensen J, Warner T, Balish E. Resistance of SCID mice to *Candida albicans* administered intravenously or colonizing the gut: role of polymorphonuclear leukocytes and macrophages. J Infect Dis 1993; 167:912-919.
Jones JH, Adams D. Experimentally induced acute oral candidosis in the rat. *Br. J. Dernt., 83,* 670, 1970.
Jorge AOC et al. Oral candidiasis established in the sialoadenectomized rat. J Oral Pathol Med, v. 22, p. 4-6, 1993a.
Jorge AOC et al. Effect of sialoadenectomy on the carriage of *Candida albicans* in the mouths or rats. J Oral Pathol Med, v. 22, p. 138-40, 1993b.
Kagaya K, Kukazawa Y. Murine defense mechanism against *Candida albicans* infection. Opsonização, phagocytosis and intracellular killing of *Candida albicans*. Microbiol Immunol 1981; 25:807-18.
Kirkpatrick CH. Chronic mucocutaneous candidiasis. Eur J Clin Microbiol Infect Dis 1989; 8:448-56.
Klein RS, Harris CA, Small CB, Moll B, Lesser M, Friedland GH. Oral candidiasis in high-risk patients as the initial manifestation of the acquired immunodeficiency syndrome. N Engl J Medical 1984; 311:354-7.
Knight L, Fletcher J. Growth of *Candida albicans* in saliva: stimulation by glucose associated with antibiotics, corticosteroids and diabete mellitus. J Infect Dis 1971; 123:371-7.
Kozel TR. Activation of complement system by pathogenic fungi. Clin Microbiol Rev 1996; 9(1):34-6.
Kullberg BJ, van't Wout JW, van Furth R. Role of granulocytes in increased host resistance to *Candida albicans* induced by recombinant interleukin-1. Infect Immun 1990; 58:3319-24.
Landay AL, Clerici M, Hashemi F, Kessler H, Berzofskky JA, Shearer GM. In vitro restoration of T cell imune function in human immunodeficiency virus-positive persons: Effects of interleukin (IL)-12 and anti-IL-10. J Infect Dis 1996; 173:1085-91.
Lehner T. Immunofluorescence study of *Candida albicans* in candidiasis, carriers and controls. J Pathol Bacteriol 1966; 91:97-104.
Lehner T. Serum fluorescent antibody and immunoglobulin estimation in candidosis. J Med Microb 1970; 3:475-81.
Lehner T, Buckley HR, Murray IG. The relationship between fluorescent, agglutinating and precipitating antibodies to *Candida albicans* and their immunoglobulin classes. J Clin Path 1972; 25:344-8.
Leigh JE, Steele C, Wormley Jr FL, Luo W, Clark RA, Gallaher W et al. Th1/Th2 cytokine expression in saliva of HIV-positive and HIV-negative individuals: a pilot study in HIV-positive

individuals with oropharyngeal candidiasis. J Acquired Immune Deficiency Syndromes Human Retrivirology 1998; 19:373-80.

Leigh JE, Barousse M, Swoboda RK, Myers T, Hager S, Wolf NA et al. *Candida*-specific systemic cell-mediated immune reactivity in human immnunodeficiency virus-positive persons in the mucosal candidiasis. J Infect Dis 2001:183(2):277-85.

Leigh JE, McNulty KM, Fidel Jr PL. Characterization of the immune status of CD8+ T cells in oral lesions of human immunodeficiency virus-infected persons with oropharyngeal candidiasis. Clin Vaccine Immunol 2006; 13(6):678-83.

Levitz SM. Overview of host defenses in fungal infections. Clin Infect Dis 14(suppl.1):S37-42, 1992.

Levitz SM. Interaction of Toll-like receptors with fungi. Microbes Infect 2004; 6:1351-5.

Lewandowski D, Marquis M, Aumont F, Lussier-Morin AC, Raymond M, Senechal S et al. Altered CD4+ T cell phenotype and function determine the susceptibility to mucosal candidiasis in transgenic mice expressing HIV-1. J Immunol 2006; 177(1):479-91.

Lilic D, Gravenor I, Robson N et al. Deregulated production of protective cytokines in response to *Candida albicans* infection in patients with chronic mucocutaneous candidiasis. *Infection and Immunity*, Washington, v.71, n.10, p. 5690-5699, 2003.

Liljemark WF, Gibbons RJ. Suppression of *Candida albicans* by human oral streptococci in gnotobiotic mice. Infect Immun 1973; 8:846-9.

López-Ribot JL, Casanova M, Murgui A, Martínez JP. Antibody response to *Candida albicans* cell wall antigens. FEMS Immunol Med Microbiol 41:187-96, 2004.

Mandel ID, Barr CE, Turgeon L. Longitudinal study of parotid saliva in HIV-1 infection. J Oral Path Med 1992; 21:209-13.

Martínez JP, Gil ML, López-Ribot JL, Chaffin WL. Serologic response to cell mannoproteins and proteins of *Candida albicans*. Clin Microbiol Rev 1998; 11:121-41.

Mathews RC, Burnie JP. Antifungal antibodies: a new approach to the treatment of systemic candidiasis. Curr Opin Investig Drugs 2001; 2:472-6.

Mathur S, Virella G, Koistinen J, Horger EO, Mahvi TA, Fudenberg HH. Humoral immunity in vaginal candidiasis. Infect Immun 1977; 15:287-94.

Matthews RC, Burnie JP, Howat D, Rowland T, Walton F. Autoantibody to heat-shock protein 90 can mediate protection against systemic candidosis. Immunology 1991; 74:20-4.

Meri T, Hartmann A< Lenk D, Eck R, Wurzner R, Hellwage J et al. The yeast *Candida albicans* binds complement regulators factor H and FHL-1. Infect Immun 2002; 70(9):5185-92.

Moraes-Vasconcelos D, Orii NM, Romano CC, Iqueoka RY, Duarte AJ. Charcaterization of the cellular immune function of patients with chronic mucocutaneous candidiasis. Clin Exp Immunol 2001; 123:247-53.

Moragues MD, Omaetxabarria MJ, Elguezabal N, Sevilla MJ, Conti S, Polonelli L et al. A monoclonal antibody directed against a *Candida albicans* cell wall mannoprotein exerts three anti-*C. albicans* activities. Infect Immunol 2003; 71:5273-9.

Myers TA, Leigh JE, Arribas AR, Hager S, Clarck R, Lilly E et al. Immunohistochemical evaluation of T cells in oral lesions from human immunodeficiency virus-positive persons with oropharyngeal candidiasis. Infect Immun 2003; 71(2):956-63.

Nielsen H, Bentsen KD, Hojtved L, Willemoes EH, Scheutz F, Schiodt M et al. Oral candidiasis and immune status of HIV-infected patients. J Oral Pathol Med 1994; 23(3):140-3.

Olsen I, Haanaes H R. Experimental palatal candidosis in saliva flow in monkeys. *Scand. J. Dent. Res.*, v. 85, p. 135-141, 1977.

Palma-Carlos AG, Palma-Carlos ML, da Silva SL. Natural killer (NK) cells in mucocutaneous candidiasis. Allerg Immunol 2002; 34(6):208-12.

Paterson PY, Semo R, Blumenschein G, Swelstad J. Mucocuatneous candidiasis, anergy and a plams inhibitor of cellular immunity: reversal after pmphotericin B therapy. Clin Exp Immunol 1971; 9:595-602.

Pearsall N, Adams B, Burni R. Immunologic responses to *Candida albicans:* effect os passive transfer of lymphoid cells or serum on murine candidiasis. J Immunol 1978; 120:1176-80.

Polonelli L, Conti S, Menozzi MG, Gerloni M, Elosequi R, Fernandez M et al. Diagnostic potential of IgA coated *Candida* cells in mucous membrane candidiasis. Mycopathologia 1991; 116(2):105-12.

Polonelli L, De Bernardis F, Conti S et al. Human natural yeast killer toxin-like candidacidal antibodies. J Immunol 1996; 156:1880-5.

Ponton J, Bikandi J, Moragues MD, Arilla MC, Elosegui R, Quindos G et al. Reactivity of *Candida albicans* germ tubes with salivary secretory IgA. J Dent Res 1996; 75(12):1979-85.

Punzón C, Resino S, Bellón JM, Munoz-Fernández MA, Fresno M. Analysis of the systemic immune response in HIV-1 infected patients suffering from opportunistic *Candida* infection. Eur Cytokine Netw 2002; 13:215-23.

Quinti I, Palma C, Guerra EC, Gomes MJ, Mezzaroma I, Aiuti F et al. Proliferative and cytotoxic responses to mannoproteins of *Candida albicans* by peripheral blood lymphocytes of HIV-infected subjects. Clin Exp Immunol 1991; 85(3):485-92.

Reinholdt J, Krogh P, Holmstrup P. Degradation of IgA1, IgA2 and S-IgA by *Candida* and *Torulopsis* species. Acta Pathol Microbiol Immunol Scand 1987; 95:265-74.

Repentigny L, Lewandowski D, Jolicoeur P. Immunopathogenesis of oropharyngeal candidiasis in human immunodeficiency virus infection. Clin Microbiol Rev 2004; 17(4):729-59.

Rogers TJ, Balish E. Immunity to *Candida albicans*. Microbiol Rev 1980; 44:660-82.

Romani L, Mocci S, Bietta C, Lanfaloni L, Puccetti P, Bistoni F. Th1 and Th2 cytokine secretion patterns in murine candidiasis: association of Th1 responses with acquired resistance. Infect Immun 1991; 59:4647-54.

Romani L. Immunity to *Candida albicans*: Th1, Th2 cells and beyond. Curr Opin Microbiol 1999; 2:363-7.

Rozalska B, Ljungh A, Burow A, Rudnicka W. Biomaterial-associated infection with *Candida albicans* in mice. Microbiol Immunol 1995; 39:443-50.

Samaranayake LP. Oral mycoses in HIV infection. Oral Surg Oral Med Oral Pathol Oral Radiol Endod 1992; 73:171-80.

San Millan R, Elquezabal N, Regulez P, Moragues MD, QUindos G, Ponton J. Effect of salivary secretory IgA on the adhesion of *Candida albicans* to polystyrene. Microbiology 2000; 146:2105-12.

Schaffner A, Douglas H, Braude A. Selective protection against conidia by mononuclear and against mycelia by polymorphonuclear phagocytes in resistance to Aspergillus. Observations on these two lines of defense in vivo and in vitro with human and mouse phagocytes. J Clin Invest 1982; 69:617-31.

Sevilla MJ, Robledo B, Rementeria A, Moragues MD, Pontón J. A fungicidal monoclonal antibody protects against murine invasive candidiasis. Infect Immun 2006; 74(5):3042-5.

Shoham S, Levitz SM. The immune response to fungal infections. Br J Haematol 2005; 129:569-82.

Singh N. Impact of current transplantation practices on the changing epidemiology of infections in transplant recipients. Lancet Infect Dis 3:156-61, 2003.

Skoutelis A, Lainou P, Marselou O, Papavassiliou J, Bassaris H. Differences in adherence to buccal epithelial cells in phagocytosis and in killing by neutrophils between human and nonhuman strains of *Candida albicans*. J Infect 1995; 30:17-21.

Steele C, Leigh J, Swoboda R, Fidel Jr PL. Growth inhibition of *Candida* by human oral epithelial cells. J Infect Dis 2000; 182:1479-85.

Steinshamn S, Waage A. Tumor necrosis factor and interlukin-6 in *Candida albicans* infection in normal and granulocytopenic mice. Infect Immun 1992; 60:4003-8.

Tang YQ, Yeaman MR, Selsted ME. Antimicrobial peptides from human platelets. Infec Immun 2002; 70:6524-33.

Totti MAG. Recuperação de Candida albicans, C. parapsilosis, C. tropicalis, C. guilliermondii e C. krusei da cavidade bucal de ratos normais e sialoadenectomizados. 1994. Dissertação (Mestrado em Biologia Buco-Dental) – Universidade Estadual de Campinas.

Tran P, Ahmad R, Xu J, Ahmad A, Menezes J. Host's innate immune response to fungal and bacterial agents in viitro: up-regulation of interleukin-15 gene expression resulting in enhanced natural killer cell activity. Immunology 2003; 109(2):263-70.

Triebel T, Grillhosl B, Kacani L, Lell CP, Fuchs A, Speth C et al. Importance of the terminal complement components for immune defence against *Candida*. Int J Med Microbiol 2003; 292(7-8):527-36.

Trinchieri G, Kubin M, Bellone G, Cassatella MA. Cytokine cross-talk between phagocytic cells and lymphocytes: relevance for differentiation/activation of phagocytic cells and regulation of adaptative immunity. J Cell Biomech 1993; 53:301-8.

Trinchieri G. Interleukin-12: a cytokine at the interface of inflammation and immunity. Adv Immunol 1998; 70:83.

Umazume M, Ueta E, Osaki T. Reduced inhibition of *Candida albicans*adhesion by saliva from patients receiving oral cancer therapy. J Clin Microbiol 1995; 33:432-9.

van Spriel AB, vand den Herik-Oudijk IE, van Sorge NM, Vile HA et al. Effective phagocytosis and killing of *Candida albicans* via targeting FcgammaRI (CD64) or FcalphaRI (CD89) on neutrophils. J Infect Dis 1999; 179:661-9.

Vonk AG, Netea MG, van Krieken JH, Iwakura Y, van der Meer JWM, Kullberg BJ. Endogenous interleukin (IL)-1a and IL-1b are crucial for host defense against disseminated candidiasis. J Infect Dis 2006; 193:1419-26.

Vudhichamnong K, Walker DM, Ryley HC. The effect of secretory immunoglobulin A on the *in vitro* adherence of the yeast C. *albicans* to human oral ephitelial cells. Arch Oral Biol 1982; 27:617-21.

Walther R, Rytter M, Schonborn C, Haustein UF. Differences in the intracellular killing of proteinase-positive and proteinase-negative *Candida albicans* strains by granulocytes. Mykosen 1986; 29:159-61.

Wellington M, Bliss JM, Haidaris CG. Enhanced phagocytosis of *Candida* species mediated by opsonization with a recombinant human antibody single-chain variable fragment. Infect Immun 2003; 71:7228-31.

Wray D, Felix DH, Cumming CG. Alteration of humoral responses to *Candida albicans* in HIV infection. Br Dent J 1990; 168:326-9.

Yeaman MR, Soldan SS, Ghannoum MA, Edward Jr JE, Filler SG, Bayer AS. Resistance to platelet microbicidal protein results in increased severity of experimental *Candida albicans* endocarditis. Inf Immun 1996; 64:1379-84.

Zhang MX, Lupan DM, Kozel TR. Mannan-specific immunoglobulin G antibodies in normal human serum mediate classical pathway initiation of C3 binding to *Candida albicans*. Infect Immun 1997; 65(9):3822-7.

Zhang MX, Kozel TR. Mannan-specific immunoglobulin G antibodies in normal human serum accelerate binding of C3 to *Candida albicans* via the alternative complement pathway. Infect Immun 1998; 66(10):4845-50.

APÊNDICE

# 1

# Normas de Segurança no Laboratório de Microbiologia

A finalidade das aulas práticas de microbiologia é demonstrar ao estudante as metodologias e princípios usados no laboratório de microbiologia, reforçando conceitos teóricos estudados. Nas aulas serão utilizados vários micro-organismos, inclusive alguns patogênicos para o homem. Desta forma é essencial observar Normas de Segurança no Laboratório para evitar contaminação dos estudantes, técnicos e professores.

1. O uso de avental branco, comprido e abotoado deve obrigatoriamente ser utilizado no laboratório de Microbiologia, pois o mesmo protege a roupa de contaminação. O aluno deve usar calças compridas e sapato fechado para evitar acidentes. Alunos de cabelos compridos devem mantê-los presos.
2. Bolsas, pacotes, livros, entre outros, não devem ser colocados sobre as bancadas de trabalho.
3. Não fumar, não comer e ingerir líquidos no laboratório. Não beber água das torneiras.
4. Manter as mãos, canetas, lápis e quaisquer objetos sem contato com a boca ou face.
5. Não umedecer etiquetas ou qualquer outro material de laboratório com a língua.
6. Não utilizar lenços de uso pessoal ou avental para limpar objetos ou instrumentos de trabalho no laboratório.
7. Limpar e desinfetar a superfície da bancada de trabalho antes e após o trabalho de cada dia.
8. Serão utilizados micro-organismos patogênicos em alguns trabalhos práticos, porém não haverá perigo se as técnicas de laboratório forem executadas corretamente.
9. Em caso de qualquer acidente (derramamentos de culturas, ferimentos etc.), comunicar imediatamente ao professor ou ao pessoal técnico do laboratório. A bancada deve ser desinfetada em caso de derramamento de cultura ou amostras clínicas.
10. O avental deve ser esterilizado quando o estudante trabalhar com material infeccioso e houver contaminação. Quando ocorrer contaminação, entregar o avental ao técnico para ser autoclavado.
11. Todo material contaminado (pipetas, bastões, lâminas, lamínulas etc.) deverá ser colocado em recipientes adequados (provetas, cubas ou vidros com desinfetantes), para serem esterilizados posteriormente; **nunca** deixá-los sobre a mesa de trabalho ou pia.
12. Os tubos de cultura deverão ser colocados nas estantes ou suportes adequados, **nunca** nos bolsos do avental ou deitados sobre as bancadas.
13. Cuidado ao acender o bico de gás (Bico de *Bunsen*). Observar se não existem produtos inflamáveis (álcool, éter, acetona etc.) nas proximidades da chama.
14. A alça de platina dever ser aquecida até o rubro, tanto antes do uso quanto depois dele. Antes de tocar o material de cultura, deve-se deixar a alça esfriar, mantendo-a próxima à chama.
15. Os tubos de ensaio e placas de *Petri* com meios de cultura, inclusive aqueles com crescimento de micro-organismos, só poderão ser abertos nas proximidades da chama, para evitar contaminação. Não tocar no meio de cultura com dedos ou quaisquer outros objetos. Deixar as placas e tubos abertos o tempo mínimo necessário para realizar a operação e fechá-los imediatamente após.
16. Os tubos de ensaio contendo culturas bacterianas deverão ser flambados após sua abertura e antes de recolocar a tampa (tampão de algodão). **Nunca** coloque o tampão de algodão sobre a bancada.
17. Não se esqueça de identificar o material que será utilizado, coloque sua identificação (número e/ou nome) nas culturas que serão observadas na próxima aula. Cada aluno é responsável pelo material que receber.
18. O aluno é responsável por todo o material com que trabalha. Os microscópios devem ser manuseados cuidadosamente. Qualquer dano ou defeito deve ser imediatamente comunicado ao professor. Após o uso do microscópio, limpar cuidadosamente o aparelho, inclusive a objetiva de imersão, com papel absorvente próprio para este fim.
19. Lavar sempre as mãos, usando desinfetante após o trabalho com material infeccioso, ou sempre que houver suspeita de contaminação.
20. O aluno deve deixar o laboratório apenas após ter terminado o trabalho prático do dia, sem dúvidas nas técnicas realizadas.

APÊNDICE

2

# Métodos para Coletas de Amostras Microbiológicas

## MÉTODOS PARA COLETA DE AMOSTRAS CLÍNICAS

Para realizar o diagnóstico de uma doença infecciosa, geralmente é necessário obter uma amostra de material contendo o micro-organismo patogênico. As coletas ou colheitas devem ser realizadas de maneira asséptica. Marcar o recipiente utilizado para coleta com o nome do paciente, número do leito (quando hospitalizado), data, hora e as medicações que estão sendo utilizadas pelo indivíduo.

As amostras devem ser transportadas para o laboratório de microbiologia o mais rápido possível para realização imediata da cultura. No laboratório, as amostras serão cultivadas em meios enriquecidos, seletivos e/ou diferenciais, na tentativa de isolar e identificar o micro-organismo que está produzindo as lesões da doença.

### Precauções universais

São procedimentos que devem ser realizados por todos os indivíduos que trabalham em saúde, incluindo os estudantes, cujas atividades envolvam contato com pacientes ou com sangue ou outros líquidos corpóreos. Esses procedimentos foram desenvolvidos para minimizar o risco de transmissão de **todas** as infecções hospitalares.

1. Devem-se usar luvas ao tocar sangue e líquidos corpóreos, membranas mucosas e pele lesada e ao manusear materiais ou superfícies sujas de sangue ou líquidos corpóreos. As luvas devem ser trocadas após o contato com cada paciente.
2. As mãos e outras superfícies cutâneas devem ser lavadas imediatamente e cuidadosamente se contaminadas com sangue ou outros líquidos corpóreos. As mãos devem ser lavadas imediatamente após as luvas serem removidas.
3. Máscaras, óculos de proteção e uniformes ou aventais devem ser utilizados durante procedimentos que possam gerar respingos de sangue ou de outros líquidos corporais.
4. Para prevenir acidentes com instrumentos perfurocortantes e agulhas, os mesmos não devem ser tampados novamente, dobrados ou quebrados propositalmente, ou de outras maneiras, manipulados com as mãos. Após utilização de seringas, agulhas descartáveis, lâminas de bisturi e outros itens afiados, os mesmos devem ser colocados em recipientes resistentes à perfuração para o descarte.
5. Profissionais da saúde que apresentarem lesões exsudativas e dermatites com pústulas devem evitar todo o contato direto com o paciente e o manuseio de equipamentos de cuidados dos pacientes

## INSTRUÇÕES PARA COLETA DE AMOSTRAS CLÍNICAS

### Cultura de ferimento ou abscesso

- Limpar a área com um *swab* estéril umedecido em salina estéril;
- Desinfetar a área com solução de etanol a 70% ou iodo;
- Caso o abscesso não tenha se rompido espontaneamente, o médico deverá abri-lo com um bisturi estéril;
- Limpar o primeiro pus;
- Tocar um *swab* estéril no pus, cuidando para não contaminar o tecido circundante;
- Recolocar o *swab* em seu recipiente, ou colocar em recipiente apropriado e identificar corretamente.

### Cultura de ouvidos

- Limpar a pele e o canal auditivo com tintura de iodo a 1%;
- Tocar a área infectada com um *swab* de algodão estéril;
- Recolocar o *swab* em seu recipiente, ou colocar em recipiente apropriado e identificar corretamente.

### Cultura de olhos

- Anestesiar o olho com solução tópica anestésica estéril;
- Lavar o olho com soro fisiológico estéril;

- Coletar o material da área infectada com *swab* de algodão esterilizado;
- Recolocar o *swab* em seu recipiente, ou colocar em recipiente apropriado e identificar corretamente.

**Observação:** Este procedimento frequentemente é realizado por médico oftalmologista.

### Hemocultura

- Fechar as janelas do local de coleta para evitar contaminação;
- Coletar de preferência em jejum;
- Limpar a pele em torno da veia selecionada com algodão com tintura de iodo a 2%;
- Remover o iodo seco com álcool 70%;
- Puncionar o vaso e coletar a amostra necessária (entre 10 a 30 mL). A coleta pose ser feita com agulha e seringa ou por meio de frasco com vácuo e um tubo coletor com agulha dupla;
- Realizar curativo asséptico no local da punção.

### Urocultura

- Fornecer recipiente estéril apropriado para o indivíduo;
- Instruir o indivíduo a coletar uma amostra do jato médio, urinando primeiro um pequeno volume da bexiga antes da coleta;
- A amostra de urina pode ser armazenada sob refrigeração (4 a 6°C) por até 24 horas.

### Cultura de fezes

- Para exame bacteriológico apenas uma pequena quantidade de fezes é necessária;
- Inserir um *swab* estéril no reto ou fezes;
- Colocar o *swab* em tubo de caldo de enriquecimento esterilizado para transporte ao laboratório.

### Cultura de escarro

- Coletar preferencialmente amostra matinal, pois os micro-organismos se acumulam durante o sono do paciente;
- Instruir que o indivíduo lave sua boca extensamente para remover alimentos e microbiota normal residente;
- Paciente deve tossir profundamente e expectorar em frasco de vidro esterilizado de boca larga;
- Fechar o frasco e encaminhar ao laboratório;
- Tomar cuidado para evitar contaminação aos profissionais da saúde.

### Cultura de material de garganta

- Solicitar que o paciente abra bem a boca e emita som de "ah";
- Abaixar a língua do paciente com abaixador de língua esterilizado;
- Introduzir um *swab* esterilizado por cima do abaixador de língua até alcançar a parte posterior da faringe;
- Passar cuidadosamente o *swab* pela mucosa atrás da úvula e entre os pilares tonsilares com movimentos de trás para frente.

## COLETA DE AMOSTRAS DA CAVIDADE BUCAL

### Coleta de saliva

Saliva sem estimulação:

- Fornecer recipiente apropriado de boca larga e esterilizado para que o paciente deposite a saliva;
- Coletar em torno de 2 mL, identificar e encaminhar ao laboratório de microbiologia.

Saliva estimulada:

- Fornecer um pedaço de parafina ou goma de mascar sem sabor para o indivíduo;
- Solicitar que o indivíduo coloque o estimulador na boca e mastigue lentamente;
- Fornecer recipiente apropriado de boca larga e esterilizado para que o paciente deposite a saliva;
- O indivíduo deverá depositar a saliva estimulada no recipiente;
- Identificar e encaminhar ao laboratório de microbiologia.

Lavado Bucal:

- Fornecer 10 mL de solução fisiológica (NaCl 0,85%) esterilizada e tamponada com fosfato 0,1 M e pH 7,2 (PBS) em um coletor universal estéril descartável;
- Solicitar que o indivíduo coloque o conteúdo na boca e realize enxágue bucal durante 30 segundos;
- Devolver o conteúdo do bochecho ao coletor previamente identificado.

### Coleta de biofilme dentário

- Amostras de biofilme dentário, fluido gengival, material de bolsa periodontal ou peri-implantar são coletadas frequentemente com cones de papel absorvente ou curetas periodontais. Outros dispositivos como *swabs,* escovas e micropipetas também podem ser empregados;
- Na obtenção das amostras deve-se trabalhar ao lado da chama de um bico de *Bunsen* para estabelecimento de campo asséptico;
- Para obtenção de amostras subgengivais todo o biofilme supragengival deverá ser previamente removido, devendo o dispositivo de coleta ser introduzido até a porção mais apical do sulco/bolsa periodontal. Quando da utilização de curetas periodontais estas serão removidas em um só movimento. Na utilização de cones de papel estes deverão permanecer no local por tempo suficiente até que haja a impregnação por material subgengival;
- Utilizar sugadores de saliva e isolamento relativo da região com gaze esterilizada.

A técnica de cultura requer a viabilidade dos micro-organismos, portanto, transporte adequado e o processamento no menor espaço de tempo possível são essenciais. Meios de transporte podem ser empregados com o propósito de evitar o crescimento microbiano seletivo até o processamento, e para que as proporções microbianas originais sejam mantidas com fidelidade. O uso do meio de transporte é essencial quando se deseja cultivar bactérias anaeróbias estritas, o qual deve apresentar ambiente reduzido. Os meios de transporte mais utilizados para bactérias anaeróbias da cavidade bucal são: VMGA III (*Viability maintaining microbiostatic médium)*, RTF (*Reduced Transport fluid)*, THM (*Thioglycolate* médium) e PRAS (*Pre-reduced ringer anaerobe sterilized)*.

### Coleta de canais radiculares

- Colocar o cone de papel de diâmetro adequado ao canal radicular, preferencialmente em seu comprimento previamente obtido na odontometria;
- Utilizar sugadores de saliva e isolamento relativo da região com gaze esterilizada.

## COLETA DE AMOSTRAS DE ALIMENTOS

Para coleta de amostras de alimentos, cuidados especiais devem ser tomados, pois a análise microbiológica depende muito desse primeiro passo. Dentre as normas técnicas para coleta, deve-se observar:

- Coletar as amostras, sempre que possível, em suas embalagens originais e em quantidades superiores a 100 mL ou 100 g;
- Quando a coleta não puder ser realizada nas embalagens originais do alimento, a mesma deve ser realizada em condições asépticas;
- Proceder a limpeza e desinfecção da embalagem do alimento, com solução de álcool iodado (2%) abrangendo área que alcance 10 cm da extremidade da abertura;
- Para embalagens com tampa, proceder desinfecção com a tampa bem como área contígua de 10 cm da mesma;
- Para recipientes hermeticamente fechados (enlatados), a borda do recipiente deve ficar posicionada para cima, na qual se faz a assepsia. Usar abridor de latas especial esterilizado e realizar orifício em forma de meia lua no centro;
- Após retirar a embalagem, o produto deve ser mantido em recipiente íntegro, previamente esterilizado e identificado, utilizando fechamento que não possa ser violado sem se tornar evidente;
- Encaminhar ao laboratório de microbiologia no menor tempo possível;
- Manter as amostras em condições que impeçam o desenvolvimento de micro-organismos, sem contudo impedir que os mesmos continuem viáveis até o momento da análise. Alimentos deterioráveis devem ser mantidos em refrigeração e os desidratados em lugar seco e fresco;
- A operação de retirada de amostra deve ser realizada em capela de fluxo laminar ou próximo à chama do bico de *Bunsen* e todo o material utilizado deve estar esterilizado;
- Amostras de alimentos líquidos devem ser retiradas com pipeta esterilizada. Alimentos sólidos ou semisólidos devem ser pesados assepticamente.

# 3

# Meios de Cultura

## ÁGAR AMIDO

- **Preparo:** adicionar 2 g de amido solúvel por litro na fórmula de ágar simples. Para micro-organismos exigentes pode-se utilizar como base o ágar cérebro coração.
- **Uso:** verificar a produção de amilase por micro-organismos.

## ÁGAR BASE PARA ASSIMILAÇÃO DE CARBOIDRATOS

| Constituintes | Quantidades |
|---|---|
| Sulfato de ammonia | 5 g |
| Sulfato ácido de potássio | 1 g |
| Sulfato de magnésio | 0,5 g |
| Ágar | 15 g |
| Água destilada q.s.p | 1.000 mL |

- **Preparo:** suspender os ingredientes, distribuir em tubos de ensaio (20 mL) e autoclavar a 121°C por 15 minutos. Estocar em geladeira e aquecer em banho-maria, no momento de usar, para dissolver.
- **Uso:** verificar a utilização de diferentes carboidratos como fonte de carbono pelos micro-organismos.

## ÁGAR BATATA DEXTROSE (*POTATO DEXTROSE AGAR*)

| Constituintes | Quantidades |
|---|---|
| Infusão de batata | 200 g |
| Ágar | 15 g |
| Dextrose (Glicose) | 15 g |
| Água destilada q.s.p. | 1.000 mL |
| pH final 5,6 | |

- **Preparo:** suspender os ingredientes, aquecer para dissolver. Autoclavar a 121°C por 15 minutos. Distribuir em placas de Petri.
- **Uso:** cultivo de fungos filamentosos e leveduras.

## ÁGAR CÉREBRO CORAÇÃO (*BRAIN HEART INFUSION ÁGAR* – BHI ÁGAR)

| Constituintes | Quantidades |
|---|---|
| Infusão de cérebro bovino | 200 g |
| Infusão de coração bovino | 250 g |
| Proteose peptona | 10 g |
| Dextrose | 2 g |
| Cloreto de sódio | 5 g |
| Fosfato di-sódico | 2,5 g |
| Água destilada q.s.p | 1.000 mL |
| pH final 7,4 | |

- **Preparo:** suspender os ingredientes em água destilada, completar para 1 litro, aquecer em banho-maria até dissolver o ágar. Autoclavar a 121°C por 15 minutos, esperar esfriar até 50-55°C, distribuir em placas de Petri esterilizadas.
- **Uso:** meio utilizado para diversos micro-organismos exigentes. Pode ser usado para antibiograma e como base para ágar sangue.

## ÁGAR BAIRD-PARKER

| Constituintes | Quantidades |
|---|---|
| Tryptone | 10 g |
| Extrato de carne | 5 g |
| Extrato de levedura | 1 g |
| Piruvato de sódio | 10 g |
| Cloreto de lítio | 5 g |
| Ágar | 20 g |
| Água destilada q.s.p | 950 mL |
| pH final 7,4 | |

- **Preparo:** dissolver os ingredientes em água destilada, completar para 950 mL, aquecer para dissolver o ágar, autoclavar a 121°C por 15 minutos. Esperar esfriar

(45-50°C), adicionar solução de telurito de potássio 1% (esterilizado por filtração) e 5% de emulsão de ovo. Distribuir em placas de Petri.

- **Uso:** o ágar Baird-Parker adicionado de telurito de potássio e ovo (ágar ovo-telurito-glicina-piruvato) é utilizado para contagem de estafilococos coagulase-positiva de allimentos, pele, solo, ar e outros materiais.

## ÁGAR BISMUTO SULFITO

| Constituintes | Quantidades |
|---|---|
| Extrato de carne | 5 g |
| Peptona | 10 g |
| Glicose | 5 g |
| Fosfato dissódico $Na_2HPO_4$ | 1 g |
| Sulfato ferroso $FeSO_4\,7H_2O$ | 0,3 g |
| Sulfito de bismuto $Bi_2(SO_3)_3$ | 0.08 g |
| Verde brilhante | 0,025 g |
| Ágar | 20 g |
| Água destilada q.s.p. | 1.000 mL |
| pH final 6,9 | |

- **Preparo:** suspender os ingredientes em água destilada, completar para 1 litro, aquecer até fervura. Deixar ferver pelo período de no máximo 1 a 2 minutos. Não aquecer novamente e não autoclavar. Esperar esfriar até 50-55°C, distribuir em placas de Petri esterilizadas. Preparar preferencialmente no dia do uso.
- **Uso:** para isolamento de *Salmonella typhi* e outras espécies de *Salmonella,* alimentos, fezes, urina e outros materiais.

## ÁGAR CHOCOLATE

- **Preparo:** preparar a base que pode ser ágar cérebro coração ou ágar Mueller-Hinton, autoclavar a 121°C/15 minutos. Esperar esfriar até 50°C, adicionar assepticamente 5 mL de sangue estéril (carneiro, coelho ou cavalo) para cada 100 mL de meio. Aquecer a 80°C durante 2 minutos. Distribuir em placas de Petri esterilizadas.

## ÁGAR CITRATO DE SIMMONS

| Constituintes | Quantidades |
|---|---|
| Citrato de sódio | 2 g |
| Ágar | 15 g |
| $K_2HPO_4$ | 1 g |
| $(NH_4)\,H_2PO_4$ | 1 g |
| $MgSO_4\,7H_2O$ | 0,2 g |
| Azul de bromotimol | 0.08 g |
| Cloreto de sódio | 5 g |
| Água destilada q.s.p. | 1.000 mL |
| pH final 6,9 | |

- **Preparo:** suspender os ingredientes em água destilada, completar para 1 litro, aquecer em banho-maria até dissolver o ágar. Autoclavar a 121°C por 15 minutos, esperar esfriar até 50-55°C, distribuir em placas de Petri ou tubos de ensaio (inclinado) esterilizados.
- **Uso:** para diferenciação de bactérias Gram-negativas baseando-se na utilização de citrato. Bactérias que utilizam citrato como fonte de carbono alteram a cor do meio para azul.

## ÁGAR CLED (*CYSTINE LACTOSE ELECTROLYTE DEFICIENT AGAR*)

| Constituintes | Quantidades |
|---|---|
| Lactose | 10 g |
| Hidrolisado tríptico de caseína | 4 g |
| Hidrolisado tríptico de gelatina | 4 g |
| Extrato de carne | 3 g |
| L-Cistina | 0,128 g |
| Azul de bromotimol | 0,02 g |
| Água destilada q.s.p. | 1.000 mL |
| pH final 7.3 | |

- **Preparo:** suspender os ingredientes em água destilada, completar para 1 litro, aquecer em banho-maria até dissolver o ágar. Autoclavar a 121°C por 15 minutos, esperar esfriar até 50-55°C, distribuir em placas de Petri ou tubos de ensaio esterilizados.
- **Uso:** para isolamento, enumeração e identificação presuntiva de micro-organismos da urina.

## ÁGAR DNA

| Constituintes | Quantidades |
|---|---|
| Triptose | 20 g |
| Ágar | 12 g |
| Ácido desoxiribonucleico (DNA) | 2,0 g |
| Cloreto de sódio | 5 g |
| Água destilada q.s.p. | 1.000 mL |
| pH final 7.3 | |

- **Preparo:** adicionar os constituintes em água destilada e completar o volume para 1.000 mL. Misturar os constituintes e aquecer. Autoclavar a 121°C por 15 minutos. Distribuir em placas de Petri.
- **Uso:** verificar produção de DNAse por micro-organismos. Usado para diferenciação de espécies de *Staphylococcus* e *Serratia*.

## ÁGAR DNA AZUL DE TOLUIDINA

| Constituintes | Quantidades |
|---|---|
| Triptose | 20 g |
| Ágar | 12 g |
| Ácido desoxiribonucléico (DNA) | 2,0 g |
| Cloreto de sódio | 5 g |
| Azul de toluidina | 0,05 g |
| Água destilada q.s.p. | 1.000 mL |
| pH final 7.3 | |

- **Preparo:** adicionar os constituintes em água destilada e completar o volume para 1.000 mL. Misturar os constituintes e aquecer. Autoclavar a 121°C por 15 minutos. Distribuir em placas de Petri.
- **Uso:** verificar produção de DNAse ou termoanuclease por micro-organismos. Usado para *Staphylococcus* coagulase-positiva.

## ÁGAR ENTÉRICO DE HEKTOEN

| Constituintes | Quantidades |
|---|---|
| Peptona | 12 g |
| Extrato de levedura | 3 g |
| Sais biliares | 9 g |
| Cloreto de sódio NaCl | 5 g |
| Lactose | 12 g |
| Sacarose | 12 g |
| Salicina | 2 g |
| Citrato férrico de amônio | 0,8 g |
| Tiossulfato de sódio $Na_2S_2O_3$ | 5 g |
| Azul de timol | 0,065 g |
| Fucsina ácida | 0,1 g |
| Ágar | 14 g |
| Água destilada q.s.p | 1.000 mL |
| pH final 7,4 | |

- **Preparo:** adicionar os componentes em água destilada. Completar o volume para 1.000 mL. Misturar e aquecer até fervura para dissolver os constituintes. Não autoclavar e não reaquecer. Esperar esfriar (55 a 60°C) e distribuir em placas de Petri.
- **Uso:** isolamento e diferenciação de bactérias entéricas Gram-negativas, de várias amostras de materiais clínicos ou não clínicos (alimentos), baseados na fermentação da lactose e sacarose e produção de $H_2S$. Meio seletivo diferencial para *Salmonella* e *Shigella* de outros patógenos entéricos.

## ÁGAR EOSINA AZUL DE METILENO – EMB AGAR

| Constituintes | Quantidades |
|---|---|
| Peptona | 10 g |
| Ágar | 15 g |
| $K_2HPO_4$ | 2 g |
| Lactose | 10 g |
| Eosina | 0,4 g |
| Azul de metileno | 0,065 g |
| Água destilada q.s.p. | 1.000 mL |
| pH final 7.3 | |

- **Preparo:** adicionar os componentes em água destilada, completar o volume para 1.000 mL, agitar e aquecer para dissolução dos componentes. Autoclavar a 121°C por 15 minutos. Distribuir em placas de Petri.
- **Uso:** para isolamento, cultivo e diferenciação de bactérias entéricas Gram-negativas, baseado na fermentação da lactose. Bactérias que fermentam a lactose (principalmente *Escherichia coli*) crescem apresentando colônias verde-escuro metálico, azul-escuro ou marrom. Bactérias que não fermentam a lactose crescem como colônias incolores, transparentes ou rosadas.

## ÁGAR FENILALANINA

| Constituintes | Quantidades |
|---|---|
| Ágar | 12 g |
| NaCl | 5 g |
| Extrato de levedura | 3 g |
| DL fenilalanina | 2 g |
| $Na_2HPO_4$ | 1 g |
| Água destilada q.s.p. | 1.000 mL |
| pH final 7.3 | |

- **Preparo:** adicionar os componentes em água destilada, completar o volume para 1.000 mL, agitar e aquecer para dissolução dos componentes. Autoclavar a 121°C por 15 minutos. Distribuir em placas de Petri ou tubos de ensaio.
- **Uso:** para isolamento, cultivo e diferenciação de bactérias entéricas Gram-negativas, baseado na produção de ácido fenilpirúvico a partir da fenilalanina.

## ÁGAR FUBA TWEEN 80

| Constituintes | Quantidades |
|---|---|
| Fubá | 40 g |
| Ágar | 20 g |
| Tween 80 | 10 mL |
| Água destilada q.s.p. | 1.000 mL |
| pH final 5,6 | |

- **Preparo:** dissolver o fubá em 800 mL de água destilada, aquecer em banho-maria durante 1 hora, filtrar e deixar em repouso para decantação. O ágar é fundido separadamente em 200 mL de água destilada e é adicionado o *tween* 80 e o filtrado de fubá. Autoclavar a 121°C por 15 minutos, esperar esfriar e armazenar em geladeira. No momento de usar, dissolver em banho-maria e distribuir em lâminas esterilizadas, dentro de placa de Petri.
- **Uso:** para microcultivo de fungos e observação de clamidoconídeo pela *Candida albicans*.

## ÁGAR LEITE DE COCO

| Constituintes | Quantidades |
|---|---|
| Leite de coco | 200 mL |
| Ágar | 16 g |
| Tween 80 | 10 mL |
| Água destilada q.s.p. | 600 mL |
| pH final 7,0 | |

- **Preparo:** dissolver o ágar bacteriológico em água e adicionar o leite de coco. Esterilizar o meio a 121°C por 15 minutos, verter 20 mL em placa de Petri.
- **Uso:** observação de produção de aflatoxinas.

## ÁGAR LISINA FERRO

| Constituintes | Quantidades |
|---|---|
| Peptona | 5 g |
| Extrato de levedura | 3 g |
| Glicose | 10 g |
| L-lisina | 10 g |
| Cloreto de sódio | 13,5 g |
| Citratro de ferro | 0,5 g |
| Tiossulfato de sódio | 0,04 g |
| Púrpura de bromocresol | 0,02 g |
| Ágar | 15 g |
| Água destilada q.s.p | 1.000 mL |
| pH final 7,1 | |

- **Preparo:** adicionar os constituintes em água destilada, completar para 1.000 mL, aquecer para dissolver os constituintes. Autoclavar 121°C por 12 minutos. Distribuir em tubos inclinados.
- **Uso:** cultivo e identificação de *Salmonella*.

## ÁGAR M-ENDO LES

| Constituintes | Quantidades |
|---|---|
| Extrato de levedura | 1,2 g |
| Casitone | 3,7 g |
| Tiopeptona | 3,7 g |
| Triptose | 7,5 g |
| Cloreto de sódio | 3,7 g |
| Lactose | 9,7 g |
| Fosfato de potássio dibásico | 3,3 g |
| Fosfato de potássio monobásico | 1 g |
| Desoxicolato de sódio | 0,1 g |
| Lauril sulfato de sódio | 0,05 g |
| Sulfito de sódio | 1,6 g |
| Fucsina básica | 0,8 g |
| Ágar | 15 g |
| Água destilada q.s.p | 1.000 mL |
| pH final 7,2 | |

- **Preparo:** dissolver os constituintes em 800 mL de água destilada, adicionar 20 mL de álcool etílico e completar com água destilada para 1.000 mL. Aquecer até ferver para dissolver os constituintes. Dispensar 4 mL em placas de Petri de 50-60 mm de diâmetro e esperar solidificar.
- **Uso:** enumeração de coliformes em água pela técnica da membrana filtrante, utilizando-se do caldo lauril triptose como enriquecimento.

## ÁGAR MACCONKEY

| Constituintes | Quantidades |
|---|---|
| Peptona | 17 g |
| Proteose-peptona | 3 g |
| Lactose | 10 g |
| Sais biliares | 1,5 g |
| Cloreto de sódio | 13,5 g |
| Vermelho neutro | 0,03 g |
| Cristal violeta | 0,001 g |
| Ágar | 13,5 g |
| Água destilada q.s.p | 1.000 mL |
| pH final 7,1 | |

- **Preparo:** suspender 50 g em 1 litro de água destilada, aquecer em banho-maria até dissolver completamente. Autoclavar a 121°C por 15 minutos, esperar esfriar até 50-55°C, distribuir em placas de Petri esterilizadas.

- **Uso:** *Escherichia coli* e *Enterobacter aerogenes* que fermentam a lactose, produzem colônias rosa intenso para vermelho, enquanto *Proteus, Shigella* e *Salmonella* apresentam colônias incolores ou brancas.

## ÁGAR MANITOL SALGADO

| Constituintes | Quantidades |
|---|---|
| Extrato de carne | 1 g |
| Proteose-peptona | 10 g |
| D-Manitol | 10 g |
| Cloreto de sódio | 75 g |
| Vermelho de fenol | 0,025 g |
| Ágar | 13,5 g |
| Água destilada q.s.p | 1.000 mL |
| pH final 7,4 | |

- **Preparo:** suspender os ingredientes em 1 litro de água destilada, aquecer em banho-maria até dissolver completamente. Autoclavar a 121°C por 15 minutos, esperar esfriar até 50-55°C, distribuir em placas de Petri esterilizadas.
- **Uso:** meio seletivo para isolamento de estafilococos patogênicos.

## ÁGAR *MITIS SALIVARIUS*

| Constituintes | Quantidades |
|---|---|
| Peptona | 20 g |
| Sacarose | 5 g |
| Fosfato dipotássico | 4 g |
| Glicose | 1 g |
| Azul tripan | 0,075 g |
| Cristal violeta | 0,0008 g |
| Ágar | 15 g |
| Água destilada q.s.p | 1.000 mL |
| pH 7,0 | |

- **Preparo:** suspender 90 g em 1 litro de água destilada, aquecer em banho-maria até dissolver o ágar. Autoclavar a 121°C por 15 minutos, esperar esfriar até 50-55°C e distribuir em placas de Petri esterilizadas.
- **Uso:** *S. pyogenes, S. mitis, S. salivarius* e demais estreptococos bucais.

## ÁGAR *MITIS SALIVARIUS* BACITRACINA SACAROSE (MSBS)

- **Preparo:** adicionar 150 g/L de sacarose e preparar igual ao *Mitis salivarius*. Depois de autoclavado, esperar esfriar a 50-55°C e adicionar solução de bacitracina esterilizada por filtração, de forma a obter 0,2 unidades internacionais (UI) de bacitracina por mL de meio e distribuir em placas de Petri esterilizadas.
- **Uso:** seletivo para estreptococos de grupo mutans.

## ÁGAR MOTILIDADE

| Constituintes | Quantidades |
|---|---|
| Extrato de carne | 3 g |
| Peptona | 10 g |
| NaCl | 5 g |
| Ágar | 4 g |
| Água destilada q.s.p | 1.000 mL |
| pH final 7,4 | |

- **Preparo:** dissolver os constituintes em água destilada, completar para 1.000 mL, misturar os ingredientes, distribuir em tubos em coluna alta, autoclavar 121°C por 15 minutos.
- **Uso:** para observar motilidade bacteriana em Enterobacteriaceae.

## ÁGAR MUELLER-HINTON

| Constituintes | Quantidades |
|---|---|
| Infusão de carne | 300 g |
| Hidrolisado ácido de caseína | 17,5 g |
| Amido | 1,5 g |
| Ágar | 17 g |
| Água destilada q.s.p | 1.000 mL |
| pH final 7,4 | |

- **Preparo:** suspender 38 g de meio por litro, aquecer em banho-maria para dissolver os ingredientes. Autoclavar a 121°C por 15 minutos, esperar esfriar até 50-55°C, distribuir em placas de Petri esterilizadas.
- **Uso:** para micro-organismos exigentes, como base para ágar sangue e para antibiograma.

## ÁGAR PADRÃO PARA CONTAGEM – PCA (*PLATE COUNT AGAR*)

| Constituintes | Quantidades |
|---|---|
| Triptone | 5 g |
| Extrato de levedura | 2,5 g |
| Dextrose (Glicose) | 1 g |
| Ágar | 15 g |
| Água destilada q.s.p | 1.000 mL |
| pH final 5,6 | |

- **Preparo:** dissolver os ingredientes em 1 litro de água destilada e aquecer em banho-maria. Autoclavar a 121°C por 15 minutos, esperar esfriar até 50-55°C, distribuir em placas de Petri esterilizadas.
- **Uso:** contagem de bactérias em água, alimentos e outros produtos.

## ÁGAR SABOURAUD DEXTROSE

| Constituintes | Quantidades |
|---|---|
| Peptona | 10 g |
| Dextrose | 40 g |
| Ágar | 15 g |
| Água destilada q.s.p | 1.000 mL |
| pH final 5,6 | |

- **Preparo:** dissolver os ingredientes em 1 litro de água destilada e aquecer em banho-maria. Autoclavar a 121°C por 15 minutos, esperar esfriar até 50-55°C, distribuir em placas de Petri esterilizadas.
- **Uso:** meio de escolha para cultivo de fungos.

## ÁGAR SABOURAUD DEXTROSE COM CLORANFENICOL

- **Preparo:** acrescentar 0,1 mg de cloranfenicol (quemicetina succinato) ao ágar Sabouraud dextrose. Autoclavar a 121°C por 15 minutos, esperar esfriar até 50-55°C, distribuir em placas de Petri esterilizadas.
- **Solução de cloranfenicol:** dissolver 100 mg de cloranfenicol em 10 mL de álcool a 95%.
- **Uso:** meio seletivo para leveduras do gênero *Candida*.

## ÁGAR SALGADO

- **Preparo:** adicionar 75g de cloreto de sódio por litro na fórmula do ágar simples.
- **Uso:** meio seletivo para *Staphylococcus*.

## ÁGAR-SANGUE

- **Preparo:** preparar a base que pode ser ágar cérebro ou ágar Mueller-Hinton, autoclavar a 121°C/15 minutos. Esperar esfriar até 50°C, adicionar assepticamente 5 mL de sangue estéril (carneiro, coelho ou cavalo) para cada 100 mL e meio e distribuir em placas de Petri esterilizadas.

## ÁGAR SIMPLES (ÁGAR NUTRIENTE OU ÁGAR COMUM)

- **Preparo:** preparar o caldo simples, adicionar a seguir 15 g de ágar por litro, dissolver em banho-maria, autoclavar a 121°C por 15 minutos, esperar esfriar até 50-55°C e distribuir em placas de Petri esterilizadas.
- **Uso:** cultivo de micro-organismos pouco exigentes.

## ÁGAR TRÍPLICE AÇÚCAR FERRO – TSI

| Constituintes | Quantidades |
|---|---|
| Peptona | 20 g |
| NaCl | 5 g |
| Lactose | 10 g |
| Extrato de carne | 3 g |
| Extrato de levedura | 3 g |
| Sacarose | 10 g |
| Glicose | 1 g |
| Citrato férrico | 0,3 g |
| Vermelho de fenol | 0,025 g |
| Na2S2O3 | 0,3 g |
| Ágar | 12 g |
| Água destilada q.s.p | 1.000 mL |
| pH final 7,4 | |

- **Preparo:** adicionar os componentes em água destilada, completar para 1.000 mL, misturar os componentes, distribuir em tubos de ensaio (inclinado), autoclavar a 121°C por 15 minutos.
- **Uso:** diferenciação dos membros da família Enterobacteraceae baseado na fermentação da glicose, sacarose e lactose e na produção de $H_2S$.

## ÁGAR UREIA

| Constituintes | Quantidades |
|---|---|
| Peptona | 1 g |
| NaCl | 5 g |
| Fosfato de potássio monobásico (KH2PO4) | 1,5 g |
| Solução de ureia (10%) e glicose (5%) | 100 mL |
| Vermelho de fenol | 0,012 g |
| Ágar | 15 g |
| Água destilada q.s.p | 900 mL |
| pH final 7,4 | |

- **Solução de ureia e glicose:** adicionar 10 g de ureia e 5 g de glicose em 100 mL de água destilada, misturar e esterilizar por filtração.
- **Preparo:** adicionar os componentes, exceto a solução de ureia, em água destilada. Completar o volume para 900 mL. Misturar e aquecer para dissolver os constituintes.

Autoclavar a 121°C por 15 minutos. Esfriar a 50-55°C e adicionar 100 mL da solução de ureia e glicose. Distribuir em placas de Petri ou tubos de ensaio.

## ÁGAR XILOSE LISINA DESOXICOLATO (*XLD AGAR*)

| Constituintes | Quantidades |
|---|---|
| Extrato de levedura | 3 g |
| NaCl | 5 g |
| Lactose | 7,5 g |
| Sacarose | 7,5 g |
| Desoxicolato de sódio | 2,5 g |
| L lisina | 5 g |
| Xilose | 3,75 g |
| Citrato férrico de amônio | 0,8 g |
| Tiossulfato de sódio Na2S2O3 | 6,8 g |
| Cloreto de sódio | 5 g |
| Vermelho de fenol | 0,08 g |
| Ágar | 15 g |
| Água destilada q.s.p | 1.000 mL |
| pH final 7,4 | |

- **Preparo:** adicionar os componentes em água destilada. Completar o volume para 1.000 mL. Misturar e aquecer até fervura para dissolver os constituintes. Não autoclavar e não reaquecer. Esperar esfriar (55 a 60°C) e distribuir em placas de Petri.
- **Uso:** isolamento e diferenciação de bactérias entéricas. O ágar XLD é recomendado para isolamento de *Shigella* e *Providencia*.

## ÁGUA PEPTONADA

| Constituintes | Quantidades |
|---|---|
| Peptona | 20 g |
| Cloreto de sódio | 5 g |
| Água destilada q.s.p | 1.000 mL |
| pH final 7,4 a 7.6 | |

- **Preparo:** adicionar os constituintes em água destilada, aquecer para dissolução e autoclavar 121°C por 15 minutos.

## CALDO CÉREBRO-CORAÇÃO (CALDO BHI)

- **Preparo:** igual ao ágar cérebro coração, omitindo-se o ágar.
- **Uso:** micro-organismos exigentes.

## CALDO EC (CALDO *ESCHERICHIA COLI*)

| Constituintes | Quantidades |
|---|---|
| Triptose | 20 g |
| Lactose | 5 g |
| Fosfato dipotássio – K2HPO4 | 4 g |
| Fosfato monopotássio – KH2PO4 | 1,5 g |
| Sais biliares | 1,5 g |
| Cloreto de sódio – NaCl | 5 g |
| Água destilada q.s.p | 1.000 mL |
| pH final 6,9 | |

- **Preparo:** aquecer para dissolver, ajustar o pH. Deixar ferver por 10 minutos, e completar o volume com água destilada. Autoclavar a 121°C por 20 minutos.
- **Uso:** para detecção de coliformes e de *Escherichia coli.*

## CALDO GLICOSADO

- **Preparo:** adicionar ao caldo cérebro-coração, 2 g de glicose para 1 litro de meio de cultura.
- **Uso:** micro-organismos exigentes.

## CALDO LACTOSADO

| Constituintes | Quantidades |
|---|---|
| Peptona | 5 g |
| Extrato de carne | 3 g |
| Lactose | 5 g |
| Água destilada q.s.p | 1.000 mL |
| pH final 6,9 | |

- **Preparo:** aquecer para dissolver, ajustar o pH. Deixar ferver por 10 minutos, filtrar em papel e completar o volume com água destilada. Autoclavar a 121°C por 20 minutos.
- **Uso:** para detecção de coliformes em água, alimentos e outros produtos.

## CALDO LAURIL TRIPTOSE

| Constituintes | Quantidades |
|---|---|
| Triptose | 20 g |
| Lactose | 5 g |
| Fosfato de potássio dibásico | 2,75 g |
| Fosfato de potássio monobásico | 2,75 g |
| Cloreto de sódio | 5 g |
| Lauril sulfato de sódio | 0,1 g |
| Água destilada q.s.p | 1.000 mL |
| pH final 6,8 | |

- **Preparo:** dissolver os constituintes em água destilada, completar para 1.000 mL, distribuir em tubos de ensaio com tubos de Durham invertidos no interior, autoclavar a 121°C por 15 minutos.
- **Uso:** detecção de coliformes em alimentos e água.

## CALDO SACAROSADO

| Constituintes | Quantidades |
|---|---|
| Peptona | 5 g |
| Extrato de carne | 3 g |
| Sacarose | 5 g |
| Água destilada q.s.p | 1.000 mL |
| pH final 6,9 | |

- **Preparo:** aquecer para dissolver, ajustar o pH e completar o volume com água destilada. Autoclavar a 121°C por 20 minutos.
- **Uso:** utilizado para formação de biofilme dentário *in vitro*.

## CALDO SIMPLES (CALDO NUTRIENTE OU CALDO COMUM)

| Constituintes | Quantidades |
|---|---|
| Peptona | 10 g |
| Extrato de carne | 5 g |
| Cloreto de sódio | 5 g |
| Água destilada q.s.p | 1.000 mL |
| pH final 6,8 | |

- **Preparo:** aquecer para dissolver, ajustar o pH. Deixar ferver por 10 minutos, filtrar em papel e completar o volume com água destilada. Autoclavar a 121°C por 20 minutos.
- **Uso:** cultivo de micro-organismos pouco exigentes.

## CALDO TETRATIONATO (TT)

| Constituintes | Quantidades |
|---|---|
| Peptona | 5 g |
| Sais biliares | 1 g |
| Tiosulfato de sódio | 30 g |
| Carbonato de cálcio | 10 g |
| Água destilada q.s.p | 100 mL |
| pH final 8,4 | |

- **Preparo:** dissolver os constituintes em 100 mL de água destilada, aquecer até a fervura e esperar esfriar até 60°C. Adicionar 2 mL de solução de iodo (preparada pela dissolução de 6 g de cristais de iodo e 5 g de iodeto de potássio em 20 mL de água destilada) ao meio. Não aquecer após adição do iodo. Usar no mesmo dia de adição do iodo.
- **Uso:** enriquecimento e isolamento de *Salmonella*.

## CALDO VERDE BRILHANTE BILE

| Constituintes | Quantidades |
|---|---|
| Peptona | 10 g |
| Oxgall desidratado | 20 g |
| Lactose | 10 g |
| Verde brilhante | 0,0133 g |
| Água destilada q.s.p | 1.000 mL |
| pH final 7,2 | |

- **Preparo:** adicionar os constituintes em água destilada, completar para 1.000 mL, agitar, distribuir em tubos de ensaio com tubos de Durhan no interior e autoclavar a 121°C por 12 minutos.
- **Uso:** para detecção de coliformes fecais em alimentos, água e outros materiais de importância sanitária. Turvação do meio e produção de gás é indicativo de *Escherichia coli*.

## CALDO VERMELHO DE FENOL

| Constituintes | Quantidades |
|---|---|
| Peptona | 10 g |
| Extrato de carne | 5 g |
| Cloreto de sódio | 5 g |
| Vermelho de fenol | 0,018 g |
| Água destilada q.s.p | 1.000 mL |
| pH final 7,4 | |

- **Preparo:** suspender 16 gramas do meio de cultura em 1 litro de água destilada, agitar e autoclavar a 121°C por 15 minutos. O carboidrato pode ser adicionado antes da autoclavação (0,5 a 1%) ou ser adicionado ao meio, assepticamente, após esterilização prévia por filtração ou autoclave.
- **Uso:** verificação de fermentação de carboidratos por micro-organismos.

## CALDO VM-VP: VERMELHO DE METILA VOGUES PROSKAUER

| Constituintes | Quantidades |
|---|---|
| Glicose | 5 g |
| KH2PO4 | 5 g |
| Peptona | 5 g |
| Água destilada q.s.p | 1.000 mL |
| pH final 7,4 | |

- **Preparo:** adicionar os constituintes em água destilada, completar para 1.000 mL, agitar, distribuir em tubos de ensaio e autoclavar a 121°C por 15 minutos.
- **Uso:** para diferenciação de bactérias baseado na produção de ácido (teste do Vermelho de Metila) e produção de acetoína (Reação de Vogues-Proskauer).

## MEIO SACAROSADO PARA FORMAÇÃO DE BIOFILME DENTÁRIO *IN VITRO*

| Constituintes | Quantidades |
|---|---|
| Triptic soy agar | 20 g |
| Cloreto de sódio | 2 g |
| Fosfato monopotássico de potássio $KH_2PO_4$ | 2 g |
| Fosfato dibásico de fosfato $K_2HPO_4$ | 3 g |
| Carbonato de potássio $K_2CO_3$ | 2 g |
| Sulfato de magnésio $MgSO_4$ | 120 mg |
| Sulfato de manganês $MnSO_4$ | 15 mg |
| Sacarose | 50 g |
| Água destilada q.s.p | 1.000 mL |
| pH final 5,5 | |

- **Preparo:** dissolver os constituintes em 1.000 mL de água destilada, aquecer para dissolver os ingredientes, distribuir em tubos com bengala de vidro no interior, autoclavar a 121°C por 15 minutos. Meio proposto por Gibbons e Nygaard, (1968).
- **Uso:** formação de biofilme dentário *in vitro*.

## MEIO DE ROGOSA (SL)

| Constituintes | Quantidades |
|---|---|
| Triptona | 10 g |
| Extrato de levedura | 5 g |
| Fosfato monopotássico | 6 g |
| Glicose | 20 g |
| Citrato de amônia | 2 g |
| Arabinose | 5 g |
| Sacarose | 5 g |
| Tween 80 | 1 g |
| Acetato de sódio | 15 g |
| Sulfato de magnésio | 0,57 g |
| Sulfato de manganês | 0,12 g |
| Sulfato ferroso | 0,03 g |
| Ágar | 15 g |
| Água destilada q.s.p | 1.000 mL |
| pH final 5,5 | |

- **Preparo:** dissolver os ingredientes, adicionar 1,32 mL de ácido acético glacial. Aquecer diretamente na chama, agitando com frequência. Deixar ferver por 1 minuto. Distribuir 15 mL em tubos de ensaio esterilizados. Usar sem autoclavar.
- **Uso:** é ácido e tem alta concentração de acetato de sódio e outros sais, bem como baixa tensão superficial. É seletivo para lactobacilos, embora sua seletividade não seja absoluta.

## MEIO DE SNYDER

| Constituintes | Quantidades |
|---|---|
| Triptose | 20 g |
| Dextrose | 20 g |
| Cloreto de sódio | 5 g |
| Ágar | 20 g |
| Verde de bromocresol | 0,02 g |
| Água destilada q.s.p | 1.000 mL |
| pH final 4,8 | |

- **Preparo:** suspender 65 g em 1 litro de água destilada, aquecer em banho-maria para dissolução do ágar. Distribuir em tubos de ensaio (10 mL) e autoclavar a 121°C por 15 minutos, esperar esfriar e armazenar em geladeira. Aquecer em banho-maria para dissolver no momento do uso.
- **Uso:** teste de atividade de cárie. Verificar o tempo que os micro-organismos acidúricos da saliva levam para fermentar a glicose com a produção de ácidos.

# APÊNDICE 4

# Corantes e Soluções

## ÁLCOOL ÁCIDO (ZIEHL-NEELSEN)

Acrescentar 1 mL de ácido clorídrico (densidade 1,19) em 100 mL de álcool etílico 95%.

## ALFA-NAFTOL

Acrescentar 5 g de alfa-naftol em 100 mL de álcool etílico absoluto.

## AZUL DE METILENO (COLORAÇÃO SIMPLES E ZIEHL NEELSEN)

A) Azul de metileno – 1 g
   Álcool etílico a 95% – 100 mL
B) Hidróxido de potássio – 0,01%
   Misturar A e B.

## CORANTE LACTOFENOL AZUL DE ALGODÃO (LACTOFENOL COTTON-BLUE)

A) Solução de lactofenol
   Ácido lático – 10 g
   Fenol – 10 g
   Glicerol – 20 mL
   Água destilada – 10 mL
B) Solução de cotton-blue
   Solução saturada de azul de algodão – 10 mL
   Glicerol – 10 mL
   Água destilada – 80 mL
   Misturar partes iguais de A e B no momento do uso.

## CRISTAL VIOLETA (GRAM)

A) Cristal violeta – 2 g
   Álcool etílico a 95% – 20 mL
B) Oxalato de amônia – 0,8 mL
   Água destilada – 80 mL
   Misturar A e B. Usa-se não diluída para coloração de Gram.

## FUCSINA BÁSICA SATURADA (RYU)

Acrescentar 3 g de Fucsina básica em 100 mL de álcool etílico a 95%. Diluir 1:10 na hora do uso.

## FUCSINA FENICADA (GRAM E ZIEHL-NEELSEN)

A) Fucsina básica – 0,3 g
   Álcool a 95% – 100 mL
B) Fenol fundido – 5 g
   Água destilada – 95 mL
   Misturar A e B. Usar diluída 1:10 para coloração Gram.

## HIDRÓXIDO DE POTÁSSIO (KOH) 40%

Acrescentar 40 g de hidróxido de potássio (KOH) em 100 mL de água destilada.

## LUGOL (GRAM)

Acrescentar 1 g de cristais de iodo e 2 g de iodeto de potássio em 300 mL de água destilada.

## REATIVO DE KOVAC'S

Adicionar 10 g de para-dimethilaminobenzaldeído em 150 mL de álcool isoamílico. Disolver por a 60°C por 5 minutos. Adicionar 50 mL de ácido clorídrico (densidade 1,12) puro. Deixar em repouso até que a cor do reativo mude para amarelo (6-7 h).

## REATIVO DE NESSLER

Dissolver 50 g de KI em 35 mL de água destilada. Adicionar gota a gota, solução de $HgCL_2$ até que persista leve precipitado. Acrescentar 400 mL de solução de KOH 50%. Completar o volume para 1.000 mL. Conservar em vidro âmbar.

## SAFRANINA A 5% (WIRTZ-CONKLIN)

Adicionar 5 g de safranina em 100 mL de água destilada.

## SOLUÇÃO DE SORO FISIOLÓGICO (SALINA)

Adicionar 8,5 g de cloreto de sódio em 1.000 mL de água destilada. Aquecer, filtrar e distribuir. Esterilizar a 121°C por 20 minutos em autoclave.

## SOLUÇÃO AQUOSA DE CLORETO FÉRRICO ($FECL_2$) 10%

Adicionar 12 g de cloreto férrico em 100 mL de água destilada. Acrescentar cuidadosamente 2,5 mL de ácido clorídrico (densidade 1,12).

## SOLUÇÃO DE NEGRO DE AMIDO 1%

Adicionar 1 g de negro de amido em 100 mL de água destilada.

## VERDE MALAQUITA (WIRTZ-CONKLIN)

Acrescentar 5 g de verde malaquita em 100 mL de água destilada.

## VERMELHO DE METILA

Adicionar 0,1 g de vermelho de metila em 300 mL de álcool etílico a 95%. Acrescentar 200 mL de água.

APÊNDICE

# 5

# Símbolos e Abreviaturas

Ac – anticorpo
Ag – antígeno
BHI – meio de cultura infusão de cérebro coração (*Brain heart infusion*)
BS – bismuto sulfito (ágar)
$CO_2$ – gás garbônico
EC – caldo EC, caldo para *Escherichia coli*
EDTA – ácido etilenodiaminotetracético
ELISA – reação imunológica utilizada em diagnóstico de doenças e pesquisa. Reação imunoabsorvente ligada à enzima (*Enzin linked immunobsorvent assay*)
EPI – equipamentos de proteção individual
EMB – eosina azul de metileno
g – grama
GCH – gonadotrofina coriônica humana
°C – graus Celsius
h – hora
HBV – vírus da hepatite B
HCV – vírus da hepatite C
HE – ágar entérico de Hektoen
HIV – vírus da imunodeficiência humana
$H_2O_2$ – água oxigenada ou peróxido de hidrogênio
$H_2O$ – símbolo químico da água
$H_2S$ – sulfeto de hidrogênio
KOH – hidróxido de potássio
m – minuto
mL – mililitros
MR VP – vermelho de metila, Vogues Proskauer
MSBS – meio de cultura *Mitis salivarius* bacitracina sacarose
NaCl – cloreto de sódio
NMP – número mais provável
PBS – solução fisiológica tamponada com fosfato
PCA – contagem padrão de micro-organismos em placas
PDA – ágar batata dextrose (*Potato dextrose agar)*
pH – potencial hidrogênio iônico
% – percentual
RIFI – imunofluorescência indireta
r.p.m – rotações por minuto
s – segundo
TSI – ágar tríplice açúcar ferro
TT – tetrationato (caldo tetrationato)
UFC – unidades formadoras de colônias
VB – verde brilhante
VDRL – exame para sorodiagnóstico da sífilis (*Venereal disease research laboratory*)
XLD – xilose lisina desoxicolato (ágar)

# 6

# Unidades de Medida

## MEDIDAS DE COMPRIMENTO

| Unidade | Símbolo | Metro |
|---|---|---|
| 1 metro | m | 1 |
| 1 centímetro | cm | 0,01 |
| 1 milímetro | mm | 0,001 |
| 1 micra (micrômetros) | µm | 0,000 001 |
| 1 nanômetro | nm | 0,000 000 001 |

## MEDIDAS DE PESO

| Unidade | Símbolo | Grama |
|---|---|---|
| 1 quilograma | kg | 1000 |
| 1 grama | g | 1 |
| 1 miligrama | mg | 0,001 |
| 1 micrograma | mg | 0,000 001 |
| 1 nanograma | ng | 0,000 000 001 |

## MEDIDAS DE CAPACIDADE

| Unidade | Símbolo | Litro |
|---|---|---|
| 1 litro | L | 1 |
| 1 decilitro | dL | 0,1 |
| 1 centilitro | cL | 0,01 |
| 1 mililitro | mL | 0,001 |
| 1 microllitro | mL | 0,000 001 |

## A

**Abscesso** coleção localizada de pus.

**Acidogênico** micro-organismos que elaboram ácidos a partir de carboidratos.

**Ácido nucleico** macromoléculas formadas pelos nucleotídeos RNA (ácido ribonucléico) e DNA (ácido desoxirribonucleico).

**Ácido lipoteicóico** polímeros lineares de fosfato de glicerol ou ribitol unidos por ligações fosfodiéster ao peptídeoglicano da parede celular bacteriana. Quando associados a resíduos de açúcar e ao aminoácido D-alanina constituem macromoléculas de superfície que atuam como determinantes antigênicos.

**Ácido-resistência** característica de certas bactérias, micobactérias principalmente, que compreende a resistência à descoloração por ácido, após terem sido coradas com fucsina fenicada a quente.

**Acidúrico** micro-organismos que sobrevivem em pH ácido.

**Adesina** macromolécula de ligação específica usada para a aderência microbiana.

**Adjuvantes** substâncias capazes de potencializar a resposta imunológica.

**Aeróbios** micro-organismos que necessitam de oxigênio para seu crescimento (p. ex. *Mycobacterium tuberculosis).*

**Aerossóis** partículas menores que 5μm que suspendem no ar.

**Aflatoxina** toxina com potencial carcinogênico, produzida por *Aspergillus flavus.*

**Ágar** polissacarídeo obtido a partir de algas marinhas (*Gelidium*). É um polímero constituído basicamente por galactose e ácido sulfúrico. Usado em microbiologia para solidificar meios de cultura usados para crescimento de micro-organismos.

**Ágar inclinado** meio de cultura contendo ágar, colocado em tubos de ensaio e solidificado inclinado, de forma a aumentar a superfície para semeadura de bactérias.

**Aglutinação** agregação visível de antígenos celulares ou particulados por anticorpos homólogos.

**Alça de platina** instrumento de metal com alça na extremidade, sustentado por um cabo. Usada para inoculação de micro-organismos em meios de cultura. Esterilizada usualmente por flambagem em bico de gás. Quando se deseja inóculos menores, utiliza-se *agulha* de platina (Figura G.1).

**Alça Drigalski** instrumento utilizado para distribuir homogeneamente os inóculos semeados sobre meio de cultura sólido. Também denominada de alça triângulo. Pode ser de vidro ou metal (Figura G.2).

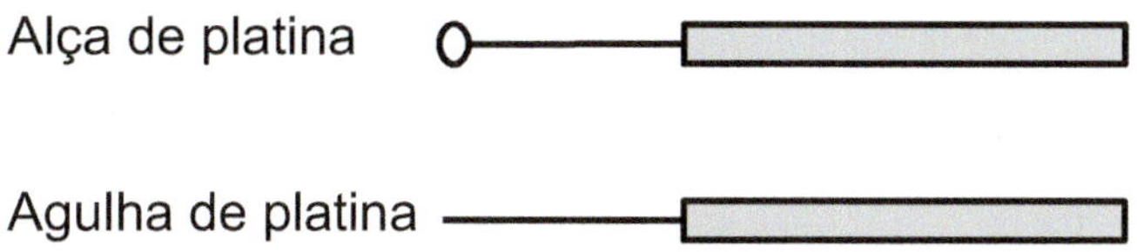


FIGURA G.1

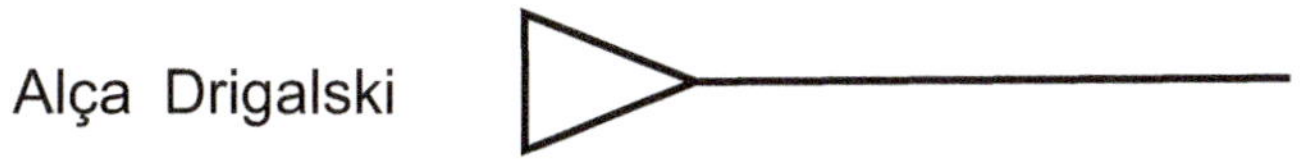


FIGURA G.2

**Amilase** enzima que degrada o amido.

**Aminoácido** composto orgânico nitrogenado que serve como unidade básica da estrutura de uma molécula proteica.

**Anaeróbios** micro-organismos que não necessitam de oxigênio para seu crescimento. De acordo com a capacidade de tolerar o oxigênio são considerados:

- Anaeróbios obrigatórios moderados: não crescem na presença de mais que 2 a 8% de oxigênio.
- Anaeróbios obrigatórios estritos: não crescem na presença de mais de 0,5% de oxigênio.
- Anaeróbio aerotolerantes (facultativos): capazes de crescer em ambiente contendo oxigênio, mas crescem melhor na sua ausência.

**Antibiograma** método utilizado para determinar a sensibilidade de um dado micro-organismo a antibióticos/quimioterápicos, através de difusão em ágar. A atividade antimicrobiana é dada por meio da formação de halos de inibição de crescimento.

**Antibiótico** substância produzida por um micro-organismo que inibe ou mata outros.

**Anticorpo** molécula proteica (imunoglobulina) produzida pelo sistema imunológico, que reconhece e se liga especificamente a um determinado antígeno.

**Antígeno** substância capaz de induzir resposta imunológica específica.

**Antissepsia** prevenção de infecção por aplicação tópica de agentes que matam ou inibem crescimento de micro-organismos nos tecidos (pele ou mucosas).

**Antisséptico** agente químico usado para antissepsia.

**Assepsia** é o conjunto de meios empregados para impedir a penetração de micro-organismos em locais que não os contenham. Toda a técnica cirúrgica é desenvolvida com a preocupação da manutenção da cadeia asséptica. Todas as manobras como esterilização do instrumental, antissepsia do campo operatório, colocação de luvas, máscaras etc. fazem parte da cadeia asséptica.

**Assimilação de carboidrato** prova bioquímica utilizada para identificação de micro-organismos, cujo princípio baseia-se na utilização de determinado açúcar como fonte de carbono para o micro-organismo a ser testado.

**Autoclave** aparelho utilizado para esterilizar materiais diversos, cujo princípio ativo é o calor úmido sobre pressão.

**Autotróficos** micro-organismos capazes de utilizar o $CO_2$ como uma única forma de carbono.

**Auxanograma** prova bioquímica feita para identificação de fungos, constituída de uma série de fermentações de açúcares.

## B

**Bacilos** bactérias em forma de bastonetes retos (lat. *bacillus,* pequeno bastão).

**Bactericida** agente químico ou físico que mata rapidamente as bactérias vegetativas.

**Bacteriemia** veiculação de micro-organismos pela circulação sanguínea.

**Bacteriostático** agente físico ou químico que impede a multiplicação de bactérias.

**Biofilme** comunidade de células microbianas aderida a uma superfície úmida e aglomerada por matriz de polissacarídeos.

**Biossegurança** trabalhar com seres vivos ou produtos derivados de, com segurança.

## C

**Cápsula** revestimento externo viscoso elaborado por algumas bactérias, constituído por material geralmente polissacarídico, às vezes proteico, que lhes confere proteção contra agentes do meio externo. Amostras capsuladas de determinadas espécies são mais virulentas do que as acapsuladas, principalmente porque a cápsula dificulta a ação de fagócitos e anticorpos.

**Carioteca** membrana nuclear.

**Catalase** enzima com capacidade de desdobrar peróxido de hidrogênio ($H_2O_2$) em água e oxigênio nascente. Essa enzima é produzida por algumas bactérias como, por exemplo, os *Staphylococcus*.

**Cissiparidade** fissão binária transversa: processo de reprodução assexuada no qual a célula-mãe duplica seu material genético e divide-se, originando duas células iguais, que conservam as características da espécie.

**Clamidoconídeos** estruturas esféricas, refringentes, características de amostras de *Candida albicans* quando do microcultivo em ágar fubá *tween* 80 em lâminas.

**Coagulase** enzima bacteriana extracelular que coagula o plasma ou sangue, mesmo quando adicionado de anticoagulante (citrato ou oxalato).

**Cocos** bactérias em forma esférica (gr. *Kokkos*, núcleo).

**Clostrídeo** bactérias em forma de bacilos que produzem esporo formando saliência central no corpo bacteriano.

**Colônias bacterianas** crescimento macroscopicamente visível de micro-organismos na superfície de meios de cultura sólidos. As diferentes morfologias de colônias auxiliam na identificação dos micro-organismos.

**Coloração de contraste** corante usado nas técnicas de coloração diferencial para corar os organismos que não retiveram a coloração inicial.

**Contaminação** introdução de micro-organismos em artigos, materiais, meios de cultura ou tecidos estéreis.

**Cromossomo** estrutura que carrega a informação genética.

**Cultura** população de micro-organismos em crescimento em determinado meio.

**Cultura pura** cultura que contém uma única espécie de micro-organismo.

## D

**Determinante antigênico (epítopo)** menor porção do antígeno capaz de gerar resposta imunológica específica.

**Desinfecção** processo que mata ou remove micro-organismos patogênicos, com exceção de esporos bacterianos. Na prática, o termo refere-se à redução do número de micro-organismos de certos materiais ou locais.

**Desinfetante** agente químico ou físico usado para desinfecção.

**Desnaturação** mudança na estrutura secundária ou terciária de uma macromolécula (proteínas e ácidos nucleicos), que pode afetar sua solubilidade e várias atividades biológicas.

**Dipicolinato de cálcio** formado pelo ácido dipicolínico (ácido 2,6-dicarboxílico piridina) associado a íons cálcio ($Ca^{++}$). É encontrado quase que somente em esporos bacterianos e pode constituir até 15% de seu peso.

**DNA (ácido desoxirribonucleico)** cadeia de nucleotídeos ligados, contendo a desoxirribose como açúcar.

## E

**ELISA** prova sorológica conhecida como *enzima linked immunosorbent assay* ou prova imunoabsorvente ligada à enzima.

**Endemia** persistência de uma doença em particular em determinada área geográfica.

**Epidemia** surto de uma doença que afeta grande número de indivíduos de uma comunidade.

**Escala MacFarland** escala constituída de 10 tubos com graus de turvação crescentes, por meio de precipitação de sulfato de bário. Utilizada para quantificação aproximada do número de micro-organismos em uma suspensão.

**Escarlatina** infecção aguda que ocorre principalmente em crianças e se manifesta por febre elevada, inflamação da garganta e exantema característico, seguido de descamação.

**Espécie** grupo taxonômico que compreende indivíduos/micro-organismos que têm características intimamente relacionadas.

**Espiroquetas** bactérias em forma de espiral ou saca-rolhas. Denominação usada para as bactérias em forma de espirilos. Compreende os gêneros *Treponema, Borrelia e Leptospira*.

**Esporos bacterianos** forma de resistência ou repouso de bactérias. Os esporos são muito mais resistentes aos efeitos letais do calor, dessecamento, congelamento e substâncias químicas tóxicas, que as formas vegetativas.

**Esporos fúngicos** células reprodutivas uni e multicelulares capazes de sobreviver em condições secas e resistentes a substâncias químicas. Pouco resistentes ao calor.

**Estafilococos** bactérias esféricas que se apresentam em forma de cachos. Denominação genérica para as bactérias do gênero *Staphylococcus*.

**Esterilização** destruição de todas as formas de vida de um local.

**Estomatococos** cocos Gram-positivos, imóveis, ocasionalmente aos pares ou tétrades. São catalase fracamente positivos ou negativos. Habitantes normais do trato respiratório humano. Denominação genérica para o gênero *Stomacoccus*.

**Estufa esterilizadora** aparelho destinado à esterilização de vários materiais (metais, vidro, pano), através do uso do calor seco.

**Estufa incubadora** aparelho que mantém temperatura constante e ideal para crescimento de micro-organismos.

**Estreptococos** bactérias esféricas que se apresentam em forma de cadeias. Denominação genérica usada para o gênero *Streptococcus*.

**Eucariontes** seres vivos que possuem células com núcleo definido e organelas celulares envolvidas por membranas.

**Exsudato** líquido orgânico seroso, fibrinoso ou mucoso, proveniente de locais inflamados.

## F

**Fatores de crescimento** compostos essenciais adicionados aos meios de cultura, que possibilitam o desenvolvimento de determinadas bactérias (p. ex. aminoácidos, vitaminas etc).

**Febre puerperal** septicemia oriunda da infecção por estreptococos durante o parto.

**Febre tifoide** síndrome provocada por *Salmonella typhi*. Após um período de incubação de 10 a 14 dias surgem febre, mal-estar, cefaleia, constipação, bradicardia e mialgia. Pode haver aumento do baço e do fígado.

**Fermentação** decomposição enzimática de compostos orgânicos (açúcares) em condições de anaerobiose.

**Flagelos** organelas responsáveis pela motilidade bacteriana, representadas por longos filamentos delgados e ondulados, constituídos por uma proteína contrátil semelhante à miosina, a flagelina.

**Fomites** objetos inanimados, que não são alimentos e que podem abrigar e transmitir micro-organismos.

**Fosfolipídeo** variedade de lipídeo (glicéride) contendo ácido fosfórico e um aminoácido ou álcool (p. ex. lacitinas, esfingomielina etc.).

## G

**Gênero** categoria de organismos relacionados, contendo várias espécies; o primeiro nome de um organismo no sistema binominal de classificação.

**Gomerulonefrite** infecção renal caracterizada por hematúria, edema e hipertensão.

**Glicano** homopolímeros (polissacarídeos) formados pela união de moléculas de glicose. Algumas espécies de estreptococos bucais os produzem e os utilizam como fontes de reserva nutritiva e como mecanismo de aderência à superfície dentária.

**Glicocálice** polímero gelatinoso que circunda a célula de bactérias.

## H

**Hemoglobina** proteína do sangue transportadora de oxigênio.

**Hemólise** ruptura dos glóbulos vermelhos com liberação da hemoglobina.

**Hemolisina** enzima que produz hemólise.

**Heterotróficos** micro-organismos que requerem, além do $CO_2$, outra forma de carbono para obtenção de energia.

**Hidrólise** degradação de uma molécula por introdução de uma molécula de água.

**Hifas** filamentos que constituem um micélio. Estrutura somática característica dos fungos.

## I

**Imunofluorescência** técnica diagnóstica que utiliza um anticorpo fluorescente. Fluorescência é a capacidade de uma substância de produzir luz de uma cor quando exposta à luz de outra cor.

**Incubação** manutenção de culturas de micro-organismos em condições favoráveis de crescimento.

**Indicador de pH** substância que muda de cor, segundo o pH do meio.

**Infecção** depósito de micro-organismos em tecidos e seu crescimento, resultando em uma reação do hospedeiro.

**Infecção cruzada** infecção transmitida entre pacientes e equipe odontológica, dentro de um ambiente clínico, através de contato pessoa a pessoa ou objetos contaminados.

## J

**Jarra de anaerobiose** utensílio utilizado em laboratório para incubação de bactérias em condições de anaerobiose.

## K

**Kitassato** frasco de vidro utilizado para filtragem de soluções. Apresenta forma de um Erlenmeyer, com saída para bomba de vácuo em seu gargalo.

## L

**Leptospira** bactéria em forma de espirilo. Denominação genérica do gênero *Leptospira*.

**Leveduras** fungo que se apresenta em forma unicelular.

**Lipídeo** composto que consiste de gorduras e outras substâncias de propriedades semelhantes.

**Lipoproteína** molécula mista de lipídeos e proteínas. Principal forma em que os lipídeos encontram-se no sangue.

**Lipopolissacarídeo** molécula mista constituída de lipídeos e polissacarídeos, presente na parede celular de bactérias Gram-negativas.

## M

**Meio de cultura** material nutritivo artificial no qual crescem micro-organismos.

**Meio diferencial** meio de crescimento de micro-organismos no qual o aparecimento de certos organismos faz com que ele se altere, de modo que estes possam ser distinguidos de outros semelhantes.

**Meio seletivo** meio de cultura para micro-organismos no qual alguns componentes inibem o crescimento de certos micro-organismos e favorecem o crescimento de outros.

**Meio sintético** meio de cultura constituído de substâncias definidas.

**Mesófilos** bactérias que se desenvolvem na faixa de 10 a 45°C, com temperatura ótima entre 25 e 40°C. São as bactérias que se instalam no organismo de mamíferos.

**Micélio** emaranhado de filamentos de hifas.

**Micose** infecção produzida por fungos.

**Microbiota** micro-organismos encontrados numa área determinada do organismo humano (bucal, nasal, vaginal, da pele).

**Micrococos** cocos Gram-positivos, aos pares, tétrades ou pequenas cadeias. Aeróbios ou anaeróbios facultativos, catalase e oxidase positivos. *Habitat* principal é a pele humana e de outros mamíferos. Denominação genérica para o gênero *Micrococcus*.

**Meiose** processo de divisão celular que forma gametas, células com metade do número de cromossomos.

**Mesófilo** micro-organismos que crescem na faixa de temperatura de 5 até 45°C. As bactérias da microbiota normal e as patogênicas para o ser humano e demais animais homeotérmicos são mesófilas, apresentando temperatura ótima em torno de 37°C.

**Mitose** processo de divisão celular eucariótica em que os cromossomos são duplicados, seguido pela divisão do citoplasma da célula.

**Mordente** substância usada para que um corante se fixe mais intensamente.

**Mutação** qualquer alteração na estrutura genética, transmissível aos descendentes.

## N

**Necrose** morte de uma célula ou tecido.

## O

**Órgãos linfoides** são constituídos por agrupamentos especializados de células linfoides.

**Oxidação** perda de uma ou várias cargas de eletricidade negativa. Subtração de um ou vários elétrons. Perda de elétrons ou de hidrogênios.

**Oxidase** enzima que promove oxidação de um substrato.

## P

**Pandemia** epidemia que atinge muitos países ou que afeta quase todos os indivíduos de um país.

**Película adquirida** é uma biopelícula formada pela adsorção de proteínas e glicoproteínas salivares e do fluído gengival na superfície dentária. Adere ao esmalte e às outras superfícies sólidas presentes na boca, sendo normalmente livres de bactérias.

**Peptídeoglicano** constituinte da parede celular bacteriana. Polímero complexo constituído de ácido N–acetilmurâmico ligado a tetrapeptídeos e N-acetilglicosamina. Nas bactérias Gram-positivas a camada de peptídeoglicano é mais espessa que nas Gram-negativas.

**Peptona** proteína parcialmente hidrolisada através de enzimas.

**Peroxidase** enzima oxidante capaz de decompor a água oxigenada com produção de oxigênio ativo.

**Pili ou fímbrias** pili (do latim, franjas) e fímbrias (do latim, pêlos) são organelas filamentosas curtas e delicadas. Originam-se de corpúsculos basais na membrana citoplasmática e são constituídos por proteína chamada pilina. Duas classes principais podem ser observadas: fímbrias sexuais (utilizados na conjugação bacteriana) e fímbrias comuns (participam da aderência bacteriana à superficie de células do hospedeiro).

**Pipeta Pasteur** pipeta não graduada com extremidade afilada utilizada para transporte de líquidos no laboratório.

**Placa de Petri** recipiente cilíndrico, achatado, de vidro ou outros materiais, utilizado no laboratório de microbiologia para acondicionar meios sólidos de cultura. Constituída de base e tampa. Desenvolvida por J.R. Petri (1852-1921), que a inventou em 1877 quando trabalhava como assistente de Robert Koch.

**Placa RODAC** placas para acondicionar meios sólidos de cultura, utilizadas para coleta de amostras de superfícies hospitalares e outras. Sigla para *Replicate Organisms Direct Agar Plates*.

**Placa de microtitulação** placas de plástico ou poliestireno contendo poços utilizados para reações imunológicas e outras. As mais utilizadas contém 24, 48 ou 96 poços. São utilizadas para reação ELISA. Permitem o processamento simultâneo de várias amostras.

**Placa de vidro escavada Kline** placas de vidro com uma ou mais escavações, utilizadas para realização de reações sorológicas e imunológicas.

**Plasma** parte líquida do sangue, contendo fibrinogênio. Pode ser obtido por centrifugação de sangue no qual foi adicionado anticoagulante.

**Plectrídeo** bactéria em forma de bastonete com endosporo formando saliência terminal no corpo bacteriano.

**Pneumococo** coco alongado, Gram-positivo, lanceolado, geralmente em duplas (diplococos). Agente etiológico da pneumonia. Nome genérico usado para o *Streptococcus pneumoniae*.

**Poder resolvente** capacidade de uma objetiva que permite ver nitidamente o menor espaço compreendido entre dois pontos.

**Polissacarídeos** carboidrato composto de mais de três moléculas de monossacarídeos.

**Procariontes** célula, como a bacteriana, que não apresenta membrana nuclear, mitocôndrias, aparelho de Golgi, retículo endoplasmático e lisossomas. Apresenta apenas um cromossomo circular disperso no citoplasma e peptidoglicano na parede celular.

**Proteínas** macromoléculas naturais constituídas por uma ou mais cadeias de aminoácidos.

**Psicrófilas** bactérias que se desenvolvem em faixa de temperatura de 0 a 30°C. Algumas espécies sobrevivem até em temperaturas abaixo de 0°C. Os micro-organismos usualmente não são mortos por temperaturas baixas. Refrigeração e congelamento são técnicas usadas frequentemente para preservar culturas bacterianas em laboratório. Temperaturas extremamente baixas, -70°C a -75°C, são usadas para preservar viabilidade de muitos tipos de micro-organismos, preservando suas diversas características, durante muitos anos. A temperatura ótima de crescimento das bactérias deste grupo situa-se entre 15 a 20°C.

## Q

**Quimioterapia** tratamento pelo uso de substâncias químicas.

## R

**Reação ELISA** reação imunoabsorvente ligada à enzima (Enzyme-linked immunoabsorvent assay). Reação que apresenta um sistema de detecção onde um anticorpo (ou antígeno) é conjugado a uma enzima que reage com seu substrato, formando produto corado que absorve luz. Empregada atualmente pra diagnóstico de várias doenças infecciosas.

**Reação de aglutinação** reação de floculação, na qual o antígeno é constituído por suspensão de células (bactérias, hemácias etc.).

**Reação de precipitação** reação antígeno-anticorpo que se verifica quando são misturados os dois reagentes, manifestando-os pela deposição de precipitado. O antígeno encontra-se em solução.

**RNA (ácido ribonucleico)** ácido nucleico unifilamentar semelhante ao DNA, porém tendo ribose como açúcar e uracil em vez de timina como uma das bases nitrogenadas.

## S

**Saprófita** micro-organismo que não se desenvolve em organismos vivos e que vive às custas de matéria morta. São representados pelos micro-organismos que vivem no meio ambiente.

**Septicemia** multiplicação de micro-organismos na circulação sanguínea.

**Soro** parte líquida do sangue, separada das células através da coagulação sanguínea. Não contém fibrinogênio.

**Swab** chumaços de algodão na extremidade de uma haste de madeira ou plástico, própria para coleta de amostras e semeadura de micro-organismos. Em português denomina-se zaragatoa. Existem *swabs* de náilon e também alginatados.

## T

**Tampão** substância presente numa preparação e que tende a controlar as mudanças de pH quando adicionados ácidos ou bases.

**Taxonomia** classificação de seres vivos em espécies, gêneros e famílias.

**Termófilos** micro-organimos que crescem usualmente na faixa de 25 a 75°C. Algumas bactérias termófilas são capazes, entretanto, de crescer em temperaturas de 90°C ou até superiores. Bactérias termófilas são encontradas em águas termais e no solo de regiões vulcânicas. A capacidade de determinadas bactérias crescerem em temperaturas elevadas são o resultado de alterações evolucionárias que possibilitaram que suas enzimas, proteínas e demais constituintes celulares continuem ativos em temperaturas elevadas.

**Tubos capilares** tubos de vidro muito finos.

**Tubos Eppendorf** tubos plásticos ou de poliestireno, com extremidade afilada e tampa. São utilizados para armazenamento de amostras e outros produtos no laboratório. Recebeu o nome em homenagem a Eppendorf.

## U

**Urease** enzima que degrada a ureia tendo como produto a amônia e o dióxido de carbono

## V

**Viridantes** bactérias, como a maioria dos estreptococos bucais, que produzem hemolisinas que promovem lise parcial das hemácias, da qual resulta a formação de um halo esverdeado em torno das colônias em ágar sangue.

## Z

**Zimograma** prova bioquímica utilizada para leveduras, na qual se pesquisa a assimilação de carboidratos e/ou fontes de nitrogênio por determinados fungos, como única fonte de energia.

## A



## B

## C

## G



## H



## I



## K



## L

## M



## N



## O

## P



## Q



## R



## S

1 2 3 4 5 6 7 8 9 10
2021